Thews/Mutschler/Vaupel
Anatomie, Physiologie, Pathophysiologie des Menschen

Anatomie Physiologie Pathophysiologie des Menschen

Ein Lehrbuch für Pharmazeuten und Biologen

Von

Professor Dr. rer. nat. Dr. med. Gerhard Thews
Direktor des Physiologischen Instituts der Universität Mainz

Professor Dr. rer. nat. Dr. med. Ernst Mutschler
Direktor des Pharmakologischen Instituts für Naturwissenschaftler
der Universität Frankfurt/Main

Professor Dr. med. Peter Vaupel
Physiologisches Institut der Universität Mainz

382 Abbildungen in 513 Einzeldarstellungen, 62 Tabellen

2., überarbeitete Auflage

WVG

Wissenschaftliche Verlagsgesellschaft mbH Stuttgart
1982

CIP-Kurztitelaufnahme der Deutschen Bibliothek

Thews, Gerhard:
Anatomie, Physiologie, Pathophysiologie des Menschen : e. Lehrbuch für Pharmazeuten u. Biologen / von Gerhard Thews ; Ernst Mutschler ; Peter Vaupel. – 2., überarb. Aufl. – Stuttgart : Wissenschaftliche Verlagsgesellschaft, 1982.
ISBN 3-8047-0678-9
NE: Mutschler, Ernst:; Vaupel, Peter:

Printed in Germany
Umschlaggestaltung: Hans Hug, Stuttgart
Satz und Druck: Buchdruckerei Georg Wagner, Nördlingen

Vorwort zur 2. Auflage

Die erste Auflage unseres Buches hat bei Lesern und Rezensenten eine sehr gute Aufnahme und so große Verbreitung gefunden, daß wir schon jetzt, zwei Jahre nach dem ersten Erscheinen, eine Neuauflage vorlegen können. Dieses Echo beweist das Bedürfnis von Pharmazeuten und Biologen nach einer integrierten Darstellung der medizinischen Grundlagendisziplinen.

Die zweite Auflage haben wir durch Korrekturen und Ergänzungen verbessert. Besonders die pathophysiologischen Abschnitte wurden dem neuesten Kenntnisstand angeglichen. Anregungen, die uns von Kollegen und Studenten erreichten, haben wir weitgehend berücksichtigt.

Wir hoffen, auch diese zweite Auflage wird als Lehrbuch und Nachschlagewerk dem angesprochenen Leserkreis von Nutzen sein.

Juli 1982 G. THEWS, E. MUTSCHLER, P. VAUPEL

Vorwort zur 1. Auflage

Dieses Lehrbuch enthält eine integrierte Darstellung der Anatomie, Physiologie und Pathophysiologie des Menschen. Dabei werden der Bau sowie die normale und die krankhaft veränderte Funktion der Gewebe bzw. Organe nicht – wie bisher üblich – getrennt, sondern in enger Verknüpfung miteinander behandelt. Diese fächerübergreifende Form der Darstellung soll dem Leser einen sinnvollen Zugang zu den medizinischen Grundlagenwissenschaften eröffnen und zugleich das Verständnis für die Zusammenhänge fördern.

Die genannten didaktischen Ziele erfordern einen besonderen, von den konventionellen Einführungen abweichenden Aufbau des Lehrbuches: In einem Allgemeinen Teil werden die Grundlagen der Zell- und Gewebelehre, die Grundbegriffe der Pathologie sowie die für verschiedene Zellfunktionen wichtigen Transport- und Erregungsprozesse dargestellt. Dieser Teil behandelt nicht nur die allgemeinen Aspekte, die für die nachfolgenden Kapitel von Bedeutung sind, sondern soll gleichzeitig auch der Einführung in die medizinische Terminologie dienen.

Im Speziellen Teil werden dann der Bau, die Funktionen und die Funktionsstörungen der einzelnen Organe erläutert, wobei – der Zielsetzung des Buches entsprechend – anatomische Gesichtspunkte nur insoweit behandelt sind, als sie dem Verständnis der Organfunktionen dienen. Insbesondere mußte die spezielle Anatomie des Bewegungsapparates, des Gefäßsystems und des peripheren Nervensystems unberücksichtigt bleiben. Die Physiologische Chemie gehört nicht zum Gegenstand des Lehrbuches, zahlreiche biochemische Hinweise sollen jedoch den Anschluß an die einschlägigen Darstellungen erleichtern.

Dieses Lehrbuch wendet sich in erster Linie an Studierende der Pharmazie, der Biologie und anderer naturwissenschaftlicher Disziplinen. Insbesondere dem Pharmaziestudenten bietet es den vollständigen Wissensstoff, der für die Fächerkombination Anatomie, Physiologie und Pathophysiologie im Gegenstandskatalog des zentralen Prüfungsinstitutes (IMPP) gefordert wird. Darüber hinaus enthält das Buch noch zahlreiche weitere Informationen, die es zum Nachschlagewerk geeignet machen. Die Autoren sind davon überzeugt, daß es auch für im Beruf stehende Pharmazeuten und Naturwissenschaftler anderer Fachrichtungen, soweit sie an den medizinischen Grundlagen von ihrer beruflichen Tätigkeit her interessiert sind, von Nutzen sein wird. Im Hinblick auf diese Lesergruppen werden gewisse naturwissenschaftliche, insbesondere chemische Vorkenntnisse vorausgesetzt; dagegen haben sich die Autoren bemüht, alle im Text vorkommenden medizinischen Begriffe zu erläutern. Diesem Ziel dient auch eine Tabelle zur Erklärung einiger wichtiger medizinischer Fachausdrücke. Ein Kapitel über Maßeinheiten wurde insbesondere deswegen aufgenommen, weil die Umstellung auf das Internationale System der Einheiten (SI-System) in der Medizin noch nicht abgeschlossen und daher vielfach die Umrechnung zwischen neuen und konventionellen Einheiten erforderlich ist.

Bei der Gestaltung des Lehrbuches haben wir besonderen Wert auf informative Abbildungen, einen klaren Duktus, eine übersichtliche Gliederung und die drucktechnische Hervorhebung wichtiger Begriffe gelegt. Dem Verlag und seinen Mitarbeitern danken wir dafür, daß uns bei der Realisierung dieser Vorstellung jede nur mögliche Unterstützung gewährt wurde. Unser Dank gilt auch Herrn Schlich und Frau Günther für die Gestaltung der Abbildungen sowie Frau Menzel und Frau Krüger für die Reinschrift des Manuskriptes. An unsere Leser richten wir die Bitte, uns durch Anregungen und kritische Stellungnahmen bei der Weiterentwicklung des neuen fächerintegrierenden Lehrbuches zu unterstützen.

August 1979 G. Thews E. Mutschler P. Vaupel

Inhaltsverzeichnis

A. ALLGEMEINER TEIL

1. Morphologie und Funktion der Zelle

Zellen sind die kleinsten selbständigen Funktionseinheiten des Organismus. Sie sind auf Grund ihres Stoffwechsels befähigt, ihre eigene *Struktur* aufrechtzuerhalten und *Arbeit* zu leisten. Weiterhin besitzen sie die Fähigkeit zu *Wachstum* und *Vermehrung*. Größe, Form und Struktur der Zellen sind vielfältig und stehen in unmittelbarer Beziehung zu ihrer Funktion. Obwohl alle Zellen einen prinzipiell gemeinsamen Bauplan aufweisen, ist es

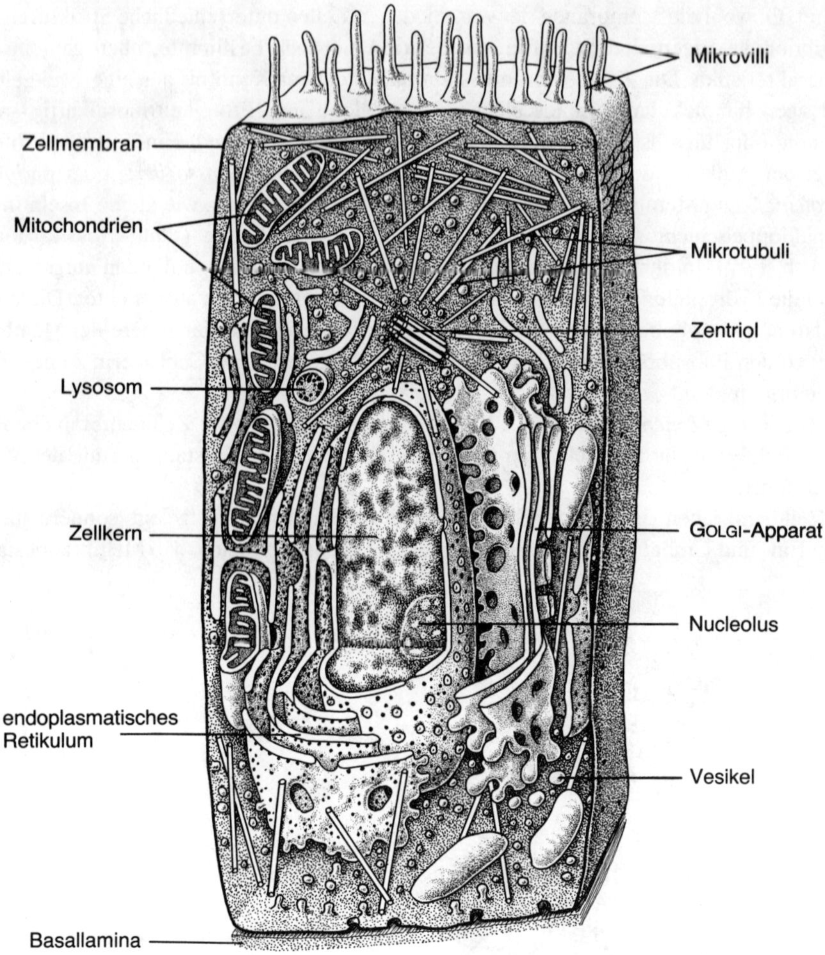

Abb. 1–1. Ultrastruktur einer Zelle in schematischer Darstellung, modifiziert nach KRSTIĆ

wegen des hohen Grades der Zelldifferenzierung nicht möglich, eine „typische" Zelle zu beschreiben. Die zellulären Funktionseinheiten: Zellmembran, Zytoplasma, Zellorganellen und Zellkern sind jedoch allen Zellen gemeinsam (s. Abb. 1–1).

1.1. Bestandteile der Zelle

1.1.1. Zellmembran und Zytoplasma

Bau und Funktion der Zellmembran. Die Zellmembran *(Plasmalemm),* die den Zelleib umschließt, hat eine Dicke von 7–10 nm. Sie ist in einigen Fällen glatt, in anderen tief gefaltet. Obwohl die Membranen der verschiedenen Zellen unterschiedliche Strukturen und funktionelle Eigenschaften aufweisen, besitzen sie doch bestimmte, allen gemeinsame Charakteristika. Die Zellmembran besteht nach heutiger Kenntnis aus einer weitgehend flüssigen bimolekularen Lipidschicht, die von globulären Proteinen mosaikartig – vollständig oder unvollständig – durchsetzt wird *(integrale Proteine).* Ein Teil der Proteine liegt der Außen- oder Innenseite der Lipiddoppelschicht an *(assoziierte* oder *periphere Proteine).* Die Membranproteine sollen nach dieser Vorstellung wie kleine Inseln in der Lipiddoppelschicht schwimmen und dabei ein Mosaik bilden (**Fluid-Mosaik-Modell;** s. Abb. 1–2). In der Lipiddoppelschicht, die vor allem aus Phospholipiden aufgebaut ist, sind die hydrophilen Gruppen nach beiden Seiten der Membran ausgerichtet. Die nichtpolaren, hydrophoben Enden der Lipidmoleküle weisen jeweils ins Innere der Membran. Neben den Phospholipiden gehören weiterhin Glykolipide und Cholesterin zu den Zellmembranlipiden.

Zweiwertige Ionen, vor allem Ca^{++}, scheinen beim Aufbau der Zellmembran ebenfalls eine wichtige Rolle zu spielen, da ihre Entfernung zu einer Entstabilisierung der Membran führt.

Zellmembranen sind in ihrer Struktur nicht unveränderlich festgelegt, sondern ständigen Ein- und Umbauvorgängen unterworfen. Es ist sogar möglich, daß Membranbestand-

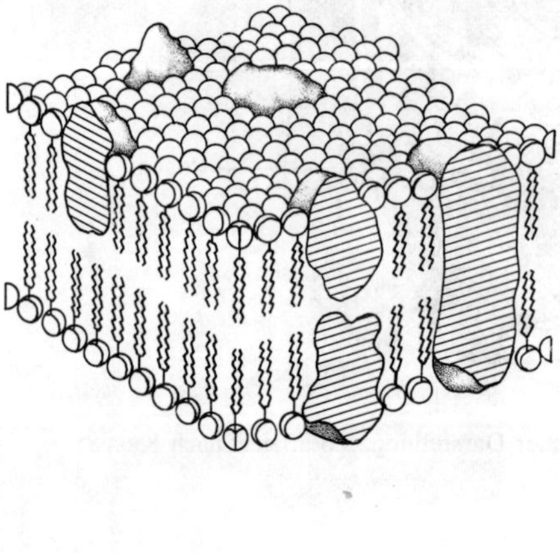

Abb. 1–2. Aufbau der Zellmembran; Lipiddoppelschicht mit eingelagerten Proteinen, nach LENARD und SINGER

teile verschiedener Organellen in das Plasmalemm übergehen und dabei ihre Funktion wechseln.

Unter den vielfältigen **Eigenschaften der Zellmembran** kommt ihrer selektiven Durchlässigkeit (*Permeabilität,* s. S. 75 f.) für bestimmte Stoffe besondere Bedeutung zu. Für einzelne, insbesondere große Moleküle stellen die Zellmembranen *Diffusionsbarrieren* dar, für andere ermöglichen sie einen ständigen Austausch zwischen dem Zellinneren und dem Außenraum (Extrazellularraum). Die „Auswahlfunktion" beim Stoffaustausch beruht zum Teil auf Carrier- und Poren-Mechanismen (s. S. 77 und 91), an denen wahrscheinlich die integralen Membranproteine beteiligt sind. Veränderungen der *Membranpermeabilität* spielen bei der Erregungsbildung, -leitung und -übertragung eine wichtige Rolle (s. Kapitel 5).

Die unterschiedlichen Leistungen verschiedener Membransysteme beruhen weitgehend auf Unterschieden ihrer Membranproteine. Möglicherweise repräsentieren einige Proteine auch die *Enzyme,* die in den Zellmembranen lokalisiert sind („membranständige Enzyme").

Zellmembranen bilden weiterhin die strukturelle Basis der gewebespezifischen *Rezeptoren* für Hormone und zur Erkennung fremder Zellen. Ein Teil der Lipide und Proteine der Zellmembran besitzt einen Kohlenhydratanteil (Glykolipide bzw. Glykoproteine), der stets zur Außenseite der Membran orientiert ist und eine gewisse *Asymmetrie* der Zellmembran bedingt. Die Oberfläche der Zellmembran kann so dicht mit Zuckerketten besetzt sein, daß eine geschlossene Schicht entsteht, die man als *Glykokalyx* (s. u.) bezeichnet. Zuckerreste, die als „verzweigte Antennen" bis zu 20 nm in den extrazellulären Raum ragen, stellen u. a. die morphologischen Korrelate der *Blutgruppen-Antigene* (s. S. 167 f.) und der *Transplantations-Antigene* (HLA-Antigene der weißen Blutkörperchen und vieler Körperzellen, s. S. 165) dar. Mit Hilfe der exponierten Kohlenhydratreste sind Zellen weiterhin in der Lage, andere Zellen zu erkennen bzw. sich an andere Zellen anzulagern (Adhäsionsfähigkeit).

Zellhüllen. Zahlreiche Zellarten haben die Fähigkeit, Zellhüllen an ihrer Oberfläche abzuscheiden. Die aus Glykoproteinen und/oder Glykolipiden bestehende **Glykokalyx** schützt und stabilisiert die Zellmembran. Verwandt mit der Glykokalyx ist der **Surfactant,** der die gesamte Alveolaroberfläche der Lunge bedeckt (s. S. 282). Auch die **Basallamina,** eine Abgrenzung von Epithelien gegen das darunterliegende Bindegewebe, und die **Cuticula,** die als halbfeste Masse ausgeschieden wird und an der Außenwand der Zellen erstarrt, stellen besondere Zellhüllen dar.

Oberflächenvergrößerungen der Zellmembran. Die Zellmembran kann durch Ausstülpungen oder Einfaltungen der Zelloberfläche vergrößert werden. **Mikrovilli** sind fingerförmige, bis zu 1 μm lange Ausstülpungen. Bei resorbierenden Zellen (z. B. Epithel des Dünndarms, s. S. 346) bilden die Mikrovilli einen dichten Rasen (Bürstensaum). Mikrovilli enthalten reichlich Enzyme und bewirken eine etwa 20- bis 50-fache Vergrößerung der resorbierenden Oberfläche.

Einstülpungen des Plasmalemms finden sich an der Basis von Zellen, die an Flüssigkeits- und Elektrolytverschiebungen beteiligt sind.

Interzelluläre Verbindungen. In Zellverbänden bestehen zwischen den einzelnen Zellen interzelluläre Verbindungen. Die „*gap junctions*" oder *Nexus* stellen Haftstellen zwischen benachbarten Zellen her, wobei die Zellmembranen durch einen ca. 3 nm engen Spalt getrennt sind. Sie koordinieren die Aktivität benachbarter Zellen und schließen Zellen dadurch zu größeren Funktionseinheiten zusammen, daß sie den Stofftransport von Zelle zu Zelle sowie die Übertragung elektrischer Potentialänderungen erleichtern (z. B. bei der Herzmuskulatur oder der glatten Muskulatur).

Bei der „*tight junction*" oder Zonula occludens handelt es sich um punktförmige Verschmelzungen von äußeren Schichten der Zellmembran zweier gegenüberliegender Zellen. Der Interzellularraum ist an der Stelle der Verbindung unterbrochen, wodurch ein Substanztransport durch die Interzellularspalten verhindert wird.

Wird in einer eng umschriebenen Kontaktzone mit einer Ausdehnung von 0,3–0,5 µm der etwa 30 nm weite Interzellularspalt durch Glykoproteine ausgefüllt, spricht man von einem *Desmosom* oder einer Macula adhaerens. Die sich gegenüberliegenden Zellmembranen sind im Bereich der Kontaktzone verdickt, und unter der Zellmembran ist das Zytoplasma verdichtet. In diese Verdichtungen strahlen Zellfilamente (Tonofibrillen, s. S. 12) ein. Desmosomen erfüllen mechanische Funktionen dadurch, daß sie benachbarte Zellen miteinander verankern (z. B. im Stratum spinosum der Epidermis, s. S. 701).

Zytoplasma. Der Teil des Zellinhaltes, der nicht vom Kern eingenommen wird, heißt Zytoplasma. Die transparente, mehr oder weniger homogene *Matrix* (Grundsubstanz-Material) des Zytoplasmas ist das *Hyaloplasma* (Protoplasma), in das die Zellorganellen und die Zytoplasmaeinschlüsse eingebettet sind.

1.1.2. Zellorganellen

Zellorganellen sind spezifisch gebaute Strukturelemente der Zellen, die spezielle Funktionen erfüllen.

Endoplasmatisches Retikulum. Das Zytoplasma nahezu aller Zellen enthält intrazelluläre Membranen (*Zytomembranen*), die ein dreidimensionales System kommunizierender Hohlräume bilden und stellenweise zu Zisternen erweitert sind. Die Membranen dieses Hohlraumsystems, das man als *endoplasmatisches Retikulum* bezeichnet, gehen in das Plasmalemm und in die äußere Kernmembran (s. S. 13) über. Besonders auffällige Strukturen des endoplasmatischen Retikulums sind paarweise angeordnete Lamellen. Die endoplasmatischen Zytomembranen anastomosieren miteinander und ergeben daher im Schnittprofil das Bild eines kompliziert gebauten Labyrinths (s. Abb. 1–3). Der kleinste Abstand der gegenüberliegenden Membranen beträgt 30–50 nm. Die Membranen des endoplasmatischen Retikulums trennen das Zytoplasma und das in den Hohlräumen des endoplasmatischen Retikulums liegende *Retikulumplasma.*

Man unterscheidet eine ungranulierte oder glatte von einer granulierten oder rauhen Form des endoplasmatischen Retikulums. In der Regel kommen beide Formen in derselben Zelle vor und kommunizieren miteinander.

Das **glatte endoplasmatische Retikulum** ist im Vergleich zum rauhen endoplasmatischen Retikulum relativ selten zisternenartig erweitert. Man findet es besonders stark ausgeprägt in Zellen, die *Lipide* oder *Steroidhormone synthetisieren.* Die an die Membranen des glatten endoplasmatischen Retikulums gebundenen zahlreichen Enzyme sind für die Umwandlung von Fremdstoffen *(Biotransformation)* von größter Bedeutung. Von besonderem Interesse ist es, daß diese Enzyme unter dem Einfluß bestimmter Stoffe (z. B.

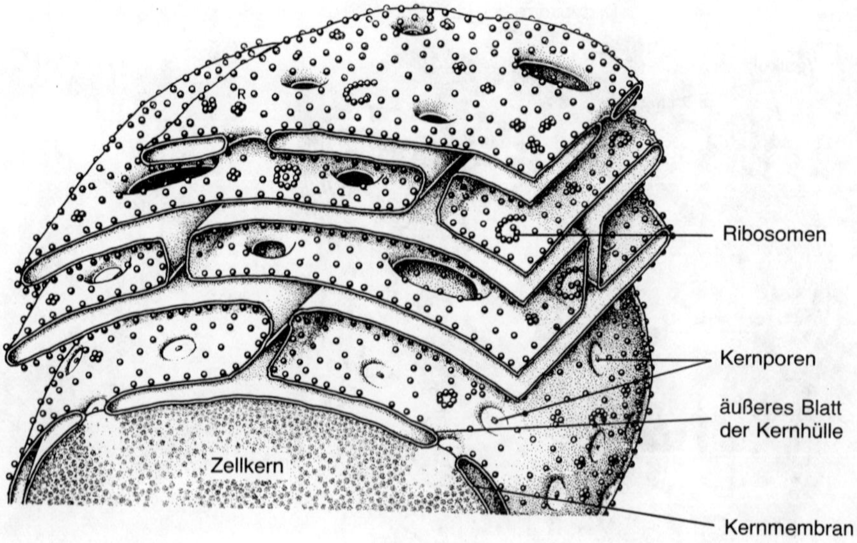

Abb. 1–3. Rauhes endoplasmatisches Retikulum, nach KRSTIĆ

Arzneimittel) vermehrt gebildet werden können. Man bezeichnet einen solchen Vorgang als *Enzyminduktion.* Diese kann Ursache einer Gewöhnung sein. Im quergestreiften Muskelgewebe dient das glatte endoplasmatische Retikulum als Ca^{++}-Speicher und wird in diesem Fall *sarkoplasmatisches Retikulum* genannt (s. S. 459).

Die Membranen des **rauhen endoplasmatischen Retikulums** sind an der Außenseite dicht mit zahlreichen Partikeln, den *Ribosomen* (s. S. 10), besetzt. Die rauhe Form des endoplasmatischen Retikulums findet sich vor allem in Zellen mit intensiver *Proteinsynthese,* die an das Vorhandensein der Ribosomen gekoppelt ist (s. S. 23).

GOLGI-Apparat. In Kernnähe findet man charakteristisch strukturierte Systeme aus Doppelmembranen. Sie liegen in Stapeln von 5 bis 10 dicht gepackt aufeinander. Einen Stapel solcher Doppelmembranen bezeichnet man als *Diktyosom.* Vom Rand der einzelnen Doppelmembranen, die platten Säckchen gleichen, schnüren sich kleinere oder größere, substanzgefüllte Bläschen *(GOLGI-Vesikel* oder *GOLGI-Vakuolen)* ab. *Die Gesamtheit aller Diktyosomen einer Zelle wird GOLGI-Apparat genannt* (s. Abb. 1–4). Der GOLGI-Apparat ist vor allem in sekretbildenden Zellen gut entwickelt. Er ist an der Synthese und Ausscheidung proteinhaltiger Sekrete sowie an der Produktion von Lysosomen (s. S. 11) beteiligt. In den Diktyosomen werden Proteine mit Polysacchariden zu Glykoproteinen verknüpft, die anschließend portionsweise mit den GOLGI-Vesikeln abgeschnürt und aus der Zelle ausgeschleust werden.

Mitochondrien. Die Mitochondrien (s. Abb. 1–5) weisen die Form von Stäbchen oder von Rotationsellipsoiden auf. Ihre Länge schwankt zwischen 0,5 und 5,0 µm, ihr Durchmesser zwischen 0,2 und 1,0 µm. Sie bestehen aus einer äußeren und inneren Membran.

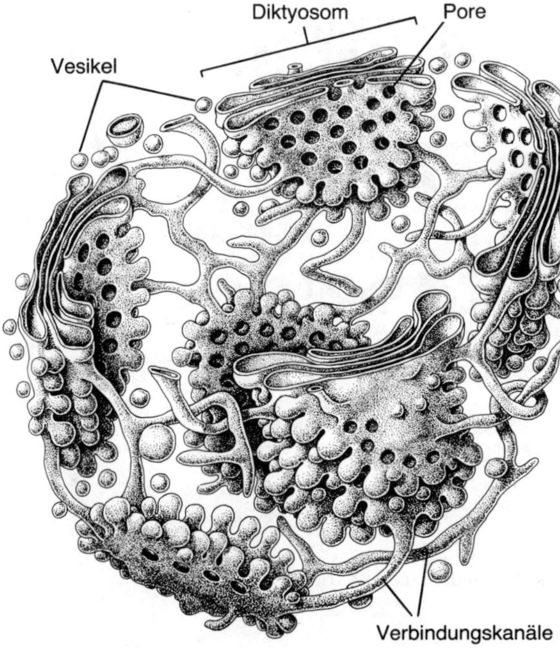

Abb. 1–4. GOLGI-Apparat, nach KRSTIĆ

Die innere Membran bildet häufig quer zur mitochondrialen Längsachse verlaufende Falten (*Cristae*) oder – seltener – fingerförmige Einstülpungen (*Tubuli*), die die innere Oberfläche erheblich vergrößern. Man unterscheidet deshalb Mitochondrien vom Crista-Typ und solche vom Tubulus-Typ.

Die Innenmembran trennt zwei *intramitochondriale Räume* voneinander ab: Der Raum zwischen der äußeren und inneren Membran wird als *Intermembran-Raum* bezeichnet; der Raum, der von der Innenmembran umschlossen wird, enthält gelöste Proteine, Lipide, Desoxyribonucleinsäure (DNA), Ribonucleinsäure (RNA) und Granula unterschiedlichster Form in einer Grundsubstanz (*Matrix*).

An der zur Matrix gerichteten Seite der Innenmembran läßt sich ein gleichmäßiger Besatz mit charakteristischen Partikeln (sog. *Elementarpartikeln*) feststellen, die durch dünne Stiele mit der Innenmembran verbunden sind. Die Köpfe dieser Strukturen (Durchmesser 8–10 nm) entsprechen einem Adenosintriphosphat-spaltenden Enzym (*ATPase*).

Die *Zahl* der Mitochondrien ist je nach Art der Zelle sehr verschieden. Stoffwechselintensive Zellen (z. B. Herzmuskelzellen) weisen eine hohe Mitochondriendichte auf, während in stoffwechselarmen Zellen nur einzelne Mitochondrien enthalten sind.

Mitochondrien stellen separate Stoffwechselräume für den *intrazellulären Energiestoffwechsel* dar. Sie enthalten u.a. eine vollständige Enzymausstattung für den Fettsäureabbau, den Citratzyklus, die Atmungskette und die oxidative Phosphorylierung.

Die Enzyme und Coenzyme sind an den Mitochondrienstrukturen nach funktionellen Gesichtspunkten angeordnet („*geordnete Multienzymsysteme*"). Aus der Lokalisation wichtiger mitochondrialer Enzyme lassen sich die Grundzüge der Organisation des mito-

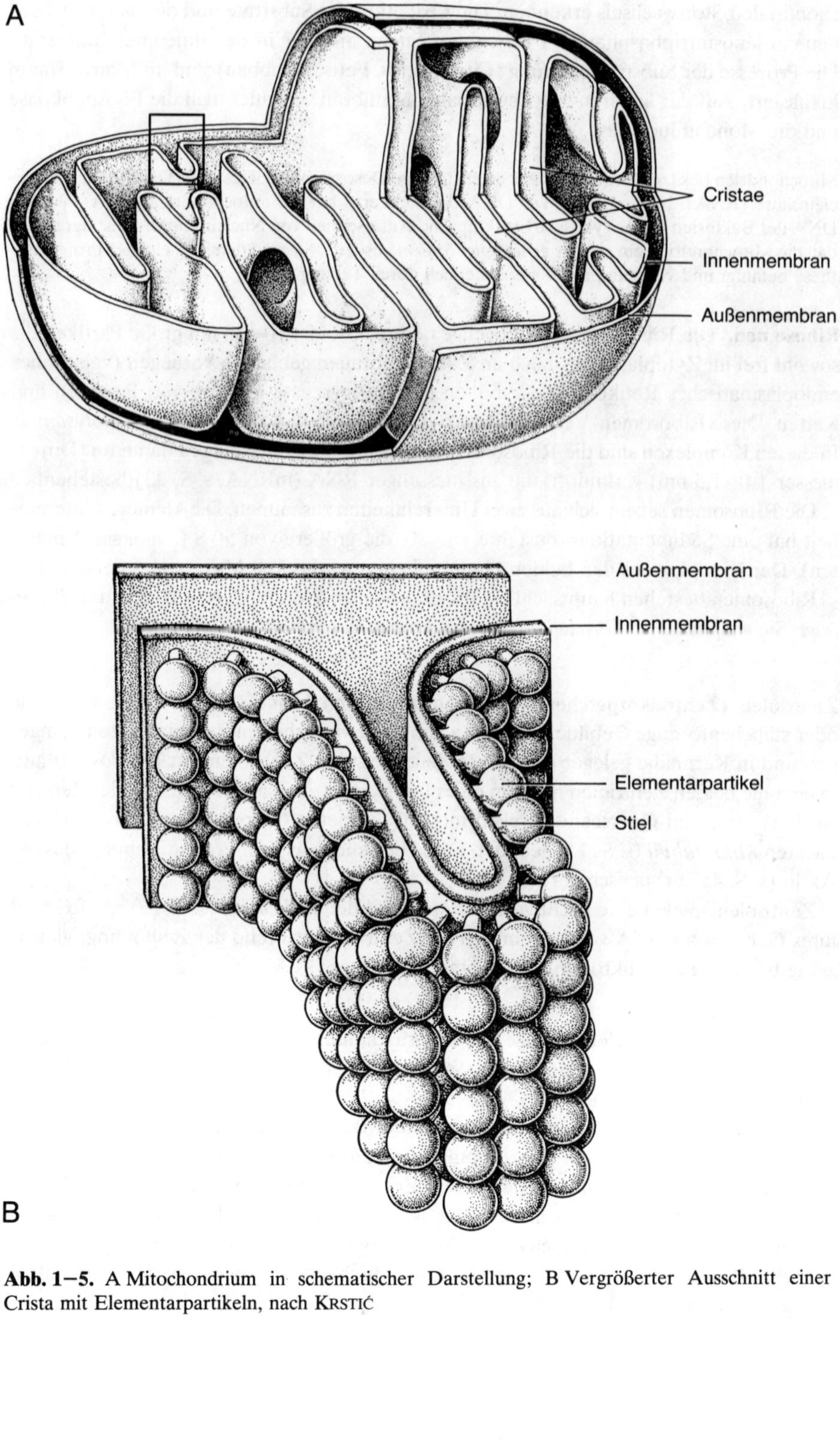

Abb. 1–5. A Mitochondrium in schematischer Darstellung; B Vergrößerter Ausschnitt einer Crista mit Elementarpartikeln, nach KRSTIĆ

chondrialen Stoffwechsels erkennen. Die Oxidation der Substrate und die damit verbundene Adenosintriphosphat(ATP)-Synthese finden an oder in der Innenmembran statt. Die Prozesse der Substratzerlegung (Citratzyklus, Fettsäureabbau) sind im Matrix-Raum lokalisiert. Auf der äußeren mitochondrialen Membran vermutet man die Phospholipase und die Monoaminoxidase.

Mitochondrien besitzen darüber hinaus eigenständige Desoxyribonucleinsäure (DNA) und Ribonucleinsäure (RNA). Im Gegensatz zur DNA des Zellkerns hat die mitochondriale DNA – wie die DNA der Bakterien – eine zyklische Struktur. Die Anwesenheit von Nucleinsäuren weist daraufhin, daß die Mitochondrien ein *eigenes genetisches System* besitzen. Sie sind damit zu eigener Proteinsynthese befähigt und vermehren sich ausschließlich durch Teilung.

Ribosomen. Die Ribosomen sind kugelige oder ellipsoide, 10–20 nm große Partikel, die sowohl frei im Zytoplasma als auch an Zytomembranen gebunden vorliegen (vgl. rauhes endoplasmatisches Retikulum). Sie bilden häufig Aggregate in Form von Rosetten und Ketten. Diese Ribosomen-Verbände bezeichnet man als *Polyribosomen* oder *Polysomen.* In diesen Komplexen sind die Ribosomen durch unterschiedlich lange Filamente (Durchmesser 1,0–1,5 nm) verknüpft, die aus messenger-RNA (mRNA, s. S. 23) bestehen.

Die Ribosomen setzen sich aus zwei Untereinheiten zusammen. Die kleinere Untereinheit hat eine Sedimentationskonstante von 30, die größere von 50 S (Svedberg-Einheiten). Der Komplex aus den beiden Untereinheiten wird durch Mg^{++} stabilisiert.

Ribosomen bestehen hauptsächlich aus *ribosomaler RNA* (rRNA, s. S. 23) und *Proteinen.* Sie stellen die Zellorganellen für die *Proteinbiosynthese* dar (s. S. 23).

Zentriolen (Zentralkörperchen). Die Zentriolen sind kleine (0,3–0,5 nm), rundliche oder stäbchenförmige Gebilde, die häufig von einer verdichteten Zytoplasmazone umgeben und in Kernnähe gelegen sind. Jede Zelle weist ein Zentriolenpaar *(Diplosom)* auf, in dem die beiden Zentriolen in Form eines L senkrecht zueinander liegen. Jedes Zentriol wird aus neun, im Querschnitt kreisförmig angeordneten Gruppen von je drei dichtgepackten *Mikrotubuli* (s. S. 11) gebildet. Diese bestehen aus dem Protein Tubulin, das mit Aktin (s. S. 457) chemisch verwandt ist.

Zentriolen spielen eine wichtige Rolle während der *Zellteilung* (s. S. 19). Auf Grund ihres Gehaltes an DNA verdoppeln sich die Zentriolen während der Zellteilung; gleichzeitig bilden sie die Mikrotubuli des Spindelapparates.

Zilien. Wimpernartige Zellfortsätze, die teils rhythmische Bewegungen ausführen *(Kinozilien)*, teils als Sinneshaare fungieren *(Stereozilien)*, finden sich als besondere Strukturelemente an vielen Zellen.

Die **Kinozilien** oder Flimmerhaare sind an ihrer Basis mit Zellorganellen verankert, die aus neun Dreiergruppen von Mikrotubuli aufgebaut sind. Die Strukturelemente an der Basis der Flimmerhaare entsprechen einem Zentriol und werden *Basalkörperchen* oder *Kinetosom* genannt. In dem Teil der Zilie, der über die Zelloberfläche herausragt, dem *Zilienschaft,* findet man nur noch neun Zweiergruppen von Mikrotubuli, die ein charakteristisches Paar von zwei zentralen Mikrotubuli umschließen. Von den peripheren Mikrotubuli gehen armartige Fortsätze aus, die ins Zentrum der Zilie gerichtet sind.

Die *Kinozilienbewegung* setzt sich aus einem schnellen Schlag und einer langsamen Rückholbewegung zusammen. Die Bewegung ist koordiniert und läuft in Wellen über die Zelloberfläche (vgl. Wellen eines wogenden Kornfeldes). Diesen Schlagrhythmus nennt man metachron; die Schlagfrequenz erreicht Werte bis zu 25 Schläge/s.

Stereozilien sind 5–7 µm lange Mikrovilli, die im Gegensatz zu den Kinozilien keine aktiven Bewegungen ausführen können. Sie kommen auf den Sinneszellen des Innenohrs (s. S. 575 f.), den Riechzellen (s. S. 569 f.) sowie an den Stäbchen und Zapfen der Netzhaut (s. S. 590 f.) vor und besitzen im Prinzip die gleiche Struktur wie die Kinozilien.

Lysosomen und Peroxysomen. *Lysosomen* sind 0,25–0,50 µm große, von einer Zytomembran umschlossene Körperchen, die durch ihren Gehalt an zahlreichen Enzymen charakterisiert sind. Die lysosomalen Enzyme sind zumeist *Hydrolasen* (Phosphatasen, Esterasen, Lipasen u. a.) mit einem Wirkungsoptimum im sauren pH-Bereich.

Lysosomen spielen eine wichtige Rolle beim Abbau von zellfremden und zelleigenen Stoffen, die in die Lysosomen gelangt sind. Normalerweise schützt die Lysosomenmembran die Zelle vor einer Einwirkung dieser Enzyme. Eine Freisetzung der lysosomalen Enzyme nach einer Zerstörung oder gesteigerten Durchlässigkeit der Lysosomenmembran und eine anschließende Aktivierung kann u. U. zu einer schweren Schädigung bzw. zum Absterben der Zelle, zur sog. *Autolyse,* führen.

Der intrazelluläre Abbau von Substanzen durch die lysosomalen Enzyme kann Material exogener oder endogener Herkunft betreffen. Der Abbau exogenen Materials wird als *Heterophagie,* der des endogenen Materials als *Autophagie* bezeichnet. Die physiologische Bedeutung der Autophagie besteht wahrscheinlich im intrazellulären Abbau nicht mehr funktionsfähiger Teile des Zytoplasmas.

Peroxysomen sind bis zu 0,5 µm große Partikel, die ebenfalls von einer Zytomembran umschlossen sind. Sie sind nur sehr schwer von kleinen Lysosomen zu unterscheiden und enthalten Enzyme, die Wasserstoffperoxid bilden und spalten können. Ihre Funktion liegt möglicherweise in der Entgiftung von Produkten des Intermediärstoffwechsels. Die Peroxysomen werden mit den Lysosomen häufig unter der Bezeichnung *Zytosomen* zusammengefaßt.

1.1.3. Metaplasma

Als Metaplasma bezeichnet man spezifische *fibrilläre* und *mikrotubuläre zytoplasmatische Strukturen,* die im Laufe der Zelldifferenzierung entstanden sind.

Mikrotubuli. Mikrotubuli sind unterschiedlich lange, über das gesamte Zytoplasma verteilte, *röhrenförmige Gebilde* mit einem Außendurchmesser von etwa 20–30 nm. Ihre Wand besteht aus 12–13 parallelen Protofilamenten, die aus globulären Proteinmolekülen aufgebaut sind. *„Stabile" Mikrotubuli* sind immer in der Zelle vorhanden und tragen entweder zur Erhaltung der Zellform bei *(dynamisches Zytoskelet),* oder sie finden sich in den Kinozilien (s. S. 10), in der Spermienflagelle (s. S. 675) oder in den Zentriolen. Mikrotubuli sind wahrscheinlich auch an intrazellulären Transportvorgängen beteiligt. In einer *„labilen“ Form* kommen die Mikrotubuli während der Zellteilung vor, nach deren Abschluß sie wieder verschwinden. Die pflanzlichen Alkaloide Colchicin, Vincristin und Vinblastin verhindern den Aufbau der „labilen“ Mikrotubuli aus den Proteinuntereinheiten, wodurch die Mitose (s. S. 18 ff.) arretiert wird.

Mikrofilamente. Mikrofilamente sind *solide, fadenförmige Strukturen,* deren Durchmesser etwa 5–15 nm beträgt. Sie zeigen die Tendenz, sich zu kleinen Bündeln zusammenzulagern. Solche Filamentbündel bezeichnet man als *Fibrillen,* die in verschiedenen Zellarten vorkommen können: in Epithelzellen (Tonofibrillen), in Nervenzellen (Neurofibrillen, s. S. 48), in Gliazellen (Gliafibrillen) und in Muskelzellen (Myofibrillen).

1.1.4. Paraplasma

Unter Paraplasma versteht man *lichtmikroskopisch sichtbare Zelleinlagerungen,* die als Produkte des Zellstoffwechsels entstehen oder von der Zelle aufgenommen werden.

Paraplasmatische Stoffwechselprodukte. Hierzu gehören
- Glykogen, die Speicherform der Glucose,
- Lipide (Neutralfette und Lipoide),
- paraplasmatische Proteine.

Glykogen wird in vielen Zellen abgelagert (z. B. in Leber- und Muskelzellen sowie in den Epithelzellen der Mund- und Vaginalschleimhaut). Die Glykogenpartikel liegen entweder isoliert im Zytoplasma oder kommen in Form von sog. Glykogenrosetten vor. *Lipide* werden nicht nur im Fettgewebe, sondern auch in Form kleiner Tröpfchen in vielen anderen Zellen gespeichert. Verfettungen des Zytoplasmas treten sowohl bei übermäßiger Nahrungszufuhr als auch bei Sauerstoffmangel und toxischen Schädigungen des Gewebes auf. Die seltene *Proteinspeicherung* erfolgt in Form kristalliner Einschlüsse z. B. in Leberzellen und in den LEYDIGschen Zwischenzellen des Hodens (s. S. 673).

Zellpigmente. Pigmente sind paraplasmatische Substanzen, die Zellen eine typische Farbe verleihen. Sie liegen häufig in Körnchenform vor. Nach ihrer Herkunft werden *exogene* (von außen stammende) und *endogene* (im Körper entstandene) *Pigmente* unterschieden.

Zu den **exogenen Pigmenten** zählen Kohle-, Metall- und Steinstaub sowie unlösliche Farbstoffe (Tusche, Zinnober u. a.), die lokal oder in den Organen des Retikulo-endothelialen Systems (s. S. 37 ff.) phagozytiert und anschließend gespeichert werden.

Zu den **endogenen Pigmenten** gehören die *eisenhaltigen Abbauprodukte des Hämoglobins und Myoglobins,* die nach der Zerstörung von Erythrozyten bzw. nach ausgedehnten Muskelzerstörungen intrazellulär abgelagert werden können (z. B. *Hämosiderin* und *Ferritin*).

Eisenfreie Abbauprodukte des Hämoglobins sind das *Hämatoidin,* das außerhalb der Zellen im Zentrum größerer Blutergüsse (Hämatome) entsteht, die *Porphyrine* (s. S. 360) und die *Gallenfarbstoffe* (s. S. 360).

Melanine sind braune bis schwarze Pigmente, die in speziellen Zellen, den Melanozyten, synthetisiert werden. Sie stellen Oxidationsprodukte des Tyrosins dar. Einen totalen, genetisch bedingten Pigmentmangel der Haut, der Haare und der Augen nennt man *Albinismus.* Lokale Depigmentierungen der Haut kennzeichnen das Krankheitsbild der *Vitiligo.*

Lipofuszine sind gelblich-braune, lipidhaltige Pigmente. Sie werden als Alters- bzw. Abnutzungspigment angesehen. Lipofuszingranula sind besonders häufig in Zellen von hochdifferenzierten Organen mit Dauerleistung (Herzmuskel, Leber, Gehirn) zu finden. Sie stellen wahrscheinlich Reste der Abbauvorgänge in ehemaligen Lysosomen dar.

1.1.5. Zellkern (Nucleus)

Alle menschlichen Zellen mit Ausnahme der reifen roten Blutkörperchen besitzen einen Zellkern. Er weist in der Regel eine kugelige oder ellipsoide Form auf. Manche besonders aktiven Zellen haben zwei oder mehr Kerne, die häufig von unregelmäßiger Gestalt sind. Die Kerngröße ist in der Regel der Zellgröße angepaßt (Kern-Plasma-Relation).

Der Zellkern bildet mit dem Zytoplasma eine Funktionseinheit und ist das *Steuerungszentrum des Zellstoffwechsels* sowie der *Träger der genetischen Information,* die in den Chromosomen (s. S. 14 ff.) lokalisiert ist.

Kernhülle. Je nach dem Funktionszustand der Zelle ändert sich die Form und die Funktion des Zellkerns sowie der Chromosomen. In der Zeit, in der keine Kernteilung stattfindet (Teilungsruhe), hat der Kern ein charakteristisches morphologisches Bild. Er ist von einer zweifachen Zytomembran umgeben, deren inneres Blatt die **Kernmembran** darstellt. Das äußere, mit Ribosomen besetzte Blatt, gehört zum rauhen endoplasmatischen Retikulum. Beide Membranen bilden die *Kernhülle.* Zwischen den beiden Membranen liegt der schmale *perinukleäre Raum,* der an mehreren Stellen mit den Innenräumen des endoplasmatischen Retikulums kommuniziert.

Die Kernhülle ist von zahlreichen Poren *(Kernporen)* durchsetzt, die einen mittleren Durchmesser von etwa 60 nm aufweisen und 10–20% der Kernoberfläche einnehmen. An diesen Poren sind die innere und äußere Membran der Kernhülle miteinander verschmolzen (s. Abb. 1–3) und bilden das *Kernporen-Diaphragma.* Die im Kern synthetisierte Ribonucleinsäure (RNA) gelangt durch diese Kernporen ins Zytoplasma. Umgekehrt ist auch ein Stofftransport vom Zytoplasma ins Kerninnere (*Karyoplasma*) möglich.

Karyoplasma. Im Kerninnenraum finden sich ein oder mehrere *Kernkörperchen (Nucleoli), Kerneinschlüsse* (z. B. Glykogen, Lipide, Proteine) und die *Karyolymphe* (Kernsaft), in die die *Chromosomen* eingebettet sind.

Die von keiner Membran umschlossenen **Nucleoli** bestehen aus einer amorphen Matrix, die aus Proteinen und dünnen Filamenten aufgebaut ist, sowie aus granulären Partikeln, die den zytoplasmatischen Ribosomen ähneln und reichlich RNA enthalten. Der *Nucleolus hat die Aufgabe, RNA zu bilden,* die für die Proteinsynthese im Zytoplasma benötigt wird (s. S. 23).

Die *Karyolymphe,* die das Innere des Zellkerns ausfüllt, enthält im wesentlichen Nucleotide, Metabolite des Kohlenhydratstoffwechsels und Enzyme.

Bau der Chromosomen. Während der Teilungsruhe im sog. *Interphasenkern* liegen die Chromosomen als lange, dünne, vielfach gewundene Fäden vor, die ein Netzwerk innerhalb des Zellkerns bilden *(Chromatingerüst)*. Alle Bestandteile des Zellkerns, die chromosomaler Natur sind, werden unter dem Begriff **Chromatin** zusammengefaßt. Im Interphasenkern lassen sich zwei Chromatinarten unterscheiden, das *Heterochromatin,* das Abschnitten stärkerer Spiralisierung entspricht, und das *Euchromatin,* das den geöffneten, entspiralisierten Abschnitt des Chromosoms enthält. Große heterochromatische Areale bezeichnet man als *Chromozentren.*

Während der Zellteilung werden die Chromosomen sichtbar und erscheinen als hakenförmige Gebilde mit einer *primären Einschnürung (Zentromer).* Von dieser gehen zwei unterschiedlich lange *Chromosomenschenkel* aus. Die Lage des Zentromers und die unterschiedlichen Abknickungsgrade der Schenkel sind für jedes einzelne Chromosom charakteristisch und werden zur Klassifizierung herangezogen (s. u.).

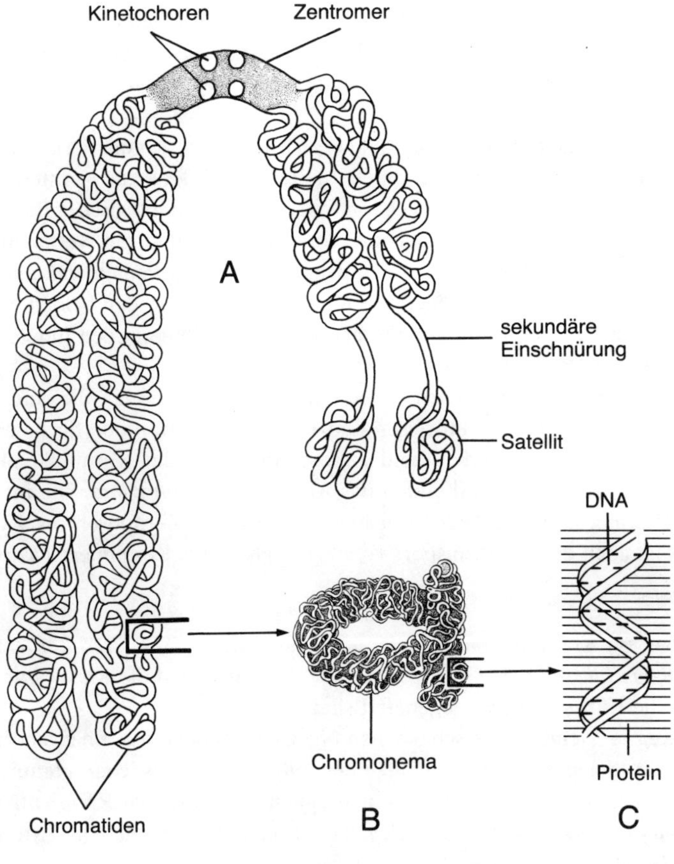

Abb. 1–6. A Chromosom, Unterteilung der Schenkel in jeweils zwei Chromatiden; B Vergrößerter Ausschnitt eines Längselementes (Chromonema); C DNA-Doppelhelix als Teilstruktur von B, nach HADORN und WEHNER

Zentral im Zentromer befinden sich die *Kinetochoren,* an denen während der Zellteilung Mikrotubuli des Teilungsapparates (s. S. 19) ansetzen. Einzelne Chromosomen zeigen auch noch *sekundäre Einschnürungen,* an denen sich kürzere Bestandteile befinden, die man als *Satelliten* bezeichnet.

Vor einer Kernteilung werden die beiden Chromosomenschenkel verdoppelt (s. Abb. 1–6). Die spiralig gewundenen Untereinheiten, die durch die Verdoppelung entstehen, werden **Chromatiden** genannt. Sie werden durch das Zentromer miteinander verbunden. Jede Chromatide kann ihrerseits noch weiter in Längselemente unterteilt werden. Eine solche Struktureinheit wird als *Chromonema* bezeichnet. In diesen Untereinheiten liegt die DNA-Doppelhelix, von Histon- und Nichthistonproteinen schraubenartig umwunden, vor. Chromosomenorte, an denen die Windungen der Chromatiden knötchenförmig gestaucht sind, treten als *Chromomeren* in Erscheinung. Die Anordnung dieser Chromomeren ist für jedes Chromosom charakteristisch.

Chromosomensatz. Die Anzahl der Chromosomen in einer Zelle, der sog. Chromosomensatz, ist *speziesspezifisch* und *zahlenkonstant.* Die Tochterzellen erhalten demnach die gleiche Zahl an Chromosomen wie die Zelle, aus der sie durch Zellteilung entstanden sind. Chromosomen lassen sich nach bestimmten Eigenschaften (Größe, Form und Lage des Zentromers) ,,katalogisieren", wodurch ihre Klassifizierung in sog. *Chromosomenkarten* möglich wird (DENVER-Klassifikation). Seit 1970 verwendet man zur Klassifikation der Chromosomen sog. Bänderungsmethoden, welche eine sehr feine Analyse der Chromosomenstruktur erlauben. Hierbei werden Querbänder-Muster dargestellt, die für jedes Chromosom spezifisch sind (s. Abb. 1–7).

Die **diploide** menschliche Körperzelle, d. h. die Zelle mit dem kompletten Chromosomensatz, enthält *46 Chromosomen.* Bei beiden Geschlechtern enthält der diploide Chro-

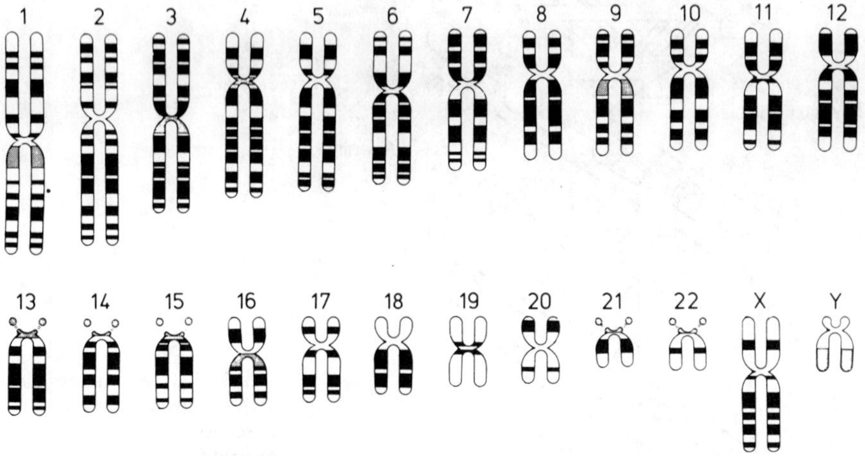

Abb. 1–7. Chromosomensatz des Menschen (diploider Autosomensatz und zwei Geschlechtschromosomen)

mosomensatz 22 Paare einander in Größe und Form entsprechender *„homologer" Chromosomen (Autosomen)* und ein Paar *Heterosomen,* die die *Geschlechtschromosomen* darstellen. In männlich bestimmten Zellen liegen ein großes (X) und ein kleines Geschlechtschromosom (Y) vor. Zellen des weiblichen Geschlechts weisen dagegen zwei gleichartige, große Geschlechtschromosomen (XX) auf.

Von den beiden X-Chromosomen der weiblichen Zelle ist im Interphasenkern nur eines entspiralisiert, das andere liegt spiralisiert als Heterochromatin vor. Letzteres bildet ein großes Chromozentrum, das sog. *Sex-Chromatin* (*Geschlechtschromatin*) und liegt meist der Kernmembran innen an (*BARR-Körperchen*). In den vielgestaltigen Kernen der Granulozyten wird es dagegen in Form trommelschlegelförmiger Anhängsel nach außen vorgestülpt („drumsticks"). Die Anzahl der BARR-Körperchen entspricht der um eins verminderten Anzahl der X-Chromosomen.

Genetische Information. Träger der genetischen Information und damit wichtigster Bestandteil des Chromosoms ist die **Desoxyribonucleinsäure (DNA),** auf der alle **Gene** lokalisiert sind. Die Bauelemente der DNA werden als *Nucleotide* bezeichnet. Sie bestehen aus drei Komponenten:
- einem *Phosphorsäurerest,*
- der Pentose *Desoxyribose,*
- einer *Purin-* (Adenin oder Guanin) oder *Pyrimidinbase* (Thymin oder Cytosin).

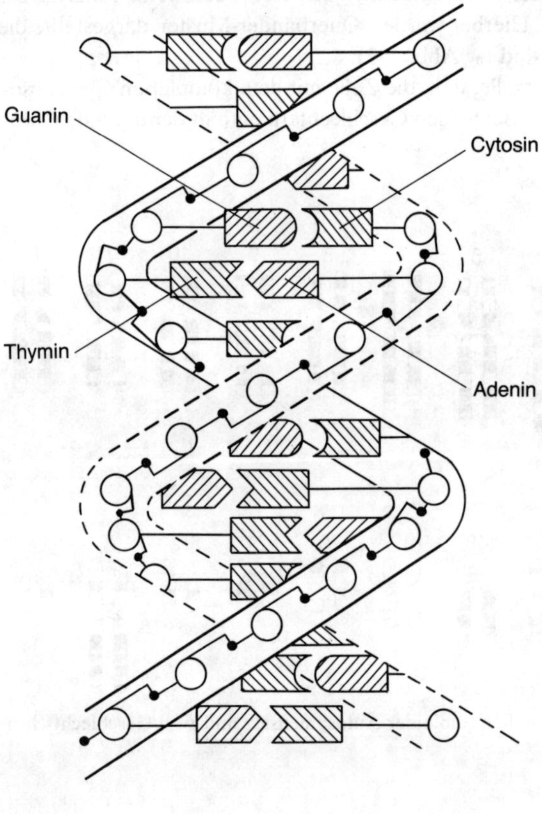

Abb. 1–8. Ausschnitt aus einer DNA-Doppelhelix mit paarweiser Anordnung der Basen in schematischer Darstellung. Die Basensequenz enthält die Information der Erbsubstanz

Desoxyribose und je eine Base bilden zusammen ein *Nucleosid.* Die einzelnen Nucleoside werden durch Phosphorsäure (in Diesterbindung) zu langen Ketten (Makromolekülen) verknüpft. Nach dem vielfach bestätigten Strukturmodell der DNA nach WATSON und CRICK bilden zwei solcher Nucleotidketten eine *Doppelhelix* (s. Abb. 1–8). In dieser liegen spezifische Basenpaare, verbunden durch Wasserstoffbrücken, einander gegenüber. *In der DNA sind jeweils die Basen Adenin mit Thymin und Guanin mit Cytosin gepaart.* Damit bestimmt jede der Basen den entsprechenden Paarling, so daß ein Strang die vollständige Sequenz der Basen im anderen Strang festlegt. Durch die freie Wähl- und Kombinierbarkeit der einzelnen Basenpaare kann eine fast unendlich große Zahl spezifischer Makromoleküle aufgebaut werden. *Eine bestimmte Nucleotid- bzw. Basensequenz der DNA enthält die Information der Erbsubstanz. Der Abschnitt des DNA-Moleküls, der ein Protein (z. B. ein Enzym) codiert, wird als Gen bezeichnet.*

Mutation. Zufällig entstandene, bleibende Veränderungen des Erbgutes nennt man Mutationen. Sie treten meistens spontan auf und kommen sowohl in Körperzellen (*somatische Mutationen*) als auch in *Keimzellen* vor. Somatische Mutationen sind an der Zellalterung (s. S. 25) und an der Bildung von Tumoren beteiligt. Mutationen in Keimzellen werden auf die Nachkommen übertragen.

Die **Ursachen** der Mutationen sind nur teilweise bekannt. Strahleneinwirkungen, Pharmaka, Chemikalien stehen dabei an erster Stelle. Stärkere Veränderungen bedingen häufig den Tod des betroffenen Organismus *(Letalmutation)*. Oft haben aber auch *nicht-letale Mutationen* nachteilige Folgen, da sie die Überlebens- und Vermehrungsaussicht der Mutante einschränken können. Im Zusammenwirken mit der Selektion stellt andererseits die Mutation den wesentlichsten Mechanismus der *Evolution* dar.

Nach der Art der Veränderungen unterscheidet man verschiedene Mutationstypen:
- *Numerische Chromosomenmutationen* (Chromosomenzahlmutationen) sind durch Änderungen der Chromosomenzahl charakterisiert (pathologische Auswirkungen s. S. 69 f.),
- *Strukturelle Chromosomenmutationen* liegen bei einer Abweichung vom normalen Chromosomenbau vor (Chromosomenbrüche),
- *Genmutationen* sind Veränderungen im molekularen Aufbau der DNA (Austausch und/oder Änderung der Zahl von Nucleotidpaaren).

1.2. Zellteilung

Durch Zellteilungen
- werden die männlichen und weiblichen Geschlechtszellen auf den Befruchtungsvorgang vorbereitet,
- wachsen aus der befruchteten Eizelle die Gewebe und Organe,
- werden Gewebedefekte durch Regeneration (s. S. 56 ff.) beseitigt.

1.2.1. Mitose

Die häufigste Art der Zellteilung ist die Mitose, eine Kern- und Zytoplasmateilung, bei der das Kernmaterial erbgleich an die Tochterzellen weitergegeben wird.

Replikation der Desoxyribonucleinsäure. Voraussetzung für die Mitose ist die **identische Verdopplung der DNA** in den Chromosomen. Sie findet schon vor der eigentlichen Mitose im Interphasenkern, d. h. in der Phase zwischen zwei Mitosen, statt. Die beiden Polynucleotide, die die DNA-Doppelspirale bilden, werden zunächst voneinander getrennt (s. Abb. 1–9). An die hierdurch freiwerdenden Basen beider Ketten lagern sich, der spezifischen Basenpaarung entsprechend (Thymin zu Adenin, Cytosin zu Guanin), neue Nucleotide an, die enzymatisch zu einer Kette verbunden werden. Jede ursprüngliche Polynucleotidkette bildet so mit einer neu hinzugekommenen wieder eine Doppelspirale. Es entstehen zwei DNA-Doppelstränge, die dem ursprünglichen Strang völlig gleich sind *(identische Verdopplung = Replikation = Autoreduplikation).*

Den Replikationsvorgang der DNA kann man mit einem Reißverschluß vergleichen, der geöffnet wird, während sich gleichzeitig an jede Hälfte eine neue anlagert, so daß schließlich zwei neue Reißverschlüsse entstehen. Neue DNA kann also nur gebildet werden, wenn schon ein Polynucleotid vorhanden ist. Eine Trennung der beiden Ketten der Doppelspirale zur Replikation setzt eine Entspiralisierung voraus.

Ablauf der mitotischen Zellteilung. Nachdem in der Interphase die DNA im Zellkern verdoppelt und ausreichend Substrat zur Energiegewinnung bereitgestellt wurde, tritt die

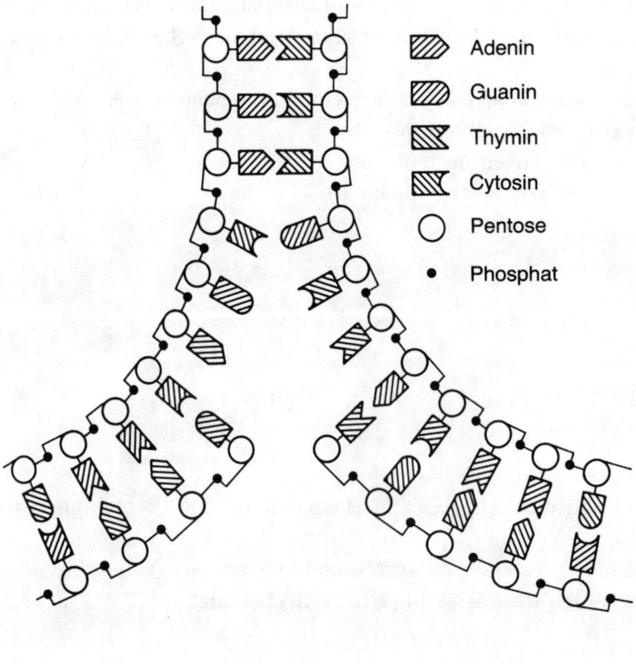

Abb. 1–9. Replikation der Desoxyribonucleinsäure. Trennung der beiden Polynucleotidketten und Anlagerung neuer Nucleotide nach Maßgabe der spezifischen Basenpaarung

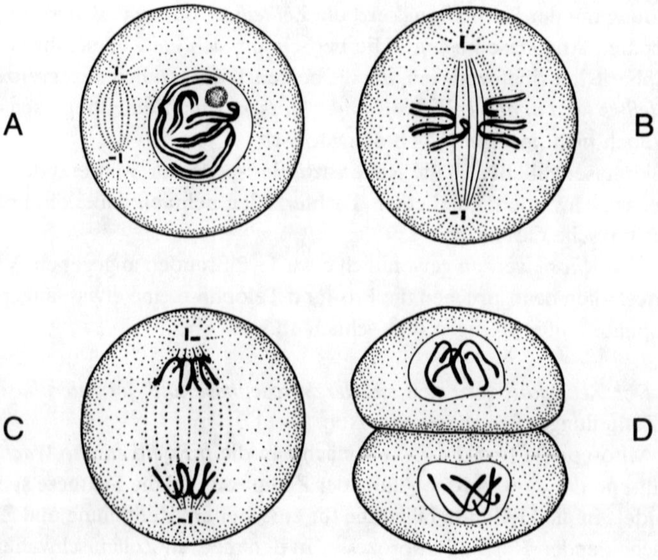

Abb. 1–10. Mitotische Zellteilung. A Prophase; B Metaphase; C Anaphase; D Telophase

Zelle nach einer Volumenzunahme zunächst in die sog. **Prophase** ein (s. Abb. 1–10). *In dieser Phase werden die Chromosomen als knäuelförmig zusammengefügte Strukturen sichtbar.* Sie verkürzen und verdichten sich durch Spiralisierung zunehmend. Ein deutlicher Längsspalt in den Chromosomen trennt die beiden Hälften, die Chromatiden, voneinander ab. Der *Nucleolus löst sich auf,* der Golgi-Apparat verschwindet allmählich. Die beiden Zentriolen (s. S. 10) rücken auseinander und wandern zu den Zellpolen. Gleichzeitig werden die mikrotubulären Strukturen des Spindelapparates ausgebildet, die den „labilen" Mikrotubuli (s. S. 12) zugerechnet werden. Der Spindelapparat vermittelt die Bewegungen der Chromosomen während der Zellteilung. *Die Prophase endet mit der Auflösung der Kernmembran.*

Mit der *Ausbildung der Spindelfasern* ordnen sich die hakenförmigen Chromosomen während der **Metaphase** in der Mittelebene *(Äquatorialebene)* zwischen den beiden Spindelpolen an. Sie erreichen dabei ihre maximale Dicke und bilden eine sternförmige Figur *(Monaster)*. Nach vollständiger Ausbildung der Teilungsspindel unterscheidet man durchgehende Zentralfasern, die beide Pole miteinander verbinden, und Chromosomenfasern, die an die Kinetochoren der primären Einschnürung herantreten.

Die **Anaphase** beginnt mit der Spaltung der Zentromer-Region. Danach werden die „Chromosomenhälften", die Chromatiden, durch die am Zentromer ansetzenden Fasern des Spindelapparates zu den entgegengesetzten Polen bewegt. Es entstehen dabei *zwei* sternförmige Figuren *(Diaster)*. Bei dieser Bewegung ist die Zentromer-Region auf die Pole gerichtet, wodurch sich die Chromatiden in der Anaphase V-förmig anordnen.

In der **Telophase** gruppieren sich die Chromatiden um die beiden Pole. Sie entspiralisieren anschließend wieder und verlieren dabei ihre deutliche Gestalt. Kernmembran und Nukleolen werden neu gebildet. Schließlich entstehen zwei neue Interphasenkerne.

In Verbindung mit der Kernteilung setzt die *Zellteilung* oder *Zytokinese* ein, die oft bereits in der späten Anaphase beginnt. Hierbei schnürt sich die Zellmembran gewöhnlich von der Peripherie her ringförmig ein, um die beiden Tochterzellen abzugrenzen. *Die Teilung des Zelleibes wird in der Telophase abgeschlossen.* Eine Zellteilung nach einer Kernteilung ist jedoch nicht in allen Fällen obligatorisch.

An die Telophase schließt sich die **Rekonstruktionsphase** an, während der die Spindelfasern wieder verschwinden. Die beiden Tochterzellen nehmen dabei die für die betreffende Zellart typische Gestalt an.

Als *Dauer der Mitose* werden gewöhnlich etwa 1–2 Stunden angegeben. Von den einzelnen Mitosestadien beanspruchen die Pro- und Telophase eine etwas längere Zeit, Meta- und Anaphase laufen dagegen sehr schnell ab.

Zellzyklus. *Der Zellzyklus setzt sich aus der Mitosephase und der Interphase* (Zeit zwischen zwei Zellteilungen) *zusammen* (s. Abb. 1–11).

Nach der Mitosephase tritt die Zelle zunächst in die *präsynthetische Wachstumsphase* *(G_1)* ein, während der eine Verdoppelung der Zellmasse und die Synthese spezieller Proteine stattfindet. In die G_1-Phase fallen die für eine weitere Zellteilung und Zelldifferenzierung entscheidenden Regulationsprozesse. In den meisten Zellen schwankt die Dauer der G_1-Phase zwischen 10 Stunden und hunderten von Tagen; sie bestimmt im wesentlichen die Zellzykluszeit. In der nachfolgenden *Synthese-Phase (S-Phase)*, deren Dauer etwa 6–10 Stunden beträgt, werden die beiden Polynucleotide der DNA-Doppelspirale voneinander getrennt und danach verdoppelt (identische Replikation, s. o.). An die S-Phase schließt sich die etwa 4–5 Stunden dauernde *postsynthetische Wachstumsphase* *(G_2-Phase)* an. In ihr liegen die Chromosomen bereits in Form von Chromatiden vor.

Teilungsfähige Zellen können auch vorübergehend oder für immer in eine *zytokinetische Ruhephase (G_0-Phase)* eintreten. Hierauf beruht der Verlust der Teilungsaktivität bei manchen Zelltypen. Durch Stimulation können Zellen aus der G_0-Phase wieder in die G_1-Phase und damit in den Zellzyklus eingeführt werden.

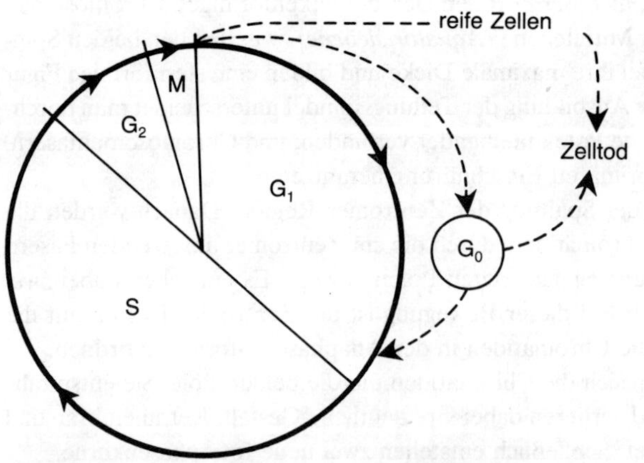

Abb. 1–11. Zellzyklus in schematischer Darstellung. M Mitosephase; G_1 präsynthetische Wachstumsphase; S Synthesephase; G_2 postsynthetische Wachstumsphase; G_0 zytokinetische Ruhephase (Zellen, die ihre Teilungsaktivität verloren haben, können wieder in den Zellzyklus eingeschleust werden)

1.2.2. Endomitose und Amitose

Endomitose. *Bei der Endomitose wird der beschriebene Ablauf der mitotischen Teilung in der frühen Prophase abgebrochen, ohne daß die Kernmembran aufgelöst oder ein Spindelapparat ausgebildet wird.* Die Tochterchromosomen bleiben somit im Mutterkern. Als Ergebnis dieses Vorganges entstehen **polyploide Zellkerne,** d. h. ein diploider Chromosomensatz (2 n) geht z. B. in einen tetraploiden Satz (4 n) über. Durch weitere Endomitosen können noch höhere Polyploidiegrade erreicht werden. Endomitosen treten bevorzugt bei funktioneller Mehrbelastung hochdifferenzierter Zellen auf. Viele Leberzellen und die Knochenmarksriesenzellen sind polyploid.

Amitose. *Eine direkte Durchschnürung des Zellkerns, ohne daß Chromosomen und Spindelapparat in Erscheinung treten, wird Amitose genannt.* Eine Zytokinese bleibt meistens aus. Unklar ist bis heute, ob bei dieser Art der Kernteilung die Chromosomen gleichwertig verteilt werden. Mehrkernige Zellen kommen im allgemeinen durch amitotische Zellteilung ohne Zytoplasmadurchschnürung zustande. Amitosen beobachtet man in hochdifferenzierten Zellen (Leber, Herzmuskel, Niere u. a.).

1.2.3. Meiose

Die Meiose ist eine besondere Form der Zellteilung, die nur bei Geschlechtszellen (Gameten, s. S. 673 bzw. 681 f.) *auftritt. Hierbei wird der diploide Chromosomensatz (2 n) auf eine haploide Zahl (n) reduziert.* Man bezeichnet deshalb die Meiose auch als **Reduktionsteilung.** Ohne diese Reduktion würde sich die Chromosomenzahl bei jeder Befruchtung verdoppeln. Bei der Verschmelzung der Kerne der Geschlechtszellen während der Befruchtung (s. S. 690 f.) entsteht wieder ein diploider Chromosomensatz.

Die Reduktionsteilung umfaßt *zwei Teilungsschritte,* die *erste Reifeteilung (eigentliche Reduktionsteilung),* während der die Chromosomenzahl vom diploiden auf den haploiden Satz reduziert wird, und die *zweite Reifeteilung (Äquationsteilung),* bei der eine mitotische Teilung des haploiden Chromosomensatzes erfolgt.

Erste Reifeteilung. *Im Gegensatz zu der mitotischen Prophase beansprucht die* **Prophase** *der ersten Reifeteilung eine längere Zeit.* Zunächst liegen Knäuel einzelner feiner, verschlungener Chromosomenfäden vor, die sich später unter schraubigem Aufrollen verkürzen. (s. Abb. 1–12). Danach lagern sich die homologen Chromosomen, d. h. Chromosomen mit identischem Chromomerenmuster und vergleichbaren genetischen Informationen, aneinander: *die Chromosomen paaren sich.* Hierbei erfolgt eine Parallelanlagerung in der Form, daß einander entsprechende Abschnitte genau nebeneinander liegen. Da jedes Chromosom zu diesem Zeitpunkt schon längsgeteilt ist, bilden die vier Chromatiden der Chromosomenpaare eine *Tetrade* aus je zwei Chromatiden mit väterlichem bzw. mütterlichem Erbgut. Nachfolgend wird die Paarung wieder gelöst, wobei sich jedoch Chromatiden-Abschnitte mit besonders fester Haftung oder Abschnitte mit Überkreuzungsstellen *(Chiasmata)* nur verzögert trennen. An den Chiasmata können die Chromatiden auseinanderbrechen und wieder miteinander verschmelzen, wodurch ein Genaustausch zwischen väterlichen und mütterlichen homologen Chromosomen zustandekommt *(crossing over)*. Dieser Austausch, der nach Zufallsgesetzen erfolgt, führt somit zu einer Rekombination, d. h. zu einer Neuordnung der Gene auf den Chromosomen. Im letzten Stadium der Prophase verkürzen sich die Chromosomen weiter, und die Kernmembran sowie der Nucleolus lösen sich auf.

In der nachfolgenden **Metaphase** der Meiose ordnen sich die Chromosomen nicht wie bei der Mitose einzeln, sondern in Form von homologen Chromosomenpaaren in der

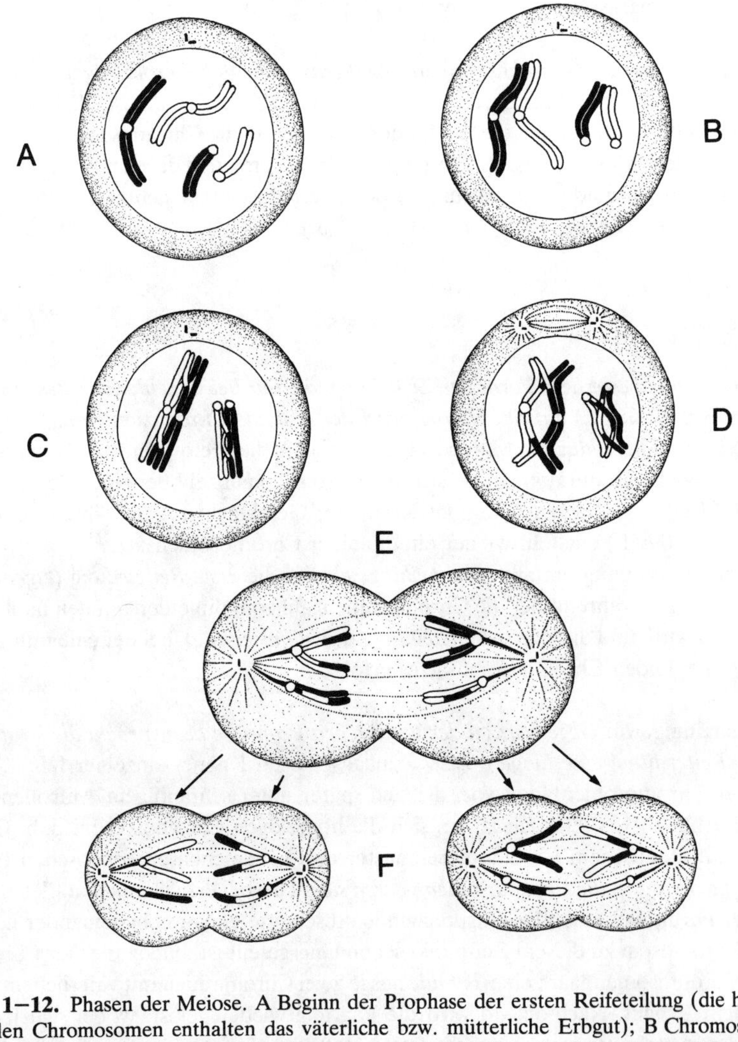

Abb. 1–12. Phasen der Meiose. A Beginn der Prophase der ersten Reifeteilung (die hellen bzw. dunklen Chromosomen enthalten das väterliche bzw. mütterliche Erbgut); B Chromosomenpaarung; C Tetraden im Genaustausch (crossing over); D Beginn der Metaphase; E Anaphase der ersten Reifeteilung (vollständige Trennung in je zwei homologe Chromosomenpaare); F Anaphase der zweiten Reifeteilung (Reduktion auf den haploiden Chromosomensatz)

Äquatorialebene der Zelle an. In der **Anaphase** trennen sich die homologen Chromosomenpaare und werden je zur Hälfte von den Spindelfasern des Zell-Teilungsapparates zu einem der beiden Zellpole gezogen. In der nachfolgenden **Telophase** erfolgt die Teilung in zwei Tochterzellen.

Zweite Reifeteilung. Auf die erste Reifeteilung folgt zunächst eine sehr kurze *Interphase,* in der keine DNA-Replikation stattfindet. Dann schließt sich eine *mitotische Teilung,* die zweite Reifeteilung, an. Die bis dahin aufgeschobene Trennung der Chromatiden wird jetzt nachgeholt.

Nach Abschluß der Meiose sind aus einem diploiden Kern vier haploide Kerne entstanden. Erst durch die Verschmelzung von zwei haploiden Kernen während der Befruchtung wird wieder der diploide Chromosomensatz erreicht.

1.3. Proteinbiosynthese

Zur Bereitstellung von *Funktionsproteinen* (Enzymen), von *Strukturproteinen* und von sog. *exportablen Proteinen* (Sekreten, Vorstufen von Bindegewebsfibrillen u. a.) laufen in vielen Zellen ständig Proteinbiosynthesen ab (s. Abb. 1–13). *Die Informationsübertragung für diese Syntheseleistung erfolgt durch die Gene, deren DNA-Basensequenz die Aminosäurensequenz der Proteine bestimmt.*

Transkription. Obwohl die DNA die Information für die Synthese aller Proteine enthält, ist sie nicht die direkte Matrize für die Proteinsynthese. Die genetische Information der DNA muß vielmehr zunächst auf eine Ribonucleinsäure (RNA) übertragen werden, die an Stelle von Thymin *Uracil* und an Stelle von Desoxyribose *Ribose* enthält.

Die Überschreibung der in der Basensequenz der DNA vorliegenden genetischen Information in eine komplementäre Nucleotidsequenz einer RNA wird als Transkription bezeichnet. Diese RNA stellt somit eine „Arbeitskopie" des Gens dar; sie wird **messenger-** oder **Matrizen-RNA (mRNA)** genannt.

Die Transkription wird durch ein Enzym, die *RNA-Polymerase* oder *Transkriptase,* katalysiert. Dabei erfolgt unter dem Einfluß dieses Enzyms an einem bestimmten entspiralisierten DNA-Abschnitt, dem *Promotor,* entsprechend dessen Nucleotidsequenz die Synthese der komplementären, in der Regel einsträngigen mRNA. Unmittelbar danach löst sich die neugebildete mRNA vom DNA-Strang ab, wodurch ein „transportables Informationssystem" entsteht, das die Anweisung für die Synthese eines bestimmten Proteins enthält.

Translation. Bei der Translation wird die auf die mRNA übertragene Geninformation zur Synthese eines speziellen Proteins benutzt.

Ort der zellulären Proteinsynthese sind die **Ribosomen** (s. S. 10), die vorwiegend aus nichtspezifischer *ribosomaler RNA (rRNA)* und aus Proteinen bestehen. Mehrere Ribo-

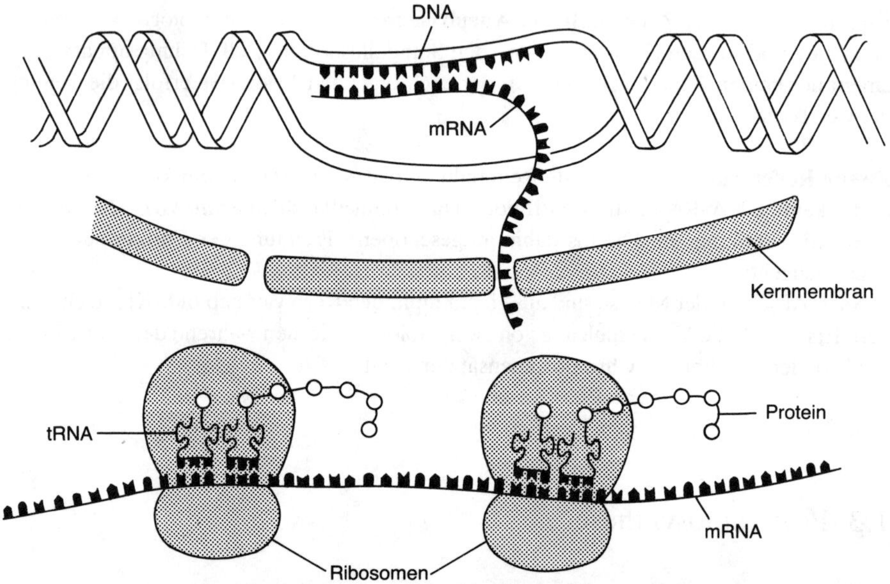

Abb. 1–13. Proteinbiosynthese in schematischer Darstellung. Oben: Transkription im Zellkern (Übertragung der genetischen Information auf die messenger-RNA, die anschließend aus dem Zellkern ausgeschleust wird); unten: Translation in den Ribosomen (Ablesen der kodierten Aminosäurensequenz mit Hilfe der transfer-RNA und anschließende Proteinsynthese)

somen werden durch die informationsübertragende mRNA zu *Polyribosomen* bzw. *Polysomen* verbunden. Wie die mRNA liegt die rRNA in Form von Einzelsträngen vor und wird komplementär zu einem DNA-Strang synthetisiert. Die rRNA ist nicht nur Strukturbestandteil der Ribosomen, sondern ist auch für die Wechselwirkung mit der mRNA verantwortlich.

Bei der Proteinsynthese erfolgt die Anlagerung aktivierter Aminosäuren an das Ribosom mit Hilfe der transfer-RNA (tRNA). Bei dieser handelt es sich um eine einsträngige Ribonucleinsäure, bei der komplementäre Basen gegenüberliegen und durch Wasserstoffbrücken verbunden sind, wodurch ein Kleeblatt-artiges Gebilde entsteht (s. Abb. 1–14). Für jede Aminosäure existieren spezifische tRNA-Moleküle.

Auf der mRNA liegt die Information für die Aminosäurensequenz in der Form fest, daß jeweils drei Basen (ein sog. *Basentriplett* oder *Codon*) eine Aminosäure codieren. Das komplementäre Gegenstück auf der tRNA ist das *Anticodon,* das in einem „Passungsvorgang" nach dem passenden Codon auf der mRNA sucht. Beim Ablesen der Matritze werden die Aminosäuren miteinander verknüpft und danach von der mRNA getrennt. mRNA kann etwa 10 mal zur Translation wiederverwendet werden, bevor sie durch neu synthetisierte mRNA ersetzt wird.

Da bei der Entwicklung eines Organismus je nach den Erfordernissen der biologischen Funktion bestimmte Gene zu bestimmten Zeiten aktiv werden müssen, andere dagegen inaktiv bleiben, existieren *Regulationsmechanismen,* die die Genaktivität steuern (Bezüglich weiterer Einzelheiten siehe Lehrbücher der Biochemie).

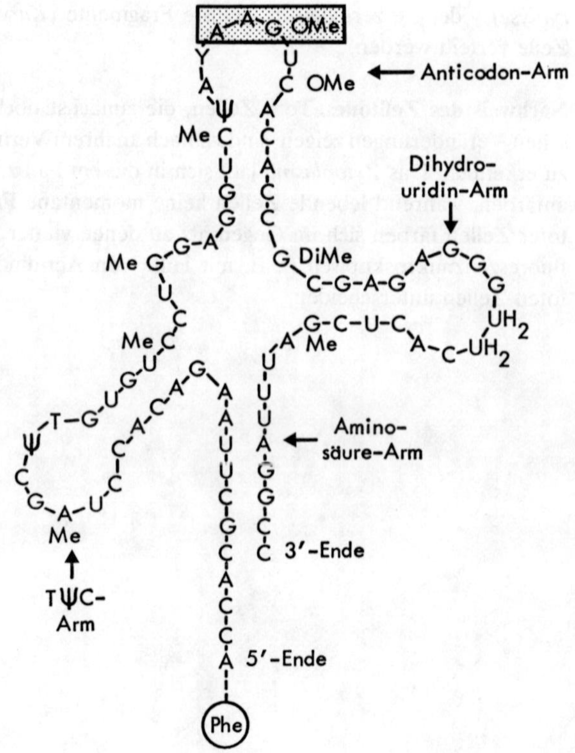

Abb. 1–14. Transfer-RNA. Die einsträngige Ribonucleinsäure ist Kleeblatt-artig angeordnet

1.4. Altern und Tod der Zelle

Das Altern der Zellen, ein Prozeß irreversibler Veränderungen der lebenden Substanz, scheint vor allem durch *Modifikationen der genetischen Information* bestimmt zu sein. Gealterte und anschließend sterbende Zellen werden häufig durch mitotische Zellteilung gleichwertig ersetzt. Nur für bestimmte Zellen (z. B. Nervenzellen) eines Individuums ist eine adäquate Restitution nicht möglich.

Charakteristische Veränderungen. Die Alterung setzt mit Zustandsänderungen der Zellkolloide infolge eines Wasserverlustes ein. Verfettung und Vakuolenbildung im Zytoplasma sind Zeichen eines gestörten Stoffwechsels. Auch eine Ablagerung endogenen Pigments (z. B. Lipofuszin, s. S. 13) ist bei vielen alternden Zellen festzustellen.

Die zum Tode der Zellen führenden Veränderungen manifestieren sich besonders deutlich im Zellkern. Er faltet sich ein, wobei das Chromatingerüst dichter wird *(Kernpyknose)*. Anschließend lösen sich die Kernmembranen und die Chromosomen auf *(Ka-*

ryolyse), oder sie zerfallen in kleinste Fragmente *(Karyorrhexis),* die über die gesamte Zelle verteilt werden.

Nachweis des Zelltodes. Tote Zellen, die zunächst noch keine deutlichen morphologischen Veränderungen zeigen, sind vielfach an ihrem Verhalten gegenüber *Vitalfarbstoffen* zu erkennen. Das *Zytoplasma* läßt sich in diesem Fall z. B. mit Trypanblau sofort diffus anfärben, während lebende Zellen keine momentane Farbstoffaufnahme zeigen. *Kerne* toter Zellen färben sich im Gegensatz zu denen vitaler Zellen mit Neutralrot an. Auch fluoreszenzmikroskopisch (z. B. mit Hilfe von Acridinorange) lassen sich lebende von toten Zellen unterscheiden.

2. Aufbau der Gewebe

Gewebe sind Verbände gleichartiger Zellen, die gemeinsame Aufgaben zu erfüllen haben. Mehrere Gewebe bilden ein **Organ,** das zusätzlich von Nerven und Gefäßen versorgt wird, die im sog. *Stroma* der Organe, d. h. im bindegewebigen Gerüst liegen. Die spezifischen, für die Organfunktion zuständigen Zellen werden unter der Bezeichnung *Parenchym* zusammengefaßt. Nach morphologischen und funktionellen Gesichtspunkten unterscheidet man vier große Gewebegruppen:
- *Epithelgewebe,*
- *Binde- und Stützgewebe,*
- *Muskelgewebe,*
- *Nervengewebe.*

2.1. Entwicklung der Gewebe

Entwicklung der Keimblätter (s. Abb. 2–1). Die Entwicklung der Gewebe beginnt mit der Befruchtung (s. Abb. 2–1, A). Bei der Vereinigung eines Spermiums mit einer Eizelle entsteht die **Zygote** (erste Zelle) des neuen Organismus (s. Abb. 2–1, B). Durch eine mitotische Zellteilung (s. S. 18 ff.) werden aus der Zygote zwei **Blastomeren** (Tochterzellen, s. Abb. 2–1, C) gebildet, die sich anschließend in schneller Folge weiterteilen. Die einzelnen Blastomeren ordnen sich in Form einer **Morula** (Maulbeere) an (s. Abb. 2–1, D). Aus den zentralen Zellen der Morula ensteht der **Embryoblast** (Embryonalanlage), während die äußere Zellschicht, der **Trophoblast,** in Verbindung mit mütterlichem Gewebe des Uterus der Ernährung des Embryos dient (s. Abb. 2–1, E). Aus dem Trophoblasten bildet sich das *Chorionepithel* (s. Plazenta-Entwicklung S. 691). Durch eine allmähliche Flüssigkeitsaufnahme zwischen Embryoblast und Trophoblast entsteht die sog. **Blastozyste** (Keimblase, s. Abb. 2–1, F). Etwa eine Woche nach der Befruchtung treten im Embryoblasten Interzellularspalten auf, die später zu einem Hohlraum, der *Amnionhöhle,* konfluieren (s. Abb. 2–1, G). Auf der Seite des Trophoblasten wird der neugebildete Hohlraum von großen, flachen Zellen, dem sog. *Amnionepithel,* ausgekleidet, das vermutlich vom Trophoblasten abstammt. Die hochprismatischen Zellen des Embryoblasten, die die Amnionhöhle gegen die Blastozystenhöhle *(Blastocoel)* abgrenzen, dienen als Anlage für das *äußere Keimblatt,* das **Ektoderm.**

Unterhalb der Zellen des Ektoderms entsteht durch einen Vorgang, den man *Delamination* nennt, eine Lage kubischer Zellen, die das *innere Keimblatt* oder **Entoderm** bilden. Beide Keimblätter zusammen stellen die *zweiblättrige Keimscheibe* dar.

Nach weiterer Proliferation des Entoderms kleiden die neu entstandenen Zellen einen weiteren Hohlraum, den sog. *Dottersack,* aus (s. Abb. 2–1, H). Der Raum zwischen dem

Trophoblasten außen und der Amnionhöhle sowie dem Dottersack innen wird durch lokkeres, netzförmiges Gewebe ausgefüllt. In diesem entstehen bald große Hohlräume *(extraembryonales Zölom)*, die sich später zur *Chorionhöhle* ausweiten. Letztere verschwindet am Ende des 3. Schwangerschaftsmonats wieder, da ihre Wände miteinander verwachsen (Obliteration).

In der 3. Entwicklungswoche wandern einige Ektodermzellen in den Raum zwischen Ektoderm und Entoderm ein und bilden das *mittlere Keimblatt,* das **Mesoderm.** Aus der zweiblättrigen Keimscheibe ist damit eine *dreiblättrige* geworden (s. Abb. 2−1, I).

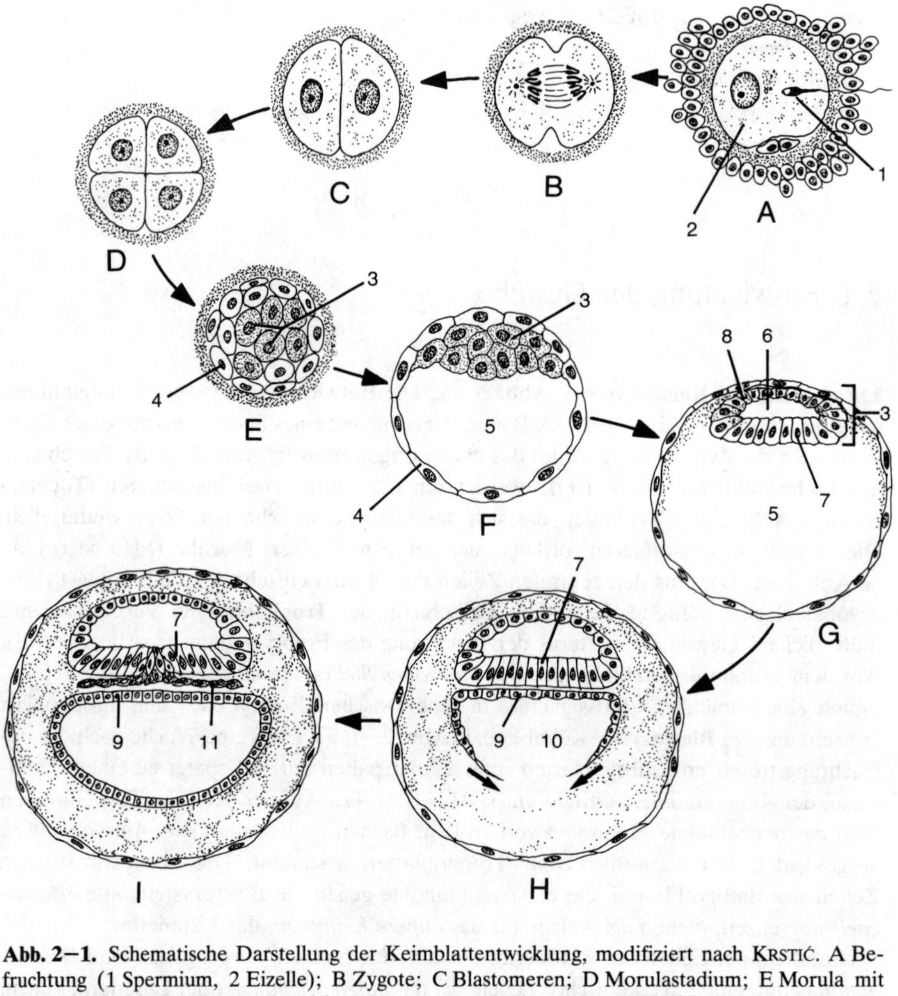

Abb. 2−1. Schematische Darstellung der Keimblattentwicklung, modifiziert nach KRSTIĆ. A Befruchtung (1 Spermium, 2 Eizelle); B Zygote; C Blastomeren; D Morulastadium; E Morula mit Embryoblast (3) und Trophoblast (4); F Blastozyste mit Blastozystenhöhle (5); G Entwicklung der Amnionhöhle (6) mit Ektoderm (7) und Amnionepithel (8); H Ausbildung des Dottersacks (10) durch das Entoderm (9); I Entstehung der dreiblättrigen Keimscheibe durch Bildung des Mesoderms (11)

Embryonalentwicklung. *Den Zeitraum zwischen der 4. und 8. Entwicklungswoche bezeichnet man als Embryonalperiode.* In dieser Zeit entwickeln sich aus den drei Keimblättern die Gewebe der einzelnen Organe.

Aus dem *Ektoderm* gehen das Epithel der Haut mit den Hautanhangsgebilden, der Anfangs- und Endteil des Magen-Darm-Kanals, das gesamte Nervensystem, das Sinnesepithel von Ohr, Nase und Auge, der Zahnschmelz, die Milchdrüsen und die Hypophyse hervor.

Vom *Mesoderm* stammen folgende Gewebe ab: Bindegewebe, Knorpel und Knochen, quergestreifte und glatte Muskulatur, Blut- und Lymphgefäße, das Herz, die Nieren und die Keimdrüsen mit den dazugehörigen Epithelien der Ausführungsgänge, die Nebennierenrinde, die Milz sowie die Zellen des Blutes und der Lymphe.

Aus dem *Entoderm* entstehen das Epithel des Darmrohres (mit Ausnahme kleinerer Abschnitte am Anfang und Ende), die vom Darmepithel „ausgestülpten" Drüsen (Schilddrüse, Nebenschilddrüse, Thymus, Leber und Bauchspeicheldrüse), die Tonsillen (Mandeln) sowie das Epithel der Atmungsorgane, des Kehlkopfs, der Harnblase, der Harnröhre und des Mittelohrs.

Differenzierung. Die physiologischen Funktionen der Gewebe können die Zellen erst nach einer *Spezialisierung* (*Differenzierung*) erfüllen. *Der Differenzierungsgrad eines Gewebes und seine Regenerationsfähigkeit* (Ausgleich von Zellverlusten durch Zellneubildung) *stehen in einem reziproken Verhältnis zueinander.* Bei hochdifferenzierten Geweben geht die Regenerationsfähigkeit praktisch verloren (z. B. Nervengewebe, Herzmuskel). *Der funktionell unzureichende Ersatz verlorengegangenen Gewebes erfolgt durch bindegewebige Narben.*

2.2. Epithelgewebe

Epithelgewebe, die von allen drei Keimblättern gebildet werden können, bedecken innere und äußere Oberflächen des Körpers (**Oberflächen- oder Deckepithelien**). *Sie sind zur Abgabe von Stoffen befähigt* (**Drüsenepithel**) *oder vermitteln Sinneseindrücke* (**Sinnesepithel**).

2.2.1. Oberflächen- oder Deckepithelien

Charakteristika und Einteilung. *Oberflächenepithelien kleiden die äußeren und inneren Oberflächen des Körpers aus.* Sie stellen geschlossene Zellverbände ohne Blutgefäßversorgung dar, d. h. sie werden ausschließlich von anderen Geweben her durch Diffusion ernährt. *Charakteristisch für alle Oberflächenepithelien ist eine Basallamina, die das Epithel gegen das darunterliegende Bindegewebe abgrenzt.* Diese ist Teil einer 0,5–1,5 µm dicken *Basalmembran,* die außerdem aus Bindegewebsgrundsubstanz und Retikulinfasern besteht.

Die Oberflächenepithelien werden nach der Anordnung oder *Schichtung der Zellen* und nach der *Form der Epithelzellen* klassifiziert. Weiterhin kann zur Charakterisierung der Epithelien die Struktur der freien Zelloberfläche herangezogen werden (s. Abb. 2–2).

Nach der Schichtung oder Reihung der Epithelzellen teilt man diese in einschichtige, mehrreihige und mehrschichtige Epithelien ein. Das *einschichtige Epithel* besteht lediglich aus einer Zellage. Im *mehrreihigen Epithel* berühren alle Zellen die Basallamina, reichen aber nicht alle bis zur Epitheloberfläche. Bei *mehrschichtigen Epithelien* liegt eine Zellschicht über der anderen. Nur die basal liegenden Zellen kommen hierbei in Kontakt mit der Basallamina, während die höheren Zellschichten keine Beziehung zu ihr haben. Bei mehrschichtigen Plattenepithelien ist eine *Verhornung* der Oberfläche möglich.

Nach der Form der Epithelzellen unterscheidet man platte, isoprismatische (kubische) und hochprismatische (Zylinder-) Epithelien.

Einschichtiges Plattenepithel. Die Zellen des einschichtigen Plattenepithels sind flach und miteinander verzahnt. Der kernhaltige Abschnitt der Zellen wölbt sich häufig vor. Als *Endothel* bezeichnet man ein einschichtiges Plattenepithel, das die Blut- und Lymphgefäße und die Herzinnenräume auskleidet. Das einschichtige Plattenepithel an der Oberfläche der serösen Häute (Peritoneum, s. S. 352; Perikard, s. S. 192) wird auch *Mesothel* genannt. Ein einschichtiges Plattenepithel bedeckt ferner die hintere Hornhautfläche und kleidet die Lungenalveolen aus.

Einschichtiges isoprismatisches Epithel. Einschichtige isoprismatische Epithelien finden sich vor allem an Oberflächen, an denen *Resorptions-* und *Sekretionsvorgänge* ablaufen. Das einschichtige isoprismatische Epithel kommt in verschiedenen Abschnitten der Nierenkanälchen, in Drüsen und Drüsenausführungsgängen und als Pigmentepithel der Netzhaut vor.

Einschichtiges hochprismatisches Epithel. *Das einschichtige hochprismatische Epithel ist im menschlichen Körper weit verbreitet.* Es kommt an Stellen vor, die sekretorisch und resorptiv tätig sind (z. B. im Magen-Darm-Kanal vom Mageneingang bis zum Enddarm, in den Sammelrohren der Niere). Mit *Kinozilien* (s. S. 10 f.) besetzte einschichtige hochprismatische Epithelien kleiden u. a. die Eileiter der Frau und die Gallenblase aus.

Mehrreihiges hochprismatisches Epithel. Mehrreihige hochprismatische Epithelien sind auf die Luftwege, auf Teile des Urogenitalsystems und einige Drüsenausführungsgänge beschränkt. Häufig weisen die freien Zelloberflächen als besondere Differenzierungen *Stereozilien* auf. Diese sind z. B. ein wichtiges Merkmal der Zylinderzellen im Nebenhodengang. Ein *Kinozilien*-Besatz ist charakteristisch für die Epithelien der Luftwege von der Nasenhöhle bis zu den Bronchien.

Übergangsepithel. Das Übergangsepithel stellt eine Sonderform des mehrreihigen, hochprismatischen Epithels dar, das *nur in den ableitenden Harnwegen vorkommt.* Es kann sich unterschiedlichen Dehnungsverhältnissen anpassen: Bei Füllung des Organs vermindert sich die Zahl der Zellreihen, im leeren Zustand nimmt sie zu.

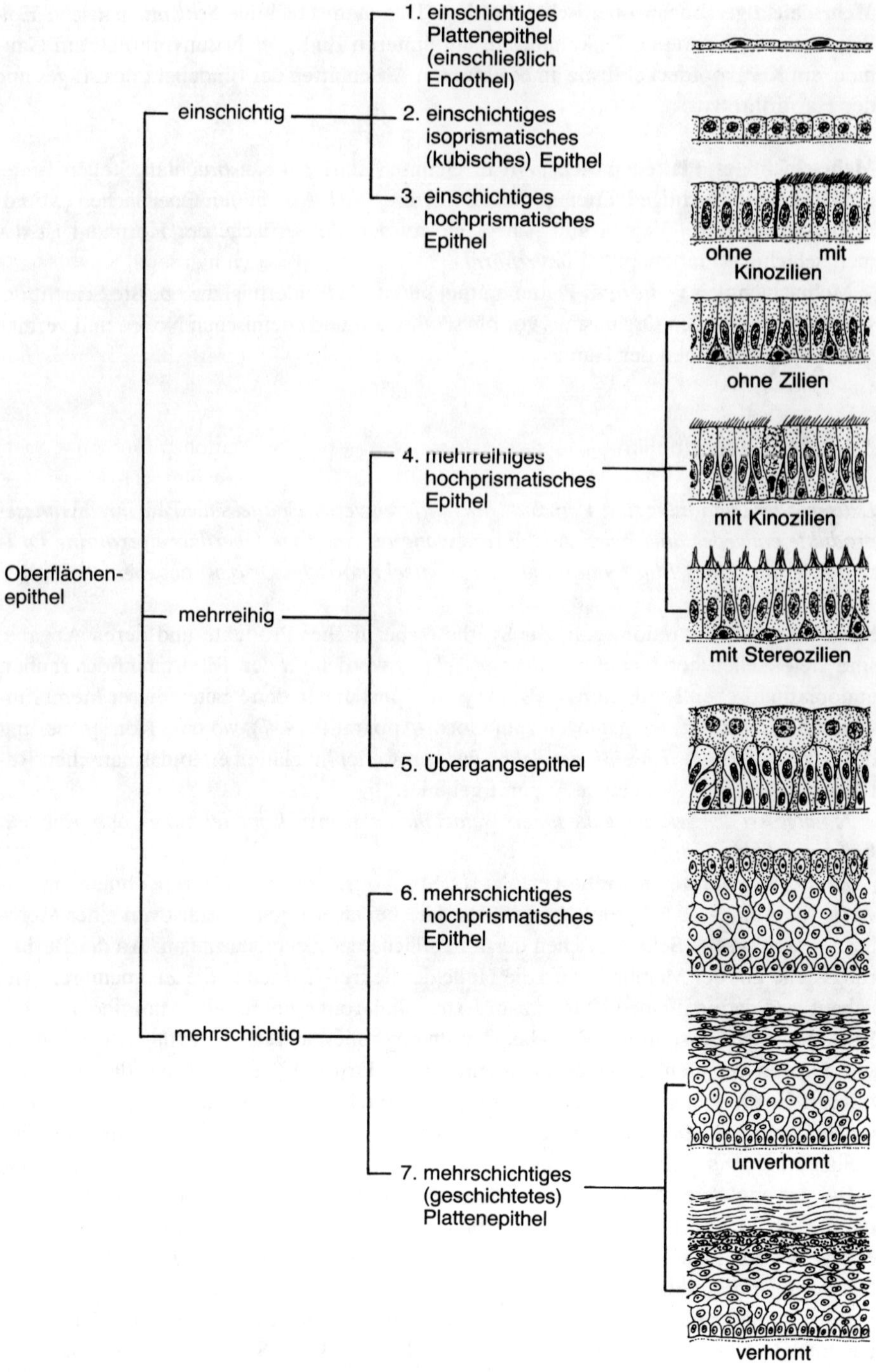

Abb. 2–2. Einteilung der Oberflächenepithelien, nach KRSTIĆ

Mehrschichtiges hochprismatisches Epithel. Das mehrschichtige hochprismatische Epithel ist wenig verbreitet. Es kommt nur am hinteren Ende des Nasenvorhofes, am Gaumen, am Kehlkopfdeckel sowie an bestimmten Abschnitten der Bindehaut des Auges und der Harnröhre vor.

Mehrschichtiges Plattenepithel. An mechanisch stärker beanspruchten Stellen findet man das mehrschichtige Plattenepithel als *Schutzepithel.* An inneren Oberflächen (Mundhöhle, Speiseröhre, Vagina und Anus) und an der Vorderfläche der Hornhaut ist das mehrschichtige Plattenepithel *unverhornt.*

Mehrschichtiges *verhorntes* Plattenepithel bildet die Epidermis, die oberste Schicht der Haut. Es schützt den Organismus vor physikalischen und chemischen Noxen und verhindert ein Austrocknen der Haut.

2.2.2. Drüsenepithelien

Drüsen oder Glandulae sind Verbände hochdifferenzierter Epithelzellen, die ihre Syntheseprodukte entweder über einen Ausführungsgang an eine freie Oberfläche (exokrine Drüsen) oder direkt ins Blut (endokrine oder innersekretorische Drüsen) abgeben.

Sekretion. Zur Sekretion, d. h. zur Synthese spezifischer Produkte und deren Abgabe, sind viele Zellen befähigt. *Eiweißhaltige Sekrete* werden an den Ribosomen des rauhen endoplasmatischen Retikulums (s. S. 7) synthetisiert und in den Spalten dieser Membransysteme gespeichert. Sie gelangen zum GOLGI-Apparat (s. S. 7), wo eine Konzentrierung des Sekretes erfolgt. *Eiweißfreies Sekret* wird entweder im glatten endoplasmatischen Retikulum oder direkt im GOLGI-Apparat gebildet.

Je nach Art der Sekretabgabe unterscheidet man eine merokrine (ekkrine), apokrine und holokrine Sekretion.

Bei der **merokrinen Sekretion** erfolgt die Stoffabgabe durch *Exozytose* ohne nennenswerte Membran- oder Zytoplasmaverluste. Hierbei lagern sich zunächst von einer Membran umschlossene Sekretbläschen der Innenfläche der Zellmembran an. An der Berührungsstelle mit der Membran wird die Hülle der Sekretbläschen in die Zellmembran eingebaut und dadurch eine Öffnung zum Extrazellularraum hergestellt. Man findet diesen Sekretionsmechanismus vor allem bei Drüsen mit hoher Sekretionsleistung (Speicheldrüsen, Drüsen des Genitaltraktes, allen endokrinen Drüsen). Verwandt mit dieser Sekretionsart ist die Abgabe großer Schleimmengen durch die Becherzellen (z. B. im Darm- und Gallenblasenepithel oder in den Epithelien der Atemwege), wobei die lumenständige Zellmembran zerreißt.

Bei der **apokrinen Sekretion** werden zusammen mit dem Sekret auch Teile des Zytoplasmas abgeschnürt, d. h. es gehen Zytoplasmaanteile verloren, die anschließend wieder ersetzt werden müssen. Ein apokriner Sekretionsmechanismus liegt bei der Abgabe der Muttermilch durch die Milchdrüse vor.

Bei der **holokrinen Sekretion** geht die Stoffabgabe mit einem Zelluntergang einher. Die gesamte Zelle wird hierbei von Sekret ausgefüllt. Holokrine Sekretion erfolgt vor allem in den Talgdrüsen der Haut.

Endokrine Drüsen. *Sie besitzen* – wie bereits erwähnt – *keinen Ausführungsgang und geben ihre Produkte (Hormone) direkt an den Blutkreislauf ab.* Sie weisen daher eine reiche Blutversorgung auf; wie exokrine Drüsen können sie Hohlräume (Follikel) bilden, in denen vorübergehend Hormone gespeichert werden und aus denen das gespeicherte Hormon im Bedarfsfall wieder entnommen werden kann.

Endokrine Drüsen entstehen aus allen Keimblättern, denn auch Bindegewebszellen können Vorläufer für innersekretorische Drüsen sein (z. B. Thekazellen des Eierstockes, s. S. 683 f.; LEYDIGsche Zwischenzellen des Hoden, s. S. 673). Zwischen den einzelnen Hormondrüsen bestehen erhebliche morphologische und funktionelle Unterschiede; ihre Besprechung erfolgt in Kapitel 18.

Exokrine Drüsen. *Nach ihrer Oberflächenbeziehung lassen sich die exokrinen Drüsen in endoepitheliale und exoepitheliale Drüsen einteilen.* Bei den **endoepithelialen Drüsen** handelt es sich um sezernierende Einzelzellen oder Zellgruppen im Oberflächenepithel (z. B. Becherzellen des Dünndarmepithels und des Epithels der Luftwege, die über eine merokrine Sekretion Schleim ausscheiden). Eine zweite Gruppe bilden die **exoepithelialen Drüsen,** die nach Differenzierung bestimmter Zellen des Oberflächenepithels durch mitotische Teilung (s. S. 18 ff.) Sprossen bilden. Der Ausführungsgang dieser Zellknospen bleibt mit der Oberfläche in Verbindung.

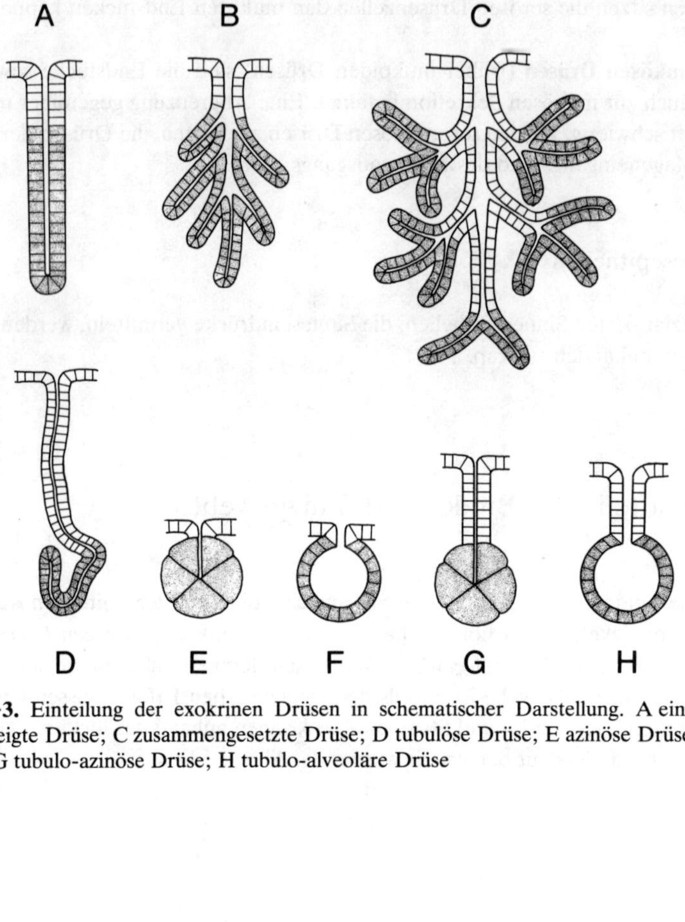

Abb. 2–3. Einteilung der exokrinen Drüsen in schematischer Darstellung. A einfache Drüse; B verzweigte Drüse; C zusammengesetzte Drüse; D tubulöse Drüse; E azinöse Drüse; F alveoläre Drüse; G tubulo-azinöse Drüse; H tubulo-alveoläre Drüse

Nach der Form teilt man die exoepithelialen Drüsen in einfache, verzweigte und zusammengesetzte Drüsen ein (s. Abb. 2–3). Bei den verzweigten Drüsen münden mehrere Einzeldrüsen in einen Ausführungsgang. Bei zusammengesetzten Drüsen zweigt sich der Hauptausführungsgang in mehrere kleine Ausführungsgänge auf. *Nach der Gestalt des sezernierenden Drüsenanteils, der sog. Drüsenendstücke, unterscheidet man weiterhin azinöse (beerenförmige), alveoläre (säckchenförmige) und tubulöse (röhrenförmige) Endstücke. Mischformen sind die tubulo-azinösen und die tubulo-alveolären Drüsen* (s. Abb. 2–3). Die Drüsenendstücke bestehen aus Drüsenzellen, die von einer Basalmembran umgeben sind. In zahlreichen Drüsen findet man zwischen Basalmembran und Drüsenzellen sog. *Myoepithelzellen,* die kontraktile Filamente enthalten und teilweise verzweigt sind. Sie fördern wahrscheinlich den Sekrettransport.

Die exoepithelialen Drüsen können ferner auf Grund der chemischen Beschaffenheit ihres Sekretes unterschieden werden. **Seröse Drüsen** bilden ein eiweißreiches, dünnflüssiges Sekret (z. B. Ohrspeicheldrüse, Bauchspeicheldrüse, Tränendrüse). Die Drüsenzellen sind isoprismatisch und haben einen zentral liegenden runden Kern. Das Drüsenlumen ist meist eng. **Muköse Drüsen** produzieren einen zähflüssigen Schleim (*Muzin).* Die Drüsenzellen sind flacher als die seröser Drüsen. Die häufig platten Zellkerne liegen basal, das Drüsenlumen ist weit (z. B. in Gaumendrüsen).

In **gemischten Drüsen** kommen in den Drüsenendstücken sowohl seröse als auch muköse Zellen vor. Gemischte Drüsen sind z. B. die Speicheldrüsen des Mundbodens. In diesen Drüsen sitzen die serösen Drüsenzellen den mukösen Endstücken kappenförmig auf.

Bei **seromukösen Drüsen** (früher mukoiden Drüsen) sind die Endstücke sowohl zur serösen als auch zur mukösen Sekretion befähigt. Eine Abgrenzung gegenüber mukösen Drüsen ist oft schwierig. Zu den seromukösen Drüsen zählen u.a. die Drüsen der Speiseröhre, des Mageneingangs und des Magenausgangs.

2.2.3. Sinnesepithelien

Die hochspezialisierten Sinnesepithelien, die Sinneseindrücke vermitteln, werden bei den Sinnesorganen behandelt (s. Kap. 17).

2.3. Bestandteile des Binde- und Stützgewebes

Für das Binde- und Stützgewebe, das sich fast ausschließlich aus dem mittleren Keimblatt (Mesoderm) entwickelt, ist der hohe Gehalt an *geformten* und *ungeformten Interzellularsubstanzen* charakteristisch. *Bindegewebszellen* treten demgegenüber mehr oder minder zurück. Der Bau dieser Gewebe ist jeweils den mechanischen Erfordernissen angepaßt.

Die Bestandteile des Binde- und Stützgewebes können anhand des lockeren faserigen Bindegewebes besonders gut dargestellt werden (s. Abb. 2–4).

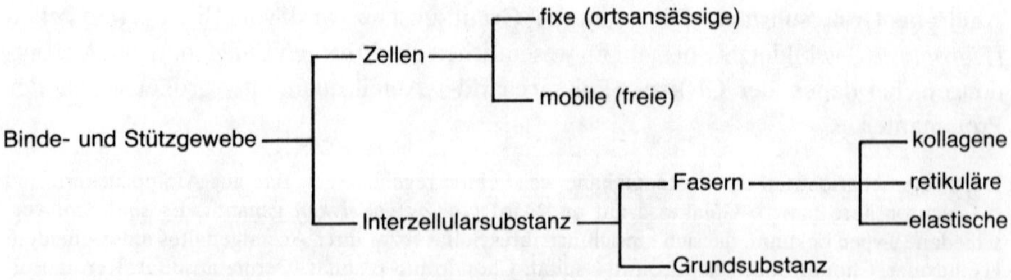

Abb. 2–4. Bestandteile des Binde- und Stützgewebes, nach BUCHER

2.3.1. Zelluläre Bestandteile

Man unterscheidet fixe (ortsständige) und mobile (freie) Bindegewebszellen.

Fixe Bindegewebszellen. Hierbei handelt es sich um Fibroblasten und Fibrozyten. Die **Fibroblasten** sind junge, noch nicht ausgereifte, abgeflachte Zellen mit einigen Fortsätzen, die *Interzellularsubstanz* bilden können. Weiterhin sind sie an der *Regeneration* (s. S. 56 ff.) vieler Gewebe beteiligt. Im Gegensatz zum Fibroblasten sind beim **Fibrozyten** einzelne Zellorganellen weniger gut entwickelt. Dünne Zellausläufer verbinden die Fibrozyten zu einem dreidimensionalen Netz. Der Fibrozyt stellt eine im Vergleich zum Fibroblasten reifere, ruhende Zelle dar; seine Fähigkeit, Interzellularsubstanzen zu synthetisieren, ist eingeschränkt. Unter bestimmten Bedingungen können sich jedoch Fibrozyten wieder in Fibroblasten umwandeln und deren Aufgaben voll erfüllen. Verwandt mit den Fibrozyten sind die *undifferenzierten Retikulumzellen.*

Mobile Bindegewebszellen. Sie finden sich häufig im *retikulären Gewebe der lymphatischen Organe* (Lymphknoten, Milz, Tonsillen, Thymus, Lymphfollikel der Ileumschleimhaut und des Wurmfortsatzes, s. S. 150 ff.) und des *blutbildenden Knochenmarks.* Zu diesen Zellen gehören *Histiozyten (Makrophagen), Monozyten, Plasmazellen, Lymphozyten, eosinophile Granulozyten, basophile Mastzellen und neutrophile Granulozyten.* Außer den Mastzellen sind alle genannten Zellen an den Abwehrmechanismen des menschlichen Körpers beteiligt und werden dort ausführlich behandelt. (s. S. 156).

Mastzellen, die weit verbreitet im lockeren Bindegewebe und dort vor allem in der Nähe kleiner Gefäße vorkommen, sind relativ große Zellen (Durchmesser bis zu 20 μm) mit dicht gepackten basophilen Granula im Zytoplasma. Die Granula enthalten u.a. *Heparin* und *Histamin.* Die Funktion der Mastzellen ist bis heute nicht sicher bekannt.

2.3.2. Interzellularsubstanz

Zu der Interzellularsubstanz des Binde- und Stützgewebes rechnet man die amorphe Grundsubstanz und die Fasern.

Amorphe Grundsubstanz. Die amorphe Grundsubstanz wird von Bindegewebszellen *(Fibroblasten)* gebildet. Sie besteht im wesentlichen aus *Proteoglykanen*, d. h. aus Verbindungen, bei denen der Glykan- (Polysaccharid-) Anteil quantitativ größer ist als der Proteinanteil.

Der Polysaccharidanteil der Proteoglykane weist einen regelmäßigen Bau aus Aminozuckern und D-Glucuronsäure bzw. D-Galaktose auf und wird *Glykosaminglykan* genannt. Es sind acht verschiedene Typen bekannt, die sich hinsichtlich ihres Sulfat- bzw. ihres Acetatgehaltes unterscheiden: Hyaluronat, Chondroitin, Chondroitin-4-sulfat, Chondroitin-6-sulfat, Dermatansulfat, Keratansulfat, Heparin und Heparansulfat.

Die Glykosaminglykane liegen im Gewebe kovalent an bestimmte Proteine gebunden vor. Dadurch entstehen Makromoleküle mit einem Molekulargewicht von mehreren Millionen, die zur Bindung von Gewebswasser und Kationen befähigt sind und der Grundsubstanz visköse bis feste Eigenschaften verleihen. Durch Verflechtung der Makromoleküle untereinander und durch ihre Wechselwirkung mit Fibrillen wirken sie als Permeabilitätsbarriere.

Geformte Interzellularsubstanzen. Hierbei handelt es sich um die **Bindegewebsfasern.** Auf Grund von Strukturbesonderheiten und bestimmten chemischen und physikalischen Eigenschaften unterscheidet man drei Arten von Fasern: *Kollagenfasern, Retikulinfasern und elastische Fasern.*

Die **Kollagenfasern** kommen nahezu überall im Körper vor. Sie sind ausgesprochen zugfest und weisen einen Durchmesser von 1–10 μm auf. Ihre Bezeichnung haben die Kollagenfasern daher erhalten, daß sie beim Kochen quellen und Leim (griech. Kolla) ergeben.

Die kollagenen Fasern bestehen aus dem Skleroprotein *Kollagen* , das bei seinem Aufbau zahlreiche Zwischenstufen durchläuft. Im Fibroblasten werden zunächst Polypeptidketten mit einem hohen Gehalt an Prolin, Hydroxyprolin und Hydroxylysin synthetisiert. Jeweils drei helixartig umeinander gewundene Polypeptidketten bilden *Tropokollagenmoleküle*, die von der Zelle in den Interzellularraum ausgeschieden werden. Dort erfolgt eine Parallelanlagerung zu *Protofibrillen (Prokollagenfibrillen)*. Mehrere Protofibrillen lagern sich zu einer *Mikrofibrille* zusammen. Mehrere Mikrofibrillen aggregieren zu *Kollagenfibrillen* und diese wiederum zu *Kollagenfasern*. Viele Kollagenfasern bilden jeweils ein *Faserbündel*.

Im Gegensatz zu den Kollagenfasern sind die **Retikulinfasern** *(Gitterfasern)* dünner und netzartig angeordnet. Sie sind biegungselastisch und kommen u. a. in lymphatischen Organen und im blutbildenden Knochenmark vor. Retikulinfasern stellen einen wesentlichen Bestandteil der Basalmembran dar. Biochemisch und morphologisch gibt es zwischen Kollagenfasern und Retikulinfasern fließende Übergänge.

Die **elastischen Fasern** sind verzweigt und bilden dreidimensionale Netze. Im Gegensatz zu den undehnbaren Kollagenfasern sind sie stark dehnbar. *Elastin* ist das wichtigste Protein der elastischen Fasern. Es kommt in fast allen Bindegeweben vor. Die herznahen Arterien und die Lunge weisen den höchsten Gehalt auf. Von den Bindegewebszellen wird die Vorstufe *Proelastin* synthetisiert, das nach Sekretion in den Extrazellularraum zu Elastin aggregiert.

2.4. Formen des Bindegewebes (s. Abb. 2–5)

2.4.1. Mesenchym und Gallertgewebe

Mesenchym. Als Mesenchym, das sich vor allem vom Mesoderm ableitet, wird das *embryonale Bindegewebe* bezeichnet, das ausschließlich während der intrauterinen Entwicklung vorkommt. Abkömmlinge des Mesenchyms sind die Zellen des Binde- und Stützgewebes sowie die glatten Muskelzellen. Die embryonalen Bindegewebszellen stehen durch feine Zellausläufer miteinander in Verbindung, wodurch ein dreidimensionales Netz entsteht (s. Abb. 2–6). Eine wäßrige Lösung von Salzen und Eiweißkörpern füllt das interzelluläre Maschenwerk aus. Fasern werden von den Mesenchymzellen, die sich durch eine lebhafte mitotische Teilungsaktivität auszeichnen, nicht gebildet.

Gallertgewebe. Mit dem Mesenchym verwandt ist das Gallertgewebe (gallertartiges Bindegewebe), das ebenfalls nur vorübergehend angelegt wird. Die Zellen dieses Gewebes sind wie die des Mesenchyms verzweigt. In den Zwischenzellräumen finden sich Faserbündel, die in eine Proteoglykan-reiche Grundsubstanz eingebettet sind. Der ausgeprägten Wasserbindungsfähigkeit der Grundsubstanz verdankt das Gallertgewebe, das in der *Nabelschnur* anzutreffen ist, seine typische gallertige Eigenschaft. Die *Zahnpulpa* des Erwachsenen gleicht in ihrem Feinbau dem Gallertgewebe.

2.4.2. Retikuläres Bindegewebe

Das retikuläre Bindegewebe stellt das Grundgerüst der lymphatischen Organe (s. S. 150 ff.) und des Knochenmarks dar. Es ähnelt dem embryonalen Bindegewebe und setzt sich aus *Retikulumzellen* und *Retikulinfasern* zusammen (s. Abb. 2–7). Der netzartige Zellverband („Zellschwamm") wird durch das Fasergerüst der Retikulinfasern versteift. In den Lücken zwischen den Retikulumzellen finden sich Gewebsflüssigkeit und freie Zellen, die eng mit der Blut- und Lymphbahn in Verbindung stehen.

Retikulumzellen. Die Retikulumzellen sind Zellen, sie sich in verschiedener Richtung differenzieren können *(pluripotente Zellen)*.

Fibroblastische Retikulumzellen bilden Retikulinfasern, die sich zum Teil den Zellen anlagern. Eine zweite Zellgruppe ist an den *spezifischen Abwehrmechanismen* durch die T- und B-Lymphozyten beteiligt (s. S. 158 ff.). Eine dritte Gruppe kann *phagozytieren* und *speichern*. Dabei lösen sich die Zellen aus dem Verband und bewegen sich durch die Interzellularräume amöboid fort (Umwandlung von Retikulumzellen in Phagozyten oder Makrophagen).

Retikulo-endotheliales System. Es handelt sich hierbei um ein über den gesamten Organismus verbreitetes System von Zellen, deren Hauptaufgabe die Phagozytose (s. S. 156 f.) und Speicherung ist. Die Zellen des Retikulo-endothelialen Systems (RES; syn. Retikulohistiozytären Systems, RHS), die somit eine Funktionsgemeinschaft bilden, sind mesenchymaler Herkunft.

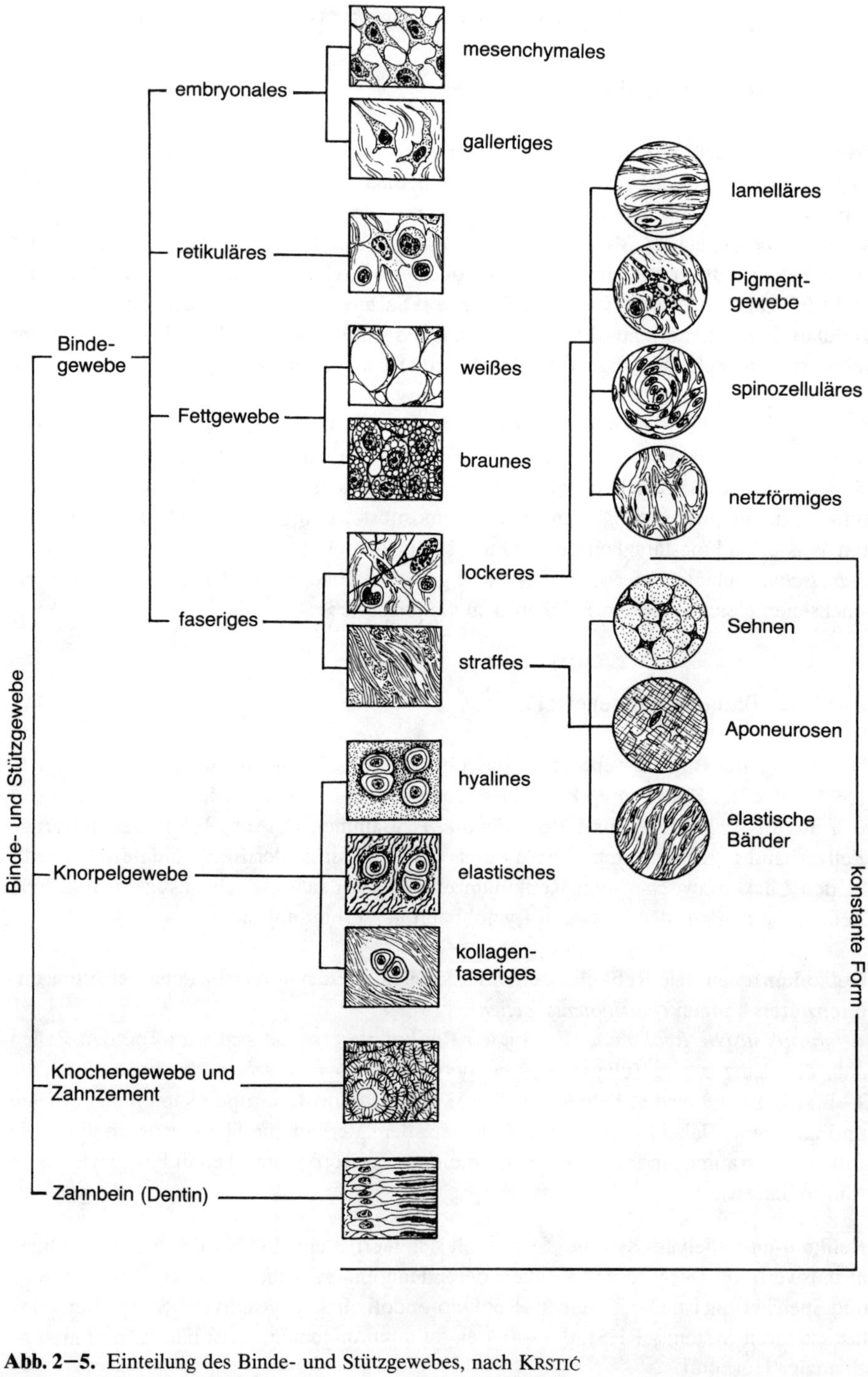

Abb. 2–5. Einteilung des Binde- und Stützgewebes, nach KRSTIĆ

Im einzelnen gehören zu diesem System:
- *die phagozytoseaktiven Retikulumzellen des retikulären Bindegewebes,*
- *die* VON KUPFFER*schen Sternzellen in der Wand der Lebersinusoide* (s. S. 355),
- *die* HORTEGA-*Zellen (Mikroglia) des Zentralnervensystems* (s. S. 53),
- *die Histiozyten* (Gewebs-Makrophagen, s. S. 35),
- *die Monozyten* (Blut-Makrophagen, s. S. 149).

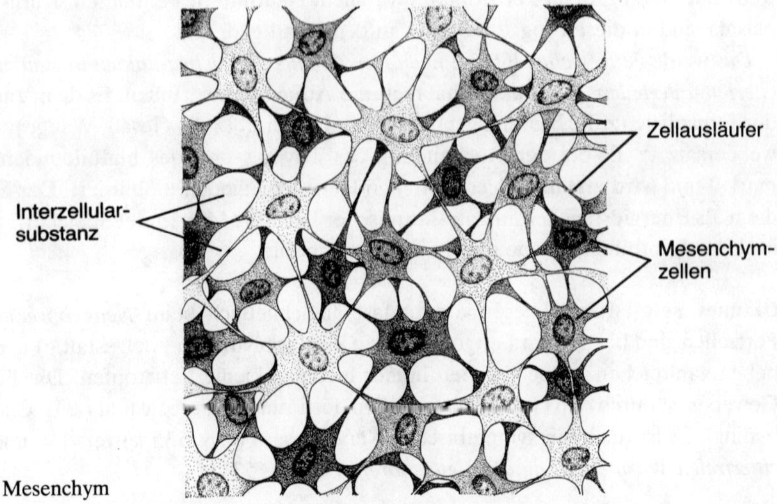

Abb. 2–6. Mesenchym

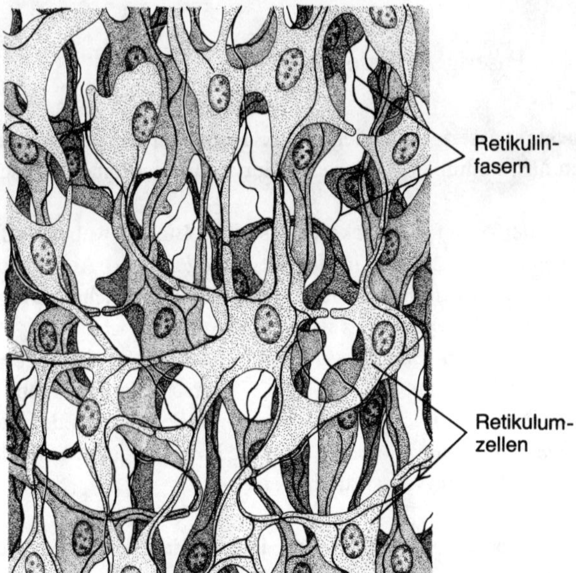

Abb. 2–7. Retikuläres Bindegewebe

2.4.3. Fettgewebe

Fettgewebe, das fast überall im Körper vorkommt, kann als *Sonderform des retikulären Bindegewebes* aufgefaßt werden (Fett-Speicherform des retikulären Bindegewebes). Das Fett liegt im Zytoplasma der Fettzellen, die von Retikulinfasern umgeben sind. Man unterscheidet zwei Arten, das *weiße* und das *braune Fettgewebe.*

Weißes Fettgewebe. Dieses besteht aus Fettzellen (Durchmesser bis zu 100 µm), die jeweils nur einen großen Fetttropfen (vor allem Neutralfette) enthalten. Kern- und Zytoplasma sind in diesen sog. *Lipozyten* an den Rand gedrängt.

Das weiße Fettgewebe läßt sich nach funktionellen Gesichtspunkten in Baufett und Speicherfett unterteilen. Das **Baufett** hat mehrere Aufgaben zu erfüllen. Es dient zur Erhaltung der Organlage (z. B. Nierenlager), als Polstermaterial (z. B. Gesäß, Wange) und als Gewebeersatz (z. B. bei der Rückbildung des Thymus und des blutbildenden Knochenmarks) und wird erst in fortgeschrittenen Hungerzuständen mobilisiert. Das **Speicherfett** dient als Energiespeicher und als thermischer Isolator. Man findet Speicherfett vor allem im Unterhautbindegewebe und in der Bauchhöhle.

Braunes Fettgewebe. Dieses kommt fast ausschließlich beim *Neugeborenen* vor. Die Fettzellen sind bei diesem Fettgewebe-Typ klein, polymorph (vielgestaltig) und enthalten neben zahlreichen Mitochondrien immer mehrere kleine Fetttropfen. Die Färbung des Gewebes ist durch den Gehalt an exogenen, fettlöslichen Farbstoffen (z. B. Carotinoiden) bedingt. Es ist reich mit sympathischen Nervenfasern (s. S. 535 f.) versorgt und dient der *zitterfreien Wärmebildung des Neugeborenen* (s. S. 453).

2.4.4. Faseriges Bindegewebe

Lockeres faseriges Bindegewebe. Dieses im Körper weit verbreitete Gewebe füllt Lükken aus, umhüllt Gefäße oder Nerven und verbindet verschiedene Organe und Organteile.

Sonderformen des lockeren faserigen Bindegewebes sind das

- *Pigmentgewebe,* das in der Regenbogen- und Aderhaut des Auges, in den weichen Hirnhäuten und in der Haut des Genitalbereiches vorkommt; die pigmenttragenden Zellen dieses Gewebes werden *Melanozyten* genannt,
- *spinozelluläre Bindegewebe,* ein zellreiches Bindegewebe mit engen Interzellularspalten, welches das Stroma (s. S. 27) verschiedener Organe bildet,
- *netzförmige Bindegewebe,* das z. B. in den Netzen der Bauchhöhle vorkommt,
- *lamelläre Bindegewebe,* in dem die Faserbündel in Lamellen angeordnet verlaufen und Muskeln und Nerven umhüllen.

Straffes faseriges Bindegewebe. Dieser Bindegewebstyp mit wenig freien Bindegewebszellen zeichnet sich durch eine hohe mechanische Widerstandsfähigkeit und durch eine geringe Stoffwechselaktivität aus. *Man unterscheidet geflechtartiges und gerichtetes straffes faseriges Bindegewebe.*

Geflecht- oder **filzartiges straffes Bindegewebe** findet man in der Sklera des Auges (s. S. 589), der harten Hirnhaut sowie in den Kapseln verschiedener Organe (Hoden, Milz, Niere, Leber u. a.) und der Gelenke.

Das **gerichtete straffe Bindegewebe** entwickelt sich unter dem Einfluß von Zugkräften. Die Kollagenfasern verlaufen hierbei nach einem festgelegten Muster. Man findet es in *Sehnen*, die die Zugwirkung von Muskeln auf die Knochen übertragen, in *Aponeurosen* (abgeflachten Sehnen), in *Faszien* (Hüllen der einzelnen Muskeln und Muskelgruppen) sowie in *Bändern* (Verbindungen zwischen Knochenteilen).

Hilfseinrichtungen der Sehnen sind *Sehnenscheiden* und *Schleimbeutel*, die eine gegenseitige Verschieblichkeit von eng aneinanderliegenden Strukturen erleichtern. Sie weisen eine derbe Außenhülle und eine lockere Innenschicht auf. Letztere sondert eine Flüssigkeit, die *Synovialflüssigkeit*, ab, durch die ein reibungsfreies Gleiten ermöglicht wird.

2.5. Formen des Stützgewebes

Zum Stützgewebe (s. Abb. 2–5) gehören Chordagewebe, Knorpel, Knochen, Zahnzement und Zahnbein. Diese Gewebe enthalten kollagene Fasern in einer besonders ausgebildeten Grundsubstanz.

2.5.1. Chorda- und Knorpelgewebe

Chordagewebe. Die Zellen dieses Gewebes, die *Chordazellen*, sind sternförmig und treten durch Zellausläufer miteinander in Verbindung. Zwischen den Chordazellen findet sich eine schleimige Interzellularsubstanz. Chordagewebe wird beim Menschen nur während der Embryonalentwicklung angelegt. Reste von Chordagewebe finden sich vermutlich noch in den Gallertkernen (Nuclei pulposi) der Zwischenwirbelscheiben („Bandscheiben").

Entwicklung und Aufbau des Knorpelgewebes. *Das Knorpelgewebe differenziert sich aus dem Mesenchym,* wobei zunächst durch Vermehrung der Interzellularsubstanz die Zellen abgerundet und plattgedrückt werden. In dieser Entwicklungsphase werden die Knorpelzellen als *Chondroblasten* bezeichnet. Diese wachsen weiter und differenzieren sich zu reifen Knorpelzellen *(Chondrozyten)*, die Tropokollagen und große Mengen Proteoglykan-haltiger Grundsubstanz bilden. Der Knorpel wächst durch Zunahme der Grundsubstanz, wobei sich die Zellen teilen und gleichzeitig auseinanderrücken. Man bezeichnet diese Art des Knorpelwachstums als *interstitielles Wachstum*. Außer an den Gelenken ist der Knorpel von Bindegewebe, dem *Perichondrium*, umgeben, das reich an Gefäßen und Nerven ist. Vom Perichondrium aus kann Knorpel neu gebildet werden *(appositionelles Wachstum)*.

Die Chondrozyten liegen gewöhnlich in kleinen Gruppen in einer sog. *Knorpelhöhle*, die von einer Zone faserfreier Grundsubstanz umgeben ist. Durch diese Anordnung entstehen Zellnester, die man als *Chondrone* bezeichnet.

Da es sich beim ausdifferenzierten Knorpel, der eine hohe Druckelastizität aufweist, um ein bradytrophes (umsatzarmes) Gewebe handelt, kann die Ernährung ausschließlich durch Diffusion erfolgen. Blutgefäße sind nicht vorhanden.

Auf Grund morphologischer Unterschiede, die den Gehalt an Fasern und Knorpelgrundsubstanz betreffen, lassen sich drei Knorpelarten unterscheiden: hyaliner, elastischer und Faser-Knorpel (s. Abb. 2–8).

Hyaliner Knorpel. Dieser ist die am weitesten verbreitete Art des Knorpelgewebes. Man findet ihn im embryonalen Skelet, an den Rippen, in Gelenken, in Nase, Kehlkopf, Luftröhre und Bronchien. Die Interzellularsubstanz des hyalinen Knorpels besteht aus vielen kollagenen Fasern, die in die amorphe Grundsubstanz eingebettet sind und von dieser vollständig verdeckt (maskiert) werden (s. Abb. 2–8, A).

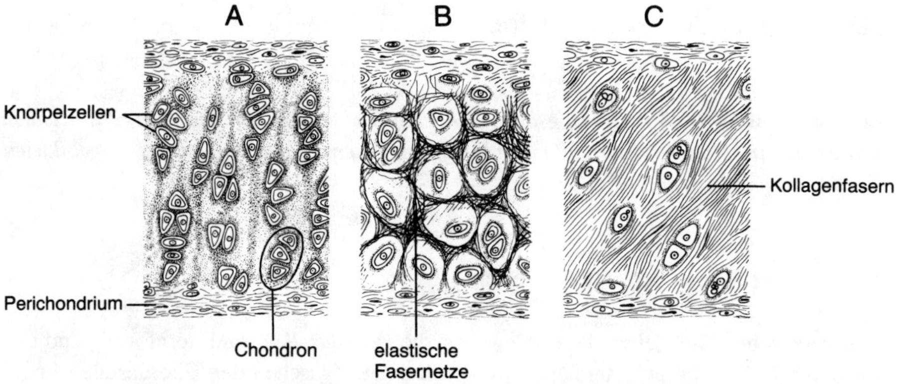

Abb. 2–8. Knorpelgewebe. A hyaliner Knorpel; B elastischer Knorpel; C Faserknorpel

Mit zunehmendem Alter verringert sich der Wassergehalt des hyalinen Knorpels. Gleichzeitig nimmt die Substratversorgung zentraler Anteile ab, wodurch degenerative Prozesse ausgelöst werden können (Abnahme der Grundsubstanz mit Demaskierung kollagener Fasern und Verknöcherung). Geschädigtes hyalines Knorpelgewebe regeneriert nur, wenn das Perichondrium erhalten ist.

Elastischer Knorpel. Dieser enthält zusätzlich zu den Strukturen des hyalinen Knorpels elastische Fasernetze, die nicht maskiert sind und dem Knorpel ein gelbliches Aussehen geben. Die Chondrone sind kleiner und zellärmer als jene des hyalinen Knorpels (s. Abb. 2–8, B).

Elastischer Knorpel ist weit weniger verbreitet als hyaliner Knorpel. Man findet ihn in der Ohrmuschel, im äußeren Gehörgang, in der Tuba auditiva (Ohrtrompete) und in einigen Kehlkopfknorpeln. Elastischer Knorpel verknöchert nicht und ist nicht regenerationsfähig.

Faserknorpel. Bei dieser Form des Knorpels besteht die Interzellularsubstanz aus dichtgepackten Kollagenfasern und wenig amorpher Grundsubstanz. Die Chondrone sind gewöhnlich zellarm und klein (s. Abb. 2–8, C). Faserknorpel kommt in den Zwischenwirbelscheiben, in der Schambeinfuge und in Gelenkscheiben (Menisci und Disci) vor. Er ist von allen Knorpelarten am widerstandsfähigsten.

2.5.2. Knochengewebe

Aufbau des Knochengewebes. Das aus dem Mesenchym entstehende Knochengewebe ist zusammen mit dem Zahnbein (Dentin) das am höchsten differenzierte Stützgewebe. Die Festigkeit des Knochens gegen Druck, Zug, Biegung und Torsion beruht auf der *Einlagerung von anorganischen Bestandteilen* in die organische Interzellularsubstanz. Es handelt sich hierbei in erster Linie um Hydroxylapatit $Ca_{10}(PO_4)_6(OH)_2$. Daneben finden sich noch Fluorapatit, Carbonatapatit, Calciumcarbonat und Magnesiumcarbonat. Die chemische Analyse des Knochens ergibt folgende Durchschnittswerte: 65 % anorganische Bestandteile, 25 % organische Bestandteile und 10 % Wasser. Da das Knochengewebe den größten Anteil des im Organismus vorkommenden *Calciums* und *Phosphats* enthält, stellt es ein Speicherorgan für diese Stoffe dar, deren Übertritt in das Blut durch Hormone gesteuert wird. Bei Nichtbelastung des Knochens, z. B. im Gipsverband oder in der Schwerelosigkeit, kommt es zu deutlichen Calciumverlusten des Skelets.

Die organischen Bestandteile des Knochens bestehen zu 95 % aus Kollagenfasern und zu etwa 5 % aus amorpher Interzellularsubstanz.

In Lakunen (Höhlen) der verkalkten Knochengrundsubstanz liegen einzeln die **Osteozyten** (Knochenzellen). Die pflaumenkernförmigen Zellen besitzen zahlreiche dünne, in alle Richtungen des Raumes ausstrahlende Zytoplasmafortsätze, mit denen sie mit anderen Osteozyten in Verbindung treten.

Geflechtknochen. Nach der Art der Anordnung der Kollagenfibrillen unterscheidet man Geflechtknochen und Lamellenknochen. *Im Geflechtknochen verlaufen die Kollagenfasern ohne besondere Orientierung zu den ernährenden Gefäßen.* Diese Knochenart kommt beim Menschen während der Knochenentwicklung, der Knochenbruchheilung, an den Ansatzstellen von Sehnen und Bändern sowie an bestimmten Stellen des Schädelknochens vor. Im allgemeinen wird der Geflechtknochen in den ersten Lebensjahren durch den funktionell höher strukturierten Lamellenknochen ersetzt. Dabei bauen *Osteoklasten* (s. S. 45) den vorhandenen Knochen allmählich ab, während *Osteoblasten* (s. S. 45) den nachfolgenden Lamellenknochen aufbauen.

Lamellenknochen. *Der Lamellenknochen ist durch einen schichten- bzw. schalenartigen Aufbau helikal verlaufender, parallel angeordneter Kollagenfaserbündel mit einer entsprechender Parallelausrichtung der Apatitkristalle charakterisiert.* Die einzelnen Schichten oder Schalen bestehen aus 3–10 µm dicken Bauelementen, den **Lamellen.** Die Richtung des Faserverlaufes wechselt normalerweise von Lamelle zu Lamelle. Fasern benachbarter Lamellen verbinden sich miteinander und festigen dadurch den lamellären Zusammenhalt. In kleinen Knochenlakunen zwischen den Lamellen liegen gewöhnlich die *Osteozyten.*

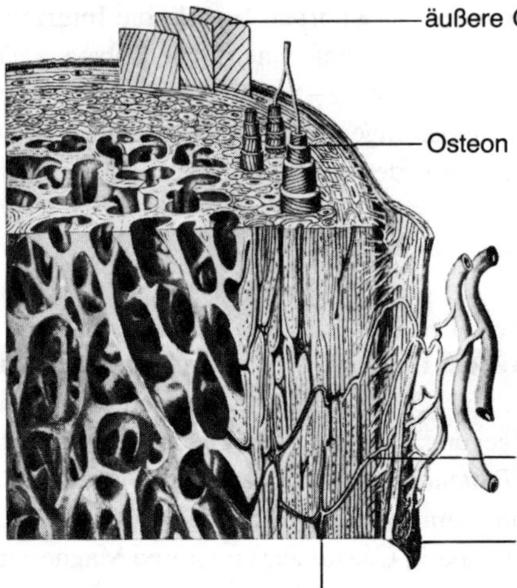

Abb. 2–9. Struktur des Lamellenknochens, nach BENNINGHOFF und GOERTTLER

Die Struktur des Lamellenknochens läßt sich am besten für die Wände der Röhrenknochen, die *Kompakta* oder *Kortikalis,* beschreiben (s. Abb. 2–9). Die Lamellen, die einen Knochen nach außen und beim Röhrenknochen auch nach innen zum Markraum hin abgrenzen, werden als *Generallamellen* bezeichnet. Die äußeren Generallamellen liegen unter dem *Periost* (Knochenhaut), das sich aus einer inneren, sehr zellreichen und einer äußeren, straffen Bindegewebsschicht zusammensetzt.

Die *inneren Gernerallamellen* liegen zur Markhöhle hin über dem *Endost,* einem dünnen Bindegewebshäutchen, welches das Knochengewebe gegen den Markraum abgrenzt. Die inneren Knochenlamellen gehen an zahlreichen Stellen in die *Spongiosa* über (s. u.).

Für die mittlere Schicht der Kompakta sind *Speziallamellen* oder *HAVERSsche Lamellen* kennzeichnend. Mehrere Speziallamellen, die sich konzentrisch um einen *Zentralkanal* oder *HAVERSschen Kanal* anordnen, bilden ein **Osteon** oder ein *HAVERSsches System.* Osteone finden sich hauptsächlich an den *Diaphysen* (Mittelstücke der Röhrenknochen). Der Zentralkanal (Durchmesser 20–100 µm) enthält Gefäße, Nerven und lockeres Bindegewebe. Von hier aus erfolgt die Ernährung der Osteozyten durch Diffusion. Die Lücken zwischen den einzelnen Osteonen sind von *Schaltlamellen* ausgefüllt. Es handelt sich hierbei um Reste früherer Osteonanlagen. Jedes Osteon grenzt sich von seiner Umgebung durch eine sog. *Zementlinie (Kittstreifen)* ab, die im wesentlichen aus amorpher Grundsubstanz besteht.

Lamellenbruchstücke kommen nicht nur im Bereich der Schaltlamellen vor, sondern auch in der Spongiosa der *Epiphysen* (gelenknahe Endstücke der Röhrenknochen) und der platten und kurzen Knochen.

Versorgt werden die Blutgefäße der Zentralkanäle des Knochenmarks von größeren Gefäßen, die, vom Periost ausgehend, durch quergerichtete, d. h. radiär angeordnete Versorgungskanäle, die *VOLKMANN-Kanäle,* verlaufen.

Die **Spongiosa** besteht aus einem Schwammwerk feiner Knochenbälkchen, in dessen Maschen sich das blutbildende Knochenmark befindet. Die Knochenbälkchen der Spongiosa können entsprechend der Druck- und Zugbelastung in Form von Trajektorien angeordnet sein. Im *Mittelstück (Schaft)* der langen Röhrenknochen fehlen die Spongiosabälkchen fast vollkommen. Es entsteht eine einheitliche Höhle, die *Markhöhle,* die beim Erwachsenen das gelbe, aus Fettgewebe bestehende Knochenmark ausfüllt.

Knochenentwicklung. *Während der Knochenentwicklung entsteht Knochengewebe durch direkte (primäre oder desmale) sowie durch indirekte (sekundäre oder chondrale) Ossifikation (Verknöcherung). In beiden Fällen wird zunächst Geflechtknochen angelegt, der mit wenigen Ausnahmen später durch Lamellenknochen ersetzt wird* (s. Abb. 2–10).

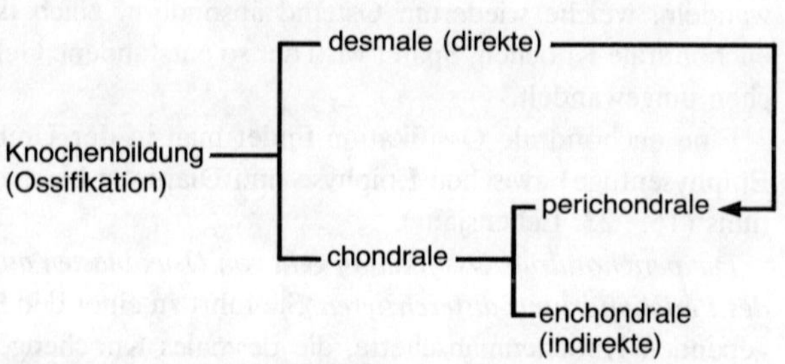

Abb. 2–10. Knochenentwicklung, nach BUCHER

Bei der **desmalen Ossifikation** differenzieren sich Mesenchymzellen zu *Osteoblasten* (Knochenbildungszellen), die zunächst eine unverkalkte Grund- oder Interzellularsubstanz, das *Osteoid,* ausscheiden, in das sie dann selbst zunehmend eingemauert und damit zu *Osteozyten* werden. Durch allmähliche Einlagerung von Kalksalzen wird das Osteoid schließlich zu einer Hartsubstanz. Auf diese Weise entwickeln sich die sog. *Deck- oder Bindegewebsknochen* des Schädeldaches, des Gesichts und des Schlüsselbeins.

Im wachsenden Organismus laufen parallel zu den Aufbauvorgängen auch Abbauprozesse ab, um eine fortlaufende übermäßige Verdickung des Knochens zu verhindern. Während an der Oberfläche der gebildeten Knochenbälkchen sich neugebildete Osteoblasten anordnen und zu einem weiteren Dickenwachstum des Knochens führen *(appositionelles Wachstum),* bauen aus dem Mesenchym hervorgehende mehrkernige Riesenzellen (Durchmesser bis zu 100 μm) den Knochen auf der gegenüberliegenden Seite enzymatisch ab. Diese mehrkernigen Riesenzellen, die *Osteoklasten*, sind amöboid beweglich und weisen einen Mikrovillisaum auf. Ihre Abbauleistung ist beträchtlich, sie entspricht der Aufbauleistung von etwa 100 Osteoblasten. Eine Aktivierung der Osteoklasten erfolgt durch das Parathormon der Nebenschilddrüsen (s. S. 635 f.).

Bei der **chondralen Ossifikation** entsteht zunächst aus dem Mesenchym ein vorgeformtes „Modell" des späteren Knochens aus hyalinem Knorpel, der mit fortschreitender Entwicklung allmählich abgebaut und im gleichen Umfang durch Knochengewebe ersetzt wird. Die Verknöcherung nimmt von sog. *Ossifikationspunkten* ihren Ausgang. Die auf diese Weise entstandenen Knochenkerne können beim Kind zur röntgenologischen Altersbestimmung des Skelets herangezogen werden. Der Ersatz der ursprünglichen knorpeligen Skeletstücke durch knöcherne Strukturen erfolgt bei Röhrenknochen anders als bei kurzen und platten Knochen. Bei letzteren werden die „Knorpelmodelle" zunächst von innen her durch Knochen ersetzt *(enchondrale Ossifikation)*, während bei den knorpeligen Vorläufern der späteren Röhrenknochen auch außen auf der Knorpeloberfläche des Schaftes Knochen entsteht *(perichondrale Ossifikation)*.

Bei der enchondralen Ossifikation wird Knorpel abgebaut und durch neugebildeten Geflechtknochen ersetzt. Zunächst kommt es zu einer Vergrößerung der Knorpelzellen, die anschließend teilweise zugrunde gehen. In die verbleibende Grundsubstanz werden Kalksalze eingelagert. Im weiteren Verlauf wachsen in diese Bereiche Blutgefäß- und Bindegewebsknospen ein. Einige Mesenchymzellen differenzieren sich zu knorpelabbauenden Zellen, den *Chondroklasten*. Durch die knorpelauflösende Wirkung der Chondroklasten bilden sich Hohlräume, in die Mesenchymzellen vordringen und sich in Osteoblasten umwandeln, welche wiederum Osteoid absondern. Nach der Mineralisation entsteht der enchondrale Knochen. Später wird der so entstandene Geflechtknochen in Lamellenknochen umgewandelt.

Eine enchondrale Ossifikation findet man in der Umbauzone (Wachstumsfuge oder Epiphysenfuge) zwischen Epiphyse und Diaphyse bis zum Abschluß des Längenwachstums (16.–23. Lebensjahr).

Die perichondrale Ossifikation geht von Osteoblasten aus, die sich aus Mesenchymzellen des Perichondriums differenzieren. Sie führt zu einer den Schaft der Röhrenknochen umgebenden Knochenmanschette, die desmales Knochengewebe darstellt. Das Perichondrium wird nach der Ossifikation zum Periost.

Das weitere Dickenwachstum des Knochens erfolgt durch Anlagerung neuer, direkt entstandener Knochenschichten unmittelbar unter dem Periost. Damit die perichondrale Manschette nicht ständig dicker wird, lösen Osteoklasten von innen her Knochensubstanz auf und vergrößern dadurch die Markhöhle.

Regeneration des Knochengewebes. Nach einer Knochenfraktur (Knochenbruch) proliferieren Zellen des Periosts und der Zentralkanäle sowie retikuläre Zellen des Knochenmarks und bilden zunächst den bindegewebigen *Kallus*. Bei guter Fixation der Bruchenden entsteht anschließend ein faseriges Osteoid, das später verkalkt. Bei unzureichender Fixation der Bruchenden bildet sich dagegen aus dem Kallus zunächst Knorpelgewebe, welches später durch Knochen ersetzt wird.

2.5.3. Zahnzement und Dentin

Die beiden Zahnbestandteile Zement und Dentin (Zahnbein) stehen dem Knochengewebe nahe, enthalten aber – verglichen mit diesem – mehr anorganische Substanzen.

Zahnzement. Zahnzement findet sich an der Zahnwurzel und gleicht in seiner Entstehung und in seinem Aufbau einem Geflechtknochen. Wie beim Knochen enthält die Grundsubstanz des Zements kollagene Fasern. Im Bereich des Zahnhalses schwindet die Zementschicht. (Die Zahnkrone ist von *Zahnschmelz*, der härtesten Substanz des menschlichen Körpers, überzogen. Er wird vom sog. Schmelzorgan von außen nach innen abgelagert und ist ektodermaler Herkunft).

Dentin. Das Dentin wird von zylindrischen Zellen, die sich aus Mesenchymzellen differenzieren, den *Odontoblasten*, gebildet. Im Gegensatz zu den Osteozyten sind die Odontoblasten nicht in die Hartsubstanz eingemauert, da sie das Dentin nur in einer Richtung, zum Zahnschmelz hin, abgeben.

2.6. Muskelgewebe

In den Zellen des Muskelgewebes, den Muskelfasern, sind metaplastische Strukturen *(Myofibrillen)* enthalten, welche die Grundlage für die auffälligste Eigenschaft dieses Gewebes bilden: die *Kontraktilität.* Auf Grund ihrer Sonderstellung werden für einzelne Bestandteile der Muskelzellen besondere Bezeichnungen gewählt: Das Zytoplasma wird als *Sarkoplasma*, das endoplasmatische Retikulum als *sarkoplasmatisches Retikulum*, die Mitochondrien als *Sarkosomen* und die Zellmembran als *Sarkolemm* bezeichnet.

Nach morphologischen und funktionellen Gesichtspunkten unterscheidet man *glatte* und *quergestreifte Muskulatur*.

Glatte Muskulatur. Man findet glatte Muskulatur im Bereich des Magen-Darm-Traktes, in den Luftwegen, in den Blut- und Lymphgefäßen, in einigen Organen des Urogenitaltraktes, im Auge, sowie an den Haarbälgen. Glatte Muskulatur, die von vegetativen Nervenfasern (s. S. 535 ff.) versorgt wird, ist vor allem am Wandaufbau der Hohlorgane beteiligt. (Einzelheiten bezüglich Bau und Funktion der glatten Muskelzellen s. S. 471 ff.)

Quergestreifte Muskulatur. Zur quergestreiften Muskulatur zählen die Muskeln des Bewegungsapparates *(Skeletmuskulatur),* des Gesichts, der Zunge, des Kehlkopfs, des Schlundes und der oberen Speiseröhre, des Augapfels, des Mittelohrs, des Beckenbodens und das Zwerchfell. Die Muskeln dieser Gruppe sind vom somatischen Nervensystem (s. S. 514 ff.) versorgt und können zum größten Teil willkürlich innerviert werden.

Die *Herzmuskulatur* gehört ebenfalls zu den quergestreiften Muskeln. Sie wird im Gegensatz zu den Muskeln der vorgenannten Gruppe von Fasern des vegetativen Nervensystems versorgt.

Der mikroskopische Feinbau der Skelet- und Herzmuskulatur ist auf S. 455 ff. bzw. S. 191 f. beschrieben.

2.7. Nervengewebe

Das Nervengewebe entwickelt sich aus dem Ektoderm. Es ist aus den *Nervenzellen* und aus der *Neuroglia,* einem ektodermalen „Stützgewebe“, aufgebaut und findet sich sowohl im *Zentralnervensystem* (Gehirn und Rückenmark, s. S. 491 ff.) als auch im peripheren Nervensystem (s. S. 486 ff.).

2.7.1. Nervenzellen

Jede Nervenzelle besitzt wie alle anderen Zellen eine *Zellmembran,* die den Zellinhalt umschließt. Der typische Aufbau einer Nervenzelle ist in Abb. 2–11, A schematisch dargestellt. Neben einem *Zelleib (Soma* oder *Perikaryon)* mit dem Zellkern weist sie meist mehrere *Zellfortsätze* auf. Der Fortsatz, mit dem die Nervenzelle Erregungen (s. S. 94 ff.) zu anderen Zellen leitet, wird als *Neurit* oder *Nervenfaser* bezeichnet. Die übrigen Zellfortsätze, an denen z. T. die Nervenfasern anderer Neurone enden, werden *Dendriten* (griech. Dendron = Baum) genannt. Einen Eindruck von der Vielgestaltigkeit der Dendritenstruktur vermittelt Abb. 2–12.

Aufbau des Zellsomas. Der Zelleib eines Neurons (Durchmesser 5–100 μm) weist einen meist mittelständigen hellen Kern mit deutlich sichtbarem Nucleolus und in Kernnähe einen gut entwickelten GOLGI-Apparat auf. Das rauhe endoplasmatische Retikulum ist ebenfalls stark ausgebildet. Gruppen von parallelen Doppellamellen des endoplasmatischen Retikulums bilden die charakteristischen *NISSL-Schollen* (s. Abb. 2–11, A). Diese sind im gesamten Zytoplasma und im Anfangsteil der Dendriten reichlich vertreten. Der Neurit und der Teil des Zelleibes, aus dem der Neurit entspringt (Ursprungskegel oder Axonhügel), ist frei von NISSL-Schollen. Als weitere charakteristische Bestandteile lassen sich im Soma und in den Zellfortsätzen zahlreiche *Neurotubuli* und *Neurofilamente* nachweisen, die gemeinsam die *Neurofibrillen* bilden, deren funktionelle Bedeutung weitgehend unbekannt ist. Die Mitochondrien-reichen Nervenzellen besitzen keine Zentriolen und haben somit ihre Teilungsfähigkeit vollständig verloren. Aus diesem Grund können abgestorbene Nervenzellen nicht ersetzt werden.

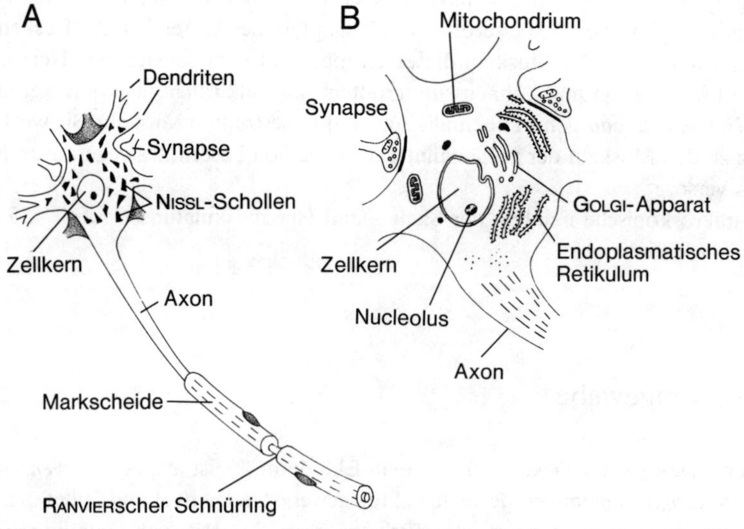

Abb. 2–11. Schematische Darstellung eines Neurons (A) und Feinstruktur des Somas (B)

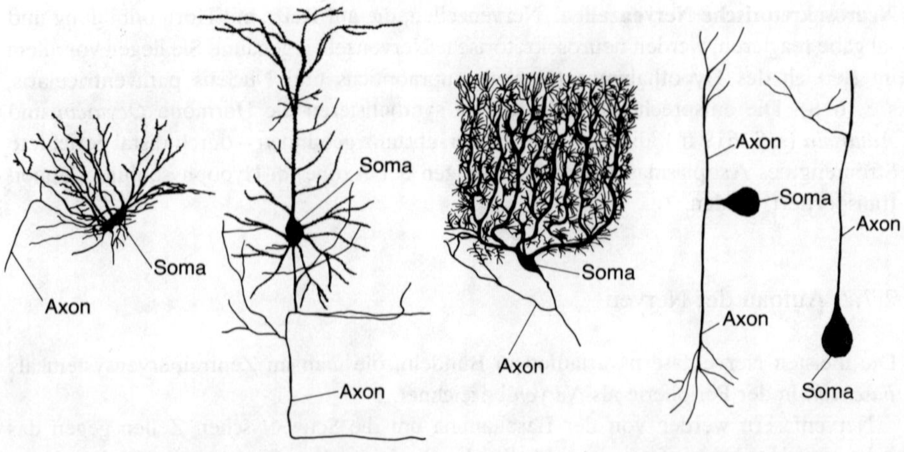

Abb. 2–12. Neurone mit verschiedenen Dendritenstrukturen, nach RAMON Y CAJAL

Aufbau der Nervenfaser. *Eine Nervenfaser besteht aus einem Axon* (Achsenzylinder), das von einer Zellmembran umschlossen wird, *und der Gliahülle.* Diese wird im Zentralnervensystem von Zytoplasmaausläufern der *Oligodendrogliazellen* (s. S. 53) gebildet. Bei peripheren Nervenfasern ist der Achsenzylinder von *SCHWANNschen Zellen* (s. S. 51) umhüllt. Man unterscheidet bei peripheren Nervenfasern zwei Arten von Umhüllungen, die für den Vorgang der Erregungsleitung (s. S. 94 ff.) von Bedeutung sind. Bei den *dünnen marklosen* (unmyelinisierten) Fasern sind die Axone lediglich in SCHWANNsche Zellen eingebettet. Bei den *dicken markhaltigen* Nervenfasern besteht die Hülle aus einer großen Zahl von Lamellen aus Lipiden und Proteinen, die als spiralförmige Umwicklungen des Axons durch die SCHWANNsche Zelle aufzufassen sind (s. Abb. 2–13). Die Lamellensubstanz wird als *Myelin* und die gesamte Hülle dementsprechend als *Myelinscheide* oder auch als *Markscheide* bezeichnet.

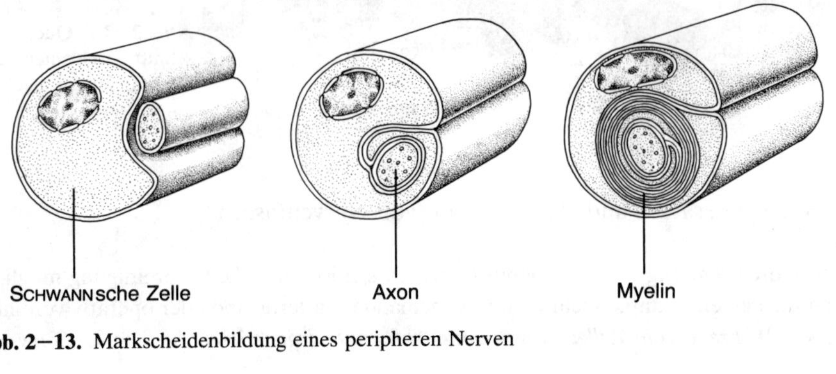

Abb. 2–13. Markscheidenbildung eines peripheren Nerven

Neurosekretorische Nervenzellen. Nervenzellen, die auf Reize mit Hormonbildung und -abgabe reagieren, werden neurosekretorische Nervenzellen genannt. Sie liegen vor allem im Bereich des Hypothalamus (Nucleus supraopticus und Nucleus paraventricularis, s. S. 618). Die entsprechenden Zellsomata synthetisieren die Hormone *Ocytocin* und *Adiuretin* (s. S. 619 ff.), die – an eine Trägersubstanz gebunden – durch distal gerichtete Strömung des Axoplasmas zu den Endigungen der Axone im Hypophysenhinterlappen transportiert werden.

2.7.2. Aufbau der Nerven

Die meisten Nervenfasern verlaufen in Bündeln, die man im Zentralnervensystem als *Fasciculi,* in der Peripherie als *Nerven* bezeichnet.

Nervenfasern werden von der Basallamina um die SCHWANNschen Zellen gegen das jede einzelne Nervenfaser umschließende Bindegewebe *(Endoneurium)* abgegrenzt (s. Abb. 2–14). Straffes Bindegewebe *(Perineurium)* schließt einige Nervenfasern zu dünneren Bündeln zusammen, die wiederum von lockerem Bindegewebe *(Epineurium)* zu Nerven vereinigt werden.

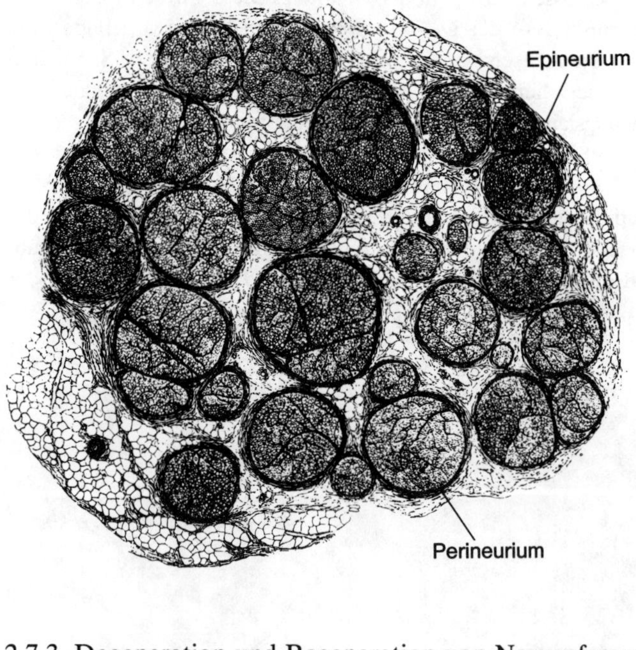

Abb. 2–14. Querschnitt durch einen peripheren Nerven, nach BARGMANN

2.7.3. Degeneration und Regeneration von Nervenfasern

Nach Durchtrennung von peripheren Nervenfasern ist eine Wiedervereinigung möglich, wenn die beiden Stümpfe nicht zu weit voneinander entfernt sind oder operativ vereinigt werden. *Während vom Zelleib abgetrennte Abschnitte degenerieren, bleiben die* SCHWANN-

schen Zellen erhalten. Schon wenige Tage nach der Durchtrennung wachsen aus den beiden Stumpfenden durch Teilung entstandene SCHWANNsche Zellen aufeinander zu und überbrücken die Lücke. Das aus dem somanahen Stumpf pro Tag etwa 1–2 mm vorwachsende Axon benutzt diese Zellbrücke als „Leitschiene". Gleichzeitig wird dabei das Axon markhaltiger Nervenfasern mit einer Markscheide versehen. Bis zur vollständigen Regeneration können mehrere Monate vergehen.

Schiebt sich Bindegewebe zwischen die beiden Stümpfe, so daß die Glia-Bänder die Lücke nicht überbrücken können, bilden die auswachsenden Axone und die SCHWANNschen Zellen ein Knäuel, das sog. *Amputationsneurom.*

Regenerationen der Nervenfasern des Zentralnervensystems finden praktisch nicht statt. Defekte werden hier durch wuchernde Gliazellen ausgefüllt.

2.7.4. Neuroglia

Die Zellen der Neuroglia („Nervenkitt") erfüllen wichtige Funktionen im Nervensystem. Ihre Aufgaben können stichwortartig folgendermaßen charakterisiert werden:
- *Hüll- und Stützfunktionen,*
- *Isolierungsfunktionen,*
- *Kontrolle des Extrazellularraums.*

Gliazellen behalten während des gesamten Lebens ihre Teilungsfähigkeit.

Glia des peripheren Nervensystems. Zur Glia des peripheren Nervensystems gehören die *SCHWANNschen Zellen* und die *Mantelzellen.* Die Funktion der SCHWANNschen Zellen wurde im vorherigen Abschnitt bereits erläutert. Die Mantelzellen umgeben die Nervenzellen der Spinalganglien (s. S. 487) und der vegetativen Ganglien (s. S. 535 ff.).

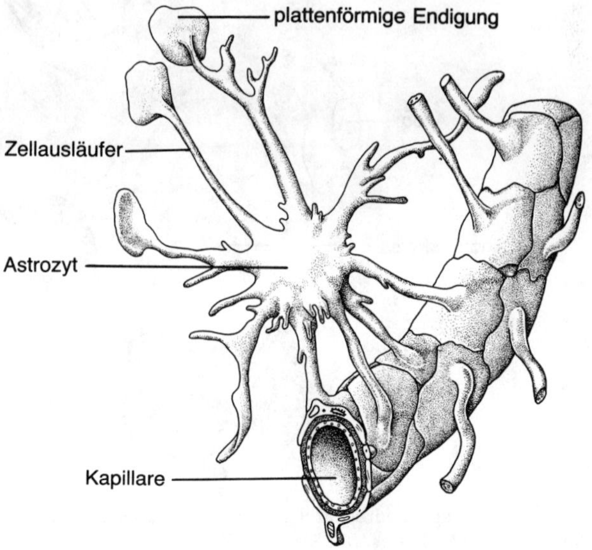

Abb. 2–15. Astrozyt mit Zellausläufern, die mit einer Kapillare in Kontakt treten; modifiziert nach KRSTIĆ

Glia des Zentralnervensystems. In Gehirn und Rückenmark wird nur knapp die Hälfte des Volumens von Neuronen eingenommen; den Raum zwischen ihnen füllen Gliazellen aus. *Zur Glia des ZNS gehören Astrozyten (Makroglia), Oligodendrogliazellen und Ependymzellen.*

Astrozyten (Makroglia), die größten Gliazellen, sind reich an Zellfortsätzen, die einerseits mit Nervenzellen, andererseits mit den Blutkapillaren in Kontakt stehen (s. Abb. 2−15). Die den Kapillaren anliegenden Astrozytenfortsätze enden in fußartigen Verbreiterungen, die etwa 80% der Kapillaroberfläche bedecken. Die Makroglia dient zunächst als *Stützgewebe* und kann Nervenzelldefekte des Gehirns durch *Narbenbildung* decken. Weiterhin sind die Astrozyten an der *Kontrolle des Extrazellularraumes* beteiligt, wodurch eine gewisse Konstanz des Ionenmilieus erreicht wird.

Die Astrozyten haben darüber hinaus die Aufgabe, das Nervengewebe gegen die Oberfläche des Gehirns und des Rückenmarks und gegen die Blutgefäße abzugrenzen *(Isolationsfunktion)*. Dies wird dadurch erreicht, daß sich viele „Astrozytenfüßchen“ zu *membranartigen Gebilden* eng aneinanderlagern.

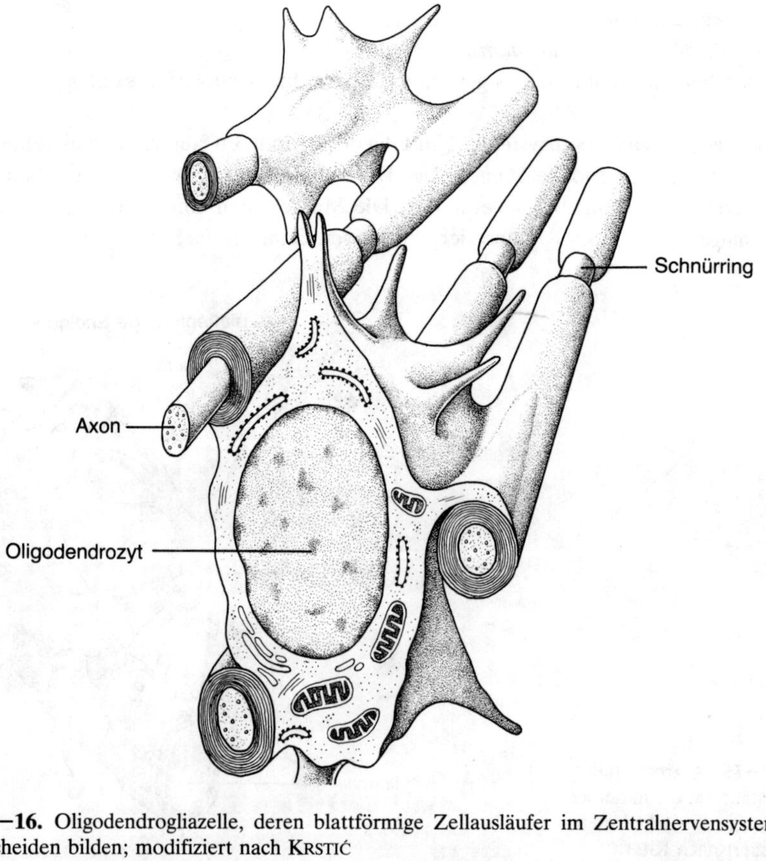

Abb. 2−16. Oligodendrogliazelle, deren blattförmige Zellausläufer im Zentralnervensystem die Markscheiden bilden; modifiziert nach KRSTIĆ

Bestimmte Stoffe können in den Extrazellularraum des Gehirns überhaupt nicht oder weniger gut als in andere Organe eindringen. Diejenigen Strukturen, die für diese Verhinderung oder Verlangsamung des Stoffeintrittes verantwortlich sind, faßt man unter dem Begriff **Blut-Hirn-Schranke** zusammen. Sie kann u. a. den Übertritt von Arzneimitteln in das Nervengewebe verhindern. Die der Transportbeschränkung zugrunde liegenden Mechanismen sind im einzelnen nicht näher bekannt. Als morphologisches Substrat der Blut-Hirn-Schranke kommt in erster Linie das Gefäßendothel in Betracht, da die Interzellularspalten zwischen den Endothelzellen durch „tight junctions" (s. S. 6) überbrückt sind.

Auch zwischen Blut und Liquor cerebrospinalis (s. S. 505) ist der Austausch vieler Stoffe verlangsamt oder nahezu unmöglich. In Analogie zur Blut-Hirn-Schranke spricht man von der **Blut-Liquor-Schranke.**

Oligodendrogliazellen sind klein, ihre Fortsätze spärlicher und kürzer als die der Astrozyten. Sie bilden die Markscheiden der Axone im Zentralnervensystem (s. Abb. 2−16). Als sog. Satellitenzellen liegen mehrere von ihnen unmittelbar den Nervenzellen an.

Das **Ependym** bildet eine Lage einschichtiger kubischer bis prismatischer Zellen, welche die Hohlräume des Gehirns und Rückenmarks auskleiden. Die meisten Ependymzellen besitzen auf ihrer Oberfläche neben Mikrovilli auch Kinozilien. Als Sonderform der Ependymzellen sind die *Epithelzellen der Plexus chorioidei* (s. S. 505) anzusehen.

Als **Mesoglia (Mikroglia oder HORTEGA-Zellen)** bezeichnet man phagozytoseaktive Zellen, die aus dem Mesenchym stammen und amöboid ins Hirngewebe eingewandert sind. Die HORTEGA-Zellen zählen zu den *Makrophagen* und gehören nicht zur Gruppe der Neuroglia-Zellen.

3. Grundbegriffe der Pathologie

3.1. Regressive Veränderungen

3.1.1. Atrophie

Unter einer Atrophie versteht man eine *Rückbildung von Organen, Geweben* oder *Zellen*. Die ursprüngliche Form der Gewebe bleibt dabei erhalten oder wird abgewandelt. An die Stelle des verlorengegangenen Parenchyms kann Bindegewebe oder noch häufiger Fettgewebe treten. Sofern die Zellzahl konstant bleibt, die einzelnen Zellen aber verkleinert sind, liegt eine *einfache Atrophie,* nimmt die Zellzahl dagegen ab, eine *numerische* (hypoplastische) *Atrophie* vor.

Altersatrophie. Von der *genetisch fixierten* Altersatrophie sind prinzipiell alle Organe betroffen. Besonders stark atrophieren das Gehirn, die Leber, das Herz und die Haut. Mit zunehmendem Alter findet man in atrophischen Organen vermehrt *Lipofuszin,* (s. S. 13) das die typisch braune Farbe der Gewebe bedingt.

Involution. Findet eine *Organrückbildung* bereits *vor dem höheren Alter* (Senium) statt, da die Organe nicht mehr oder nicht mehr in vollem Umfang benötigt werden, spricht man von Involution. Eine solche Involution findet man u. a. beim Thymus (s. S. 150), dem lymphatischen Gewebe und den Ovarien (Eierstöcken).

Beim Thymus erfolgt die fast vollständige Involution während der Pubertät, das atrophierte Parenchym wird durch Fettgewebe ersetzt. Beim lymphatischen Gewebe, das im Alter von 2–3 Jahren am stärksten ausgebildet ist, beginnt eine starke, allerdings (z. B. bei Infektionen) reversible Rückbildung ab dem 3. Lebensjahrzehnt. Involution der Ovarien, die dabei bindegewebig umgebaut werden, führt zur Menopause (Aufhören der Regelblutungen).

Druckatrophie. Sofern auf ein Gewebe länger anhaltender Druck ausgeübt wird, kommt es zur Druckatrophie. So findet man bei einem Harnrückstau einen Parenchymschwund der Niere mit gleichzeitiger Erweiterung des Nierenbeckens (Hydronephrose). Hirntumoren oder vermehrte Bildung von Gehirn-Rückenmarksflüssigkeit (Liquor cerebrospinalis) bewirken eine Druckatrophie des Gehirns. Ein Aortenaneurysma (Aussackung der Hauptschlagader) kann an der Wirbelsäule eine Knochenatrophie auslösen.

Inaktivitätsatrophie. Sofern ein Organ nicht regelmäßig beansprucht wird, tritt eine (reversible) Inaktivitätsatrophie auf. So findet man Muskelatrophien bei Lähmungen (z. B. infolge spinaler Kinderlähmung), nach längerer Bettruhe oder Ruhigstellung (z. B. durch Gipsverband).

3.1.2. Zellschädigung, Zelltod und Nekrose

Nach exogen oder endogen bedingter Zellschädigung wird die Zellfunktion bzw. der Zellstoffwechsel quantitativ und/oder qualitativ verändert (z. B. Zellverfettung durch Sauerstoffmangel). Sofern die Schädigung ein bestimmtes Maß nicht überschreitet, besteht die Möglichkeit einer vollständigen Wiederherstellung (Restitution) oder einer Einstellung auf ein neues Gleichgewicht (Verschiebung des Sollwertes der Homöostase). Bei zu starker Zellschädigung kommt es dagegen zu irreversiblen Veränderungen (z. B. Auflösung der Mitochondrienmembranen, Proteindenaturierung usw.) und danach zum Zelltod. Stirbt auf diese Weise ein Teil des lebenden Organismus ab, strömt relativ rasch Flüssigkeit aus dem benachbarten Gewebe in das abgestorbene Gebiet ein, wodurch die toten Strukturen charakteristischen Veränderungen unterworfen sind. Derart veränderte tote Zellen bzw. Organ- oder Gewebeteile werden als **Nekrose** bezeichnet. Bei einer *partiellen* Nekrose sind nur die Parenchymzellen, bei einer *totalen* Nekrose Parenchym- und Mesenchymzellen nekrotisch. Sofern das Parenchym zur Regeneration (s. S. 56 f.) befähigt ist, heilen Partialnekrosen ohne Defekt aus, Totalnekrosen werden dagegen durch sog. Granulationsgewebe ersetzt, es entsteht eine Narbe. Als *Ursachen* von Nekrosen sind traumatische Gewebszertrümmerung, Sauerstoffmangel, Infektionen mit Mikroorganismen, Vergiftungen sowie physikalische Schädigungen (Strahlenschäden, Verbrennungen) zu nennen. Je nach Konsistenz unterscheidet man *Koagulationsnekrosen* (fest bis bröcklig) und *Kolliquationsnekrosen* (weich bis flüssig).

Sonderformen von Nekrosen. Als **Infarkt** bezeichnet man eine Nekrose, die durch einen arteriellen Gefäßverschluß zustandekommt (s. S. 265). Ein Verschluß einer Extremitätenarterie kann zum sog. *Brand (Gangrän)* führen. Dieser Ausdruck beruht darauf, daß bei der Autolyse von nekrotischem Gewebe Hämoglobin zersetzt wird und das betroffene Gebiet eine braun-schwarze Verfärbung annimmt. Man unterscheidet zwischen bakterienfreiem trockenem Brand *(Mumifikation)* und mit Fäulnis-Erregern infiziertem feuchtem Brand (*feuchte Gangrän* = Gangrän im engeren Sinn).

3.2. Progressive Veränderungen

3.2.1. Hypertrophie

Werden Gewebe oder Organe längere Zeit anhaltend oder wiederholt über das normale Maß hinaus beansprucht, so vergrößern sich durch Zunahme von Zellorganellen die Einzelzellen: Das Organ hypertrophiert. Wird wieder weniger Leistung verlangt, bildet sich die Hypertrophie zurück. Typische Beispiele für eine Hypertrophie sind

- die Linksherzhypertrophie beim Bluthochdruck, wobei das Herz gegen einen erhöhten peripheren Widerstand arbeiten muß,

- die Rechtsherzhypertrophie bei chronischen Lungenerkrankungen mit einer Druckerhöhung im kleinen Kreislauf,
- die Harnblasenhypertrophie bei Harnentleerungsstörungen (z. B. einer Verengung der Harnröhre infolge einer Vergrößerung der Vorsteherdrüse).

Hypertrophierte Organe sind zur erhöhten Leistung befähigt, besitzen aber dafür eine verringerte Leistungsreserve.

3.2.2. Hyperplasie

Bei einer Hyperplasie (= numerischen Hypertrophie) nimmt die *Zellzahl* von Organen und damit auch die Organgröße zu. Zu nennen sind hier u. a. die Hyperplasie der

- Schilddrüse (Kropfbildung) bei längerdauerndem Anstieg des Thyrotropin-Blutspiegels (s. S. 633),
- Hypophyse während der Schwangerschaft,
- Niere, wenn die andere Niere operativ entfernt wurde oder ihre Funktion einstellte (Schrumpfniere),
- Nebenschilddrüse bei Niereninsuffizienz mit Hyperphosphatämie (Erhöhung der Phosphatkonzentration im Blut) und dadurch bedingter Erniedrigung des ionisierten Calciums im Serum (s. S. 637),
- Basalzellschicht in der Epidermis (s. S. 700 f.) nach ständigen mechanischen Reizen oder chronischen Entzündungen.

3.2.3. Regeneration

Regenerative Zellteilung. Regeneration bedeutet die *Wiederherstellung* bzw. den *gleichwertigen Ersatz* von zugrundegegangenen Zellen oder Geweben. Ein solcher Ersatz ist nur möglich bei Geweben mit Zellen, die zeitlebens die Fähigkeit zur Teilung behalten (z. B. Zellen des Stratum germinativum der Epidermis, Knochenmarkstammzellen), oder mit Zellen, die zwar unter normalen physiologischen Bedingungen ihre Teilungsfähigkeit verloren haben, unter pathologischen Verhältnissen diese aber nach vorheriger Entdifferenzierung wiedererlangen können (z. B. Leberzellen). Eine Regeneration findet *nicht* statt bei Geweben mit nicht mehr teilungsfähigen Zellen, zu denen die Nervenzellen und die Muskelzellen gehören.

Regulation der Regeneration. Diese unterliegt einmal einem tageszeitlichen Rhythmus, dessen Mechanismus noch weitgehend ungeklärt ist; daneben sind hormonale Steuerungsmechanismen daran beteiligt (vgl. Hormonausschüttung und Uterusschleimhautveränderungen während des menstruellen Zyklus). Zu den Stoffen, welche die Zellteilung in der Weise steuern, daß sich ein Gleichgewicht zwischen Zelltod und Zellneubildung einstellt, gehören die **Chalone,** die von dem betreffenden Gewebe selbst produziert werden und gewebs-, aber nicht artspezifisch sind. Es wird angenommen, daß sie die Teilung der Zellen innerhalb des Gewebes unterdrücken. Wie bei anderen biologischen Prozessen wirkt sich auch bei der Regeneration eine Temperaturerhöhung fördernd aus (schnellere Heilung von Wunden in heißen Gegenden bzw. im Sommer).

Physiologische Regeneration. Bei der physiologischen Regeneration (Zellmauserung) werden die durch *Verschleiß* verlorengegangenen Zellen durch neue ersetzt. Je nach Differenzierungsgrad der Zellen ist dabei die Regenerationsfähigkeit sehr verschieden. Wie bereits oben erwähnt, nimmt sie mit zunehmender Differenzierung der Zellen und der dadurch bedingten verlängerten Lebensdauer ab, während umgekehrt kurzlebende Zellen eine gesteigerte mitotische Aktivität aufweisen. Bei *Wechselgeweben* (z. B. Darmschleimhaut oder Epidermis) sind die Zellen in den tieferliegenden Schichten weniger differenziert als in den äußeren. Zellneubildung und Zelldifferenzierung sind damit *örtlich getrennt.* Voraussetzung hierfür ist eine sog. *inäquale Zellteilung,* bei der die eine Zelle mit erhaltener Teilungsfähigkeit am Bildungsort verbleibt, während die andere sich davon entfernt und weiter differenziert.

Eine *zeitliche* Trennung von Zellneubildung und Zelldifferenzierung beobachtet man z. B. in der Uterusschleimhaut. Die Zellbildung und damit der Neuaufbau der Schleimhaut nach der Menstruation erfolgt in der Proliferationsphase, die Differenzierung in der sich anschließenden Sekretionsphase (s. S. 686 f.).

Reparative (pathologische) Regeneration. Werden größere, durch pathologische Vorgänge entstandene Zellverluste oder Gewebsdefekte ersetzt, spricht man von einer reparativen (pathologischen) Regeneration. Sofern das Gefäß-Bindegewebe-System und die Basalmembran intakt bleiben und nur Epithelien zerstört werden, ist eine vollständige Wiederherstellung (restitutio ad integrum) möglich. Bei einer *tiefergreifenden Zerstörung* bildet sich dagegen eine *Narbe* (s. u.).

Wundheilung. Als Wunde wird ein – meist durch Verletzung entstandener – *Defekt des Deckgewebes* oder eine mit Gewebsverlust einhergehende *Gewebstrennung* bezeichnet. Je nach Verletzungsart unterscheidet man

- Schnitt- und Rißwunden,
- Quetschwunden,
- Stichwunden,
- Schußwunden.

Die nach Entstehung der Wunde einsetzende Wundheilung wird in drei Phasen unterteilt:

1. *exsudative Phase*
2. *proliferative Phase*
3. *Narbenbildung.*

Ein erster *provisorischer Wundverschluß* wird dadurch erreicht, daß das im Bereich der Wunde austretende Blut gerinnt. Danach dringen Granulozyten (s. S. 147 ff.) und Serum in das Wundgebiet ein (exsudative Phase). In der proliferativen Phase, in der wegen des entstandenen Gewebeschadens keine Chalone mehr gebildet werden, sprossen Kapillaren und wandern Fibroblasten, Histiozyten, Plasmazellen sowie Gewebslymphozyten in das Gerinnsel ein (Bildung eines *Granulationsgewebes).* In der Phase der Narbenbildung schließlich bilden sich die Kapillaren zurück, und der Defekt wird mit faserreichem Bindegewebe ausgefüllt. Das letztlich vorhandene Narbengewebe ist kapillar- und zellarm. Haare fehlen, da sie zu einer Regeneration nicht befähigt sind.

Eine besondere Form der Wundheilung ist die *Frakturheilung* nach Knochenbrüchen, bei der sich ein *Kallus* bildet. Die dabei ablaufenden Vorgänge ähneln denen einer Wundheilung (Blutgerinnung im Frakturspalt, Einwanderung von Fibroblasten und Histiozyten, Kapillarsprossung, bindegewebige Verbindung zwischen den Frakturenden, Umwandlung von Bindegewebszellen in Osteoblasten, Umbau in endgültigen Knochen.)

Komplikationen der Wundheilung treten ein, wenn *Infektionen* oder im Wundbereich vorhandene *Fremdkörper* die Heilung beeinträchtigen. Beim Fehlen von Granulozyten (Agranulozytose) oder mangelhafter Funktion der Granulozyten ist eine Bildung des Granulationsgewebes nicht oder nur unvollständig möglich, eine Heilung wird dadurch stark verzögert oder unmöglich.

3.2.4. Heterotopie

Eine Heterotopie liegt vor, wenn ein *Gewebe an einer Stelle* auftritt, *an der es normalerweise nicht vorkommt.* Bei der **Aberration** handelt es sich um die Ausbildung von Fremdgewebe aus während der Embryonalentwicklung versprengten Zellkomplexen (z. B. Magenschleimhaut in der Speiseröhre).

Bei der **Prosoplasie** liegt eine mechanische oder entzündlich bedingte Gewebeveränderung vor. So kann sich z. B. ein unverhorntes Plattenepithel im Rahmen einer Entzündung in ein verhorntes Plattenepithel umwandeln *(Leukoplakie).*

Unter einer **Metaplasie** versteht man die Umwandlung einer differenzierten Zellart in eine andere. Dies ist nicht direkt, sondern nur indirekt über eine vorausgehende Entdifferenzierung mit anschließender Fehldifferenzierung möglich (z. B. Umwandlung von Zylinderepithel in Plattenepithel).

3.3. Entzündung

Auf schädliche Einflüsse (Noxen) der verschiedensten Art – chemische oder physikalische Noxen, Traumen, Infektionen mit Mikroorganismen oder Parasiten – reagiert das Gefäßbindegewebe *gleichförmig* am Ort der Schädigung mit einer Entzündung. Als Symptome der entzündlichen Reaktion beobachtet man

- Rötung *(Rubor),*
- Schwellung *(Tumor),*
- Überwärmung *(Calor),*
- Schmerz *(Dolor),*
- gestörte Funktion *(Functio laesa).*

Diese *Symptome* sind die *Folge* der sich aus der Gewebeschädigung ergebenden *Störung* der *Durchblutung in der terminalen Strombahn* sowie des *Austritts von Blutplasma* (Exsudation) in den extravaskulären Raum infolge einer Erhöhung der Kapillarpermeabilität. Dies beruht darauf, daß aus dem geschädigten Bereich vasoaktive Amine freigesetzt werden, die eine verstärkte Durchblutung *(Hyperämie)* bewirken.

Nach diesen Reaktionen kann durch Beseitigung der Noxe (z. B. durch Abtransport von Toxinen) oder durch Beendigung der schädlichen Einwirkung die Entzündung abklingen. Vielfach schließt sich jedoch an die regionale Durchblutungsstörung und die Exsudation eine *Emigration* (Auswanderung) von Blutzellen (z. B. Granulozyten, Makrophagen) in den extravaskulären Raum sowie eine *Proliferation* (Vermehrung) von Histiozyten und Fibroblasten an. Auch diese Vorgänge dienen der Bekämpfung der Schädigung sowie der Wiederherstellung der Homöostase. In Abb. 3–1 sind die geschilderten Vorgänge schematisch zusammengefaßt.

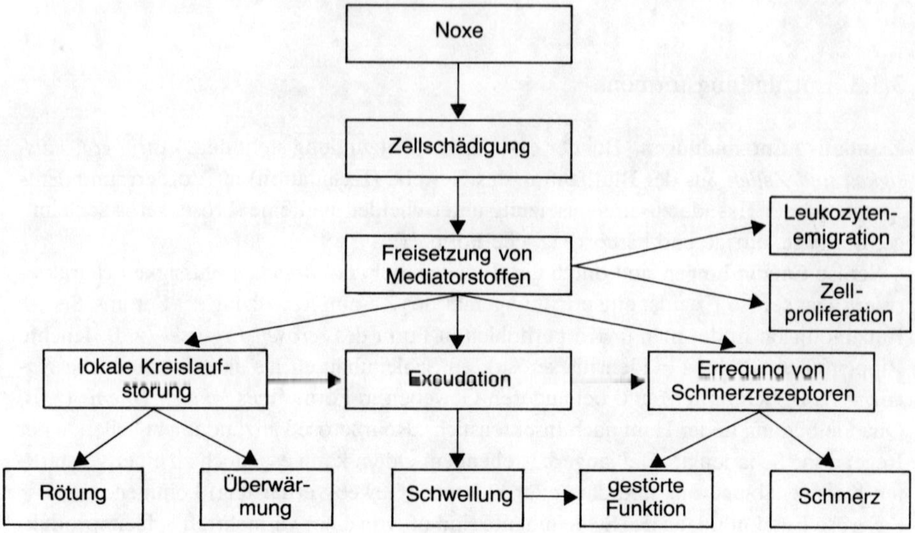

Abb. 3–1. Pathogenese und Symptome der Entzündung

3.3.1. Akute und chronische Entzündungen

Nach dem zeitlichen Ablauf unterscheidet man *perakute, akute, subakute* und *chronische* Entzündungen.

Bei einer perakuten Entzündung verläuft die entzündliche Reaktion besonders heftig und dauert nur sehr kurz, da meist rasch der Tod eintritt. Bei den akuten Entzündungen ist die Reaktion des Organismus ebenfalls stark und der Ablauf zeitlich begrenzt. Sofern das erste Stadium überlebt wird, heilen akute Entzündungen häufig vollständig aus (restitutio ad integrum). Bei chronischen Entzündungen unterscheidet man zwei Formen:

- solche, die sich aus einer akuten Entzündung entwickeln und bei denen die anfänglichen Abwehrreaktionen nicht in der Lage sind, die Schädigung zu beseitigen, oder bei denen die Schädigung anhält,
- primär chronische Entzündungen, die von vorneherein sich langsam entwickeln.

Subakute (= subchronische) Entzündungen stehen zwischen der akuten und chronischen Verlaufsform.

3.3.2. Mediatorstoffe

Die entzündlichen Reaktionen werden größtenteils durch sog. Mediatorstoffe hervorgerufen, die durch die Gewebeschädigung freigesetzt werden. Sie werden im Kap. 18.9, S. 664 behandelt.

3.3.3. Entzündungsformen

Exsudative Entzündungen. Bei der exsudativen Entzündung steht der *Austritt von Flüssigkeit und Zellen* aus der Blutbahn in das Gewebe (Exsudation) im Vordergrund. Entsprechend der Exsudatzusammensetzung unterscheidet man eine seröse, serös-schleimige, fibrinöse, eitrige und hämorrhagische Form.

Seröse Entzündungen sind durch die Bildung einer *eiweißreichen* Flüssigkeit charakterisiert. Das seröse Exsudat entspricht ungefähr der Zusammensetzung des Serums. Seröse Entzündungen findet man in Körperhöhlen in Form des *serösen Ergusses* (z. B. feuchte Rippenfellentzündung = Pleuritis serosa), an Schleimhäuten als akut entzündliche *Katarrhe* (z. B. Schnupfen) und bei anderen Geweben in Form eines *lokalen Ödems* (z. B. Quaddelbildung in der Haut nach Insektenstich). Rein seröse Entzündungen heilen in der Regel ohne Schaden ab. Bei längerbestehendem Ödem kann es jedoch zu einer verstärkten Kollagenablagerung und damit zur Sklerose (Gewebsverhärtung) kommen.

Seröse Entzündungen der Schleimhäute sind oft von einer vermehrten Schleimproduktion des schleimproduzierenden Epithels begleitet. Diese **serös-schleimigen Entzündungen** äußern sich als seromuköse Katarrhe.

Die **fibrinöse Entzündung** ist durch *Plasmaaustritt* und nachfolgende *Fibrinausfällung* gekennzeichnet. Man findet fibrinöse Entzündungen im Bereich von serösen Häuten z. B. als Peritonitis fibrosa (fibrinöse Bauchfellentzündung). Dabei besteht die Gefahr der *Verklebung* (z. B. bei der Peritonitis Verklebung der Darmschlingen). Die fibrinöse Entzündung der Schleimhäute beginnt mit einer Schädigung der Oberfläche. In den Epitheldefekt strömt Plasma ein, das gerinnt und grauweiße bis graugelbliche Beläge (Pseudomembranen) bildet.

Eine **eitrige Entzündung** liegt dann vor, wenn im Exsudat zahlreiche *Leukozyten* enthalten und teilweise durch Verfettung zugrundegegangen sind. Eitrige Entzündungen werden vor allem durch eitererregende (pyogene) Bakterien (Strepto-, Staphylo-, Pneumo-, Meningo-, Gonokokken) hervorgerufen. Sonderformen der eitrigen Entzündung sind die Phlegmone, der Abszess, das Empyem, der eitrige Katarrh und die Gangrän.

Eine **Phlegmone** ist eine diffuse, flächenhafte, sich rasch ausbreitende eitrige Entzündung ohne Abkapselung. Ausgelöst wird eine Phlegmone in der Regel durch Streptokokken, die durch Absonderung von *Hyaluronidase* (spreading factor) unter Auflösung der Grundsubstanz schnell vordringen können.

Beim **Abszess** handelt es sich um eine Eiteransammlung in einem durch Einschmelzung einer Nekrose entstandenen Hohlraum. Ätiologisch kommen insbesondere Staphylokokken in Betracht. Im Eiter schwimmende nekrotische Gewebebestandteile werden als Sequester bezeichnet. Eine besondere Form eines Abszesses ist der *Furunkel,* der im Bereich der Haar- und Talgdrüsenfollikel entsteht. Mehrere, miteinander konfluierende Furunkel nennt man *Karbunkel.*

Ein **Empyem** ist eine Eiteransammlung in vorgebildeten Hohlräumen, wie z. B. der Gallenblase, der Kieferhöhlen, des Wurmfortsatzes, des Herzbeutels, der Bauchhöhle oder des Pleuraspaltes (s. S. 273).

Entsteht durch Fäulnisbakterien in nekrotischen Bereichen eine übelriechende, faulige, eitrige Entzündung, spricht man von einer **Gangrän** (vgl. S. 55).

Eine **hämorrhagische Entzündung** liegt vor, wenn die Kapillarschädigung so stark ist, daß auch *Erythrozyten* in großer Zahl in das entzündete Gebiet austreten. Als Ursachen sind allergische Reaktionen, bakterielle Toxine oder Arzneimittel zu nennen.

Proliferative Entzündungen. Bei proliferativen entzündlichen Reaktionen steht die Proliferation von Fibroblasten, die Bindegewebe produzieren, im Vordergrund. Daneben findet man in dem Entzündungsgebiet vermehrt Makrophagen, Lymphozyten und Plasmazellen.

Anders als beim Granulationsgewebe (s. S. 57) sprossen jedoch nur wenige Kapillaren ein. Für die weitere Entwicklung einer solchen entzündlichen Reaktion bestehen verschiedene Möglichkeiten. Werden kleinere Schäden durch Proliferation der überlebenden Zellen im Sinne einer Regeneration beseitigt, heilt der Schaden in der Regel defektfrei aus. Sofern jedoch ein fibrinöses Exsudat nicht wieder aufgelöst bzw. resorbiert werden kann, kommt es zur Vermehrung von Fibroblasten, damit zur Bildung von Bindegewebe und schließlich unter Entstehung einer Narbe zur Defektheilung.

Besonders schwerwiegend sind proliferative Entzündungen, bei denen sich der Prozeß verselbständigt und das infiltrierte Gewebe von den proliferierenden Fibroblasten zerstört wird. Ein typisches Beispiel einer solchen Entzündung ist die *rheumatoide Arthritis* (Gelenkentzündung), bei der es sich vermutlich um eine *Autoimmunkrankheit* handelt (s. S. 480 ff.).

Granulomatöse entzündliche Reaktionen. Bei der granulomatösen Entzündung, die bis zu einem gewissen Grad als Sonderform einer proliferativen entzündlichen Reaktion angesehen werden kann, ist die Entstehung kleiner Knötchen, der *Granulome,* charakteristisch. Die Größe der Knötchen ist dabei sehr unterschiedlich, ihre Durchmesser variieren von weniger als einem bis zu mehreren Millimetern. Im Innern der Granulome befinden sich zahlreiche Makrophagen; die äußere Hülle bilden Lymphozyten und Plasmazellen. Bei verschiedenen Erkrankungen treten Granulome mit zusätzlichen spezifischen Strukturmerkmalen auf, die eine Unterscheidung nach verschiedenen Typen zulassen (Granulome vom Sarkoidose-, Tuberkulose- und Pseudotuberkulose-Typ sowie rheumatische Granulome).

Die *Sarkoidose (Morbus BOECK)* ist eine mit Granulombildung einhergehende Erkrankung unbekannter Ätiologie, die in ihrer chronischen Verlaufsform vor allem die Lungen befällt und dort zu einer Fibrose (Bindegewebsvermehrung) der Lungen führt. Granulome vom Sarkoidose-Typ sind gefäßlos und enthalten zahlreiche epitheloide Zellen.

Granulome vom *Tuberkulose-Typ* ähneln denen des Sarkoidose-Typs, enthalten jedoch im Innern eine zentrale Nekrose. Derartige tuberkulöse Granulome – auch Tuberkel genannt – enthalten meist virulente Tuberkelbakterien. Bei Resistenzschwäche besteht die Gefahr eines Wiederaufflammens der Infektion.

Bei den Granulomen vom *Pseudotuberkulose-Typ* handelt es sich meist um entzündliche Vorgänge in Lymphknoten mit Bildung eines im Innern gelegenen, sehr kleinen Abszesses, der von Epitheloidzellen (= epitheloid umgewandelten Histiozyten bzw. Makrophagen) umgeben ist.

Rheumatische Granulome (sog. ASCHOFFsche Knötchen) findet man am häufigsten im Rahmen einer rheumatischen Herzmuskelentzündung. Um einen zentralen nekrotischen Bezirk befinden sich große und z. T. mehrkernige Histiozyten und außen Lymphozyten.

3.4. Tumoren

3.4.1. Grundbegriffe der Tumor-Pathologie

Gutartige und bösartige Tumoren. *Tumoren* (Geschwülste) *bilden sich durch überschießendes Wachstum körpereigener Zellen,* die *autonom,* d. h. unabhängig von übergeordneten Regulationssystemen des Organismus, und *progressiv,* d. h. auch nach Beendigung des auslösenden Reizes, wachsen. Nach ihrer Prognose unterscheidet man

- *gutartige* (benigne), das Leben des Geschwulstträgers nur in Ausnahmefällen bedrohende Tumoren,
- *bösartige* (maligne) Tumoren, die – unbehandelt – in der Regel zum Tode des Betroffenen führen,
- *semimaligne* Tumoren, die eine Zwischenstellung zwischen den beiden obengenannten Gruppen einnehmen.

Gutartige Tumoren sind durch *langsames, expansives* (verdrängendes) *Wachstum* sowie *fehlenden* oder *allenfalls geringen Differenzierungsverlust* gekennzeichnet. Die Zellteilungsrate ist somit niedrig, das Tumorgewebe unterscheidet sich vom Muttergewebe (Gewebe, dem die Geschwulstzellen vor ihrer Entartung angehörten) nur wenig und ist zur ursprünglichen Funktion noch weitgehend befähigt. Die Geschwulst verdrängt zwar das umgebende Gewebe, infiltriert aber nicht, d. h. sie wächst nicht in dieses hinein.

Bösartige Geschwülste zeichnen sich dagegen meist durch *schnelles Wachstum* mit *hoher Zellteilungsrate* aus. Zytologisch findet man Zellatypien (Abweichung vom normalen Zellbau) und Zellpolymorphien (Vielgestaltigkeit der Zellen), das Zytoplasma weist einen hohen Gehalt an Ribonucleinsäuren auf. Die Kern-Plasma-Relation ist zugunsten des Kernes verschoben. Außerdem färben sich die Kerne meist stark an (Hyperchromasie) und weisen große, oft multiple Nucleoli auf. Bösartige Geschwülste sind ferner *entdifferenziert.* Der Grad der Entdifferenzierung sagt dabei etwas über die Malignität (Bösartigkeit) aus: *Je entdifferenzierter ein Tumorgewebe, desto maligner* ist es.

Im Gegensatz zu benignen Tumoren wachsen maligne Geschwülste *invasiv* und *destruierend.* Das bedeutet, daß der maligne Tumor sich nicht an Gewebsgrenzen hält, sondern in Organe und Gefäße einbricht und bei diesem Wachstum das ursprüngliche Gewebe zerstört. Außerdem bildet er an anderen Stellen des Organismus *Tochtergeschwülste,* die man als **Metastasen** bezeichnet.

Von den genannten Eigenschaften sind schnelles Wachstum, Atypie und Polymorphie der Zellen sowie Differenzierungsverlust unsichere, das invasive und destruierende Wachstum sowie die Metastasierung dagegen sichere Zeichen der Malignität.

In Tab. 3–1 sind die wesentlichsten Unterscheidungsmerkmale benigner und maligner Tumoren zusammengestellt.

Tab. 3–1. Unterscheidungsmerkmale gutartiger und bösartiger Tumoren

Merkmal	gutartig	bösartig
Wachstum	langsam	schnell
Wachstumstyp	expansiv	infiltrierend (invasiv, destruierend)
Begrenzung	scharf	unscharf
Metastasierung	nein	ja
Differenzierung	weitgehend ausdifferenziert	wenig differenziert
Histologie	Unterschied zum Muttergewebe gering	Mitosen vermehrt, Atypie und Polymorphie der Zellen, Hyperchromasie

Metastasierungswege. Die Metastasierung erfolgt vor allem auf dem Lymphweg *(lymphogen)* oder auf dem Blutweg *(hämatogen)*. Daneben besteht die Gefahr einer *direkten* Metastasierung innerhalb seröser Höhlen oder in Ausführungsgängen *(Metastasierung per continuitatem)*.

Bei der *lymphogenen Metastasierung* gelangen Tumorzellen mit der Lymphe in die regionalen Lymphknoten und werden von diesen festgehalten. Sofern sie sich dort vermehren und damit eine Metastase bilden können, wird der betroffene Lymphknoten zerstört. Dabei gelangen wiederum Tumorzellen über Lymphbahnen in nachfolgende Lymphknoten. Schließlich kommt es nach Eintritt der Lymphe in die obere Hohlvene zu einer hämatogenen Streuung in die Lungen.

Bei der *hämatogenen Metastasierung* brechen Tumorzellen nach Zerstörung der Gefäßwand in das Lumen ein, werden dann mit dem Blut transportiert und bleiben schließlich an der Wand eines Gefäßes hängen. Nach Invasion in die Gefäßwand bzw. in die nähere Umgebung bildet sich die Metastase. Da Gefäßwände von Venen wesentlich leichter zerstört werden als die von Arterien, geht die Metastasierung in der Regel vom *venösen* System aus. Je nach Sitz des Primärtumors ergeben sich *typische Metastasierungsmuster,* die im wesentlichen darauf beruhen, daß verschleppte Tumorzellen in dem jeweils nachfolgenden Kapillargebiet festgehalten werden. Bei einem Lungentumor z. B. gelangen Tumorzellen in die Lungenvenen und von dort über das linke Herz in den großen Kreislauf. Als Folge davon findet man Tochtermetastasen u. a. in der Leber oder in den Knochen. Erfolgt im Bereich der Tochtermetastasen erneut ein Gefäßeinbruch, können Enkelmetastasen wieder im Bereich der Lunge auftreten.

Ursachen der Tumorentstehung. Die Ätiologie ist uneinheitlich und im einzelnen noch keinesfalls geklärt. Als **endogene Ursachen** sind neben erheblicher Disposition endokrine Fehlsteuerungen zu nennen (z. B. Förderung des Wachstums von Gebärmutter- und Brustkrebs durch Oestrogene).

Als **exogene Ursachen** kommen
- ionisierende Strahlen,
- chemische Karzinogene,
- onkogene Viren

in Frage.

Daß **kurzwellige ionisierende Strahlen** beim Menschen Tumoren auslösen können, wurde durch die in der Anfangszeit der Röntgenologie häufig entstandenen Hautkarzinome, Weichteilsarkome und Leukosen (s. S. 153 f.) deutlich. Bei den Überlebenden nach dem Atombombenabwurf auf Hiroshima und Nagasaki wurden 18mal häufiger Leukosen als bei Vergleichsgruppen beobachtet. Die karzinogene Wirkung radioaktiver Substanzen wurde bei Arbeitern im Uranbergbau (Schneeberger Lungenkrebs), Leuchtzifferblatt-Malern (Kiefer- und Knochentumoren) sowie Patienten, die kolloidales Thorium als Röntgenkontrastmittel erhalten hatten (Nieren-, Leber- und Milztumoren) beobachtet. Es kann als gesichert gelten, daß kurzwellige Strahlen im Organismus hochreaktive Radikale erzeugen, die durch Chromosomenveränderungen krebserzeugend wirken.

Auch die karzinogenen Wirkungen **chemischer Substanzen** können wahrscheinlich als mutagene Effekte interpretiert werden. Sie treten wie bei Strahlenexposition ebenfalls erst nach einer längeren Latenzperiode auf. Karzinogene Substanzen interferieren mit solchen genetischen Eigenschaften, die der Zelle die Fähigkeit verleihen, die Organsysteme aufeinander abgestimmt zu bilden: Nach Einwirkung solcher Stoffe erfolgt die Zellproliferation unkontrolliert. Wichtige *chemische Karzinogene* sind neben *polyzyklischen Kohlenwasserstoffen* (Benzpyren, Methylcholanthren) und *aromatischen Aminen* (z. B. Buttergelb, Aminofluoren) einige für die Kunststoffherstellung benutzte *Monomere* (z. B. Vinylchlorid und Chloropren), ferner *Asbest, Chromatstaub, Arsen* usw.. Die karzinogene Wirkung verschiedener Amine beruht – zumindest teilweise – auf der Bildung von *Nitrosaminen,* die die Fähigkeit besitzen, mit basischen Gruppen der DNA zu reagieren.

Kokarzinogene lösen zwar selbst keinen Krebs aus, erhöhen aber die krebserzeugende Wirkung eines Karzinogens. So können z. B. Substanzen, die eine vermehrte Bildung oxidierender Enzyme hervorrufen, durch gesteigerte Produktion chemisch aggressiver Zwischenprodukte kokarzinogen wirken.

Bei den **onkogenen (tumorerzeugenden) Viren** unterscheidet man DNA- und RNA-Viren. Bei den DNA-Viren dringt Virus-DNA in den Zellkern ein und wird in das Zellgenom eingebaut. Damit ist eine normale Zelle in eine Geschwulstzelle umgewandelt. Onkogene RNA-Viren gelangen nur in das Zytoplasma, wo ihre Replikation erfolgt, ohne daß die Zelle zugrunde geht.

Während bei Tieren die tumorerzeugende Wirkung von Viren eindeutig nachgewiesen ist (Virussarkome beim Huhn, virusbedingte Leukämien und Mamma-Karzinome bei der Maus), ist beim Menschen der Nachweis einer virusbedingten Tumorgenese nur in Ausnahmefällen gelungen.

Phasen der Tumorentwicklung. Ebenso wie die Ätiologie ist auch die Pathogenese der Geschwülste nur teilweise bekannt. Man kann jedoch davon ausgehen, daß die *Krebsbildung mindestens in zwei Stufen (Zweistufentheorie)* abläuft. In der *ersten Stufe* erfolgt die eigentliche *Geschwulstanlage,* d. h. die irreversible Umwandlung von Körperzellen in Krebszellen. Erst nach einer längeren Latenzzeit wird in der *Promotions-* oder *Reali-*

sationsphase, häufig unterstützt durch Proliferationsfaktoren (Kokarzinogene), durch Zellproliferation der *eigentliche Tumor* gebildet. Neben den bereits erwähnten Kokarzinogenen wirken beim Menschen alle *chronischen Reize,* die eine starke und langanhaltende Regeneration auslösen, als Realisationsfaktoren. So ist es zu verstehen, daß z. B. *chronische Entzündungen* die Tumorbildung begünstigen.

In bestimmten Fällen läßt sich histologisch eine Geschwulstanlage noch *vor* Realisierung zum manifesten Tumor diagnostizieren. Dies ist z. B. bei der *Früherkennung des Gebärmutterhalskrebses* der Frau von ausschlaggebender Bedeutung.

Als **Präkanzerosen** werden Veränderungen bezeichnet, aus denen sich entweder statistisch häufiger als normal *(relative Präkanzerose)* oder bei Weiterbestehen der Noxe stets *(absolute Präkanzerose)* bösartige Tumoren entwickeln.

Folgen der Tumorbildung. Wächst ein Tumor so schnell, daß die ernährenden Gefäße nicht rasch genug mitwachsen können, oder wird das ernährende Gefäß durch einwachsende Tumorzellen verlegt, entwickelt sich eine *Tumornekrose,* die zu *Sekundärinfektionen* neigt. Durch den Zerfall des nekrotischen Gewebes gelangen ferner pathologische Eiweißbruchstücke in den Kreislauf, die den Gesamtorganismus schädigen.

Als Folgen der Bildung maligner Tumoren sind zu nennen
– der bereits erwähnte Gewebezerfall mit Sekundärinfektion,
– Gefäßwandzerstörung mit der Gefahr schwerer Blutungen,
– Perforation (Durchbruch) des Tumors in seröse Höhlen mit anschließender Infektion (z. B. Peritonitis) sowie
– Verlegung wichtiger Hohlorgane (z. B. des Magens, des Darms oder von Bronchien).

Daneben findet man als *Allgemeinwirkungen* des Tumors Gewichtsabnahme, Fieber, Leuko- und Thrombozytose (Erhöhung der Leukozyten- und Thrombozytenzahl), Anämie (s. S. 139 ff.) sowie Stoffwechsel-, Nieren- und Herz-Kreislauf-Störungen. Außerdem treten *fetale Proteine* (α_1-Fetoglobulin) wieder auf (bedeutsam für die Tumordiagnostik).

3.4.2. Einteilung der Tumoren

In der Pathologie ist es üblich, die Geschwülste nach ihrer Abstammung einzuteilen. Man unterscheidet demnach
– *mesenchymale,*
– *epitheliale,*
– *neurogene*

Tumoren. Zusätzlich erfolgt die schon oben erwähnte Unterteilung in gutartige und bösartige Geschwülste.

Mesenchymale Tumoren. Hierunter fallen Tumoren des Binde-, Fett-, Knorpel- und Knochengewebes sowie der Muskulatur. Man findet sie bei Patienten jeden Alters, z. T. jedoch besonders häufig bei Jugendlichen.

Zu den **gutartigen mesenchymalen Tumoren** zählen:
– *Fibrome,*
– *Lipome,*

- *Chondrome,*
- *Osteome,*
- *Myome.*

Die Bezeichnung leitet sich dabei vom Muttergewebe ab, aus dem die Tumoren hervorgehen.

Fibrome sind Geschwülste des *fibrillären Bindegewebes,* die entweder viele Fasern und wenige Kerne (Fibroma durum) oder viele Kerne und wenig Fasern (Fibroma molle) enthalten. Sie sind meist grauweiß, kugelig und bestehen aus Fibrozyten, Fibrillen und Grundsubstanz.

Die dem *Fettgewebe* entstammenden **Lipome** kommen häufig in der Subkutis entweder einzeln oder multipel vor. Sie weisen einen lappenförmigen, mitunter auch traubenförmigen Bau auf und sind von einer dünnen Kapsel umgeben. Ihre Farbe ist gelb, die Konsistenz meist weich. Histologisch unterscheiden sie sich kaum von normalem Fettgewebe.

Chondrome entwickeln sich aus *Knorpelgewebe.* Die kugeligen oder knolligen, harten und scharfbegrenzten, von einer Kapsel umgebenen, bläulich-glasigen Geschwülste, die oft sehr langsam wachsen, zeigen eine felderförmige Schnittfläche und bestehen wie hyalines Knorpelgewebe aus Knorpelzellen und hyaliner Grundsubstanz. Da Chondrome häufig regressiven Veränderungen unterliegen, findet man Nekrosen, ferner Verkalkungen und Verknöcherungen. Oft sind sie Ursache für Spontanfrakturen von Fingern.

Bei den gutartigen *Knochentumoren,* den **Osteomen,** sind zu nennen das

- *Osteoma spongiosum,* das im Inneren schwammige Knochen- und Markräume enthält,
- *Osteoma durum* (eburneum), das fast nur aus Knochengewebe besteht,
- *Osteoma medullosum,* in dem das Knochenmark überwiegt.

Die Geschwülste entwickeln sich wie normaler Knochen aus Bindegewebe oder Knorpel.

Myome (Muskeltumoren) kommen fast ausschließlich in der *glatten Muskulatur* vor. Man findet sie einzeln oder häufiger multipel vor allem in der Gebärmutter *(Uterus myomatosus),* ferner in der Speiseröhre, dem Magen und Dünndarm. Sie sind in der Regel kugelig, scharf begrenzt und von einer Kapsel umgeben. Die Konsistenz ist derb, die Farbe blauweiß. Mikroskopisch findet man neben Bündeln glatter Muskulatur unterschiedlich viel Bindegewebe (Übergang vom Myom zu *Fibromyom*). Nicht selten beobachtet man infolge Gefäßkompression durch den wachsenden Tumor sekundäre Veränderungen im Tumorinnern, z. B. Nekrosen und Blutungen.

Zu den **bösartigen mesenchymalen Tumoren,** die als *Sarkome* bezeichnet werden, zählen:

- **Fibrosarkome,** die vom fibrillären Bindegewebe,
- **Retikulum- und Lymphosarkome,** die vom Retikulum- und Lymphgewebe,
- **Liposarkome,** die vom Fettgewebe,
- **Chondrosarkome,** die vom Knorpel,
- **Osteosarkome,** die vom Knochengewebe,
- **Myosarkome,** die vom Muskelgewebe

ausgehen. Meist sind die Sarkome *stark entdifferenziert,* so daß nur noch wenig Ähnlichkeit mit dem Muttergewebe zu erkennen ist. Nach dem Grad der Entdifferenzierung können dann bei den einzelnen Sarkomen vielfach noch verschiedene Typen unterschieden werden: z. B. gehört zu den Sarkomen des Bindegewebes das relativ hoch differenzierte

Fibrosarkom, das makroskopisch weißlich, fleischähnlich erscheint und bei dem mikroskopisch Geschwulstzellen gefunden werden, die Bindegewebszellen gleichen und die reichlich kollagene Fasern bilden. Weniger differenziert ist das *Spindelzellsarkom* mit verschieden langen, spindeligen Zellen, die keine Fasern mehr bilden. Undifferenzierte Sarkome sind das *polymorphzellige Sarkom* mit teils spindelförmigen, teils rundlichen Zellen sowie das *Rundzellsarkom* mit runden, undifferenzierten Zellen und weicher Konsistenz. Ähnliche Differenzierungsunterschiede sieht man auch bei den aus anderen Muttergeweben hervorgehenden Sarkomen. So ist beispielsweise beim hochdifferenzierten *Osteosarkom* die Fähigkeit noch erhalten, Osteoid mit wechselnder Verkalkung zu bilden.

Epitheliale Tumoren. Die Grundstörung bei den epithelialen Tumoren liegt darin, daß die *normale Wachstumshemmung* der Tochterzellen *verlorengegangen* ist und dadurch ein hemmungsloses Wachstum auftritt. Die häufigsten **gutartigen epithelialen Tumoren** sind die vom Drüsenepithel ausgehenden **Adenome.** Sofern diese sich aus exokrinen Drüsen entwickeln, wachsen sie langsam und expansiv, sind von einer Kapsel umgeben und in der Regel knotenförmig. Enthält das Bindegewebe im Tumor reichlich Fasern, spricht man von *Fibroadenomen* und bei Adenomen mit zystischer Erweiterung der Drüsen von *Adenokystomen.* Adenome der endokrinen Drüsen gleichen in ihrer Struktur weitgehend dem Muttergewebe.

Bösartige epitheliale Tumoren werden als **Karzinome** bezeichnet. Hierbei sind *Plattenepithel-* und *Adenokarzinome* zu nennen.

Plattenepithelkarzinome, die von der Haut oder Schleimhaut ausgehen können, wachsen zunächst in Form eines derben Knötchens, jedoch entsteht sehr rasch wegen der Ernährungsstörungen und der dadurch bedingten Nekrosen ein Geschwür mit derbem Rand. Verhältnismäßig differenziert sind die *verhornten Plattenepithelkarzinome* mit meist langsamem Wachstum und geringer Tendenz zur Bildung von Metastasen. Bereits stärkere Entdifferenzierung weisen die *nichtverhornenden Plattenepithelkarzinome* auf, bei denen die Interzellularbrücken fehlen, eine Zellschichtung aber noch einigermaßen erkennbar ist. Die am stärksten entdifferenzierten Karzinome schließlich sind von entsprechend entdifferenzierten Sarkomen praktisch nicht mehr zu unterscheiden.

Adenokarzinome, die aus den verschiedenen exokrinen und endokrinen Drüsen entstehen, wachsen einerseits *exophytisch,* d. h. in die Lichtung hinein, zum anderen aber *infiltrierend* und *destruierend* in die Tiefe. Wie bei den Plattenepithelkarzinomen entstehen bald durch mangelnde Ernährung Nekrosen, die geschwürig zerfallen. Man findet dann das typische zentrale, schüsselförmige *Karzinomulkus* (Geschwür) mit wallartigem, derbem Rand. Wie alle anderen bösartigen Tumoren sind auch die Adenokarzinome verschieden stark entdifferenziert. Dementsprechend werden verschiedene Formen, z. B. das *Carcinoma adenomatosum* und das *Carcinoma solidum,* bei dem nur solide Zellstränge gebildet werden, unterschieden.

Tumoren des Nervensystems. Die Tumoren des Nervensystems kommen im Zentralnervensystem und dort insbesondere im Bereich des Gehirns vor. Wegen der fehlenden Ausdehnungsmöglichkeit durch die Lokalisation innerhalb der Schädelhöhle wird Hirngewebe durch das Tumorgewebe verdrängt und geschädigt. Außerdem kommt es häufig zu einer *Erhöhung des intrakraniellen Drucks* (Schädelinnendrucks) mit entsprechenden

Hirndruckzeichen wie Kopfschmerzen, Benommenheit, Atemstörungen, Gesichtsfeldeinschränkung, Augenmuskellähmungen usw. Selbst – vom histologischen Standpunkt aus betrachtet – relativ gutartige Gehirntumoren müssen – biologisch gesehen – als *maligne* bezeichnet werden, da sie alle *lebensbedrohlich* sind.

Insbesondere werden folgende wichtige hirneigene Tumoren unterschieden:
- die *Gliome,*
- das *Glioblastom,*
- das *Medulloblastom.*

Daneben gibt es von Hirnnerven ausgehende Geschwülste, sog. Neurinome.

Unter dem Begriff **Gliom** faßt man Geschwülste, die sich aus *Gliagewebe* (s. S. 51 ff.) entwickeln, zusammen. Die beiden Hauptformen, die *Astrozytome* und die *Oligodendrogliome,* treten bevorzugt im mittleren Lebensalter auf und sind durch relativ langsames Wachstum gekennzeichnet. Die von Astrozyten (s. S. 52) ausgehenden Astrozytome besitzen meist zahlreiche Fasern und sind daher von harter Konsistenz. Oligodendrogliome, von Oligodendroglia-Zellen (s. S. 53) gebildet, sind dagegen zellreich und faserarm und zeigen zu etwa 20 % Verkalkungen.

Das (multiforme) **Glioblastom,** der häufigste Hirntumor, geht ebenfalls von der *Glia* aus. Die besonders bösartige Geschwulst findet man gehäuft zwischen dem 40. und 60. Lebensjahr. Vielfach breitet sie sich schmetterlingsförmig über den Balken (s. S. 501) in beide Großhirnhemisphären aus. Mikroskopisch beobachtet man vielgestaltige Tumorzellen sowie ausgedehnte Nekrosen, die von einem Saum von Tumorzellen umgeben sind.

Das **Medulloblastom** ist eine maligne Geschwulst des Kindes- und Jugendalters und macht etwa 20 % der Hirntumoren bei Jugendlichen aus. Man findet es vor allem im *Kleinhirn* und in der *Brücke* (s. S. 491 ff.). Die zahlreichen kleinen, oft in Form von Pseudorosetten angeordneten Zellen erinnern an Elemente der embryonalen Gehirnentwicklung (Medulloblasten).

Neurinome, die nicht mit Neuromen (s. S. 51) verwechselt werden dürfen, gehen von SCHWANNschen Zellen aus. Sie werden meist zwischen dem 30. und 50. Lebensjahr manifest. Man findet die spindelförmigen bis knolligen, gefäßreichen Gebilde an den Hirnnerven, vor allem als sog. *Akustikusneurinom (Kleinhirnbrückenwinkeltumor)* am Nervus statoacusticus (s. S. 497). Entsprechend ihrer Lokalisation lösen die Neurinome Ausfallerscheinungen oder Reizungen der befallenen Hirnnerven aus.

Enthalten die Tumoren vermehrt kollagene Fasern, spricht man von *Neurofibromen.* Multiple Neurofibrome sind das Charakteristikum der *von RECKLINGHAUSENschen-Erkrankung (Neurofibromatose).*

Unter **Meningeomen** versteht man von der weichen Hirnhaut ausgehende, verhältnismäßig gutartige Tumoren, die nicht zu den hirneigenen Geschwülsten im engeren Sinn gerechnet werden. Sie wachsen langsam von der Oberfläche aus gegen das Gehirn, indem sie es verdrängen, vor. Teilweise durchdringen sie auch das knöcherne Schädeldach. Die vielfach knolligen Tumoren sind gefäßreich und häufig im Inneren verkalkt.

3.5. Entwicklungsstörungen (Kyematopathien)

Entsprechend den verschiedenen Entwicklungsstadien (vgl. Tab. 3–2) unterscheidet man folgende Störungen:
- *Gametopathien,*
- *Blastopathien,*
- *Embryopathien,*
- *Fetopathien.*

Tab. 3–2. Entwicklungsperioden

Periode	Zeitpunkt	biologische Vorgänge	Entwicklungsstörungen
Gametogenese	vor der Konzeption	Entwicklung der männlichen und weiblichen Keimzellen	Chromosomenaberrationen (z. B. Trisomie 21)
Blastogenese	0.–18. Tag	Erste Teilung der Zygote, Entwicklung der Blastula, Differenzierung in Embryoblast und Trophoblast	Keimtod; symmetrische und asymmetrische Doppelmißbildungen
Embryogenese	18. Tag 8. Woche	Bildung der Organe und Organsysteme, Organdifferenzierung; Anschluß an mütterlichen Kreislauf, Ausdifferenzierung der Plazenta	Einzelmißbildungen, z. B. Dysraphien, Herz- und Gefäßanomalien; Schäden durch Virusinfektionen, z. B. Röteln-Embryopathie
Fetogenese	8. Woche – Geburt	weiteres Wachstum, Abschluß der Organdifferenzierung, Ausreifung	Schädigung durch Infektionen, z. B. durch Spirochäten, Toxoplasmen. Morbus haemolyticus neonatorum

3.5.1. Gametopathien

Bei den Gametopathien handelt es sich um *Störungen der Keimzellen vor der Befruchtung.* Dabei liegt ein *Chromosomenverlust* oder *-gewinn (numerische Chromosomenaberration)* während der Meiose infolge einer Non-disjunction (Nichttrennung) von Chromosomenpaaren vor. Handelt es sich dabei um Geschlechtschromosomen, spricht man von einer *gonosomalen* Aberration. Sind andere Chromosomen betroffen, liegt eine *autosomale* Störung vor.

Bei der Meiose von Keimzellen muß, damit nach Vereinigung einer männlichen und einer weiblichen Keimzelle die Chromosomenzahl konstant bleibt, wie bereits auf S. 21 ff. erwähnt, der Chromosomenbestand halbiert werden. Trennt sich ein Chromosomenpaar nicht (Non-disjunction), enthält die eine Tochterzelle ein Chromosom zuviel, die andere eines zu wenig. Bei der Vereinigung solcher Zellen entsteht eine Chromosomenaberration. Bezogen auf das betroffene Chromosomenpaar spricht man von Mono- oder Trisomie. Sofern die Chromosomenaberration bzw. Non-disjunction erst nach der Befruchtung auftritt, bilden sich Zellmosaike, d. h. der betroffene Organismus enthält Zellen unterschiedlicher Chromosomenzahl und -zusammensetzung.

Bei Chromosomenanomalien besteht eine hohe *Fehlgeburtsrate.* Ungefähr ein Drittel der Spontanaborte ist hierauf zurückzuführen. Nahezu alle Gametopathien führen zu *Schwachsinn.*

Die wichtigste **autosomale numerische Aberration** ist die *Trisomie* des Chromosomenpaares 21, das sogenannte *DOWN-Syndrom* (Mongolismus). Die bereits während der Embryogenese beginnende und sich später fortsetzende Fehlentwicklung äußert sich nach der Geburt in Schwachsinn, schräger Augenstellung, tiefsitzenden, hypoplastischen (zu schwach entwickelten) Ohrmuscheln, einer sogenannten Affenfurche der Hände, Minderwuchs sowie Brachyzephalie (Kurzschädel) mit Sattelnase. Häufig findet man Mißbildungen in Form von Herzfehlern, Gesichtsspalten usw.. Die *Gefahr der Geburt eines mongoloiden Kindes hängt vom Alter der Mutter ab:* Je älter die Mutter, desto häufiger wird ein mongoloides Kind geboren (bei 20jährigen 0,6‰, bei 30jährigen 1‰ und bei 40jährigen 1%). Deshalb ist eine pränatale (vor der Geburt erfolgende) zytologische Diagnostik im Fruchtwasser von älteren Schwangeren dringend geboten.

Zu den **gonosomalen numerischen Aberrationen** gehören die
- *Trisomie XXY* (KLINEFELTER-Syndrom) und
- *Monosomie XO* (ULLRICH-TURNER-Syndrom).

Das **KLINEFELTER-Syndrom** findet man zu etwa 0,25% in der Gesamtbevölkerung. Die Patienten weisen eine Hodenhypoplasie (Unterentwicklung der Hoden), Gynäkomastie (weibliche Brustentwicklung bei Männern) sowie eunuchoide Gestalt auf. Schwachsinn ist häufig.

Beim **ULLRICH-TURNER-Syndrom,** das bei 0,3 bis 0,5% der weiblichen Neugeborenen auftritt, beobachtet man eine Gonadendysgenesie (Fehlanlage der Keimdrüsen), als deren Folge auch die sekundären Geschlechtsmerkmale sich nicht ausbilden können. Weitere Symptome sind Minderwuchs, Pterygium colli (seitliche Hautfalten am Hals) und schwach entwickelter Unterkiefer.

3.5.2. Blastopathien

Als Blastopathien bezeichnet man *Entwicklungsstörungen während der Blastogenese,* d. h. von der Konzeption bis zum 18. Schwangerschaftstag. Schwere Schäden während der Blastogenese führen zum *Keimtod.* Geringgradigere Schäden können ohne Defekt ausheilen, da die zu diesem Zeitpunkt noch wenig differenzierten Zellen in hohem Maße regenerationsfähig sind. Blastopathien im Sinne einer Defektbildung äußern sich jedoch häufig in Form von *Doppelmißbildungen,* die durch partielle Trennung der ersten Tochterzellen einer Zygote oder von Zellgruppen im frühen Entwicklungsstadium entstehen. Sofern sich daraus eine *symmetrische Doppelmißbildung* entwickelt, sind beide Individuen gleich *(Siamesische Zwillinge);* die Bezeichnung erfolgt nach dem verbindenden Körperteil (z. B. Thorakopagus = Doppelmißbildung mit Verwachsung am Brustkorb).

Bei *asymmetrischen* Doppelmißbildungen entwickelt sich u. U. die eine Anlage normal, die andere dagegen nur rudimentär.

3.5.3. Embryopathien

Da während der Embryogenese die Organe angelegt werden und die Blasteme sich zu unterschiedlichen Zeitpunkten ausdifferenzieren, hängt der *Schaden vom Zeitpunkt der Schädigung* ab. Ist das betroffene Blastem noch undifferenziert und wirkt sich der Schaden nicht letal aus, besteht die Möglichkeit zur restitutio ad integrum. Trifft die Schädigung dagegen ein Blastem, das sich in der Differenzierungsphase befindet, so entsteht als typische Embryopathie eine *Einzelmißbildung*. Ist die Differenzierung abgeschlossen, können Schädigungen keine Mißbildungen mehr auslösen. Der Zeitraum, in dem eine Noxe eine Mißbildung hervorrufen kann, wird als *kritische (sensible) Phase* bezeichnet. Eine bestimmte Mißbildung kann somit nur in einem speziellen Zeitraum ausgelöst werden. Ihre Art hängt somit weniger von der auslösenden Noxe als von der Entwicklungsphase des Embryos ab. Die größte Gefahr von Mißbildungen besteht zwischen der 4. und

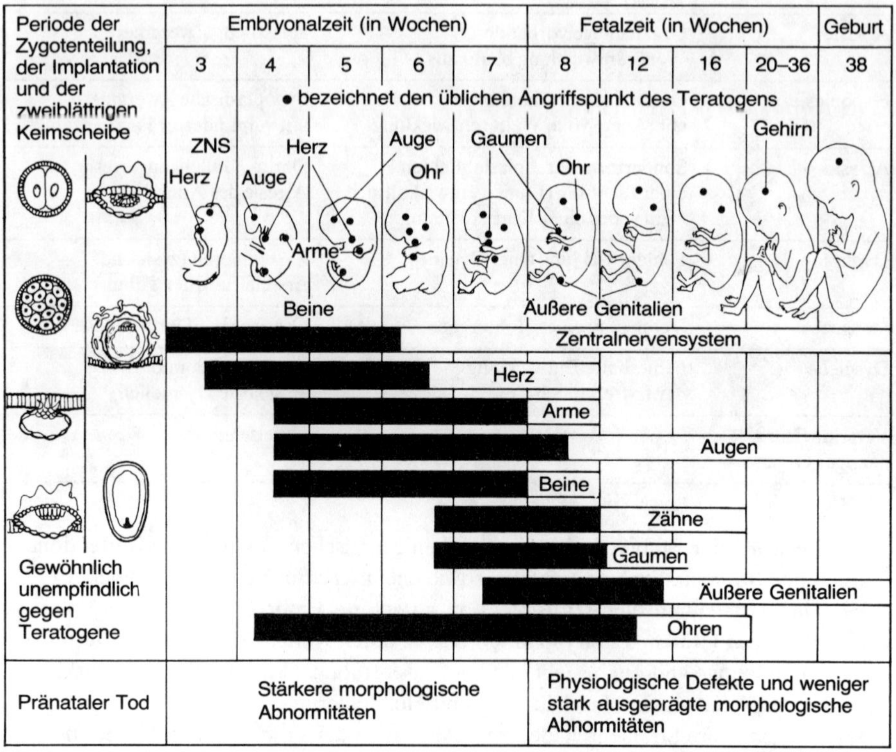

Abb. 3–2. Schematische Darstellung der Entwicklungsperioden, in denen der menschliche Embryo bzw. Fetus durch Teratogene gefährdet ist, nach ARIENS, MUTSCHLER, SIMONIS. Schwarze Felder bezeichnen Perioden hoher Gefährdung, helle Felder Perioden weniger starker Empfindlichkeit

8. Schwangerschaftswoche. In Abb. 3–2 sind die Entwicklungsperioden, in denen der menschliche Embryo bzw. Fetus besonders gefährdet ist, schematisch dargestellt.

Zu den Mißbildungen, die bei früh einsetzenden Noxen entstehen, gehören die *Dysraphien* (Spaltbildungen). Hier sind u. a. die *Spaltbildungen der Wirbelsäule* (Spina bifida) mit den verschiedenen Unterformen, z. B. Spina bifida occulta (mit Haut bedeckter Wirbelspalt ohne Vortreten von Rückenmark oder dessen Häuten) und die Spina bifida aperta (offener Wirbelspalt) zu nennen. Kommt es dabei zu einem Vortreten von Rückenmarkshäuten, spricht man von einer Meningozele, sind Rückenmark und Rückenmarkshäute vorgefallen, von einer Meningomyelozele.

Zu den zu einem späteren Zeitpunkt ausgelösten Mißbildungen gehören vor allem die *Herz-* und *Gefäßanomalien,* die wie die Dysraphien etwa 40 % aller Mißbildungen ausmachen. Weitere Arten von Mißbildungen sind in Tab. 3–3 zusammengestellt.

Tab. 3–3. Einzelmißbildungen (außer Dysraphien)

Art der Mißbildung	Charakteristika	Beispiele
Agenesie	Organanlage fehlt völlig	Fehlen von Teilen des Ösophagus, fehlende Anlage der Brustdrüse
Aplasie	Organanlage vorhanden, Weiterentwicklung bleibt aus	aplastische Zwergniere
Hypoplasie	Organanlage vorhanden, aber keine volle Weiterentwicklung	hypoplastische Zwergniere mit verminderter Papillenzahl
Atresie	Sonderform der Aplasie; Fehlen einer Lichtung (Lumen entwickelt sich nicht) oder einer Körperöffnung.	Darm-, Gallengangatresie; Atresie des Anus
Dyplasie	Fehlentwicklung eines Organes	Zystennieren (zystische Erweiterung der Tubuli)
Stenose	Verengung eines Hohlorgans	Ösophagus-, Darmstenose
Dysmelie	Fehlerhafte Entwicklung der Extremitäten	durch Thalidomid ausgelöste Dysmelien
Verschmelzung paariger Organe	–	Hufeisenniere

Als *Ursachen* der Embryopathien sind neben genetischen Faktoren Virusinfektionen, ionisierende Strahlen, Diabetes mellitus sowie chemische Substanzen zu nennen.

Die wichtigste durch eine Virusinfektion ausgelöste Embryopathie ist die *Embryopathia rubeolosa* **(Röteln-Embryopathie).** Dieses durch Röteln-Infektion der Mutter bedingte Mißbildungssyndrom besteht in einer Linsentrübung, Mikrophthalmie (Verkleinerung der Augäpfel), Innenohrschädigung und Herzfehlern.

Während schwere Strahlenschäden zum Absterben der Frucht führen, besteht bei der Einwirkung geringerer Strahlendosen, z. B. bei Röntgenuntersuchungen, die Gefahr von Augenmißbildungen, Dysraphien und Mikrozephalie (Kopfverkleinerung). Eine Strahlenexposition von Schwangeren ist daher so weit wie möglich zu vermeiden.

Bei Frauen mit *Diabetes mellitus* ist das Mißbildungsrisiko im Vergleich mit Stoffwechsel-gesunden Schwangeren infolge ungenügender Sauerstoff- und Substratversorgung auf das Doppelte bis Dreifache trotz der medikamentösen Therapie mit Insulin erhöht. Dagegen konnte die Abortrate auf den normalen Wert gesenkt werden.

Von besonderer Bedeutung für die Entstehung von Embryopathien sind **Teratogene,** d. h. Mißbildungen hervorrufende chemische Substanzen. Hierzu gehören auch bestimmte *Pharmaka,* z. B. *Zytostatika.* Weltweites Interesse erlangte dieses Problem durch die *Thalidomid-Katastrophe* in den Jahren 1960/61. Einnahme des Schlafmittels Thalidomid durch Schwangere in der sensiblen Phase hatte zur gehäuften Geburt von Kindern mit *Mißbildungen der Extremitäten,* der Ohren und des Herzens geführt.

3.5.4. Fetopathien

Da bei der Fetogenese die Organentwicklung bereits abgeschlossen ist, treffen Schädigungen während dieser Zeit nur noch bereits differenzierte Strukturen. Bei diesen Schädigungen handelt es sich neben endokrinen Störungen (z. B. Schilddrüsenhormonmangel, s. S. 633) oder Rhesusfaktor-Inkompatibilität (s. S. 170) vor allem um *Infektionen mit Protozoen und Bakterien.* Auf Infektionen reagiert der Fetus mit primitiven mesenchymalen Abwehrreaktionen (z. B. Phagozytose der Erreger), erst am Ende der Schwangerschaft treten zusätzlich typische Entzündungszeichen auf.

Bei den Protozoeninfektionen des Feten besitzt die **Toxoplasmose** besondere Bedeutung. Toxoplasma gondii ist ein weitverbreitetes Protozoon, das viele Vögel und Säuger infiziert, aber nicht immer Krankheiten bei ihnen hervorruft. Der Mensch ist relativ resistent. Beim Erwachsenen werden nur selten schwere Verlaufsformen beobachtet. Erfolgt jedoch während der Schwangerschaft eine Infektion der Mutter, so können beim Kind durch diaplazentare Übertragung der Toxoplasmen irreparable Schäden (Wasserkopf, Ablagerungen von Kalksalzen im Gehirn, Erblindung als Zeichen einer abgelaufenen Hirnentzündung) auftreten.

Eine vor Einführung der Penicillin-Therapie wichtige, heute nur noch selten auftretende bakteriell bedingte Fetopathie ist die **Lues connata** (konnatale Syphilis). Die durch Treponema pallidum hervorgerufene Erkrankung äußert sich nach der Geburt in Hautausschlägen, Knorpel- und Knochenentzündung, Zahnschäden, Innenohrstörungen und einer Reihe weiterer, sehr unterschiedlicher Symptome.

4. Transport- und Regelprozesse

4.1. Gesetzmäßigkeiten des Stoff- und Flüssigkeitstransportes

Die Funktionen der Zellen und Gewebe – Stoffwechsel, Reproduktion, Wachstum, Regeneration, Kontraktion, Sekretion und Erregbarkeit – erfordern einen ständigen Transport von Stoffen und Flüssigkeit innerhalb des Organismus. Sauerstoff und Nährstoffe müssen laufend den Zellen zugeführt, Kohlendioxid und andere Stoffwechselendprodukte an die Umgebung abgegeben werden. Voraussetzung für den kontrollierten Ablauf der Stoffwechsel- und Erregungsprozesse sind ferner bestimmte Ionenkonzentrationen innerhalb der Zellen, die durch spezifische Transportsysteme der Zellmembran aufrechterhalten werden. In Abhängigkeit von der Flüssigkeitsaufnahme und -ausscheidung vollzieht sich schließlich der Flüssigkeitstransport im Organismus in enger Kopplung an den Stoffaustausch.

Größere Wegstrecken innerhalb des Körpers werden in der Regel durch *konvektiven Transport* überwunden, wobei glatte oder quergestreifte Muskulatur die Transportarbeit leistet. Diese Transportprozesse, zu denen der Blutkreislauf, der Lymphtransport, die Lungenbelüftung, die Darmpassage sowie die Harnblasen- und Gallenblasenentleerung gehören, werden bei den entsprechenden Organsystemen behandelt. Im Gegensatz hierzu vollziehen sich die *spezifischen* Transportprozesse, die der differenzierten Verteilung von Stoffen und Flüssigkeiten dienen, im mikroskopischen Bereich der Endstrombahn und an Zellmembranen. Dabei unterscheidet man unter energetischen Aspekten

– *passive Transportprozesse* (Diffusion, erleichterte Diffusion, Osmose und Filtration),
– *aktive Transportprozesse* (endergonische Membrantransporte).

4.1.1. Stofftransport

Freie Diffusion. Unter Diffusion versteht man den *Transport gelöster Teilchen auf Grund ihrer thermokinetischen Energie.* Voraussetzung für den Ablauf einer gerichteten Teilchenbewegung ist dabei das Bestehen eines *Konzentrationsgradienten,* d. h. einer Konzentrationsdifferenz pro Wegeinheit. Die gelösten Teilchen kollidieren auf Grund der BROWNschen Molekularbewegung nach statistischen Gesetzen miteinander, wobei jedoch die Zahl der Zusammenstöße in Richtung der abnehmenden Konzentration geringer ist als in allen anderen Richtungen des Raumes. Auf diese Weise findet eine *Teilchenbewegung vom Ort der höheren zum Ort der niederen Konzentration* solange statt, bis ein Konzentrationsausgleich erreicht ist.

Quantitativ wird dieser Vorgang durch das **FICKsche Diffusionsgesetz** beschrieben. Es besagt, daß der Diffusionsstrom (Teilchenfluß) $\dot{m}$ der Konzentrationsdifferenz ΔC und der Austauschfläche F direkt proportional und dem Diffusionsweg Δx umgekehrt proportional ist:

$$(1) \qquad \dot{m} = -D \cdot F \frac{\Delta C}{\Delta x} .$$

Der Proportionalitätsfaktor D ist eine vom Diffusionsmedium, von der Art der diffundierenden Teilchen und von der Temperatur abhängige Konstante, die man als *Diffusionskoeffizient* bezeichnet. Sie wird in der Regel in der Einheit cm^2/s angegeben (s. Tab. 4–1).

Ein typisches Beispiel für einen Transportprozeß, der nach den Gesetzmäßigkeiten der freien Diffusion abläuft, ist der *Austausch der Atemgase* Sauerstoff und Kohlendioxid (s. Kap. 9). Für diese Gase, die in den Flüssigkeiten der Zellen und des extrazellulären Raumes in gelöster Form transportiert werden, stellen die Zellorganellen praktisch keine zusätzlichen Diffusionshindernisse dar. Daher folgt der O_2- bzw. CO_2-Diffusionsstrom in der Lunge und in den anderen Organen stets auf direktem Wege der Richtung der abnehmenden Konzentration; die einzelnen Gewebe stellen also für die Atemgase weitgehend homogene Diffusionsräume dar, die sich lediglich in ihren Diffusionskoeffizienten ein wenig voneinander unterscheiden (s. Tab. 4–1).

Beschränkte Diffusion durch Membranen. Für größere Moleküle, insbesondere dann, wenn sie polare Gruppen tragen, bilden Kapillarwände und Zellmembranen in der Regel ein erhebliches Hindernis für den Diffusionsprozeß. Auch in diesem Fall bestimmt die jeweilige Konzentrationsdifferenz die Stärke des Diffusionsstroms, der *Diffusionswiderstand* ist jedoch nicht wie bei der freien Diffusion über den gesamten Raum verteilt, sondern im wesentlichen *auf die Membranen konzentriert.* Ein solcher durch eine Membran beschränkter Diffusionsprozeß wird gewöhnlich als **Permeation** bezeichnet.

Der Permeationsvorgang kann für nicht lipidlösliche Substanzen am besten durch die *Filtertheorie* interpretiert werden. Danach verhält sich eine biologische Membran wie ein Porenfilter, dessen Diffusionswiderstand hauptsächlich vom *Verhältnis der Porenradien zur Größe der transportierten Teilchen* abhängt. Vielfach sind diese diffusionsbestimmen-

Tab. 4–1. Diffusionskoeffizienten D für verschiedene biologische Medien bei 37 °C

Diffundierende Substanz	Diffusions-medium	D (cm^2/s)
O_2	Blutplasma	$2{,}0 \cdot 10^{-5}$
	Hirnrinde	$1{,}5 \cdot 10^{-5}$
	Muskulatur	$1{,}2 \cdot 10^{-5}$
	Erythrozyt	$0{,}8 \cdot 10^{-5}$
CO_2	Blutplasma	$1{,}9 \cdot 10^{-5}$
	Hirnrinde	$1{,}4 \cdot 10^{-5}$
	Muskulatur	$1{,}1 \cdot 10^{-5}$
	Erythrozyt	$0{,}7 \cdot 10^{-5}$
Glucose	Zytoplasma	10^{-7}–10^{-6}

den Parameter jedoch nicht mit ausreichender Genauigkeit bekannt. In diesen Fällen faßt man die nicht quantifizierbaren Membrangrößen (Diffusionskoeffizient D und Diffusionsweg Δx) zu einer neuen Konstanten $P = D/\Delta x$ zusammen und führt sie in die Diffusionsgleichung (1) ein:

$$\dot{m} = -P \cdot F \cdot \Delta C \quad (2)$$

P wird dann als *Permeabilitätskoeffizient* bezeichnet und in der Einheit cm/s angegeben. Gleichung (2) besagt, daß der Permeationsstrom von der Größe der Membranfläche und der Differenz der Substanzkonzentrationen beiderseits der Membran abhängt (s. Abb. 4–1).

Ein typisches Beispiel für eine solche beschränkte Diffusion stellt die *Permeation von Glucose durch die Kapillarwand* dar. Poren in der Basalmembran von Kapillarwänden haben im Mittel einen Radius von 3–4 nm, während der Radius der Glucosemoleküle nur 0,36 nm beträgt. Trotz dieser für den Durchtritt des einzelnen Moleküls günstigen Relation ist der Glucoseaustausch zwischen dem Kapillarblut und dem extrakapillären Raum erheblich behindert, weil schätzungsweise nur 0,3‰ der Kapillaroberfläche von Poren durchsetzt sind.

Die speziellen Bedingungen für die Permeation von Ionen durch die Zellmembranen beim Erregungsprozeß werden in Kap. 5 behandelt.

Neben der Molekülgröße ist die *Löslichkeit einer Substanz in dem lipidhaltigen Membranmaterial* (s. S. 4 f.) für das Permeationsvermögen von besonderer Bedeutung. Lipophile Stoffe können in die Lipidphase der Membran leichter eindringen und weisen daher eine höhere Membranpermeabilität als hydrophile Substanzen vergleichbaren Molekulargewichtes auf. In einer homologen Reihe erhöht eine (lipophile) CH_2-Gruppe die Permeabilität etwa um den Faktor zwei. Arzneimittel mit einem intrazellulären Angriffsort

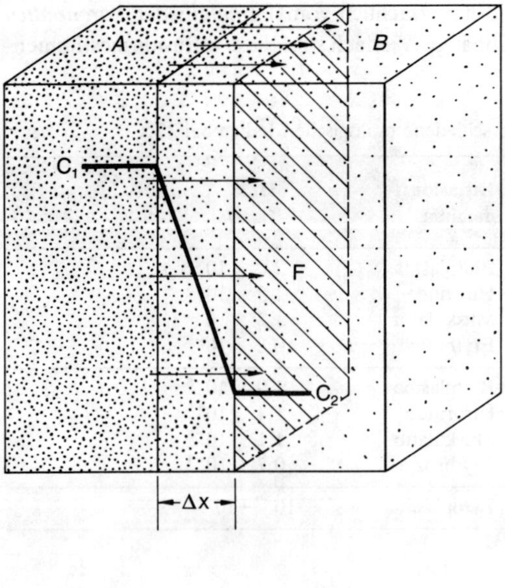

Abb. 4–1. Schema zur Erläuterung der den Diffusionsprozeß bestimmenden Größen. Zwei Räume (A und B) sind durch eine ebene Schicht mit großem Diffusionswiderstand (Fläche F, Dicke Δx) voneinander getrennt. Der Teilchenstrom (Pfeilrichtung) ist der Konzentrationsdifferenz $C_1 - C_2$ proportional

müssen, damit sie schnell in die Zellen eindringen können, bis zu einem gewissen Grade lipophil sein.

Erleichterte Diffusion. Eine Reihe von Stoffen ist in der Lage, die Zellmembranen relativ leicht zu passieren, ohne daß dies auf Grund ihrer Molekülgröße oder Lipidlöslichkeit primär zu erwarten wäre. Ein solches Verhalten weist auf eine *Wechselwirkung* von bestimmten permeierenden Molekülen mit Membranbestandteilen hin, wodurch der Transportprozeß *beschleunigt* wird. Da auch in diesen Fällen die Transportraten von den jeweiligen Differenzen der Konzentrationen beiderseits der Membran abhängen, spricht man von einer *erleichterten Diffusion (facilitated diffusion)*.

Für die Deutung der Diffusionserleichterung wird heute vor allem die **Carrier-Hypothese** herangezogen (s. Abb. 4–2). Ein Carrier (C) ist ein *beweglicher Transportvermittler,* der sich auf der einen Seite der Membran mit dem Substrat (S) reversibel verbindet, als Carrier-Substrat-Komplex (CS) durch die Membran wandert und auf der anderen Seite das Substrat wieder freigibt. Dabei besteht die entscheidende Wirkung in der *Überführung des hydrophilen Substrates in die lipophile Form des Carrier-Substrat-Komplexes,* der die Lipidstrukturen der Membran überwinden kann, welche für das Substrat allein ein großes oder gar unüberwindliches Hindernis darstellen. Sowohl an der Anlagerungs- als auch an der Abspaltungsreaktion können Enzyme beteiligt sein. Sofern ein solcher Carrier-vermittelter Membrantransport nur bis zum Konzentrationsausgleich führt, handelt

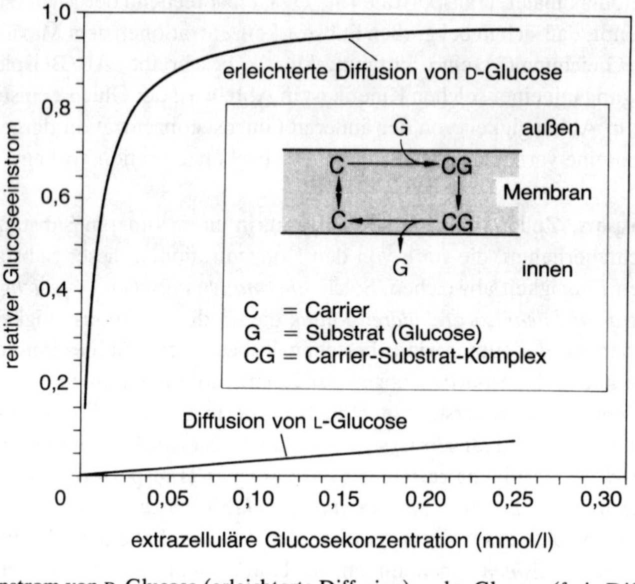

Abb. 4–2. Einstrom von D-Glucose (erleichterte Diffusion) und L-Glucose (freie Diffusion) in den Erythrozyten in Abhängigkeit von der Außenkonzentration bei vernachlässigbar kleiner Innenkonzentration, nach HARTH. Die erleichterte Diffusion zeigt eine Sättigungscharakteristik, die durch einen Carrier-Transport (s. Innenbild) gedeutet werden kann

es sich um einen *passiven* Vorgang, der von der thermokinetischen Energie der Substratmoleküle angetrieben wird und keine zusätzliche chemische Energie benötigt.

Derartige Transportprozesse weisen eine Reihe von Charakteristika auf, durch die sie sich von der einfachen Diffusion unterscheiden:

- *Strukturspezifität,* d. h. die Affinität zum Transportsystem ist in hohem Maße von der Struktur und Konfiguration des Substrates abhängig,
- *Hemmbarkeit,* d. h. Hemmstoffe (Inhibitoren) können das Transportsystem besetzen und damit den Substrattransport verhindern,
- *Sättigung des Transportsystems,* d. h. bei hoher Substratkonzentration auf einer Seite der Membran werden alle vorhandenen Carriermoleküle für den Transport beansprucht, so daß eine weitere Konzentrationserhöhung zu keiner Steigerung der Transportrate führt.

Die *Transportkinetik der erleichterten Diffusion* läßt sich für den Fall, daß die Substratkonzentration auf einer Seite der Membran, z. B. im Zellinneren, zu vernachlässigen ist, durch eine Beziehung beschreiben, die der *MICHAELIS-MENTEN-Gleichung* für unidirektionale Enzymreaktionen analog ist. Wird die äußere Substratkonzentration mit C bezeichnet, so gilt für den Substratstrom $\dot{m}$, d. h. für die in die Zelle transportierte Substratmenge pro Zeiteinheit:

$$(3) \qquad \dot{m} = \dot{m}_{max} \frac{C}{C + K_m}$$

Hierin bedeuten $\dot{m}_{max}$ den maximalen Substratstrom und K_m die äußere Substratkonzentration bei halbmaximaler Transportrate ($\dot{m}_{max}/2$), entsprechend der MICHAELIS-Konstanten. Man erkennt, daß sich $\dot{m}$ bei großen Substratkonzentrationen dem Maximalwert $\dot{m}_{max}$ nähert, d. h. Gleichung (3) eine Sättigungskinetik beschreibt. Als Beispiel für einen Transportvorgang mit einer solchen Kinetik ist in Abb. 4−2 der Glucoseeinstrom in einen Erythrozyten in Abhängigkeit von der äußeren Glucosekonzentration dargestellt, wobei im Zellinneren eine vernachlässigbar kleine Glucosekonzentration vorliegt.

Aktiver Transport. Zellen besitzen die Fähigkeit, in ihrem Inneren Substanzkonzentrationen aufrechtzuerhalten, die stark von den Konzentrationen dieser Substanzen in der extrazellulären Flüssigkeit abweichen. Solche *thermodynamischen Ungleichgewichte zwischen dem intra- und dem extrazellulären Raum,* die für die Funktionsfähigkeit der Zellen von entscheidender Bedeutung sind, bestehen insbesondere für bestimmte Ionen. Sie werden durch aktive Transportleistungen der Zellmembranen aufrechterhalten.

Unter *aktivem Transport* versteht man die Beförderung einer Substanz durch die Zellmembran mit Hilfe eines Transportsystems, wobei die hierfür benötigte *Energie aus dem Zellstoffwechsel* zur Verfügung gestellt wird. Ein solcher Transportprozess ist in der Lage, eine Substanz auch *gegen ein Konzentrationsgefälle* durch die Membran zu befördern (Bergauftransport). Als Transportsysteme werden – wie im Falle der erleichterten Diffusion – *Carrier-Mechanismen* angenommen, der Unterschied besteht jedoch darin, daß die Transportarbeit nicht von der thermokinetischen Energie der Substratmoleküle, sondern von der Stoffwechselenergie geleistet wird. Ist diese Energiezufuhr unterbrochen, so sistiert auch der Transportprozeß.

Kühlt man beispielsweise Blut auf 0 °C ab, wodurch der Stoffwechsel gehemmt wird, so verlieren die Erythrozyten K^+-Ionen und nehmen Na^+-Ionen aus dem Blutplasma auf, bis ein Verteilungsgleichgewicht erreicht ist. Bei nachfolgender Erwärmung des Blutes setzt der aktive Transport wieder ein, und die Erythrozyten reichern sich unter Abgabe von Na^+-Ionen mit K^+-Ionen an.

Die *Resorption von Glucose und Aminosäuren* durch die Enterozyten des Dünndarmes (s. Kap. 11) und die Tubuluszellen der Niere (s. Kap. 12) erfolgt ebenfalls gegen die jeweiligen Konzentrationsgefälle. Nach neueren Ergebnissen sind diese Bergauftransporte an die aktiven Ionentransporte gekoppelt.

4.1.2. Flüssigkeitstransport

Osmose. Unter Osmose versteht man einen *Lösungsmitteltransport durch eine semipermeable Membran,* die zwei Lösungen unterschiedlicher Teilchenkonzentration trennt. Dabei wandern die Lösungsmittelmoleküle durch die für gelöste Teilchen undurchlässige Membran *in die Richtung der höheren Teilchenkonzentration,* bis ein Konzentrationsausgleich erreicht ist.

Zur Quantifizierung der osmotischen Verhältnisse in den Flüssigkeitsräumen des Organismus verwendet man in der Regel den **osmotischen Druck,** der folgendermaßen definiert ist: In einem osmotischen System, das keine Volumenzunahme auf der Seite der höheren Teilchenkonzentration zuläßt, steigt der hydrostatische Druck mit dem Einstrom des Lösungsmittels bis zu einem Gleichgewichtswert an. Der hydrostatische *Gleichgewichtsdruck,* der sich in einem solchen System mit einer Lösung der Teilchenkonzentration C auf der einen und Wasser auf der anderen Seite der Membran einstellt, wird als osmotischer Druck π bezeichnet. Er ist *der jeweiligen Teilchenkonzentration proportional:*

(4) $$\pi = R \cdot T \cdot C$$

Hierin bedeuten R die allgemeine Gaskonstante und T die absolute Temperatur. Die wäßrige Lösung eines Nichtelektrolyten, z. B. Glucose, in einer *Konzentration von 1 mol/l* weist gegenüber Wasser einen *osmotischen Druck von 22,4 atm* (2262 kPa) auf. In Vielkomponenten-Lösungen, wie sie biologische Flüssigkeiten darstellen, ist der osmotische Druck der *Gesamtkonzentration aller gelösten Teilchen* proportional. Diese osmotische Wirkkonzentration wird als *Osmolarität* bezeichnet und in der Einheit osmol/l angegeben.

Zellmembranen sind für kleinmolekulare Substanzen, u. a. für bestimmte Ionen, Harnstoff sowie Glucose, durchgängig und stellen aus diesem Grunde keine idealen semipermeablen Membranen dar. Allerdings besitzen sie eine *höhere Permeabilität für Wasser* als für alle gelösten Teilchen. Dies hat zur Folge, daß in der Regel ein Stoffaustausch durch eine Membran von einem entsprechenden osmotisch bedingten Wasserstrom begleitet ist, wodurch sofort ein Ausgleich der osmotischen Drucke zwischen dem intra- und dem extrazellulären Raum eintritt. Eine Ausnahme bilden bestimmte Epithelmembranen in den Tubuli der Niere (aufsteigender Teil der HENLEschen Schleife), die für Wasser praktisch impermeabel sind und auf Grund dieser Eigenschaft einen entscheidenden Beitrag zur Konzentrierung des Harns leisten (s. S. 405 ff.).

Die *osmotische Konzentration in der extrazellulären Flüssigkeit* wird durch besondere Regelmechanismen *konstant gehalten* (s. S. 431), wodurch infolge der großen Wasserpermeabilität der Zellmembran auch ein *konstanter osmotischer Druck innerhalb der Zellen* gewährleistet ist. Kommt es bei Störungen des Wasserhaushaltes zu Veränderungen des extrazellulären osmotischen Druckes, so treten *Wasserverschiebungen* zwischen dem extra- und dem intrazellulären Raum ein, bis jeweils wieder der osmotische Druckausgleich erreicht ist (s. S. 427 ff.). Bei einer *extrazellulären Hypertonie* (erhöhter osmotischer Druck) strömt Wasser aus den Zellen ab, während sie bei einer *extrazellulären Hypotonie* (erniedrigter osmotischer Druck) Wasser aus der Umgebung aufnehmen.

Kapillarwände sind wegen der relativ großen Poren ihrer Basalmembranen für kleinmolekulare Stoffe permeabel. Als semipermeable Membranen wirken sie nur für die im Plasma gelösten *Proteine,* die ein Molekulargewicht von mehr als 70000 haben. Daher beeinflussen im Bereich der Kapillaren nur die Plasmaproteine, insbesondere die Albumine, die Wasserverteilung zwischen dem Plasma und der extravasalen (außerhalb der Gefäße lokalisierten) Flüssigkeit (sog. *kolloidosmotischer Druck,* s. S. 244 f.).

Filtration. Bei der Filtration wird unter dem Einfluß einer hydrostatischen Druckdifferenz ΔP Flüssigkeit durch ein Porenfilter gepreßt und dabei von grobdispersen Teilchen befreit. Der Volumenfluß $\dot{V}$ bei einem solchen Filtrationsprozeß durch eine Porenmembran der Fläche F beträgt:

$$\dot{V} = K_H \cdot F \cdot \Delta P \qquad (5)$$

Der Proportionalitätsfaktor K_H wird als *hydraulische Leitfähigkeit* bezeichnet und stellt ein Maß für die Filtereigenschaften der jeweiligen Membran (Größe und Anzahl der Poren) dar. Das Produkt aus hydraulischer Leitfähigkeit und Membranfläche ergibt den *Filtrationskoeffizienten* K_F ($K_F = K_H \cdot F$).

Bei den Filtrationsprozessen im Organismus werden nicht nur grobdisperse Teilchen – wie etwa Blutzellen an den Kapillarwänden – zurückgehalten, sondern auch *gelöste Moleküle nach Maßgabe ihrer Größe voneinander getrennt.* Einen solchen Vorgang bezeichnet man als **Ultrafiltration.** Wie bereits erwähnt, sind die Kapillarwände für kleinmolekulare Stoffe permeabel, für Plasmaproteine dagegen weitgehend impermeabel, so daß hier ein Siebungseffekt eintritt. Berücksichtigt man, daß dem Flüssigkeitstransport durch die Kapillarwand unter dem Einfluß der *hydrostatischen Druckdifferenz* ΔP die *kolloidosmotische Druckdifferenz* $\Delta\pi$ entgegenwirkt, so läßt sich der Volumenfluß $\dot{V}$ aus

$$\dot{V} = K_F (\Delta P - \Delta\pi) \qquad (6)$$

berechnen. Diese Beziehung bildet die Grundlage für die Beurteilung des *Wassertransportes im Bereich der Gewebekapillaren* (s. S. 244 f.) und der *Ultrafiltration durch die Glomerulumkapillaren in der Niere* (s. S. 396 ff.).

Kombinierte Stoff- und Wassertransporte. An biologischen Membranen laufen die Prozesse des Stoff- und Wassertransportes vielfach miteinander kombiniert ab und beeinflussen sich wechselseitig. Ein *aktiver Na^+-Transport,* der beispielsweise in der Niere der Rückgewinnung von Kochsalz aus dem Tubulusharn dient, ist von einem *osmotisch bedingten Wasserstrom in gleicher Richtung* begleitet. Auch passive Diffusionsprozesse an Zellmembranen können von einem osmotischen Wassertransport überlagert sein. Ob dabei der jeweilige Stoff- oder der Wassertransport dominiert, hängt im wesentlichen von den beiden Transportwiderständen in der Membran ab.

Bei der Harnkonzentrierung in der Niere werden große Wassermengen aus dem Tubulusharn in das Interstitium und von dort in die Blutkapillaren transportiert. Dieser *Wasserstrom „reißt" gelöste Teilchen mit sich* und fördert auf diese Weise gleichzeitig die Stoffresorption. Einen solchen *Stofftransport, der durch einen transmembranalen Wasserfluß bewirkt wird,* bezeichnet man als *solvent drag.*

4.2. Regelprozesse

Biologische Regulationen dienen vor allem der *Homöostase,* also der Aufrechterhaltung eines konstanten inneren Milieus im Organismus. Solche Regulationsprozesse waren bereits bekannt, bevor in der Technik Regelprozesse systematisch untersucht und beschrieben wurden. Nachdem jedoch die technische Regelungslehre entwickelt war, erwies es sich als zweckmäßig, eine solche Betrachtungsweise auch auf biologische Vorgänge zu übertragen. Zwar ist es nicht möglich, grundsätzlich neue Erkenntnisse auf diese Weise zu gewinnen, doch führt die Übertragung technischer Prinzipien auf lebende Systeme (Biokybernetik) zu einer besonders übersichtlichen, häufig auch quantitativen Beschreibung biologischer Funktionen. Im Folgenden werden nur die Grundbegriffe der Regelungslehre dargestellt, Anwendungen auf die Probleme der physiologischen Regulation finden sich in den entsprechenden Kapiteln des Speziellen Teils.

4.2.1. Grundbegriffe der Regeltechnik

Das wesentliche Kennzeichen einer Regelung ist ein Funktionsablauf in einem *geschlossenen Wirkungskreis,* durch den jede Störung einer Regelgröße selbsttätig korrigiert wird. Anhand des Blockschaltbildes für einen **Regelkreis** (s. Abb. 4–3, A) soll zunächst die Terminologie der Regeltechnik erläutert und gleichzeitig an dem Beispiel einer Raumthermostatisierung (s. Abb. 4–3, B) konkretisiert werden. Die *Regelgröße* bezeichnet einen Zustand, der konstant zu halten ist (im Beispiel die Raumtemperatur). Der abgegrenzte Raum, in dem dies geschieht, wird als *Regelstrecke* bzw. als *geregeltes System* (Zimmer mit Ofen) charakterisiert. Eine Meßeinrichtung, *Fühler* genannt (Thermometer), registriert den momentanen Wert der Regelgröße, den *Istwert.* Dieser wird an den

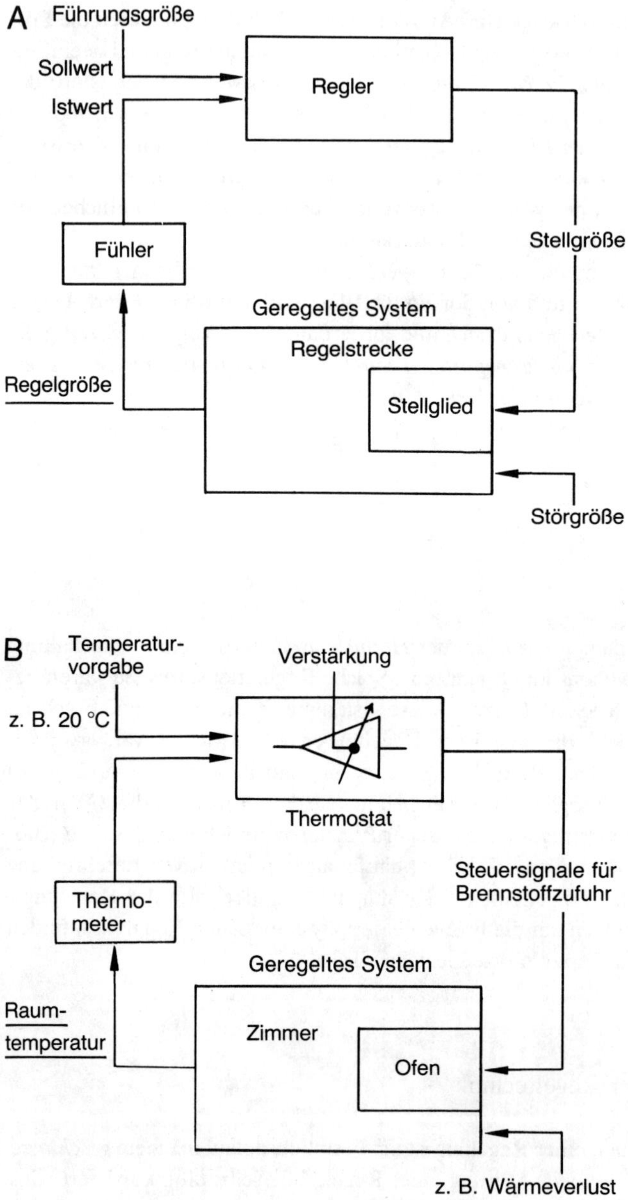

Abb. 4–3. Allgemeines Schema eines Regelkreises (A), konkretisiert am Beispiel eines Regelsystems für die Raumtemperatur (B)

Regler (Thermostat) übermittelt und dort mit dem *Sollwert* einer Führungsgröße (gewünschte Temperatur) verglichen. Sind Soll- und Istwert voneinander verschieden, dann liegt eine *Regelabweichung* vor, die den Regler zu einer Korrektur der Regelgröße veranlaßt. Der Korrekturbefehl wird als *Stellgröße* bezeichnet (Steuersignale für die Brennstoffzufuhr). Dieser veranlaßt das *Stellglied* (Ofen) zur Veränderung seiner Leistung, so daß die Regelabweichung vermindert wird. Die Stellwirkung besteht solange fort, bis Istwert und Sollwert übereinstimmen. Eine äußere Einwirkung, die eine Abweichung des Istwertes vom Sollwert verursacht, bezeichnet man als *Störgröße* (z. B. Wärmeverlust des Zimmers). Das Regelsystem sorgt dann durch eine der Störung entgegenwirkende Änderung des Stellgliedes für die Korrektur des Istwertes. Eine solche Rückwirkung wird *negative Rückkopplung* (negative feedback) genannt.

Der Vergleich von Ist- und Sollwert innerhalb des Reglers stellt eine Rechenoperation dar, deren Ergebnis von der *Verstärkung* der Regeleinrichtung abhängig ist. In Abb. 4–3, B ist die Möglichkeit einer variablen Verstärkung angedeutet. Die Regelverstärkung bestimmt die Empfindlichkeit, mit der der Regler auf Regelabweichungen reagiert.

4.2.2. Physiologische Regelkreise

Die Regelprozesse im menschlichen Organismus lassen sich im Prinzip durch das gleiche Regelkreisschema beschreiben, das in der Technik angewandt wird. Die Charakteristika der einzelnen Glieder physiologischer Regelkreise sind in Abb. 4–4 zusammengefaßt.

Regelgrößen und Rezeptoren. *Regelgrößen,* die durch einen negativen Rückkopplungsprozeß im Körper konstant gehalten werden, können sowohl *chemische* als auch *physikalische Parameter* sein. Als Beispiele für die ersteren seien genannt: die osmotische Gesamtkonzentration, die Na^+-und die Glucose-Konzentration im extrazellulären Flüssigkeitsraum, der pH-Wert und die Atemgas-Partialdrucke im arteriellen Blut sowie die basale Stoffwechselgröße (Basisumsatz) in den Körperzellen. Zu den geregelten physikalischen Parametern gehören u. a.: die Körpertemperatur, der arterielle Blutdruck, das Blutvolumen und der Tonus (Spannungszustand) der Muskulatur.

Jede dieser Regelgrößen wird von spezifischen (physiologischen) *Rezeptoren* (s. S. 106 ff.), die den Fühlern des technischen Regelsystems entsprechen, fortlaufend kontrolliert. Die Rezeptoren sind im Körper jeweils dort lokalisiert, wo sich Veränderungen der betreffenden Regelgröße besonders stark auswirken. So finden sich beispielsweise die Blutdruckrezeptoren (Pressorezeptoren) an bestimmten Orten des arteriellen Gefäßsystems, während das Blutvolumen von Rezeptoren im venösen Gefäßsystem, dem Kreislaufabschnitt mit der größten Volumenkapazität, kontrolliert wird.

Regelzentren. Jedes der genannten Regelsysteme besitzt ein eigenes *Regelzentrum* (Regler), das auf Grund der ständig einlaufenden Informationen *eventuelle Regelabweichungen registriert* und die *notwendigen Korrekturen veranlaßt.* Die Regelzentren sind

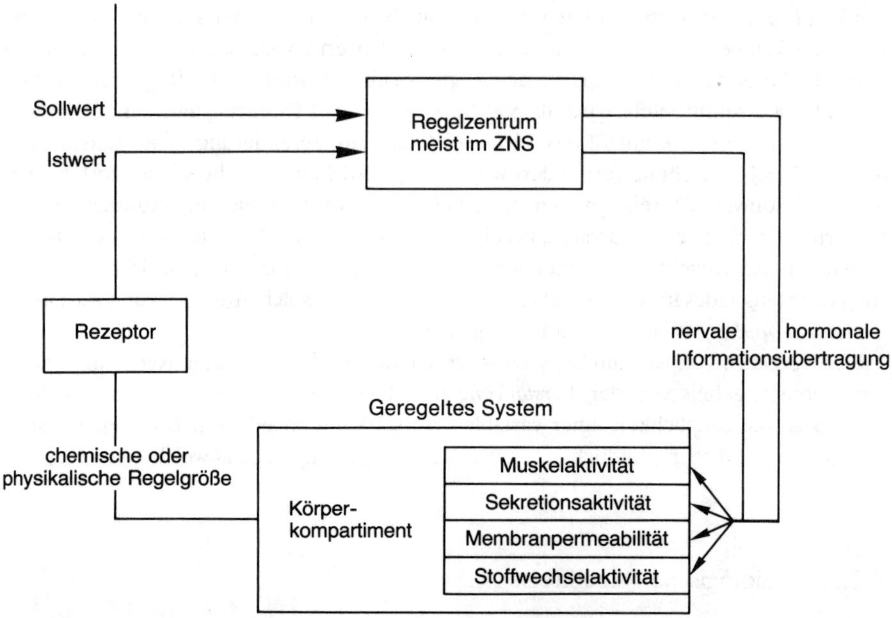

Abb. 4–4. Allgemeines Schema für biologische Regelkreise, in dem die möglichen Regelgrößen, Stellgrößen und Stellglieder zusammengefaßt sind

hauptsächlich im *Zentralnervensystem* (ZNS) und hier insbesondere im *Stammhirn* und im *Hypothalamus* lokalisiert (s. S. 543 f.). Es kommen aber auch Regelzentren in anderen Organen vor. So wird beispielsweise die Na^+-Konzentration von bestimmten Zellen in der Niere reguliert (s. S. 408 f.).

Stellgrößen und Stellglieder. Die Steuerbefehle, die von den Regelzentren ausgehen, werden über zwei verschiedene *Stellgrößensysteme,* über das *nervale* und das *hormonale System* (s. Kap. 16 und 18), an die Peripherie übermittelt.

Als *Stellglieder,* die auf Grund solcher Befehle ihre Aktivität verändern und damit die jeweilige Regelgröße auf den Sollwert zurückführen, können ganz verschiedenartige Funktionseinheiten wirken. Im wesentlichen lassen sich dabei vier Arten von Stellgliedern unterscheiden: Regelgrößen können beeinflußt werden durch Änderung der

- *Muskelaktivität* (z. B. Zunahme der Herztätigkeit bei Blutdruckabfall oder Aktivitätssteigerung der Atmungsmuskulatur bei Abfall des arteriellen pH-Wertes),
- *Sekretionsaktivität* (z. B. Schweißsekretion bei Anstieg der Körpertemperatur),
- *Membranpermeabilität* (z. B. Zunahme der Membranpermeabilität für Glucose bei Insulin-Freisetzung durch Blutzuckeranstieg oder Veränderung der Membranpermeabilität für Wasser in bestimmten Abschnitten des harnbildenden Systems bei der Regulation des Wasserhaushaltes),
- *Stoffwechselaktivität* (Veränderung der enzymatisch gesteuerten Stoffwechselabläufe für Eiweiße, Kohlenhydrate und Fette durch hormonale Beeinflussung).

Die hier unter systematischen Aspekten zusammengefaßten Regelprozesse lassen sich in ihrem genauen Funktionsablauf und in ihrer vollen Bedeutung erst dann verdeutlichen, wenn die anatomischen und physiologischen Grundlagen hierfür bekannt sind. Daher muß an dieser Stelle auf die Ausführungen im Speziellen Teil verwiesen werden, wobei das dargestellte Regelkreisschema als Orientierungshilfe dienen kann.

5. Erregungsprozesse

Eine wesentliche Eigenschaft des lebenden Organismus ist seine *Erregbarkeit,* d. h. die Fähigkeit bestimmter Zellen, auf einen physikalischen oder chemischen Reiz hin mit einer spezifischen Reaktion, einer **Erregung,** zu antworten. Die für diese Reaktionsform spezialisierten Zellen sind die *Rezeptor-, Nerven-* und *Muskelzellen.*

Rezeptoren, die als Bestandteile der Sinnesorgane oder auch als besondere Strukturelemente verteilt im gesamten Organismus vorkommen, haben die Aufgabe, *äußere oder innere Zustandsänderungen (Reize) in Erregung umzusetzen.* (Diese *physiologischen Rezeptoren* sind nicht zu verwechseln mit den *molekularen Rezeptoren,* an denen Wirkstoffe und Pharmaka angreifen).

Nervenzellen bzw. **Neurone,** die morphologischen und funktionellen Einheiten des Nervensystems (s. S. 48 f.), *leiten die Erregungen* über kürzere oder weitere Strecken und dienen im Zentralnervensystem der *Informationsverarbeitung.* Die Neurone stehen durch spezielle Verbindungsstellen, die **Synapsen,** miteinander in Kontakt. Die Eigenständigkeit der Neurone und ihr Zusammenwirken über synaptische Kontaktaufnahme kommt in dem Begriff *„Neuronentheorie"* zum Ausdruck, wobei allerdings zu bemerken ist, daß diese „Theorie" längst zur gesicherten Basis des Wissens geworden ist.

Die Erregbarkeit der **Muskelzellen** schließlich ist die Voraussetzung für die *Aufrechterhaltung ihres Spannungszustandes* und die *Auslösung von Kontraktionen.*

Da alle Erregungsvorgänge nach einheitlichen Grundprinzipien ablaufen, werden sie an dieser Stelle gemeinsam behandelt. Bzgl. der funktionellen Bedeutung dieser Prozesse sei insbesondere auf die Kap. 16 und 17 des Speziellen Teils verwiesen.

5.1. Erregung von Nerven- und Muskelzellen

5.1.1. Ruhe- und Aktionspotential der Nerven- und Muskelzellen

Die Entstehung und Fortleitung einer Erregung in einer Nerven- oder Muskelfaser beruht auf *ionalen Prozessen,* die sich an der begrenzenden *Zellmembran* abspielen *(Ionentheorie der Erregungsleitung).* Diese 6 nm dicke Lipid-Protein-Membran trennt das Innere der Faser vom extrazellulären Raum. Auf Grund der unterschiedlichen Ionenverteilung in den beiden Medien entsteht zwischen dem Innen- und dem Außenraum eine *Potentialdifferenz* (Spannung), die als **Membranpotential** bezeichnet wird.

Änderungen des Membranpotentials von Nerven- und Muskelzellen bilden die Grundlage für die Fortleitung der Erregungen und damit für die Signalübertragung und Kontraktionsauslösung.

Ruhepotential. *Das Innere einer erregbaren Zelle weist gegenüber dem Außenraum in Ruhe ein negatives Potential auf.* Dieses läßt sich nachweisen, wenn man eine *Mikroelektrode* (Spitzendurchmesser größenordnungsgemäß 1 μm) durch die Membran in eine Nervenzelle einsticht und die Spannung gegen eine außen angelegte Elektrode mißt (s. Abb. 5−1). Das Meßinstrument zeigt dann eine Potentialdifferenz von etwa −80 mV (innen gegen außen) an. Dieses Membranpotential der ruhenden Zelle wird als *Ruhepotential* bezeichnet. Das Ruhepotential hat einen stets konstanten, für jede Zellart charakteristischen Wert, der meist im Bereich von *−60 bis −100 mV* liegt.

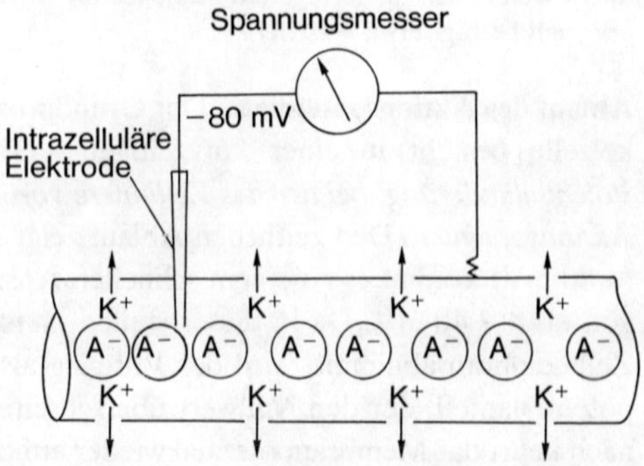

Abb. 5−1. Entstehung und Nachweis des Ruhemembranpotentials an einer Nervenfaser. K^+-Ionen haben die Tendenz, nach außen zu diffundieren, Protein-Anionen (A^-) werden im Innern der Faser zurückgehalten

Die *Ursache für die Negativität des Zellinneren* gegenüber der Umgebung liegt in der unterschiedlichen Verteilung der Ionen in den beiden Räumen. Wie aus Tab. 5−1 hervorgeht, ist die *K^+-Konzentration intrazellulär 30 mal höher als extrazellulär.* Auf Grund dieser Konzentrationsdifferenz haben die *K^+-Ionen* das Bestreben, durch die für sie *relativ gut durchlässige (permeable) Membran* nach außen zu diffundieren (s. Abb. 5−1). Diese Bewegung wird jedoch dadurch begrenzt, daß der Ausstrom einiger positiver Ladungen ein elektrisches Membranpotential aufbaut, das die weitere K^+-Abdiffusion verhindert. Die *Na^+-Ionen* haben kaum einen Einfluß auf das Ruhepotential, weil die nichterregte Membran für sie *praktisch undurchlässig (impermeabel)* ist. Das Ruhepotential kann demnach im wesentlichen als ein **K^+-Diffusionspotential** oder auch als *K^+-Gleichgewichtspotential* charakterisiert werden.

Abhängigkeit des Ruhepotentials von den K^+- und Cl^--Konzentrationen. Für die Berechnung eines elektrochemischen Gleichgewichtspotentials gilt ganz allgemein die **NERNSTsche Gleichung.** Sie besagt, daß das Potential E, das durch die Konzentrationsdifferenz eines Ions I erzeugt wird, dem natürlichen Logarithmus des Verhältnisses von äußerer Konzentration $[I]_a$ zu innerer Konzentration $[I]_i$ proportional ist:

$$(1) \qquad E = \frac{R \cdot T}{n \cdot F} \cdot \ln \frac{[I]_a}{[I]_i}$$

Im Proportionalitätsfaktor von Gl. (1) bedeuten: R die allgemeine Gaskonstante, T die absolute Temperatur, n die Wertigkeit des Ions und F die FARADAY-Konstante. Faßt man diese Größen zusammen, dann gilt (nach Umwandlung des natürlichen in den dekadischen Logarithmus, $\ln x = 2{,}3 \log x$) für die K^+-Ionen:

(2) $$E_K = -61 \cdot \log \frac{[K^+]_i}{[K^+]_a} \text{ (mV)}$$

Unter Berücksichtigung der Daten aus Tab. 5−1 ergibt sich hieraus

(3) $$E_K = -61 \cdot \log 30 \text{ (mV)} = -90 \text{ (mV)}$$

Das nach der NERNSTschen Gleichung berechnete *K^+-Gleichgewichtspotential* stimmt also näherungsweise mit dem an Nervenzellen gemessenen Ruhepotential (−80 mV) überein. Die kleine Differenz ist auf den Potentialbeitrag der *Cl^--Ionen* zurückzuführen, für die die Membran ebenfalls – wenn auch im geringerem Maße als für K^+-Ionen – permeabel ist. Das *Cl^--Gleichgewichtspotential* beträgt etwa *−70 mV*.

Ablauf des Aktionspotentials. Der Grundprozess der Erregung einer Nerven- oder Muskelzelle besteht in einer kurzzeitigen Veränderung des Membranpotentials. *Diese Potentialänderung, bei der das Zellinnere vorübergehend positiv wird, bezeichnet man als Aktionspotential.* Den zeitlichen Ablauf zeigt Abb. 5−2. Ausgehend vom Ruhepotential (−80 mV) kommt es zu einem schnellen Anstieg des inneren Potentials auf einen Wert von etwa +40 mV. Da in dieser steilen „**Aufstrichphase**" der Polarisationszustand der Zellmembran abnimmt, wird der Vorgang als *Depolarisation* bezeichnet. Den Aktionspotentialanteil, der den Nullwert überschreitet, nennt man *Überschuß (overshoot)*. Danach kehrt das Membranpotential wieder auf den Ruhewert zurück **(Repolarisation).** Das gesamte Aktionspotential dauert bei der Nervenzelle etwa *1 ms,* bei der *Skeletmuskelfaser* etwa *10 ms* und bei der *Herzmuskelfaser* länger als *200 ms.*

Im letzten Abschnitt beobachtet man manchmal – mehr oder weniger stark ausgeprägt – eine verlangsamte Repolarisation oder auch ein Unterschreiten des Ruhewertes.

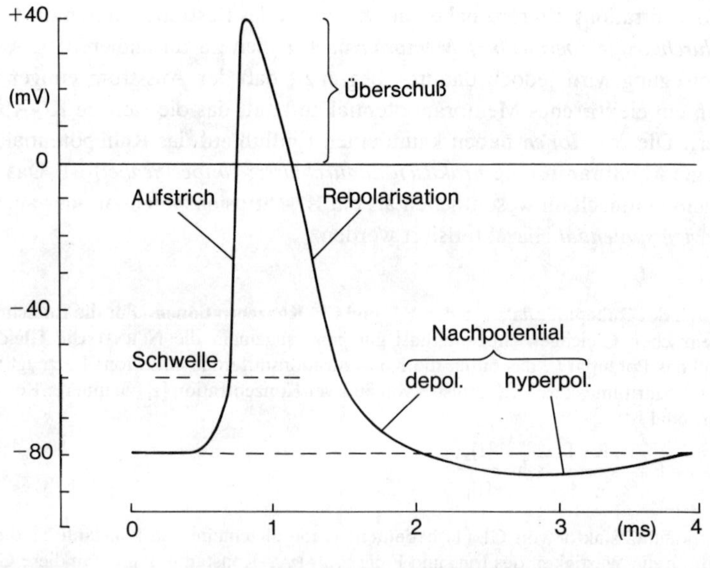

Abb. 5−2. Zeitlicher Ablauf des Aktionspotentials bei intrazellulärer Ableitung an einer einzelnen Nervenfaser

Diese Abschnitte des Aktionspotentials werden als *depolarisierendes* bzw. als *hyperpolarisierendes Nachpotential* bezeichnet.

Auslösung des Aktionspotentials. Ein Aktionspotential entsteht immer dann, wenn der stabile Zustand des Ruhepotentials durch eine partielle *Depolarisation* gestört wird. Diese auslösende Depolarisation muß (auf das Ruhepotential von −80 mV bezogen) mindestens etwa +15 bis +20 mV betragen. Wird die so definierte **Schwelle,** die für die Nervenzellen etwa bei −60 mV liegt (s. Abb. 5−2), überschritten, so läuft die weitere Änderung des Membranpotentials selbsttätig ab. Sowohl der explosionsartige Anstieg des Aktionspotentials als auch die anschließende Repolarisation weisen dann einen stets gleichförmigen Ablauf auf. *Diese Konstanz des Aktionspotentials wird als „Alles- oder-Nichts"-Gesetz der Erregung bezeichnet.*

Im Experiment kann die *auslösende Depolarisation* durch die Einwirkung eines *elektrischen Stromes* erzeugt werden. Dazu verbindet man zwei auf den Nerven oder auf den Muskel aufgesetzte Elektroden mit einer Spannungsquelle. Beim Einschalten des Stromes wird dann unter der (negativen) *Kathode* die (außen positive) Membran entladen. Die auf diese Weise erzeugte Depolarisation löst, sofern sie die Schwelle überschreitet, unter der Kathode ein Aktionspotential aus. *In vivo* wird die *auslösende Depolarisation* entweder durch die *Aktivität erregender Synapsen* (s. S. 100 ff.) oder an der Rezeptorzelle (s. S. 106 ff.) durch einen physikalischen oder chemischen Reiz erzeugt.

Tab. 5−1. Intra- und extrazelluläre Ionenkonzentrationen. Die abgerundeten Werte gelten für die Nerven- und mit geringen Abweichungen auch für die Muskelzelle.

Ion	intrazellulär (mmol/l)	extrazellulär (mmol/l)
Na^+	15	150
K^+	150	5
Cl^-	9	120

Ionenströme während des Aktionspotentials. Die Ursache für den explosionsartigen Anstieg des Aktionspotentials in der Aufstrichphase ist eine plötzliche *Permeabilitätszunahme* der Zellmembran für Na^+-Ionen. Während – wie erwähnt – die Membran in Ruhe für Na^+-Ionen praktisch undurchlässig ist, wird durch die auslösende Depolarisation die Na^+-Permeabilität erhöht. Na^+-Ionen, die im Außenraum in einer etwa *10 mal höheren Konzentration* als im Zellinneren vorliegen (s. Tab. 5−1) können nun, ihrem Konzentrationsgefälle folgend, in die Zelle einströmen. Die Folge ist eine Zunahme positiver Ladungen im Zellinneren, d. h. eine weitere Depolarisation. Diese wirkt sich nun ihrerseits auf die Membran im Sinne einer verstärkten Zunahme der Na^+-Permeabilität aus, so daß der Na^+- Einstrom erhöht wird. *Auf diese Weise entsteht ein positiver Rückkopplungsprozess zwischen Na^+-Permeabilität, Na^+-Einstrom und Depolarisation,* der das explosionsartige Anschwellen des Einstroms von Na^+-Ionen in die Zelle bewirkt (s. Abb. 5−3).

Bevor jedoch das Na^+-Gleichgewichtspotential von etwa +60 mV erreicht ist, erfolgt eine Umkehr der Potentialänderung. Diese *Repolarisation* in Richtung auf das Ruhepotential wird durch zwei Vorgänge bewirkt:

– durch eine schnelle *Abnahme der Na^+-Permeabilität,*
– durch einen langsamen *Anstieg der K^+-Permeabilität.*

Beide Prozesse haben den gleichen Effekt: Es werden im 1. Fall weniger positive Ladungen (Na^+) nach innen bzw. im 2. Fall mehr positive Ladungen (K^+) nach außen geschafft, so daß die innere Negativität wieder ansteigt.

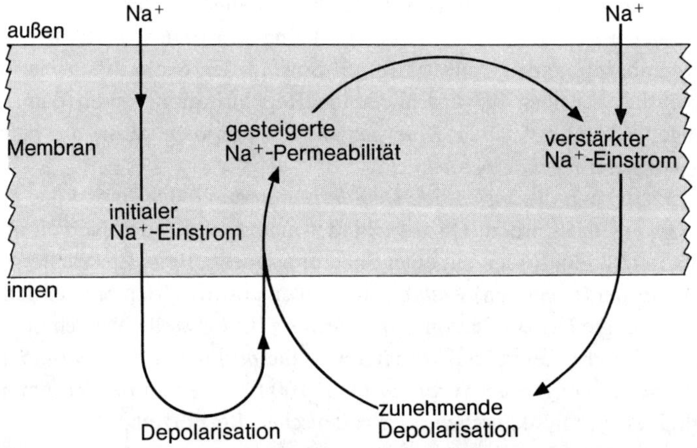

Abb. 5–3. Positiver Rückkopplungsprozeß zwischen Na^+-Permeabilität, Na^+-Einstrom und Depolarisation, der zu einem explosionsartigen Anschwellen des Na^+-Einstroms in der Aufstrichphase des Aktionspotentials führt

In Abb. 5–4 sind die ionenspezifischen Permeabilitätsänderungen während des Aktionspotentials zusammengefaßt dargestellt. Als Maß für die Permeabilitäten der Membran dienen die *Ionenleitfähigkeiten,* die mit einer speziellen Meßtechnik *(voltage clamp-Methode)* erfaßt werden können. Man erkennt, daß
– die *Aufstrichphase* des Aktionspotentials durch einen steilen Anstieg der Na^+-Leitfähigkeit,
– die *Repolarisationsphase* durch einen schnellen Abfall der Na^+-Leitfähigkeit und einen langsamen Anstieg der K^+-Leitfähigkeit,
– das *hyperpolarisierende Nachpotential* durch eine verzögerte Reduktion der K^+-Leitfähigkeit

bewirkt werden.

Theorie der selektiven Ionenpermeabilität. Die Frage nach den spezifischen Permeabilitätsänderungen, die während des Aktionspotentials in der Zellmembran ablaufen, läßt sich z. Zt. noch nicht abschließend beantworten. Viele Experimente sprechen jedoch dafür, daß die Membran mit Kanälen durchsetzt ist, durch die die Ionen selektiv hindurchtreten können. Für die **Na^+-Kanäle** nimmt man eine Wandauskleidung mit *negativen Festladungen* an, so daß ein Durchtritt der Anionen durch Abstoßung verhindert wird (s. Abb. 5–5). Der *selektive Durchtritt der Na^+-Ionen* durch die engen Kanäle könnte

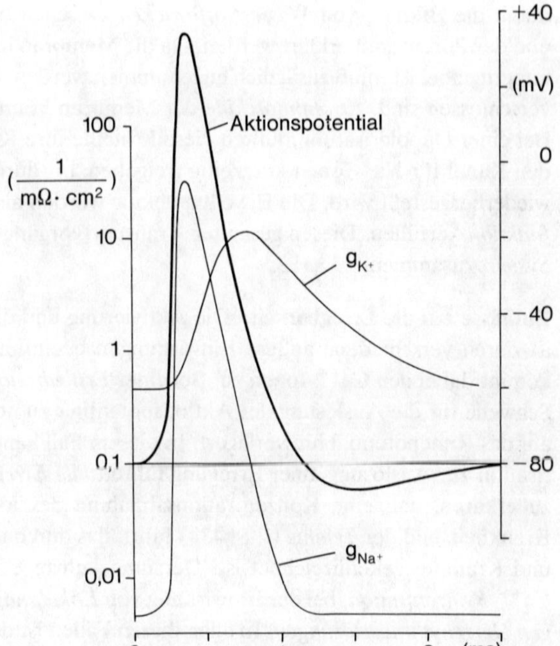

Abb. 5–4. Änderungen der Membranleitfähigkeit für Na^+-Ionen (g_{Na^+}) und K^+-Ionen (g_{K^+}) beim Ablauf des Aktionspotentials. Linke Ordinate: auf die Oberfläche bezogene Leitfähigkeit ($m\Omega^{-1} \cdot cm^{-2}$) in logarithmischem Maßstab; rechte Ordinate: intrazelluläres Potential (mV)

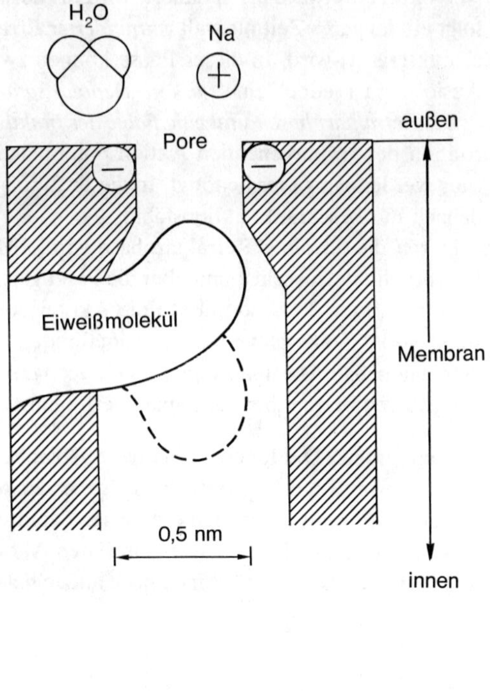

Abb. 5–5. Modell eines Na^+-Kanals in der Nervenfasermembran, nach DUDEL. Abmessungen der Porenöffnung sowie eines H_2O-Moleküls und eines Na^+-Ions in maßstabsgerechter Darstellung. Durch Konformationsänderung eines Proteins wird der Kanalweg geöffnet

durch die Bildung von *Wasserstoffbrücken* zwischen den teilweise hydratisierten Ionen und der Porenwand erklärt werden. Da die Membran in Ruhe für Na^+-Ionen weitgehend impermeabel ist, muß zusätzlich angenommen werden, daß die Kanäle in diesem Zustand verschlossen sind. *Eiweißmoleküle* der Membran könnten diese Funktion wahrnehmen. Bei einer Depolarisation müßten diese Proteine ihre Konformation ändern und dadurch den Kanal für Na^+-Ionen kurzzeitig freigeben, bis durch *Inaktivierung* der Ruhezustand wiederhergestellt wird. Die Eiweißmoleküle würden also nach dieser Theorie eine *„Torfunktion"* erfüllen. Diesen gesamten Transportvorgang faßt man unter dem Begriff *Na^+-System* zusammen.

Einflüsse auf die Erregbarkeit. Die Aktivierung und die Inaktivierung des Na^+-Systems ist durch verschiedene äußere Einwirkungen beeinflußbar. Eine besondere Bedeutung kommt dabei den **Ca^{++}-Ionen** zu. Bei einer *Erniedrigung der Ca^{++}-Konzentration* ist die Schwelle für die Auslösung des Aktionspotentials zu negativen Werten, also in Richtung auf das Ruhepotential hin verlagert. In diesem Fall kann bereits eine sehr kleine Depolarisation zur Auslösung einer Erregung führen; *die Erregbarkeit der Zelle ist erhöht.* So ist zu erkären, daß eine Konzentrationsabnahme des ionisierten Calciums im Blut zum Krankheitsbild der *Tetanie* (s. S. 434) führt, das durch unkontrollierte Muskelerregungen und Krämpfe gekennzeichnet ist. Der umgekehrte Effekt zeigt sich bei *Erhöhung der Ca^{++}-Konzentration,* bei der Einwirkung von *Lokalanästhetika* und einigen *Pharmaka gegen Herzrhythmusstörungen.* In allen diesen Fällen ist die *Erregbarkeit der Zellen vermindert.*

Refraktärphasen. Wird eine Nervenfaser während des Aktionspotentials oder unmittelbar nach dessen Ablauf überschwellig gereizt, so bleibt der übliche Reizerfolg, die Erregung, aus. Offenbar ist die Faser für eine kurze Zeit *unerregbar.* Dieser Zustand, der bei Nervenzellen etwa 2 ms andauert, wird als **absolute Refraktärphase** bezeichnet. Darauf folgt ein längeres Zeitintervall *verminderter Erregbarkeit,* das als **relative Refraktärphase** charakterisiert wird. In dieser Phase können zwar Aktionspotentiale entstehen, für ihre Auslösung ist jedoch eine *stärkere Depolarisation* als im Normalfall erforderlich.

Die Refraktärphasen sind eine Folge der Inaktivierung des Na^+-Systems, die zur Repolarisation des vorhergehenden Aktionspotentials führt. Für die Aufhebung der Inaktivierung werden einige ms benötigt. In dieser Zeit ist das Na^+-System zunächst gar nicht und danach nur beschränkt aktionsfähig.

Durch die absolute Refraktärphase ist die **Maximalfrequenz** festgelegt, mit der Aktionspotentiale ausgelöst und über die Faser geleitet werden können. Beträgt die absolute Refraktärphase 2 ms, so müssen die Aktionspotentiale mindestens einen zeitlichen Abstand von 1/500 s haben; die Maximalfrequenz ist dann 500 s^{-1}. Normalerweise wird diese mögliche Maximalfrequenz in vivo niemals ausgenutzt. Die Frequenz der Erregungsfolgen beträgt bei der Signalübertragung im Nervensystem höchstens 200 s^{-1}.

Ionenpumpen. Die Ionenströme beim Ablauf des Aktionspotentials sind *passive Transportprozesse.* Sie erfolgen nach Maßgabe der Membranpermeabilitäten auf Grund der Konzentrationsdifferenzen, die zwischen dem Inneren und dem Äußeren der Faser bestehen (s. Tab. 5–1). Da bei einem einzelnen Aktionspotential nur wenige Na^+-Ionen nach innen und nur wenige K^+-Ionen nach außen gelangen, wird die Konzentrationsverteilung dadurch nur geringfügig verändert. Es könnten also mehrere 1000 Aktionspotentiale über die Faser geleitet werden, bevor ein Konzentrationsausgleich eintritt. Um allerdings die Erregbarkeit der Nerven- und Muskelfasern auf Dauer sicherzustellen, müssen die eingeströmten Na^+-Ionen nach außen und die ausgeströmten K^+-Ionen nach innen gebracht werden. Da jeder dieser Ionentransporte *gegen ein Konzentrationsgefälle* erfolgen muß, wird hierfür Stoffwechselenergie benötigt. Derartige Mechanismen für den *aktiven Ionentransport* durch die Membran werden als *Ionenpumpen* bezeichnet.

Der **aktive Na^+-Transport** vom Faserinneren in den Außenraum konnte mit Hilfe *radioaktiver Na^+-Ionen* nachgewiesen werden. Dabei reicherte man Na^+-Ionen zunächst im Inneren der Faser an und bestimmte dann den Auswärtstransport durch Aktivitätsmessung in der umgebenden Badlösung. Nach *Abkühlung* oder *Vergiftung der Faser mit dem Stoffwechselgift Dinitrophenol (DNP)* zeigte sich eine weitgehende Hemmung des Auswärtstransportes (s. Abb. 5–6). Dieses Ergebnis spricht eindeutig für einen aktiven Na^+-Transport durch die Zellmembran.

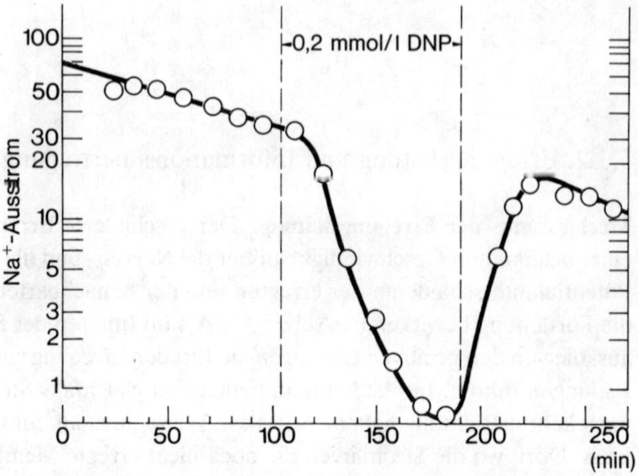

Abb. 5–6. Nachweis des aktiven Na^+-Transportes, nach HODGKIN und KEYNES. Ordinate: Ausstrom von radioaktivem Na^+ aus der Zelle; Abszisse: Zeit (min). Der Na^+-Ausstrom wird durch 0,2 mmol/l Dinitrophenol (DNP) gehemmt

Der gleiche Transportmechanismus, der die Na^+-Ionen nach außen schafft, sorgt auch für den **K^+-Transport** in umgekehrter Richtung. Den möglichen Ablauf dieses Vorganges erläutert Abb. 5–7. Na^+ verbindet sich an der Innenseite der Membran mit dem *Trägermolekül* Y, diffundiert in diesem Komplex durch die Membran und wird an der Außenseite wieder abgespalten. Der freie Träger Y erfährt eine *enzymatische Umwandlung* in den Träger X, der sich nun an der Außenseite mit K^+ verbindet. KX diffundiert durch die Membran zur Innenseite, wo K^+ wieder abgespalten wird.

Die anschließende Rückwandlung von X in Y ist eine *endotherme Reaktion* und benötigt daher Stoffwechselenergie, die durch die *Spaltung von ATP* bereitgestellt wird. Diesen gemeinsamen Transportzyklus für Na^+ und K^+, der sich energiesparend auswirkt, bezeichnet man als **gekoppelte Na^+-K^+-Pumpe.**

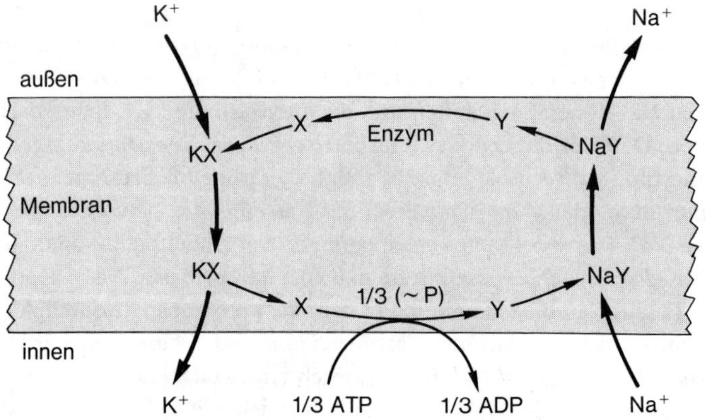

Abb. 5–7. Modell der gekoppelten Na^+- und K^+-Pumpe, nach HOFFMANN. X und Y Trägermoleküle für den K^+- bzw. Na^+-Transport. Die Transportenergie wird durch Spaltung von Adenosintriphosphat (ATP) in Adenosindiphosphat (ADP) und Phosphat gewonnen

5.1.2. Erregungsleitung und Informationsübertragung

Mechanismus der Erregungsleitung. Der geschilderte Erregungsprozeß breitet sich mit einer bestimmten Geschwindigkeit über die Nerven- und die Muskelfasern aus, wobei die Potentialunterschiede an der erregten und der benachbarten, noch nicht erregten Stelle die Fortleitung bewirken (s. Abb. 5–8, A). Im Inneren der Faser bilden sich *Stromlinien* aus, die von den positiven Ladungen am Ort der Erregung zu den benachbarten negativen Ladungen führen. Im Außenraum bauen sich gleichfalls Stromlinien auf, die jedoch die umgekehrte Richtung haben. Auf diese Weise entsteht ein kleiner geschlossener Stromkreis. Dort, wo die Stromlinien die noch nicht erregte Membran treffen, wird das Membranpotential abgebaut. Diese *Depolarisation* bewirkt eine erhöhte Durchlässigkeit der Membran für Na^+-Ionen und damit die Ausbildung eines Aktionspotentials. Die Erregung hat damit die benachbarte Stelle erfaßt.

Die durch eine Stromeinwirkung auf die Membran verursachte Potentialänderung wird als **Elektrotonus** bezeichnet. Danach läßt sich der Vorgang der Erregungsleitung auch folgendermaßen beschreiben: Durch die Ausbreitung von Stromlinien an der Front der Erregung kommt es zu einer *elektrotonischen Depolarisation.* Diese bewirkt einen schnell ansteigenden Na^+-Einstrom und damit das Übergreifen der Erregung auf die zuvor unerregte Stelle.

Auf diese Weise breitet sich eine Welle innerer Positivität bzw. äußerer Negativität über die Faser aus. In der *marklosen Nervenfaser* und in der *Muskelfaser* wird die Erregung, wie geschildert, *kontinuierlich* über die Faser fortgeleitet. Dagegen breitet sich die Erregung in der *markhaltigen Nervenfaser sprungartig von Schnürring zu Schnürring* aus. Wegen der isolierenden Wirkung der Markscheide können nur im Bereich der Schnürrin-

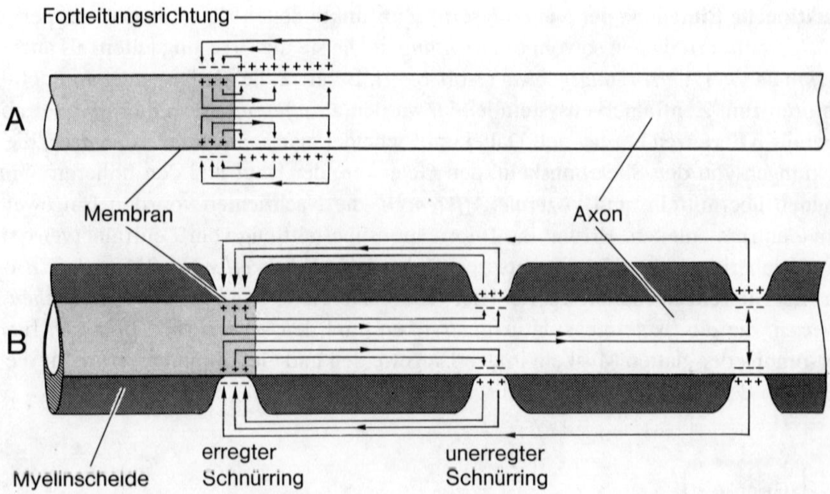

Abb. 5−8. Fortleitung der Erregung in Nervenfasern durch lokale Strömchen an der Erregungsfront. Erregte Axonabschnitte sind grau markiert. A Kontinuierliche Erregungsleitung in der marklosen Faser; B Saltatorische Erregungsleitung in der markhaltigen Faser. Die Internodalstrecke zwischen den Schnürringen wird von den Stromlinien übersprungen

ge Ionen ausgetauscht werden. Die Stromlinien greifen, wie Abb. 5−8, B zeigt, vom aktivierten zum nächsten inaktiven Schnürring über und bewirken dort durch Depolarisation ein neues Aktionspotential. Eine solche **saltatorische Erregungsleitung** hat den Vorteil, daß infolge der schnellen Überwindung des Internodiums (Strecke zwischen zwei Schnürringen) eine *hohe Erregungsleitungsgeschwindigkeit* erzielt wird.

Informationsübertragung auf dem Nervenwege. *Aktionspotentiale,* auch *Nervenimpulse* genannt, die über die Nervenfasern fortgeleitet werden, dienen der *Informationsübertragung* im Organismus. Dabei versteht man unter einer Information den quantitativen und den qualitativen Inhalt einer Nachricht. Da Aktionspotentiale stets die gleiche Amplitude und die gleiche Form besitzen *(Alles- oder- Nichts-Gesetz, s. S. 89), kann das einzelne Signal keine Angabe zur Quantität enthalten. Die quantitative Information* ist vielmehr in der *Frequenz der Impulsfolge,* d. h. in der Anzahl der Impulse pro Zeiteinheit, verschlüsselt enthalten. Eine dichte Impulsfolge, die beispielsweise über eine Schmerzfaser geleitet wird, übermittelt dem Zentrum die Nachricht von der Einwirkung eines starken Schmerzreizes in der Peripherie. Eine geringe Impulsfrequenz bedeutet dementsprechend, daß ein schwacher Schmerzreiz einwirkt.

Die *Qualität einer Nachricht* wird dadurch eindeutig übermittelt, daß jede einzelne Nervenfaser immer nur eine *definierte Übertragungsfunktion* zu erfüllen hat. Bestimmte Nervenbahnen leiten beispielsweise nur sensible Impulse, die von spezifischen Rezeptoren für Licht-, Schall-, Druck-, Schmerz- oder Temperaturrezeptoren ausgehen. Andere haben die Aufgabe, motorische Impulse vom Zentrum zu bestimmten Muskelfasergruppen zu übermitteln. Wieder andere erfüllen spezifische Funktionen im Dienste der vegetativen Regulationen. Die Qualität der Nachricht geht also aus der Identität der jeweils aktivierten Nervenfaser eindeutig hervor.

Funktionelle Einteilung der Nervenfasern. Zur funktionellen Klassifikation der peripheren Nervenfasern dienen sowohl die *Richtung,* in die sie die Erregung leiten, als auch die *Merkmale ihrer Versorgungsgebiete* (Abb. 5–9). Bahnen, die die Erregung von den Rezeptoren zum Zentralnervensystem leiten, werden als *afferente Nervenfasern* oder abgekürzt als **Afferenzen** bezeichnet. Dabei unterscheidet man *somatische Afferenzen,* die die Meldungen von den Skeletmuskeln, den Gelenken, der Haut und den höheren Sinnesorganen übermitteln, und *viszerale Afferenzen,* die Nachrichten von den Eingeweiden dem Zentrum zuleiten. Erfolgt die Informationsübermittlung vom Zentralnervensystem zur Peripherie, so werden die entsprechenden Bahnen als *efferente Nervenfasern* oder kurz als **Efferenzen** charakterisiert. Hier differenziert man zwischen den *motorischen Efferenzen,* die die Skeletmuskulatur innervieren, und den *vegetativen Efferenzen* für die Versorgung der glatten Muskeln in den Eingeweiden und Gefäßwänden sowie für die Innervation des Herzens und der Drüsen.

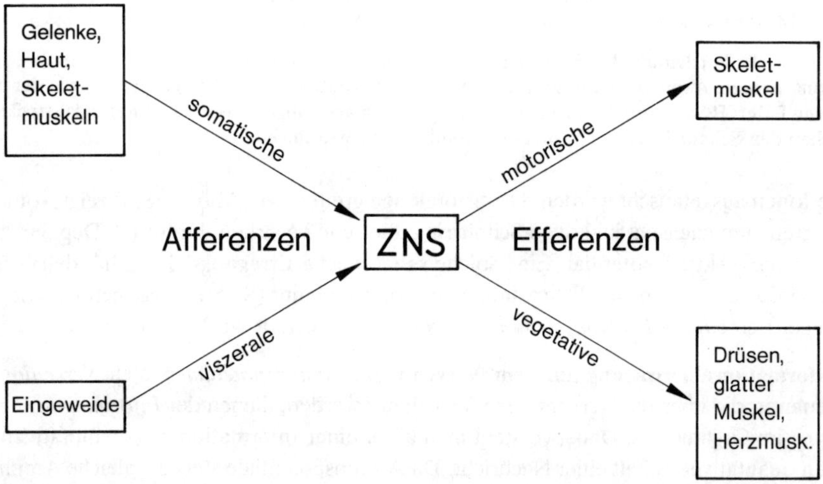

Abb. 5–9. Klassifikation der peripheren Nervenfasern nach Leitungsrichtungen und Versorgungsgebieten

Erregungsleitungsgeschwindigkeit. Die Geschwindigkeit der Erregungsleitung variiert in Abhängigkeit von der *Faserdicke* und von der *Ausbildung der Markscheide. Dicke und markhaltige Nervenfasern leiten die Erregung schneller als dünne und marklose Fasern.* Die Unterschiede in der Leitungsgeschwindigkeit lassen sich nachweisen, wenn man einen gemischten Nerven, in dem die verschiedenen Faserarten enthalten sind, elektrisch reizt und in einiger Entfernung vom Reizort das *Summen-Aktionspotential* ableitet. Die Registrierung zeigt dann einen Kurvenverlauf (Abb. 5–10), der sich aus der zeitlich differierenden Ankunft der Aktionspotentiale ergibt. Im ersten Hügel haben sich die Aktionspotentiale der schnelleitenden sogenannten **A-Fasergruppe** summiert. Es handelt sich dabei um *motorische und sensible somatische Nervenfasern,* die nach Maßgabe der Erre-

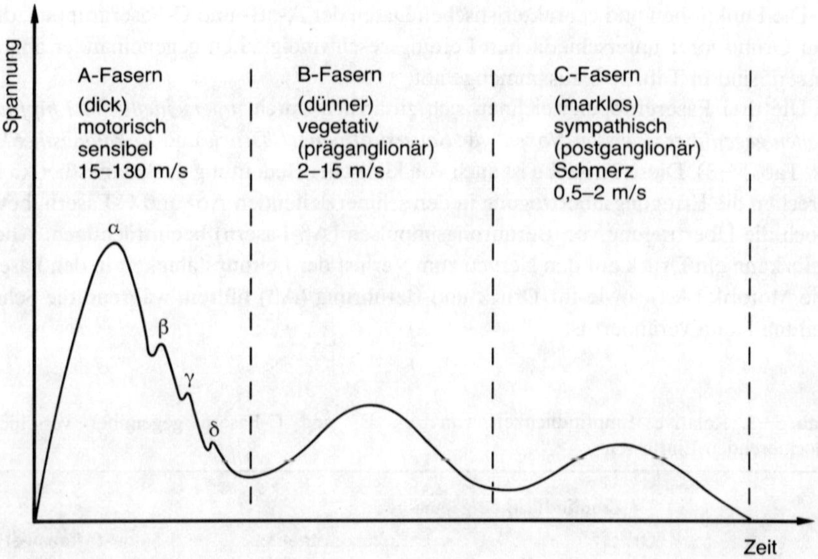

Abb. 5–10. Summen-Aktionspotential, an einem gemischten Nerven in einiger Entfernung vom Ort der elektrischen Reizung abgeleitet. Auf Grund der unterschiedlichen Erregungsleitungsgeschwindigkeiten in den verschiedenen Nervenfasern lassen sich drei Hauptgruppen (A-, B- und C-Fasern) abgrenzen, deren Funktionen und Leitungsgeschwindigkeiten angegeben sind

gungsleitungsgeschwindigkeiten vier verschiedenen Untergruppen (Aα . . . Aδ) zugeordnet werden können. Die **B-Fasergruppe** enthält vorwiegend präganglionäre vegetative Fasern (s. S. 536 ff.). Ihre Erregungsleitungsgeschwindigkeit ist bereits wesentlich kleiner als die der A-Fasern. Zur langsam leitenden **C-Fasergruppe** gehören vor allem die *dünnen Schmerzfasern* und die *sympathischen Fasern* nach der Umschaltung in den sympathischen Ganglien.

Tab. 5–2. Einteilung der peripheren Nervenfasern nach Maßgabe der Erregungsleitungsgeschwindigkeiten

Fasertyp	Funktionen	mittlerer Faserdurchmesser	Leitungsgeschwindigkeit
Aα	motorisch zu Skeletmuskeln, afferent von den Muskelspindeln	15 µm	70 –120 m/s
Aβ	afferent von Hautrezeptoren für Berührung und Druck	8 µm	30 – 70 m/s
Aγ	motorisch zu Muskelspindeln	5 µm	15 – 30 m/s
Aδ	afferent von Hautrezeptoren für Temperatur und Schmerz	<3 µm	12 – 30 m/s
B	vegetativ präganglionär	3 µm	3 – 15 m/s
C	sympathisch postganglionär, afferent von Schmerzrezeptoren	1 µm	0,5– 2 m/s

Die Funktionen und charakteristischen Daten der A-, B- und C-Fasergruppen, die sich auf Grund ihrer unterschiedlichen Leitungsgeschwindigkeiten gegeneinander abgrenzen lassen, sind in Tab. 5–2 zusammengefaßt.

Die drei Fasergruppen zeichnen sich zusätzlich durch *unterschiedliche Empfindlichkeiten gegenüber gewissen Noxen,* wie *Sauerstoffmangel, Druck* und *Lokalanästhetika,* aus (s. Tab. 5–3). Diese Tatsache ist auch von klinischer Bedeutung. Lokalanästhetika unterbrechen die Erregungsübertragung in den schmerzleitenden Aδ- und C-Fasern, bevor sie noch die Übertragung von Berührungsimpulsen (Aβ-Fasern) beeinträchtigen. Andererseits kann ein Druck auf den Nerven zum Verlust der Leitungsfähigkeit in den Fasern für die Motorik (Aα) sowie für Druck und Berührung (Aβ) führen, während die Schmerzleitung kaum verändert ist.

Tab. 5–3. Relative Empfindlichkeit von A-, B- und C-Fasern gegenüber verschiedenen blockierenden Einflüssen

	Empfindlichkeit gegenüber		
	Druck	**Lokalanästhetika**	**Sauerstoffmangel**
A-Fasern	+++	+	++
B-Fasern	++	++	+++
C-Fasern	+	+++	+

5.2. Erregungsübertragung in Synapsen

Der Ort der Erregungsübertragung von einem Axon (Neuriten) auf eine Nerven-, Muskel- oder Drüsenzelle wird seit SHERRINGTON als **Synapse** bezeichnet. Erfolgt die Erregungsübertragung von einem Axon auf ein anderes Neuron, so spricht man von einer *zentralen Synapse.* Innerhalb des Gehirns, des Rückenmarks und der Ganglien (periphere Nervenzellansammlung) findet sich eine außerordentlich große Zahl derartiger zentraler Synapsen, deren Funktion entscheidend ist für die Leistungen des Zentralnervensystems. Im einzelnen besitzen sie

- eine *Ventilfunktion,* weil sie die Erregung immer nur in einer Richtung (vom Axonende auf das nachfolgende Neuron) übertragen,
- eine *Lern- und Gedächtnisfunktion,* weil sie bei häufiger Benutzung die Erregung leichter übertragen als bei seltenem Gebrauch (Plastizität der Synapsen),
- eine *Bahnungs- und Hemmungsfunktion,* weil mehrere Synapsen zusammen einen Erregungsablauf fördern oder unterdrücken können (s. S. 100 ff.).

Die Verbindungsstelle zwischen einem Axon und einer quergestreiften Muskelzelle wird als *neuromuskuläre Synapse,* manchmal auch als *periphere Synapse* bezeichnet. Ihr anatomisches Korrelat ist die *neuromuskuläre (motorische) Endplatte* (s. S. 459 ff.).

5.2.1. Aufbau der zentralen Synapsen

Axone, die mit einem anderen Neuron Verbindung aufnehmen, weisen an ihrem Ende eine kleine Auftreibung (HELD-AUERBACHscher Endknopf) auf (s. Abb. 5–11, B). Hierin finden sich zahlreiche *synaptische Bläschen (Vesikel),* die einen *Überträgerstoff* enthalten, und viele *Mitochondrien,* die immer als Zeichen einer besonderen Stoffwechselaktivität zu werten sind. Die Markscheide geht schon vor der Auftreibung verloren. Den Membrananteil des Endknopfes im Bereich der Kontaktfläche bezeichnet man als *präsynaptische Membran.* Ihr gegenüber liegt die etwas verdickte *subsynaptische Membran* des zweiten Neurons, auf das die Erregung übertragen wird. Präsynaptische und subsynaptische Membranen sind durch einen schmalen *synaptischen Spalt* von einander getrennt. Außerhalb der Kontaktfläche bezeichnet man die Membran des zweiten Neurons als *postsynaptisch.* Eine solche Unterscheidung zwischen subsynaptischer und postsynaptischer Membran ist notwendig, weil beide Membrananteile unterschiedliche Eigenschaften für die Erregungsleitung besitzen.

Synaptische Endigungen finden sich an verschiedenen Stellen der Neurone (s. Abb. 5–11, A). Dementsprechend unterscheidet man
- *axo-somatische Synapsen* (Endigung am Zellkörper),
- *axo-dendritische Synapsen* (Endigung an den somanahen Anteilen der Dendriten),
- *axo-axonische Synapsen* (Endigung am Neuriten, meist an dessen Endknopf).

Am häufigsten sind die beiden erstgenannten Synapsenformen. So sind große Anteile des Somas und der Dendritenanfänge von Synapsen bedeckt. In der Regel findet man 100 bis einige 1000 Synapsen an jedem einzelnen Neuron.

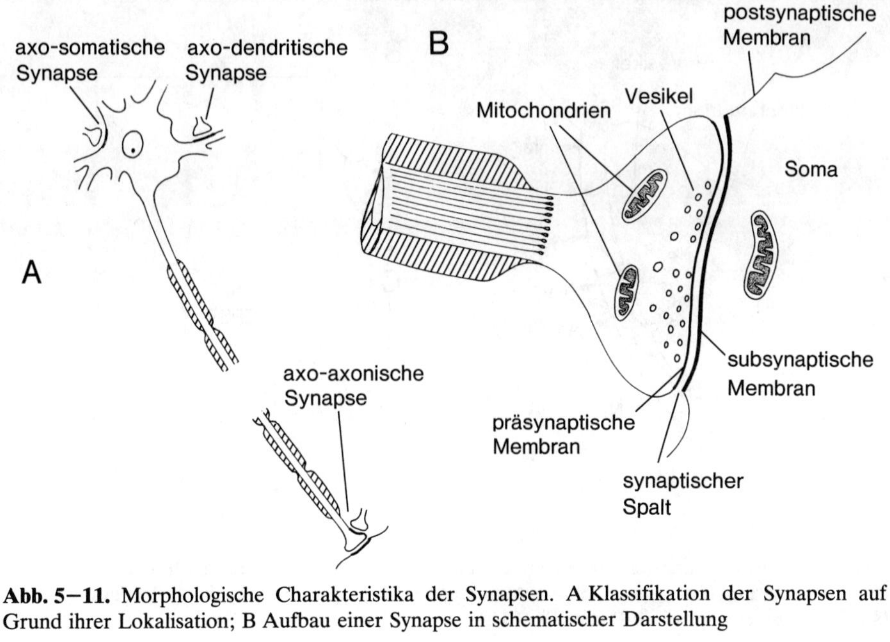

Abb. 5–11. Morphologische Charakteristika der Synapsen. A Klassifikation der Synapsen auf Grund ihrer Lokalisation; B Aufbau einer Synapse in schematischer Darstellung

5.2.2. Funktion der zentralen erregenden Synapsen

Nach ihrer Wirkung auf das nachgeschaltete Neuron unterscheidet man **erregende** *(exzitatorische)* und **hemmende** *(inhibitorische)* **Synapsen.** Die erregenden Synapsen fördern die Auslösung eines Aktionspotentials, während hemmende Synapsen diesem Vorgang entgegenwirken. Trotz dieser gegensätzlichen Funktion laufen die Prozesse in den beiden Synapsentypen nach einem gleichartigen Grundschema ab.

Exzitatorisches postsynaptisches Potential (EPSP). Gelangt eine über das Axon geleitete Erregung an die präsynaptische Endigung, d. h. an den HELD-AUERBACHschen Endknopf, so wird aus den synaptischen Bläschen eine *Überträgersubstanz (Transmitter)* freigesetzt (s. Abb. 5–12, A). Diese diffundiert durch den synaptischen Spalt zur subsynaptischen Membran und führt dort – sofern es sich um eine erregende Synapse handelt – zu einer *kurzzeitigen Erhöhung der Permeabilität für kleine Kationen* (Na^+ und K^+). Insbesondere als Folge des dadurch ausgelösten *Na^+-Einstroms* tritt an der subsynaptischen Membran eine kurzzeitige *Depolarisation* auf, die als *exzitatorisches postsynaptisches Potential (EPSP)* bezeichnet wird.

Wie Abb. 5–12, C zeigt, dauert die Anstiegsphase des EPSP etwa 2 ms, der Abfall 10–15 ms. Die Höhe der Depolarisation beträgt größenordnungsmäßig einige mV, liegt also unterhalb der Schwelle für die Auslösung eines Aktionspotentials. Die einfache Aktivierung einer einzelnen Synapse kann also niemals die Fortleitung der Erregung über das nachgeschaltete Neuron bewirken.

Auslösung des Aktionspotentials, Bahnung. Die subsynaptische Membran ist nicht zur Erregungsleitung befähigt; sie ist eine *nichtkonduktile Membran.* Die von hier während

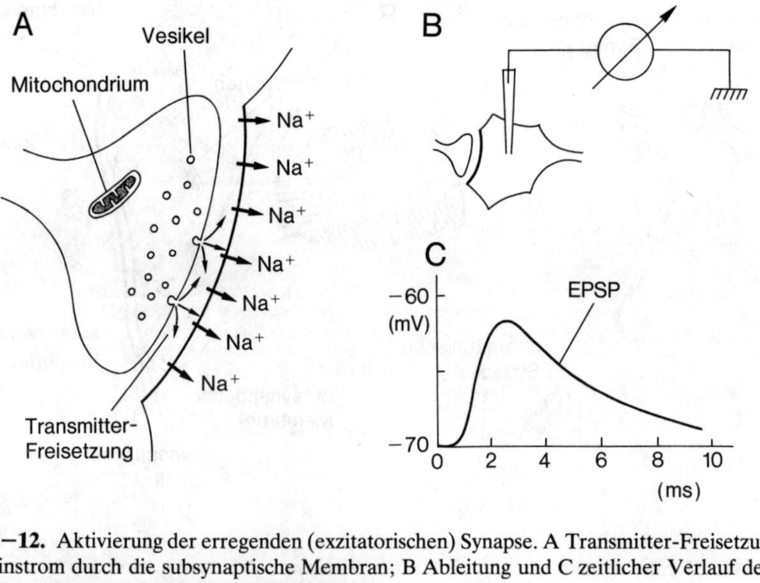

Abb. 5–12. Aktivierung der erregenden (exzitatorischen) Synapse. A Transmitter-Freisetzung und Na^+-Einstrom durch die subsynaptische Membran; B Ableitung und C zeitlicher Verlauf des exzitatorischen postsynaptischen Potentials (EPSP)

des exzitatorischen postsynaptischen Potentials ausgehenden Stromlinien breiten sich jedoch *elektrotonisch* über die gesamte Somamembran aus. Werden nun mehrere erregende Synapsen gleichzeitig aktiviert, so *summieren* sich die depolarisierenden Einflüsse auf die postsynaptische Membran (s. Abb. 5–13, B).

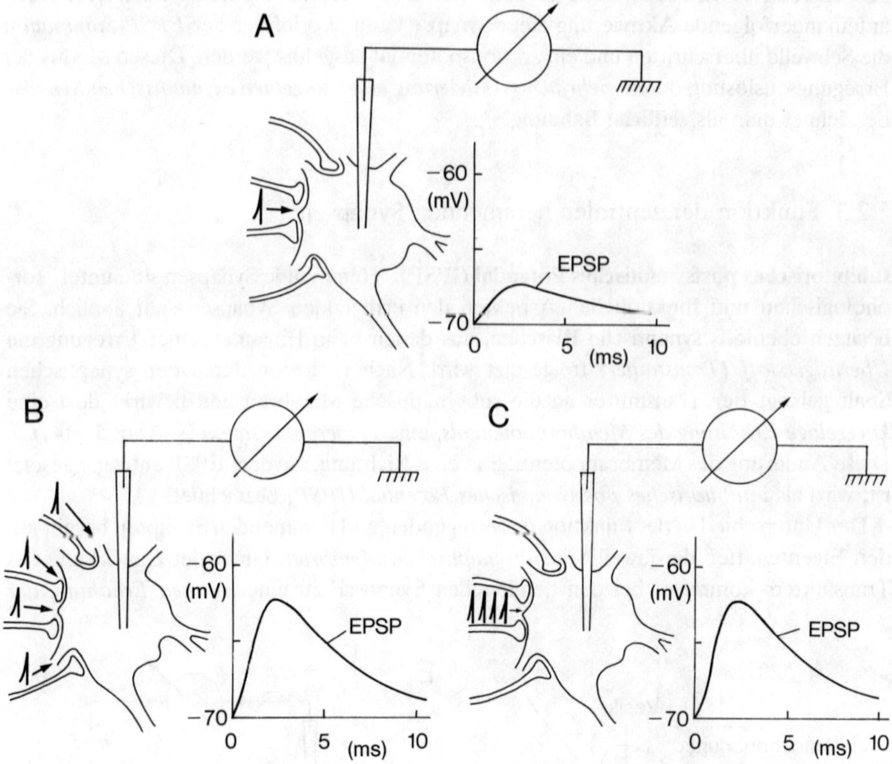

Abb. 5–13. EPSP-Registrierung an einem Neuron bei unterschiedlicher Zahl von einlaufenden Erregungen. A Einzelerregung führt zu einem kleinen EPSP; B Räumliche Bahnung (gleichzeitige Aktivierung mehrerer Synapsen hat eine Erhöhung des EPSP zur Folge); C Zeitliche Bahnung (mehrfache, schnell aufeinanderfolgende Aktivierungen einer Synapse erzeugen eine Erhöhung des EPSP)

Sofern dabei die Schwelle von 15–20 mV (bezogen auf das Ruhepotential) überschritten wird, kommt es zur Auslösung eines fortgeleiteten Aktionspotentials. Meist besitzt die Membran am Abgang des Axons (*Axonhügel,* s. S. 48) die niedrigste Schwelle, so daß an dieser Stelle auch das Aktionspotential entsteht und von dort unmittelbar über das Axon weitergeleitet wird.

Zusammenfassend ist festzustellen: Treffen mehrere Erregungen, aus verschiedenen Richtungen kommend, an exzitatorischen Synapsen eines Neurons gleichzeitig ein, dann entsteht – sofern die Schwelle überschritten ist – ein fortgeleitetes Aktionspotential. Dieser Modus der Erregungsauslösung durch *gleichzeitige Aktivierung mehrerer exzitatorischer Synapsen* wird als **räumliche Bahnung** bezeichnet.

Eine zweite Möglichkeit für die Auslösung eines fortgeleiteten Aktionspotentials ist gegeben, wenn *mehrere schnell aufeinanderfolgende Erregungen* an einer exzitatorischen Synapse eintreffen (s. Abb. 5−13, C). Ist das exzitatorische postsynaptische Potential (EPSP) der ersten Erregung beim Eintreffen der zweiten Erregung noch nicht abgeklungen, so addiert sich dessen EPSP zu der ersten Depolarisation. Durch mehrfache, schnell aufeinanderfolgende Aktivierung einer Synapse kann also infolge der *EPSP-Summation* die Schwelle überschritten und ein Aktionspotential ausgelöst werden. Diesen Modus der Erregungsauslösung durch *mehrfache Aktivierung einer einzelnen exzitatorischen Synapse* bezeichnet man als **zeitliche Bahnung.**

5.2.3. Funktion der zentralen hemmenden Synapsen

Inhibitorisches postsynaptisches Potential (IPSP). Hemmende Synapsen sind unter morphologischen und funktionellen Aspekten den erregenden Synapsen sehr ähnlich. Sie besitzen ebenfalls synaptische Bläschen, aus denen beim Einlaufen einer Erregung ein *Überträgerstoff (Transmitter)* freigesetzt wird. Nach Diffusion durch den synaptischen Spalt gelangt der Transmitter an die subsynaptische Membran und bewirkt dort eine *kurzzeitige Erhöhung des Membranpotentials,* eine *Hyperpolarisation* (s. Abb. 5−14, C). Diese Änderung des Membranpotentials in eine Richtung, die dem EPSP entgegengesetzt ist, wird als *inhibitorisches postsynaptisches Potential (IPSP)* bezeichnet.

Der Unterschied in der Funktion der erregenden und hemmenden Synapsen beruht auf den Eigenschaften der jeweiligen *subsynaptischen Membran.* Unter der Einwirkung des Transmitters kommt es bei den hemmenden Synapsen zu einer *starken Erhöhung der*

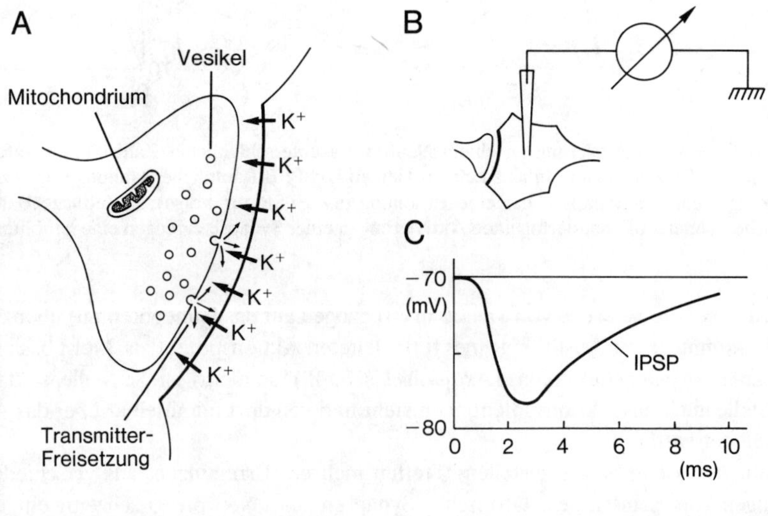

Abb. 5−14. Aktivierung der hemmenden (inhibitorischen) Synapse. A Transmitter-Freisetzung und K^+-Ausstrom durch die subsynaptische Membran; B Ableitung und C zeitlicher Verlauf des inhibitorischen postsynaptischen Potentials (IPSP)

subsynaptischen Permeabilität für K^+- und Cl^--Ionen. Insbesondere der resultierende verstärkte *K^+-Ausstrom* (s. Abb. 5–14, A) erhöht kurzzeitig das Membranpotential und erzeugt somit das IPSP.

Postsynaptische Hemmung. *Jede Hyperpolarisation entfernt das Membranpotential von der Schwelle für die Auslösung des fortgeleiteten Aktionspotentials und vermindert damit die Erregbarkeit des Neurons.* Während eines inhibitorischen postsynaptischen Potentials (IPSP) ist also ein Aktionspotential schwerer auszulösen als im Ruhestand der Membran; das Neuron ist bis zu einem gewissen Grade *gehemmt.* Diesen Tatbestand erläutert Abb. 5–15. Auf der linken Seite ist dargestellt, wie bei etwa gleichzeitiger Aktivierung mehrerer erregender Synapsen ein EPSP die Schwelle überschreitet und dadurch ein Aktionspotential auslöst. Werden nun an demselben Neuron kurz davor *hemmende Synapsen* aktiviert, so *verlagert das vorgeschaltete IPSP den Ausgangspunkt für das EPSP* (Abb. 5–15, rechte Seite). Außerdem *vermindert sich die Amplitude des EPSP,* weil der Membraneffekt der *einströmenden Na^+-Ionen* durch die *ausströmenden K^+-Ionen* teilweise kompensiert wird. Es resultiert eine Potentialänderung, die die Schwelle nicht mehr erreicht; die Auslösung des Aktionspotentials ist gehemmt.

An jedem Neuron des Nervensystems laufen ständig Erregungen ein, die erregende und hemmende Synapsen aktivieren. Die dadurch entstehenden Änderungen des Membranpotentials werden – wie in Abb. 5–15 gezeigt – laufend gegeneinander verrechnet. In vielen Fällen heben sich dabei die Wirkungen des EPSP und des IPSP gegenseitig auf. Nur für den Fall, daß der Einfluß der erregenden Synapsen deutlich überwiegt *(räumliche oder*

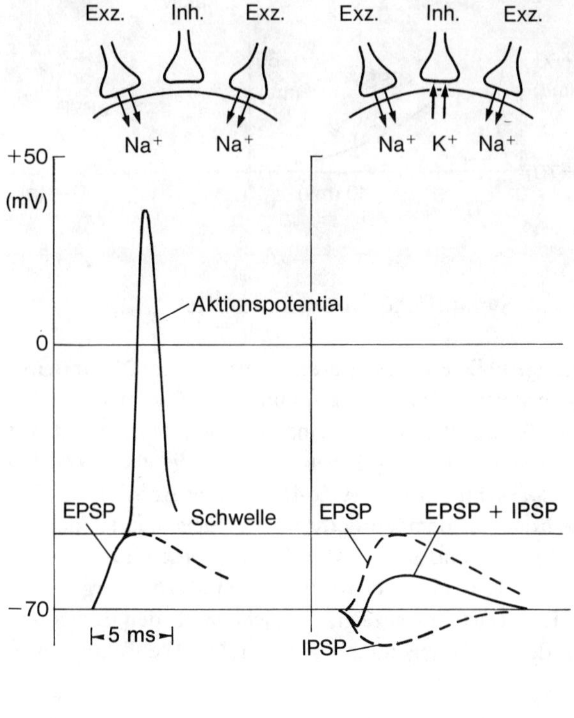

Abb. 5–15. Folgen der Aktivierung hemmender Synapsen, modifiziert nach SCHMIDT. Linke Seite: Gleichzeitige Aktivierung mehrerer erregender Synapsen (Exz.) führt zu einem überschwelligen EPSP (Auslösung eines Aktionspotentials); rechte Seite: Bei vorausgegangener Aktivierung hemmender Synapsen (Inh.) wird die Schwelle nicht erreicht (EPSP-Verlagerung in Hyperpolarisationsrichtung und Verminderung der EPSP-Amplitude infolge der kompensierenden Wirkung des K^+-Ausstroms auf den Na^+-Einstrom)

zeitliche Bahnung), wird ein fortgeleitetes Aktionspotential ausgelöst. Im Vergleich zu der Vielzahl der einlaufenden Erregungen ist daher die Übertragung des Erregungsvorganges auf das nachgeschaltete Neuron ein eher seltenes Ereignis.

Präsynaptische Hemmung. Neben dem geschilderten Hemmungsmechanismus konnten neuerdings auch hemmende Synapsen nachgewiesen werden, die auf den *Endknopf* erregender Synapsen einwirken. Es handelt sich also in diesem Fall um *axo-axonische Synapsen.* Ihre Wirkung geht aus Abb. 5−16 hervor. Wird die erregende Synapse zunächst allein aktiviert, so läßt sich am nachgeschalteten Neuron ein exzitatorisches postsynaptisches Potential bestimmter Größe nachweisen. Wenn jedoch kurz davor eine Aktivierung der hemmenden axo-axonischen Synapse erfolgt, so ist das EPSP in seiner Größe reduziert oder sogar vollständig unterdrückt. Die Ursache hierfür ist eine *verminderte Freisetzung des Überträgerstoffes aus den Vesikeln* der erregenden Synapse. Durch Aktivierung der hemmenden Synapse wird also eine zuvor mögliche Auslösung des Aktionspotentials gehemmt. Da in diesem Fall die inhibitorische Wirkung schon im Bereich vor dem synaptischen Spalt erfolgt, spricht man von einer *präsynaptischen Hemmung.*

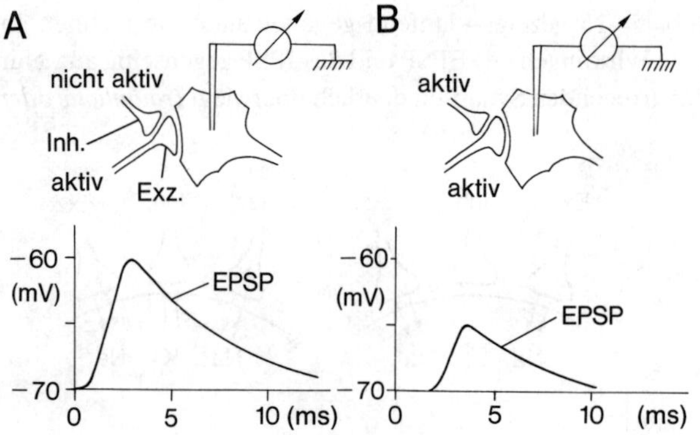

Abb. 5−16. Präsynaptische Hemmung, modifiziert nach SCHMIDT. A Aktivierung einer erregenden Synapse (Exz.) mit zugehörigem EPSP; B Abnahme des EPSP, wenn kurz vor der Aktivierung der erregenden Synapse die axo-axonische Synapse (Inh.) aktiviert wird

5.2.4. Synaptische Überträgerstoffe

Acetylcholin als Transmitter. Die chemische Natur der Überträgerstoffe in den Synapsen ist in vielen Fällen z. Zt. noch unbekannt. In speziellen Synapsen konnte jedoch die jeweilige Transmittersubstanz eindeutig identifiziert werden. Hierzu zählen insbesondere die **neuromuskulären Synapsen,** in denen die chemische Überträgerfunktion durch *Acetylcholin* vermittelt wird (s. S. 459 f.). Die Aktivierung dieser Synapsen erfolgt über Motoneurone aus dem Vorderhorn des Rückenmarks, deren Axone in den *neuromuskulären Endplatten* endigen (s. Abb. 5−17). Diese und alle anderen Synapsen, in denen Acetylcholin als Transmitter wirkt, werden als **cholinerg** bezeichnet.

Es hat sich nun gezeigt, daß nicht nur an den Endigungen der Motoaxone, sondern auch an den Endigungen ihrer Kollateralen Acetylcholin als Überträgerstoff fungiert. Dieser

Tatbestand wird in allgemeiner Form durch das sogenannte **Dalesche Prinzip** beschrieben: Danach ist jedes Neuron hinsichtlich seines Stoffwechsels als Einheit aufzufassen, und *daher wird an allen präsynaptischen Endigungen seiner Axonkollateralen der gleiche Transmitter freigesetzt.* Bisher ist keine Ausnahme von dieser Regel bekannt. Die Motoaxone geben noch im Rückenmark spezielle Kollateralen zu den sogenannten **Renshaw-Zellen** (s. S. 511) ab, die ihrerseits eine hemmende Wirkung auf das Motoneuron ausüben. Wir können also feststellen, daß entsprechend dem Daleschen Prinzip auch an den Motoaxonen, die an den Renshaw-Zellen endigen, die Überträgersubstanz Acetylcholin ist.

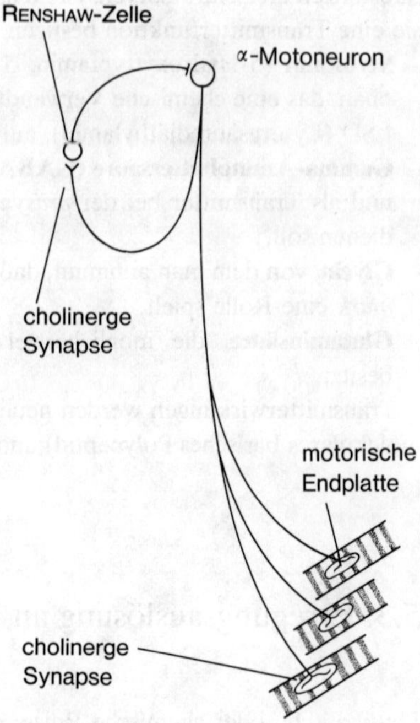

Abb. 5–17. α-Moneuron mit Kollateralen, die an neuromuskulären (motorischen) Endplatten und an Renshaw-Zellen endigen

Weiterhin fungiert Acetycholin als Transmitter bei einem großen Teil der Synapsen im **vegetativen (autonomen) Nervensystem** (s. S. 538 ff.), und zwar speziell

- an den Endigungen aller *sympathischen und parasympathischen präganglionären Fasern,* die in den Ganglien auf postganglionäre Neurone umgeschaltet werden,
- an den Endigungen aller *parasympathischen postganglionären Fasern,* die die Erfolgsorgane innervieren,
- an den Endigungen der *sympathischen Fasern,* die die *Schweißdrüsen* innervieren.

Auffällig bei dieser Aufzählung ist die Tatsache, daß *alle Bahnen, die das Rückenmark verlassen* (Motoaxone, präganglionäre sympathische und parasympathische Fasern), cholinerge Synapsen besitzen. Es liegen jedoch Befunde dafür vor, daß auch innerhalb des Zentralnervensystems Acetylcholin als Überträgersubstanz eine Rolle spielt.

Catecholamine als Transmitter. Eine weitere Transmitter-Gruppe bilden die *Catecholamine,* zu denen **Noradrenalin** und **Dopamin** gerechnet werden (Zum chemischen Aufbau und zur Biosynthese der Catecholamine vgl. S. 539).

Synapsen, an denen Noradrenalin als Überträgersubstanz wirkt, bezeichnet man als **adrenerg.** Es sind dies insbesondere die Synapsen an den Endigungen aller *sympathischen postganglionären Fasern* und Synapsen im *Zentralnervensystem,* u. a. im Hypothalamus (s. S. 499 f.). *Dopaminerge Synapsen* finden sich in den Basalganglien des Endhirns (s. S. 501).

Weitere Transmitter. Neben den genannten Überträgerstoffen konnten einige weitere Substanzen im Zentralnervensystem nachgewiesen werden, von denen man vermutet, daß sie eine Transmitterfunktion besitzen. Hierzu gehören:
- **Serotonin** (5-Hydroxytryptamin, 5-HT), ein Abkömmling der Aminosäure Tryptophan, das eine chemische Verwandtschaft zu verschiedenen Halluzinogenen, wie z. B. LSD (Lysergsäurediäthylamid), aufweist,
- **Gamma-Aminobuttersäure (GABA),** die im ZNS aus Glutaminsäure synthetisiert wird und als Transmitter bei der *präsynaptischen Hemmung an axo-axonischen Synapsen* dienen soll,
- **Glycin,** von dem man annimmt, daß es bei der *postsynaptischen Hemmung im Rückenmark* eine Rolle spielt,
- **Glutaminsäure,** die möglicherweise an *erregenden Synapsen* Transmitterfunktion besitzt.

Transmitterwirkungen werden neuerdings auch dem *Histamin,* der *Substanz P* (hochmolekulares basisches Polypeptid) und den *Prostaglandinen* (s. S. 666 ff.) zugeschrieben.

5.3. Erregungsauslösung an Rezeptoren

Physikalische oder chemische Reize, die auf den Organismus von außen her einwirken oder in seinem Inneren auftreten, werden von *(physiologischen) Rezeptoren* registriert und in eine Folge von Erregungen umgesetzt. Die als Reizempfänger dienenden Rezeptoren zeigen einen ganz unterschiedlichen anatomischen Aufbau und sind *spezifisch* für die Aufnahme bestimmter Reizqualitäten eingerichtet. Als Beispiele seien genannt:
- *Netzhautrezeptoren* für die Aufnahme elektromagnetischer Wellen,
- *Haarzellen* im Innenohr für die Aufnahme von Schallwellen,
- *Druck-, Schmerz- und Temperaturrezeptoren* der Haut für die Aufnahme entsprechender von außen einwirkender Reize,
- *Pressorezeptoren* im arteriellen Gefäßsystem für die Registrierung des Blutdruckes,
- *Chemorezeptoren* in bestimmten Paraganglien (s. S. 297 f.) für die Kontrolle der Atemgase im Blut.

Der Aufbau und die Funktion dieser und anderer Rezeptoren werden in den entsprechenden Kapiteln des Speziellen Teils beschrieben. Da jedoch die Grundprozesse der Erregungsauslösung trotz der anatomischen und physiologischen Unterschiede in allen Rezeptoren nach einem gleichartigen Schema ablaufen, sollen die allgemeinen Aspekte der Rezeptorphysiologie bereits an dieser Stelle behandelt werden.

5.3.1. Reiztransduktion und Erregungsbildung

Rezeptorpotential. Rezeptorzellen besitzen wie alle erregbaren Zellen ein Ruhepotential. Bei Einwirkung eines adäquaten Reizes, d. h. bei Veränderung eines physikalischen oder chemischen Parameters, auf dessen Registrierung der Rezeptor spezialisiert ist, kommt es in der Regel zu einer *Abnahme des Membranpotentials*, d. h. zu einer **Depolarisation.** Die Depolarisation dauert solange, wie der Reiz einwirkt, und ist in ihrer Größe *von der Reizintensität abhängig* (s. Abb. 5–18). Diese auf den rezeptiven Bereich der Rezeptorzelle beschränkte, also *nicht* fortgeleitete Veränderung des Membranpotentials bezeichnet man als *Rezeptorpotential (Generatorpotential)*, die Umwandlung des einwirkenden Reizes in das Rezeptorpotential als **Reiztransduktion.**

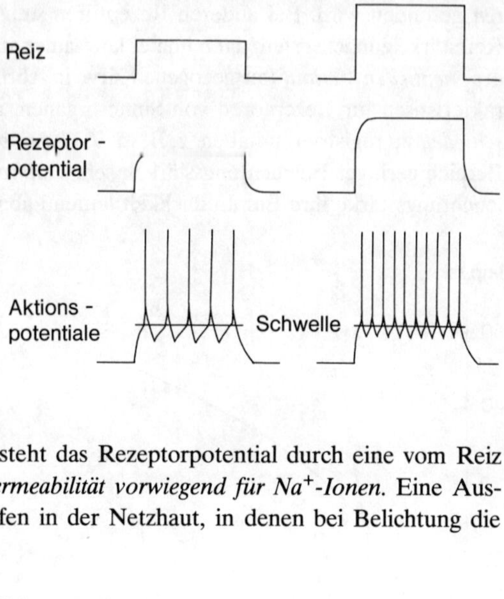

Abb. 5–18. Rezeptorpotentiale und ausgelöste Folgen von Aktionspotentialen in Abhängigkeit von der Reizstärke

In den meisten Rezeptorzellen entsteht das Rezeptorpotential durch eine vom Reiz ausgelöste *Erhöhung der Membranpermeabilität vorwiegend für Na^+-Ionen.* Eine Ausnahme bilden die Stäbchen und Zapfen in der Netzhaut, in denen bei Belichtung die Membran hyperpolarisiert wird.

Auslösung der Erregungen. Als spezialisierte Zellen des Nervensystems besitzen die meisten Rezeptoren jeweils ein mehr oder weniger langes *Axon,* das den Kontakt zu einem anderen Neuron herstellt. Der zweite Schritt im Rezeptormechanismus besteht nun in der Auslösung von Erregungen, die über das Axon fortgeleitet werden. Ähnlich wie in den Synapsen breiten sich die durch das Rezeptorpotential erzeugten Stromlinien *elektrotonisch* über die Somamembran bis zum Anfangsabschnitt des Axons aus. Wird an dieser Stelle die Schwelle überschritten, so entsteht ein *fortgeleitetes Aktionspotential.* Wenn das Rezeptorpotential danach noch andauert, können ein zweites und weitere Aktionspotentiale gebildet werden. Es findet also eine **Transformation** des Rezeptorpotentials in eine *Folge von Erregungen* statt (s. Abb. 5–18). Dabei hängt die *Erregungsfrequenz* von der *Größe des Rezeptorpotentials* ab.

Die Information über die Intensität und die Dauer eines einwirkenden Reizes wird also zunächst in ein Rezeptorpotential umgewandelt und dieses in eine entsprechende Erregungsserie transformiert. Deren *Frequenz* enthält die *Information über die Intensität,* die *Zeitdauer der Serie* die *Information über die Dauer des Reizes.* Man spricht in diesem Fall von einer **Frequenzkodierung** des Reizes.

5.3.2. Funktionseigenschaften der Rezeptoren

Reiz-Antwort-Relation. Die Beziehung zwischen der *Reizstärke* und der im Rezeptor ausgelösten *Erregungsfolge* kann in weiten Grenzen variieren. In Abb. 5−19 sind zwei charakteristische Beispiele für diese Relation dargestellt. Auf der Abszisse ist jeweils die Reizstärke S in einem relativen Maß, auf der Ordinate die Frequenz der Impulsfolge (Imp./s) angegeben. Die gestrichelte Kurve läßt einen *linearen Zusammenhang* zwischen diesen beiden Größen erkennen, wie er beispielsweise bei bestimmten *Dehnungsrezeptoren* gefunden wird. Bei anderen Rezeptoren steigt die Impulsfrequenz mit wachsender Reizstärke zunächst steil, dann immer langsamer an. Die Reiz-Antwort-Kurve zeigt einen *exponentiellen Verlauf* (ausgezogene Kurve in Abb. 5−19). Ein solches Verhalten ist charakteristisch für Rezeptoren von Sinnesorganen, die Reize mit *großen Intensitätsunterschieden* zu registrieren haben, z. B. für *Lichtrezeptoren.* Diese Rezeptoren reagieren im Bereich geringer Beleuchtungsstärken sehr empfindlich, während mit zunehmender Beleuchtungsstärke ihre Empfindlichkeit laufend abnimmt.

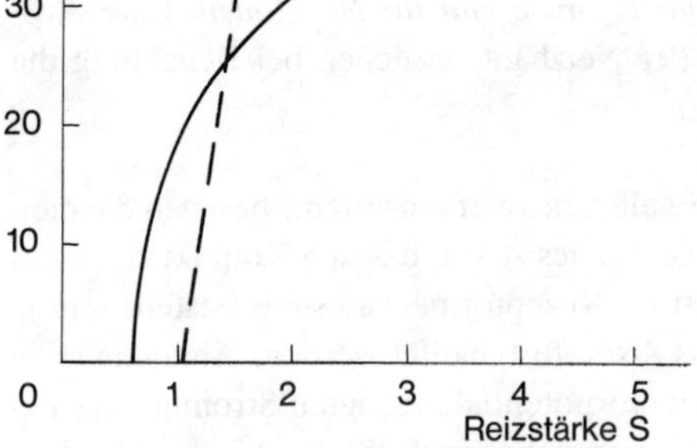

Abb. 5−19. Abhängigkeit der Frequenz von Impulsserien (Imp./s), die an Rezeptoren ausgelöst werden, von der Reizstärke S (in relativem Maß). Reiz-Antwort-Relation für bestimmte Dehnungsrezeptoren (gestrichelte Gerade) und Rezeptoren von Sinnesorganen (ausgezogene Kurve)

Adaptation. Der in Abb. 5−18 dargestellte Fall, daß ein Rezeptor auf einen konstanten Reiz mit einem konstanten Rezeptorpotential und einer entsprechend konstanten Erregungsfrequenz antwortet, kommt nur bei wenigen Rezeptortypen vor. Weitaus häufiger findet man im Verlauf einer konstanten Reizeinwirkung eine *Abnahme des Rezeptorpotentials* sowie der daraus resultierenden *Erregungsfolge* (s. Abb. 5–20). Diese Anpassung der Rezeptorantwort an den Reiz wird als *Adaptation* bezeichnet. Man unterscheidet:

- *sehr langsam adaptierende Rezeptoren* (Beispiel: Dehnungsrezeptoren der Muskeln),
- *mittelschnell adaptierende Rezeptoren* (Beispiel: Temperaturrezeptoren der Haut, Lichtrezeptoren in der Netzhaut),
- *schnell adaptierende Rezeptoren* (Beispiel: als Vibrationsrezeptoren dienende PACINI-Körperchen der Haut).

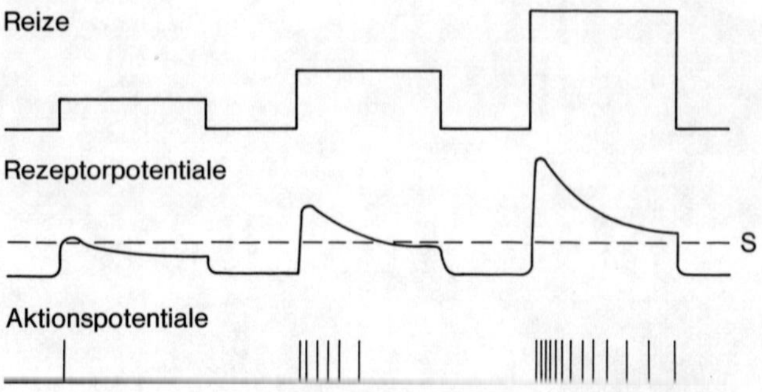

Abb. 5–20. Adaptation von Rezeptorpotentialen, von denen nach Überschreiten der Schwelle S Folgen von Aktionspotentialen (unten) ausgelöst werden, bei drei verschiedenen Reizstärken (oben). Der Adaptationseffekt zeigt sich in der abnehmenden Frequenz der jeweiligen Impulsserie

In Anlehnung an die Terminologie der Technik werden Rezeptoren, die hauptsächlich die *Intensität eines Reizes* registrieren und damit das Zentralnervensystem über *Dauerzustände* informieren, als **Proportionalrezeptoren** *(P-Rezeptoren)* bezeichnet. Rezeptoren, die auf Grund ihrer Adaptationsfähigkeit vorrangig für die Registrierung der *Änderungsgeschwindigkeit eines Reizes* eingerichtet sind, nennt man dagegen **Differentialrezeptoren** *(D-Rezeptoren)*. In einigen Fällen sind Rezeptoren in der Lage, sowohl am Beginn einer Reizeinwirkung deren Änderungsgeschwindigkeit (hohe Impulsfrequenz bei schneller Änderung) als auch bei längerer Dauer die Reizintensität (konstante Impulsfrequenz bei gleichbleibendem Reiz) zu registrieren. Diese Mischform wird als **PD-Rezeptor** *(PD-Fühler)* bezeichnet.

B. SPEZIELLER TEIL

6. Blut

Blut stellt ein spezielles „Gewebe" dar, das **Zellen** in einer eiweißhaltigen Lösung, dem **Blutplasma,** enthält und dessen Zusammensetzung und Volumen normalerweise nur in sehr engen Grenzen schwanken. Es dient vor allem als *Transportmittel.* Daneben ist es an der *Regulation der Homöostase* und an der *Abwehr* eingedrungener Fremdstoffe oder Krankheitserreger beteiligt.

6.1. Blutvolumen und Hämatokrit

6.1.1. Blutvolumen

Die Gesamtblutmenge beträgt etwa 7–8% des Körpergewichts. Bei Erwachsenen entspricht das einem Blutvolumen von 4–6 l *(Normovolämie).* Dieses normale Blutvolumen kann physiologisch erniedrigt *(Hypovolämie* nach längerdauerndem, ausgeprägtem Schwitzen oder Dursten) oder erhöht sein *(Hypervolämie* bei Säuglingen, bei Schwangeren und bei Menschen, die im Hochgebirge leben).

Ein *akuter Blutverlust* durch eine innere und äußere Blutung führt infolge zu geringer Füllung der Gefäße zu einem kritischen Blutdruckabfall im arteriellen Gefäßsystem (Schock, s. S. 260 f.). Bei einem gesunden Erwachsenen bewirkt ein Volumenverlust von 500–800 ml keine wesentliche funktionelle Veränderung im Herz-Kreislauf-System; bei einem Blutverlust von 30% des Normalwertes treten dagegen die Symptome eines Volumenmangelschocks auf. Ein plötzlicher Verlust von mehr als 50% der Gesamtblutmenge ist ohne therapeutische Maßnahmen tödlich.

Nach kleineren Blutverlusten stellt sich die normale Blutmenge innerhalb von zwei Tagen dadurch wieder ein, daß das Plasma hauptsächlich durch interstitielle Gewebsflüssigkeit ersetzt wird. Die Blutzellen regenerieren weitaus langsamer; nach stärkeren Blutverlusten ist der Ersatz der Blutzellen erst nach etwa einem Monat abgeschlossen.

6.1.2. Hämatokrit

Der Volumenanteil der roten Blutkörperchen (Erythrozyten) am Gesamtblutvolumen wird Hämatokrit (Hkt) genannt; er beträgt beim Erwachsenen 0,41–0,48 (41–48 ml Erythrozyten/dl Blut). Eine Erhöhung dieses Wertes findet man normalerweise bei der Höhenanpassung und bei Neugeborenen; Kleinkinder weisen dagegen häufig einen erniedrigten Hämatokritwert auf.

6.2. Blutplasma

Blutplasma, der flüssige Anteil des Blutes, enthält pro Liter 0,90–0,91 l Wasser, 10 g Elektrolyte und 65–80 g Plasmaproteine. Über die für Wasser und Elektrolyte gut durchlässigen Kapillarwände steht das Blutplasma mit der interstitiellen Flüssigkeit (Zwischenzellflüssigkeit) in einem dauernden Stoffaustausch (s. Abb. 6–1). Über 70 % der Plasmaflüssigkeit werden innerhalb einer Minute gegen interstitielle Flüssigkeit ausgetauscht.

Natives Blut gerinnt außerhalb des Organismus (s. S. 172 ff.). Trennt man nach dem Gerinnungsvorgang die Blutzellen ab, so bleibt eine klare gelbe Flüssigkeit übrig, die man als **Serum** bezeichnet. Serum unterscheidet sich vom Plasma vor allem dadurch, daß der Gerinnungsfaktor Fibrinogen fehlt.

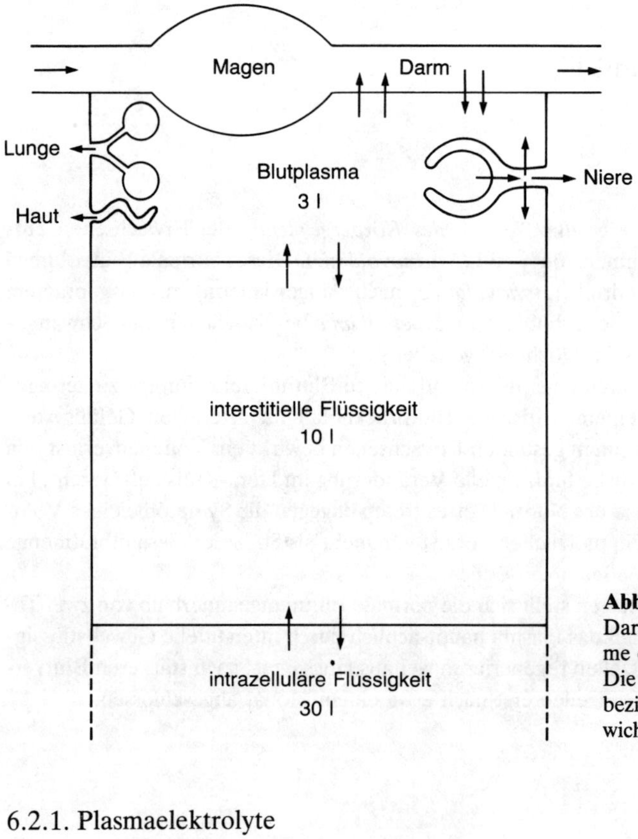

Abb. 6–1. Schematische Darstellung der Flüssigkeitsräume des Körpers, nach GAMBLE. Die angegebenen Volumina beziehen sich auf ein Körpergewicht von 70 kg

6.2.1. Plasmaelektrolyte

Die meisten Elektrolyte sind nicht gleichmäßig zwischen dem Intra- und Extrazellularraum verteilt, sondern weisen in einem der beiden Kompartimente eine meist deutlich höhere Konzentration auf. Eine Übersicht über die regelmäßig im Plasma vorhandenen Elektrolyte und deren Konzentration zeigt Tab. 6–1. Alle Ionenkonzentrationen besit-

Tab. 6–1. Elektrolyt-Konzentrationen im Blutplasma

		mval/l	mmol/l	mg/dl
Kationen				
	Natrium	142	142	327
	Kalium	5	5	20
	Calcium	5	2,5	10
	Magnesium	2	1	2
	insgesamt	154	150,5	
Anionen				
	Chlorid	102	102	362
	Bicarbonat*	27	27	165
	Phosphat	2	1	10
	Sulfat	1	0,5	5
	Org. Säuren	6	6	21
	Eiweiß	16	1	7 200
	insgesamt	154	137,5	

* im venösen Blut mit hohem CO_2-Partialdruck

zen einen *Normalbereich,* der für Na^+ – das Kation mit der höchsten Konzentration im Blutplasma – 135 bis 145 mmol/l beträgt und für Cl^- – das quantitativ bedeutendste Anion des Plasmas – zwischen 98 und 106 mmol/l liegt. (In der Tabelle sind die Werte zusätzlich auch in mval/l angegeben, um zu zeigen, daß im Blutplasma – ebenso wie in allen Körperflüssigkeiten – Elektroneutralität herrscht.) Zur Gruppe der nicht näher spezifizierten organischen Säuren des Plasmas gehören u. a. Milchsäure, Citronensäure, Brenztraubensäure und Aminosäuren.

Isotonie. Ein Maß für die Konzentration gelöster Teilchen im Blutplasma ist der **osmotische Druck.** Er beträgt etwa 7,3 atm und entspricht einer Gefrierpunktserniedrigung von −0,56 °C. Da eine 1molare Lösung eines Nichtelektrolyten eine Gefrierpunktserniedrigung von −1,86 °C aufweist, sind dem *menschlichen Plasma somit etwa 1/3 molare Lösungen von Nichtelektrolyten isoton.* Lösungen mit höherem osmotischen Druck werden als *hyperton,* Lösungen mit niedrigerem Druck als *hypoton* bezeichnet. 96 % des osmotischen Drucks des Plasmas beruhen auf der Anwesenheit anorganischer Elektrolyte, deren Molekulargewicht (relative Molekülmasse) niedrig und deren Molekülzahl pro Gewichtseinheit demgemäß hoch ist.

Trotz der ständigen Aufnahme und Abgabe von Salzen und Wasser wird im Organismus die osmotische Gesamtkonzentration konstant gehalten. *Diese Konstanz des osmotischen Druckes (Isotonie) ist Folge einer gut funktionierenden Osmoregulation.*

Für den Stoffaustausch zwischen den Kapillaren und der Interstitialflüssigkeit spielt der osmotische Druck keine Rolle, da – wie schon erwähnt – die Kapillarwände praktisch für alle Stoffe des Plasmas außer den Eiweißen permeabel sind. Nur der osmotische Druck der nicht permeablen Eiweiße (kolloidosmotischer oder onkotischer Druck, s. S. 244) ist hierbei von Bedeutung.

Isoionie. *Voraussetzung für die Funktionsfähigkeit der Gewebe und Organe ist neben der Isotonie auch ein ausgewogenes Verhältnis bestimmter Ionen zueinander (Isoionie).* Die Isoionie wird u. a. dadurch gesichert, daß die Konzentration der einzelnen Kationen – in ähnlicher Weise wie die osmotische Gesamtkonzentration – speziellen Regelprozessen unterliegen.

Isohydrie. Da die meisten biochemischen und biophysikalischen Vorgänge einen bestimmten pH-Wert erfordern, muß ferner eine *Konstanz des pH-Wertes* gewährleistet sein. Schwankungen der H^+-Ionen-Konzentration werden durch die Tätigkeit von Nieren und Lunge sowie durch die Puffersysteme des Blutes auf einen engen Bereich eingeschränkt (s. S. 435 ff.).

6.2.2. Plasmaproteine

Konzentration der Plasmaproteine. Unter den im Blutplasma gelösten Substanzen überwiegen mengenmäßig die Plasmaproteine, die vor allem in der Leber synthetisiert werden. *Die Gesamtproteinkonzentration des Plasmas liegt normalerweise zwischen 65 und 80 g/l.* Die molare Konzentration beträgt etwa 1 mmol/l.

Bei einem Gesamtblutvolumen von 5 l hat das Plasma bei normalem Hämatokritwert ein Volumen von etwa 3 l. Die hierin enthaltene Proteinmenge beläuft sich auf 180–240 g. Darüber hinaus befinden sich Proteine (z. B. Albumine) auch im extravasalen Raum. Ihre Konzentration beträgt etwa 10 g/l interstitieller Flüssigkeit.

Trennung der Proteine in Einzelfraktionen. Die Plasmaproteine stellen ein Gemisch aus nahezu 100 Proteinen dar, das sich mit verschiedenen Verfahren fraktionieren läßt. Eine Möglichkeit der groben präparativen Trennung besteht darin, Plasmaproteine auf Grund ihrer verschiedenen *Löslichkeiten* in Wasser, verdünnten oder konzentrierten Salzlösungen zu fällen **(fraktionierte Aussalzung).**

Eine feinere Trennung kann man durch eine **fraktionierte Fällung** bei niedrigen Temperaturen mit organischen Lösungsmitteln (Alkohol, Aceton) und bei systematischer Änderung des pH-Wertes und der Ionenstärke erreichen (z. B. Äthanolfraktionierung nach COHN, mit deren Hilfe einzelne Fraktionen in größeren Mengen relativ rein gewonnen und für therapeutische Zwecke verwendet werden können).

Eine weitere Trennung ist mit Hilfe der **Ultrazentrifugation** möglich, wobei das unterschiedliche *Molekulargewicht* der einzelnen Eiweiße ausgenutzt wird.

Auch **Adsorptionsmethoden** finden häufig Anwendung zur Trennung und Reinigung von Eiweißen (z. B. Säulenchromatographie, Affinitätschromatographie). Mit Pufferlösungen lassen sich hierbei die Komponenten fraktioniert eluieren.

Bei der **Elektrophorese,** die meist in Form der Papier-, Stärkegel- oder Celluloseacetatfolien-Elektrophorese durchgeführt wird, erfolgt die Trennung zu analytischen Zwecken auf Grund der *unterschiedlichen Wanderungsgeschwindigkeit im elektrischen Gleichspannungsfeld.* Hierbei wandern die Proteine bei einem schwach alkalischen pH-Wert zur Anode. Die Wanderungsgeschwindigkeit nimmt mit steigender Ladung zu. Beeinflußt wird die Wanderungsgeschwindigkeit außerdem von der Molekülgröße und von der Molekülform. Nach der elektrophoretischen Trennung werden die Eiweiße durch Fällung denaturiert, anschließend durch Färbung (Amidoschwarz) sichtbar gemacht (Papierstreifen, s. Abb. 6–2, untere Bildhälfte) und densitometrisch erfaßt (densitometrische Kurve, s. Abb. 6–2, obere Bildhälfte). Mit dieser Untersuchungsmethode lassen sich *fünf Hauptfraktionen* (s. u.) trennen.

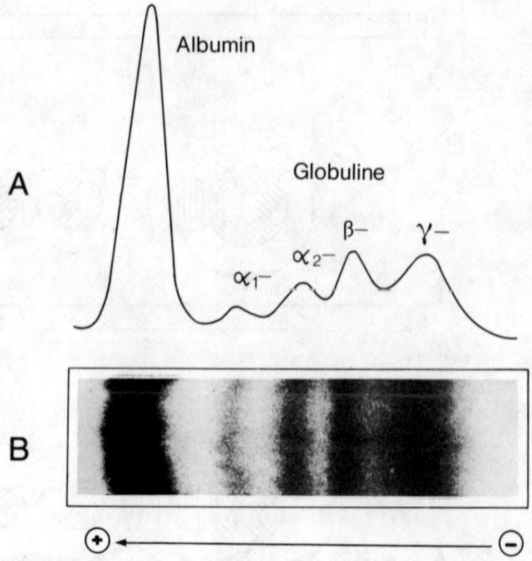

Abb. 6–2. Elektropherogramm eines menschlichen Serums. A Densitometrische Photometerkurve; B Angefärbter Papierstreifen nach Beendigung der Elektrophorese

Eine noch weitergehende Auftrennung der Serum- bzw. Plasmaproteine gelingt mit der **Immunelektrophorese,** bei der physikochemische und immunologische Methoden kombiniert werden. Zuerst erfolgt eine elektrophoretische Trennung der Eiweiße (in Agargel auf Glas als Träger). Danach werden die elektrophoretisch getrennten Eiweiße durch gegendiffundierende Antikörper (Antigen-Antikörper-Reaktion, s. S. 158) gefällt. An der Stelle , an der die Proteine auf Antikörper treffen, bilden sich halbmondförmige Fällungszonen (s. Abb. 6–3). Mit dieser Methode können bis zu 40 Proteinkomponenten unterschieden werden.

Einteilung und allgemeine Funktionen. Das Haupteinteilungskriterium für die Plasmaproteine liefert die elektrophoretische Trennung. Man unterscheidet die *Albuminfraktion* sowie die α_1-, α_2-, β- *und* γ-*Globuline.* Etwa 56 % der Serumproteinmenge entfallen auf die Albuminfraktion (38–48 g/l). Der mittlere Anteil der α_1-Globuline an der Gesamt-Proteinfraktion beträgt 4 %. α_2-, β- und γ-Globuline machen 10 %, 12 % bzw. 18 % der Plasmaproteine aus.

Die Eiweiße des Plasmas erfüllen eine Reihe von Funktionen:

– *Nährfunktion;* im Plasma des Erwachsenen sind etwa 200 g Protein kolloidal gelöst. Diese Menge stellt eine „Proteinreserve" dar, die bei Bedarf sehr schnell verfügbar ist.
– *Vehikelfunktion;* viele kleinmolekulare Stoffe werden beim Transport im Blut an spezifische Plasmaproteine gebunden.

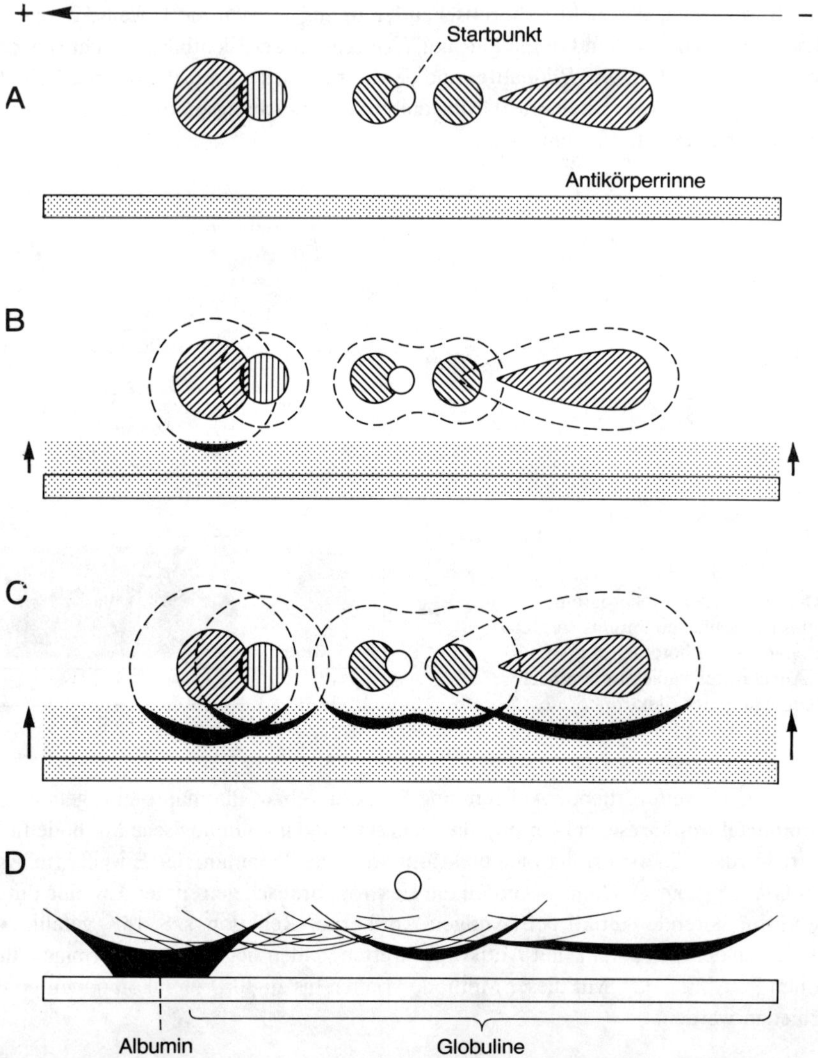

Abb. 6–3. Ablauf der Immunelektrophorese von Serumproteinen. A Elektrophoretische Trennung; B Diffusion der getrennten Proteine (gestrichelte Linien) und Gegendiffusion der Antikörper (gerastertes Feld) in Pfeilrichtung; C Präzipitation der Antikörper-Protein-Komplexe an der Berührungszone; D Endstadium der Immunelektrophorese

- *unspezifische Trägerfunktion;* Plasmaproteine binden Kationen in nichtdiffusibler Form. So sind 46 % des Plasma-Calciums unspezifisch an Eiweiße gebunden. 54 % liegen in diffusibler Form vor. Zwischen ionisiertem und eiweißgebundenem, nicht diffusiblem Calcium besteht ein Gleichgewicht.
- *Pufferfunktion;* alle Plasma-Proteine sind an den Pufferungsvorgängen des Blutes (s. S. 436 f.) beteiligt und tragen dazu bei, daß keine größeren Schwankungen des pH-Wertes auftreten.

- *Erzeugung des kolloidosmotischen Drucks;* wegen ihrer geringen molaren Konzentration ist der Anteil der Plasmaeiweiße an der Aufrechterhaltung des osmotischen Drucks zu vernachlässigen. Trotzdem kommt ihnen eine wichtige Funktion bei der Regulierung der Wasserverteilung zwischen Plasma und interstitiellem Raum zu, da die intravaskulären Proteine einen kolloidosmotischen Druck *(onkotischen Druck)* von etwa 25 mm Hg ausüben.
- *Blutgerinnung* (s. S. 172 ff.).
- *Abwehrfunktionen* (s. S. 155 ff.)

Eigenschaften und biologische Funktionen der Albuminfraktion. *Das Albumin bildet die Hauptfraktion der Plasmaeiweiße.* Die elliptischen Moleküle gehören zu den kleinsten Plasmaeiweißkörpern (s. Abb. 6–4). Da die Moleküle relativ klein sind und in hoher Konzentration vorkommen, tragen sie zu etwa 80 % zum *kolloidosmotischen Druck* bei. Außerdem erfüllen sie durch die *temporäre Bindung von niedermolekularen Substanzen* (freien Fettsäuren, Bilirubin, Kationen, Vitamin C, Penicillin, Sulfonamide u. a.) eine Reihe von *Transportaufgaben (Vehikelfunktion).* Auf Grund der relativ hohen Plasmakonzentration dient das Albumin auch als wichtigste *Eiweißreserve* des Organismus.

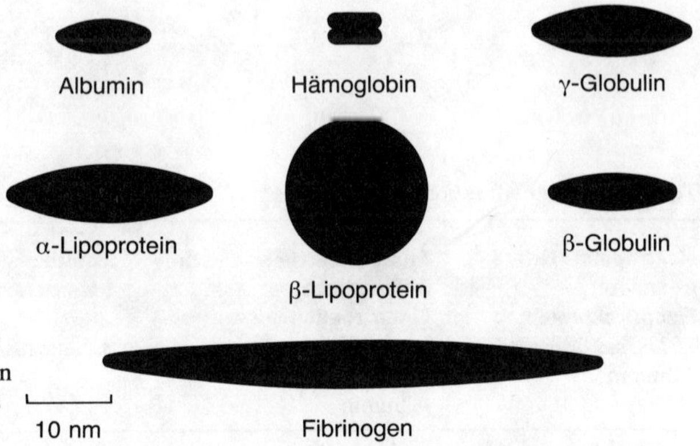

Abb. 6–4. Schematisierte Darstellung der Molekülformen einiger Plasmaeiweiße und des Hämoglobins, nach COHN

Eigenschaften und biologische Funktionen der Plasmaglobuline (s. Tab. 6–2). In der Gruppe der **α_1-Globuline** steht das *α_1-Lipoprotein* (s. S. 309 f.) mengenmäßig im Vordergrund. Das *α_1-Antitrypsin* ist ein Proteasen-Inhibitor von großer physiologischer Bedeutung (α_1-Antitrypsin-Mangel findet man z. B. bei obstruktiven Lungenerkrankungen, s. S. 286 ff.). Das saure *α_1-Glykoprotein* ist ein relativ niedermolekulares Protein mit hohem Kohlenhydratgehalt von ca. 40 %. Ebenfalls zur α_1-Gruppe zählen das Transcobalamin, das Vitamin B_{12} transportiert, das Transcortin, das Cortisol transportiert, sowie der Gerinnungsfaktor Prothrombin (s. S. 173 f.).

In der Gruppe der **α_2-Globuline** finden sich das *α_2-Glykoprotein,* das *α_2-Makroglobulin* (hochmolekulares Protein mit Proteasen-Hemmfunktion), das *Coeruloplasmin* mit einem hohen Kupfergehalt, der für die Oxidaseeigenschaft verantwortlich ist, sowie das *α_2-Haptoglobin,* das die charakteristische Fähigkeit besitzt, nach einer Hämolyse freies Hämoglobin im Plasma zu binden.

Zur Gruppe der **β-Globuline** gehören wichtige Trägerproteine: Für den Transport von Lipiden ist das β-*Lipoprotein* (s. S. 309 f.) von großer funktioneller Bedeutung. *Transferrin* transportiert Eisen in 3-wertiger Form im Plasma und vermittelt damit den Eisentransport vom Resorptionsort (Darmschleimhaut) zu den Speicherorganen (Leber und Milz) sowie zum roten Knochenmark, wo Eisen zur Hämsynthese benötigt wird. In dieser Fraktion finden sich auch mehrere *Komponenten des Komplementsystems* (s. S. 155). Das *Hämopexin* ist ein Glykoprotein, das freies Häm binden kann.

Die **γ-Globuline** sind Glykoproteine, die bei der elektrophoretischen Trennung am langsamsten wandern. Da die γ-Globulinfraktion die meisten Schutz- und Abwehrstoffe (Antikörper, s. S. 158 ff.) des Blutes enthält, werden diese Globuline auch *Immunglobuline* (Ig) genannt. Immunelektrophoretisch lassen sich neben drei großen Gruppen (IgA, IgM und IgG) noch zwei weitere Gruppen von Immunglobulinen (IgD und IgE) in geringer Konzentration nachweisen.

Eigenschaften und biologische Funktion des Fibrinogens. Die mittlere Fibrinogenkonzentration im Plasma beträgt 3 g/l. Bei der elektrophoretischen Trennung wandert Fibrinogen zwischen der β- und γ-Globulinfraktion. Fibrinogen wird in der Leber gebildet und stellt die gelöste Vorstufe des bei der Blutgerinnung ausfallenden *Fibrins* dar.

Tab. 6–2. Proteinfraktionen des Serums

elektrophoretisch trennbare Hauptfraktionen	Immunelektrophoretisch differenzierbare Unterfraktionen (Auswahl)	mittlere Konzentration (g/l)	Molekulargewicht (x 10^4)
Albumin	Prä-Albumin	40	6,1
	Albumin		6,9
α_1-Globulin	α_1-Lipoprotein	3	20
	α_1-Antitrypsin		5,4
	α_1-Glykoprotein		4,4
α_2-Globulin	α_2-Makroglobulin	7	82
	α_2-Haptoglobin		8,5
	Coeruloplasmin		16
	α_2-Glykoprotein		4,9
β-Globulin	β-Lipoprotein	9	320
	Transferrin		9
	Hämopexin		8
γ-Globulin	IgG	13	15
	IgA		16
	IgM		90
	IgD		17
	IgE		19

6.2.3. Pathoproteinämien

Abweichungen von der normalen Serumproteinzusammensetzung werden als Pathoproteinämien bezeichnet. Diese pathologischen Veränderungen umfassen die *Dys-*, die *Defekt-* und die *Paraproteinämien* (s. Abb. 6–5).

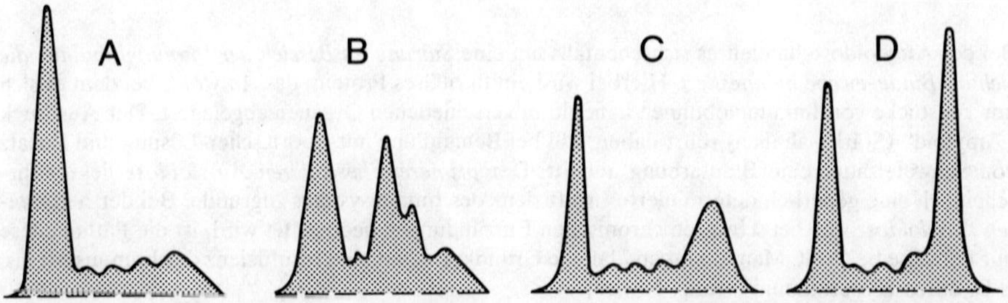

Abb. 6–5. Elektropherogramme bei pathologischen Veränderungen der Eiweißzusammensetzung des menschlichen Serums. A Normal; B Nephrotisches Syndrom mit Hypalbuminämie und α_2-Hyperglobulinämie; C Leberzirrhose mit Hypalbuminämie und γ-Hyperglobulinämie; D Multiples Myelom

Dysproteinämien. *Als Dysproteinämie bezeichnet man eine Verschiebung des quantitativen Verhältnisses der einzelnen Proteinfraktionen im Plasma* (s. Abb. 6–5, B). Erhebliche Dysproteinämien treten bei Krankheiten auf, die mit einem *Verlust bestimmter Proteinfraktionen* einhergehen (z. B. bei Nierenerkrankungen, s. S. 417 ff., bei Enteritis, s. S. 378 f.). Häufig ist der Gesamteiweißgehalt des Plasmas hierbei erniedrigt **(Hypoproteinämie).** Dysproteinämien treten auch bei verringerter Eiweißzufuhr mit der Nahrung *(Unterernährung)* oder bei Resorptionsstörungen im Darm auf. Da die Plasmaproteine – mit Ausnahme der Immunglobuline – in der Leber synthetisiert werden, können sich *Störungen der Leberfunktion* (Synthesestörung) auf die Zusammensetzung der Plasmaproteine auswirken (s. Abb. 6–5, C).

Defektproteinämien. *Hierbei handelt es sich auf Grund eines genetischen Defektes um einen Mangel oder ein völliges Fehlen einzelner Proteine. Analbuminämien* sind sehr seltene erbliche Anomalien mit häufig deutlich ausgeprägter Hypoproteinämie. Leitsymptom ist das Auftreten *generalisierter Ödeme* (s. S. 245). Weitere Beispiele für Defektproteinämien sind die *Agammaglobulinämie (Antikörpermangelsyndrom),* der α_1-*Antitrypsinmangel* (bei obstruktiver Lungenerkrankung mit Lungenemphysem, s. S. 286 ff.), der *Coeruloplasminmangel* (Morbus WILSON), der *Transferrinmangel* und das *Fehlen von Gerinnungsfaktoren* (z. B. Bluterkrankheit, s. S. 178).

Paraproteinämien. *Als Paraproteinämien werden Krankheiten bezeichnet, die durch das Auftreten sonst nicht vorkommender Proteine gekennzeichnet sind.* Es handelt sich hierbei um eine exzessive Vermehrung von Immunglobulinen, die von einem Zellstamm (Klon, s. S. 158 f.) gebildet wurden *(monoklonale Immunglobuline,* s. Abb. 6–5, D). Beim *Plas-*

mozytom (multiplen Myelom) handelt es sich um eine bösartige, mit Bildung von Paraproteinen einhergehende Wucherung von Plasmazellen (s. S. 158). Beim *Morbus Waldenström* tritt vermehrt monoklonales IgM auf, das von neoplastisch gewucherten Lymphozyten im Knochenmark produziert wird.

Polyklonale Immunglobuline beobachtet man vor allem bei chronischen Infektionskrankheiten, bei Autoimmunerkrankungen und vereinzelt bei malignen Tumoren.

Bei der **Amyloidose** handelt es sich ebenfalls um eine *Störung im Bereich der Immunglobuline, die sich im Bindegewebe manifestiert.* Hierbei wird ein fibrilläres Protein, das *Amyloid,* bei dem es sich um Teilstücke von Immunglobulinen handelt, in verschiedenen Organen abgelagert. Der Ausdruck „Amyloid" (Stärke-ähnlich) rührt daher, daß bei Behandlung mit Lugolscher-Lösung und Zusatz von Schwefelsäure eine Blaufärbung auftritt. Der *primären, hereditären Amyloidose* liegt wahrscheinlich eine genetisch determinierte Insuffizienz des Immunsystems zugrunde. Bei der *sekundären Amyloidose,* die bei schweren chronischen Entzündungen beobachtet wird, ist die Pathogenese nur teilweise bekannt. Man nimmt an, daß die Grundkrankheit eine Insuffizienz des Immunsystems, z. B. durch Hyperimmunisierung, bewirkt.

In ausgeprägten Fällen ist die Amyloidose bereits makroskopisch zu erkennen. Die Leber weist dabei eine eigentümlich speckige, glasige Schnittfläche auf, die Milz ist vergrößert, glasig transparent und von fester Konsistenz.

6.2.4. Weitere Bestandteile des Blutplasmas

Außer den bisher genannten Bestandteilen finden sich im Plasma noch weitere Stoffe, die innerhalb ihres physiologischen Konzentrationsbereichs keinen wesentlichen Einfluß auf die physikochemischen Eigenschaften des Plasmas ausüben.

Tab. 6–3. Konzentrationen wichtiger Bestandteile des menschlichen Plasmas

	g/l	mmol/l
Glucose	0,6 –1,0	3,3 – 5,6
Milchsäure	0,09 –0,16	0,9 – 1,6
Brenztraubensäure	0,005–0,017	0,057 – 0,192
Harnpflichtige Substanzen		
Harnstoff	0,2 –0,6	3,3 –10,0
Harnsäure ♂	0,034–0,07	0,202 – 0,416
♀	0,024–0,057	0,142 – 0,339
Kreatinin	0,004–0,012	0,036 – 0,106
Kreatin	0,002–0,005	0,015 – 0,038
Gesamt-Lipide	3,05 –8,80	
Gesamt-Cholesterin	1,0 –3,0	2,6 – 7,7
Phospholipide	1,25 –2,30	1,6 – 3,0
Triglyceride	0,5 –2,0	0,5 – 2,3
freie Fettsäuren	0,08 –0,12	0,25 – 1,0
Bilirubin	0,002–0,010	0,0034– 0,0171

Hierzu gehören:
- *Nährstoffe,*
- *Vitamine* und *Spurenelemente,*
- *Produkte des Intermediärstoffwechsels* (Milchsäure, Brenztraubensäure u. a.),
- *Hormone* und *Enzyme,*
- *Ausscheidungsprodukte;* die stickstoffhaltigen Ausscheidungsprodukte des Protein- und Purinstoffwechsels (Harnstoff, Harnsäure, Ammoniak, Kreatinin u. a.) und die Aminosäuren des Plasmas werden unter der Bezeichnung **Rest-N-Substanzen** zusammengefaßt.

Eine Zusammenstellung von wichtigen Bestandteilen des Blutplasmas gibt Tab. 6–3.

6.3. Erythrozyten

Die Hauptmasse der zellulären Blutbestandteile bilden die roten Blutkörperchen, deren Funktionen (O_2-Transport, Mitwirkung beim CO_2-Transport und bei der Regulation des pH-Wertes) an den intraerythrozytären roten Blutfarbstoff *(Hämoglobin)* gebunden sind.

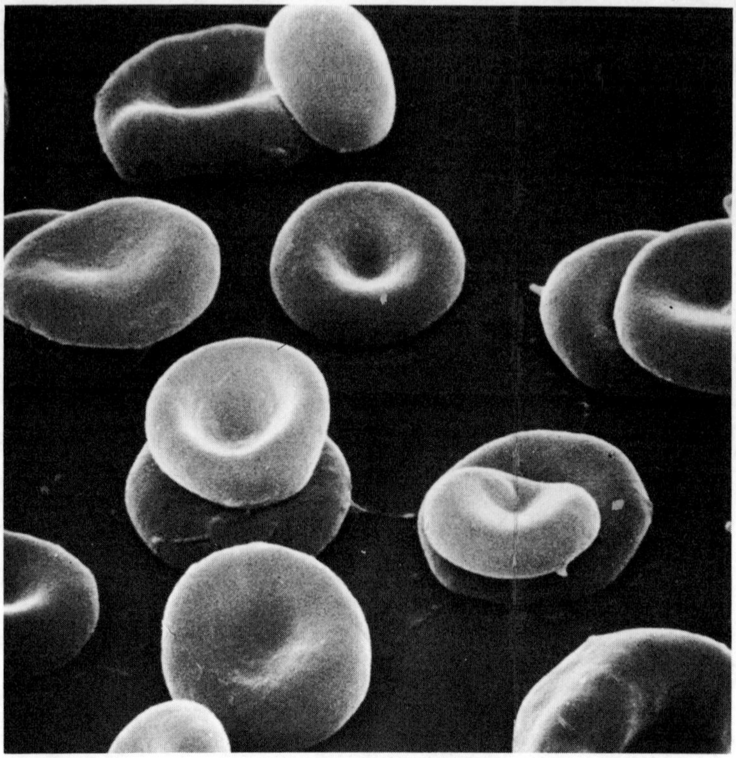

Abb. 6–6. Erythrozyten in rasterelektronenmikroskopischer Darstellung, nach RICHTER

6.3.1. Zahl und Morphologie der Erythrozyten

Beim Mann finden sich durchschnittlich 5,2 Mio., bei der Frau 4,6 Mio. Erythrozyten in 1 µl Blut (5,2 · 10^{12} bzw. 4,6 · 10^{12}/l). Im nichtströmenden Blut erscheinen sie als runde, bikonkave und kernlose Scheiben mit einem mittleren Durchmesser von 7,5 µm *(Normozyten),* einer Randdicke von etwa 2 µm und einer zentralen Dicke von ca. 1 µm (s. Abb. 6–6). Die spezielle Form der roten Blutzellen begünstigt ihre Hauptfunktion, den Atemgastransport, weil O_2 und CO_2 über eine relativ große Oberfläche ausgetauscht werden können und im Inneren nur kurze Diffusionsstrecken zu überwinden sind. Die gesamte Oberfläche der Erythrozyten eines erwachsenen Menschen wird auf 3 800 m^2 geschätzt. Die Gestalt der Erythrozyten stellt außerdem eine günstige Voraussetzung für die Verformung bei der Kapillarpassage dar. *Das mittlere Zellvolumen (MCV) beträgt 90 μm^3.*

Mißt man die einzelnen Durchmesser von Erythrozyten einer größeren Population im Blutausstrich und ordnet man die Meßwerte nach ihrer Häufigkeit, so erhält man sog. *PRICE-JONES-Kurven* (Häufigkeitsverteilungen der Erythrozytendurchmesser; s. Abb. 6–7). Bei pathologischen Veränderungen der Erythrozytenbildung treten häufig Verschiebungen der PRICE-JONES-Kurven nach links oder nach rechts auf. Kommt es zu einer deutlichen Verschiebung nach rechts, d. h. zu einer Zunahme der relativen Erythrozytenzahl mit Durchmessern >8 µm, spricht man von einer *Makrozytose.* Eine Verschiebung der PRICE-JONES-Kurve nach links, d. h. eine Vermehrung der Erythrozytenzahl mit Durchmessern <6 µm, bezeichnet man als *Mikrozytose.* Abgeflachte PRICE-JONES-Kurven treten beim gleichzeitig vermehrten Vorkommen von Makro- und Mikrozyten auf *(Anisozytose).*

Eine *Poikilozytose* liegt vor, wenn unregelmäßig geformte Erythrozyten (z. B. Sphärozyten, s. S. 128, oder Sichelzellen, s. S. 144) in größerer Zahl auftreten.

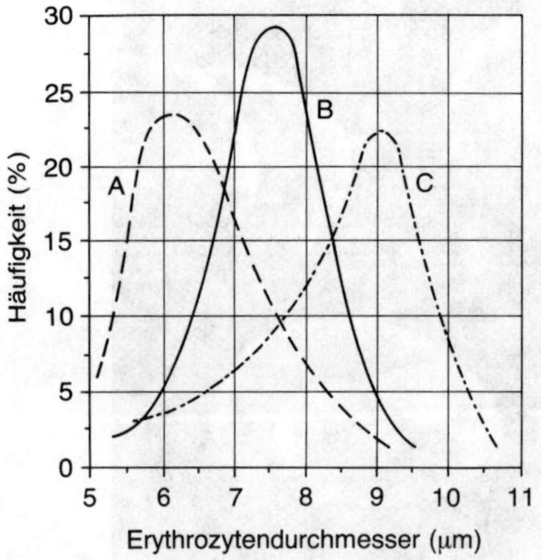

Abb. 6–7. Häufigkeitsverteilung der Erythrozytendurchmesser (PRICE-JONES-Kurven) bei Gesunden (B), bei Vorliegen einer Mikrozytose (A) und Makrozytose (C)

6.3.2. Erythropoese

Die Erythrozyten werden nach der Geburt im roten Knochenmark gebildet, das sich beim Erwachsenen auf die platten Knochen und die Gelenkenden der langen Röhrenknochen (Epiphysen) beschränkt. Die roten Blutkörperchen entstehen durch mitotische Teilungen aus unreifen, kernhaltigen Vorstufen, wobei *Veränderungen der Zellkernstruktur, eine Auffüllung des Zelleibes mit Hämoglobin und eine stetige Abnahme des Zellvolumens den Reifungsprozess kennzeichnen.*

Die Erythrozyten entwickeln sich aus einer *Stammzelle* im roten Knochenmark, aus der durch Reifungsprozesse 16 Erythrozyten hervorgehen, die später in die Blutbahn ausgeschleust werden. Zunächst entsteht der *Proerythroblast.* Nach Eisenaufnahme und Hämoglobinbildung verwandelt sich dieser in den *Makroblasten.* Das basophile Zytoplasma der Makroblasten weist auf noch vorhandene Ribonucleinsäure hin. Die Zellen der nächsten Entwicklungsstufe, die *Normoblasten,* zeigen eine Verdichtung und Schrumpfung (Pyknose) des Zellkerns. Vor dem Eintreten ins strömende Blut wird der pyknotische Kern aus der Zelle entfernt (Enukleation). In den nunmehr *kernlosen Erythrozyten* ist die DNA- und RNA-Synthese und damit auch die Fähigkeit zur Zellteilung erloschen. Der Stoffwechsel der Zelle wird von oxidativem Abbau auf Glykolyse umgeschaltet.

In einigen Erythrozyten (5 – 15 ‰) lassen sich in den ersten beiden Tagen ihres Aufenthaltes im Gefäßsystem noch netzartige Strukturen erkennen (Substantia granulo-reticulo-filamentosa), die vermutlich Reste der basischen Protoplasmasubstanz oder Zellorganellen (Ribosomen, Mitochondrien) enthalten. Diese unmittelbaren Vorstufen der reifen Erythrozyten werden *Retikulozyten* genannt. *Jede Steigerung der Erythropoese führt zu einer Zunahme der Retikulozytenzahl im strömenden Blut.* Ein wirksamer Reiz für die verstärkte Neubildung der Erythrozyten stellt der Sauerstoffmangel im Gewebe dar, der zur Produktion von *Erythropoetin* vor allem in der Niere führt. Dieser Stoff, wahrscheinlich ein Glykoprotein, gelangt auf dem Blutweg zum roten Knochenmark und fördert hier den Differenzierungsprozeß der Stammzellen.

In der *Embryonalzeit* erfolgt die Erythrozytenbildung – ebenso wie die Granulozyten- und Thrombozytenbildung – zunächst im *Mesenchym des Dottersacks und des Chorions* (s. Abb. 6–8). Erst gegen Ende des zweiten Monats entstehen Erythrozyten im Embryo selbst. Im Verlauf der sog. *hepatolienalen Phase* werden Erythrozyten in der Leber und zum Teil auch in der Milz gebildet. Während

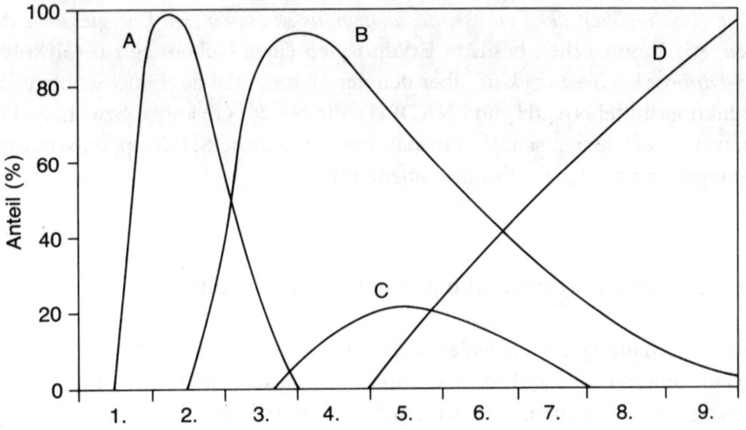

Abb. 6–8. Blutbildung während der embryonalen und fetalen Entwicklung im Mesenchym des Dottersacks und des Chorions (A), in Leber (B), Milz (C) und Knochenmark (D)

die Erythropoese in der Milz im 8. Fetalmonat bereits wieder erloschen ist, dauert sie in der Leber bis zur Geburt an. Die Potenz zur hepatolienalen Blutbildung bleibt aber postnatal erhalten und kann unter bestimmten pathologischen Bedingungen wieder zum Tragen kommen. Die Blutbildung im roten Knochenmark *(medulläre Hämopoese)* beginnt im 6. Schwangerschaftsmonat.

6.3.3. Lebensdauer und Abbau der Erythrozyten

Die ausgeschleusten Erythrozyten kreisen für die Dauer von 110–120 Tagen in der Blutbahn. Dann werden sie oder ihre Fragmente von den Zellen des Retikulo-endothelialen Systems (s. S. 37 ff.) in Milz, Leber und Knochenmark phagozytiert (s. Abb. 6–9). (Wie das Beispiel der Resorption eines Blutergusses zeigt, ist allerdings auch jedes andere Gewebe zum Blutkörperchenabbau befähigt.) Rund 0,8% aller Erythrozyten werden normalerweise in 24 Stunden abgebaut und durch neugebildete ersetzt. Das bedeutet, daß beim Erwachsenen in jeder Minute eine Neubildung von 160 Millionen Erythrozyten stattfindet.

Ursachen für das Altern der Erythrozyten sind eine Abnahme der Enzymaktivität und des Zellstoffwechsels sowie der Verlust verschiedener Funktionen und der Flexibilität der Zellmembran. Im Retikulo-endothelialen System kommen gealterte Zellen in engen Kontakt mit phagozytoseaktiven Retikulumzellen sowie mit Makrophagen und werden entweder in toto oder nach Fragmentierung phagozytiert.

6.3.4. Stoffwechsel der Erythrozyten

Die kernlosen Erythrozyten haben einen von den üblichen kernhaltigen Zellen abweichenden, spezialisierten Stoffwechsel. Während die kernhaltigen Vorstufen und die Retikulozyten noch über Enzyme für den oxidativen Stoffwechsel und für die Proteinsynthese verfügen, ist die reife Zelle auf einen glykolytischen Abbau der Glucose angewiesen. *Die Glykolyse einschließlich des Pentosephosphatzyklus ist die einzige Energiequelle des Erythrozyten.* Als Besonderheit besitzen Erythrozyten einen Nebenweg zur Glykolyse, den sog. *2,3-Diphosphoglyceratzyklus,* über den der Hauptanteil des Glucoseabbaus abläuft. Die Reduktionsmittel $NADH_2$ und $NADPH_2$, die bei der Glykolyse bzw. beim Pentosephosphatzyklus entstehen, schützen oxidationsempfindliche SH-Gruppen von Enzymen, von Hämoglobin und der Erythrozytenmembran.

6.3.5. Osmotische Formveränderungen der Erythrozyten

Zur Aufrechterhaltung der normalen Zellform ist ein geringer osmotischer Überdruck (Turgor) im Inneren des Erythrozyten erforderlich. Daher muß die osmotische Konzentration der gelösten Teilchen, d. h. der Eiweißkörper und der kleinmolekularen Stoffe, im Erythrozyten etwas höher gehalten werden als im umgebenden Plasma. Die Kontrolle erfolgt über aktive Ionenpumpen für Na^+ und K^+ in der Erythrozytenmembran. Eine Hemmung des aktiven Ionentransportes führt zum Konzentrationsausgleich der kleinen Ionen und wegen der hohen Eiweißkonzentration im Zellinneren zu einem starken osmotischen Überdruck. Wasser strömt in die Zelle ein, und der Erythrozyt schwillt an, bis die Membran platzt. Eine solche Zerstörung der Zelle, bei der Hämoglobin in das Plasma übertritt, wird als **Hämolyse** bezeichnet.

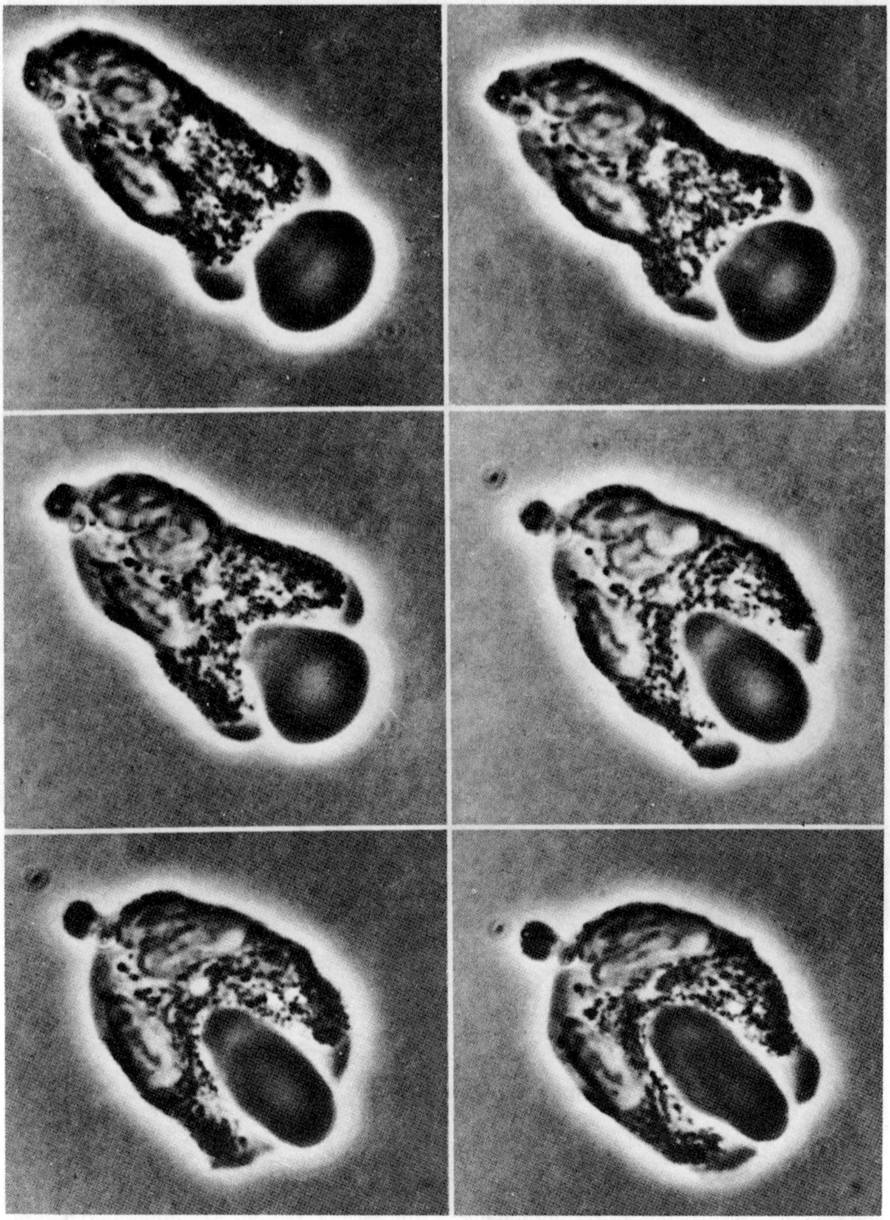

Abb. 6–9. Phagozytose eines Erythrozyten in verschiedenen Stadien, nach BESSIS

Beim Einbringen von Erythrozyten in eine *hypotone Lösung* kommt es ebenfalls zu einem Wassereintritt in die Zelle. Ist dabei das osmotische Gefälle nicht sehr groß, so führt die Volumenzunahme lediglich zu einer Formänderung in die Kugelgestalt (Sphärozyt, s. Abb. 6–10, A). Bei größerem osmotischem Gefälle tritt Hämolyse ein. Ein Maß für den osmotischen Druck, bei dem Hämolyse auftritt, ist die sog. *osmotischem Resistenz* der Erythrozyten.

Darüber hinaus können auch *isotone Lösungen* u. U. eine osmotische Hämolyse hervorrufen, wenn die darin gelösten Substanzen die Erythrozytenmembran leicht passieren können. Werden Erythrozyten beispielsweise in einer isotonen Harnstofflösung suspendiert, diffundieren Harnstoffmoleküle in das Innere des Erythrozyten. Dabei addiert sich deren osmotischer Druck zu dem im Erythrozyten bereits vorhandenen osmotischen Druck, so daß ein osmotischer Wassereinstrom stattfindet.

In *hypertoner Lösung* strömt Wasser aus der Zelle aus, wodurch eine Schrumpfung des Erythrozyten zur Stechapfelform erfolgt (s. Abb. 6–10, B).

Neben der *osmotischen Hämolyse* können auch andere Mechanismen zur Zerstörung der Zellmembran und damit zur Hämolyse führen. *Chemische Hämolyse* kann durch organische Lösungsmittel (z. B. Chloroform oder Äther) oder durch Seifen sowie synthetische Waschmittel, die Lipide aus der Membran herauslösen können, verursacht werden. Tierische oder bakterielle Gifte (Schlangengifte oder Gifte der hämolysierenden Streptokokken) bewirken *toxische Hämolysen. Serologische* (z. B. bei Transfusionszwischenfällen), *mechanische* oder *thermische* Alterationen können ebenfalls zur Hämolyse führen.

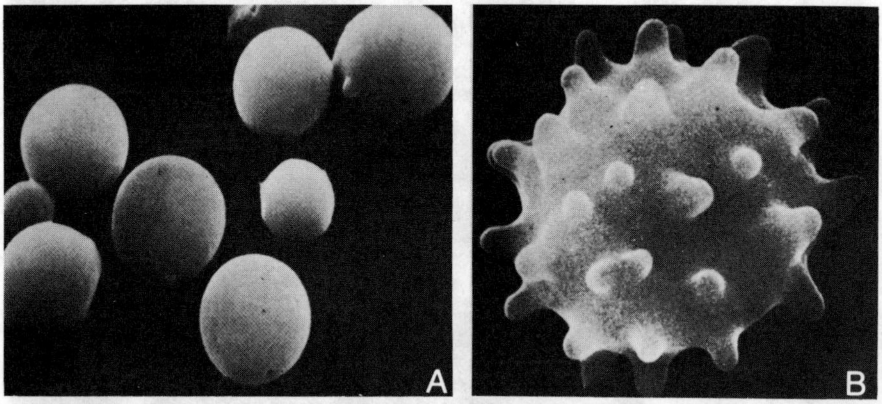

Abb. 6–10. Pathologische Erythrozytenformen in rasterelektronenmikroskopischer Darstellung. A Sphärozyten; B Stechapfelform

6.3.6. Blutkörperchensenkungsgeschwindigkeit

In einer nicht gerinnungsfähigen Blutprobe sinken die Blutzellen infolge ihrer höheren Dichte (1,10 g/ml) gegenüber dem Plasma (1,03 g/ml) langsam zu Boden. Dadurch trennen sich die korpuskulären Bestandteile vom Blutplasma. Bei der Bestimmung der *Blutkörperchensenkungsgeschwindigkeit (BSG oder BKS) nach* Westergren wird mit

3,8%iger Natriumcitratlösung ungerinnbar gemachtes Venenblut in senkrecht stehende 200 mm lange Spezialpipetten aufgezogen und nach 1 und 2 Stunden die Erythrozytenfreie Plasmasäule (in mm) abgelesen.

Normalerweise beträgt die BSG eines gesunden Mannes in der ersten Stunde maximal 5 mm, einer gesunden Frau maximal 8 mm. Der 2-Stundenwert soll 15 mm bzw. 20 mm nicht überschreiten. *Eine Erhöhung der BSG über die genannten Normwerte ist als Zeichen eines krankhaften Prozesses zu werten,* wobei die Schwere des Krankheitsbildes jedoch nicht mit dem Ausmaß der Erhöhung korreliert ist. Weiterhin führt nicht jeder Krankheitsprozess zu einer erhöhten BSG. Die diagnostische Bedeutung der BSG-Bestimmung besteht darin, daß sie als *unspezifischer Krankheitssuchtest* und als Test für den Verlauf von Krankheitsprozessen eingesetzt werden kann.

Ursache für eine Erhöhung der BSG ist die reversible Zusammenballung mehrerer Erythrozyten zu sog. *Agglomeraten,* die eine höhere Sedimentationsgeschwindigkeit aufweisen als einzelne Erythrozyten. Die *Agglomeration* zu geldrollenartigen oder klumpigen Gebilden wird durch die Wechselwirkung von Plasmaproteinen und Erythrozytenmembran hervorgerufen.

Plasmafaktoren, die zu einer erhöhten Senkungsgeschwindigkeit der Erythrozyten führen, werden als *Agglomerine* bezeichnet. Vor allem die Zunahme der Konzentration von normal vorkommenden Plasmaeiweißen mit senkungsaktiven Eigenschaften (Fibrinogen in einer Konzentration >10 g/l, *α_2-Makroglobulin, IgM, Haptoglobin* und *Coeruloplasmin)* und das Auftreten von pathologischen, senkungsaktiven Plasmaeiweißen (z. B. Paraproteinen) können eine BSG-Erhöhung verursachen.

Die physiologische Bedeutung des vermehrten Auftretens der Agglomerine bei bestimmten Krankheitsprozessen (z. B. bei Entzündungen oder malignen, gewebsdestruierenden Tumoren) beruht darauf, daß diese Eiweiße bei der Eindämmung von entzündlichen Gewebsuntergängen oder bei der Vorbereitung der Wundheilung mitwirken (Gerinnungsförderung durch Fibrinogen, Hemmung proteolytischer Enzyme durch α_2-Makroglobulin, Oxidase-Wirkung von Coeruloplasmin, Anregung der Kollagenbiosynthese durch Haptoglobin-Hämoglobin-Komplexe).

Auch **erythrozytäre Faktoren** sind für die Höhe der Blutkörperchensenkungsgeschwindigkeit von Bedeutung. *Abweichungen von der bikonkaven Form* (z. B. bei der Sichelzellenanämie, s. S. 143 f., bei der perniziösen Anämie, s. S. 142, oder bei Vorliegen geschrumpfter Erythrozyten) erschweren eine Agglomeration ebenso wie Formveränderungen durch *entzündungshemmende Pharmaka.*

Die *Erythrozytenzahl* hat ebenfalls einen Einfluß auf die Sedimentationsgeschwindigkeit. Eine Erhöhung des Hämatokritwertes bewirkt eine Verlangsamung der Senkung, ein niedriger Hämatokritwert eine Senkungsbeschleunigung.

6.4. Hämoglobin

Etwa 30 % des Zellinhaltes der Erythrozyten nimmt der rote Blutfarbstoff, das *Hämoglobin,* ein, das an folgenden Aufgaben des Blutes beteiligt ist:

- *Sauerstofftransport* von der Lunge zu den Geweben,
- *Kohlendioxidtransport* von den Geweben zur Lunge,
- *Pufferfunktion.*

6.4.1. Aufbau des Hämoglobinmoleküls

Hämoglobin, das zu den am intensivsten untersuchten biologischen Substanzen gehört, ist ein *Chromoprotein.* Das Molekül besteht aus *vier Polypeptidketten* mit je einer Farbstoffkomponente, die als *Häm* bezeichnet wird. Das Molekulargewicht beträgt etwa 64 500, so daß jeder der vier Grundeinheiten ein Molekulargewicht von etwa 16 000 zukommt. Auf Grund der Tertiär- und Quartärstruktur hat das Hb-Molekül eine angenähert kugelförmige Gestalt, wobei in oberflächliche Nischen die Häm-Gruppen eingelagert sind (s. Abb. 6–11).

Die vier gleichartigen **Farbstoffkomponenten** eines Hämoglobinmoleküls enthalten ein *Protoporphyringerüst mit je einem zentralen zweiwertigen Eisenion* (s. Abb. 6–12). Jedes Protoporphyrin-Gerüst besteht aus vier Pyrrolringen, die über Methinbrücken miteinander verbunden sind und charakteristische Seitenketten tragen. Durch den Einbau des Eisenions mit je zwei Haupt- und Nebenvalenzen wird das Protoporphyrin zum Häm. Die gesamte Hämstruktur hat man sich in einer Ebene liegend vorzustellen.

Auf die **Eiweißkomponente** entfällt der Hauptanteil der etwa 10 000 Hämoglobin-Atome. Beim Hämoglobin des Erwachsenen *(HbA)* liegen zwei α-*Polypeptid-Ketten* (mit jeweils 141 Aminosäuren) und zwei β-*Polypeptid-Ketten* (mit jeweils 146 Aminosäuren) in symmetrischer Anordnung vor. Der rote Blutfarbstoff des Feten *(HbF)* unterscheidet sich

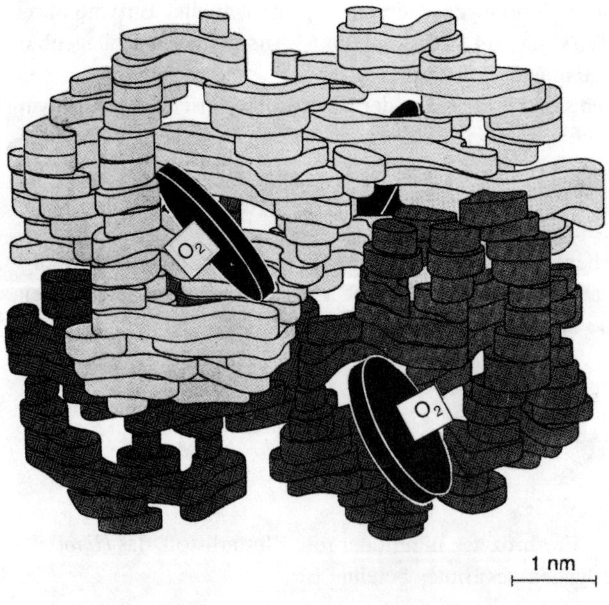

Abb. 6–11. Modell des Hämoglobinmoleküls, nach PERUTZ

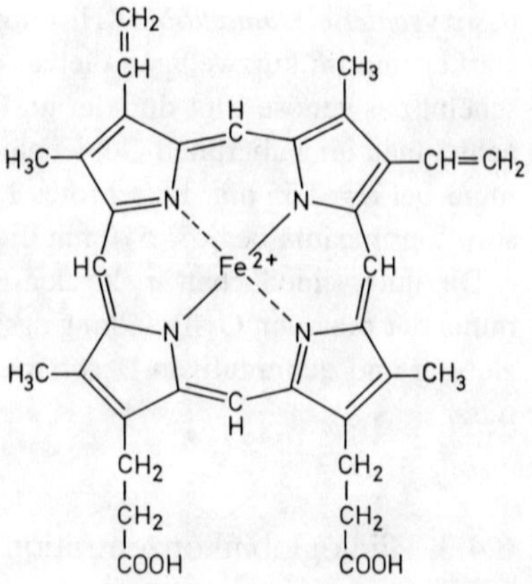

Abb. 6-12. Strukturformel des Häm

in der Primärstruktur vom HbA dadurch, daß an Stelle der β-Ketten sogenannte γ-Ketten mit einer anderen Aminosäuren-Sequenz eingebaut sind.

6.4.2. Spektrale Eigenschaften des Hämoglobins

Die rote Farbe des arteriellen Blutes ist dadurch bedingt, daß das Hämoglobin das kurzwellige Licht, d. h. den Blauanteil des Spektrums, relativ stärker absorbiert als den langwelligen Rotanteil (SORET-Bande, s. Abb. 6−13). Außerdem weist das Absorptionsspektrum des *Oxyhämoglobins* (HbO_2, s. S. 133) zwei charakteristische Absorptionsbanden im gelbgrünen Spektralgebiet mit den Maxima bei λ = 577 nm und λ = 541 nm auf. Das

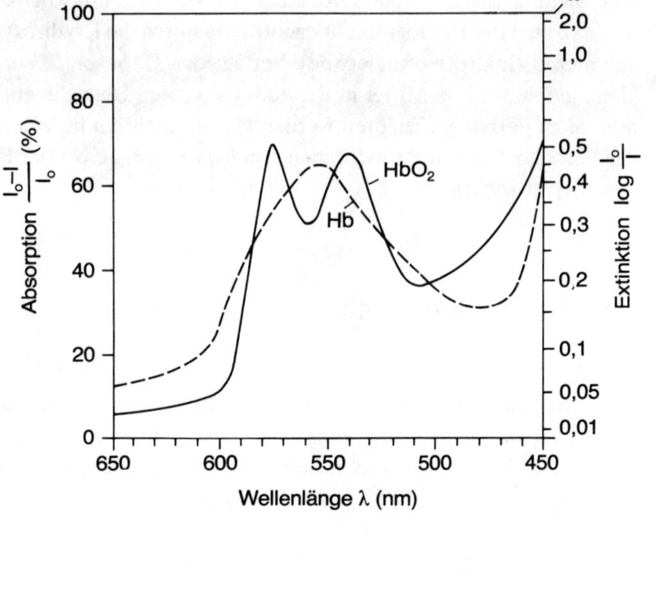

Abb. 6−13. Absorptionsspektren des Oxyhämoglobins (HbO_2) und des desoxygenierten Hämoglobins (Hb), nach THEWS

desoxygenierte Hämoglobin (Hb) absorbiert Licht im langwelligen Spektralgebiet etwas stärker und im kurzwelligen Gebiet etwas schwächer als das Oxyhämoglobin. Daher erscheint das venöse Blut dunkler und bläulich-rot gefärbt. Bei der Spektralanalyse beobachtet man im gelbgrünen Gebiet eine einzige, breitere Absorptionsbande mit dem Maximum bei $\lambda = 555$ nm. Kirschrotes Kohlenmonoxid-Hämoglobin (HbCO) hat zwei Absorptionsmaxima bei $\lambda = 570$ nm und $\lambda = 539$ nm.

Die unterschiedlichen spektralen Eigenschaften des Hämoglobins werden zur Bestimmung der relativen O_2-Beladung des Hämoglobins in vivo und in vitro sowie zur Identifizierung und quantitativen Bestimmung der verschiedenen Hämoglobin-Derivate ausgenutzt.

6.4.3. Hämoglobinkonzentration im Blut und Färbekoeffizient

Hämoglobinkonzentration im Blut. *Die Hämoglobinkonzentration im menschlichen Blut beträgt im Mittel beim Mann 155 g/l und bei der Frau 140 g/l.* Wie fast alle biologischen Größen sind diese Werte nicht genau fixiert, sondern können auch beim Gesunden begrenzten Schwankungen unterliegen. Beim Neugeborenen findet man im Mittel einen Wert von 190 g/l, wobei im Einzelfall erhebliche Abweichungen hiervon vorkommen können. Im Laufe des ersten Lebensjahres fällt die Hämoglobinkonzentration auf etwa 110 g/l ab, um dann langsam auf den Wert des Erwachsenen anzusteigen.

Ebenso wie beim Feten findet man eine relativ hohe Hämoglobinkonzentration im Blut von Personen, die sich längere Zeit in großen Höhen aufhalten. In beiden Fällen handelt es sich um eine sinnvolle Anpassung, durch die bei vermindertem O_2-Angebot die Sauerstoffversorgung der Organe sichergestellt wird.

Färbekoeffizient. Für die Beurteilung der Blutbildung und die Differenzierung der Anämieformen (s. S. 139 ff.) stellt die *Hämoglobinbeladung des einzelnen Erythrozyten* (Hb_E) eine wichtige diagnostische Größe dar. Dieser sog. *Färbekoeffizient* wird dadurch ermittelt, daß man die Hämoglobinkonzentration durch die Erythrozytenzahl im gleichen Blutvolumen dividiert. Normalerweise beträgt der *Färbekoeffizient 30 pg,* d. h. $30 \cdot 10^{-12}$ g Hämoglobin sind im Mittel in der einzelnen roten Blutzelle enthalten. Erythrozyten mit normalem Färbekoeffizienten werden als *normochrom* bezeichnet. Bei der Erniedrigung des Färbekoeffizienten spricht man von *hypochromen,* bei der Erhöhung von *hyperchromen* Erythrozyten.

6.5. O_2-Transportfunktion des Blutes

Sauerstoff und *Kohlendioxid* werden im Blut sowohl in *physikalisch gelöster* als auch in *chemisch gebundener Form* transportiert. Stickstoff und andere inerte Gase, die keinen Einfluß auf den Stoffwechsel ausüben, liegen ausschließlich in physikalischer Lösung im Blut vor.

6.5.1. Physikalisch gelöster Sauerstoff im Blut

Obwohl O_2 im arteriellen Blut nur in einer Konzentration von 0,3 ml/dl physikalisch gelöst ist, kommt dieser Zustandsform doch eine große biologische Bedeutung zu. Bevor nämlich die Gasmoleküle chemische Bindungen eingehen können, müssen sie in gelöster Form zu ihren Reaktionspartnern diffundieren.

Die Konzentration eines physikalisch gelösten Gases in einer Flüssigkeit (C_{Gas}) hängt vom jeweiligen Partialdruck des Gases (P_{Gas}) ab. (Äquilibriert man eine Flüssigkeit mit einem Gas, so kann man dem Gas in der Flüssigkeit den gleichen Partialdruck zuordnen, wie er in der Gasphase vorliegt.) Die genannte Abhängigkeit kommt in dem *HENRY-DALTONschen Gesetz* zum Ausdruck:

(1) $$C_{Gas} = \alpha \cdot P_{Gas}$$

Die Proportionalitätskonstante α wird als *BUNSENscher Löslichkeitskoeffizient* bezeichnet. Ihre Größe hängt von der Art des gelösten Gases, von der Beschaffenheit des Lösungsmittels sowie von der Temperatur ab.

6.5.2. Hämoglobin-Sauerstoff-Bindung

Der weitaus größte Teil des mit dem Blut transportierten Sauerstoffs ist chemisch an das Hämoglobin gebunden. An das zweiwertige Eisen der Hämgruppe kann molekularer Sauerstoff locker koordinativ angelagert werden. Das **Hämoglobin** (Hb, s. Abb. 6–14, B) geht dabei in das **Oxyhämoglobin** (HbO_2) über (s. Abb. 6–14, A). Um anzudeuten, daß die O_2-Anlagerung ohne Wertigkeitsänderung erfolgt, bezeichnet man diese Reaktion als *Oxygenation.* Entsprechend ist die O_2-Abspaltung eine *Desoxygenation.*

Maximale O_2-Transportkapazität. Wegen des tetrameren Molekülaufbaus kann 1 mol Hämoglobin maximal 4 mol O_2 binden. Daraus ergibt sich, daß 1 g Hämoglobin 1,36 ml O_2 anlagern kann *(HÜFNERsche Zahl).* Das Produkt aus HÜFNERscher Zahl und Hb-Konzentration liefert den Wert für die *maximale O_2-Kapazität des Blutes:*

$$O_2\text{-Kapazität} = 1{,}36 \times \text{Hb-Konzentration} \approx 20 \text{ ml } O_2/\text{dl Blut}$$

Diese O_2-Konzentration wird allerdings nur dann erreicht, wenn das Gleichgewicht der Reaktion

(2) $$Hb + 4\,O_2 \rightleftharpoons Hb\,(O_2)_4$$

ganz auf die rechte Seite verlagert ist (P_{O_2} >300 mm Hg). Unter den im Organismus vorliegenden Verhältnissen wird jedoch das Hämoglobin nur zum Teil in Oxyhämoglobin überführt.

O_2-Bindungskurve. *Die jeweilige Konzentration des gelösten O_2 bestimmt nach dem Massenwirkungsgesetz, welcher Anteil des Hämoglobins als Oxyhämoglobin vorliegt.* Diesen Konzentrationsanteil des Oxyhämoglobins an der insgesamt vorliegenden Hämoglobinkonzentration bezeichnet man als die **O_2-Sättigung** (S_{O_2}) des roten Blutfarbstoffes:

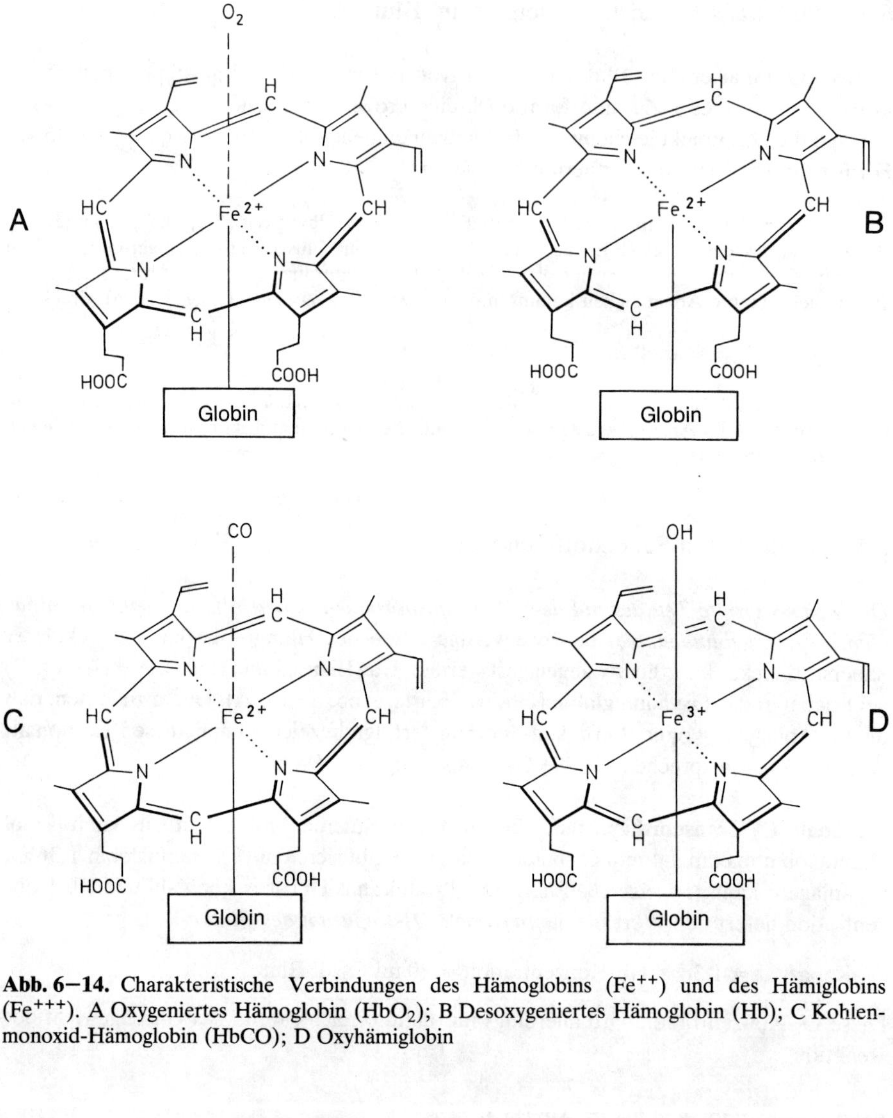

Abb. 6–14. Charakteristische Verbindungen des Hämoglobins (Fe^{++}) und des Hämiglobins (Fe^{+++}). A Oxygeniertes Hämoglobin (HbO_2); B Desoxygeniertes Hämoglobin (Hb); C Kohlenmonoxid-Hämoglobin (HbCO); D Oxyhämiglobin

(3) $$S_{O_2} = \frac{[HbO_2]}{[Hb] + [HbO_2]}$$

S_{O_2} wird gewöhnlich in % angegeben.

Da die Konzentration des gelösten O_2 dem jeweiligen O_2-Partialdruck proportional ist, besteht auch eine Abhängigkeit der O_2-Sättigung S_{O_2} vom O_2-Partialdruck P_{O_2}. Dieser Zusammenhang wird graphisch durch die sog. *O_2-Bindungskurve* dargestellt. Wie Abb. 6–15 zeigt, hat die O_2-Bindungskurve einen charakteristischen S-förmigen Verlauf.

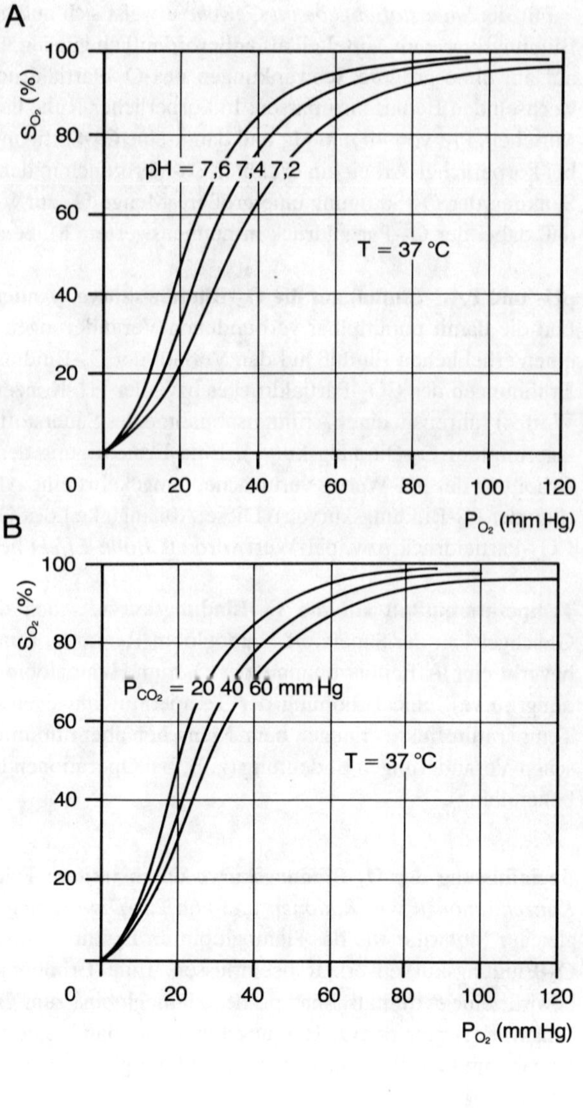

Abb. 6−15. O_2-Bindungskurven des menschlichen Blutes und deren Abhängigkeit vom pH-Wert (A) und CO_2-Partialdruck (B)

Biologische Bedeutung der O_2-Bindungskurve. Dem speziellen Verlauf der O_2-Bindungskurve kommt eine wichtige biologische Bedeutung zu. Bei der *Sauerstoffaufnahme in der Lunge* gleicht sich der O_2-Partialdruck des Blutes weitgehend dem O_2-Partialdruck in den Alveolen (Lungenbläschen) an. Im arteriellen Blut des Jugendlichen beträgt der P_{O_2} im Mittel 95 mm Hg. Wie aus Abb. 6−15 hervorgeht, ist nach der Arterialisierung das Hämoglobin zu etwa 97 % mit Sauerstoff gesättigt (pH = 7,4; T = 37 °C). Im Alter und insbesondere bei Lungenfunktionsstörungen kann der arterielle O_2-Partialdruck erheblich absinken. Der flache Verlauf der O_2-Bindungskurve im Endteil verhindert jedoch in diesen Fällen einen stärkeren Abfall der O_2-Sättigung.

Für die *Sauerstoffabgabe im Gewebe* erweist sich außerdem der steile Verlauf der O_2-Bindungskurve im Mittelteil als außerordentlich günstig. In den Geweben kommt es darauf an, ohne größere Schwankungen des O_2-Partialdruckes die Sauerstoffabgabe dem wechselnden Bedarf anzupassen. In körperlicher Ruhe liegt am venösen Kapillarende im Mittel ein P_{O_2} von 40 mm Hg und damit eine O_2-Sättigung von etwa 73 % vor. Tritt z. B. bei körperlicher Arbeit ein erhöhter O_2-Verbrauch in der Muskulatur ein, so kann durch Senkung der O_2-Sättigung eine größere Menge O_2 zur Verfügung gestellt werden, ohne daß dabei der O_2-Partialdruck in nennenswertem Maße abfällt.

pH- und P_{CO_2}-Einfluß auf die O_2-Bindungskurve. Änderungen des CO_2-Partialdruckes und die damit unmittelbar verbundenen Veränderungen des pH-Wertes im Blut haben einen erheblichen Einfluß auf den Verlauf der O_2-Bindungskurve (s. Abb. 6−15, A+B). Erhöhungen des CO_2-Partialdruckes bzw. der H^+-Konzentration (Erniedrigung des pH-Wertes) führen zu einer Affinitätsabnahme des Sauerstoffs zum Hämoglobin (Rechtsverlagerung der O_2-Bindungskurve). Eine Erniedrigung des CO_2-Partialdruckes oder eine Erhöhung des pH-Wertes verursachen umgekehrt eine Affinitätszunahme (Linksverlagerung der O_2-Bindungskurven). Diese Abhängigkeit des O_2-Bindungskurvenverlaufs vom CO_2-Partialdruck bzw. pH-Wert wird als *Bohr-Effekt* bezeichnet.

Temperatureinfluß auf die O_2-Bindungskurve. Auch die Temperatur beeinflußt das Gleichgewicht der Sauerstoff-Hämoglobin-Reaktion. Eine Erniedrigung der Temperatur bewirkt eine Affinitätszunahme des O_2 zum Hämoglobin (Linksverlagerung der O_2-Bindungskurve), eine Erhöhung der Temperatur hingegen eine Affinitätsabnahme. Diese Temperatureffekte erlangen beim Menschen aber nur unter bestimmten pathophysiologischen Veränderungen Bedeutung (z. B. bei Operationen in Hypothermie, Hyperthermiebehandlung).

Beeinflussung der O_2-Bindungskurve durch weitere Faktoren. Die *intraerythrozytären Konzentrationen von Kationen* und von *2,3-Diphosphoglycerat* (2,3-DPG), das in etwa gleicher Molarität wie das Hämoglobin im Erythrozyten vorliegt, können ebenfalls den O_2-Bindungskurvenverlauf beeinflussen. Eine Erhöhung der 2,3-DPG-Konzentration bewirkt eine Affinitätsabnahme des Hämoglobins zum O_2. Eine besonders ausgeprägte Linksverlagerung der O_2-Bindungskurve und damit eine starke Beeinträchtigung der O_2-Abgabe im Gewebe findet man bei CO-Vergiftungen (s. u.).

Oxidation des Hämoglobins. Außer der Oxygenation ist auch eine Oxidation möglich, wobei das zweiwertige Eisen in dreiwertiges Eisen übergeht. Es entsteht das **Hämiglobin** *(Methämoglobin),* das kein O_2 mehr anlagern kann und damit für den O_2-Transport ausfällt (s. Abb 6−14, D).

Bei bestimmten Vergiftungen (z. B. mit Nitraten als Düngemittel oder Nitriten als Fleischkonservierungsmittel) wird Hämoglobin in größerem Umfang in Hämiglobin umgewandelt.

Unter physiologischen Bedingungen liegen etwa 0,5 % des gesamten Hämoglobins als Hämiglobin vor. Die Erythrozyten enthalten Enzyme, die die ständig entstehenden kleinen Mengen an Hämiglobin sofort reduzieren. Sind 20–40 % des Hämoglobin in Hämiglobin umgewandelt, treten Intoxikations-Symptome auf (Atemnot, Zyanose); 60–80 % Hämiglobin führen zum Tode.

Hämoglobin-Kohlenmonoxid-Bindung. Kohlenmonoxid kann ebenfalls reversibel an Hämoglobin gebunden werden (s. Abb. 6–14, C). *Die Affinität von CO zum Hämoglobin ist aber bedeutend größer als die von O_2;* die *CO-Bindungskurve* verläuft extrem steil. CO ist demnach bereits bei sehr niedrigen Partialdrucken in der Lage, Hämoglobin in CO-Hämoglobin umzuwandeln. Der steile CO-Bindungskurvenverlauf entsteht dadurch, daß CO etwa 200 mal langsamer aus der Hämoglobinbindung abgegeben wird als O_2. Die Giftigkeit von CO beruht darauf, daß durch CO blockiertes Hämoglobin für den O_2-Transport im Blut ausfällt.

Das farb- und geruchlose Gas CO entsteht bei allen unvollständigen Verbrennungsprozessen von organischem Material. Weitere CO-Quellen sind Abgase von Motoren, technische Gase und teilweise auch noch Stadtgas. Ein CO-Gehalt der Einatmungsluft von nur 0,07 ml/dl führt zur Halbsättigung des Hämoglobins mit CO. 0,7 ml/dl CO-Gas in der Luft können bereits 90 % des Hämoglobins blockieren. Normalerweise liegt 1 % des Hämoglobins im Blut des HbCO vor (bei Rauchern bis etwa 5 %, nach tiefen Lungenzügen bis zu 10 %). Sind 20–40 % des Hämoglobins in HbCO umgewandelt, resultieren daraus akute Vergiftungserscheinungen: Kopfschmerzen, Schwindel, Übelkeit, Brechreiz und Erbrechen sowie Konzentrationsschwäche; bei 40–50 % HbCO treten Bewußtseinsstörungen und Bewußtlosigkeit auf. Der Grenzwert, bei dem akute Lebensgefahr eintritt, liegt bei etwa 65 % HbCO.

Eine *CO-Vergiftung* erkennt man an der kirschroten Farbe des Blutes und einer typischen hellroten Verfärbung der Haut. Bei jeder starken CO-Vergiftung muß eine künstliche Beatmung möglichst mit reinem O_2 (evtl. mit Überdruck) durchgeführt werden, um über eine O_2-Partialdruckerhöhung im Blut das CO möglichst rasch aus seiner Hämoglobinbindung zu verdrängen.

6.6. CO_2-Transportfunktion des Blutes

Kohlendioxid (CO_2), das als Endprodukt des oxidativen Stoffwechsels in den Körperzellen gebildet wird, liegt bei seinem Transport auf dem Blutweg zur Lunge – ebenso wie O_2 – in physikalisch gelöster und chemisch gebundener Form vor.

6.6.1. Physikalisch gelöstes Kohlendioxid im Blut

Die physikalische Löslichkeit von CO_2 im Blut bei 37 °C ist etwa 20 mal höher als die von O_2. Der Anteil des physikalisch gelösten CO_2 ist daher größer als der entsprechende Wert für O_2; er bleibt jedoch weitaus kleiner als der Anteil des chemisch gebundenen CO_2. Im arteriellen Blut liegen etwa 2,5 ml/dl in physikalischer Lösung vor.

6.6.2. CO_2-Bindung im Blut

Die reversible chemische Bindung von CO_2 im Blut erfolgt zum überwiegenden Teil als **Hydrogencarbonat (Bicarbonat)** im Erythrozyten und im Plasma und in geringem Ausmaß auch in Form einer **Carbaminobindung** durch Anlagerung von CO_2 an freie Aminogruppen des Hämoglobins.

Bicarbonat-Bildung. Nach seiner Bildung in den Zellen diffundiert CO_2 in die jeweils benachbarte Kapillare, wo eine *Hydratation* zu Kohlensäure mit anschließender Dissoziation in Bicarbonat- und Wasserstoffionen erfolgt (s. Abb. 6–16):

(4) $$CO_2 + H_2O \rightleftharpoons H_2CO_3 \rightleftharpoons HCO_3^- + H^+$$

Die Hydratationsreaktion läuft im Blutplasma nur sehr langsam ab, während im Erythrozyten eine etwa 10000mal höhere Reaktionsgeschwindigkeit erreicht wird. Diese Beschleunigung der Reaktion ist auf die Anwesenheit des Enzyms *Carboanhydrase* zurückzuführen. Die fortschreitende Erhöhung der HCO_3^--Konzentration im Inneren des Erythrozyten schafft ein Diffusionsgefälle in Richtung auf den Plasmaraum. Die HCO_3^--Ionen können diesem Gefälle nur folgen, wenn dadurch das Ladungsgleichgewicht nicht wesentlich gestört wird. Daher müssen im Austausch gegen HCO_3^--Ionen Cl^--Ionen in den Erythrozyten eintreten. Dieser HCO_3^--Cl^--Austausch durch die Erythrozytenmembran wird als *HAMBURGER-Shift* oder auch als *Chlorid-Verschiebung* bezeichnet. Die bei der Bildung von Bicarbonat anfallenden Protonen führen nur zu einer geringen pH-Änderung, da sie im Erythrozyten durch das Hämoglobin, im Plasma durch die dort lokalisierten Proteine abgepuffert werden.

Carbamino-Bindung. Eine weitere Möglichkeit der CO_2-Bindung besteht in der Anlagerung von CO_2 an freie Aminogruppen des Hämoglobins, wobei als Reaktionsprodukt *Carbamino-Hämoglobin* entsteht:

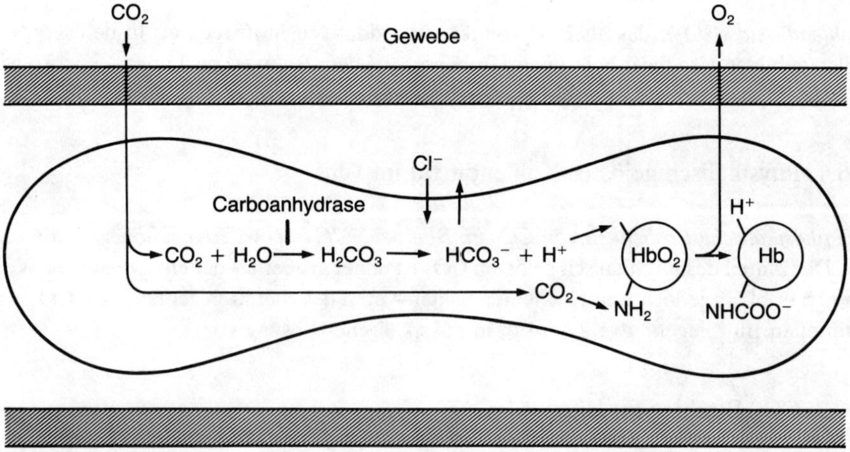

Abb. 6–16. Vereinfachte Darstellung der im Erythrozyten ablaufenden Reaktionen beim Gasaustausch mit dem Gewebe

(5) $$Hb - NH_2 + CO_2 \rightleftharpoons Hb - NHCOO^- + H^+$$

Alle geschilderten Reaktionen laufen bei der CO_2-Abgabe in der Lunge in umgekehrter Richtung ab.

CO_2-Bindungskurven des Blutes. Die CO_2-Gesamtaufnahme des Blutes läßt sich in Form der *CO_2-Bindungskurve* darstellen (s. Abb. 6–17). Diese gibt die gesamte Konzentration des physikalisch gelösten und chemisch gebundenen CO_2 in Abhängigkeit vom jeweiligen CO_2-Partialdruck an. Wie Abb. 6–17 zeigt, besitzt das oxygenierte Blut ein geringeres CO_2-Bindungsvermögen als das desoxygenierte *(CHRISTIANSEN-DOUGLAS-HALDANE-Effekt)*. Im arteriellen Sytem beträgt der CO_2-Partialdruck 40 mm Hg, so daß hier eine CO_2-Konzentration von 0,50 ml CO_2/ml Blut vorliegt. Durch die CO_2-Aufnahme im Gewebe steigt der CO_2-Partialdruck im venösen System auf 46 mm Hg und damit die CO_2-Konzentration auf 0,54 ml CO_2/ml Blut an.

Die *biologische Bedeutung des CHRISTIANSEN-DOUGLAS-HALDANE-Effekts* liegt darin, daß beim Gasaustausch in der Lunge und im Gewebe die Änderung der Sauerstoffsättigung des Blutes den CO_2-Austausch beeinflußt. Wegen der in der Lunge stattfindenden O_2-Aufnahme wird die CO_2-Bindungsfähigkeit des Blutes herabgesetzt und damit die CO_2-Abgabe begünstigt. Im Gewebe wird dagegen O_2 an die Zellen abgegeben, wodurch die CO_2-Bindungsfähigkeit des Blutes zunimmt.

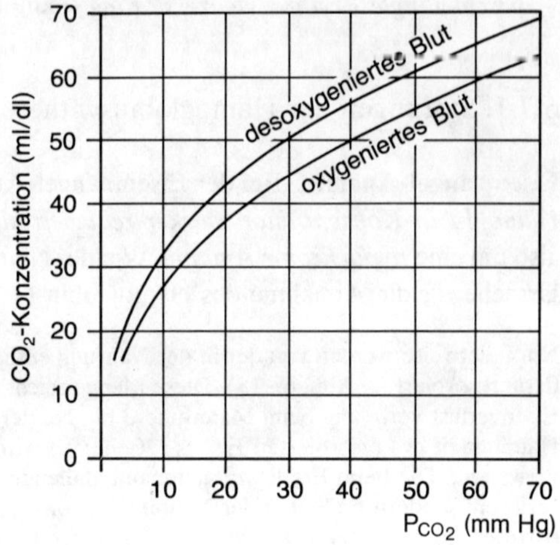

Abb. 6–17. CO_2-Bindungskurven für das oxygenierte und desoxygenierte Blut

6.7. Anämien

Definition, Symptome und Einteilung der Anämien. Von einer *Anämie* (Blutarmut) wird gesprochen, wenn der *Hämoglobingehalt des Blutes beim Mann* <140 g/l und bei der Frau <120 g/l ist. Für eine exakte Diagnose der einzelnen Anämieformen (s. u.) muß neben dem Hämoglobingehalt gleichzeitig die Erythrozytenzahl und der Hämatokrit bestimmt werden.

Die *allgemeinen Symptome* bei allen Anämieformen lassen sich aus dem Hauptkriterium Hämoglobin-Mangel ableiten. Auffällig ist die *blasse Farbe* der Haut und vor allem der Schleimhäute. Eine starke *Zunahme der Herzfrequenz,* vom Patienten als Herzklopfen empfunden, tritt besonders bei körperlicher Belastung auf und ist eine Folge der notwendigen Steigerung der Blutzirkulation. Hierauf kann auch das oft bemerkte *Ohrensausen* zurückgeführt werden. Eine Kurzatmigkeit ist ein charakteristisches Zeichen für den Versuch, das reduzierte O_2-Angebot ventilatorisch zu kompensieren. *Schwindel* und *Schwarzwerden vor den Augen,* insbesondere bei raschem Lagewechsel vom Liegen zum Stehen, sind Ausdruck der mangelhaften Sauerstoffversorgung des Gehirns. Dazu kommt oft eine rasche *Ermüdbarkeit* bei Muskelarbeit. Neben diesen allgemeinen Symptomen treten bei besonderen Anämieformen noch *spezifische Symptome* auf.

Die Ausprägung der Symptomatik hängt nicht allein vom Grad der Anämie, sondern auch von der *Zeitdauer ihrer Entwicklung* ab. Ein sehr langsamer, sich über Monate erstreckender Abfall der Hämoglobin-Konzentration wird auffallend gut ertragen, weil der Organismus Zeit hat, sich daran zu adaptieren.

Nach pathogenetischen Gesichtspunkten unterscheidet man Anämien durch
- *Störungen der Hämoglobinsynthese* (Eisenmangelanämie, sideroachrestische Anämie),
- *Beeinträchtigung der Erythrozytenneubildung* durch Reifungs- oder Regenerationshemmung (megaloblastäre, aplastische Anämien)
  und
- *beschleunigte Erythrozytenzerstörung* (hämolytische Anämien).

6.7.1. Störungen der Hämoglobinsynthese

Eisenmangel-Anämie. Bei der Eisenmangel-Anämie, *der häufigsten Anämieform,* ist die *Hämoglobin-Konzentration stärker reduziert als die Erythrozyten-Zahl.* Es handelt sich also um eine *hypochrome Anämie.* Wie der Name bereits sagt, ist der Mangel an Eisen die Ursache für die Abnahme des Hämoglobin-Gehaltes im Blut.

Normalerweise werden von der in der Nahrung enthaltenen Eisenmenge etwa 10–15 % im Dünndarm resorbiert (s. Abb. 6–18). Diese Menge reicht in der Regel vollständig aus, um den täglichen Eisenverlust von 1 mg beim Mann und 3 mg bei der Frau im gebärfähigen Alter zu ersetzen. Der Hauptanteil des resorbierten Eisens (70–90 %) wird im Knochenmark zur Hämoglobin-Synthese verwendet. Die beim Erythrozytenabbau anfallende Eisenmenge von 20–30 mg täglich geht nicht verloren, sondern findet bei der Neubildung von Erythrozyten erneut Verwendung. Insgesamt besitzt der Körper einen beträchtlichen Eisenvorrat von 3–5 g, so daß die Ausbildung eines Eisenmangel-Zustandes in der Regel eine längere Zeitdauer beansprucht.

Ein Eisenmangel ist die Folge einer negativen Eisenbilanz, bei der der Eisenbedarf nicht bzw. nur unvollständig durch Eisenresorption befriedigt werden kann. *Ursachen* hierfür sind
- vor allem *chronische Blutverluste* (z. B. verstärkte Regelblutungen bei Frauen) sowie *Blutungen aus dem Gastrointestinaltrakt* (z. B. bei Ulzera oder Karzinomen sowie nach Einnahme von Antirheumatika),
- *Eisenresorptionsstörungen* bei entzündlichen und tumorösen Magen-Darm-Erkrankungen sowie Magen- oder Darmresektionen,

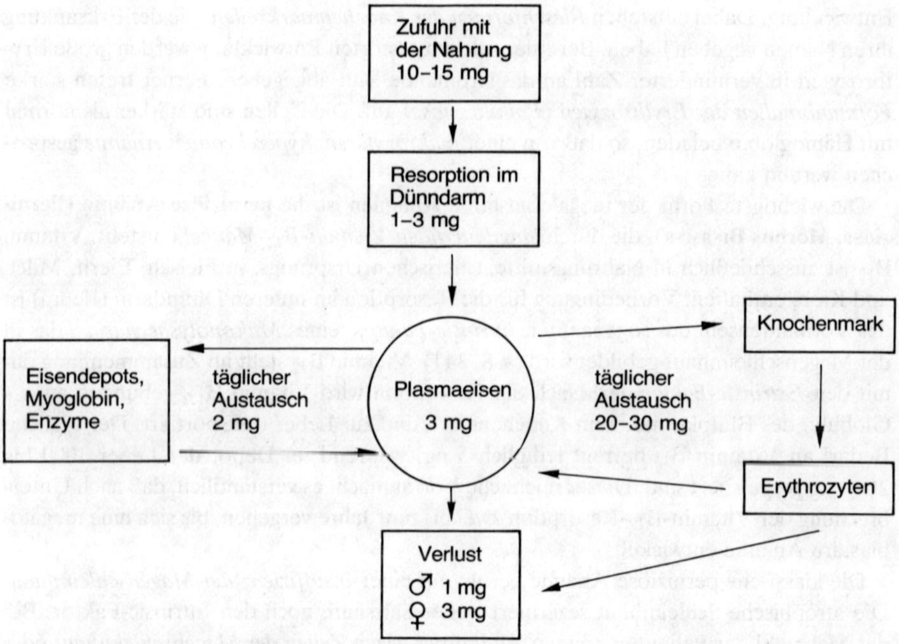

Abb. 6–18. Schematische Darstellung des täglichen Eisenstoffwechsels

- *erhöhter Eisenbedarf* während des Wachstums und der Schwangerschaft,
- außerdem im Säuglings- und Kleinkindesalter *ungenügender Eisengehalt der Nahrung* bei vorwiegender Ernährung mit Milch und Kohlenhydraten.

Bei der Eisenmangel-Anämie treten außer den allgemeinen nur relativ selten spezifische Symptome auf. Gelegentlich beobachtet man dünne, brüchige, flache Fingernägel und Mundwinkelrhagaden.

Sideroachrestische Anämien. Bei den *sideroachrestischen Anämien* liegt eine *Eisenverwertungsstörung* vor: Trotz eines ausreichenden oder sogar zu hohen Eisenangebots kann nicht genügend Eisen in Hämoglobin eingebaut werden.

Die Einbaustörung beruht entweder auf einer gestörten Globin- oder Protoporphyrinsynthese, daneben gibt es Formen unbekannter Genese (idiopathische Formen).

Die Symptomatik ist uncharakteristisch und von der Schwere der Anämie abhängig.

6.7.2. Störungen der Erythrozytenneubildung

Megaloblastäre Anämien. Die megaloblastären Anämien beruhen auf einer *gestörten Entwicklung der Erythrozyten infolge eines Mangels an Vitamin B_{12} oder an Folsäure.* Beide Vitamine sind an der Synthese der Desoxyribonucleinsäure in unreifen Knochenmarkzellen beteiligt und beeinflussen die Zellteilung. Ihr Mangel führt daher im Knochenmark zu einer Verzögerung bei der Teilung der Stammzellen für die Erythrozyten-

Entwicklung. Dabei entstehen *Riesenformen der Knochenmarkzellen,* die der Erkrankung ihren Namen gegeben haben. Bei einer solchen gestörten Entwicklung werden große Erythrozyten in verminderter Zahl an das strömende Blut abgegeben. Ferner treten starke *Formanomalien der Erythrozyten (Poikilozytose)* auf. Die Zellen sind stärker als normal mit Hämoglobin beladen, so daß von einer *makrozytären, hyperchromen Anämie* gesprochen werden kann.

Die wichtigste Form der megaloblastären Anämien ist die **perniziöse Anämie (Perniziosa, Morbus Biermer),** die durch *langdauernden Vitamin-B_{12}-Mangel* entsteht. Vitamin B_{12} ist ausschließlich in Nahrungsmitteln tierischen Ursprungs, in Fleisch, Eiern, Milch und Käse, enthalten. Vorbedingung für die Resorption im unteren Dünndarm (Ileum) ist das Vorhandensein des sogenannten *Intrinsic-Faktors,* eines *Mukopolysaccharids,* das in der Magenschleimhaut gebildet wird (s. S. 341). Vitamin B_{12} stellt im Zusammenhang damit den *Extrinsic-Faktor* dar. Nach der Resorption wird Vitamin B_{12}, gebunden an α_1-Globulin des Blutplasmas, zum Knochenmark und zur Leber transportiert. Der tägliche Bedarf an Vitamin B_{12} beträgt lediglich 5 µg, während im Depot der Leber 1000 bis 2000 µg gespeichert sind. Dieser reichliche Vorrat macht es verständlich, daß nach Unterbrechung der Vitamin-B_{12}-Resorption zwei bis fünf Jahre vergehen, bis sich eine megaloblastäre Anämie entwickelt.

Die klassische perniziöse Anämie beruht auf einer *Insuffizienz der Magenschleimhaut.* Die atrophische Schleimhaut sezerniert weder Salzsäure noch den Intrinsic-Faktor. Bei der Mehrzahl der Patienten können *Antikörper gegen Zellen der Magenschleimhaut oder* gegen den *Intrinsic-Faktor* nachgewiesen werden. Daneben kommen als Ursachen für den Ausfall des Intrinsic-Faktors die totale Magenresektion und das Malabsorptionssyndrom (s. S. 377 f.) in Frage. Ein Vitamin-B_{12}-Mangel kann auch beim Befall mit Fischbandwurm und mit Bakterien auftreten, die das Vitamin aufnehmen, bevor es im Ileum zur Resorption kommen kann. Eine ungenügende orale Zufuhr von Vitamin B_{12} stellt eine äußerst seltene Ursache für eine megaloblastäre Anämie dar, die nur bei strengsten Vegetariern beobachtet wird.

Als *Symptome* der perniziösen Anämie treten Blässe, strohgelbe Verfärbung der Haut, Glossitis (Zungenbrennen), Durchfälle, Müdigkeit sowie als Folge der pathogenetisch noch unklaren neurologischen und psychischen Störungen Parästhesien, allgemeine Muskelschwäche, Konzentrationsstörungen und Benommenheit auf.

Unbehandelt führt die perniziöse Anämie zum Tod.

Neben der Perniziosa sind megaloblastäre Anämien bekannt, die auf einem *Folsäure-Mangel* beruhen. Folsäure, die zu den Vitaminen der B-Gruppe gerechnet wird, findet sich in Nahrungsmitteln pflanzlichen Ursprungs und in Leber (s. S. 320 f.). Sie ist sehr thermolabil, was ihren niedrigen Gehalt im Büchsengemüse erklärt. Durchgekochtes Gemüse ist praktisch Folsäure-frei. Der tägliche Minimal-Bedarf an Folsäure liegt zwischen 25 und 50 µg. Das Depot in der Leber ist nicht sehr groß und reicht nur zur Deckung des Bedarfs für 2–4 Monate.

Megaloblastäre Anämien infolge Folsäure-Mangels werden bei schweren Alkoholikern und auch bei anderen Personen beobachtet, die weder frische Früchte noch frisches Gemüse essen. Als weitere Ursachen kommen in Frage: schwere intestinale Resorptionsstörungen, vermehrter Folsäure-Verbrauch in der Schwangerschaft und medikamentöse Behandlung mit Folsäure-Antagonisten (z. B. Methotrexat).

Patienten, bei denen ein Folsäure-Mangel besteht, zeigen mit Ausnahme der allgemeinen Anämie-Zeichen und einer gelb-blassen Haut keine spezifischen, insbesondere keine neurologischen Symptome.

Aplastische Anämien. Diese Anämieformen sind durch ein *Versagen der Erythropoese* allein oder des *gesamten Blutbildungssystems (Panmyelopathie)* gekennzeichnet. Die Normoblastenzahl im Knochenmark ist in der Regel verringert bzw. ihre Reifung verzögert, das Blutbild zeigt eine Panzytopenie (Verringerung sämtlicher Blutzellen), Retikulozyten fehlen.

Etwa der Hälfte der Fälle liegt eine *Schädigung durch Pharmaka (z. B. Zytostatika), sonstige chemische Substanzen* (z. B. aromatische Kohlenwasserstoffe) oder *Strahlen* zugrunde. Kongenitale Formen sind selten.

Die Patienten leiden an Leistungsschwäche, Blutungsbereitschaft und Infektanfälligkeit. Die meisten von ihnen sterben relativ rasch nach Diagnosestellung.

6.7.3. Hämolytische Anämien

Hämolytische Anämien sind durch die *Verkürzung der Erythrozytenlebensdauer* durch intravasale Lyse oder verstärkten Abbau im Retikulo-endothelialen System bedingt. Da ein normales Knochenmark in der Lage ist, bei Bedarf seine Leistung um das Mehrfache zu steigern, wird eine hämolytische Anämie erst dann manifest, wenn der gesteigerte Erythrozytenzerfall vom Knochenmark nicht mehr ausgeglichen werden kann.

Infolge der Hämolyse und des dadurch erhöhten Hämoglobinabbaus steigt der Bilirubin- und der Serum-Eisen-Spiegel, Stercobilinogen und Stercobilin werden vermehrt im Stuhl, Urobilinogen vermehrt im Urin ausgeschieden. Im peripheren Blutbild beobachtet man eine Vermehrung der Retikulozyten, im Knochenmark eine gesteigerte Erythrozytenneubildung. Neben der durch die Anämie bedingten Blässe fällt bei den Patienten ein Ikterus (s. S. 384 f.) auf, der aber nicht so stark ausgeprägt ist wie ein hepatischer Ikterus und bei dem infolge der fehlenden Erhöhung der Gallensäuren im Blut kein Juckreiz auftritt. Akute hämolytische Syndrome sind durch Schüttelfrost, hohes Fieber und Spasmen des Gastrointestinaltraktes gekennzeichnet.

Unter pathologischen Gesichtspunkten werden die hämolytischen Anämien in
- *zellulär* (korpuskuläre),
- *extrazellulär* (extrakorpuskuläre),
- *zellulär* und *extrazellulär*

bedingte Formen eingeteilt. Aus der Vielzahl dieser Anämieformen können hier nur einige wichtige aufgeführt werden.

Zellulär bedingte Formen: Zu den zellulär bedingten hämolytischen Anämien gehören die *Sichelzellanämie* und die *Thalassämie.* In beiden Fällen handelt es sich um *Hämoglobinopathien,* d. h. um Störungen der Hämoglobin-Synthese.

Die **Sichelzellanämie** kommt bei *Angehörigen der schwarzen Rasse* vor. Die Störung liegt in einer *Änderung der Aminosäurensequenz in der* β*-Kette des Hämoglobins,* und zwar ist ein Glutaminrest durch einen Valinrest ersetzt (HbS). Nur bei homozygoter Anlage – der HbS-Anteil beträgt dabei 75–100 % des gesamten Hämoglobins – wird die Krankheit manifest, die sogenannten Sichelzellenträger mit heterozygoter Anlage sind dagegen weitgehend erscheinungsfrei.

Die klinischen Symptome beruhen auf der intravasalen *Umwandlung von Erythrozyten in Sichelzellen* (s. Abb. 6–19), zu der es bei Sauerstoffmangel und Abfall des pH-Wertes kommt. Die Sichelzellbildung verschlechtert die Fließeigenschaften des Blutes, durch die verlangsamte Zirkulation fallen der Sauerstoffpartialdruck und der pH-Wert weiter ab (circulus vitiosus!), schließlich bewirkt die Erythrostase eine multiple Thrombenbildung und damit einen Verschluß kleinerer Gefäße. Durch diese *Zirkulationsstörungen* sind die Patienten hochgradig gefährdet, die meisten erreichen nicht das Erwachsenenalter.

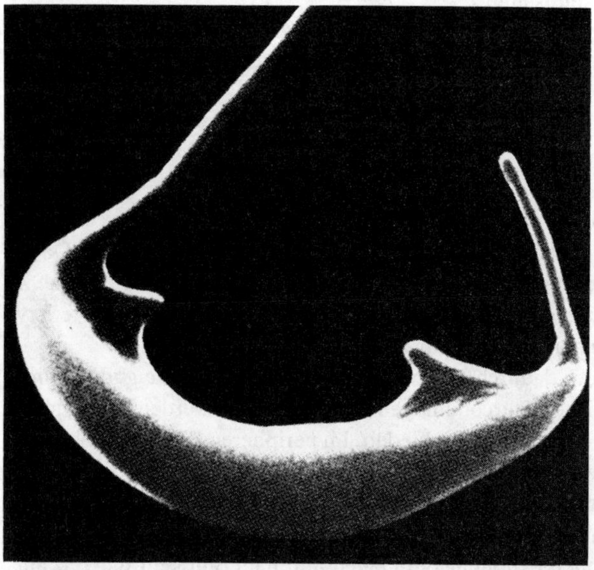

Abb. 6–19. Sichelzelle

Die **Thalassämie,** eine *dominant autosomal vererbte Anämieform,* kommt *vor allem im Mittelmeergebiet* vor. Abb. 6–20 zeigt die hierbei auftretenden Formanomalien der roten Blutzellen. Man unterscheidet die schwere homozygote *(Thalassaemia maior)* und die leichteren heterozygoten Formen (*Thalassaemia minor* und *minima*). Die *Hämoglobinsynthesestörung* beruht darauf, daß bei der (seltenen) α-Thalassämie die Synthese der α-Ketten, bei der (häufigen) β-Thalassämie die Synthese der β-Ketten beeinträchtigt ist und dafür γ- und δ-Ketten gebildet werden. Bei der Thalassaemia maior ist das HbF (2 α-, 2 γ-Ketten, s. S. 130 f.), bei der Thalassaemia minor das HbA_2 (2 α-, 2 δ-Ketten) erhöht. Da vom RES Erythrozyten mit fetalem Hämoglobin rascher abgebaut werden als solche, die HbA enthalten, und bei der Thalassaemia maior gleichzeitig eine Globinsynthese-Störung vorliegt, findet man bei ihr alle Zeichen einer gesteigerten Erythropoese und eines erhöhten Erythrozytenabbaus bei gleichzeitig hypochromen Erythrozyten. Das Krankheitsbild beginnt bereits im ersten bis zweiten Lebensjahr mit Blässe, starker Milz- und später auch Lebervergrößerung, die körperliche Entwicklung ist gestört. Die meisten Patienten sterben schon im Kindesalter und gelangen nicht zur Fortpflanzung. Die heterozygoten Formen verlaufen dagegen symptomenarm, die Lebenserwartung ist nicht beeinträchtigt.

Extrazellulär bedingte Formen. Die *extrazellulär bedingten hämolytischen Anämien*, die *stets erworben* sind, sind entweder auf Mikroorganismen, chemische Schädigung oder Immunprozesse zurückzuführen.

Bei der *Malaria* befallen die Malariaerreger Erythrozyten, vermehren sich in diesen und werden nach Zerstörung der Erythrozytenmembran freigesetzt. Bei Gasbrand-, Streptokokken-, Coli- und Cholera-Infektionen können die Erregertoxine ebenfalls hämolytische Anämien auslösen.

Toxische Hämolysen treten bei Vergiftungen mit Blei, Arsen- und Schwefelwasserstoff, aromatischen Kohlenwasserstoffen, Nitroverbindungen und Aminen sowie Knollenblätterpilz- und Schlangengiften auf. Durch Blei werden die Mitochondrien und Ribosomen der Erythrozytenvorstufen geschädigt und gleichzeitig die Protoporphyrinsynthese und der Eiseneinbau in die Erythroblasten gehemmt.

Etwa 1/10 aller hämolytischen Anämien sind *immunhämolytische Anämien*, die nochmals in iso-, auto- und medikamentös-immunhämolytische Anämien unterteilt werden können.

Zu den *isoimmunhämolytischen Anämien* zählen Anämien durch Transfusionszwischenfälle, bei denen gruppenfremde Erythrozyten übertragen werden, sowie der **Morbus haemolyticus neonatorum** (z. B. Rh Inkompatibilität) durch diaplazentare Übertragung von Antikörpern einer rh-negativen Mutter auf ein Rh-positives Kind (s. S. 170).

Autoimmunhämolytische Anämien entstehen durch gegen (körpereigene) Erythrozyten gerichtete Autoantikörper. Auf Grund des thermischen Verhaltens können Wärme- und Kälte-Autoantikörper unterschieden werden. Wärmeantikörper weisen ein Wirkungsoptimum bei 37 °C, Kälteantikörper eines bei tieferen Temperaturen auf.

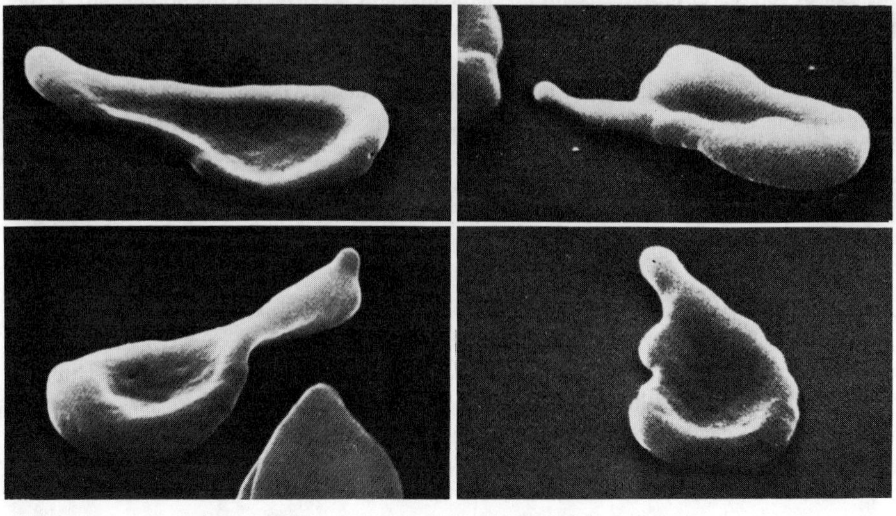

Abb. 6–20. Formänderungen der Erythrozyten bei Thalassämie, nach Bessis

Medikamentös-immunhämolytische Anämien werden durch verschiedene Pharmaka, z. B. durch Phenacetin, Furadantin, Chinidin oder Penicilline, ausgelöst.

Zellulär und extrazellulär bedingte Formen. Hierbei sind vor allem die Anämien zu nennen, die bei einer *Störung der aeroben Glykolyse und gleichzeitiger Einwirkung bestimmter Medikamente* entstehen. So treten bei Negern, einem Teil der Mittelmeerbevölkerung sowie bei Indern und Iranern nach Gabe verschiedener Antimalariamittel (z. B. Primaquin), Sulfonamiden, Nitrofurantoin oder Naphthalin in etwa 10% der Fälle schwere hämolytische Anämien auf. Als Ursache konnte ein *genetisch bedingter Mangel an Glucose-6-phosphat-dehydrogenase* festgestellt werden. Den gleichen Enzymmangel findet man beim sogenannten **Favismus,** der in Sardinien vorkommt. Hier wird die Hämolyse durch Verzehr von Favabohnen oder Polleninhalation von Favablüten ausgelöst.

6.8. Polyzythämie

Im Gegensatz zu den Anämien ist bei diesen Krankheitsformen die absolute *Erythrozytenzahl über die Obergrenze der Norm erhöht* ($>6 \cdot 10^6/\mu l$ beim Mann, $>5{,}5 \cdot 10^6/\mu l$ bei der Frau).

Man unterscheidet zwischen der
- *Polycythaemia vera* und
- *Polycythaemia secundaria.*

Polycythaemia vera. Bei diesem Krankheitsbild mit noch unbekannter Ursache handelt es sich um eine *Regulationsstörung der Blutbildung* (myeloproliferative Erkrankung), auch der Erythrozytenabbau ist entsprechend gesteigert. Neben der Erythropoese sind häufig die Leukopoese und die Thrombopoese sowie die Gesamtblutmenge erhöht. Die Milz ist wegen des erhöhten Erythrozytenabbaus stark vergrößert (Splenomegalie). Infolge des erhöhten Zellumsatzes nimmt der Blutharnsäurespiegel zu (Gichtgefahr).

Polycythaemia secundaria (symptomatische Polyglobulien). Bei diesen Polyzythämieformen sind die Ursachen weitgehend bekannt. Bei den *hypoxischen Formen* (Herzfehler, Lungenerkrankungen, Aufenthalt in größeren Höhen) löst der Sauerstoffmangel eine vermehrte Erythropoetinbildung (s. S. 125) und damit eine gesteigerte Erythropoese aus. Den *nicht hypoxischen Formen* liegen hormonale Störungen (z. B. Cortisol-Überproduktion), Nierenerkrankungen sowie verschiedene andere Ursachen zugrunde.

Bei allen Polyzythämie-Formen wirkt sich klinisch die erhöhte Blutviskosität aus. Die Hautfarbe ist blaurot (Zyanose), die Patienten klagen häufig über Kopfschmerzen, Juckreiz, Ohrensausen und Herzbeschwerden. Ferner besteht wegen der verschlechterten Fließeigenschaften des Blutes sowie infolge der erhöhten Thrombozytenzahl – insbesondere bei der Polycythaemia vera – eine gesteigerte Thrombosegefahr.

6.9. Leukozyten

Die *weißen Blutkörperchen* (Leukozyten) sind kernhaltige Zellen, die im Gegensatz zu den Erythrozyten keine einheitliche Zellgruppe darstellen. *Ihre Zahl beträgt 4000–10000/µl Blut.* Die Form der Leukozyten bzw. der Leukozytenkerne, die funktionellen Eigenschaften, die Anfärbbarkeit der zytoplasmatischen Granula und ihre Herkunft bilden die Grundlage für ihre Unterteilung in die Gruppen (s. Abb. 6–21):

- *Granulozyten,*
- *Monozyten,*
- *Lymphozyten.*

Nur ein kleiner Prozentsatz (ca. 5 %) der im Körper vorhandenen Leukozyten zirkuliert verübergehend im Blut. Der überwiegende Teil dieser Zellen befindet sich im Knochenmark sowie in den Geweben und Organen, wo sie spezielle Funktionen ausüben.

6.9.1. Granulozyten

Morphologie der Granulozyten. Die meisten Granulozyten besitzen einen vielgestaltigen Kern, weshalb man auch von *polymorphkernigen Leukozyten* spricht. Das Zytoplasma enthält charakteristische *Granula,* nach denen diese Zellart benannt ist.

Der **Zellkern** ist bei den meisten Granulozyten stark gelappt und zeigt häufig mehrere Segmente, die nur noch durch feine Chromatinfäden zusammenhängen *(Segmentkernige).* Daneben kommen auch einige Granulozyten im Blut vor, deren Kern nur wenig eingeschnürt ist *(Stabkernige).* Jugendliche Granulozyten, deren Zellkern lediglich eine größere Einbuchtung zeigt *(Jugendformen),* finden sich im Blut nur selten.

Treten viele Kernsegmente in den Granulozyten auf, spricht man von einer *Übersegmentierung,* die wahrscheinlich auf eine Überalterung der Zellen zurückgeführt werden kann. Bei verschiedenen Erkrankungen (z. B. Entzündungen, Infektionskrankheiten, Eiterung) verschiebt sich das Verhältnis

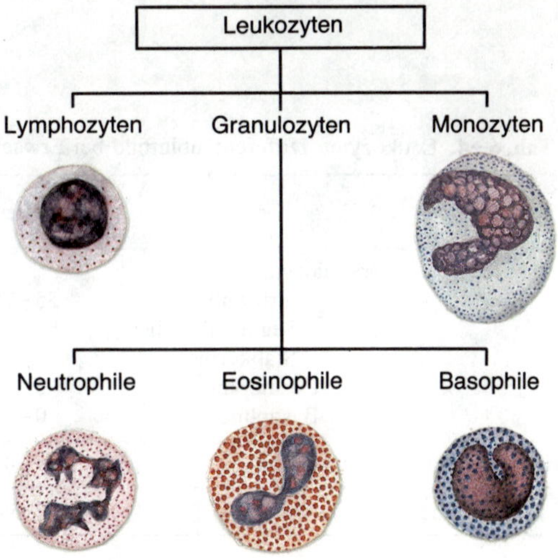

Abb. 6–21. Unterteilung der Leukozyten in Gruppen und Untergruppen

der unterschiedlich stark segmentierten Granulozyten, so daß relativ viele Jugendformen und Stabkernige im peripheren Blut auftreten. Man spricht in diesem Fall von einer *Linksverschiebung,* da die in der Klinik gebräuchlichen Tabellen die weniger segmentierten Zellen auf der linken Seite angeben und die Segmentkernigen in der Reihenfolge ihrer Kernsegmentzahl rechts von diesen aufgeführt sind.

Im **Zytoplasma** der Granulozyten sind – wie bereits erwähnt – kleine *Granula* (Durchmesser 0,2–0,5 µm) enthalten, die sich bei der panoptischen Färbung nach PAPPENHEIM unterschiedlich anfärben. Hierauf beruht die Unterteilung in fein granulierte *neutrophile* und grob granulierte *eosinophile (azidophile)* sowie *basophile* Granulozyten.

Die drei Zellarten stehen in einem relativ konstanten Zahlenverhältnis zueinander. Im sog. *Leukozyten-Differentialblutbild,* bei dem die Granulozytenarten gesondert ausgezählt werden, ergibt sich für den Erwachsenen die in Tab. 6–4 dargestellte Verteilung.

Bildung der Granulozyten. Die Granulozyten werden aus Stammzellen im Knochenmark gebildet und entwickeln sich zunächst durch mehrere *Zellteilungen,* anschließend durch *Zellreifung.*

Aus der *Stammzelle* entsteht durch mitotische Zellteilung der *Myeloblast* mit einem großen, runden Kern, der kleine Nukleolen erkennen läßt, und einem stark basophilen Plasmasaum. Die nächste Entwicklungsstufe ist der *Promyelozyt,* eine große Zelle (Durchmesser 15–25 µm) mit basophil granuliertem Zytoplasma und einem ovalen oder bohnenförmigen Kern. Der *Myelozyt* (Durchmesser 12–16 µm) weist einen dichteren und gröber strukturierten Kern mit bereits deutlicher Granulierung im Zytoplasma auf. Die nachfolgenden Veränderungen beschränken sich auf eine Umgestaltung des Kerns und eine Verkleinerung des Zelleibs. Beim *Metamyelozyt* imponiert der stärker eingebuchtete Kern. Treten Metamyelozyten im peripheren Blut auf, bezeichnet man sie als *Jugendformen.* Wegen der Unfähigkeit zur DNA-Bildung ist auf der Stufe des Metamyelozyten eine Zellteilung nicht mehr möglich. Die weitere Reifung führt zunächst zu *stabkernigen* und schließlich durch 2–3 Einschnürungen des Kerns zu *segmentkernigen* Granulozyten, die einen Durchmesser von 8–12 µm aufweisen.

Neutrophile Granulozyten. Die *Neutrophilen* sind 9–12 µm große Zellen mit feinen zytoplasmatischen Granula, die sich nur schwach anfärben lassen. Diese stellen überwie-

Tab. 6–4. Leukozyten-Differentialblutbild bei Erwachsenen

	Relativ %	Anzahl/µl
Granulozyten		
Neutrophile	55–70	2200–7000
Segmentkernige	50–70	2000–6300
Stabkernige	3– 5	120– 450
Eosinophile	2– 4	80– 360
Basophile	0– 1	0– 90
Lymphozyten	25–40	1000–3600
Monozyten	2– 6	80– 590

gend Lysosomen mit einem hohen Gehalt an sauren Phosphatasen und proteolytischen Enzymen dar. *Die Neutrophilen zeigen eine ausgeprägte amöboide Beweglichkeit.* Sie verlassen die Blutgefäße, indem sie durch die Wände der Kapillaren und kleinsten Venen treten *(Leukozyten-Diapedese),* und wandern anschließend ins Bindegewebe *(Migration).* Die Neutrophilen sind wichtige Funktionsträger bei der *unspezifischen Abwehr* (s. S. 156 f.), da sie Fremdmaterial, Gewebetrümmer und Krankheitserreger in großem Ausmaß *phagozytieren können.*

Die *Reifungszeit* der neutrophilen Granulozyten im Knochenmark beträgt etwa 4–10 Tage. Bald nach Eintritt in die Blutbahn verlassen die Zellen wieder das Blut (durchschnittliche Verweildauer etwa 7 Stunden) und wandern an ihren „Einsatzort" im Gewebe oder in die Schleimhäute des Atmungs-, Verdauungs- oder Urogenitaltraktes. Die Lebensdauer der Neutrophilen außerhalb des Knochenmarks beträgt nur wenige Tage.

Eosinophile Granulozyten. Die *Eosinophilen* sind etwas größer als die Neutrophilen (Durchmesser 11–14 μm). Sie enthalten im Zytoplasma relativ große Granula, die sich mit dem sauren Farbstoff Eosin intensiv rot anfärben. Die Eosinophilen sind ebenfalls *amöboid beweglich.* Sie können Antigen-Antikörper-Komplexe (s. S. 158) sowie artfremdes Eiweiß *phagozytieren* und mittels der in den Granula enthaltenen proteolytischen Enzyme abbauen.

Die *Zahl der Eosinophilen* im Blut verändert sich in einer ausgeprägten *Tagesrhythmik:* am frühen Morgen liegt sie wesentlich niedriger, um Mitternacht deutlich höher, als es dem 24-Stunden-Mittelwert entspricht. Die Abnahme der Eosinophilen am frühen Morgen steht im Zusammenhang mit dem Anstieg des Glucocorticoidspiegels im Blut. Umgekehrt führt eine Hemmung der Glucocorticoidausschüttung zu einem Anstieg der Eosinophilen.

Eine *Blut-Eosinophilie* (Vermehrung der Eosinophilenzahl) wird besonders bei sog. allergischen Reaktionen (s. S. 162 ff.) und bei Parasitenbefall (Wurmerkrankungen u. a.) sowie im Ausheilungsstadium von bestimmten Infektionskrankheiten beobachtet.

Basophile Granulozyten. Die *Basophilen* sind die kleinsten Granulozyten (Durchmesser 8–11 μm). Ihre groben Granula färben sich mit basischen Farbstoffen tief blauschwarz an. Sie enthalten *Heparin, Histamin* und *Serotonin,* besitzen keine proteolytischen Enzyme und phagozytieren praktisch nicht. Über ihre Funktion ist wenig bekannt. Eine Vermehrung der Basophilen (Basophilie) tritt selten bei Überempfindlichkeitsreaktionen auf.

6.9.2. Monozyten

Die *Monozyten* sind die größten Blutzellen (Durchmesser 12–20 μm). Ihr Zytoplasma enthält feinste Granula. Der Zellkern ist groß, häufig nierenförmig, manchmal gelappt und liegt oft etwas exzentrisch.

Die Monozyten werden im Knochenmark gebildet. Nach ihrer Ausschleusung halten sie sich nur wenige Stunden im Blut auf. Monozyten sind gut *amöboid beweglich, speichern* und *phagozytieren* größere Teilchen (z. B. geschädigte oder tote Blutzellen und Zelltrümmer).

6.9.3. Lymphozyten

Weniger als 1% aller *Lymphozyten* zirkulieren in der Blutbahn, wo ihre Zahl in Abhängigkeit vom Lebensalter erheblich schwankt. Bei Erwachsenen beträgt der Lymphozytenanteil 25–40%, bei Säuglingen und Kleinkindern 50–70% der Leukozyten im Blut. Viele Lymphozyten gelangen wahrscheinlich nie in die Blutbahn.

Morphologie der Lymphozyten. Die Lymphozyten sind kugelige Zellen mit einem Durchmesser von 7–10 µm. Ihr Granula-freies Zytoplasma umgibt den runden oder ovalen Kern als schmaler Saum.

Außer diesen *„kleinen" Lymphozyten* kommen im Blut seltener auch *große Lymphozyten* mit einem Durchmesser von 11–16 µm vor, deren Kern häufig etwas eingekerbt ist.

Bildung der Lymphozyten. Die Lymphozyten werden vor allem im *lymphoretikulären Gewebe* (s. u.) und im *Knochenmark* gebildet. Sie entwickeln sich aus *Retikulumzellen* (lymphatischen Stammzellen), die über *Lymphoblasten* in die protoplasmaarmen *Lymphozyten* übergehen. Nach der Lebensdauer, die im Durchschnitt etwas länger als die der Granulozyten ist, lassen sich mindestens zwei Gruppen unterscheiden: *kurzlebige Lymphozyten* mit einer Lebensdauer bis zu etwa 8 Tagen und *langlebige Lymphozyten,* die mehrere hundert Tage alt werden können.

Funktion der Lymphozyten. Die Lymphozyten sind relativ arm an proteolytischen Enzymen, kaum amöboid beweglich und phagozytieren nicht. Sie besitzen reichlich Ribosomen, sind also zur Proteinbiosynthese (s. S. 23 f.) befähigt und spielen eine zentrale Rolle bei der *spezifischen Abwehr des Organismus* (s. S. 161 f.).

Lymphatische Organe. Lymphozyten (s. Abb. 6–22) werden – wie schon erwähnt – im lymphoretikulären Gewebe der lymphatischen Organe gebildet. Man unterscheidet zwischen *primären* (Thymus und Knochenmark) und *sekundären lymphatischen Organen.* Zu letzteren zählen die Milz, die Lymphknoten, die Tonsillen (Mandeln) sowie die Lymphfollikel des Ileum (s. S. 347) und des Wurmfortsatzes.

Der **Thymus** (Bries) liegt im Mediastinum (Mittelfellraum) über dem Herzbeutel, vor den großen Venen und hinter dem Brustbein. Er ist nur beim Kind voll ausgebildet. Im Jugendalter wird er in einen Fettkörper umgewandelt. Der kindliche Thymus zeigt innerhalb einer Organkapsel eine deutliche Läppchenstruktur, an der man zentrale *Mark-* und periphere *Rindenanteile* unterscheiden kann. Das Grundgerüst des Thymusparenchyms stellen verzweigte *Retikulumzellen* dar, die miteinander in Verbindung stehen und ein schwammartiges *Maschenwerk* bilden. In den Interzellularräumen liegen kleine Lymphozyten *(Thymozyten).* Die Retikulumzellen legen sich häufig – wie Zwiebelschalen – dicht aneinander und bilden die sog. *HASSALLschen Körperchen,* deren funktionelle Bedeutung noch unklar ist.

Die **Lymphknoten** sind in das Lymphgefäßsystem einbezogen. Durch ihren Anschluß an die Lymphgefäße und wegen ihres speziellen Baus sind sie zur *Filterung* und *Reinigung* der Lymphe befähigt. (Bau und Funktion der Lymphknoten sind auf S. 230 f. dargestellt.)

Die **Milz,** ein etwa 150–160 g schweres Organ, liegt im linken Oberbauch unter dem

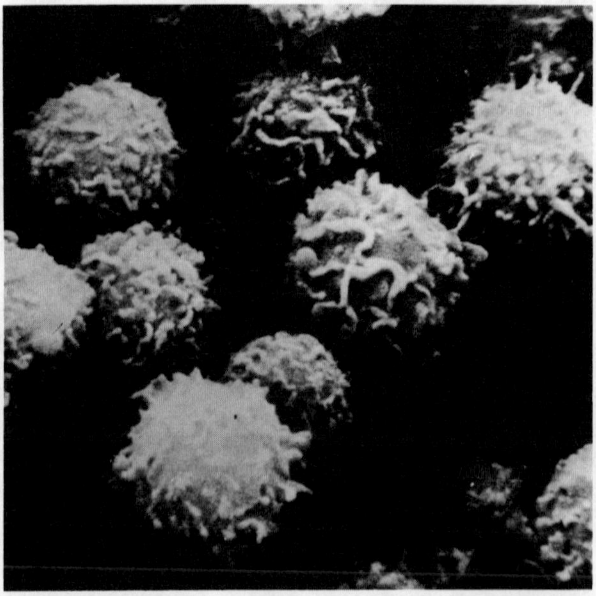

Abb. 6–22. Lymphozyten in rasterelektronenmikroskopischer Darstellung, nach RICHTER

Zwerchfell in Höhe der 9. bis 11. Rippe mit der Längsachse parallel zur 10. Rippe. Sie ist von einer derben *Kapsel* umgeben, von der zahlreiche bindegewebige Balken, die *Trabekel,* in das Organinnere einstrahlen. Das dreidimensionale Balkenwerk umschließt Hohlräume, die mit dem eigentlichen Milzgewebe, der *Pulpa,* ausgefüllt sind. Man unterscheidet eine *weiße* und eine *rote Pulpa,* die beide durch ein bindegewebiges Maschenwerk, das *Retikulum,* getragen werden.

Die **weiße Pulpa** besteht aus *lymphatischem Gewebe, das um die arteriellen Gefäße angeordnet ist, sowie aus Lymphfollikeln* (s. u.). Die **rote Pulpa** stellt ein Hohlraumsystem dar, das sich aus schwammartigen *Pulpasträngen* und großen Bluträumen, den *Sinus,* zusammensetzt. Die rote Pulpa ist reich an Retikulumzellen, Makrophagen und Monozyten, die in größerem Umfang zur Phagozytose befähigt sind.

Die vielfältigen Funktionen der Milz sind teilweise an die besondere Anordnung ihrer Blutgefäße gebunden (s. Abb. 6–23): Während in den anderen Organen immer eine direkte Gefäßverbindung zwischen arteriellen und venösen Kreislaufabschnitten besteht *(„geschlossener Kreislauf“),* enden viele Gefäße in der Milz unmittelbar in der schwammartigen Pulpa, die selbst keinen direkten Anschluß an das Venensystem hat *(„offene Strombahn“).* Die Pulpa gibt ihr Blut an die *Milzsinus* weiter, die von Venen drainiert werden. Die Sinus sind von der Pulpa durch eine diskontinuierliche Gefäßwand mit sehr kleinen, 0,5 bis 3,0 μm messenden *Lücken* getrennt. Diese Lücken lassen kleine oder gut verformbare Zellen leicht passieren, während die Passage schlecht verformbarer Partikel be- oder sogar verhindert wird.

Die Milz macht während der Entwicklung einen *Funktionswandel* durch: In der Fetalzeit besitzt sie *Blutbildungsfunktionen,* nach der Geburt ist sie wesentlich am *Abbau der Blutzellen* („Blutmauserung“) beteiligt. Weitere gesicherte *Funktionen* der menschlichen Milz sind:

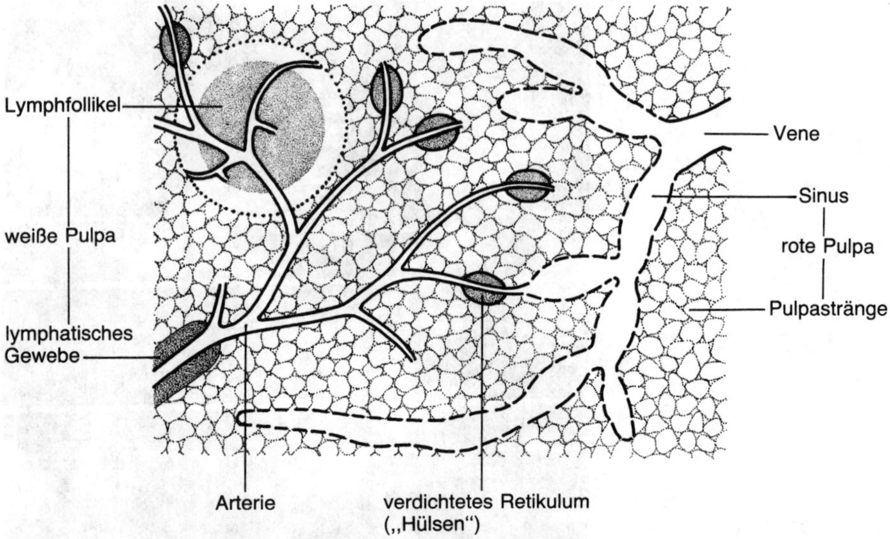

Abb. 6–23. Blutwege in der menschlichen Milz

- die *Lymphozytenbildung,*
- die *Phagozytose* durch die in ihr enthaltenen Zellen des Retikulo-endothelialen Systems (s. S. 37 ff., z. B. Abbau eliminationspflichtiger und gealterter Erythrozyten),
- der *Abbau* und die *Speicherung von Blutplättchen,*
- die *Klärfunktion für Gerinnungsprodukte* des Blutes.

Die Milz ist kein absolut lebensnotwendiges Organ. Bei ihrem Funktionsausfall bzw. nach ihrer operativen Entfernung *(Splenektomie)* können die restlichen lymphatischen Organe bzw. das restliche Retikulo-endotheliale System ihre Funktionen weitgehend übernehmen.

Die **Tonsillen** (Mandeln) umgeben die Ausgänge des Mund- und Nasenraums, die zum Rachen führen. Die unpaare *Rachenmandel* (Tonsilla pharyngea) liegt am Rachendach, die paarigen *Gaumenmandeln* (Tonsillae palatinae) zwischen den Gaumenbögen und die *Zungenmandel* (Tonsilla lingualis) am Zungengrund. Hinzu kommt noch lymphatisches Gewebe an der seitlichen Rachenwand *(„Seitenstrang").*

In die von einer bindegewebigen Kapsel umgebenen Tonsillen sind Lymphozyten teilweise in regelloser Anordnung, teilweise in Form von Knötchen, den *Lymphfollikeln,* eingelagert. Durch die besondere Lage der Tonsillen kommen die Lymphozyten sehr frühzeitig mit Krankheitserregern in Kontakt, die durch Mund und Nase eindringen.

Nach funktionellen Gesichtspunkten werden zu diesen Ansammlungen lymphatischen Gewebes auch die **Lymphfollikel** in einigen Schleimhäuten gerechnet. An manchen Stellen sind diese Follikel mehr diffus verteilt, in der Schleimhaut des *Ileum* (s. S. 347) und des *Wurmfortsatzes* neigen sie zum Zusammenfließen. Die Follikel stellen strang- oder kugelförmige Kolonien von Lymphozyten dar, die in lockeres Bindegewebe eingelagert sind.

6.9.4. Störungen der Leukopoese

Leukozytose und Leukopenien. Bei einem Anstieg der Gesamtzahl der Leukozyten über 10 000/µl Blut spricht man von einer *Leukozytose,* bei Werten unter 4 000/µl Blut von einer *Leukopenie.*

Eine *neutrophile Leukozytose* wird durch akute bakterielle Infektionen, ferner schwere Vergiftungen, komatöse Zustände (urämisches und diabetisches Koma), akute Schmerzzustände sowie rasch wachsende maligne Tumoren hervorgerufen. Einen Anstieg der *eosinophilen Leukozyten (Eosinophilie)* beobachtet man besonders bei *allergischen Reaktionen,* Wurmbefall und Autoimmunerkrankungen. Virale und z. T. auch bakterielle Infektionen lösen einen *Anstieg der Lymphozyten* im peripheren Blut (*Lymphozytose)* aus.

Leukopenien, bei denen es sich fast immer um *Neutropenien* (Abnahme der neutrophilen Leukozyten) handelt, beruhen entweder auf einer Abnahme der Freisetzung aus dem Knochenmark oder auf einem beschleunigten Abbau in der Blutbahn. So bewirken z. B. ionisierende Strahlen, alkylierende Zytostatika sowie Benzol Leukopenien durch Knochenmarkschädigung. Weitgehend dosisunabhängige allergische Leukopenien können durch zahlreiche Medikamente, z. B. Chloramphenicol oder Pyrazolon-Derivate, ausgelöst werden. Dabei liegt sowohl eine Knochenmarkstörung als auch ein beschleunigter Abbau durch Leukozytenagglutinine vor. Die **Agranulozytose,** d. h. die starke Verminderung oder das Fehlen von Granulozyten im peripheren Blut, ist ebenfalls *fast immer* durch *medikamentös bedingte allergische Reaktionen* verursacht. Leukopenien findet man ferner bei bestimmten Infektionen (z. B. Typhus), die Pathogenese ist dabei oft unklar. Der bei Splenomegalie auftretende Leukozytenmangel ist vermutlich auf eine Markhemmung zurückzuführen.

Lymphopenien können im Rahmen eines Antikörpermangels-Syndroms oder symptomatisch im Gefolge von Erkrankungen des lymphatischen Systems (z. B. Morbus Hodgkin, s. u.) auftreten.

Leukosen (Leukämien). Unter Leukämien versteht man Erkrankungen, die sich klinisch wie ein *maligner Tumor* verhalten und bei denen es zu einer *unkontrollierten Bildung* von z. T. abnormen *weißen Blutzellen* bzw. deren Vorstufen sowie zu einer Infiltration des Knochenmarks und anderer Organe kommt. Im peripheren Blut findet man häufig unreife, nicht funktionstüchtige Formen. Die *Zahl* der weißen Blutzellen ist zwar *vielfach erhöht,* doch gibt es auch Leukämien mit *normalen* oder sogar *verminderten Leukozytenzahlen (sub- oder aleukämische Leukämien).* Nach dem Krankheitsverlauf und der betroffenen Zellart unterscheidet man vier Hauptformen:

- *akute myeloische,*
- *akute lymphatische,*
- *chronische myeloische,*
- *chronische lymphatische*

Leukämie.

Die *Ätiologie* ist beim Menschen noch weitgehend *unklar.* Wie bei anderen bösartigen Tumoren werden verschiedene Ursachen diskutiert.

Die **akute myeloische Leukämie** tritt bevorzugt im Erwachsenenalter, die **akute lymphatische Leukämie** bevorzugt im Kindesalter auf.

Beide Formen beginnen oft – ähnlich wie eine schwere Infektionskrankheit – plötzlich mit Fieber und Schüttelfrost sowie Ulzerationen im Mundbereich. Später kommt eine deutliche Anämie und Blutungsbereitschaft (hämorrhagische Diathese) mit Haut- und Zahnfleischblutungen hinzu. Andererseits können akute Leukosen jedoch auch schleichend mit unklaren Symptomen beginnen. Dabei ist die klinische Symptomatik von den beteiligten Zelltypen meist unabhängig. Das Blutbild weist neben unreifen Formen ausgereifte Zellen auf, dagegen fehlen verschiedene Zwischenstufen (sog. Hiatus leucaemicus).

Bei den **chronischen Leukosen** beobachtet man neben uncharakteristischen Allgemeinbeschwerden infolge des langsamen Verlaufs vor allem *Organveränderungen,* z. B. bei der chronisch-myeloischen Leukämie Spleno- und Hepatomegalie (Milz- und Lebervergrößerungen), bei chronisch-lymphatischen Leukosen ebenfalls Splenomegalie sowie Vergrößerung der Lymphknoten. Die ebenfalls auftretende Anämie ist die Folge einer Störung der Erythropoese durch Knochenmarkinfiltration. Thrombopenien treten bei chronischen Leukämien erst spät auf. Wegen der ungenügenden Zahl von zur Phagozytose befähigten Granulozyten oder wegen eines Antikörpermangelsyndroms bei den lymphatischen Leukämien besteht die *Gefahr schwerer Infektionen,* von deren Auftreten die Prognose weitgehend abhängt.

Maligne Lymphome. Bei diesen bösartigen Erkrankungen sind zunächst die lymphatischen Organe, d. h. vor allem Lymphknoten und die Milz, später auch andere Organe, wie z. B. die Leber, betroffen. Man unterscheidet zwei Gruppen, sog. *Hodgkin-* und *Non-Hodgkin-Lymphome.* Die **Lymphogranulomatose (Morbus Hodgkin)** ist eine *chronische progrediente Erkrankung des lymphatischen Systems* mit sehr schlechter Prognose. Die *Ätiologie* ist *unbekannt,* eine Virusgenese wird diskutiert. Klinisch sieht man beim Morbus Hodgkin zunächst meist eine schmerzlose Vergrößerung der Lymphknoten im Halsbereich, ohne daß das Allgemeinbefinden beeinträchtigt ist. Bei anderen Patienten steht primär ein starker, nicht zu erklärender Juckreiz im Vordergrund. Etwa 2/3 aller Patienten weisen eine geringe bis mittelstarke Milz- und etwa die Hälfte eine Lebervergrößerung auf. Als Allgemeinsymptome findet man rezidivierende Fieberschübe sowie eine Beschleunigung der Blutsenkungsgeschwindigkeit. Befall von Knochen kann schwere Schmerzzustände auslösen. Interessant ist, daß etwa 1/3 der Kranken wenige Minuten nach der Einnahme selbst kleiner Alkoholmengen in den lymphogranulomatösen Herden Schmerzen empfinden. Wegen der unterschiedlichen Therapie in den verschiedenen Stadien ist eine exakte Diagnose erforderlich.

Unter dem Begriff **Non-Hodgkin-Lymphome** werden einige Krankheitsbilder zusammengefaßt, die nur schwer zu klassifizieren sind. Hierzu gehören *Lympho-* und *Retikulosarkome.* Die klinischen Bilder werden, abgesehen von unspezifischen Allgemeinsymptomen, von der Lokalisation der Tumoren bestimmt.

6.10. Abwehrfunktionen des Blutes

Für die Abwehr potentiell schädlicher Substanzen oder Mikroorganismen stehen dem Organismus *unspezifische* und *spezifische Abwehrmechanismen* zur Verfügung. An den beiden funktionell unterschiedlichen Mechanismen sind sowohl *zelluläre* als auch *humorale Faktoren* beteiligt. Während die unspezifischen Mechanismen in der Lage sind, *ohne* vorherigen Kontakt eine fremde Substanz unschädlich zu machen, ist bei den spezifischen Mechanismen ein *vorausgegangener Erstkontakt* erforderlich.

6.10.1. Unspezifische humorale Abwehr

Komplementsystem. An der Abwehr von Krankheitserregern ist eine Reihe von Plasmafaktoren beteiligt. Hierzu gehört das *Komplementsystem,* das nach heutigem Wissen aus 11 *Proteinen* besteht, die in Form von *9 Komponenten* vor allem Zellen stimulieren können. Die Komponenten weisen Enzymaktivität auf, reagieren in einer bestimmten Reihenfolge miteinander und spielen beim Ablauf von *Entzündungen,* bei der *Erregerabwehr* und der *Antigenverarbeitung* eine Rolle.

Das Komplementsystem kann auf zwei verschiedenen Wegen aktiviert werden, nämlich durch Antigen-Antikörper-Komplexe *(„klassischer Weg")* oder durch nicht-immunologische Prozesse *(„alternativer Weg").*

Die **biologischen Aktivitäten** des Komplementsystems werden im Organismus durch verschiedene Mechanismen unter Kontrolle gehalten. Bei der *Entzündungsvermittlung* kommen einzelnen Komplementfaktoren folgende Aufgaben zu:
- Histamin-Freisetzung aus Mastzellen und basophilen Granulozyten,
- Steigerung der Gefäßpermeabilität,
- Serotonin-Freisetzung aus Blutplättchen,
- Chemotaxis (s. S. 156),
- Enzym-Freisetzung aus Granulozyten.

Im Rahmen der *Stimulation von Zellfunktionen* übernehmen Komplementfaktoren Aufgaben bei der
- Immunadhärenz (Anlagerung von Antigen-Antikörper-Komplexen an Erythrozyten, Leukozyten oder Thrombozyten),
- Opsonisierung (s. S. 157),
- Phagozytose durch Mikro- und Makrophagen,
- Enzym-Freisetzung aus Makrophagen,
- Zellkooperation von Lymphozyten und Makrophagen (s. S. 159),
- Antigen-Präsentation,
- Auflösung von Bakterien, Viren, körpereigenen oder fremden Zellen (Zytolyse).

Lysozym. Ein weiterer Faktor der unspezifischen humoralen Abwehr ist das in ähnlicher Weise wie das Komplementsystem wirkende Lysozym, das beim Zerfall phagozytierender Zellen frei wird. Es kann die Wände grampositiver Bakterien (Staphylokokken, Streptokokken u. a.) hydrolytisch spalten.

Interferon. Als Folge einer Wechselwirkung von Viren mit Zellen wird von diesen ein Glykoprotein, das *Interferon,* gebildet, das anderen Zellen einen Schutz gegen ein vermehrungsfähiges Virus verleiht. Diese *antivirale Wirkung* richtet sich gegen fast alle RNA- und DNA-Viren. Interferon ist aber nicht nur bei Virusinfektionen der zeitlich gesehen erste Abwehr-Faktor, sondern ist auch im Rahmen der Gesamt-Immunreaktionen von Bedeutung.

Properdinsystem. Das Properdinsystem besteht aus mehreren Faktoren, die der Globulinfraktion des Plasmas zugeordnet werden und die bei der frühen Immunabwehr gegen Bakterien und Viren wirksam sind. Properdin ist an der nicht-immunologischen Aktivierung des Komplementsystems („alternativer Weg") beteiligt (s. o.).

6.10.2. Unspezifische zelluläre Abwehr

Phagozyten. Bestimmte Gruppen der weißen Blutkörperchen sind zur *amöboiden Migration* und zur *Phagozytose* befähigt.

Hierzu zählen die
- *neutrophilen Granulozyten,*
- *eosinophilen Granulozyten,*
- *Monozyten.*

Die beiden erstgenannten Zellarten werden unter der Bezeichnung **Mikrophagen** zusammengefaßt.

Die Blutzellen mit der ausgeprägtesten Phagozytoseaktivität sind die Monozyten. Sie werden zu den freien **Makrophagen** gezählt. Fixierte Makrophagen finden sich außerhalb der Blutgefäße im Bindegewebe und in vielen parenchymatösen Organen (Leber, Milz).

Der Beitrag der Makrophagen zur Abwehr geht über die Phagozytose weit hinaus. Sie sind an der Immunantwort, an allergischen Reaktionen sowie an der Transplantat- und Tumorabwehr beteiligt. Weiterhin synthetisieren sie verschiedene Enzyme, einige Komplementfaktoren, Interferon und endogenes Pyrogen (s. S. 454).

Ablauf der Phagozytose. Von Bakteriengiften, Zerfallsstoffen von Bakterien oder von fremden Zellen werden die phagozytoseaktiven Zellen angelockt, wobei bevorzugt chemische Reize ein zielgerichtetes Wandern zu den Orten der Schädigung *(Chemotaxis)* auslösen. Als chemotaktische Stoffe, die für die zielgerichtete Migration verantwortlich sind, wirken u. a. Faktoren des Komplementsystems und verschiedene Enzyme (Gewebe-Proteasen, Plasmin, Thrombin und Kallikrein).

Vor der **Endozytose,** zu der die *Phagozytose* (Aufnahme fester Partikel) und die *Pinozytose* (Aufnahme von Flüssigkeit) gehören, werden Fremdstoffe zunächst an die Zellmembran angelagert (*Adhärenz,* s. Abb. 6–24, B). Danach umschließen Pseudopodien der Phagozyten die angelagerten Teilchen (s. Abb. 6–24, C). Durch Einstülpung der Membran nach innen entsteht ein Bläschen, das *Phagosom* genannt wird (s. Abb. 6–21, D). In einem weiteren Schritt verschmilzt das so entstandene Phagosom mit einem oder mehreren *Lysosomen* (s. S. 11) zum *Phagolysosom* (s. Abb. 6–24, E). Die hydrolytischen Enzyme der Lysosomen *(lysosomalen Enzyme)* bauen schließlich das phago-

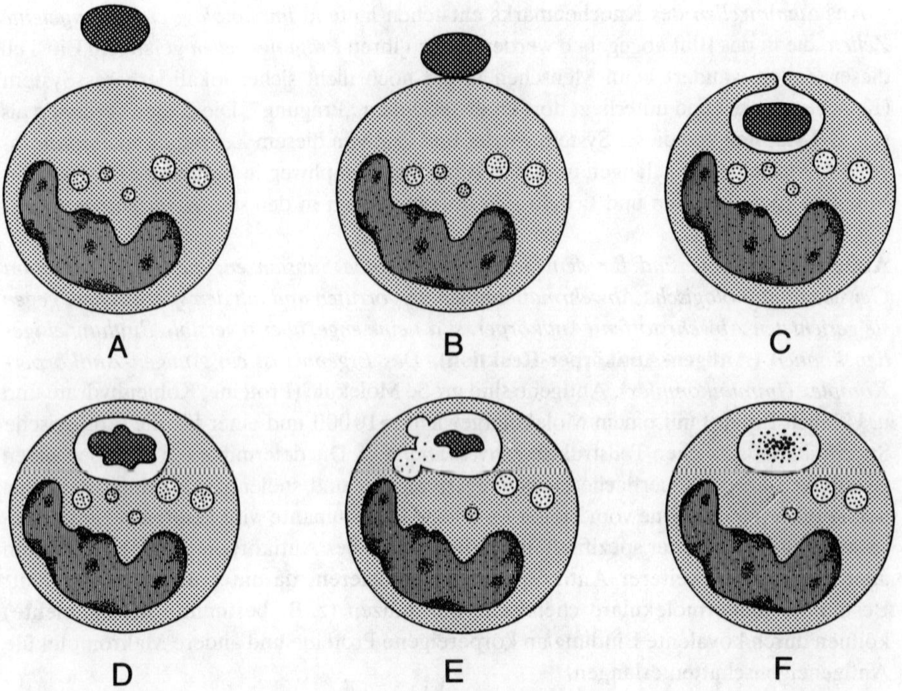

Abb. 6–24. Ablauf der Phagozytose. A Zielgerichtete Bewegung des Phagozyten auf den Fremdstoff zu; B Adhärenz; C Umschließen des Fremdstoffs mit Pseudopodien; D Phagosom-Bildung; E Phagolysosom-Bildung; F Abbau des phagozytierten Materials

zytierte Material ab. Dieser Abbau ist jedoch nicht immer möglich (z. B. nicht bei Tuberkelbakterien). In diesem Fall bleibt in den Phagolysosomen unverdautes Material erhalten. Aus ihnen gehen z. T. sog. *Restkörper* hervor, die durch **Exozytose** aus der Zelle ausgeschleust werden können.

Opsonisierung. Eine Förderung der Phagozytose kann durch das Einwirken bestimmter Stoffe, der sog. *Opsonine,* erreicht werden. Zu diesen Stoffen zählen einige Komplementkomponenten, das Properdinsystem und bestimmte an Zellen gebundene Antikörper.

6.10.3. Spezifische humorale Abwehr

Häufig genügen die zur unspezifischen Abwehr beitragenden Mechanismen nicht, um eine Infektion unter Kontrolle zu bringen. Spezifische Abwehrmechanismen stellen dann einen zweiten vom Wirtsorganismus errichteten „Schutzwall" mit großer Spezifität dar. *Bei den spezifischen Abwehrmechanismen spielen die Lymphozyten eine zentrale Rolle.*

Aus *Stammzellen* des Knochenmarks entstehen laufend *immunologisch inkompetente Zellen,* die in das Blut abgegeben werden und zu ihren *Prägungsstellen* gelangen. Ein Teil dieser Zellen wandert beim Menschen in ein noch nicht sicher lokalisierbares System (Knochenmark?) und unterliegt dort einer speziellen „Prägung“. Die Zellen verlassen als sog. **B-Lymphozyten** dieses System wieder und sind von diesem Zeitpunkt an *immunologisch kompetent.* Sie gelangen über den Blut- und Lymphweg in bestimmte Bezirke von Milz und Lymphknoten und siedeln sich dort bevorzugt in den sog. *Keimzentren* an.

Antigene. *Antigene sind für den Organismus fremde Substanzen, die im Blut und im Gewebe immunologische Abwehrmaßnahmen hervorrufen und mit den spezifischen, gegen sie gerichteten Abwehrstoffen (Antikörper, s. u.) eine enge, aber reversible Bindung eingehen können* **(Antigen-Antikörper-Reaktion).** *Das Ergebnis ist ein Antigen-Antikörper-Komplex (Immunkomplex).* Antigene sind große Moleküle (Proteine, Kohlenhydrate und u. U. auch Lipide) mit einem Molekulargewicht >10 000 und einer für die serologische Spezifität maßgeblichen Teilstruktur *(Determinanten).* Die determinanten Gruppen sitzen gewöhnlich an der Oberfläche eines *Trägermoleküls* und stellen die Bindungsstelle für den Antikörper dar. Eine vom Träger losgelöste Determinante wird **Hapten** genannt; dieses vermag zwar mit der spezifischen Bindungsstelle des Antikörpers zu reagieren, kann aber die Bildung weiterer Antikörper nicht induzieren, da die Trägersubstanz fehlt. Bestimmte niedermolekulare chemische Substanzen (z. B. bestimmte Medikamente) können durch kovalente Bindung an körpereigene Proteine und andere Makromoleküle Antigeneigenschaften erlangen.

Antikörper. *Antikörper entstehen nach Kontakt des Antigen mit immunologisch kompetenten Zellen. Sie stellen in der Regel streng spezifische, dem Antigen komplementäre Reaktionsprodukte des Organismus dar* („Schlüssel-Schloß-Prinzip“) und gehören vor allem der Gruppe der **γ-Globuline** an (s. u.).

Antikörperbildung. *Antikörper werden von Plasmazellen gebildet, die aus B-Lymphozyten durch Proliferation und Differenzierung nach einem Antigenkontakt hervorgegangen sind.*

Bei einer Erstbegegnung eines B-Lymphozyten mit einem Antigen entstehen neben den Plasmazellen **(Effektorzellen)** auch sog. **Gedächtniszellen,** die ebenfalls im Blut kreisen und ein Antigen bei erneuter Exposition unter Umständen noch nach Jahren wiedererkennen. *Sie sind dafür verantwortlich, daß Wiederbegegnungen mit dem gleichen Antigen anders verlaufen als Erstbegegnungen,* da nunmehr schnell eine große Zahl von Plasmazellen gebildet wird, die dann in größerem Ausmaß humorale Antikörper produzieren. Eine Plasmazelle ist in der Lage, pro Sekunde etwa 2000 identische Immunglobulinmoleküle zu synthetisieren. Für diese Antikörperbildung der Plasmazellen ist eine Unterstützung *(„Kooperation“)* durch T-Lymphozyten *(„T-Helferzellen“)* notwendig (s. u.).

Trifft ein Antigen auf eine Plasmazelle, die den komplementären Antikörper produzieren kann, so wirkt dies offenbar als Reiz zur Proliferation dieser Zelle. Nach einer größeren Zahl von Zellteilungen ist ein Klon von Plasmazellen entstanden. *Alle Zellen eines solchen Klons bilden den gleichen Antikörper,* da die Information zur Bildung auf alle Nachfolge-Zellen weitergegeben wurde. Man rechnet mit mindestens 10^6 verschiedenen

Determinanten und daher auch mit 10^6 verschiedenen Typen von Antikörpern. Diese Annahme setzt voraus, daß auch 10^6 Lymphozytenklone vorhanden sind, die bereits bei der Geburt vorliegen. Bei Antigenkontakt proliferiert der jeweils „zuständige" Klon *(Klonselektionstheorie).*

Die meisten Antigene stimulieren sowohl die humorale als auch die zelluläre Abwehr, wobei die Antigenübermittlung an die Lymphozyten gewöhnlich über eine *Makrophagen-Kooperation* abläuft: Die von den Makrophagen abgefangenen und zum Teil abgebauten Antigene werden anschließend an die Lymphozyten in einer immunogenen Form offeriert. Schwaches antigenes Material, das direkt, d. h. ohne Makrophagenkooperation, die Lymphozyten erreicht, hat nur geringe Antikörper-induzierende Potenz.

Antikörperklassen. Die Antikörper, die auch als *Immunglobuline (Ig)* bezeichnet werden, können – wie bereits erwähnt – immunelektrophoretisch in *fünf Klassen* (IgG, IgM, IgA, IgD und IgE) getrennt werden.

Das **Immunglobulin G (IgG)** kann als Prototyp der Immunglobuline angesehen werden und ist am besten untersucht. Das symmetrische Molekül besteht aus zwei *leichten (L-Ketten)* und zwei *schweren Peptidketten (H-Ketten),* die durch Disulfidbrücken miteinander verbunden sind (s. Abb. 6–25). Enzymatische Abbaustudien haben gezeigt, daß zwischen der L- und der H-Kette die *Antigenbindungsstelle* liegt. Dieser Molekülbezirk wird deshalb *Fab-Stück* genannt (*a*ntigen*b*indendes *F*ragment). Aus dem symmetrischen Aufbau des Antikörpers ergibt sich, daß er über zwei Bindungsstellen verfügt; man bezeich-

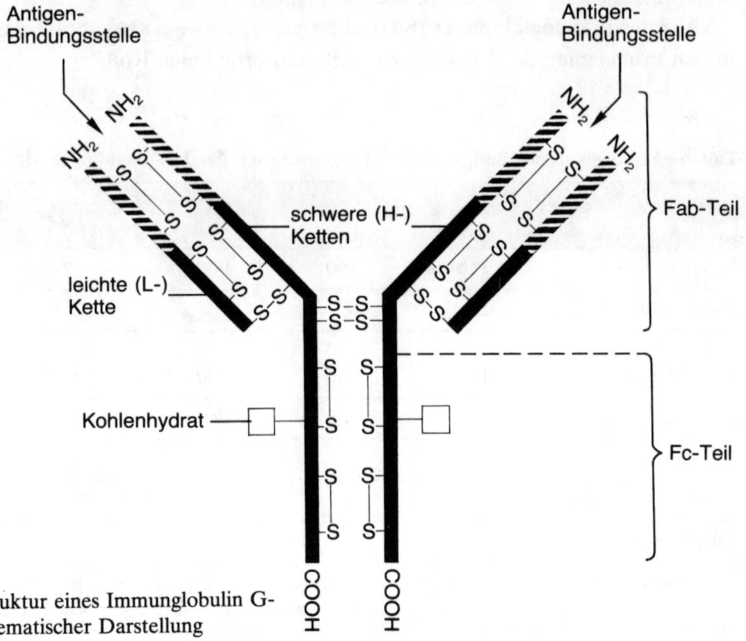

Abb. 6–25. Struktur eines Immunglobulin G-Moleküls in schematischer Darstellung

net ihn daher auch als bivalent. Die Enden der H-Ketten neigen in freier Form sehr leicht zur Kristallisation, was in der Bezeichnung *Fc-Stück* zum Ausdruck kommt (cristallisierbares *F*ragment). Das Fc-Stück ist für die Zirkulationsfähigkeit des IgG im Plasma, die Plazentagängigkeit (s. u.) sowie für die Komplementaktivierung verantwortlich; es ist nicht zur Antigen-Bindung befähigt. (Das Fc-Stück kann jedoch adsorptiv an Granulozyten, Makrophagen oder Lymphozyten angelagert werden.)

Im menschlichen Plasma überwiegt IgG alle anderen Immunglobuline. Bei einer ersten Immunisierung wird IgG jedoch erst an zweiter Stelle nach IgM (s. u.) gebildet, dafür aber in höherer Konzentration. Bei einer Sekundärreaktion wird hingegen fast ausschließlich IgG gebildet. Da es beim Menschen als einziges Immunglobulin Membranen passieren kann, vermag es *durch die Plazenta* in den Kreislauf des ungeborenen Kindes zu gelangen *(Plazentagängigkeit)* und trägt dort zur Ausschaltung von Mikroorganismen bei (s. Tab. 6–5). IgG verleiht deshalb dem Neugeborenen Schutz in den ersten Lebensmonaten.

Das **Immunglobulin M (IgM)** ist der größte Antikörper und tritt bei Erst-Immunisierungen immer zuerst auf *(„Sofort-Antikörper“)*. Seine Konzentration sinkt aber schnell wieder auf niedrige Werte ab, während IgG noch in Bildung begriffen ist.

IgM-Antikörper kommen im Plasma als *Pentamere* vor und verfügen demnach über zehn Antigen-Bindungsstellen. Sie sind wesentlich wirksamer als IgG.

Das **Immunglobulin A (IgA)** ist auf die Abwehrvorgänge an den *Schleimhautoberflächen* des Organismus spezialisiert. Es hat die Aufgabe, die Anlagerung und das Eindringen von Erregern und anderem antigenen Material in Schleimhäute zu verhindern.

IgA ist der einzige Antikörper, der *sezerniert* werden kann. Er wird auch in der Muttermilch gefunden, so daß das Neugeborene mit der Nahrungsaufnahme gleichzeitig am immunologischen Schutz der Mutter partizipiert.

Über das **Immunglobulin D (IgD)** ist bisher relativ wenig bekannt. Es spielt vermutlich in den Frühstadien der Lymphozytendifferenzierung eine Rolle.

Tab. 6–5. Physikalische und biologische Eigenschaften der Immunglobuline des Menschen

	IgG	**IgA**	**IgM**	**IgD**	**IgE**
Molekulargewicht	150 000	160 000	900 000	170 000	190 000
Halbwertszeit (Tage)	21	6	5	3	2
mittlere Serum-konzentration (mg/dl)	1 000	200	100	20	0,1
Plazentapassage	+	∅	∅	∅	∅
Reaginaktivität	∅	∅	∅	∅	++
Bakterienhemmung	+	+	++	?	?
Virushemmung	+	++	+	?	?
Vorkommen	Serum	Sekrete Schleimhäute	erste Abwehr („Sofort-Ak“)	Rezeptoren der B-Zellen	Reagine

Auch die physiologische Bedeutung des **Immunglobulin E** (IgE, *Reagin)* ist noch weitgehend unbekannt. Mastzellen und basophile Granulozyten haben auf ihrer Oberfläche Rezeptoren für das Fc-Fragment von IgE („zytophiler Antikörper"). Die Interaktion von zellständigem IgE mit dem entsprechenden Antigen kann die Symptome der Anaphylaxie (s. u.) auslösen.

Die Antikörpermoleküle besitzen zusätzlich zu den antigenbindenden Bezirken an anderen Abschnitten ihrer Oberfläche Strukturbereiche, die selbst wiederum als Antigendeterminanten in Erscheinung treten können. Dies geschieht normalerweise nur dann, wenn Antikörper einer anderen Spezies injiziert werden, deren Immunsystem die Antikörper als Fremdsubstanz (Antigen) auffaßt.

Antigen-Antikörper-Reaktion. Antikörper können mit der an der Oberfläche des Antigens liegenden Determinanten eine reversible Bindung eingehen. Bei diesen Bindungen handelt es sich um Wasserstoffbrückenbindungen, Dipol-Dipol-Wechselwirkungen oder hydrophobe Bindungen. Bei der Bindung von Antikörpern mit ihrem komplementären Antigen kommt es zu einer Konformationsänderung des Antikörpers. Hierbei treten Strukturelemente in Erscheinung, die vor der Bindung nicht verfügbar waren. Die neu entstandenen Strukturen befinden sich auf dem Fc-Stück und ermöglichen eine Interaktion des Antikörpers mit Komplementfaktoren.

Durch die Bindung des Antigens an den Antikörper wird dieses „neutralisiert". Bei Bakterien wird damit ihre Auflösung, bei einigen Giften deren Abbau eingeleitet.

Antigen-Antikörper-Reaktionen können eine *Präzipitation, Agglutination* oder *Zytolyse* zur Folge haben. Wenn das Antigen in gelöster Form vorliegt, kann die Reaktion zu einer Fällung **(Präzipitation)** führen. Bei der **Agglutination** werden größere Antigen-tragende Teilchen (z. B. Erythrozyten) durch Brückenbildung verklumpt. Binden bestimmte Antikörper Komplement und aktivieren dadurch das Komplementsystem, können Zellmembranen durch diesen Vorgang so weit permeabel werden, daß eine osmotische **Lyse** (Auflösung) der Zelle eintritt.

6.10.4. Spezifische zelluläre Abwehr

T-Lymphozyten. Eine zweite Lymphozytenpopulation, die ihren Ursprung ebenfalls in der Stammzelle des Knochenmarks hat, erhält ihre immunologische Prägung im **Thymus.** Sie unterliegt dort einer entsprechenden „Schulung" und verläßt das Organ als immunologisch kompetente Zelle. Diese wegen ihrer Thymusabhängigkeit als *T-Lymphozyten* bezeichneten Zellen bewegen sich ständig zwischen Milz, Lymphknoten, Geweben und Gefäßsystem. *Die T-Lymphozyten sind für die spezifischen zellulären Abwehrmechanismen verantwortlich.* Sie besitzen an ihrer Oberfläche strukturspezifische *Rezeptoren,* die Antigene erkennen können. Über die Natur dieses T-Zellrezeptors weiß man heute noch nichts Sicheres. Es liegen jedoch gewisse Analogien zu Antikörpern vor.

Ob ein Organismus mit der Produktion von Antikörpern oder mit der zellulären Immunabwehr antwortet, hängt neben der Art der Verabreichung auch von den physikochemischen Eigenschaften des Antigens ab. Wie bei den B-Lymphozyten proliferiert nach einem Erstkontakt mit einem Antigen eine bestimmte Familie (Klon) der T-Lymphozyten. Einige der neugebildeten Tochterzellen stellen langlebige **Gedächtniszellen** dar. Diese Zellen haben ebenso wie die Gedächtniszellen der B-Lymphozytenpopulationen die Eigenschaft, bei erneutem Kontakt mit dem gleichen Antigen schnell und u. U. heftig zu reagieren. Sie haben „gelernt", sich mit einem bestimmten Antigen zu verbinden.

Effektormechanismen der T-Lymphozyten. Eine andere Gruppe der Tochterzellen, sog. **Effektorzellen,** die nach dem Erstkontakt entstehen, nehmen direkt an der Immunreaktion teil. Das Bild der Effektorzellen ist aber nicht so einheitlich wie bei der humoralen spezifischen Abwehr, sondern es finden sich *Subpopulationen* mit unterschiedlichen Funktionen.

T-Zellen, die andere Zellen vernichten können, werden **zytotoxische Effektor-T-Zellen** *(Killer-T-Zellen)* genannt. Sie können auch auf *Krebszellen* zytotoxisch wirken. Diese Reaktion gegen fremde Zellen spielt eine große Rolle bei der Transplantatabstoßung.

Zur optimalen Funktion der zytotoxischen Effektorzellen bedarf es der Zusammenarbeit mit den **Helfer-T-Zellen,** die auch in die Antikörperbildung des humoralen Systems eingreifen (s. Abb. 6–26). Eine weitere Subpopulation der Effektorzellen kann hemmend in das Immungeschehen eingreifen, indem sie die Funktion der B- und anderer T-Lymphozyten unterdrückt **(Suppressor-T-Zellen).** Helfer- und Suppressor-T-Zellen werden unter dem Begriff *Regulatorzellen* zusammengefaßt.

Ein weiterer Effektormechanismus einer Subpopulation von Effektor-T-Zellen ist die Freisetzung verschiedener löslicher *Mediatorsubstanzen,* die unter dem Sammelbegriff **Lymphokine** zusammengefaßt werden und auf andere Zellen (Makrophagen, Mikrophagen) oder auf die Permeabilität von Membranen und Kapillaren einwirken.

6.10.5. Überempfindlichkeitsreaktionen

Allergie. Mit dem Ausdruck „Allergie" bezeichnet man eine *veränderte Reaktionslage* des Organismus gegen bestimmte Antigene **(Allergene),** d. h. der Organismus reagiert

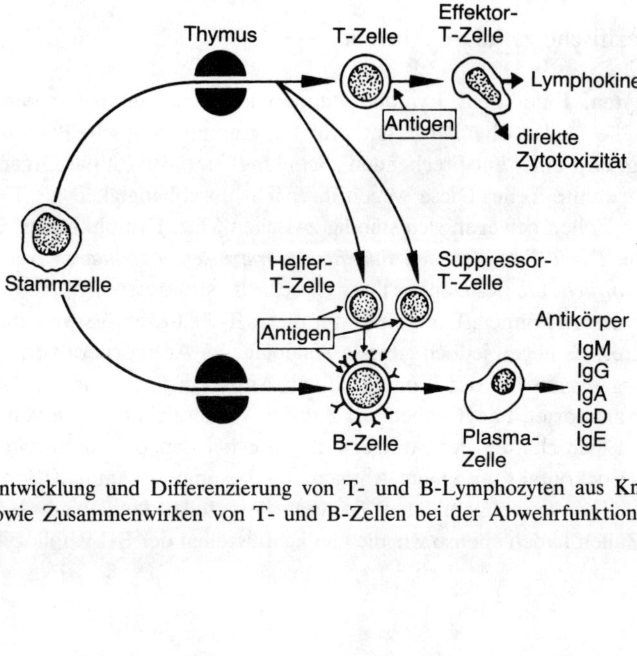

Abb. 6–26. Entwicklung und Differenzierung von T- und B-Lymphozyten aus Knochenmarkstammzellen sowie Zusammenwirken von T- und B-Zellen bei der Abwehrfunktion, modifiziert nach KNAPP

anders auf diese Stoffe als unter normalen Bedingungen. Prinzipiell kann es sich dabei um eine *verstärkte (hypererge), abgeschwächte (hyperge)* oder *fehlende (anerge)* Reaktion handeln. Meist wird die Bezeichnung Allergie jedoch nur noch im Sinne von Hyperergie *(Überempfindlichkeitsreaktion)* benutzt.

Überempfindlichkeitsreaktionen vom Soforttyp. *Antigen-Antikörper-Reaktionen verlaufen gewöhnlich stumm,* d. h. ohne erkennbare Zeichen. In bestimmten Fällen kann es jedoch bei wiederholtem Antigenkontakt zu überschießenden Reaktionen kommen, die für den Organismus schädlich sind.

Sofern solche überschießende Wechselwirkungen von Antigenen mit humoralen Antikörpern innerhalb weniger Sekunden oder Minuten auftreten, bezeichnet man sie als *Überempfindlichkeitsreaktionen vom „Soforttyp".* Voraussetzung für eine Überempfindlichkeitsreaktion vom Soforttyp ist ein zuvor erfolgter Erstkontakt mit dem gleichen Antigen, der als **Sensibilisierung** bezeichnet wird. Die Prädisposition hierzu ist genetisch determiniert.

Je nach Art der Überempfindlichkeitsreaktion vom Soforttyp unterscheidet man:
- *anaphylaktische Reaktionen,*
- *zytotoxische Reaktionen,*
- *Reaktionen, die durch Immunkomplexe ausgelöst werden.*

Bei familiärer Disposition und Kontakt mit bestimmten Antigenen werden häufig *Immunglobuline des Typs IgE gebildet,* die u. U. eine **anaphylaktische Reaktion** auslösen können. Die IgE-Antikörper haben, wie bereits erwähnt, die Fähigkeit, sich mit ihrem Fc-Stück auf die Oberfläche von *Mastzellen* oder *basophilen Granulozyten* festzusetzen (s. Abb. 6–27, A).

Wenn bei einem erneuten Kontakt die aufgenommenen Allergene mit den IgE-Antikörpern reagieren und dabei zwei Antigenbindungsstellen überbrücken (s. Abb.

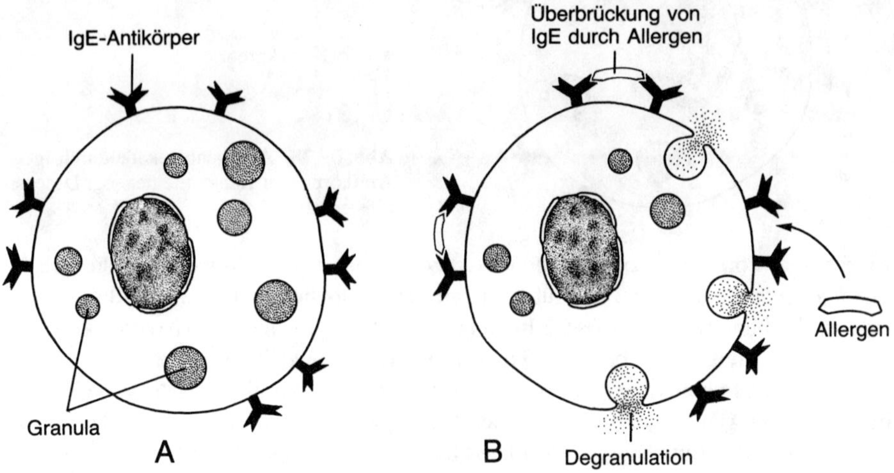

Abb. 6–27. Bindung von IgE-Antikörpern an eine Mastzelle (A) und Degranulation der Mastzelle nach Überbrückung von IgE-Antikörpern durch Allergene (B)

6–27, B), wirkt dies offensichtlich als Reiz auf die Zelle. Sie *entleert ihre Granula* und setzt dabei pharmakologisch hochaktive Substanzen frei. Durch die *Degranulation* freigesetzte *Mediatorsubstanzen* sind u. a. *Histamin, Bradykinin, Serotonin, SRS-A* (*s*low *r*eacting *s*ubstance of *a*naphylaxis) und Prostaglandin $F_{2\alpha}$, die typische *Sekundärreaktionen* in Gang setzen können. Innerhalb weniger Minuten nach Kontakt des Antigens mit dem bereits sensibilisierten Organismus kommt es hierdurch zu schweren Funktionsstörungen im Gewebe **(Anaphylaxie):** *Gefäßerweiterungen* und *Permeabilitätssteigerungen* der Kapillarwand durch Histamin und andere Mediatorstoffe rufen *Ödeme* und *Nesselsucht* hervor. Die anaphylaktische Reaktion ist z. T. *örtlich begrenzt* (z. B. Asthma bronchiale oder Heuschnupfen bei Pollen-, Tierhaar-, Erdbeeren-, Fisch- oder Medikamentenüberempfindlichkeit). Erfolgt eine anaphylaktische Reaktion jedoch *generalisiert* (z. B. nach Injektion von bestimmten Medikamenten oder nach Bienen- oder Wespenstichen), kann ein massiver Blutdruckabfall *(anaphylaktischer Schock,* s. S. 261) auftreten. *Krämpfe der Bronchialmuskulatur* sind hierbei als unmittelbare Todesursache von Bedeutung.

Wenn man nach Ermittlung eines Allergens dieses in Form eines speziellen Impfstoffs in steigenden Mengen subkutan injiziert, werden durch die ständige Antigenzufuhr neben IgE-Antikörpern auch vermehrt *IgG-Antikörper* gebildet. Letztere reagieren nicht mit den Mastzellen und fangen die Allergene ab. Sie verhindern dadurch die Reaktion mit den auf den Mastzellen befindlichen IgE-Antikörpern (s. Abb. 6–28) und damit die Freisetzung der Mediatorsubstanzen. Diese *Blockade der Allergene* durch IgG nutzt man bei der sog. *Desensibilisierung* aus, die zusammen mit der *Allergenkarenz* (Vermeidung des Allergenkontaktes) die einzige kausale therapeutische Maßnahme in diesen Fällen darstellt.

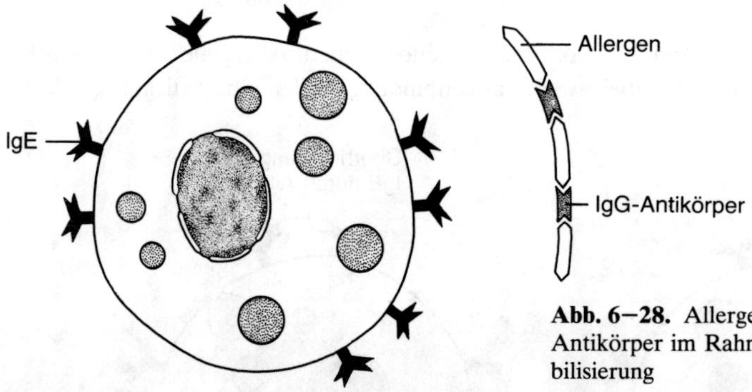

Abb. 6–28. Allergenblockade durch IgG-Antikörper im Rahmen einer sog. Desensibilisierung

Eine zweite Form der Überempfindlichkeitsreaktionen vom Soforttyp wird durch *zellständige Antigene* ausgelöst und führt zu einer **zytotoxischen Reaktion.** Ein Beispiel für eine solche humorale zytotoxische Immunreaktion ist die *Unverträglichkeitsreaktion* inkompatibler Blutgruppen bei einer Transfusion gruppenungleichen Blutes.

Auch durch **Immunkomplexe** können bei einer Antigen-Antikörper-Reaktion Krankheitserscheinungen ausgelöst werden. Bei *Antikörperüberschuß* treten diese lokal an der Eintrittsstelle des Antigens auf. Typische Manifestationen beim Menschen sind Lungenerkrankungen bei wiederholtem Kontakt mit verschimmeltem Heu („Farmerlunge"), mit Exkrementen von Tauben oder Hühnern („Vogelzüchterlunge") und anderen Allergenen.

Bei *Antigenüberschuß* treten dagegen *generalisierte Überempfindlichkeitsreaktionen* auf, da die gebildeten Immunkomplexe im Kreislaufsystem zirkulieren. In Organen mit hoher Durchblutung werden die Immunkomplexe in die Gefäßwand eingelagert. Es resultieren daraus Entzündungsvorgänge der Gefäßwände (Vaskulitiden). Durch Einlagerung von Immunkomplexen in die Nierenglomerula werden so bestimmte Formen der Glomerulonephritis (s. S. 418 f.) hervorgerufen.

Überempfindlichkeitsreaktionen vom verzögerten Typ (Spätreaktionen). *Diese Reaktionsform ist durch T-Lymphozyten bedingt.* Die Spätreaktion erreicht im Gegensatz zur Sofortreaktion erst nach mindestens einem Tag ihren Höhepunkt. Wahrscheinlich gehen die im Verlauf einer zellvermittelten Immunreaktion auftretenden Wirkungen auf verschiedene Effektormechanismen zurück. „Prototyp“ dieser Überempfindlichkeitsreaktion ist die **akute Transplantatabstoßung.**

Die Übertragung eines Gewebes oder eines Organs auf eine andere Körperstelle eines Menschen oder auf ein anderes Individuum nennt man **Transplantation.** Je nach Herkunft des überpflanzten Gewebes unterscheidet man verschiedene Transplantationsarten. Bei der *Autotransplantation* wird Gewebe von einem Körperteil auf einen anderen desselben Individuums übertragen (z. B. Hautübertragung, Sehnenübertragung, Übertragung von Knochenspänen, Gefäßtransplantationen usw.). Wird auf ein nicht erbgleiches Individuum derselben Spezies ein Gewebe übertragen, spricht man von einer *Homotransplantation.* Die bekanntesten Beispiele hierfür sind die Bluttransfusion, die Hornhautübertragung oder die Transplantation ganzer Organe (Niere, Herz). Eine *Isotransplantation* liegt bei der Übertragung auf genetisch identische Individuen derselben Art vor (z. B. bei eineiigen Zwillingen). Bei der *Heterotransplantation* erfolgt die Gewebeübertragung zwischen Individuen verschiedener Spezies (z. B. von Tier auf Mensch).

Den Einbau nichtorganischer Teile (Metall oder Kunststoff) in den Organismus nennt man *Implantation.*

Nach Organtransplantationen werden die Transplantate um so intensiver und schneller abgestoßen, je weniger die *Gewebsantigene* des Spenders denjenigen des Empfängers entsprechen. Diese Gewebsantigene *(Transplantationsantigene)* finden sich – ähnlich wie die Blutgruppenantigene (s. S. 167 ff.) – auf fast allen Körperzellen und werden **HLA-Antigene** (*h*umane *L*eukozyten-*A*ntigene) bezeichnet. Das HLA-System hat so viele verschiedene Einzelbausteine, daß deren Kombinationen Tausende individueller „Antigen-Mosaike“ liefern. Daher ist es auch so schwer – von erbgleichen eineiigen Zwillingen abgesehen – einen Organspender zu finden, dessen HLA-Formel mit der des Empfängers identisch ist. Man begnügt sich daher mit einer möglichst weitgehenden Übereinstimmung und unterdrückt erforderlichenfalls die T-Zellreaktion (s. u.).

Das umgekehrte Verhalten wie bei der akuten Transplantatabstoßung liegt bei der sog. *Graft-Versus-Host-Reaktion* vor, die dann auftritt, wenn „fremde“ immunkompetente Spender-Lymphozyten einem Empfänger verabreicht werden, der nicht in der Lage ist, diese Fremdzellen abzustoßen. In diesem Zusammenhang können die fremden Lymphozyten gegen Antigene des Wirtes gerichtet reagieren. Anstelle der normalen Transplantatabstoßung liegt jetzt eine Reaktion des Transplantates (Fremdlymphozyten) gegen das Empfängergewebe vor.

In die Gruppe der Überempfindlichkeitsreaktionen vom verzögerten Typ gehören auch die *Überempfindlichkeit gegen Tuberkulin,* einem Abbauprodukt der Tuberkulosebakterien, und die sog. **Kontaktallergien der Haut,** die besonders nach wiederholten Kontakten mit Chromaten, Nickelsalzen oder bestimmten Haarfärbemitteln u. a. auftreten können.

6.10.6. Immunität

Ist der Organismus in der Lage, ein Antigen (z. B. Masernviren) mit seinem Abwehrsystem ohne pathologische Reaktion unschädlich zu machen, ist er gegen dieses Antigen immun. Für eine Reihe von Infektionskrankheiten (z. B. Kinderkrankheiten wie Masern, Windpocken oder Keuchhusten) ist es charakteristisch, daß einer ersten Erkrankung nur sehr selten eine Wiedererkrankung folgt, weil der immunologische Schutz so lange anhält, daß eine Zweiterkrankung gewöhnlich nicht möglich ist.

Immunität kann man auch dadurch vermitteln, daß man Antikörper (Immunglobulin-Präparate) gegen bestimmte Antigene verabreicht **(passive Impfung).** Die Wirkung der passiven Immunisierung tritt sofort ein, ist aber auf einen relativ kurzen Zeitraum begrenzt. Bei der **aktiven Impfung** führt man dem Körper unschädliche Mengen eines Antigens oder Antigenproduzenten (abgeschwächte oder tote Erreger) zu, die im Organismus eine Antikörperproduktion anregen. Bei einem Zweitkontakt mit dem gleichen Erreger ist der Körper diesem dann nicht schutzlos ausgeliefert, sondern besitzt bereits Abwehrstoffe gegen die pathogenen Keime. Spezifische Antikörper treten nach einer aktiven Impfung erst nach einigen Tagen auf, bleiben aber längere Zeit im Blut erhalten.

6.10.7. Immuntoleranz

Werden nach Zufuhr von Antigenen keine Antikörper gebildet, liegt eine Immuntoleranz (syn. Immunparalyse) vor. Eine Immuntoleranz kann in manchen Situationen erwünscht sein bzw. muß u. U. induziert werden, wenn man durch gezielte Ausschaltung des Immunsystems eine bessere Verträglichkeit eines fremden Gewebes erreichen will (z. B. Immunsuppression nach Organtransplantationen).

Der Organismus zeigt im allgemeinen gegen seine eigenen Gewebe und Substanzen eine *natürliche Immuntoleranz,* die vermutlich auf eine bereits in der Embryonalzeit ablaufende Antigenerkennung zurückzuführen ist. Ein regelmäßiger Kontakt mit Fremdstoffen in dieser Zeit, d. h. vor der Ausreifung eines kompetenten Immunsystems, führt zur Ausbildung einer immunologischen Reaktionsunfähigkeit. Unter pathologischen Bedingungen können jedoch auch Antikörper gegen körpereigene Substanzen oder Gewebe gebildet werden. Der Verlust der Toleranz führt dann zum Auftreten von *Autoimmunkrankheiten.*

Eine Abschwächung bzw. Unterdrückung der Antikörperbildung im Sinne einer Immunsuppression läßt sich durch verschiedene Mechanismen erreichen. Neben *immunsuppressiven Pharmaka* (alkylierenden Substanzen, Antimetaboliten, Glucocorticoiden) und *ionisierenden Strahlen* wird auch *Antilymphozytenglobulin* eingesetzt.

6.11. Blutgruppen

Menschliche Erythrozyten weisen auf ihrer Zellmembran eine große Zahl spezieller, genetisch determinierter Strukturen auf, die Antigen-Charakter besitzen. Gegen viele dieser *Antigene* können u. U. *Antikörper* gebildet werden, wobei normalerweise eine Immuntoleranz gegen eigene Antigene besteht. Die verschiedenen antigenen Eigenschaften auf der Erythrozytenmembran bilden die Grundlage für die Differenzierung der Blutgruppen. Bis heute sind mehr als 30 Blutgruppensysteme genauer bekannt, von denen vor allem das *ABO*- und das *Rhesus-System* besondere klinische Bedeutung erlangt haben (s. Tab. 6–6).

Tab. 6–6. Wichtige Blutgruppensysteme des Menschen mit ihren Hauptantigenen

Blutgruppensystem	Hauptantigene
ABO	A, B, H (O)
Rhesus	C, c, D, d, E, e
MNSs	M, N, S, s
P	P_1, P_2, P_k, p
LUTHERAN	Lu^a, Lu^b
KELL	K, k, Kp^a, Kp^b,
LEWIS	Le^a, Le^b,
DUFFY	Fy^a, Fy^b,
KIDD	Ik^a, Ik^b,

6.11.1. ABO-System

Agglutinogene und Agglutinine. Antigene des ABO-Systems sind spezielle Glykosphingolipide in der Erythrozytenmembran, die man als *Agglutinogene (syn. Hämagglutinogene, agglutinable Substanzen)* bezeichnet. Sie sind genetisch determiniert, d. h. sie werden vererbt. Die spezifischen Antikörper, die gegen die Blutgruppensubstanzen gerichtet sind, gehören im Falle des ABO-Systems vor allem zu den *Immunglobulinen M (IgM)* und werden als *Agglutinine (Iso-Hämagglutinine)* bezeichnet. Die im Plasma befindlichen Antikörper entstehen während der Säuglingszeit, obwohl normalerweise nie ein Kontakt mit fremden, antigen wirkenden Erythrozyten stattgefunden hat. Die Antikörperbildung wird hierbei von nicht-pathogenen Darmbakterien oder bestimmten Nahrungsbestandteilen ausgelöst, die die gleichen antigenen Eigenschaften wie die entsprechenden Erythrozytenantigene des ABO-Systems aufweisen. (Antigene mit Blutgruppenspezifität sind in der Natur weit verbreitet.) Normalerweise enthält das Blut nur solche Agglutinine, die nicht gegen die eigenen Erythrozyten-Antigene gerichtet sind.

Blutgruppen des ABO-Systems. Im ABO-System können die Erythrozyten vier verschiedene Antigeneigenschaften aufweisen, die Eigenschaft A, die Eigenschaft B, die Eigenschaft A und B sowie die „Eigenschaft" O (Merkmal H). Die H-Substanz besitzt nur extrem schwache Antigeneigenschaften, so daß gegen sie gerichtete Agglutinine nicht vorkommen.

Mit den beiden auf der Erythrozytenoberfläche befindlichen Antigenen A und B ergeben sich vier mögliche Kombinationen für die Antigenstruktur:
- Vorhandensein von A, Fehlen von B *(Blutgruppe A)*,
- Vorhandensein von B, Fehlen von A *(Blutgruppe B)*,
- Vorhandensein von A und B *(Blutgruppe AB)*,
- Fehlen von A und B *(Blutgruppe O)*.

Bei der Blutgruppe A existieren mehrere *Untergruppen.* Neben den beiden starken Typen A_1 und A_2 gibt es noch schwache Merkmale (A_3 bis A_5) und andere extrem seltene A-Typen. Die A-Untergruppen haben nur in Ausnahmefällen Bedeutung.

Im Plasma bzw. im Serum eines Menschen der Blutgruppe A finden sich Agglutinine gegen die Blutgruppensubstanz B *(Anti-B)*. Das Plasma der Blutgruppe B enthält *Anti-A*. Die Blutgruppe O weist im Plasma beide Agglutinine (Anti-A und Anti-B) auf. In der Blutgruppe AB fehlen die gegen A und B gerichteten Antikörper im Serum (s. Tab. 6–7).

Tab. 6–7. Antigene und Antikörper der Blutgruppen des ABO-Systems

Agglutinogen der Erythrozyten	Agglutinine im Serum
O	Anti-A und Anti-B
A	Anti-B
B	Anti-A
AB	keine

Werden Erythrozyten einer bestimmten Blutgruppe des ABO-Systems mit einem Serum zusammengebracht, das Antikörper gegen diese enthält, kommt es zur **Agglutination.** Die Erythrozyten werden zusammengeballt und hämolysieren anschließend. Bei der Transfusion gruppenungleichen Blutes können daher schwere *Transfusionszwischenfälle* (z. B. Transfusionsschock) auftreten, und zwar besonders dann, wenn das Empfänger-Serum Antikörper gegen die Spender-Erythrozyten enthält *(Major-Reaktion)*. Im umgekehrten Fall, d. h. wenn im Spenderblut Antikörper gegen die Empfänger-Erythrozyten vorhanden sind, verläuft die Reaktion wegen der starken Verdünnung der Antikörper in der Blutbahn des Empfängers stark abgeschwächt (*Minor-Reaktion). Ganz allgemein gilt daher die Regel, daß nur gruppengleiches (kompatibles) Blut übertragen werden darf.*

Vererbung der Antigen-Eigenschaften. Die antigenen Eigenschaften der Erythrozyten werden – wie schon erwähnt – vererbt, wobei sich je zwei der drei *Allele* A, B und O im diploiden Chromosomensatz finden (Allele sind Genpaare, die an der gleichen Stelle in homologen Chromosomen lokalisiert sind und entsprechend den MENDELschen Regeln vererbt werden). *Die Blutgruppeneigenschaften A und B werden gegenüber O autosomal-dominant, untereinander jedoch kodominant vererbt.*

Sechs mögliche Erbbilder *(Genotypen)* führen demnach zu vier verschiedenen Erscheinungsbildern *(Phänotypen),* die identisch mit der Blutgruppenbezeichnung sind und in unterschiedlicher Häufigkeit in der Bevölkerung vorkommen (s. Tab. 6–8).

Tab. 6–8. Genotypen und Phänotypen der Blutgruppenmerkmale des ABO-Systems und ihre Häufigkeit in der Bevölkerung Deutschlands.

Genotyp	Phänotyp (= Blutgruppenbezeichnung)	Blutgruppenhäufigkeit
OO	O	ca. 40 %
AA oder AO	A	ca. 43 %
BB oder BO	B	ca. 12 %
AB	AB	ca. 5 %

Wegen der bekannten Gesetzmäßigkeiten der Vererbung ist es möglich, bei bekannten Blutgruppen der Eltern die möglichen Blutgruppen der Kinder vorauszusagen. Umgekehrt kann bei bekannten Blutgruppeneigenschaften von Mutter und Kind festgestellt werden, ob ein Mann mit einer bestimmten Blutgruppe als Vater dieses Kindes in Betracht kommt *(forensischer Vaterschafts-Ausschluß).* Die Aussagekraft solcher Untersuchungen wird entscheidend erhöht, wenn neben dem ABO-System noch weitere Blutgruppensysteme zur Begutachtung herangezogen werden. Bei Beachtung von 19 Systemen beträgt die Ausschlußchance für Nichtväter etwa 99 %. Forensische Bedeutung hat außerdem die Tatsache, daß die Antigene des ABO-Systems bei ca. 80 % aller Menschen auch in Sekreten (Magensaft, Speichel, Sperma, Schweiß) ausgeschieden werden.

Die Verteilung der Blutgruppen innerhalb der Erdbevölkerung ist für einzelne Rassen und Völkergruppen sehr verschieden. Bei den Indianern Südamerikas kommt fast ausschließlich die Blutgruppe O vor, während bei den Ureinwohnern Zentralasiens die Blutgruppe B doppelt so häufig ist wie in Mitteleuropa (Anwendung in der *anthropologischen Forschung).*

6.11.2. Rhesus-System

Rh-Eigenschaften der Erythrozyten. Die Sensibilisierung von Meerschweinchen gegen Erythrozyten von Rhesusaffen führt zur Bildung von Antikörpern, die nicht nur die Rhesusaffen-Erythrozyten in Gegenwart eines Polymers agglutinieren, sondern auch bei 85% aller Menschen Mitteleuropas eine Zusammenballung der roten Blutkörperchen hervorrufen. Blut, dessen Erythrozyten durch diese Antikörper agglutiniert werden, erhält die Bezeichnung **Rh-positiv.** Blut, in dem keine Agglutination auftritt, wird als **rh-negativ** bezeichnet (bei 15% aller Einwohner Mitteleuropas ist dies der Fall).

Die Rhesuseigenschaft wird durch mehrere Antigene (Partialantigene C, c, D, d, E, e) bestimmt, die auf verschiedenen Bezirken der Erythrozytenoberfläche lokalisiert sind. *Unter den Antigenen hat D die größte antigene Wirksamkeit, weshalb man alle Personen, die das Antigen D besitzen, vereinfachend als Rh-positiv bezeichnet, solche ohne D als rh-negativ.* Streng genommen darf jedoch nur Blut mit der Rhesus-Formel ccddee als rh-negativ bezeichnet werden. Formeln mit großen Buchstaben, jedoch ohne D (wie z. B. Ccddee, ccddEe oder CcddEe) werden mit dem Zusatz „Als Spender Rh-positiv, als Empfänger rh-negativ" versehen.

Rh-Antikörper. Ein wichtiger Unterschied zwischen dem Rh- und dem ABO-Blutgruppensystem besteht darin, daß die Antikörper des ABO-Systems nach Ablauf der ersten Lebensmonate immer vorhanden sind, *Antikörper des Rh-Systems dagegen nicht ohne vorausgegangenen Erstkontakt einer rh-negativen Person mit Rh-positiven Erythrozyten* **(Sensibilisierung)** gebildet werden können. Daher treten erst bei einem Zweitkontakt Antigen-Antikörper-Reaktionen zwischen Rh-Antikörpern (IgG-Antikörpern) und Rh-positiven Erythrozyten auf.

Rh-Inkompatibilität. Gelangen fremde Rh-positive Erythrozyten in das Blut eines rh-negativen Empfängers, z. B. bei einer *Bluttransfusion* oder während der *Geburt* oder *Fehlgeburt* eines Rh-positiven Kindes durch eine rh-negative Frau, können Antikörper gegen die Rh-positiven Erythrozyten gebildet werden. Bei einer erneuten Schwangerschaft besteht die Gefahr, daß die Antikörper über die Plazenta in den fetalen Blutkreislauf gelangen und danach die Frucht schädigen und u. U. sogar zum Absterben bringen. Man bezeichnet dieses Krankheitsbild als **fetale Erythroblastose** *(Morbus haemolyticus neonatorum).*

Die in den fetalen Blutkreislauf gelangten Antikörper reagieren mit den Rh-positiven Erythrozyten und bewirken dadurch eine *Hämolyse.* Die Folgen der Hämolyse sind vor allem eine *Anämie,* eine zunehmende Ausschwemmung unreifer Erythrozyten *(Erythroblasten)* in den fetalen Kreislauf sowie eine erhöhte Bilirubin-Konzentration im Blutplasma *(Hyperbilirubinämie)* des Feten. Der Anämie und der Hyperbilirubinämie kommen für die Prognose die größte Bedeutung zu, wobei man drei Schweregrade unterscheidet:

- *schwere Anämie des Neugeborenen (1. Schweregrad),*
- *Icterus gravis (2. Schweregrad),*
- *Hydrops congenitus (3. Schweregrad).*

Bei der schweren Hyperbilirubinämie (Icterus gravis) werden nach der Geburt bestimmte Areale des Hirnstamms (s. S. 494 ff.) geschädigt **(Kernikterus),** wodurch schwere Störungen der Extrapyramidalmotorik (s. S. 517 f.) und Debilität eintreten können.

Durch die schwere Anämie treten beim Feten Kapillarwandschäden auf, die **universelle Ödeme** (Hydrops congenitus) zur Folge haben. Meist führen die universellen Ödeme zum *intrauterinen Fruchttod.*

Die einzige erfolgversprechende Behandlung eines Neugeborenen mit einer fetalen Erythroblastose besteht in einer sofortigen *Austauschtransfusion,* wodurch mütterliche Antikörper, geschädigte kindliche Erythrozyten und deren Abbauprodukte entfernt werden.

Die Antikörperbildung einer rh-negativen Mutter kann durch die sog. *Anti-D-Prophylaxe* verhindert werden, wenn man ihr unmittelbar nach der Geburt oder Fehlgeburt (nach dem 3. Schwangerschaftsmonat) eines Rh-positiven Kindes *Anti-D-Antikörper* injiziert. Diese Antikörper maskieren die antigenen Eigenschaften der kindlichen Erythrozyten, die in den mütterlichen Blutkreislauf gelangt sind. Durch diese Maskierung unterbleibt eine Antikörperbildung (Sensibilisierung) bei der Mutter gegen Rh-positive Erythrozyten.

6.11.3. Weitere Blutgruppen- und Faktorensysteme

Neben dem ABO- und dem Rhesussystem gibt es noch weitere Blutgruppen- und Faktorensysteme, die teilweise weit verbreitet, teilweise regional begrenzt vorkommen. Von diesen haben die in Tab. 6–6 aufgelisteten Blutgruppenmerkmale klinische und erbbiologische Bedeutung erlangt. Während Transfusionsreaktionen mit den *Antigeneigenschaften M, N, S und s* selten sind, spielen diese Eigenschaften jedoch bei Vaterschaftsgutachten eine wichtige Rolle. Transfusionszwischenfälle sind dagegen bei Inkompatibilitäten anderer seltener Blutgruppen-Antigene u. U. möglich *(Lutheran, Kell, Lewis, Duffy und Kidd)*.

6.12. Thrombozyten und Hämostase

6.12.1. Thrombozyten

Thrombozyten (Blutplättchen) sind flache oder konvexe, kernlose Scheibchen mit einem Längsdurchmesser von 1,5–4 μm und einer Dicke von 0,5–2 μm (vgl. Abb. 6–29). Sie

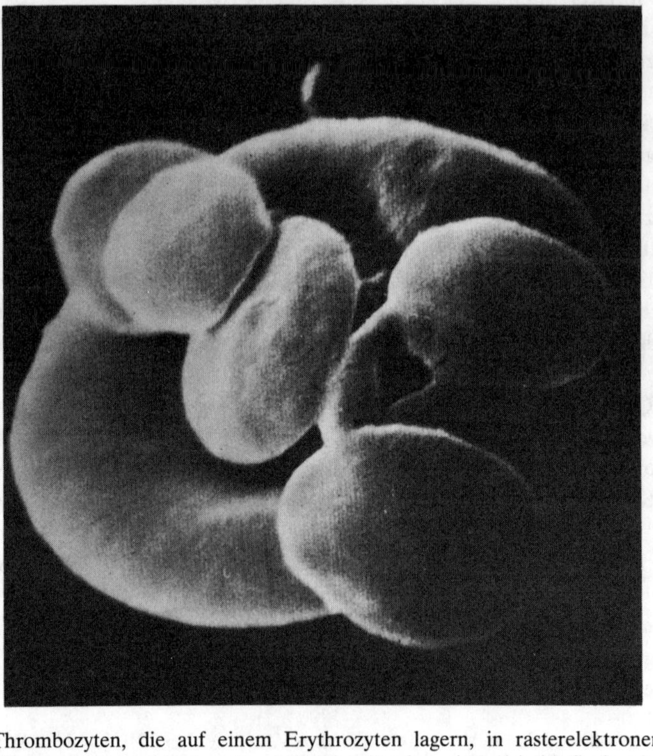

Abb. 6–29. Thrombozyten, die auf einem Erythrozyten lagern, in rasterelektronenmikroskopischer Darstellung. (Intravasal frei vorliegende Blutplättchen sind diskoid, flach oder bikonvex geformt.) Nach Sommoggy et al.

entstehen im Knochenmark durch „Abschnürung" aus dem Zytoplasma von *Knochenmarksriesenzellen (Megakaryozyten). Im Blut des Gesunden finden sich normalerweise 160 000–360 000 Thrombozyten/µl Blut* (Zählung nach FONIO). Die *Lebensdauer der Plättchen beträgt 8–14 Tage.* Der *Thrombozytenabbau* erfolgt vor allem im Retikuloendothelialen System. Ein wichtiges *Speicherorgan* für Thrombozyten ist die Milz.

In den zentralen Bezirken der Blutplättchen finden sich viele Granula, die Blutgerinnungsfaktoren und verschiedene Enzyme des Stoffwechsels enthalten. Weiterhin sind die Plättchen reich an ATP, Serotonin und Histamin. Neben ihren Funktionen bei der *Blutungsstillung* und *Blutgerinnung* (s. u.) weisen die Thrombozyten die Fähigkeit zur *Phagozytose* auf. Dies läßt auf eine Teilnahme an den Abwehrvorgängen des Körpers schließen.

6.12.2. Blutstillung

Allgemeine Aspekte der Blutstillung. Das Zusammenspiel von Blutplättchen, Gefäßen und spezialisierten Plasmaproteinen des Gerinnungssystems führt nach einer Verletzung kleinerer Gefäße zu einem relativ raschen Sistieren der Blutung. Die Summe aller bei diesem Vorgang ablaufenden Prozesse wird als **Hämostase** bezeichnet. Man unterteilt die Hämostase in zwei miteinander gekoppelte Reaktionsabläufe:
– *primäre Hämostase (Blutungsstillung),*
– *sekundäre Hämostase (Blutgerinnung).*

Primäre Hämostase (Blutungsstillung). Bei einer Verletzung mit Eröffnung kleiner Gefäße gelangen Blutzellen und Plasma in den extravasalen Raum. Thrombozyten heften sich an kollagene Bindegewebsfasern der Wundränder in der unmittelbaren Umgebung der Verletzungsstelle, woraus wenig später ein pfropfartiger Verschluß der verletzten Stelle resultiert (*reversible Thrombozytenaggregation* oder *„Thrombozytenpfropf")*. Das bei der Aktivierung des Gerinnungssystems entstehende Thrombin leitet die anschließende *irreversible Aggregation* der Thrombozyten ein, wobei die einzelnen Thrombozyten zu einer homogenen Masse verschmelzen und sich völlig entleeren. Aus den Thrombozyten freigesetzte *Mediatorstoffe* (u. a. Serotonin) führen zu einer raschen *Vasokonstriktion* im verletzten Gefäßbezirk. Eine *Einrollung* und *Verklebung des Gefäßendothels* sowie der *Gewebedruck* infolge des ausgetretenen Blutes unterstützen die primäre Hämostase. Die Zeit, die von der Gefäßverletzung bis zum primären, jedoch nicht stabilen Abschluß der verletzten Stelle vergeht, nennt man **Blutungszeit.** Sie beträgt normalerweise 2–3 min.

Sekundäre Hämostase (Blutgerinnung). *Aufgabe der sekundären Hämostase ist es, den primär labil abgedichteten Defekt bis zur endgültigen Reparatur durch Narbenbildung mechanisch stabil zu verschließen.* An diesem Vorgang, der normalerweise 5–7 min dauert **(Gerinnungszeit),** sind die Thrombozyten und eine Vielzahl plasmatischer Faktoren beteiligt. Eine Zusammenstellung der Blutgerinnungsfaktoren zeigt Tab. 6–9.

Die *Gerinnungszeit* wird dadurch ermittelt, daß man Venenblut bei 37 °C in einem Wasserbad inkubiert und die Zeit zwischen Blutentnahme und dem Zeitpunkt ermittelt, bei dem sich der Meniskus der Blutsäule bei Schrägstellung in seiner Form nicht mehr ändert (Methode nach LEE-WHITE).

Der Gerinnungsprozeß wird auf zwei Wegen aktiviert, auf dem
– *endogenen oder intravaskulären Weg (Intrinsic-System)* und dem
– *exogenen oder extravaskulären Weg (Extrinsic-System).*

Beide Mechanismen werden unmittelbar nach einer Gefäßverletzung ausgelöst. Die Aktivierung im *Extrinsic-System,* das hauptsächlich die Thrombozytenaggregation verfestigt, läuft schnell (innerhalb von Sekunden) ab. Das *Intrinsic-System,* das vor allem für die Fibrinbildung verantwortlich ist, wird dagegen wesentlich langsamer (innerhalb von Minuten) aktiviert.

Die Reaktionen des **Extrinsic-Systems** werden dadurch ausgelöst, daß durch die Zerstörung perivaskulärer Gewebezellen *Gewebethromboplastin (III)* freigesetzt wird. Dieses besteht im wesentlichen aus speziellen Phospholipiden, die den plasmatischen *Faktor VII* aktivieren. Der am Ort der Verletzung gebundene Faktor VII aktiviert seinerseits den *Faktor X.* Dieser Faktor leitet zusammen mit dem Faktor V in Anwesenheit von Ca^{++} (IV) die Transformation von *Prothrombin (II)* in **Thrombin** ein. Prothrombin gehört zur Gruppe der α_1-Globuline und wird in der Leber unter Mitwirkung von Vitamin K gebildet. Das entstandene Thrombin ist ein *proteolytisches Enzym,* das die *Fibrinbildung* (s. u.) bewirkt.

Tab. 6–9. Blutgerinnungsfaktoren

Faktor	Bezeichnung (Synonyme)	Bildungsort
I	Fibrinogen	Leber
II	Prothrombin	Leber
III	Gewebsthrombokinase, Gewebethromboplastin	Gewebezellen
IV	Calcium-Ionen	
V (VI[1])	Proaccelerin (Accelerator-Globulin)	vorwiegend Leber
VII	Proconvertin	Leber
VIII	Antihämophiles Globulin A	Leber, Milz, RES
IX	Antihämophiles Globulin B (Christmas-Faktor)	Leber
X	STUART-PROWER-Faktor	Leber
XI	Plasma-Thromboplastin-Antecedent-Faktor (PTA, ROSENTHAL-Faktor)	
XII	HAGEMAN-Faktor	
XIII	Fibrin-stabilisierender Faktor (FSF, LAKI-LORAND-Faktor)	Leber
TF 3	Thrombozytenfaktor 3 (Plättchenfaktor 3)	Thrombozyten

[1] Faktor VI ist kein selbständiger Faktor, sondern wahrscheinlich mit Faktor V identisch (aktivierter Faktor V)

Im **Intrinsic-System** wird zunächst der kontaktlabile *Faktor XII* durch rauhe, verletzte Oberflächen aktiviert, d. h. er geht in eine aktive Form mit Enzymcharakter für die nächste Aktivierungsstufe über (s. Abb. 6–30). Über den *Faktor XI* aktiviert er den *Faktor IX;* dieser wiederum stellt zusammen mit dem *Faktor VIII* den endogenen Aktivator des *Faktors X* dar. Als Kofaktoren werden bei diesem kaskadenförmigen Prozeß zusätzlich Ca^{++} (IV) und *Phospholipoproteine (Plättchenfaktor 3)* aus den Thrombozyten benötigt. *Auf der Stufe der gemeinsamen Aktivierung des Faktors X durch das intra- und extravaskuläre System fließen die Reaktionswege der beiden Systeme zusammen.*

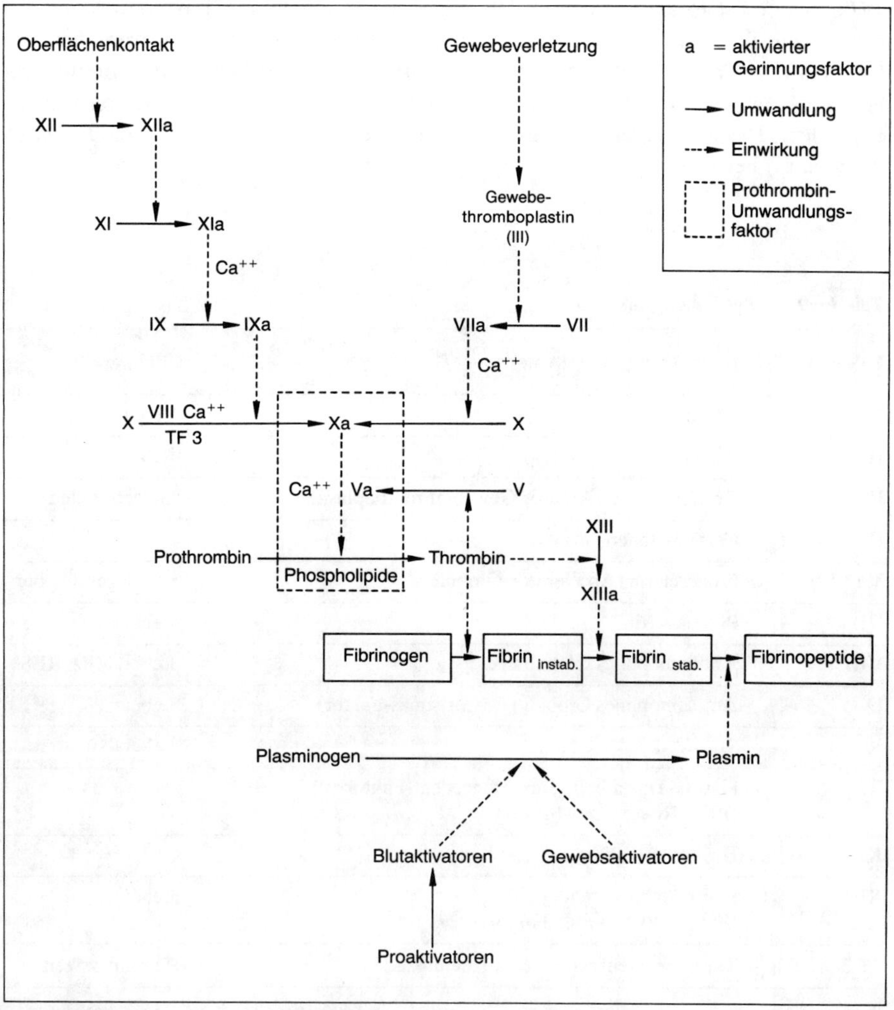

Abb. 6–30. Ablauf der Blutgerinnung (oben) und der Fibrinolyse (unten)

Die **Fibrinbildung** wird dadurch eingeleitet, daß das proteolytische Enzym Thrombin aus *Fibrinogen (I),* das in der Leber gebildet wird, Polypeptide abspaltet. (Fibrinogen ist sehr labil und in Wasser sowie schwachen Salzlösungen unlöslich.) Die entstehenden *Fibrinmonomere* aggregieren anschließend spontan zu langen Strängen. Frisch gebildetes **Fibrin** ist instabil. Erst durch den *Faktor XIII* erfolgt eine echte intramolekulare Vernetzung. Mit der Stabilisierung des entstandenen Fibrinnetzes ist der eigentliche Gerinnungsprozeß abgeschlossen.

Die letzte Stufe der Gerinnung besteht in einem Zusammenziehen der Fibrinfäden **(Retraktion).** Der Vorgang wird durch den Zerfall von Thrombozyten eingeleitet, wobei eine freigesetzte ATP-ase (*Thrombosthenin* oder *Retraktozym*) das Zusammenziehen der Fibrinfäden bewirkt. Hierdurch wird das Gerinnsel **(Thrombus)** mechanisch verfestigt.

6.12.3. Fibrinolyse

Bedeutung der Fibrinolyse. Im strömenden Blut findet normalerweise immer eine geringfügige Fibrinbildung statt, die keine physiologischen Funktionen ausübt. Hierdurch könnten intravasale Thromben entstehen, wenn nicht laufend auch eine Fibrinauflösung *(Fibrinolyse)* stattfinden würde.

Das fibrinolytische System hat weiterhin die Aufgabe, Röhrensysteme (Drüsenausführungsgänge, ableitende Harnwege) von Fibrinniederschlägen freizuhalten und nicht mehr benötigtes Fibrin aufzulösen. Die Fibrinolyse stellt darüber hinaus eine Voraussetzung für die Heilung des geschädigten Gewebes dar, weil sie die „Reparatur" des Defektes durch Vernarbung einleitet.

Fibrinbildung und Fibrinolyse stehen normalerweise im Gleichgewicht. Störungen dieses funktionellen, dynamischen Gleichgewichtes können entweder zur intravasalen Gerinnselbildung (*Thrombose,* s. S. 179 f.) oder zur Blutungsneigung führen, je nachdem, welcher Prozeß überwiegt.

Aktivierung des fibrinolytischen Systems. *Die Fibrinolyse als „Spiegelbild der Gerinnung"* (s. Abb. 6–30) wird von fibrinolytischen Faktoren enzymatisch gesteuert, wobei Fibrin hydrolytisch zu Fibrinopeptiden gespalten wird. Das fibrinspaltende Enzym **Plasmin,** das seine proteolytische Wirkung auch an Fibrinogen, Faktor V und Faktor VIII entfaltet, liegt im Plasma als inaktive Vorstufe (Plasminogen) vor, die bei Bedarf auf unterschiedlichen Wegen aktiviert werden kann, und zwar durch

- *gewebeständige oder von Geweben in Hohlräume sezernierte Aktivatoren (Gewebsaktivatoren),*
- *plasmatische Faktoren (Blutaktivatoren).*

Die **Gewebsaktivatoren** sind im Organismus weit verbreitet. Man findet sie vor allem im Uterus, in den Ovarien, den Nebennieren, der Lunge und der Prostata. Zu den Aktivatoren, die in bestimmte Körperflüssigkeiten abgegeben werden, gehört die *Urokinase,* die von der Niere in den Urin sezerniert wird. Ein therapeutisch wichtiger Aktivator ist die von β-hämolysierenden Streptokokken gebildete *Streptokinase.*

Allen Gewebsaktivatoren ist gemeinsam, daß sie spezifisch Plasminogen in Plasmin überführen, das als zentrales Enzym der Fibrinolyse angesehen werden kann

(s. Abb. 6–30). Während Gewebsaktivatoren sofort wirken, benötigen **Blutaktivatoren** zusätzlich *Proaktivatoren.*

Antiplasmine sind Hemmstoffe, die unter physiologischen Bedingungen die Wirksamkeit des Plasmins hemmen (z. B. α_2-Makroglobulin, α_1-Antitrypsin). Hierdurch wird eine erhöhte Blutungsneigung verhindert. Die Fibrinolyse kann auch durch körperfremde *Fibrinolyse-Inhibitoren* (z. B. durch den Proteasen-Inhibitor Aprotinin, ε-Aminocapronsäure oder Tranexamsäure) gehemmt werden.

6.12.4. Hemmung der Blutgerinnung

In vitro läßt sich die Blutgerinnung durch *Temperaturerniedrigung,* durch Auffangen des Blutes in Gefäßen mit *nicht benetzbaren Oberflächen* oder durch *Überführen des ionisierten Calciums in schwer lösliche Verbindungen oder in Calciumkomplexe* (z. B. mit Natriumoxalat oder Natriumcitrat bzw. EDTA) hemmen.

Heparin hemmt sowohl **in vivo** als auch **in vitro** die Blutgerinnung. Dieses saure Mucopolysaccharid liegt in den Granula der *basophilen Granulozyten* und der *Mastzellen* (Wanderzellen des Bindegewebes) vor. Seine Wirkung tritt sofort ein, dauert aber nur einige Stunden an und kann durch Gabe von *Protaminsulfat* schnell wieder aufgehoben werden. Heparin ist vor allem ein *Thrombin-Antagonist.* Darüber hinaus hemmt es aber u. a. auch die Umwandlung von Fibrinogen in Fibrin.

Nach Gabe von *Cumarin-Derivaten* tritt eine Gerinnungshemmung **in vivo** erst nach mehreren Stunden auf, klingt aber auch nur sehr langsam wieder ab. Dies beruht darauf, daß Cumarin-Derivate in der Leber als *Vitamin-K-Antagonisten* wirken und die Synthese der Vitamin-K-abhängigen Gerinnungsfaktoren (Faktoren II, VII, IX und X) hemmen. Die Wirkung der Antagonisten kann durch hohe Dosen von Vitamin-K wieder aufgehoben werden. Zur Kontrolle der durch Cumarin-Derivate therapeutisch verminderten Gerinnungsfähigkeit des Blutes wird die Bestimmung der sog. *Prothrombinzeit nach Quick* herangezogen.

Natürlich vorkommende Gerinnungshemmer sind *Hirudin* aus dem Speichel des Blutegels (Thrombin-Antagonist) sowie bestimmte *Enzyme aus Schlangengiften,* die durch Spaltung von Fibrinogen eine Fibrinbildung verhindern. Gerinnungshemmend wirken auch bestimmte Antithrombine im Speichel blutsaugender Stechmücken. *Acetylsalicylsäure* kann die Thrombozyten-Aggregation hemmen und damit die Entstehung von Thromben verhindern. Auch *Dextran-* und *Hydroxyäthylstärkelösungen* haben eine antithrombotische Wirkung.

6.12.5. Störungen der Hämostase (hämorrhagische Diathese)

Eine hämorrhagische Diathese kann durch
– *Mangel an plasmatischen Gerinnungsfaktoren (Koagulopathien),*
– *Veränderung der Thrombozytenzahl oder Störung der Thrombozytenfunktion* sowie
– *vaskuläre Störungen*
bedingt sein.

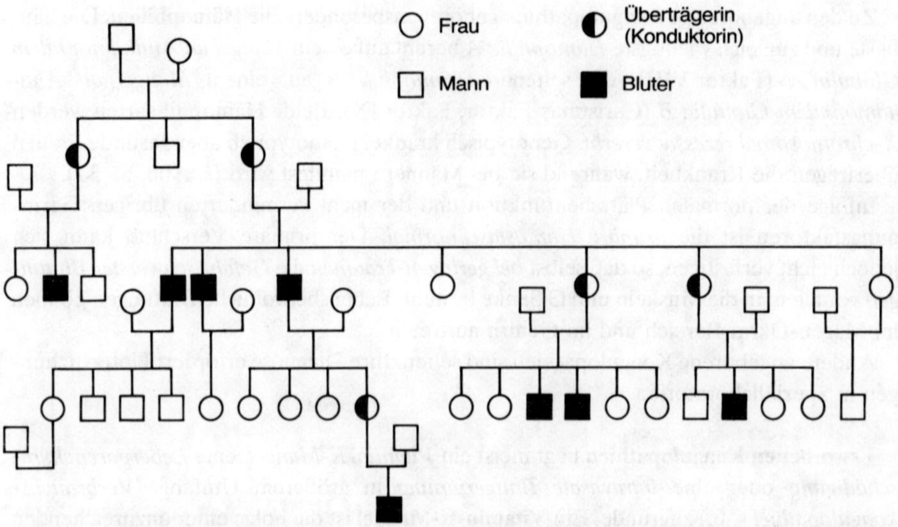

Abb. 6–31. X-chromosomal rezessive Vererbung der Hämophilie (Stammbaum einer Bluterfamilie), nach URBANA

Koagulopathien. Man unterscheidet *angeborene* und *erworbene Koagulopathien.* Bei den angeborenen, genetisch bedingten Formen ist in der Regel nur *ein* Gerinnungsfaktor vermindert bzw. nicht vorhanden. Bei den erworbenen Formen besteht dagegen ein Mangel an *mehreren* Gerinnungsfaktoren. In Tab. 6–10 sind die wichtigsten Koagulopathien zusammengestellt.

Tab. 6–10. Koagulopathien

Krankheitsbild bzw. Schädigung	Mangel bzw. Fehlen von Gerinnungsfaktoren
I. kongenital	
Hypo- und Afibrinogenämie	I
Hypoprothrombinämie	II
Parahämophilie	V
Hypoproconvertinämie	VII
Hämophilie A	VIII
Hämophilie B	IX
Hämophilie C	X
PTA-Mangel	XI
HAGEMAN-Faktor-Mangel	XII
II. erworben	
Vitamin-K-Mangel	II, VII, IX, X
Leberparenchymschädigung	(I), II, (V), VII, IX, X
Verbrauchskoagulopathie	alle Faktoren

Zu den angeborenen Koagulopathien gehören insbesondere die **Hämophilien.** Die häufigste und zugleich wichtigste *Hämophilie A* beruht auf einem *Mangel an Antihämophilem Globulin A* (Faktor VIII), die seltenere *Hämophilie B* auf einem *Mangel an Antihämophilem Globulin B* (Christmas-Faktor, Faktor IX). Beide Hämophiliearten werden *X-chromosomal rezessiv vererbt.* Genotypisch kranke, phänotypisch aber gesunde Frauen übertragen die Krankheit, während sie bei Männern manifest wird (s. Abb. 6–31).

Infolge der normalen Plättchenfunktion und der nicht verminderten übrigen Gerinnungsfaktoren ist die *primäre Hämostase normal.* Der primäre Verschluß kann sich jedoch nicht verfestigen, so daß selbst *bei geringen Traumen* die *Gefahr schwerster Blutungen* vor allem in die Muskeln und Gelenke besteht. Lebensbedrohliche Blutungen können im Magen-Darm-Bereich und im Gehirn auftreten.

Andere angeborene Koagulopathien sind selten. Ihre Diagnose erfordert Untersuchungen in Speziallaboratorien.

Erworbenen Koagulopathien liegt meist ein *Vitamin-K-Mangel,* eine *Leberparenchymschädigung* oder eine *intravasale Blutgerinnung* in größerem Umfang *(Verbrauchskoagulopathie,* s. u.) zugrunde. Ein **Vitamin-K-Mangel** ist die Folge einer unzureichenden Vitamin-K-Resorption bei Verschlußikterus (s. S. 385) – durch die fehlende Galleausscheidung können fettlösliche Substanzen nicht mehr genügend resorbiert werden –, bei Malabsorptions-Syndrom oder bei längerer Therapie mit Breitspektrumantibiotika, die zu einer Zerstörung der Vitamin-K-produzierenden Bakterien führt. Da die Leber zum Aufbau der Faktoren II, VII, IX und X Vitamin K benötigt, nimmt der Gehalt an diesen Faktoren bei einem Vitamin-K-Mangel ab. Es entwickelt sich eine *hämorrhagische Diathese,* bei der sowohl die Blutungs- als auch die Gerinnungszeit verlängert sind.

Eine auf einem **Leberparenchymschaden** beruhende Blutungsneigung ist ähnlich wie die bei einem Vitamin-K-Mangel. Durch die Leberschädigung nimmt der Gehalt an Faktor II und VII sowie an Faktor IX und X ab, in schweren Fällen ist auch der Gehalt an Faktor V und I erniedrigt.

Große Bedeutung erlangten in neuerer Zeit die sog. **Verbrauchskoagulopathien.** Man versteht darunter eine *Blutungsneigung durch einen akuten Verbrauch zirkulierender Gerinnungsfaktoren.* Verbrauchskoagulopathien treten auf, wenn die Aktivität des Gerinnungssystems gesteigert ist oder das RES, das Aktivierungsprodukte der Gerinnung beseitigen kann, geschädigt oder überlastet wird. Man findet demnach eine solche Störung bei ausgedehnten Gefäßwandschäden, Strömungsverlangsamung (z. B. im Schock, s. S. 260 ff.) sowie Einschwemmung von Gewebstrümmern oder Bakterientoxinen in die Blutbahn. Eine häufige Ursache für Verbrauchskoagulopathien sind auch bestimmte *Geburtskomplikationen* (vorzeitige Plazentalösung, Fruchtwasserembolie).

Thrombozytär bedingte hämorrhagische Diathesen. Hier muß zwischen einer *Erniedrigung der Thrombozytenzahl* (<60 000/µl; *Thrombopenie)* und einer *Störung der Thrombozytenfunktion (Thrombasthenie)* unterschieden werden. *Thrombopenien* sind *meist erworben.* Sie treten – allergisch bedingt – nach Infektionen (z. B. nach Röteln) sowie nach Gabe verschiedener Medikamente (z. B. Sulfonamiden, Phenylbutazon), ferner als sogenannte symptomatische Thrombopenien bei einer toxischen Schädigung des Knochenmarks (z. B. nach Röntgenbestrahlung) oder bei Knochenmarksneoplasien, bei denen die

Megakaryozyten verdrängt werden, auf. Eine Milzvergrößerung kann über eine sogenannte splenogene (milzbedingte) Markhemmung ebenfalls eine symptomatische Thrombopenie auslösen.

Den angeborenen oder erworbenen *Störungen der Thrombozytenfunktion* liegen *verschiedene Enzymdefekte* oder Verminderung bzw. verringerte Freisetzung des Thrombozytenfaktors 3 (s. S. 174) zugrunde.

Vaskuläre hämorrhagische Diathesen. Diese recht seltenen Erkrankungen beruhen auf angeborenen oder erworbenen *Gefäßwandveränderungen.* Erworbene vaskuläre Störungen treten bei Vitamin-C-Mangel (z. B. Skorbut) oder bei allergischen Gefäßwandprozessen auf (Purpura SCHÖNLEIN-HENOCH).

6.12.6. Thrombose und Embolie

Unter einem *Thrombus* versteht man ein *intravital* und *intravasal entstandenes Blutgerinnsel.* Man unterscheidet

– *Abscheidungsthromben* (Plättchen- oder weiße Thromben) und
– *Gerinnungsthromben* (rote Thromben).

Die grauweißen, oberflächlich geriffelten Abscheidungsthromben entstehen nach Thrombozytenaggregation und Thrombozytenzerfall durch Einlagerung von Fibrinfäden zwischen die sich aggregierenden Thrombozyten vor allem in Arterien. In stagnierendem Blut bilden sich dagegen die roten, oberflächlich glatten und weicheren Gerinnungsthromben, meist nachdem ein Abscheidungsthrombus das Venenlumen verlegt und dadurch die Blutströmung unterbrochen hat.

Ursachen der Thrombose. Begünstigt wird die Thrombenbildung durch

– *Gefäßwandschädigung,*
– *veränderte Blutströmung* und
– *beschleunigte Gerinnung* (Hyperkoagulabilität).

Gefäßwandschädigungen findet man im venösen Teil des Blutgefäßsystems bei lokalen Infekten durch Bakterientoxine, bei toxischer Endothelschädigung durch Chemikalien sowie nach Traumen, im arteriellen Bereich vor allem durch arteriosklerotische Veränderungen der Gefäßwand. Im Bereich des Endotheldefektes kommt es zur Thrombozytenaggregation und danach zur Thrombenbildung. Pathogenetisch besonders bedeutsam ist eine *verlangsamte Zirkulation* oder eine *Wirbelbildung* (vgl. das häufige Auftreten von Thrombosen bei längerer Bettruhe). Eine *Hyperkoagulabilität* tritt auf bei Thrombozytosen (Erhöhung der Thrombozytenzahl), postoperativ, nach Traumen, arteriellen und venösen Verschlußkrankheiten, Infekten, bösartigen Geschwülsten sowie während der Schwangerschaft bzw. Einnahme von Ovulationshemmern. Außerdem nimmt die Gerinnungsbereitschaft bei einem erhöhten Glucocorticoidblutspiegel zu.

Die Thrombosehäufigkeit steigt mit zunehmendem Alter und erreicht ihr Maximum im 7. Lebensjahrzehnt.

Folgen einer Thrombose. Die klinischen Folgen einer Thrombose hängen von der *Lokalisation* und der *Ausdehnung* ab. *Thrombosen in Endarterien* führen zu einer *ischämischen Nekrose* (vgl. Herzinfarkt, Apoplexie, s. S. 519), *venöse Thromben* wirken sich dagegen weit weniger stark auf die Zirkulation aus, da kollaterale Kreisläufe bestehen. Nur wenn venöse Hauptäste verschlossen sind, entstehen Ödeme.

Wird ein Thrombus losgerissen und mit dem Blutstrom verschleppt, spricht man von einem *Embolus.* Dieser kann eine *Embolie,* d. h. einen *akuten Gefäßverschluß,* auslösen. Ein Embolus aus den Beinvenen z. B. kann eine Lungenembolie, ein Gerinnsel aus dem linken Herzen oder den großen Arterien Verschlüsse von Hirn- und Extremitätengefäßen hervorrufen.

6.13. Fließeigenschaften des Blutes

Bei der *Mikrozirkulation* spielen neben der Beschaffenheit der Gefäßwände, der Gefäßweite und der Zahl der durchbluteten Gefäße die Fließeigenschaften des Blutes eine entscheidende Rolle.

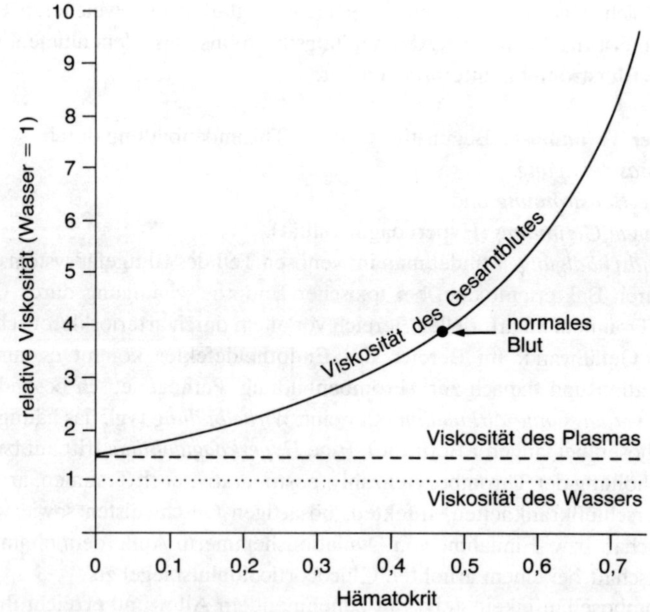

Abb. 6–32. Abhängigkeit der relativen Viskosität des Blutes vom Hämatokritwert, nach GUYTON

6.13.1. Viskosität des Blutes

Die Viskosität des Blutes hängt weitgehend von der *Zahl der roten Blutkörperchen* bzw. vom *Hämatokritwert,* von der *Verformbarkeit der Erythrozyten,* von der *Temperatur* und in geringerem Ausmaß auch vom *Proteingehalt des Plasmas* ab. Der Einfluß des Hämatokrits auf die Viskosität ist in Abb. 6–32 wiedergegeben.

Anomale Viskosität des Blutes. Da Blut eine *heterogene, Nicht-NEWTONsche Flüssigkeit* darstellt, hat die Viskosität keinen konstanten Wert, sondern hängt zusätzlich von den jeweiligen Strömungsbedingungen ab.

Bei *niedrigen Strömungsgeschwindigkeiten* (bei kleinen Scherkräften bzw. bei geringer Schubspannung) steigt die Viskosität überproportional an (s. Abb. 6–33). In der Prästase kann sie um den Faktor 20–100 zunehmen. Bei Stase nimmt das Blut die Eigenschaften eines „festen Körpers" an, d. h. es verliert bei kleinen Drucken seine Fließfähigkeit. Die Ursache für den starken Anstieg der Blutviskosität bei Verlangsamung der Strömung be-

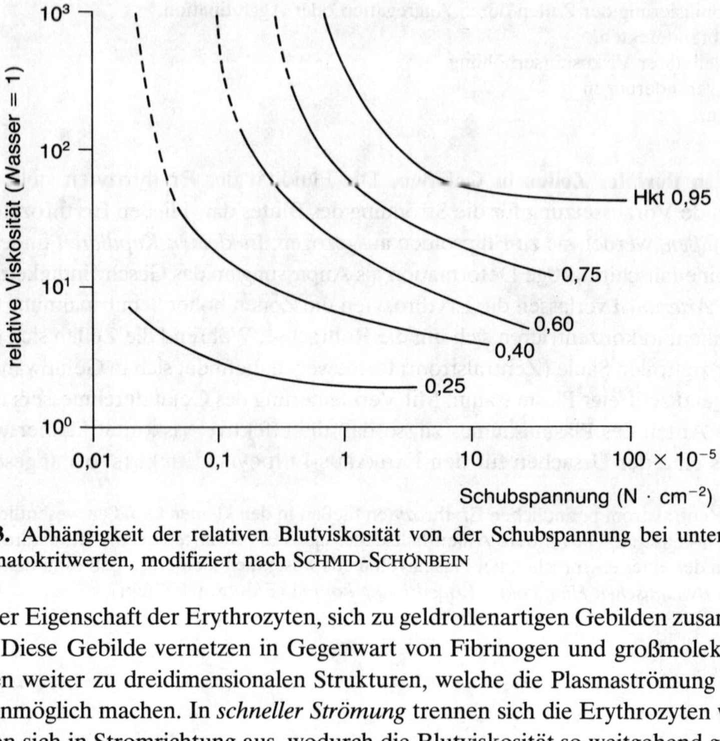

Abb. 6–33. Abhängigkeit der relativen Blutviskosität von der Schubspannung bei unterschiedlichen Hämatokritwerten, modifiziert nach SCHMID-SCHÖNBEIN

ruht auf der Eigenschaft der Erythrozyten, sich zu geldrollenartigen Gebilden zusammenzulagern. Diese Gebilde vernetzen in Gegenwart von Fibrinogen und großmolekularen Globulinen weiter zu dreidimensionalen Strukturen, welche die Plasmaströmung stören oder sie unmöglich machen. In *schneller Strömung* trennen sich die Erythrozyten wieder und richten sich in Stromrichtung aus, wodurch die Blutviskosität so weitgehend gesenkt wird, daß sie nur unwesentlich höher ist als die des Plasmas.

FÅHRAEUS-LINDQVIST-Effekt. Die Blutviskosität weist noch eine weitere Anomalie auf: Sie ist bei konstanter Schubspannung zusätzlich vom *Gefäßdurchmesser* abhängig. In schnell durchströmten, kleinlumigen Gefäßen sinkt die Viskosität mit abnehmendem Durchmesser deutlich ab (s. u.). Diese Abhängigkeit wird als FÅHRAEUS-LINDQVIST-Effekt bezeichnet.

6.13.2. Fließeigenschaften der Erythrozyten

Fluidität. Die roten Blutkörperchen sind keine starren Gebilde, sondern wie Flüssigkeitstropfen fließfähig *(fluide)*. Diese Eigenschaft der *Fluidität* ist durch die sehr niedrige Viskosität des Zellinhaltes, die relativ geringe Füllung der Zellen, die hohe Biegsamkeit *(Flexibilität)* der Membran und das günstige Oberflächen/Volumen-Verhältnis bedingt. Beim Fließen kann der Erythrozyt daher unterschiedliche Formen annehmen. Die Verformbarkeit ist so groß, daß die Erythrozyten mit einem mittleren Ruhedurchmesser von 7,5 µm kleinste Kapillaren und Poren bis zu einer lichten Weite von 2 µm ohne wesentliche Behinderung passieren können.

Durch verschiedene Einflüsse kann eine Versteifung *(Rigidifizierung)* der Zellen hervorgerufen werden. Dies führt zum Tod der Zellen, da diese in der Endstrombahn – vor allem in den engen Poren der Milz – nicht überleben können. Sie werden festgehalten (sequestriert) und von phagozytoseaktiven Zellen eliminiert. Rigidifizierungen findet man u. a. bei Azidosen, bei Hyperthermie (s. S. 454) und bei Alterung der Erythrozyten.

Ein *Verlust der Fluidität* kann weiterhin bei
- Immobilisierung der Zellen durch Aggregation oder Agglutination,
- Membrandefekten,
- intrazellulärer Viskositätserhöhung,
- Formveränderungen

auftreten.

Verhalten flexibler Zellen in Gefäßen. Die Fluidität der Erythrozyten stellt eine entscheidende Voraussetzung für die Strömung des Blutes dar. Fließen Erythrozyten in *großen Gefäßen,* werden sie zu Ellipsoiden ausgezogen. In *kleinen Kapillaren* findet man dagegen eine fallschirmartige Deformation als Anpassung an das Geschwindigkeitsprofil. In *kleinen Arteriolen* verlassen die Erythrozyten die Zonen hoher Schubspannung in Gefäßwandnähe und konzentrieren sich um die Rohrachse. Während die Zellen sich gleichsam in einer zentralen Säule (Zentralstrom) fortbewegen, befindet sich in Gefäßwandnähe ein weitgehend zellfreier Plasmasaum. Mit Verkleinerung des Gefäßdurchmessers nimmt der relative Anteil des Plasmasaumes zu, so daß die effektive Viskosität kleiner wird. Dies wird als eine der Ursachen für den FÅHRAEUS-LINDQVIST-Effekt (s. o.) angesehen.

Die im Zentralstrom befindlichen Erythrozyten fließen in den kleinen Gefäßen wesentlich schneller als der Plasmasaum. Die mittlere Aufenthaltsdauer eines Erythrozyten in einer Kapillare ist im Vergleich zu der eines entsprechenden Plasmavolumens wesentlich kleiner, so daß es in den Kapillaren zu einer *dynamischen Hämatokrit-Erniedrigung kommt* (FÅHRAEUS-Effekt).

7. Herz

7.1. Anatomie des Herzens

7.1.1. Bau des Herzens

Lage, Form und Größe. Das Herz liegt im vorderen unteren Teil des *Mediastinums* (Mittelfellraums), das beiderseits von den äußeren Pleurablättern (Pleurae mediastinales) der Lungenflügel begrenzt wird (s. Abb. 7–1). Die untere Begrenzung bildet das Zwerchfell, dem das Herz teilweise aufliegt. Vorn berührt das Herz das Brustbein (Sternum) und die anschließenden Rippenknorpel, hinten sind ihm die Organe des hinteren Mediastinums, insbesondere der Ösophagus (Speiseröhre), angelagert. Wegen der engen Beziehungen zum Atmungsapparat ändert das Herz seine Lage mit den Atmungsbewegungen des Zwerchfells, der Rippen und der Lungen.

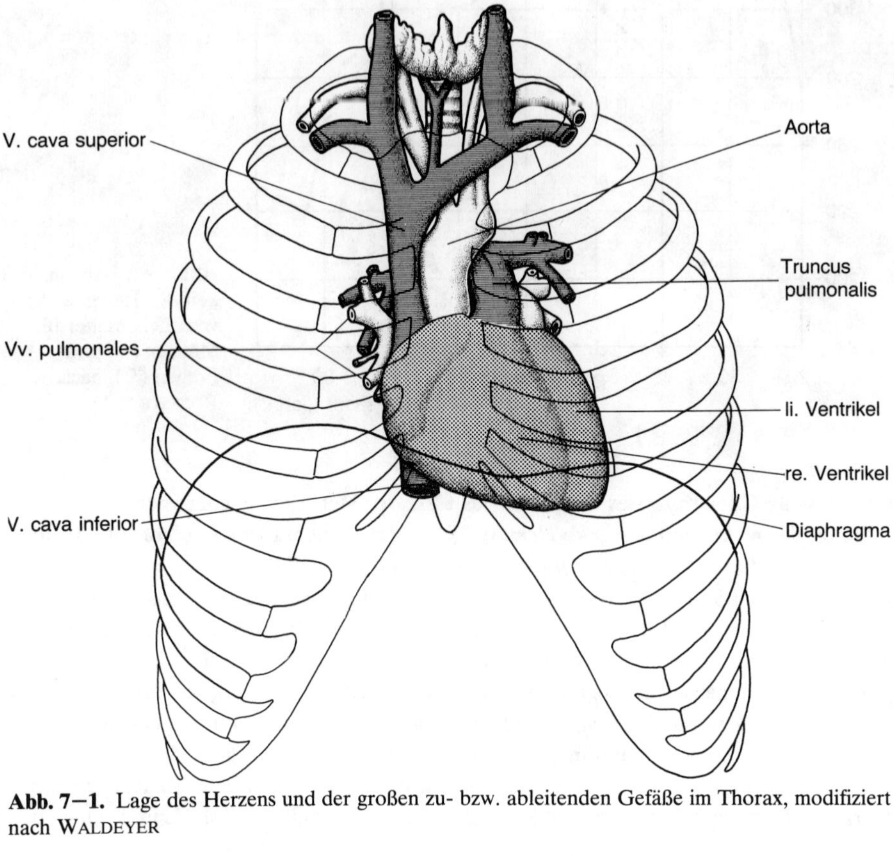

Abb. 7–1. Lage des Herzens und der großen zu- bzw. ableitenden Gefäße im Thorax, modifiziert nach WALDEYER

Die *Form des Herzens* ist mit einem *abgestumpften Kegel* vergleichbar, dessen Basis oben liegt und dessen Spitze schräg nach unten weist. Eine gedachte Gerade, die von der Mitte der Herzbasis zur Herzspitze verläuft *(anatomische Herzachse),* ist im Thorax von rechts hinten oben nach links vorn unten gerichtet. Die *Herzspitze* liegt also im linken unteren Thoraxraum, und zwar in Höhe des *5. Interkostalraums* (Zwischenrippenraums) in der *Medioklavikularlinie* (gedachte senkrechte Linie durch die Mitte des Schlüsselbeins). Hier ist auch von außen der Herzspitzenstoß tastbar.

Die *Größe des Herzens* stimmt ungefähr mit der Größe der geballten Faust des betreffenden Menschen überein. Das *Herzgewicht* beträgt im Mittel *beim erwachsenen Mann 320 g, bei der Frau 280 g.* Über die Abhängigkeit des Herzgewichtes vom Lebensalter informiert Abb. 7–2.

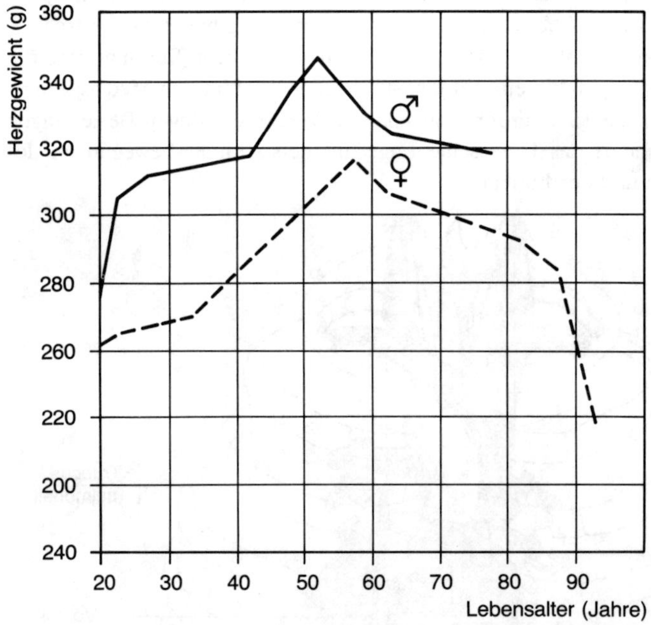

Abb. 7–2. Abhängigkeit des Herzgewichtes vom Lebensalter für Männer (♂) und Frauen (♀), nach ROESSLE u. ROULET

Funktionelle Gliederung des Herzens. Das Herz des Menschen gliedert sich in zwei Abschnitte, das *rechte* und das *linke Herz,* die jeweils aus einem kleineren Vorhof *(Atrium)* und einer größeren Kammer *(Ventrikel)* bestehen (s. Abb. 7–3).

Die vier Hohlräume sind von unterschiedlich starken Muskelmassen umschlossen. Der rechte Vorhof nimmt das Blut aus den *großen Hohlvenen (V. cava superior* und *inferior)* auf und leitet es an die rechte Kammer weiter. Von dort wird das Blut über den *Truncus pulmonalis* (Lungenschlagader) in die Lunge transportiert. Dem linken Vorhof fließt das arterialisierte Blut aus vier *Lungenvenen (Vv. pulmonales)* zu. Von hier gelangt es in die linke Kammer und wird dann in die *Aorta (Hauptschlagader)* ausgeworfen.

Die Blutbewegung wird durch die *rhythmische Kontraktion und Erschlaffung* der Herzmuskulatur bewirkt. Zunächst kontrahieren sich die beiden Vorhöfe und tragen da-

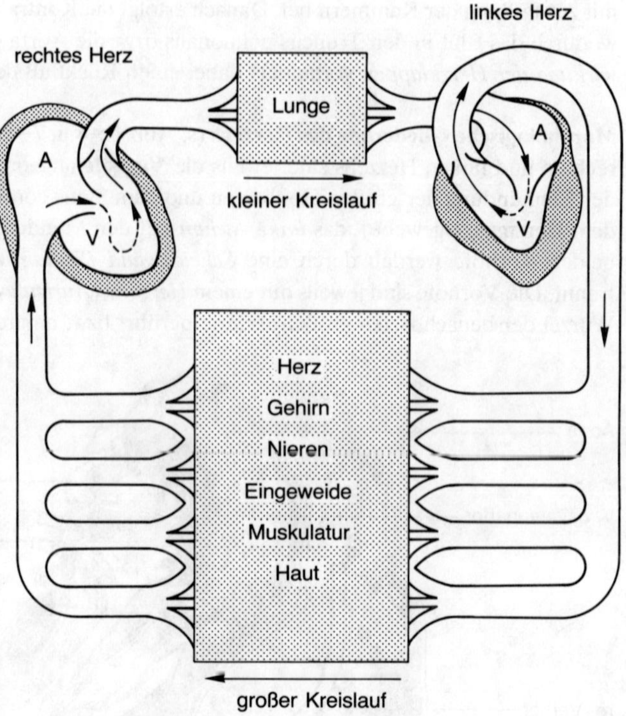

Abb. 7–3. Funktionelle Einordnung des rechten und des linken Herzens in den Blutkreislauf (A = Atrium, V = Ventrikel)

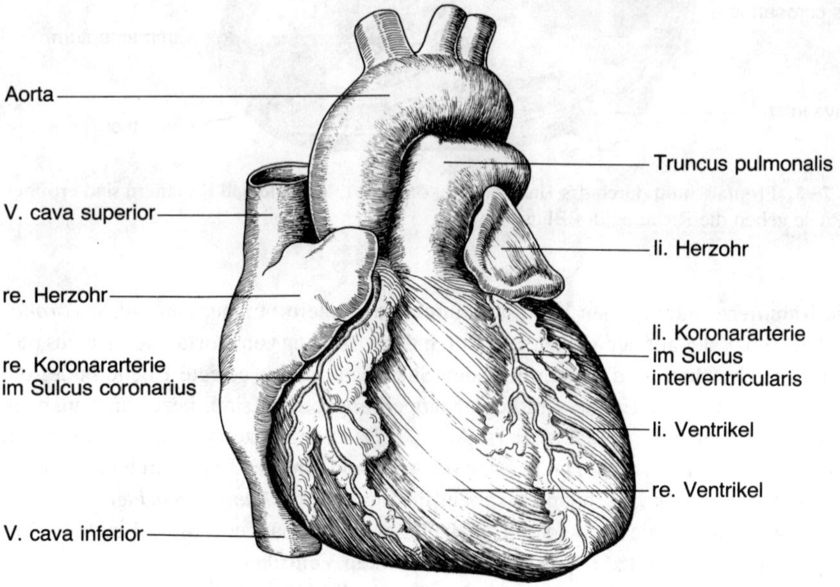

Abb. 7–4. Vorderansicht des Herzens, modifiziert nach LEONHARDT

mit zur Füllung der Kammern bei. Danach erfolgt die Kontraktion der beiden Kammern, wodurch das Blut in den Truncus pulmonalis bzw. die Aorta getrieben wird. Die *Ventilwirkung der Herzklappen* verhindert dabei einen Rückfluß des Blutes.

Morphologische Gliederung des Herzens (s. Abb. 7–4 u. 7–5). Im oberen Abschnitt des rechten und linken Herzens sind jeweils die **Vorhöfe** angeordnet, das *rechte Atrium* mit der Einmündung der großen Hohlvenen und dem Sinus coronarius (venöser Abfluß aus dem Herzmuskelgewebe), das *linke Atrium* mit den Mündungen der Lungenvenen. Die beiden Vorhöfe werden durch eine *Scheidewand (Septum atriorum)* voneinander getrennt. Die Vorhöfe sind jeweils mit einem *Herzohr (Auricula cordis)* ausgestattet, das die Wurzel der benachbarten großen Arterie berührt bzw. umgreift.

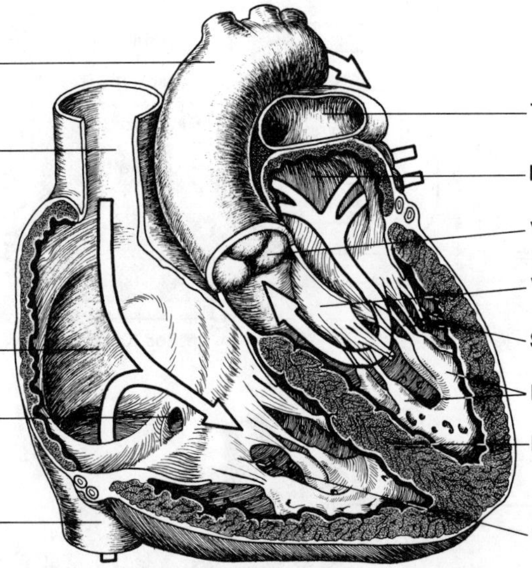

Abb. 7–5. Frontalschnitt durch das Herz, nach LEONHARDT. Vorhöfe und Kammern sind eröffnet. Die Pfeile geben die Richtung des Blutstromes an

Die **Kammern** sind von den Vorhöfen durch eine äußere Furche, den *Sulcus coronarius,* abgegrenzt, der auf der Vorderseite durch den Ursprung von Aorta und Truncus pulmonalis unterbrochen wird. Eine durch den Sulcus coronarius gelegte Ebene bildet die *Herzbasis.* Da in dieser Ebene sämtliche Klappen angeordnet sind, bezeichnet man sie auch als die *Ventilebene* des Herzens (s. Abb. 7–7). Die Grenze zwischen rechtem und linkem Ventrikel ist von außen an je einer vorderen und hinteren Längsfurche *(Sulcus interventricularis)* erkennbar. Ihnen entspricht im Inneren die *Kammerscheidewand (Septum interventriculare),* die die beiden Ventrikelhöhlen voneinander trennt. Wie Abb. 7–4 zeigt, gehört die Herzspitze *(Apex cordis)* zum linken Ventrikel.

Die Innenwände der Ventrikel sind unregelmäßig gestaltet und teilweise von schwammartig angeordneten *Muskelbalken (Trabeculae carneae)* überzogen. Außerdem ragen kegelförmige Muskelvorsprünge, die sogenannten *Papillarmuskeln,* in das Lumen vor.

Das Herz wird von einem serösen Sack, dem *Perikard* oder Herzbeutel, umschlossen. Das Perikard ist durch den Lungenzug seitlich gespannt und unten mit dem Zwerchfell verwachsen. Seine *Außenfläche* besteht aus *derbem Bindegewebe,* seine *seröse Innenfläche* gleitet auf der Oberflächenschicht des Herzens, dem *Epikard* (s. u.). Der Herzbeutel schützt das Herz, überträgt die äußeren Zugspannungen des Atmungsapparates auf die Herzoberfläche und verhindert Reibungen mit umgebenden Geweben bei den rhythmischen Formänderungen des Herzens.

Aufbau der Herzwand. Die Wände der vier Herzabschnitte besitzen eine *unterschiedliche Dicke.* Beide Vorhöfe sind dünnwandig; ihre Wandstärke beträgt durchschnittlich 0,5 mm. Dies deutet darauf hin, daß die Vorhöfe weniger als aktive Pumpen, sondern vielmehr als passive Speicher für das zufließende Blut dienen. Die Wandstärke des rechten Ventrikels beträgt 2–4 mm, die des linken Ventrikels 8–11 mm. Diese Differenz in den Wandstärken entspricht den *unterschiedlichen Leistungen der Ventrikel;* die linke Kammer hat einen etwa 5 mal größeren Druck zu entwickeln als die rechte.

Die Herzwand besteht aus drei Schichten, dem Endokard (innen), dem Myokard (in der Mitte) und dem Epikard (außen). Von diesen entfällt auf das **Myokard,** die Muskelschicht der Herzwand, die überwiegende Gewebsmasse. Die Faserzüge des Ventrikelmyokards weisen eine komplizierte Struktur auf (s. Abb. 7–6). Von der Ventilebene aus zieht eine *Lage äußerer Schrägfasern* zur Herzspitze. Von dort steigen die Muskelfasern als *innere Längsfaserschicht* wieder auf, wobei sie z. T. in die Trabekel und Papillarmuskeln einstrahlen. Aus der äußeren Schrägfaserschicht scheren in verschiedenen Höhen Faserbündel aus, die eine *mittlere Ringfaserschicht* bilden. In dieses Schraubensystem der Faserzüge sind die beiden Ventrikel z. T. gemeinsam einbezogen. Die gesamte Anordnung des Ven-

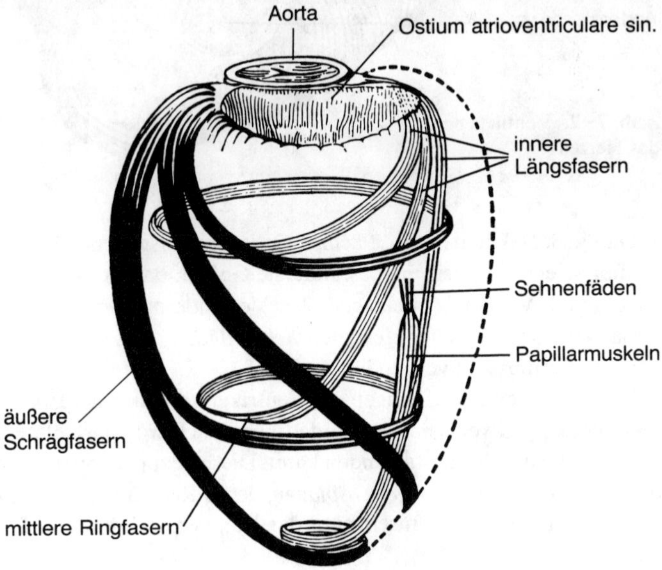

Abb. 7–6. Muskelarchitektur der linken Herzkammer in schematischer Darstellung, nach BENNINGHOFF

trikelmyokards hat den Zweck, eine möglichst konzentrische Verkleinerung der Herzhöhlen bei der Kontraktion sicherzustellen.

Klappenapparat (s. Abb. 7–7). Bei der rhythmischen Kontraktion der Herzmuskulatur verhindert die Ventilwirkung der Herzklappen den Rückstrom des Blutes. Herzklappen finden sich an den Ein- und Auslaßöffnungen beider Ventrikel. Die **Atrioventrikularklappen** dienen der Abdichtung der Kammern gegen die Vorhöfe während der Ventrikelkontraktion. Hierbei handelt es sich *im rechten Herzen* um *drei, im linken Herzen* um *zwei segelförmige Bindegewebsmembranen,* die die Eingangsöffnungen *(Ostien)* der Ventrikel dicht verschließen, wenn sich die Membranränder aneinanderlegen. Wegen ihrer eigentümlichen Form werden die Atrioventrikularklappen auch als *Segelklappen* bezeichnet. Die Anzahl der Segelzipfel, die jeweils den Klappenapparat bilden, kommt in der Bezeichnung *Valvula tricuspidalis* für die rechten und *Valvula mitralis* (syn. *bicuspidalis)* für die linken Atrioventrikularklappen zum Ausdruck.

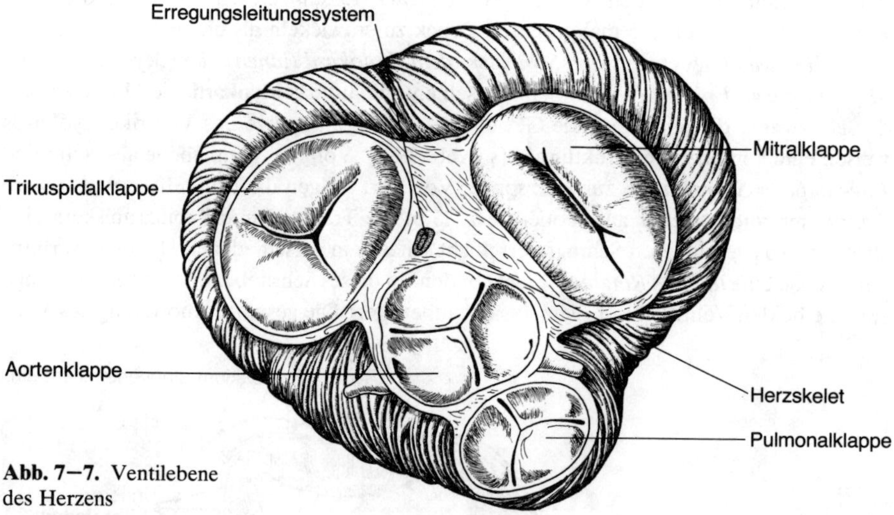

Abb. 7–7. Ventilebene des Herzens

Da die Segelklappen großflächige Ostien zu verschließen haben und selbst keine Versteifungselemente besitzen, bestände die Gefahr, daß sie bei Druckentwicklung der Ventrikel in die Vorhöfe umschlagen. Zur Verhinderung eines solchen Umschlagens dienen die an den Segelzipfeln befestigten *Sehnenfäden (Chordae tendineae),* die ihrerseits mit den Papillarmuskeln verbunden sind (s. Abb. 7–5).

Die Ausströmungsöffnungen der Ventrikel werden in der Erschlaffungsphase durch die **Taschenklappen** verschlossen, so daß kein Rückstrom des Blutes aus dem Truncus pulmonalis und der Aorta stattfinden kann. Diese Klappenapparate bestehen jeweils aus *drei halbmondförmigen Bindegewebsplatten,* deren Ränder verstärkt sind. Die spezielle Architektur verhindert das Umschlagen der Klappen während der Erschlaffung der Ventrikel.

Die vier *Ostien,* die etwa in einer Ebene liegen (Ventilebene), sind von *Bindegewebsringen* umgeben, von denen die Klappen entspringen. Da diese fibrösen Ringelemente relativ starr sind und ihre Form während der Kontraktion nur wenig ändern, bezeichnet man sie in ihrer Gesamtheit als das Herzskelet.

7.1.2. Erregungsleitungssystem, Gefäßversorgung und Innervation des Herzens

Erregungsleitungssystem. Die Automatie der Herzaktion wird durch ein spezielles *Erregungsbildungs- und Erregungsleitungssystem* bewirkt (s. Abb. 7–8). Dabei handelt es sich um ein System von Muskelfasern, die sich nicht nur funktionell, sondern auch morphologisch von den Fasern des Arbeitsmyokards unterscheiden.

Die rhythmische Erregungsbildung findet normalerweise im **Sinusknoten** *(KEITH-FLACK-Knoten)* statt. Der Sinusknoten, ein 2–3 cm langer Zug spezialisierter Muskelfasern, ist *im rechten Vorhof an der Einmündung der V. cava superior* lokalisiert.

Vom Sinusknoten getrennt, findet sich am Boden des rechten Vorhofs nahe dem Septum ein zweiter Teil des erregungsleitenden Systems, der **Atrioventrikularknoten** (*ASCHOFF-TAWARA-Knoten)*. Der von hier ausgehende Faserzug zieht als **Hissches Bündel** durch das Herzskelet zum Kamm des Septum interventriculare.

Das Bündel gabelt sich dann spitzwinklig in einen *rechten* und einen *linken Kammerschenkel.* Nach weiterer Aufspaltung erreichen kleinere Bündel die Basen der Papillarmuskeln, wo sie sich in die sogenannten *PURKINJE-Fäden* aufsplittern, die in den Papillarmuskeln und in der Kammerwand aufsteigen.

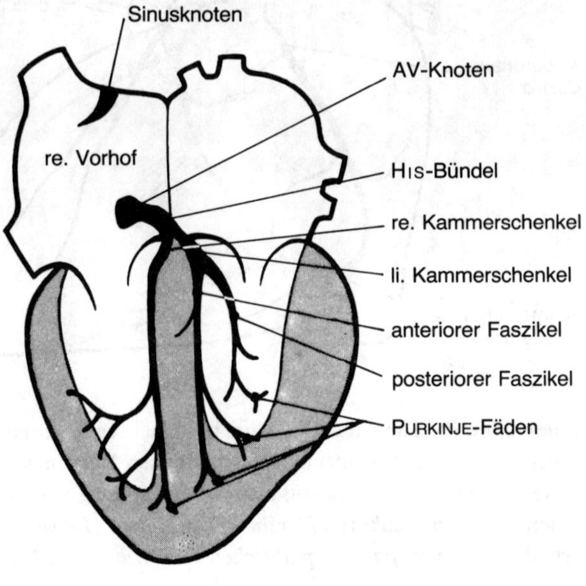

Abb. 7–8. Erregungsbildungs- und Erregungsleitungssystem des Herzens, schematisch dargestellt in einem Frontalschnitt, nach ANTONI

Gefäßversorgung des Herzens. Die *arterielle Versorgung* des Herzens erfolgt durch zwei **Koronararterien,** die kurz hinter den Taschenklappen aus der Aorta entspringen (s. Abb. 7–9). Die linke Koronararterie *(A. coronaria sinistra),* die den überwiegenden Teil des muskelstarken linken Ventrikels versorgt, nimmt 4/5 des gesamten Blutstromes für die Herzversorgung auf. Sie verläuft zunächst zwischen linkem Herzohr und dem Truncus pulmonalis und teilt sich dann in einen *Ramus circumflexus* und einen *Ramus interventricularis anterior.* Der Ramus circumflexus verläuft in der Herzkranzfurche zur Hinterfläche des Herzens; der Ramus interventricularis anterior zieht in der vorderen Längsfurche abwärts.

Die rechte Koronararterie *(A. coronaria dextra)* entspringt unter dem rechten Herzohr und folgt dann der Herzkranzfurche. An der Hinterfläche gibt sie den *Ramus interventricularis posterior* ab, der in der hinteren Längsfurche spitzenwärts zieht.

Das *venöse System* des Herzens ist ähnlich wie das arterielle System aufgebaut. Das Blut aus den Venen sammelt sich überwiegend im **Sinus coronarius,** der im Bereich der hinteren Querfurche in den rechten Vorhof mündet. Lediglich ein geringer Teil des venösen Blutes wird über die kleinen *Vv. cordis anteriores* und die *Vv. cordis minimae* direkt in die Herzhöhlen geleitet.

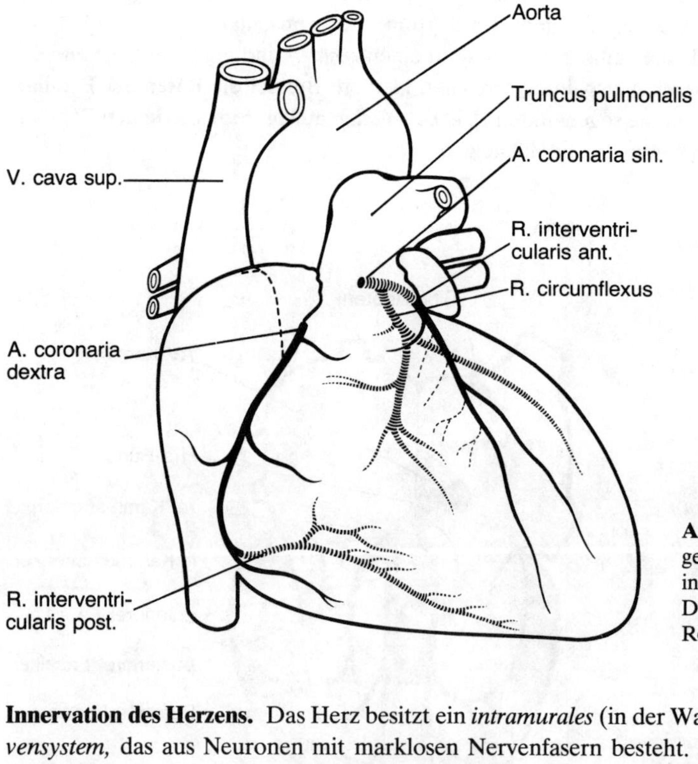

Abb. 7–9. Herzkranzgefäße mit ihren Ästen in schematischer Darstellung, nach ROHEN

Innervation des Herzens. Das Herz besitzt ein *intramurales* (in der Wand gelegenes) *Nervensystem,* das aus Neuronen mit marklosen Nervenfasern besteht. Dieser intramurale Anteil des Herznervensystems steht in Verbindung mit sympathischen und parasympathischen Fasern des äußeren *Herznervengeflechtes (Plexus cardiacus).* Der Plexus cardiacus erhält Zuzug von *parasympathischen Fasern aus den Nn. vagi* (Rami cardiaci) und von *sympathischen Fasern aus den Nn. cardiaci,* die aus den drei Ganglien am Halse stammen. Da die Herzäste des rechten und linken *Vagus* eine *hemmende Wirkung* auf das Herz ausüben, werden sie in ihrer Gesamtheit manchmal auch als *N. depressor* bezeichnet. Die *sympathischen Fasern,* die die Herzaktion fördern, charakterisierte man früher als *Nn. accelerantes,* wobei allerdings zu bemerken ist, daß sie nach unseren heutigen Kenntnissen nur einen verhältnismäßig geringen Einfluß auf die Herzfrequenz haben.

Die Einwirkungsbereiche der parasympathischen und der sympathischen Nervenfasern sind über das Herz schwerpunktmäßig verteilt. *Der Parasympathikus versorgt vorrangig die Vorhöfe,* und zwar der *rechte Vagus* vor allem den Sinusknoten und seine Umgebung, der *linke Vagus* mehr den Bereich des Atrioventrikularknotens. Die Ventrikel werden dagegen von gemischten Faserbündeln innerviert, deren *sympathische Fasern* einen *dominierenden Einfluß auf das Ventrikelmyokard* ausüben.

7.1.3. Mikroskopische Anatomie des Herzens

Myokard. Die *Herzmuskulatur* ist ähnlich wie die Skeletmuskulatur (s. S. 47) aufgebaut und besitzt wie diese eine *Querstreifung* sowie ein *endoplasmatisches Retikulum* zwischen den Myofibrillen. In einigen Punkten jedoch weist das Herzmuskelgewebe (Myokard) Besonderheiten auf:

1. Das Myokard bildet ein *Netzwerk* verzweigter Fasern, deren Zellgrenzen durch die sogenannten *Glanzstreifen* markiert werden (s. Abb. 7–10). An den Glanzstreifen, die eine ebene oder auch unregelmäßig gezackte Form haben können, enden die Myofibrillen der jeweils aneinanderstoßenden Fasern.

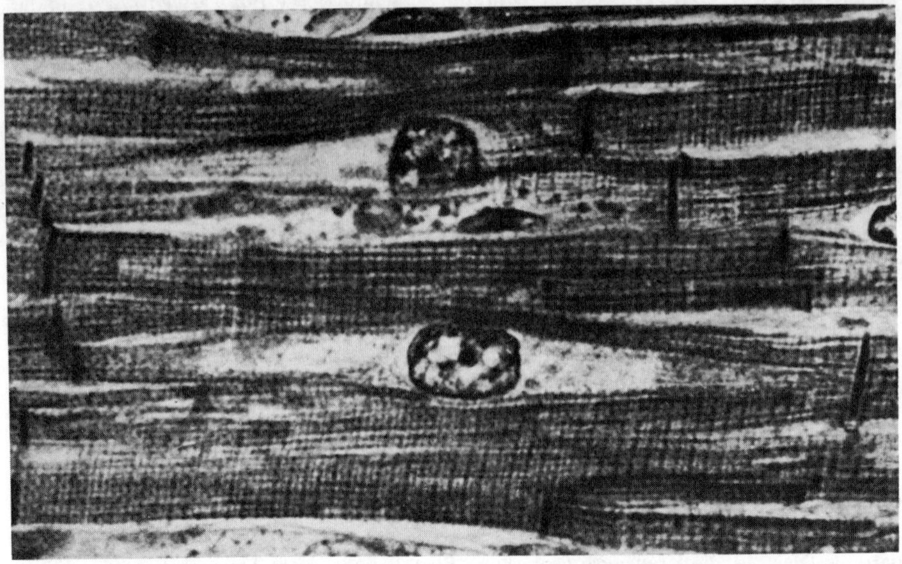

Abb. 7–10. Längsgeschnittene Herzmuskelzellen (Vergrößerung 1400fach), nach Bargmann

2. Die Herzmuskelfasern sind durch große (ovale oder rundliche) *axial liegende Kerne* ausgezeichnet. Die Myofibrillen umlaufen die Kerne, so daß oberhalb und unterhalb jedes Kerns fibrillenfreie Felder entstehen, in die Sarkosomen (Mitochondrien), Glykogen, Lipide und Lipofuszinkörnchen eingelagert sind.
3. Da die Herzmuskelfasern eine große Stoffwechselaktivität besitzen, sind sie besonders *reich an Mitochondrien.*

Erregungsleitungssystem. Die spezialisierten Fasern des *Erregungsbildungs- und Erregungsleitungssystems* sind besonders *Sarkoplasma-* und *Glykogen-reich,* besitzen jedoch nur wenige Fibrillen. Ihre Zellgrenzen sind an den Berührungstellen deutlich ausgeprägt. Die letzten Verzweigungen des Systems, die *PURKINJE-Fasern,* verlaufen unter dem Endokard und stehen dort mit den Fasern des Arbeitsmyokards in Verbindung.

Endokard. Das *Endokard* bedeckt den gesamten Innenraum des Herzens, einschließlich der Sehnenfäden und der Herzklappen. Es besteht aus einer *Endothelschicht* (s. S. 30), die einer *Schicht lockeren Bindegewebes* aufliegt. Eingelagerte elastische Fasern und glatte Muskelfasern ermöglichen die Anpassung des Endokards an die wechselnde Form der Herzhöhlen.

Perikard. Das *Perikard* (Herzbeutel) bildet die äußere Hülle des Herzens. Es besteht aus zwei Blättern, die durch einen Flüssigkeitsfilm getrennt und gegeneinander verschieblich sind. Das die Herzoberfläche überziehende innere Blatt, das *Epikard,* setzt sich aus einem *einschichtigen Epithel* (Mesothel) und einer darunter liegenden dünnen *Bindegewebsmembran* zusammen. Im Bereich der Pforten für die großen Gefäße geht das innere in das äußere Blatt des Herzbeutels über. Dabei setzt sich die Epithelschicht des Epikards in das äußere Blatt fort. Darüber liegen in mehreren Schichten derbe *Bindegewebsfasern,* in die *elastische Fasernetze* einbezogen sind. Die Bindegewebslagen verhindern eine Überdehnung des Herzens, während die elastischen Fasern für eine Anpassung an die ständig variierende Herzform sorgen.

7.2. Erregungsprozesse der Herzmuskulatur

Das Herz hat die Aufgabe, das ihm aus den Körper- und Lungenvenen zufließende Blut in das arterielle System des kleinen bzw. großen Kreislaufes auszutreiben. Zur Überwindung der Strömungswiderstände in diesen Kreislaufabschnitten müssen dabei vom rechten und linken Herzen entsprechende Drucke entwickelt werden. Diese Aufgabe erfüllt das Herz durch die *rhythmische Erschlaffung und Kontraktion* der Kammern, der entsprechende rhythmische Veränderungen der Vorhöfe vorausgehen. Die Erschlaffungsphase wird als **Diastole,** die Kontraktionsphase als **Systole** bezeichnet. Der gesetzmäßige Kontraktionsablauf wird durch die Erregungsausbreitung über die Herzmuskulatur gesteuert.

7.2.1. Erregungsbildung und -ausbreitung im Herzen

Autorhythmie. Die Herzmuskelfasern besitzen wie die Fasern des Nervensystems und der Skeletmuskulatur die Eigenschaft der *Erregbarkeit.* Sie haben ein *Ruhepotential* und sind in der Lage, Erregungen in Gestalt von *Aktionspotentialen* fortzuleiten. Dies gilt sowohl für die Fasern des spezialisierten Erregungsleitungssystems als auch für die des Arbeitsmyokards.

Die rhythmischen Kontraktionen der Herzmuskulatur werden von Erregungen ausgelöst, die normalerweise im **Sinusknoten** entstehen. Die hier lokalisierten Muskelzellen sind in der Lage, in bestimmten Zeitabständen spontan Erregungen zu bilden *(Autorhythmie).* In Körperruhe beträgt die Frequenz der so entstehenden Erregungsfolge im Mittel *70 Impulse/min.*

Obwohl normalerweise der Antrieb der Herzaktion vom Sinusknoten ausgeht *(primärer Schrittmacher),* sind auch die übrigen Teile des spezialisierten Erregungsleitungssystems zu rhythmischer Erregungsbildung befähigt. Die Frequenz der Erregungsbildung nimmt jedoch mit der Entfernung vom Sinusknoten ab. Bei Ausfall des Sinusknotens kann ersatzweise der **Atrioventrikularknoten** mit einer Frequenz von *40–60/min* die Schrittmacher-Funktion übernehmen. Kommt es zu einer totalen Unterbrechung der Überleitung von den Vorhöfen auf die Kammern, so besteht die Möglichkeit, daß ein *tertiäres Zentrum* im ventrikulären Erregungsleitungssystem als Schrittmacher der Kammeraktion eintritt.

Ausbreitungsweg. Vom *Sinusknoten* breitet sich die Erregung zunächst über die *Muskulatur beider Vorhöfe* aus und erfaßt dann den *Atrioventrikularknoten.* Von hier aus erfolgt nach einer kleinen Verzögerung die Weiterleitung über das *HISsche Bündel.* Dieser Weg stellt die einzige erregungsleitende Verbindung zwischen den Vorhöfen und den Kammern dar, da alle übrigen Kontaktstellen durch Bindegewebe (Herzskelet, s. S. 189) isoliert sind. Die Erregung nimmt dann den Weg vom HISschen Bündel über dessen *Schenkel* in die Endaufzweigung des Systems, die *PURKINJE-Fäden.* Da dieser Weg schnell überwunden wird, gelangt die Erregung nahezu gleichzeitig zu vielen Orten der inneren Ventrikelwände, um sich von dort langsamer über das gesamte *Arbeitsmyokard* auszubreiten. Durch den netzartigen Aufbau des Herzmuskelgewebes ist sichergestellt, daß alle Fasern nacheinander von der Erregung erfaßt werden, wobei die Zellgrenzen (Glanzstreifen) kein Hindernis für die Erregungsausbreitung darstellen.

7.2.2. Aktionspotentiale und elektromechanische Kopplung

Aktionspotential des Arbeitsmyokards. Der elektrische Vorgang beim Erregungsablauf, das Aktionspotential, kann mit Mikroelektroden abgeleitet werden (s. S. 87). Dabei zeigt sich, daß das *Aktionspotential der Herzmuskelfaser* wie das der Nervenfaser durch eine kurzzeitige Umladung der Zellmembran charakterisiert ist (s. Abb. 7–11). Ausgehend vom *Ruhepotential* von etwa −90 mV im Faserinnern kommt es zu einem raschen *Potentialanstieg* auf etwa +30mV. An diese schnelle Aufstrichphase schließt sich als besonderes Charakteristikum der Herzmuskulatur ein längerdauerndes *Plateau* an, bevor die Rück-

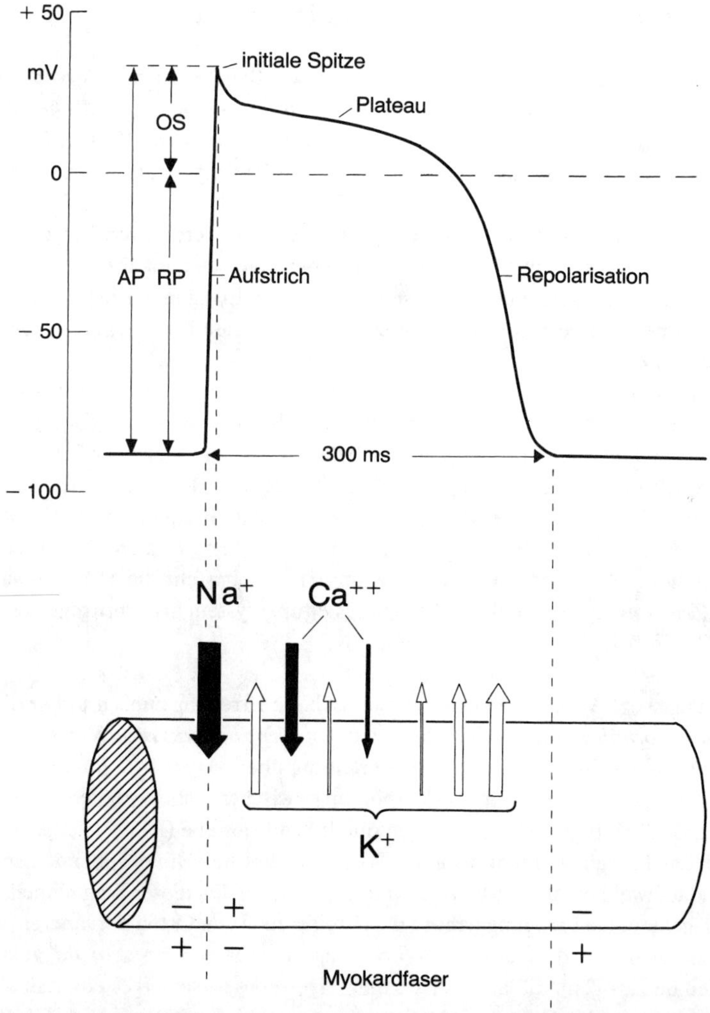

Abb. 7–11. Oben: Aktionspotential einer Herzmuskelzelle. RP Ruhepotential; OS Overshoot; AP Amplitude des Aktionspotentials. Unten: Vereinfachtes Schema der Ionenströme, die das Aktionspotential erzeugen. Die Dicke der Pfeile symbolisiert die Stärke der Ionenströme. Der Einstrom von Na^+ und Ca^{++} wirkt depolarisierend, der Ausstrom von K^+ repolarisierend. Nach Antoni

kehr zum Ruhepotential erfolgt. Der anfängliche Potentialanstieg wird durch einen kräftigen *Na^+-Einstrom* in die Zelle erzeugt, während das Plateau hauptsächlich auf einen *langsamen Ca^{++}-Einstrom* zurückzuführen ist, dem ein entsprechender *K^+-Ausstrom* die Waage hält. Das Aktionspotential der Herzmuskulatur dauert insgesamt ca. *300 ms,* d. h. fast 100 mal länger als der elementare Erregungsvorgang der Nervenfaser.

Beinahe während der ganzen Aktionspotential-Dauer ist die Herzmuskelfaser *absolut refraktär,* d. h. eine Neuerregung ist in dieser Zeit nicht möglich. Erst gegen Ende wird die

Faser *relativ refraktär* (Periode verminderter Erregbarkeit), bevor sie ihre volle Erregbarkeit wiedererlangt. Für die Pumpfunktion hat die lange Refraktärperiode der Herzmuskulatur eine wichtige Bedeutung, weil sie verhindert, daß die Herzaktion durch zu frühe irreguläre Wiedererregungen gestört wird.

Aktionspotential der Schrittmacherzellen. Während das Aktionspotential der Arbeitsmuskelfaser nur durch Depolarisation von einer benachbarten Stelle her ausgelöst werden kann, sind die Fasern des autorhythmischen Systems zur spontanen Depolarisation befähigt. Wie Abb. 7–12 zeigt, beginnt die *langsame diastolische Depolarisation* sofort nach dem Ende des vorausgehenden Aktionspotentials. Sie wird auf eine Abnahme des K^+-Ausstroms zurückgeführt, so daß der Na^+- und Ca^{++}-Einstrom das Übergewicht gewinnt. Erreicht die diastolische Depolarisation die in Abb. 7–12 gekennzeichnete *Schwelle,* so entsteht das nächste fortgeleitete Aktionspotential.

Die Zellen des *Sinusknotens* sind dadurch ausgezeichnet, daß in ihnen die diastolische Depolarisation schneller erfolgt als in den übrigen Zellen des autorhythmischen Systems

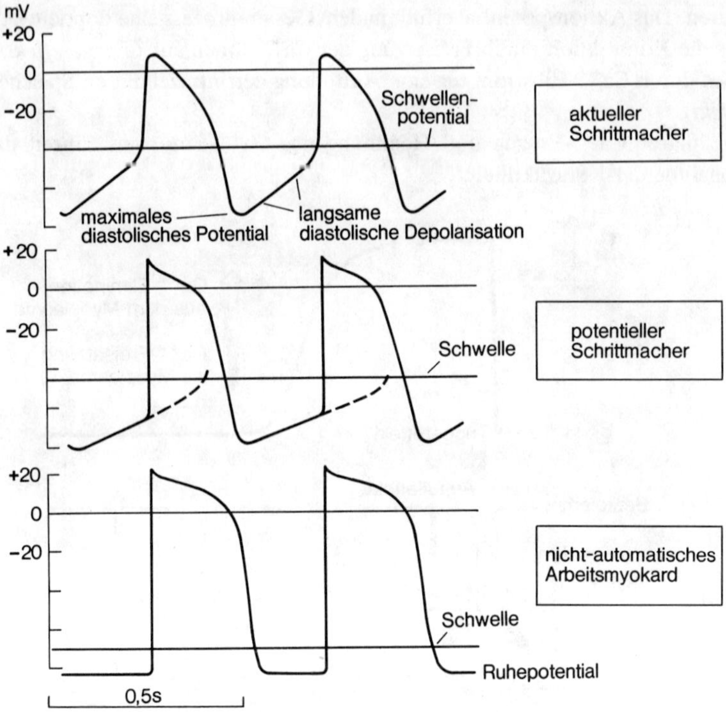

Abb. 7–12. Erregungsablauf in Schrittmacherzellen und im Arbeitsmyokard, nach ANTONI. In den Zellen des Sinusknotens (aktueller Schrittmacher) folgt auf die Repolarisation eine langsame diastolische Depolarisation, die nach Erreichen des Schwellenpotentials ein neues Aktionspotential auslöst. In den übrigen Zellen des Erregungsleitungssystems (potentiellen Schrittmachern) erfolgt die diastolische Depolarisation so langsam, daß sie vor Erreichen der Schwelle durch das zugeleitete Aktionspotential unterbrochen wird. Im Arbeitsmyokard fehlt die diastolische Depolarisation, das Aktionspotential kann nur von benachbarten Fasern her ausgelöst werden

(Atrioventrikularknoten, HIS-Bündel, PURKINJE-Fasern). Daher wird der Rhythmus der Herzaktion normalerweise von den Zellen des Sinusknotens bestimmt *(aktueller Schrittmacher)*. Erst bei dessen Ausfall kann die langsamere spontane Depolarisation anderer Zellgruppen des Systems die Schwelle erreichen und damit den Rhythmus der Herzaktion bestimmen. Diese Zellgruppen werden daher auch als *potentielle Schrittmacher* bezeichnet.

Elektromechanische Kopplung. Durch den Erregungsprozeß, der sich in gesetzmäßiger Weise über das Herz ausbreitet, wird die Kontraktion der Muskelfasern ausgelöst. *Diese Aktivierung des kontraktilen Apparates durch das Aktionspotential bezeichnet man als elektromechanische Kopplung* (s. S. 461 f.). Eine Schlüsselstellung nehmen dabei die **Ca^{++}-Ionen** ein. Sie befinden sich in intrazellulären Depots, den longitudinalen Tubuli des sarkoplasmatischen (endoplasmatischen) *Retikulums* (s. Abb. 7–13).

Läuft eine Erregung über die Muskelfasermembran, so werden Ca^{++}-Ionen aus den intrazellulären Depots freigesetzt. Sie gelangen durch Diffusion zu den kontraktilen Elementen, wo sie diejenigen Prozesse aktivieren, die schließlich zur Verkürzung der Faser führen. Das Aktionspotential erfüllt in dem Gesamtprozess eine doppelte Aufgabe:

1. löst es die Kontraktion durch Freisetzung der Ca^{++}-Ionen aus *(Triggereffekt)*,
2. sorgt es durch Ca^{++}-Einstrom für eine Auffüllung der intrazellulären Speicher *(Auffülleffekt)*.

Extrazellulärer Ca^{++}-Entzug und Hemmung des Ca^{++}-Einstroms führen daher zu einer Abnahme der Kontraktilität.

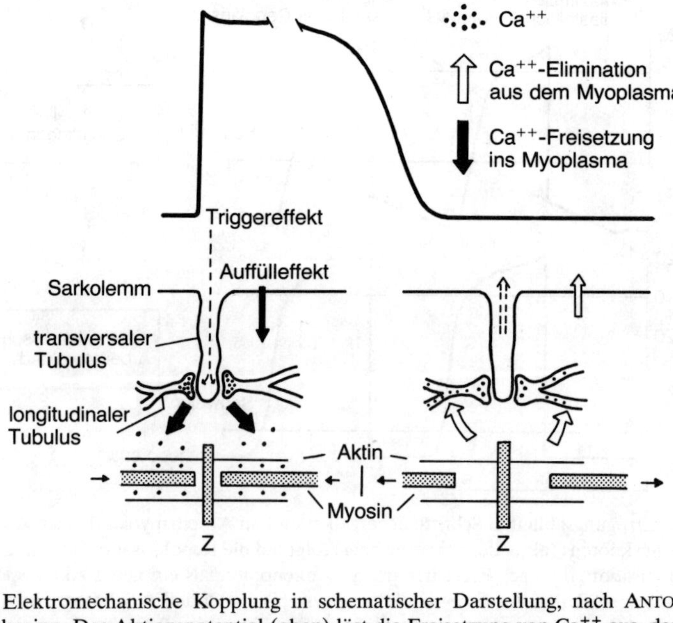

Abb. 7–13. Elektromechanische Kopplung in schematischer Darstellung, nach ANTONI. Links: Kontraktionsbeginn. Das Aktionspotential (oben) löst die Freisetzung von Ca^{++} aus, das den kontraktilen Apparat aktiviert (unten). Rechts: Erschlaffung als Folge der Ca^{++}-Elimination aus dem Myoplasma

7.2.3. Elektrokardiogramm (EKG)

Eine erregte Herzmuskelfaser ist an ihrer Zelloberfläche gegenüber einer unerregten Faser elektronegativ. Während des Erregungsablaufes entstehen also in der Herzmuskulatur *Potentialdifferenzen zwischen den erregten und den unerregten Zellen.* Da das Herz in leitende Medien eingebettet ist, breitet sich in seiner Umgebung ein Stromlinienfeld aus. Aus diesem Grund lassen sich die vom Herzen ausgehenden Potentialänderungen von definierten Orten der Körperoberfläche als *Elektrokardiogramm (EKG)* ableiten.

Grundform des EKG. Die Form des Elektrokardiogramms ist von dem gesetzmäßigen Erregungsablauf im Herzen abhängig; sie wird jedoch auch von den jeweils gewählten Ableitbedingungen (s. u.) mitbestimmt. Die charakteristischen Spannungsänderungen des EKG lassen sich am besten für die Ableitung zwischen dem rechten Arm und dem linken Bein (Standardableitung II nach Einthoven, vgl. Abb. 7–16) erläutern. Abb. 7–14 zeigt ein normales, auf diese Weise abgeleitetes EKG. Man erkennt darin *Zacken* und *Wellen* mit positiver oder negativer Ausschlagsrichtung, die mit den Buchstaben P bis U bezeichnet werden. Den Abstand zwischen zwei Zacken, in dem die EKG-Kurve auf der Nullinie (isoelektrische Linie) verläuft, charakterisiert man als „*Strecke*“. Zacken und Strecken werden zu „*Intervallen*“ zusammengefaßt, deren zeitliches Korrelat man als „*Dauer*“ bezeichnet.

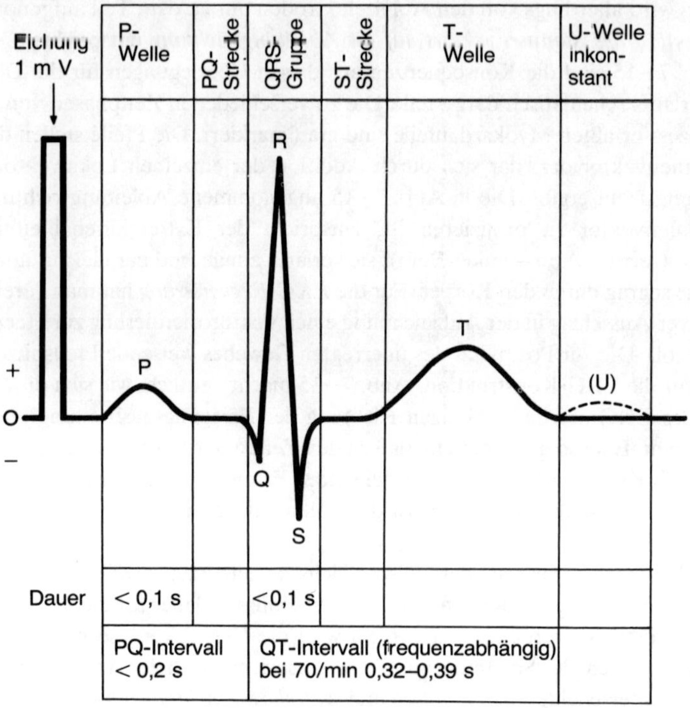

Abb. 7–14. Normalform des EKG bei bipolarer Ableitung von der Körperoberfläche in Richtung der Herzlängsachse (Standardableitung II), nach Antoni

Die Zacken und Wellen des EKG stehen in Beziehung zum Erregungsablauf im Herzen. Die *P-Welle* ist Ausdruck der Erregungsausbreitung in den Vorhöfen. Im Bereich der anschließenden *PQ-Strecke* sind alle Vorhofteile erregt, so daß keine Potentialdifferenzen innerhalb des Vorhofmyokards vorliegen. Die *QRS-Gruppe* entsteht durch die Erregungsausbreitung, die *T-Welle* durch die Erregungsrückbildung in den Ventrikeln. Der Nullinien-Verlauf in der dazwischenliegenden *ST-Strecke* zeigt an, daß während dieser Zeit alle Teile des Ventrikelmyokards gleichmäßig erregt sind. Gelegentlich tritt im Anschluß an T noch eine U-Welle in Erscheinung.

Deutung des EKG-Verlaufs. Wenn auch die geschilderten Zuordnungen schon längere Zeit bekannt sind, so bereitet die genaue Analyse der EKG-Entstehung bis heute erhebliche Schwierigkeiten. Im folgenden sollen nur die Grundzüge der EKG-Interpretation in vereinfachter Form dargestellt werden.

Da eine erregte Herzmuskelfaser an ihrer Zelloberfläche gegenüber einer unerregten Faser elektronegativ ist, entstehen an der gesamten Front einer sich im Herzen ausbreitenden Erregungswelle Potentialdifferenzen. Jede der lokalen Potentialdifferenzen bildet einen Dipol und läßt sich nach Richtung und Größe durch einen **Vektor** darstellen, der von Minus nach Plus, also von der erregten zur unerregten Stelle zeigt. Addiert man alle lokalen Vektoren zu einem bestimmten Zeitpunkt, dann erhält man einen *Summenvektor,* der die momentane vom Herzen ausgehende Spannung charakterisiert. Diese Spannung wird allerdings von den Ableitelektroden nur zu dem Teil aufgenommen, der der *Projektion des Summenvektors auf die Ableitungsrichtung* entspricht.

In Abb. 7–15 sind die Konsequenzen aus diesen Überlegungen für die Deutung des EKG-Verlaufs schematisch dargestellt. Die zu verschiedenen Zeitphasen von dem Erregungsprozess erfaßten Myokardanteile sind grau markiert. Die Pfeile stellen den jeweiligen Summenvektor dar, der sich durch Addition der einzelnen Lokalvektoren an der Ausbreitungsfront ergibt. Die in Abb. 7–15 angenommene Ableitungsrichtung, auf die der Summenvektor zu projizieren ist, entspricht der Extremitätenableitung II nach Einthoven (rechter Arm – linkes Bein); sie verläuft annähernd parallel zur anatomischen Herzachse schräg durch den Körper. Für die *EKG-Registrierung* hat man vereinbart, daß ein positiver Ausschlag in der Aufzeichnung einer Vektororientierung zur Herzspitze entsprechen soll. Die zur Positivität des unerregten Gewebes weisende Pfeilspitze bildet die Nullinie für die EKG-Konstruktion. Abb. 7–15 macht deutlich, wie sich die Wellen und Zacken des EKG aus der jeweiligen Richtung der Erregungsausbreitung und -rückbildung ergeben. Ebenso erkennt man, daß zu den Zeiten der PQ-Stecke und der ST-Strekke die EKG-Kurve nicht etwa wegen fehlender Erregung, sondern wegen vollständiger Erregung der Vorhöfe bzw. Kammern die Nullinie durchläuft.

EKG-Ableitungen. Die von der Körperfläche abgeleiteten EKG-Spannungen liegen größenordnungsmäßig im Bereich von 1 mV und müssen daher für die Registrierung entsprechend verstärkt werden. In der Regel wird die Verstärkung so eingestellt, daß ein Ausschlag von 1 cm der Spannung von 1 mV entspricht. Nach der Anordnung der Ableitelektroden unterscheidet man *bipolare* und *unipolare Ableitungen.* Bei der *bipolaren Ableitung* wird die Spannung zwischen zwei (gleichberechtigten) Punkten der Körperoberfläche registriert. Bei der *unipolaren Ableitung* registriert man die Spannung zwischen ei-

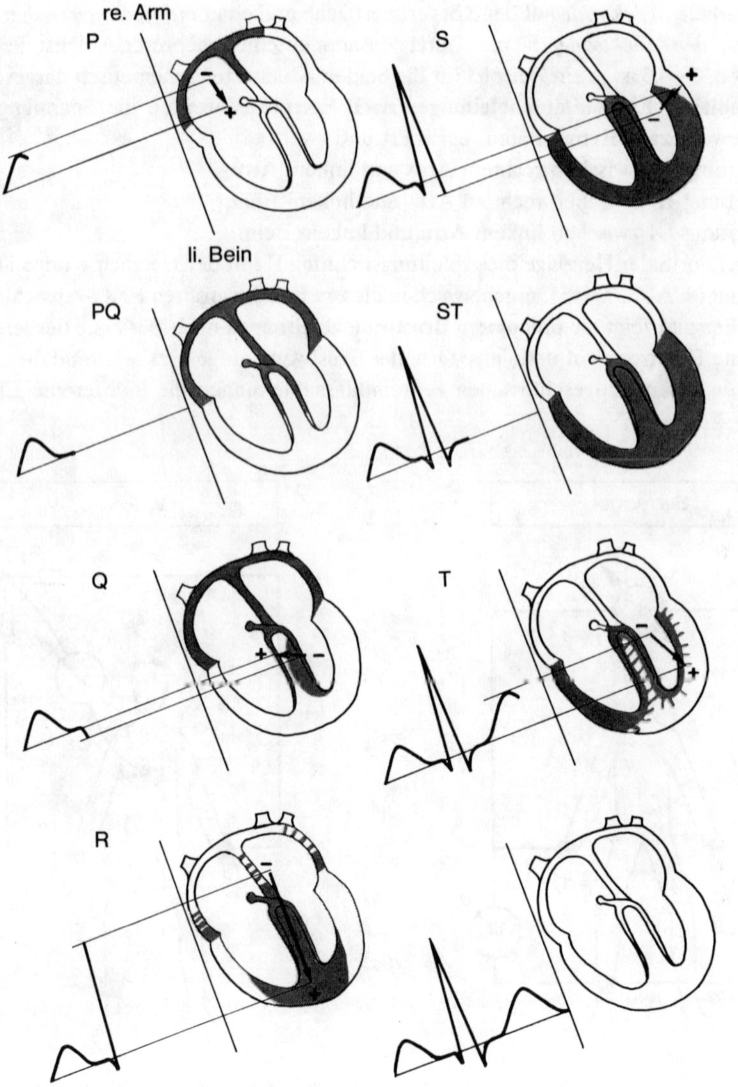

Abb. 7–15. Vereinfachte Deutung des EKG-Verlaufs. Graue Flächen kennzeichnen die erregten Myokardanteile. Die Potentialdifferenzen an der Erregungsfront werden nach Größe und Richtung durch einen Summenvektor (Pfeil) dargestellt, dessen Projektion auf die Ableitungsrichtung (rechter Arm – linkes Bein) die EKG-Amplitude bestimmt. P Erregungsausbreitung in den Vorhöfen; PQ vollständige Vorhoferregung, Überleitung auf das HIS-Bündel; Q Erregungsausbreitung in der Kammerscheidewand; R Erregung erfaßt große Teile der Ventrikel bis zur Herzspitze; S Erregungsausbreitung in den Ventrikelwänden in Richtung auf die Herzbasis; ST vollständige Ventrikelerregung; T Erregungsrückbildung in den Ventrikeln

ner *differenten Elektrode* auf der Körperoberfläche und einer *indifferenten (nahezu potentialkonstanten) Elektrode,* die man durch Zusammenschluß mehrerer Ableitstellen erhält.

In Abb. 7–16 ist je ein Beispiel für die beiden Ableitarten schematisch dargestellt. Bei den **bipolaren Extremitätenableitungen nach Einthoven** werden die Spannungen zwischen jeweils zwei Extremitäten registriert und zwar bei

- Ableitung I zwischen rechtem Arm und linkem Arm,
- Ableitung II zwischen rechtem Arm und linkem Bein,
- Ableitung III zwischen linkem Arm und linkem Bein.

Da bei normaler Herzlage die Ableitungsrichtung II mit der Herzachse ungefähr übereinstimmt (s. Abb. 7–15), ergeben sich in diesem Fall die größten EKG-Ausschläge. Das zweite Beispiel zeigt die **unipolaren Brustwandableitungen nach Wilson.** Hierbei wird die differente Elektrode auf definierte Orte der Brustwand aufgesetzt, während die über Widerstände zusammengeschlossenen Extremitätenableitungen die indifferente Elektrode bilden.

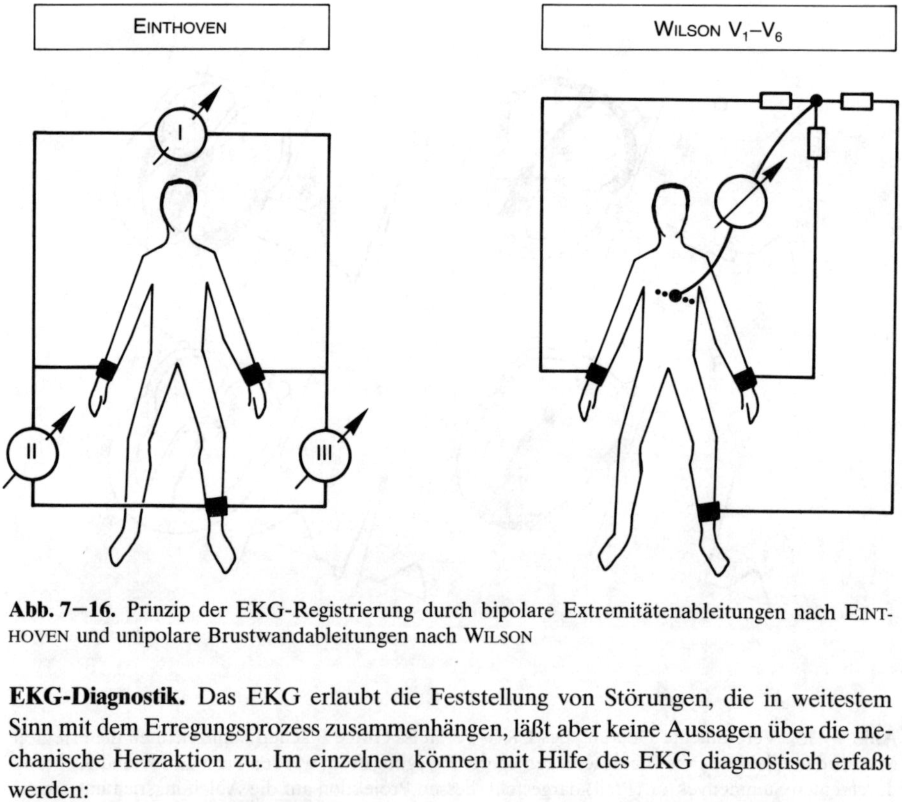

Abb. 7–16. Prinzip der EKG-Registrierung durch bipolare Extremitätenableitungen nach Einthoven und unipolare Brustwandableitungen nach Wilson

EKG-Diagnostik. Das EKG erlaubt die Feststellung von Störungen, die in weitestem Sinn mit dem Erregungsprozess zusammenhängen, läßt aber keine Aussagen über die mechanische Herzaktion zu. Im einzelnen können mit Hilfe des EKG diagnostisch erfaßt werden:

- *Störungen der Erregungsbildung, Erregungsleitung und Erregungsrückbildung,*
- *extrakardiale Störungen, die den Erregungsprozess beeinflussen* (pathologische vegetative und hormonale Einflüsse, Störungen im K^+- und Ca^{++}-Haushalt, Vergiftungen, Arzneimittel-Einflüsse),

Indications
- Pour restaurer les capacités physiques et intellectuelles dans les états de fatigue et de surmenage
- durant la convalescence, la grossesse et l'allaitement.

Dynamisan® permet une meilleure récupération après l'effort.

Posologie

Adultes et enfants de plus de 12 ans: une ampoule buvable (avec ou sans eau) 3 fois par jour, ou 1 comprimé à sucer, 3 fois par jour, de préférence avant les repas.

Enfants de 6 à 12 ans: 1 ampoule buvable ou 1 comprimé à sucer, 2 fois par jour, de préférence avant les repas.

Enfants de 30 mois à 6 ans: ½ ampoule à 1 ampoule par jour ou ½ comprimé à 1 comprimé à sucer par jour, de préférence avant les repas.

1 comprimé à sucer contient la même dose de Dynamisan® qu'une ampoule.

La durée normale d'une cure de Dynamisan® est de 3 semaines.

Effets secondaires
Il a été signalé quelques rares cas de diarrhées. Il suffit la plupart du temps de diminuer la dose ou d'arrêter momentanément le traitement pendant 1 à 2 jours.

Contre-indications
Insuffisance rénale.

Remarques
Dynamisan® peut être pris sans crainte le soir avant le coucher, cela est même recommandé pour les personnes ayant de légers troubles du sommeil dus à leur état de fatigue.
Dynamisan® peut être pris par les diabétiques (3 ampoules contiennent l'équivalent d'un morceau de sucre, les comprimés à sucer quasiment rien), par les hypertendus et par les femmes enceintes.

Présentation
20 ampoules buvables et autocassables
24 comprimés à sucer

® = marque déposée

PRODUITS SANDOZ (SUISSE) SA
Responsable de la fabrication SANDOZ SA

Dynamisan®

Energetico biologico

Composizione
1 fiala bevibile di 10 ml contiene:
1,0 g di L-aspartato di L-arginina, conserv. (metil-/propilparaben.), arom., excip. ad solut.

1 compressa da succhiare contiene:
1,0 g di L-aspartato di L-arginina, excip.

Proprietà
Le cause della fatica sono numerose. Si possono citare le principali che sono lo stress della vita moderna, il riposo insufficiente, l'eccesso di attività fisica ed intellettuale, le malattie infettive e altre (convalescenza), i mutamenti di stagione (fatica primaverile) e altre influenze del nostro ambiente.

L'ambiente dove l'uomo vive non gli permette sempre di ricuperare le forze sprecate. Uno stato di fatica s'insedia, sia fisico che psichico comportando una sensazione di rallentamento nelle attività della vita di tutti i giorni, di diminuzione delle forze, di modifica della memoria e dell'attenzione. Disturbi del sonno accopagnano spesso questo stato nonchè disturbi caratteriali: nervosismo, irritabilità.

Il Dynamisan® è una molecola originale che associa due amino-acidi: l'acido aspartico e l'arginina, sostanze naturali che già esistono nell'organismo e il cui apporto supplementare migliora la sintesi delle proteine muscolari.

Il Dynamisan® facilita dunque lo sforzo, provoca una sensazione di star meglio, migliora la memoria e la capacità di attenzione e, in certi casi, fa recedere i disturbi del sonno dovuti alla fatica.

Indicazioni
- Per ristabilire le capacità fisiche ed intellettuali negli stati di fatica e di strapazzo
- durante la convalescenza, la gravidanza e l'allattamento.

Dynamisan® permette un miglior ricupero dopo lo sforzo.

Posologia

Adulti e ragazzi con più di 12 anni: una fiala bevibile (con o senza acqua) 3 volte al giorno, o 1 compressa da succhiare, 3 volte al giorno, preferibilmente prima dei pasti.

Ragazzi dai 6 ai 12 anni: 1 fiala bevibile o 1 compressa da succhiare, 2 volte al giorno, preferibilmente prima dei pasti.

Bambini dai 30 mesi ai 6 anni: da ½ fiala a 1 fiala al giorno o da ½ compressa a 1 compressa da succhiare al giorno, preferibilmente prima dei pasti.

1 compressa da succhiare contiene la stessa dose di Dynamisan® di una fiala.

La normale durata di una cura di Dynamisan® è di 3 settimane.

Effetti secondari
Sono stati segnalati alcuni rari casi di diarrea. Basta diminuire la dose o cessare il trattamento per 1–2 giorni.

Contro-indicazioni
Insufficienza renale.

Osservazioni
Il Dynamisan® può esser preso senza timore la sera prima di andare a dormire, ciò è pure raccomandato per le persone con leggeri disturbi del sonno dovuti al loro stato di fatica.
Il Dynamisan® può esser preso dai diabetici (3 fiale contengono l'equivalente di un cubetto di zucchero, le compresse da succhiare quasi niente), per gli ipertesi e per le donne gravide.

Confezioni
20 fiale bevibili
24 compresse da succhiare

® = marca depositata

PRODOTTI SANDOZ (SVIZZERA) SA
Responsabile della fabbricazione SANDOZ SA

3390/2 9.83

Dynamisan®

Biologisches Energetikum

Zusammensetzung
1 Trinkampulle zu 10 ml mit Brechring enthält:
1,0 g L-Arginin-L-Aspartat, Conserv. (Methyl-/Propylparaben.), Arom., Excip. ad solut.

1 Lutschtablette enthält:
1,0 g L-Arginin-L-Aspartat, Excip.

Eigenschaften
Die wichtigsten Ursachen der Müdigkeit sind: der berühmte Alltags-Stress des modernen Lebens mit unzureichenden Ruhepausen, die körperliche und geistige Überanstrengung, infektiöse und andere Erkrankungen (Rekonvaleszenz), saisonbedingte Wetterveränderungen (Frühjahrsmüdigkeit), andere belastende Einflüsse unserer Umwelt und Gesellschaft.

Der Lebensrhythmus in der heutigen Leistungsgesellschaft führt dazu, dass wir bereits oft nach geringfügigen körperlichen und geistigen Anstrengungen Mühe bekunden, die verschleuderten Energiereserven wieder aufzufrischen. Die Folge davon sind körperliche und psychische Erschöpfungszustände, die sich in einer Verlangsamung der alltäglichen Aktivitäten, in Energiemangel und der Beeinträchtigung des Gedächtnisses und der Merkfähigkeit zeigen. Oftmals wird dieses Zustandsbild von Schlafstörungen und Verhaltensänderungen wie Nervosität und Reizbarkeit begleitet.

Dynamisan® ist ein Original-Molekül, das zwei Aminosäuren in Form von L-Arginin-L-Aspartat vereinigt. Beides sind natürliche Substanzen, die im Organismus bereits vorhanden sind und deren zusätzliche Zufuhr die Erzeugung von Muskeleiweissen verstärkt.

Auf diese Weise verbessert sich mit Dynamisan® die Leistungsfähigkeit, das allgemeine Wohlbefinden sowie das Gedächtnis und die Merkfähigkeit. In bestimmten Fällen vermag Dynamisan® erschöpfungsbedingte Schlafstörungen zu beseitigen.

Indikationen
– Zur Wiederherstellung der körperlichen und geistigen Leistungsfähigkeit bei Erschöpfungs- und Schwächezuständen
– in der Rekonvaleszenz, während der Schwangerschaft und Stillzeit

Dynamisan® erlaubt eine Verbesserung und Verkürzung der Erholungsphase nach Anstrengungen.

Dosierung und Anwendung
Erwachsene und Jugendliche ab 12 Jahren: 3mal täglich 1 Trinkampulle (mit oder ohne Wasser) oder 1 Lutschtablette, vorzugsweise vor dem Essen

Kinder im Alter von 6–12 Jahren: 2mal täglich 1 Trinkampulle (mit oder ohne Wasser) oder 1 Lutschtablette, vorzugsweise vor dem Essen

Kinder im Alter von 2½–6 Jahren: 1mal täglich ½–1 Trinkampulle (mit oder ohne Wasser) oder ½–1 Lutschtablette, vorzugsweise vor dem Essen

1 Lutschtablette Dynamisan® enthält dieselbe Wirkstoffmenge wie 1 Trinkampulle zu 10 ml.

Die normale Dauer einer Kurbehandlung beträgt 3 Wochen.

Nebenwirkungen
In seltenen Fällen wurde über Durchfall berichtet. Bei solchen Patienten genügt meistens eine Dosisreduktion oder eine kurzfristige, 1–2 Tage dauernde Unterbrechung der Behandlung.

Kontraindikationen
Nieren-Insuffizienz.

Hinweise
Dynamisan® kann bedenkenlos abends vor dem Schlafengehen eingenommen werden. Dies ist bei Patienten, die aufgrund ihres Ermüdungszustandes an leichten Schlafstörungen leiden, sogar zu empfehlen. Dynamisan® darf Zuckerkranken (der Zuckergehalt von 3 Ampullen entspricht jenem von 1 Stück Würfelzucker, die Lutschtabletten sind praktisch zuckerfrei) sowie Hypertonikern und Frauen während der Schwangerschaft verabreicht werden.

Packungen
20 Trinkampullen zu 10 ml mit Brechring
24 Lutschtabletten

® = eingetragene Schutzmarke

SANDOZ PRODUKTE (SCHWEIZ) AG
Verantwortlich für die Herstellung SANDOZ AG

Dynamisan®

Energétique biologique

Composition
1 ampoule buvable et autocassable à 10 ml contient:
1,0 g de L-aspartate de L-arginine, conserv. (méthyl-/propylparaben.), arom., excip. ad solut.

1 comprimé à sucer contient:
1,0 g de L-aspartate de L-arginine, excip.

Propriétés
Les causes de la fatigue sont nombreuses. On peut citer les principales qui sont le stress de la vie moderne, le repos insuffisant, l'excès d'activité physique et intellectuelle, les maladies infectieuses et autres (convalescence), les changements de saison (fatigue printanière) et d'autres influences de notre environnement.

L'environnement de l'homme ne lui permet pas toujours de récupérer les forces gaspillées. Un état de fatigue s'installe, à la fois physique et psychique se traduisant par une sensation de ralentissement dans les gestes de la vie courante, de diminution des forces, de modification de la mémoire et de l'attention. Des troubles du sommeil accompagnent souvent cet état ainsi que des troubles caractériels: nervosité, irritabilité.

Le Dynamisan® est une molécule originale associant deux acides aminés: l'acide aspartique et l'arginine, substances naturelles existant déjà dans l'organisme et dont l'apport supplémentaire améliore la synthèse des protéines musculaires.

Le Dynamisan® va donc faciliter l'effort, provoquer une sensation de mieux-être, améliorer la mémoire et la capacité d'attention et dans certains cas, faire régresser les troubles du sommeil dus à la fatigue.

– *kardiale Störungen, die den Erregungsprozess beeinflussen* (Störungen der Koronardurchblutung und O_2-Versorgung, Myokardinfarkt, Entzündungen, angeborene und erworbene Herzfehler).

Die Ursachen und Auswirkungen dieser Erkrankungen werden in den Abschnitten über die Pathophysiologie des Herzens dargestellt.

7.3. Mechanik der Herzaktion

7.3.1. Phasen der Herzaktion

Funktion der Herzklappen. Die rhythmische Kontraktion und Erschlaffung des Herzmuskels wird durch die **Ventilwirkung** der Herzklappen in eine Pumpwirkung mit gerichtetem Ausstrom umgesetzt (s. Abb. 7–17). Während der *Ventrikelsystole* erfolgt der Auswurf des Schlagvolumens durch die geöffneten Taschenklappen (s. S. 188) in den Truncus pulmonalis bzw. die Aorta, wobei die Atrioventrikularklappen (Segelklappen) geschlossen sind. In der *Ventrikeldiastole* dagegen strömt das Blut durch die geöffneten Atrioventrikularklappen in die Kammern ein; in dieser Phase sind die Taschenklappen geschlossen. Das Öffnen und Schließen der Klappensysteme wird dabei allein durch die Druckverhältnisse in den jeweils angrenzenden Räumen bestimmt, d. h. *das Klappenspiel erfolgt passiv nach Maßgabe der Druckänderungen im Herzen.*

Während das Blut durch eine Klappenöffnung strömt, legen sich die Klappen nicht an die Herz- bzw. Gefäßwände an, sondern bleiben in einer mittleren Öffnungsstellung. Dieses sogenannte „*Stellen*" der Klappen, das sich aus strömungstechnischen Gründen *(Bernoulli-Effekt)* ergibt, hat den Vorteil, daß eine kurzzeitige Druckänderung einen schnellen Klappenschluß herbeiführen kann.

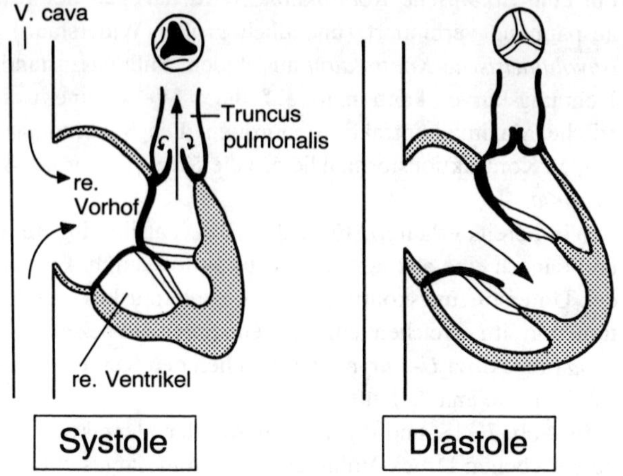

Abb. 7–17. Klappenfunktion, erläutert an einem Längsschnitt durch das rechte Herz. Links: Ventrikelsystole bei geschlossener Trikuspidalklappe und geöffneter Pulmonalklappe; rechts: Ventrikeldiastole bei geöffneter Trikuspidalklappe und geschlossener Pulmonalklappe. Oben ist jeweils die Stellung der Taschenklappen in der Aufsicht dargestellt

Aktionsphasen. In jedem Herzzyklus lassen sich durch den Schluß und die Öffnung der beiden Klappensysteme vier Phasen abgrenzen, die jeweils durch ein bestimmtes Druck- und Volumenverhalten gekennzeichnet sind: In der ersten Phase der Kammersystole, der sogenannten **Anspannungsphase,** sind alle Klappensysteme geschlossen. Die Kontraktion der Muskulatur führt daher zu einem steilen Druckanstieg, ohne daß sich das Ventrikelvolumen ändert *(isovolumetrische Kontraktion).* Wenn der intraventrikuläre Druck den Aortendruck von ca. 80 mm Hg übertrifft, öffnen sich die Taschenklappen und die zweite Phase der Systole, die **Austreibungsphase,** beginnt. Der Ventrikeldruck steigt dabei zunächst noch weiter an, um dann gegen Ende der Systole wieder abzufallen. Eine derartige Kontraktionsform, bei der sich Volumen und Druck gleichzeitig ändern, wird als *auxotonische Kontraktion* bezeichnet.

In der Austreibungsphase wirft der Ventrikel das *Schlagvolumen* von etwa 70 ml aus, während ein etwa gleichgroßes *Restvolumen* in der Kammer zurückbleibt. Der Druckabfall im Ventrikel führt zum Schluß der Aortenklappen. Damit beginnt der erste Abschnitt der Diastole, die **Entspannungsphase.** Da in diesem Zeitintervall alle Klappen geschlossen sind, verläuft die *Erschlaffung isovolumetrisch,* also ohne Änderung des Ventrikelinhalts. Der intraventrikuläre Druck fällt rasch auf einen Wert von nahezu Null ab. Bei Unterschreitung des Vorhofdruckes öffnen sich die Atrioventrikularklappen, und die letzte Phase, die **Füllungsphase,** beginnt. Beim Bluteinstrom in die Kammer steigt der Druck nur wenig.

Druck-Volumen-Diagramm. Die Phasen der Herzaktion lassen sich in einem Diagramm darstellen, in dem der Druck auf der Ordinate und das Volumen auf der Abszisse abgetragen wird (s. Abb. 7–18). Eine solche Darstellungsform entspricht dem Kraft-Längen-Diagramm des Skeletmuskels. Wie in diesem wird das Verhalten des erschlafften Muskels bei passiver Dehnung durch die **Ruhe-Dehnungskurve** charakterisiert. Für den Herzventrikel gibt die Ruhe-Dehnungskurve diejenigen Drucke an, die den verschiedenen Volumina bei passiver Ventrikelfüllung zugeordnet sind.

Wie der Skeletmuskel kann auch der Herzmuskel unter zwei verschiedenen experimentellen Bedingungen zur Kontraktion veranlaßt werden. Erfolgt der Auswurf des Blutes aus dem Ventrikel gegen einen vernachlässigbar kleinen Widerstand, so handelt es sich um eine *isotonische Kontraktion.* Wird dagegen der Blutauswurf während der Faseranspannung verhindert (unendlich großer Widerstand), dann führt der Muskel eine *isovolumetrische Kontraktion* aus. Jedem Füllungszustand, d. h. jedem Punkt der Ruhe-Dehnungskurve, kann man auf diese Weise eine isotonische und eine isovolumetrische Maximalkontraktion zuordnen. Die Verbindungen aller Maximalwerte für die beiden Kontraktionsformen liefern die *Kurven der isotonischen und der isovolumetrischen Maxima.*

Wie bereits erläutert, führt der Herzventrikel in situ zunächst eine isovolumetrische und danach eine auxotonische Kontraktion durch. Eine solche Kontraktionsfolge ist mit der Unterstützungskontraktion des Skeletmuskels vergleichbar. Die Ventrikelkontraktionen in situ erreichen daher die entsprechend bezeichnete *Kurve der Unterstützungsmaxima* (abgekürzt *U-Kurve*), die zwischen den Kurven der isotonischen und der isovolumetrischen Maxima verläuft.

In Abb. 7–18 sind die vier Phasen der Herzaktion für den linken Ventrikel in dem beschriebenen Druck-Volumen-Diagramm dargestellt. Dabei bezeichnen die Strecken

A–B die *isovolumetrische Anspannungsphase,*
B–C die *auxotonische Austreibungsphase,*
C–D die *isovolumetrische Entspannungsphase,*
D–A die *Füllungsphase nach Maßgabe der Ruhe-Dehnungskurve.*

Diese Phasen sind durch die Änderungen der Klappenstellungen voneinander abgegrenzt, und zwar durch
A *Schluß der Mitralklappe,*
B *Öffnung der Aortenklappe,*
C *Schluß der Aortenklappe,*
D *Öffnung der Mitralklappe.*

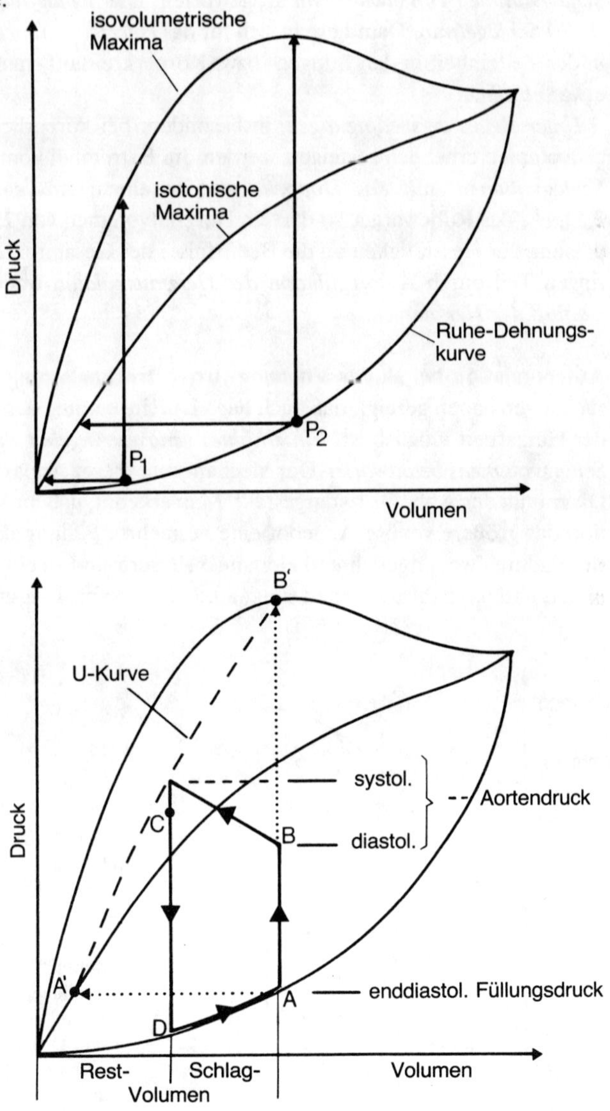

Abb. 7–18. Druck-Volumen-Diagramm des isolierten Herzens, nach ANTONI. Oben: Ruhe-Dehnungskurve sowie Kurven der isotonischen und isovolumetrischen Maxima für den linken Ventrikel. Von zwei Punkten (P_1 und P_2) ausgehend, sind jeweils die Maximalkontraktionen bei konstantem Druck und konstantem Volumen eingezeichnet. Unten: Arbeitsdiagramm des Herzens; A–B isovolumetrische Anspannung; B–C auxotonische Austreibung; die Kontraktion erreicht die Kurve der Unterstützungsmaxima (U-Kurve), die zwischen den Kurven der isotonischen und isovolumetrischen Maxima verläuft; C–D isovolumetrische Entspannung; D–A Füllung entlang der Ruhe-Dehnungskurve

Eine solche Darstellung des gesamten Herzzyklus in einem Druck-Volumen-Diagramm, die insbesondere für die Erläuterung der Anpassungsvorgänge (s. u.) nützlich ist, wird auch als *Arbeitsdiagramm des Ventrikels* bezeichnet.

7.3.2. Anpassung der Herzaktion

Herzzeitvolumen unter Ruhe- und Belastungsbedingungen. *In körperlicher Ruhe* wird bei jeder Herzaktion sowohl vom rechten als auch vom linken Ventrikel jeweils ein *Schlagvolumen von etwa 70 ml* ausgeworfen. Die *Schlagfrequenz* beträgt normalerweise *ca. 70 Schläge/min.* Damit ergibt sich für das *Herzzeitvolumen,* d. h. das Blutvolumen, das in der Zeiteinheit in den Lungen- bzw. Körperkreislauf transportiert wird, ein Wert von etwa *5 l/min.*

Unter Belastungsbedingungen, insbesondere bei körperlicher Arbeit, kann das Herzzeitvolumen erheblich gesteigert werden. Im Extremfall kommt es zu einer *Zunahme des Schlagvolumens auf das Doppelte* und zu einem *Anstieg der Herzfrequenz auf das 2,5fache* des Ruhewertes, so daß ein Herzzeitvolumen von 25 l/min resultiert. Diese Anpassung der Herztätigkeit an die Bedürfnisse des Gesamtorganismus erfolgt zu einem geringen Teil durch *Autoregulation der Herzmuskulatur,* überwiegend jedoch unter dem *Einfluß der Herznerven.*

Autoregulation bei akuter Volumen- bzw. Druckbelastung. Tierexperimentelle Untersuchungen haben gezeigt, daß auch nach Durchtrennung der Herznerven eine Anpassung der Herzarbeit möglich ist. *Ein erhöhtes venöses Angebot wird durch eine Zunahme des Schlagvolumens beantwortet.* Der Mechanismus dieser Anpassung ist im Druck-Volumen-Diagramm der Abb. 7–19 dargestellt. Man erkennt, daß im Vergleich zur Ausgangssituation das größere venöse Angebot eine vermehrte Füllung des Ventrikels zur Folge hat. Die dadurch weiter gedehnten Herzmuskelfasern sind zu einer stärkeren Verkürzung befähigt, und das Schlagvolumen steigt an. Dieser Anpassungsmodus wird als *intrakardialer*

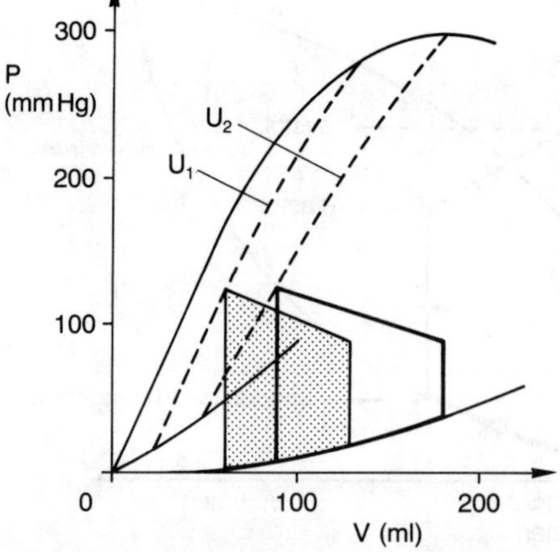

Abb. 7–19. Anpassung des denervierten Herzens an eine akute Volumenbelastung, dargestellt im Druck-Volumen-Diagramm, nach ANTONI. In der Ausgangssituation wird zunächst das punktierte Arbeitsdiagramm des linken Ventrikels umlaufen. Bei plötzlicher Zunahme der enddiastolischen Füllung auf 180 ml wirft der Ventrikel ohne Druckerhöhung ein größeres Schlagvolumen (90 ml statt 70 ml) aus (dick ausgezogenes Arbeitsdiagramm)

Mechanismus oder auch als **Frank-Starling-Mechanismus** bezeichnet. Für das nicht denervierte Herz in situ spielt er lediglich bei kurzfristigem Volumenausgleich und bei der Abstimmung der Schlagvolumina von rechtem und linkem Herzen eine Rolle. Für das *insuffiziente, dilatierte Herz* stellt der Frank-Starling-Mechanismus jedoch die einzige Regulationsmöglichkeit dar.

Ebenso wie bei akuter Volumenbelastung ist auch das Herz bei Zunahme des Aortendruckes, die etwa als Folge eines erhöhten peripheren Widerstandes auftreten kann, zu einer autoregulatorischen Anpassung befähigt. *Ein Anstieg des Auswurfwiderstandes wird durch eine verstärkte Druckentwicklung des Ventrikels beantwortet.* Den Mechanismus dieser in zwei Stufen erfolgenden Anpassung erläutert Abb. 7–20. Steigt der diastolische Aortendruck plötzlich an, so ist der linke Ventrikel zunächst nur in der Lage, ein reduziertes Schlagvolumen auszuwerfen. Dadurch kommt es zu einer *Zunahme des Restvolumens* und bei der nächsten Aktion zu einer *größeren diastolischen Füllung.* Die gedehnten Myokardfasern gelangen auf diese Weise in einen Arbeitsbereich, in dem sie eine kräftigere Kontraktion ausführen und so das normale Schlagvolumen mit erhöhtem Druck auswerfen können. Auch in diesem Fall hat also die vermehrte Füllung des Ventrikels entscheidende Bedeutung für den Anpassungsmechanismus.

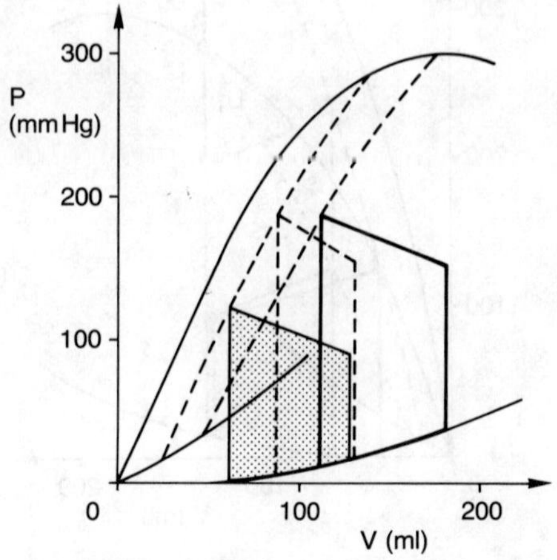

Abb. 7–20. Anpassung des denervierten Herzens an eine akute Druckbelastung, dargestellt im Druck-Volumen-Diagramm, nach Antoni. Bei plötzlicher Erhöhung des peripheren Widerstandes entwickelt der linke Ventrikel zunächst einen verstärkten Druck bei reduziertem Schlagvolumen (gestricheltes Arbeitsdiagramm). In einer zweiten Phase nimmt die enddiastolische Füllung zu, wodurch das ursprüngliche Schlagvolumen (70 ml) gegen den erhöhten Widerstand ausgeworfen werden kann (dick ausgezogenes Arbeitsdiagramm)

Nervale Beeinflussung der Kontraktilität. Normalerweise erfolgt die Anpassung der Herzarbeit an körperliche Belastungen unter dem **Einfluß des Sympathikus.** *Die vom Zentralnervensystem ausgelöste Aktivierung des Sympathikus führt zu einer verstärkten Kontraktionskraft (Kontraktilität) der Herzmuskulatur.* Diese Wirkung des Sympathikus stellt sich im Druck-Volumen-Diagramm als eine *Linksverlagerung der Kurve der Unterstützungsmaxima* dar (Abb. 7–21, Verlagerung von U_1 nach U_2). Wie das verstärkt eingezeichnete Arbeitsdiagramm zeigt, kann in diesem Fall – ausgehend von der gleichen enddiastolischen Füllung – ein vergrößertes Schlagvolumen ausgeworfen werden. Dabei erfolgt eine *stärkere Ausschöpfung des Restvolumens.* Das Herz zieht sich also in der Systole bei körperlicher Belastung stärker zusammen als unter Ruhebedingungen, was auch durch die direkte Beobachtung mit Hilfe des Röntgenverfahrens bestätigt wird. Die

Linksverlagerung der U-Kurve läßt weiterhin erkennen, daß unter dem Einfluß des Sympathikus auch der Auswurf eines normalen Schlagvolumens gegen einen erhöhten Widerstand möglich ist (Abb. 7–21, strichpunktierte Kurve). Je nach der speziellen Kreislaufsituation kann also ein *größeres Schlagvolumen* ausgetrieben und/oder ein *höherer Druck* überwunden werden. Den gesamten Anpassungsmodus bezeichnet man wegen der Beteiligung von Herznerven als *extrakardialen Mechanismus.*

Die Beeinflussung der Kontraktilität wird ganz allgemein als *Inotropie* bezeichnet. Der Sympathikus steigert die Kontraktilität der Herzmuskulatur und hat demnach eine **positiv inotrope Wirkung.** Eine gleichartige Wirkung findet man bei Erhöhung der extrazellulären Ca^{++}-Konzentration oder nach Gabe von Herzglykosiden.

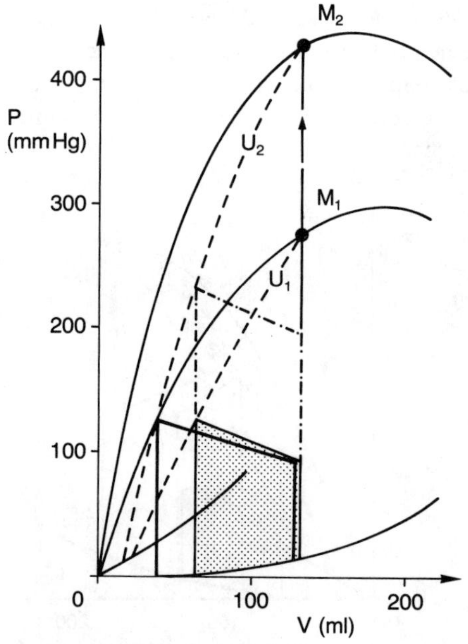

Abb. 7–21. Einfluß einer Kontraktilitätserhöhung (positiv inotrope Wirkung) auf die Arbeit des linken Ventrikels, nach Antoni. Unter Sympathikuseinfluß wird die Kurve der isovolumetrischen Maxima von M_1 nach M_2 und damit die Kurve der Unterstützungsmaxima von U_1 nach U_2 verlagert. Damit ist der Ventrikel in der Lage, bei gleichbleibendem enddiastolischem Volumen entweder ein größeres Volumen auszuwerfen (dick ausgezogenes Arbeitsdiagramm) oder das ursprüngliche Schlagvolumen gegen einen höheren Druck zu befördern (strichpunktiertes Arbeitsdiagramm)

Anpassung der Herzfrequenz. Die zweite Möglichkeit, die Herzarbeit an die Bedürfnisse des Gesamtorganismus anzupassen, besteht in einer Änderung der Herzschlagfolge. Obwohl die Herzfrequenz durch die Schrittmacherfunktion des Sinusknotens autonom gesteuert wird, können die Herznerven modifizierend in diesen Prozess eingreifen. Bei *Reizung des rechten Herzvagus* oder bei direkter Applikation von *Acetylcholin* auf den Sinusknoten nimmt die Herzfrequenz ab. Der **Vagus** hat somit eine **negativ chronotrope Wirkung.** Bei *Sympathikusreizung* oder bei Applikation von Adrenalin zeigt sich der umgekehrte Effekt.

In situ kommt dem *rechten Vagus* die entscheidende Bedeutung für die Einstellung der Herzfrequenz zu. *Eine Frequenzsteigerung tritt ein, wenn die Vagustätigkeit abnimmt,* d. h. wenn weniger Nervenimpulse über den Vagus dem Herzen zugeleitet werden. Die Wirkung des Sympathikus auf die Herzfrequenz ist demgegenüber geringer.

Der frequenzverändernde Einfluß der Herznerven läßt sich folgendermaßen erklären: Wie auf S. 195 f. dargestellt, ist die Herzfrequenz von der Spontandepolarisation der Schrittmacherzellen abhängig. Unter Vaguseinfluß nimmt die *Steilheit der diastolischen Depolarisation* ab, so daß die Schwelle erst nach einem größeren Zeitintervall erreicht wird (s. Abb. 7−22); die Herzfrequenz sinkt. Umgekehrt steigt unter Sympathikuseinfluß die diastolische Depolarisation steiler an, woraus eine schnellere Herzschlagfolge resultiert.

Mit der Zunahme der Herzfrequenz verändert sich auch das *Verhältnis der Systolendauer zur Diastolendauer.* Während bei der Ruhefrequenz von 70/min dieses Verhältnis etwa 1 : 2 beträgt, findet man bei der Frequenz von 90/min einen Wert von 1 : 1 und bei 150/min sogar eine Relation von 5 : 3. Die Diastolendauer wird also bei einer Frequenzsteigerung stärker reduziert als die Systolendauer, so daß eine absolut und relativ *geringere Zeit für die Ventrikelfüllung* zur Verfügung steht. Die – wenn auch nicht so starke – Abnahme der Systolendauer erfordert eine *schnellere Verkürzung der Myokardfasern,* die durch Kontraktilitätssteigerung der Muskulatur erreicht wird.

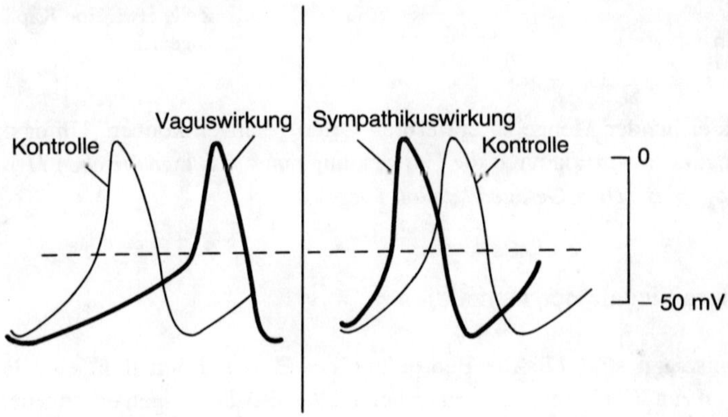

Abb. 7−22. Wirkung der efferenten Herznerven auf das Aktionspotential der Schrittmacherzellen im Sinusknoten. Unter dem Einfluß des Vagus vermindert sich die Steilheit der diastolischen Depolarisation und damit die Herzfrequenz. Die Sympathikusaktivierung bewirkt einen steileren Anstieg der diastolischen Depolarisation und eine Zunahme der Herzfrequenz

Anpassung an langdauernde Belastungen. Wird das Herz wiederholt oder ständig einer erhöhten Arbeitsbelastung ausgesetzt, so tritt außer den funktionellen Regulationen eine strukturelle Anpassung ein. Es kommt zu einer *Dicken- und Längenzunahme der einzelnen Muskelfasern* **(Hypertrophie)** mit gleichzeitiger *Erweiterung der Hohlräume* **(Dilatation).** Das Gewicht des Herzens kann dabei von normalerweise 300 g bis auf 500 g (Sportlerherz) ansteigen (s. Abb. 7−23).

Bei Überschreitung dieses *kritischen Grenzgewichtes von 500 g* besteht die Gefahr einer ungenügenden Sauerstoffversorgung des Muskelgewebes. Mit Zunahme der Faserradien werden nämlich, wie Abb. 7−23 (unten) zeigt, auch die Diffusionswege zwischen den Kapillaren und dem Inneren der Muskelfasern größer, so daß die O_2-Moleküle nicht

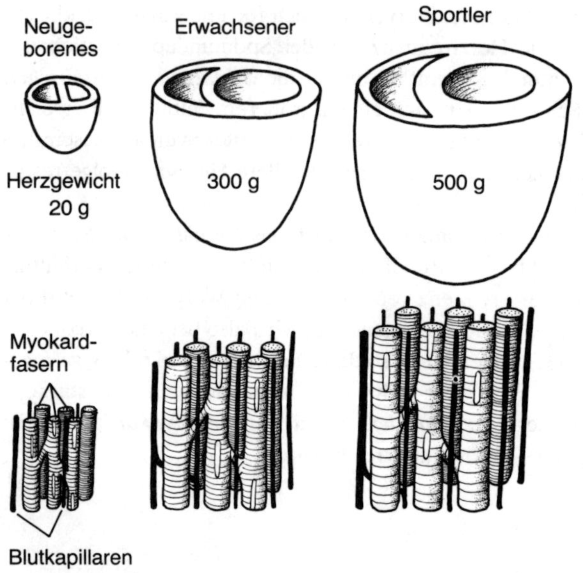

Abb. 7–23. Kapillarisierung des Myokards in Abhängigkeit vom Herzgewicht, nach LINZBACH. Mit dem Dickenwachstum der Herzmuskelzellen erhöht sich der Abstand der (schwarz eingezeichneten) Kapillaren. Beim Erwachsenen ist jeder Zelle etwa eine Kapillare zugeordnet

mehr in ausreichender Menge zu entfernten Orten gelangen können. Unter pathologischen Bedingungen wird dadurch die Entwicklung einer sog. *exzentrischen Hypertrophie* und einer sog. *plastischen Gefügedilatation* ausgelöst.

7.3.3. Äußere Signale der Herzaktion

Herzfunktionsdiagnostik. Für die Beurteilung der Herzfunktion steht eine Reihe von Meßverfahren zur Verfügung, die in manchen Fällen allerdings einen erheblichen apparativen Aufwand erfordern. Mit Hilfe spezieller *Röntgenverfahren* oder durch *Ultraschall* kann das *Herzvolumen* näherungsweise ermittelt werden. Die *Druckabläufe* in den Ventrikeln lassen sich messen, wenn man einen *Katheter,* verbunden mit einem Druckaufnehmer, durch die Gefäße bis in die Herzhöhlen einführt. Über den Herzkatheter können auch Blutproben aus den Vorhöfen und Kammern gewonnen werden, deren *Sauerstoffsättigung* Rückschlüsse auf Defekte des Vorhof- bzw. Kammerseptums zulassen. In der Regel versucht man jedoch, Aufschlüsse über die Herzfunktion zu erlangen, ohne daß hiermit ein körperlicher Eingriff verbunden ist. Geeignete Verfahren dazu sind

- Registrierung des *Elektrokardiogramms,*
- Palpation (Tasten) des *Herzspitzenstoßes* (Erschütterung der Thoraxwand durch die Herzaktion),
- Aufnahme des *Arterien-* und des *Venenpulses,*
- Auskultation (Abhören) der *Herzschallerscheinungen.*

Herzschall. Die durch die Herzaktion erzeugten Schwingungen (15–400 Hz) werden auf die Brustwand übertragen und können mit Hilfe eines aufgesetzten *Stethoskops* (Hörrohrs) wahrgenommen werden. Sie lassen sich auch mit einem der Brustwand aufliegenden *Mikrophon* erfassen und durch ein Schreibsystem aufzeichnen *(Phonokardiogramm,* s. Abb. 7–24). Die normalerweise auftretenden Schallerscheinungen bezeichnet man als **Herztöne,** obwohl es sich nicht um rein periodische Schwingungen handelt, wie es die physikalische Definition des Begriffes „Ton" fordert. Von der Norm abweichende, pathologische Schallerscheinungen werden als *Herzgeräusche* bezeichnet.

Bei der Aktion des gesunden Herzens kann man in der Regel zwei Herztöne unterscheiden (s. Abb. 7–24). Der *I. Herzton,* der zu Beginn der Systole auftritt, ist lang und dumpf. Er kommt dadurch zustande, daß sich nach dem Schluß der Atrioventrikularklappen das Ventrikelmyokard ruckartig um das inkompressible Blutvolumen anspannt. Da-

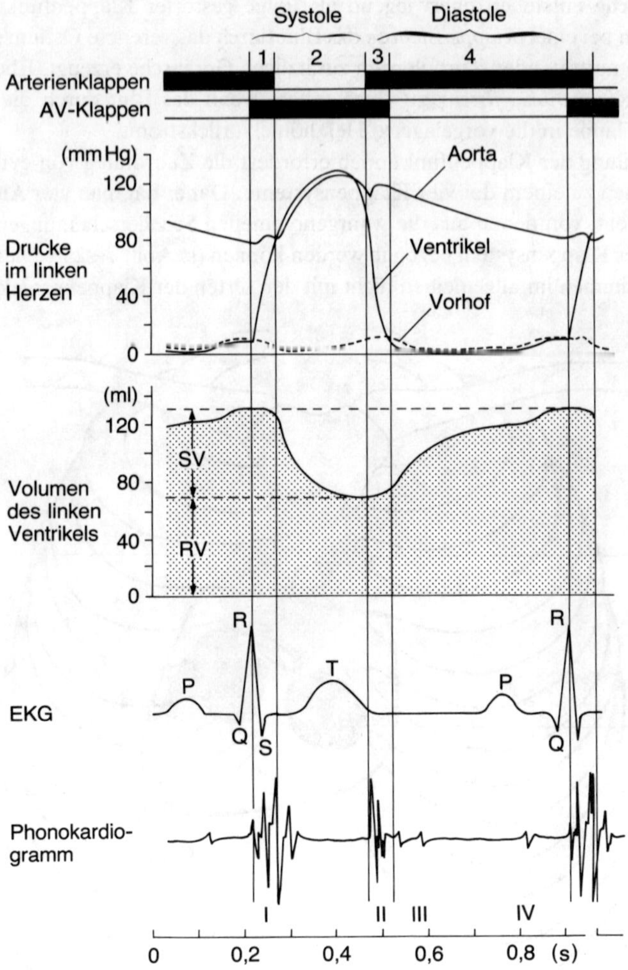

Abb. 7–24. Zeitliche Zuordnung einiger Funktionsparameter zu den Aktionsphasen des Herzens, nach ANTONI. 1 Anspannungsphase, 2 Austreibungsphase, 3 Entspannungsphase, 4 Füllungsphase, SV Schlagvolumen, RV Restvolumen. (Die schwarzen Querbalken markieren die Verschlußdauer der betreffenden Klappen.)

durch gerät das gesamte System, Myokard und eingeschlossenes Blut, in Schwingungen. Der I. Herzton wird aus diesem Grund auch als *Anspannungston* bezeichnet. Der *II. Herzton,* der zu Beginn der Diastole einsetzt, ist kurz und hell. Er entsteht durch den Schluß der Taschenklappen (Aorten- und Pulmonalisklappe), wobei die Blutsäulen im Anfangsteil der großen Arterien in Schwingungen geraten.

Bei Kindern, deren kleinerer Thorax die Schalleitung begünstigt, läßt sich oft noch ein *III. Herzton* wahrnehmen, der durch den Einstrom des Blutes während der Ventrikelfüllung zustande kommt. Ein *IV. Ton,* der durch die Vorhofkontraktion ausgelöst wird, ist bei der Auskultation nicht hörbar, kann jedoch bei der Aufzeichnung des Herzschalles registriert werden.

Herzgeräusche entstehen überwiegend als Folge gestörter Klappenfunktionen (s. S. 220 ff.). Wenn bei einer *Klappenstenose* das Blut durch das verengte Ostium strömt, werden durch die auftretenden Turbulenzen zusätzliche Geräusche erzeugt. Ebenso kommt es bei einer *Klappeninsuffizienz* zu Geräuschen, wenn das Blut durch die nicht dicht schließende Klappe in die vorgelagerte Herzhöhle zurückströmt.

Die Beurteilung der Klappenfunktionen erfordert die Zuordnung von evtl. auftretenden Geräuschen zu einem der vier Klappensysteme. Daher hat man vier **Auskultationsstellen** festgelegt, von denen aus die wahrgenommenen Schallerscheinungen auf jeweils ein bestimmtes Klappensystem bezogen werden können (s. Abb. 7–25). Diese Auskultationsstellen stimmen im allgemeinen nicht mit den Orten der Klappenprojektion auf der

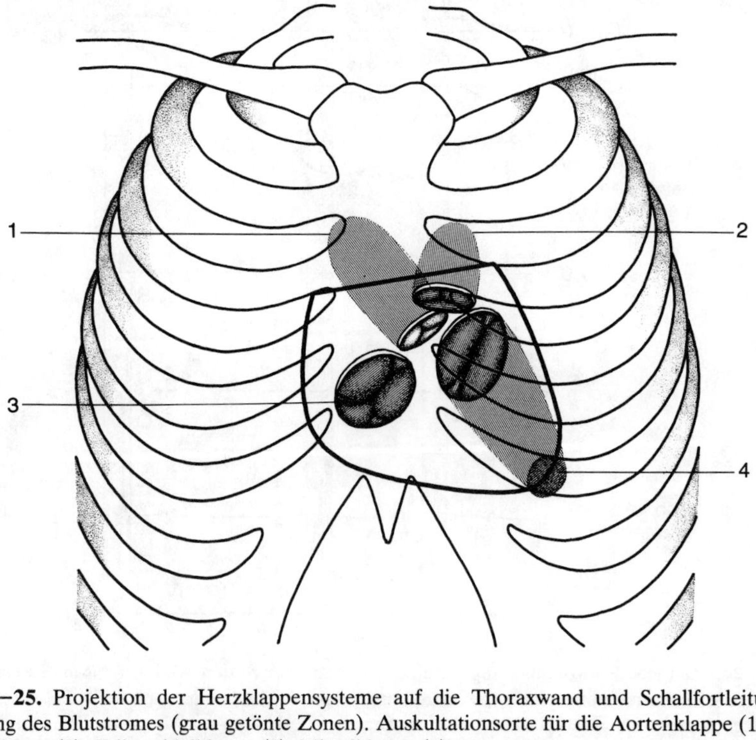

Abb. 7–25. Projektion der Herzklappensysteme auf die Thoraxwand und Schallfortleitung in Richtung des Blutstromes (grau getönte Zonen). Auskultationsorte für die Aortenklappe (1), Pulmonalklappe (2), Trikuspidalklappe (3), Mitralklappe (4)

Brustwand überein, sondern sind etwas davon entfernt in Richtung des Blutstromes verlagert. Sie werden jeweils durch die Angabe eines Intercostalraumes (ICR) und einer charakteristischen senkrechten Linie (parasternal = neben dem Sternum oder medioklavikular = Mitte des Schlüsselbeins) lokalisiert. Wie Abb. 7–25 zeigt, auskultiert man

- die *Aortenklappe* im 2. ICR, rechts parasternal,
- die *Pulmonalklappe* im 2. ICR, links parasternal,
- die *Trikuspidalklappe* in Höhe des 4. ICR, auf dem Sternum,
- die *Mitralklappe* im 5. ICR, links medioklavikular.

Synopsis der Funktionsabläufe. In Abb. 7–24 sind die wichtigsten Funktionsparameter der Herzaktion in einer synchronen Aufzeichnung zusammengefaßt. Von oben nach unten sind dargestellt:

- die *Klappenstellungen* in den vier Aktionsphasen. (Die schwarzen Balken bedeuten geschlossene Klappen.)
- die *Druckverläufe im linken Ventrikel und in der Aorta.* Während der Austreibungsphase übersteigt der Ventrikeldruck ein wenig den Aortendruck. Am Ende der Austreibung findet sich in der Aortendruckkurve ein kleiner Einschnitt (FRANKsche *Inzisur),* der auf den Druckabfall beim Schluß der Aortenklappe zurückzuführen ist.
- die *Volumenänderung im linken Ventrikel.* Nach Auswurf des Schlagvolumens (SV) bleibt am Ende der Systole das Restvolumen (RV) im Ventrikel zurück.
- das *Elektrokardiogramm.* Die Vorhoferregung (P-Welle) fällt in die späte Ventrikeldiastole. Die Spitze der R-Zacke markiert den Beginn der Ventrikelsystole, das Ende der T-Welle ihren Abschluß.
- das *Phonokardiogramm.* Der I. Herzton beginnt mit der Anspannungsphase und klingt erst in der frühen Austreibungsphase ab. Der II. Herzton, der mit Beginn der Entspannungsphase einsetzt, weist nur wenige Schwingungen auf.

7.4. Energetik der Herzaktion

7.4.1. Herzarbeit und Herzleistung

Formen der physikalischen Herzarbeit. Während der Systole verrichtet die Ventrikelmuskulatur durch Spannungsentwicklung und Faserverkürzung hauptsächlich eine **Druck-Volumen-Arbeit.** (Das Produkt aus Druck und Volumen hat – wie das Produkt aus Kraft und Weg – die Dimension einer Arbeit.) Geht man davon aus, daß der *linke Ventrikel* bei körperlicher Ruhe ein Schlagvolumen von 70 ml mit einem mittleren Druck von 100 mm Hg auswirft, so leistet er eine Druck-Volumen-Arbeit von *0,93 J* (s. Kap. 21). Der *rechte Ventrikel* hat bei gleichgroßem Schlagvolumen (70 ml) nur einen mittleren Druck von 15 mm Hg zu erzeugen, so daß seine Druck-Volumen-Arbeit etwa *0,14 J* beträgt. Für beide Ventrikel zusammen ergibt sich also pro Systole ein Arbeitsbetrag von ca. 1,1 J.

Außer der Druck-Volumen-Arbeit hat die Ventrikelmuskulatur noch eine **Beschleunigungsarbeit** zu leisten, um die träge Masse des Blutes (m) auf die Auswurfgeschwindigkeit (v) zu bringen. Die Beschleunigungsarbeit, die sich aus $1/2\ mv^2$ berechnet, ist unter Ruhebedingungen gering (1% der Gesamtarbeit für den linken Ventrikel). Der Anteil der Beschleunigungsarbeit nimmt jedoch bei *körperlicher Belastung* und bei *Elastizitätsverlust der Aorta im Alter* deutlich zu.

Herzleistung. Die Herzleistung, also die *Herzarbeit pro Zeiteinheit,* läßt sich für die Ruhefrequenz (mit einer Systole pro Sekunde) leicht angeben. Sie ist in diesem Fall 1,1 W (s. Kap. 21), was einer Leistung von 23 kcal/Tag (96 kJ/Tag) entspricht. Der *Wirkungsgrad der Herzarbeit,* d. h. derjenige Anteil der umgesetzten Energie, der in mechanische Arbeit umgewandelt wird, beträgt *25–30%.* Daher müssen für die Herztätigkeit unter Ruhebedingungen 70–90 kcal/Tag (300–400 kJ/Tag) oder *5% des Grundumsatzes* bereitgestellt werden.

7.4.2. Durchblutung, Sauerstoffverbrauch und Energiegewinnung des Myokards

Durchblutung. *Die Durchblutung des Herzmuskelgewebes beträgt in körperlicher Ruhe etwa* $0{,}8\ l \cdot kg^{-1} \cdot min^{-1}$. *Durch die Koronararterien strömen also bei einem 300 g schweren Herzen 240 ml Blut/min, das sind rund 5 % des gesamten Herzzeitvolumens.* Die Koronardurchblutung erfolgt allerdings nicht kontinuierlich, sondern weist *rhythmische Schwankungen in Abhängigkeit von den Kontraktionsphasen* auf. Durch die Druckentwicklung während der Systole wird der kapilläre Blutstrom im linken Ventrikel z. T. unterbrochen. Erst in der Diastole kann das Blut die terminale Strombahn frei passieren.

Tab. 7–1. Koronardurchblutung, arterielle und koronarvenöse O_2-Konzentrationen, O_2-Verbrauch sowie Substrataufnahme des Herzens in Körperruhe und bei starker Belastung (Die Substrataufnahme ist in prozentualen Substratanteilen am O_2-Verbrauch des Myokards angegeben).

			Ruhe	**Arbeit**
Koronardurchblutung $\dot{Q}$ ($l \cdot kg^{-1} \cdot min^{-1}$)			0,8	3,0
arterielle O_2-Konzentration $C_{a_{O_2}}$ (l/l Blut)			0,20	0,20
koronarvenöse O_2-Konzentration $C_{v_{O_2}}$ (l/l Blut)			0,08	0,05
arterio-venöse O_2-Differenz avD_{O_2} (l/l Blut)			0,12	0,15
O_2-Verbrauch $\dot{V}_{O_2}$ ($l \cdot kg^{-1} \cdot min^{-1}$)			0,10	0,45
Substrate:	Glucose	(%)	31	16
	Milchsäure	(%)	28	61
	freie Fettsäuren	(%)	34	21
	Brenztraubensäure	(%)	7	2

Bei *schwerer körperlicher Arbeit* steigt die Koronardurchblutung bis auf das *Vierfache* des Ruhewertes an (s. Tab. 7–1). Die Mehrdurchblutung wird wahrscheinlich durch den bei Arbeitsbeginn eintretenden *Sauerstoffmangel* (Hypoxie) des Myokards ausgelöst, der eine *Dilatation der Koronargefäße* bewirkt. Außerdem finden sich im Bereich der Koronargefäße zahlreiche *sympathische β-Rezeptoren,* (s. S. 540), so daß eine zusätzliche Gefäßerweiterung über den Sympathikus möglich ist. *Die Aktivierung des Sympathikus führt also nicht nur zur Steigerung der Kontraktilität* (s. S. 205 f.), *sondern gleichzeitig auch zur Dilatation der Koronargefäße.*

O_2-Versorgung. *Der Sauerstoffverbrauch des Herzmuskelgewebes beträgt in körperlicher Ruhe etwa 0,1 ml · g^{-1} · min^{-1}.* Unter Belastungsbedingungen steigt er mit der *entwickelten Faserspannung* und mit der *Herzfrequenz* an und kann im Extremfall das Vierfache des Ruhewertes erreichen (s. Tab. 7–1). Da bereits in Ruhe die O_2-Kapazität des Blutes im Myokard relativ stark ausgeschöpft wird, kann ein zusätzlicher arbeitsbedingter Sauerstoffbedarf praktisch nur durch eine entsprechende Steigerung der Koronardurchblutung gedeckt werden.

Der **Sauerstoffverbrauch** eines Organs ergibt sich als Produkt aus der Durchblutung Q und der arterio-venösen O_2-Konzentrationsdifferenz (avD_{O_2}):

(1) $O_2\text{-Verbrauch} = \dot{Q} \cdot avD_{O_2}$

Das **O_2-Angebot** ist definiert als Produkt aus der Durchblutung $\dot{Q}$ und der arteriellen O_2-Konzentration $C_{a_{O_2}}$:

(2) $O_2\text{-Angebot} = \dot{Q} \cdot C_{a_{O_2}}$

Der Quotient aus diesen beiden Größen wird als **O_2-Utilisation** bezeichnet:

(3) $O_2\text{-Utilisation} = (\dot{Q} \cdot avD_{O_2}) / (\dot{Q} \cdot C_{a_{O_2}}) = avD_{O_2} / C_{a_{O_2}}$

Mit den Daten aus Tab. 7–1 findet man für das Herz eine O_2-Utilisation in Körperruhe von 0,6 = 60 % und bei Belastung von 0,75 = 75 %. Da eine geringe O_2-Utilisation offensichtlich eine günstige O_2-Versorgungssituation kennzeichnet, hat man für den reziproken Wert die Bezeichnung „*Güte der Koronardurchblutung*" eingeführt:

(4) $\text{Güte der Koronardurchblutung} = (\dot{Q} \cdot C_{a_{O_2}}) / (\dot{Q} \cdot avD_{O_2}) = C_{a_{O_2}} / avD_{O_2}$

Unter Ruhebedingungen ergibt sich hiernach für die Güte der Koronardurchblutung ein Wert von 1,7. Ein Absinken von $C_{a_{O_2}} / avD_{O_2}$ unter 1,2 ist ein Zeichen dafür, daß eine kritische Situation in der myokardialen O_2-Versorgung eingetreten ist *(Koronarinsuffizienz,* s. S. 222).

Neben der aktuellen Situation interessiert auch die *Anpassungsbreite der O_2-Versorgung.* Ein Maß hierfür ist die **Koronarreserve,** die man in der Regel definiert als Differenz aus maximal möglichem und aktuell vorliegendem O_2-Verbrauch, dividiert durch die letztgenannte Größe.

$$(5) \qquad \text{Koronarreserve} = \frac{O_2\text{-Verbrauch}_{max} - O_2\text{-Verbrauch}_{akt}}{O_2\text{-Verbrauch}_{akt}}$$

Für das voll anpassungsfähige Herz unter Ruhebedingungen hat (nach den Daten der Tab. 7−1) die Koronarreserve etwa einen Wert von 4, d. h. *die verfügbare O_2-Reserve ist viermal größer als der O_2-Bedarf des Herzens in Ruhe.*

Energiegewinnung. Die wichtigsten Substrate für die Energiegewinnung des Myokards sind *freie Fettsäuren, Lactat* und *Glucose.* Wie aus Tab. 7−1 hervorgeht, stellen *unter Ruhebedingungen die freien Fettsäuren die dominierenden Energielieferanten des Herzens* dar. Mit *steigender Belastung* nimmt jedoch der Anteil des im Myokard umgesetzten *Lactats* zu. Das Herz ist auch in der Lage, die bei körperlicher Arbeit von der Skeletmuskulatur abgegebene Milchsäure zu verwerten. Da die Verwertung nur über den KREBS-Zyklus in Anwesenheit von Sauerstoff erfolgen kann, ist dieser Stoffwechselweg bei O_2-Mangel versperrt. Bei *ungenügender Koronardurchblutung* wird daher Milchsäure nicht mehr aus dem Blut extrahiert, sondern von den Herzmuskelzellen abgegeben. Unter diesen Bedingungen ist also die Lactat-Konzentration im abfließenden koronarvenösen Blut größer als im zufließenden arteriellen Blut.

7.5. Pathophysiologie des Herzens

7.5.1. Rhythmusstörungen

Veränderungen der Herzschlagfolge beruhen auf einer *Beeinflussung der Erregungsbildung* und/oder der *Erregungsleitung.* Überschreitet die Herzfrequenz 100 Schläge/min, liegt eine *Tachykardie* vor, eine Herzfrequenz <60 Schläge/min wird als *Bradykardie* bezeichnet. Unter einer *Arrhythmie* versteht man eine unregelmäßige Herzschlagfolge. Eine *Extrasystole* ist eine außerhalb des normalen Herzrhythmus ausgelöste Erregung, die eine Extrakontraktion zur Folge hat und damit vorübergehend den normalen Grundrhythmus verändert.

Erregungsbildungsstörungen, die vom Sinusknoten ausgehen, werden als *nomotop,* Erregungsbildungsstörungen, die von sekundären oder tertiären Zentren ausgehen, als *ektop* (heterotop) bezeichnet. Die heterotopen Störungen können in den Vorhöfen (supraventrikulär) oder den Kammern (ventrikulär) liegen.

Bei Erregungsleitungsstörungen ist die Umgebung des Sinusknotens (sinu-aurikulär), die Vorhof-Kammergrenze (atrio-ventrikulär) oder das ventrikuläre Leitungssystem (s. Tab. 7−2 und Abb. 7−26) betroffen.

Nomotope Veränderungen der Erregungsbildung. Sinustachykardien kommen bei körperlicher Belastung und Aufregung vor. Vor allem das untrainierte Herz reagiert auf eine erhöhte Anforderung mit unökonomischer Tachykardie. Durch Fieber wird die Herzfre-

Tab. 7–2. Schematische Einteilung der Herzrhythmusstörungen

Erregungsbildungsstörungen			Erregungsleitungsstörungen		
nomotope	ektope		sinu-atriale	atrio-ventrikuläre	intra-ventrikuläre
	supraventrikuläre	ventrikuläre			
Sinustachykardie	Vorhofextrasystolen	Kammerextrasystolen			
Sinusbradykardie		Kammertachykardie			
Sinusarrhythmie	Vorhofflattern	Kammerflattern			
	Vorhofflimmern	Kammerflimmern			

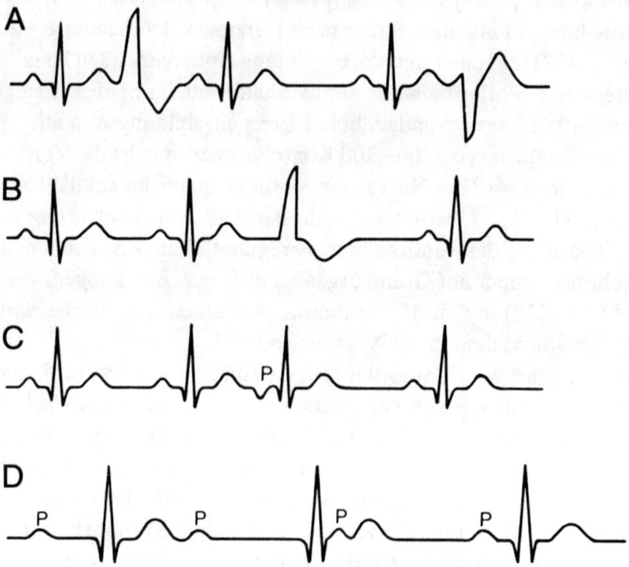

Abb. 7–26. Beispiele typischer EKG-Veränderungen. A Zwei interponierte ventrikuläre Extrasystolen, deren unterschiedliche Form auf verschiedene Ursprungsorte hindeutet; B Ventrikuläre Extrasystole mit kompensatorischer Pause; C Supraventrikuläre Extrasystole aus dem Bereich des AV-Knotens (Umkehrung von P); D Totaler AV-Block (AV-Block III. Grades), die Vorhöfe schlagen im Sinusrhythmus und die Kammern – unabhängig davon – im Eigenrhythmus eines tertiären Zentrums

quenz um etwa 10 Schläge/min je 1 °C Temperatursteigerung erhöht. Eine *kompensatorische,* meist sympathisch ausgelöste Tachykardie findet man im Schock (s. S. 260 ff.), nach Herzinfarkt (s. S. 223), bei Herzinsuffizienz (s. S. 218 ff.), Herzmuskelentzündung und Anämie. Tachykardie ist ferner ein wichtiges Symptom bei der Schilddrüsenüberfunktion (s. S. 634).

Sinusbradykardien sind bei ausdauertrainierten Hochleistungssportlern, deren Training eine Erhöhung des Vagustonus zur Folge hat, normal. Eine pathologische Senkung der Herzfrequenz tritt bei Patienten mit aus anderen Ursachen erhöhtem Vagustonus, z. B. infolge eines Druckanstieges im Schädelinnenraum bei Hirntumoren oder nach Hirntraumen, auf. (Durch den erhöhten intrakraniellen Druck kommt es zu einer O_2-Mangelversorgung des Gehirns, auf die der Sympathikus empfindlicher reagiert als der Parasympathikus.) Eine Erniedrigung der Herzfrequenz findet man ferner bei Schilddrüsenunterfunktion und nach toxischen Schädigungen (z. B. bei Typhus oder Virusinfektionen).

Physiologische **Sinusarrhythmien** beobachtet man – stärker bei Jugendlichen als bei alten Menschen – in Zusammenhang mit der Atmung (z. B. exspiratorische Frequenzabnahme, inspiratorische Frequenzsteigerung), pathologische Sinusarrhythmien bei schwerer Herzinsuffizienz und extrem gesteigerter Schilddrüsenfunktion (Thyreotoxikose).

Ektope (heterotope) Erregungsbildungsstörungen. Supraventrikuläre Extrasystolen sowie **supraventrikuläre paroxysmale Tachykardien** (anfallsweises Herzjagen) treten bei psychovegetativ labilen Patienten, ferner nach Herzmuskelentzündung, Herzinfarkt, Hypokaliämie (s. S. 433) und einer mit Vorhofstauung einhergehenden Herzinsuffizienz auf.

Vorhofflattern und **Vorhofflimmern** sind verhältnismäßig häufige Erregungsbildungsstörungen der Vorhöfe mit besonders hoher Erregungsbildungsfrequenz. Beim Vorhofflattern mit einer Frequenz von 200–300 Kontraktionen/min ist die Vorhoftätigkeit zwar noch koordiniert, doch wird nur ein Teil der Vorhoferregungen auf die Kammern übergeleitet (z. B. 2:1 oder 3:1 Überleitung). Die partielle AV-Blockierung (s. u.) ist dabei durch die Refraktärzeit des ventrikulären Erregungsleitungs-Systems bedingt. Vorhofflattern entsteht fast immer auf Grund organischer Herzerkrankungen, vor allem bei Koronarsklerose (s. S. 222) und nach Herzinfarkt. Außerdem tritt Vorhofflattern bei Klappenfehlern durch Überdehnung der Vorhofwand auf.

Bei dem im Vergleich zum Vorhofflattern noch häufigeren Vorhofflimmern (Frequenz 350–600/min) ist durch die von verschiedenen Stellen ausgehenden Erregungen jede wirksame Vorhofkontraktion aufgehoben. Kammeraktionen treten wegen wechselnder Überleitungsblockierung in irregulären Abständen auf (absolute Arrhythmie). Vorhofflimmern findet man vor allem bei linksseitigen Klappenfehlern, insbesondere bei der Mitralstenose (s. S. 221). (Durch die verengte Mitralklappe erhöht sich der Druck im linken Vorhof, die Vorhofüberdehnung löst die Erregungsbildungsstörung aus.)

Ventrikuläre Extrasystolen kommen sowohl bei psychovegetativ labilen Patienten als auch bei solchen mit organischen Herzerkrankungen (z. B. Koronarsklerose, Myokardschädigung) vor. Während psychovegetativ bedingte ventrikuläre Extrasystolen im allgemeinen unter Belastung verschwinden und daher als harmlos zu bezeichnen sind, nimmt die Zahl ventrikulärer Extrasystolen, die durch eine Schädigung des Herzens hervorgerufen werden, bei Belastung zu. Die *klinischen Folgen* hängen davon ab, ob die Extrasystolen vereinzelt (max. 10/min), gehäuft (über 10/min) oder salvenartig und ob sie monotop, d. h. von einem Zentrum, oder polytop, d. h. von mehreren Zentren ausgehend, auftreten. Monotope Extrasystolen sprechen für eine lokale, polytope Extrasystolen für eine diffuse Myokardschädigung. Besonders gefährlich sind ventrikuläre Extrasystolen, wenn sie in die sog. vulnerable Phase, d. h. in den ersten Teil der T-Welle des EKGs fallen, da dadurch leicht Kammerflimmern (s. u.) ausgelöst werden kann. Dies beruht darauf, daß die Erregungsrückbildung und damit die Repolarisation in den inneren und äußeren Schichten des Myokards nicht gleichzeitig ablaufen und dadurch vorzeitig auftretende Erregungen ungleich weitergeleitet werden. Die Folge sind sog. kreisende Erregungen, durch die Kammerflimmern entstehen kann.

Ventrikuläre Tachykardien, die bei schweren organischen Herzschädigungen, z. B. beim Herzinfarkt, vorkommen, sind stets lebensbedrohlich, da sie vielfach in **Kammerflattern** oder **Kammerflimmern** übergehen. Dabei ist eine geordnete Kontraktion der Ventrikel nicht mehr möglich. Beim Kammerflattern wird noch ein geringes Blutvolumen gefördert, trotzdem tritt Bewußtlosigkeit und Schock ein. Kammerflimmern führt dadurch, daß überhaupt kein Blut mehr ausgeworfen wird *(funktioneller Herzstillstand),* nach kurzer Zeit zum Tode, sofern nicht durch sofortige *externe Herzmassage* die Zeit bis zu weiteren therapeutischen Maßnahmen *(Defibrillation)* überbrückt wird.

Die elektrische Defibrillation wird mit kurzdauernden starken Gleich- bzw. Wechselstromimpulsen durchgeführt. Durch die synchrone Reizung aller nichtrefraktären Anteile des Herzens werden kreisende Erregungen, die das Kammerflimmern bewirken, aufgehoben.

Neben den schon genannten Myokardschädigungen kann Kammerflattern bzw. Kammerflimmern durch Sauerstoffmangel, Unterkühlung, Überdosierung von Narkosemitteln u. a. ausgelöst werden. Kammerflimmern ist ferner die häufigste Todesursache bei einem Unfall mit elektrischem Strom.

Erregungsleitungsstörungen. Bei dieser Art von Rhythmusstörungen ist die Fortleitung bzw. Ausbreitung der Depolarisation im Vorhof- und/oder Kammerbereich beeinträchtigt. Die Erregungsleitung kann dabei *verzögert,* aber auch *partiell* oder *total blockiert* sein. Dementsprechend unterscheidet man drei Schweregrade der Erregungsleitungsstörung:

I. Grad = Verzögerung der Erregungsleitung,
II. Grad = gelegentlicher Ausfall der Erregungsleitung vom Vorhof auf die Kammer, der sog. Überleitung (partieller Block),
III. Grad = vollständige Unterbrechung der Überleitung (totaler Block).

Die Übergänge vom I. zum III. Grad sind fließend.

Sinu-atriale Störungen I. Grades sind nicht immer nachweisbar, da sie mit dem EKG nicht erfaßt werden. Beim sinu-atrialen Block (SA-Block) II. Grades werden nicht alle Vorhof-Erregungen auf die Kammer übergeleitet, beim totalen SA-Block springt meistens der AV-Knoten als sekundärer Schrittmacher ein. Möglich ist aber auch wie beim totalen AV-Block (s. u.) eine kurzfristige Asystolie (Ventrikelstillstand).

Bei **atrio-ventrikulären Leitungsstörungen** ist infolge einer Veränderung in der Abfolge von Vorhof- und Kammerkontraktionen häufig der Kammerrhythmus gestört. Beim atrio-ventrikulären Block *(AV-Block)* I. Grades ist die PQ-Dauer verlängert (>0,2 Sekunden), zu hämodynamisch wirksamen Ausfallserscheinungen kommt es noch nicht.

Beim AV-Block II. Grades nimmt dagegen die PQ-Dauer bis zum vollständigen Ausfall eines QRS-Kompflexes stetig zu – danach beginnt der gleiche Ablauf von neuem (sog. WENCKEBACH-Periode) –, oder bei konstanter, sehr langer PQ-Dauer fallen in regelmäßigen oder unregelmäßigen Abständen Kammererregungen aus. Beim AV-Block III. Grades ist die Überleitung total unterbrochen und in der Regel übernimmt ein sekundäres oder tertiäres Zentrum die Erregungsbildung. Bei plötzlicher Unterbrechung der AV-Überleitung kann es dagegen einige Zeit dauern, bis das Ersatzzentrum einspringt. Als Folge davon kommt es zu einer Mangeldurchblutung des Gehirns, die einen Ohnmachtsanfall (ADAMS-STOKES-Anfall) auslöst. Der normale Erregungsablauf kann auch durch eine Unterbrechung oder Verzögerung der Erregungsleitung in den Kammerschenkeln gestört sein *(Schenkelblock)*.

Als *Ursachen* von Erregungsleitungsstörungen sind Koronarsklerose, Herzinfarkt, Hyperkaliämie (s. S. 433), Herzmuskelentzündung, sowie Überdosierung mit Digitalis-Glykosiden oder Chinidin zu nennen.

In Tab. 7–3 sind die hämodynamischen Folgen einiger wichtiger Herzrhythmusstörungen zusammengestellt.

Tab. 7–3. Hämodynamische Folgen einiger wichtiger Herzrhythmusstörungen

Rhythmusstörung	führt infolge	zu
Vorhofflimmern	fehlender Vorhofkontraktion und unregelmäßiger Diastolendauer	Blutdruckschwankungen und teilweise zu niederem Blutdruck
supraventrikuläre Tachykardie	zu kurzer Diastolendauer und ungenügender Ventrikelfüllung	O_2-Mangel des Myokards, Linksinsuffizienz (s. u.) evtl. Schock (s. S. 260 ff.)
ventrikuläre Tachykardie	Dissoziation zwischen Vorhof- und Kammeraktivierung, kritisch verkürzter Diastolendauer	O_2-Mangel des Myokards, Linksinsuffizienz, Blutdruckabfall und Schock
Kammerflimmern	fehlender koordinierter Kammeraktion	Linksinsuffizienz, Schock, Tod
totaler AV-Block	Dissoziation zwischen Vorhof- und Kammeraktivierung bei gleichzeitiger langer Diastolendauer	großem Schlagvolumen und großer Pulsamplitude

7.5.2. Herzinsuffizienz

Ein Herz ist insuffizient, wenn es die von der Peripherie verlangte Pumpleistung (Herzzeitvolumen) *nicht mehr erfüllen kann.* Je nachdem, welche Teile des Herzens insuffizient sind, spricht man von *Rechts-, Links-* oder *Rechts-Links-*(= Global-)*Insuffizienz.*

Ursachen der Herzinsuffizienz. Als Ursachen einer Herzinsuffizienz kommen vor allem mechanische und biochemische Faktoren in Frage.

Eine *mechanisch* bedingte Herzinsuffizienz ist möglich durch

- langdauernde Überlastung des Myokards infolge erhöhten Widerstands im kleinen oder großen Kreislauf (Druckbelastung), z. B. bei obstruktiven Lungenerkrankungen (s. S. 286 ff.), Mitral- oder Aortenklappenstenose (s. S. 221), Bluthochdruck (Hypertonie),
- langdauernder Volumenbelastung durch Herzklappenfehler,
- Ausfall von Myokardfasern bei Herzmuskelentzündung (Myokarditis) oder Herzinfarkt,
- Herzrhythmusstörungen (s. o.) oder
- Behinderung der Herztätigkeit durch bestimmte Herzbeutelerkrankungen, z. B. beim sog. Panzerherz (bindegewebige Verwachsung beider Perikardblätter mit Einlagerung von Calciumsalzen).

Eine *biochemisch* bedingte Herzinsuffizienz tritt auf bei

- Substratmangel im Herzmuskel infolge ungenügender Durchblutung (Koronarinsuffizienz) oder gestörter Diffusion von Sauerstoff und Nährstoffen von den Kapillaren in die Muskelfasern sowie
- durch mangelhafte Umwandlung von chemischer Energie in mechanische Energie infolge einer Elektrolyt- oder Stoffwechselstörung (z. B. Veränderung der extrazellulären K^+- oder Ca^{++}-Konzentration oder mangelhafter Glucose-Aufnahme in die Herzmuskelzelle bei Insulinmangel).

Ist eine Herzinsuffizienz durch eine Kontraktilitätsabnahme des Myokards bedingt, liegt eine **Myokardinsuffizienz** vor. Herzinsuffizienz ist somit nicht gleichbedeutend mit Myokardinsuffizienz, sondern diese ist nur eine, allerdings besonders häufig vorkommende und besonders wichtige Form der Herzinsuffizienz.

Formen der Herzinsuffizienz. Eine **Rechtsinsuffizienz** hat eine *Stauung im großen Kreislauf* zur Folge. Der Venendruck ist erhöht, die Leber vergrößert, die Nierenfunktion eingeschränkt. Es treten Knöchelödeme auf, und es entwickelt sich u. U. eine stauungsbedingte Flüssigkeitsansammlung in der Bauchhöhle (Aszites).

Bei der **Linksinsuffizienz** tritt die *Stauung im kleinen Kreislauf* auf. Beim *akuten Versagen* des linken Ventrikels steigt der Füllungsdruck im linken Vorhof sowie der Lungenvenendruck. Die dadurch bedingte Volumenzunahme in den Lungenkapillaren löst das Gefühl der Atemnot (*Asthma cardiale*) aus. Bei einer Kapillardrucksteigerung über 25 mm Hg tritt Flüssigkeit aus den Lungenkapillaren in die Alveolen aus, und es entwickelt sich das klinische Bild eines *Lungenödems*. Die *chronische* Linksinsuffizienz äußert sich in *Dyspnoe* (erschwerter Atmung verbunden mit dem subjektiven Gefühl der Atemnot), die sich bis zur *Orthopnoe* (Atemnot besonders im Liegen, die zum Aufrichten zwingt) steigern kann, ferner in *Zyanose* (Blaufärbung von Haut und Schleimhäuten infolge einer Sauerstoffuntersättigung des Blutes) und stauungsbedingter *Bronchitis*.

Gemeinsame Symptome sowohl der Rechts- als auch der Linksinsuffizienz sind

- *in körperlicher Ruhe* Herzvergrößerung, Nykturie (nächtlicher Harndrang) sowie Abfall der Sauerstoffsättigung des Blutes infolge Abnahme des Herz-Zeit-Volumens und
- *bei Belastung* eingeschränkte Leistungsfähigkeit mit Belastungstachykardie.

Zur *Verhinderung* von Stauungen oder anderer Insuffizienzfolgen stehen dem Organismus verschiedene *Kompensationsmechanismen* zur Verfügung:

– *kardial* der FRANK-STARLING-Mechanismus (s. S. 205), die Erhöhung des Sympathikustonus (s. S. 205 f.) sowie eine Myokardhypertrophie (s. S. 207 f.),
– *peripher* eine Arteriolen- und Venenverengung zur Aufrechterhaltung des Blutdrucks bei niedrigem Herz-Zeit-Volumen.

Die *Therapie* der Herzinsuffizienz hat vor allem zum Ziel, die Herzarbeit zu ökonomisieren – bei Volumenbelastung arbeitet das Herz ökonomischer als bei Druckbelastung – und die Kontraktionskraft der Herzmuskelfasern zu erhöhen. Die Herzkammern werden dann wieder besser entleert, der Venendruck sinkt und die meist erhöhte Schlagfrequenz normalisiert sich. Durch Verlängerung der Diastole wird die Durchblutung des Herzmuskels verbessert. Die ebenfalls bessere Durchblutung der Niere führt zu einer gesteigerten Harnausscheidung und über die vermehrte Natriumelimination zu einer Ausschwemmung der Ödeme.

7.5.3. Angeborene und erworbene Herzfehler (Vitien)

Angeborene Herzfehler. Man schätzt, daß angeborene Herzfehler bei etwa 5 ‰ der Kinder, die den ersten Lebensmonat vollendet haben, zu finden sind. In der Mehrzahl der Fälle handelt es sich um *Hemmungsmißbildungen,* die zu unvollständiger oder falscher Teilung beider Herzhälften sowie zu Anomalien der großen Gefäße führen. Daneben oder in Kombination hiermit kommen Klappenstenosen vor.

Je nach den Druckverhältnissen strömt bei den angeborenen Herzfehlern mit Querverbindung zwischen Körper- und Lungenkreislauf arterialisiertes Blut im Kurzschluß *(Shunt)* erneut durch den Lungenkreislauf *(Links-Rechts-Shunt)* oder venöses Blut unter Umgehung der Lunge direkt in den Körperkreislauf *(Rechts-Links-Shunt)*. Im letzteren Falle kommt es zum Auftreten einer sog. *Mischungs-Zyanose*. Bei den *,,blue babies"* handelt es sich meist um mehrfache Vitien, die von FALLOT klassifiziert wurden.

Bei der *FALLOTschen Tetralogie* liegt eine Pulmonalstenose, eine Hypertrophie der rechten Herzkammer, eine partielle Verlagerung der Aorta nach rechts sowie ein hoher Ventrikelseptum-Defekt vor. Bei der *FALLOTschen Trilogie* findet man ebenfalls eine Pulmonalstenose, Hypertrophie der rechten Herzkammer und einen Vorhofseptum-Defekt, dagegen verläuft die Aorta normal.

Diese Art von Vitien macht etwa 25 % aller angeborenen Herzfehler aus. Mit 20 % ist das Persistieren der im Fetalleben notwendigen Querverbindung zwischen Pulmonalarterie und Aorta, des *Ductus arteriosus BOTALLI,* der nächst häufige Fehler. Es folgen *Vorhof-* (12 %) bzw. *Ventrikelseptumdefekte* (10 %) und Pulmonalstenosen (10 %). Eine Einengung der Aorta im Beginn ihres absteigenden Teils, die *Aortenisthmusstenose,* kommt in 5–7 % der Fälle vor.

Herzfehler schränken die Leistungsfähigkeit des Herzens um den Betrag ein, der für ihre Kompensation erforderlich ist. Liegt eine Zyanose vor, wird die körperliche Entwicklung durch Sauerstoffmangel in der Peripherie zusätzlich beeinträchtigt. Als Spätfolge der Druck- und/oder Volumenbelastung kommt es zur *Herzinsuffizienz.*

Die Therapie sollte in rechtzeitiger Operation, wenn diese möglich ist, bestehen.

Erworbene Herzklappenfehler. Die wichtigsten *Ursachen* erworbener Herzklappenfehler sind das *akute rheumatische Fieber* (s. S. 479) und bakteriell bedingte Entzündungen des Endokards (*Endokarditiden*). Bei einer rheumatischen Karditis im Rahmen eines akuten rheumatischen Fiebers sind das Endokard, das Myokard und das Perikard, also praktisch das ganze Herz, beteiligt. Zu einer bleibenden Schädigung des Klappenapparates kommt es jedoch fast nie bei der Ersterkrankung, sondern erst bei erneuten Krankheitsschüben (Rezidiven). Das erste Rezidiv hat in etwa einem Drittel der Fälle Herzklappenfehler zur Folge. Bei zwei oder mehr Rediziven steigt diese Häufigkeit bis zu etwa 90%.

Bakterielle Endokarditiden zerstören Klappengewebe (Endocarditis ulcerosa).

Prinzipiell kann eine Erkrankung des Klappenapparates zu zwei Arten von Folgeschäden führen:

1. Die Ränder der Klappenflächen, die sich berühren, verkleben miteinander, die Klappe büßt an wirksamer Öffnungsfläche ein, es entsteht eine Klappenverengung, eine **Stenose.**
2. Die Klappenfläche selbst ist vorwiegend betroffen, sie schrumpft narbig oder wird perforiert. Die Folge ist eine Schlußunfähigkeit **(Insuffizienz)** der Klappen.

Beide Läsionen können auch zusammen an einer Klappe als sogenanntes *kombiniertes Vitium* vorkommen.

Die häufigsten erworbenen Herzklappenfehler sind **Mitralklappenfehler,** die etwa 50 % der Fälle ausmachen. Es folgen gleichzeitiger Befall von Aorten- und Mitralklappe in etwa einem Drittel der Fälle. Der Rest verteilt sich auf Beteiligungen auch der Klappen des rechten Herzens oder auf Kombinationen mit anderen Herzerkrankungen. Fast ausschließlich treten also erworbene Herzklappenfehler an den Klappen der *linken* Herzhälfte, der *Hochdruckseite* des Herzens, auf.

Bei den Mitralklappenfehlern liegt in mehr als der Hälfte eine reine oder überwiegende *Stenose* der Klappe vor. Die hämodynamische Belastung trifft im Sinne einer Druckbelastung allein die rechte Herzhälfte, die den Druck in der Lungenstrombahn und im linken Vorhof so stark erhöhen muß, daß genügend Blut durch die Stenose in den linken Ventrikel gelangen kann. Bei einer *Mitralinsuffizienz* wird dagegen der linke Ventrikel belastet: Das zurückgeströmte Blut muß bei der folgenden Herzphase zusätzlich von der linken Kammer ausgeworfen werden. Man spricht von „Pendelblut“, das zu einer gesteigerten Volumenbelastung der linken Kammer führt.

Bei einer Klappenverengung der Aortenklappe **(Aortenstenose)** sowie bei einer **Aorteninsuffizienz** ist ebenfalls der linke Ventrikel betroffen. Bei der Aortenstenose tritt eine *Druck-*, bei der Aorteninsuffizienz eine *Volumenbelastung* der linken Kammer auf.

Insgesamt gesehen belasten somit Klappenfehler den Herzmuskel und mindern die maximal mögliche körperliche Leistung des Erkrankten. Kompensationmechanismen erlauben jedoch meist über viele Jahre eine ausreichende Belastbarkeit. Durch Fortschreiten des Prozesses oder zusätzliche Altersveränderungen sinkt das Herzzeitvolumen eines Tages jedoch in der Regel soweit ab, daß das klinische Bild einer *Herzinsuffizienz* in Erscheinung tritt. Ferner besteht bei Stenosen die Gefahr einer *intrakardialen Thrombenbildung*. Während früher die Art eines Herzklappenfehlers therapeutisch unbedeutend war – die Therapie bestand in der Behandlung mit Digitalis-Glykosiden –, ist heute die genaue Diagnose eines Herzfehlers von entscheidender Bedeutung. Durch die operativen Techniken der *Stenosesprengung* (Kommissurotomie) oder *Implantation einer Klappenprothese* kann eine Besserung des Zustandes und gleichzeitig eine Erhöhung der Lebenserwartung erreicht werden.

7.5.4. Koronare Herzkrankheit

In gleicher Weise wie andere Arterien können auch die Koronararterien von einer Atherosklerose (s. S. 264 f.) betroffen sein. Die *Koronarsklerose,* die zu einer Einengung der koronaren Strombahn oder durch zusätzliche Thrombenbildung zu teilweisem oder vollständigem Verschluß von Koronararterienästen führt, ist die wichtigste Ursache der *koronaren Herzkrankheit,* deren Spektrum von der *asymptomatischen Form* über die *Angina pectoris* bis zum *Herzinfarkt* oder *Sekundenherztod* (Herzschlag) reicht. Die Bedeutung dieser Erkrankung geht daraus hervor, daß etwa 1/3 aller Todesfälle durch einen Herzinfarkt bedingt sind. Rechtzeitige *Präventivmaßnahmen,* deren Ziel es ist, die Koronarsklerose-fördernden Risikofaktoren zu erkennen und – soweit möglich – auszuschalten, erscheinen daher dringend erforderlich.

Als *Risikofaktoren* sind gesichert:
- Rauchen,
- Übergewicht,
- Hypertonie,
- Hyperlipoproteinämie (s. S. 310 f.) und
- Diabetes mellitus.

Auch ungenügende körperliche Bewegung, hektische Lebensweise und anhaltende psychische Belastungen können eine koronare Herzkrankheit begünstigen.

Bei der *Prophylaxe* sind die obengenannten Faktoren zu berücksichtigen. Raucher sind auf die Gefahren des Rauchens immer wieder aufmerksam zu machen. Bei Hypertonikern ist eine wirksame Behandlung des Bluthochdrucks durchzuführen. Adipöse müssen konsequent angehalten werden, eine fett- und kohlenhydratarme Nahrung zu sich zu nehmen, um damit ihr Gewicht zu verringern. Ein erhöhter Blutlipidspiegel muß, wenn möglich ebenfalls mit diätetischen Maßnahmen, sonst mit Lipidsenkern, gesenkt werden. Besonders eindringlich sollte betont werden, daß Menschen, die regelmäßig Sport treiben, wesentlich seltener einen Herzinfarkt erleiden und bei eingetretenem Herzinfarkt eine dreimal größere Überlebenschance haben als Untrainierte.

Angina pectoris. Bei der Angina pectoris liegt ein *Mißverhältnis von Sauerstoffbedarf und Sauerstoffangebot* (Koronarinsuffizienz) bei reduzierter, im Extremfall aufgehobener Koronarreserve vor. Neben einer Koronarsklerose als der bedeutsamsten Ursache einer Angina pectoris kann diese durch Koronarspasmen, vegetative Fehlsteuerung, Arrhythmien oder Herzinsuffizienz sowie durch überhöhten Sauerstoffbedarf infolge gesteigerter Herzleistung (z. B. bei Hochdruck, Herzklappenfehlern) oder zu niedrigem Sauerstoffgehalt des Blutes (z. B. bei Anämien, Methämoglobinämie, Kohlenmonoxidvergiftung) bedingt sein.

Bei der häufigsten Form der Angina pectoris, der *Belastungsangina,* treten in Ruhe noch keine Symptome auf. Wird aber eine höhere Leistung gefordert oder der Sympathikus infolge seelischer Erregung aktiviert, kann die dadurch bedingte Zunahme des Sauerstoffverbrauchs einen *Angina-pectoris-Anfall* auslösen: Der Patient erlebt diesen mit dem charakteristischen Druckgefühl hinter dem Brustbein, so als werde der Brustkorb von Faßreifen eingeengt oder in einen Schraubstock gespannt. Häufig werden auch in den linken Arm ausstrahlende Schmerzen angegeben. Die Beschwerden sind streng belastungsabhängig und schwinden wenige Minuten nach Unterbrechung der Belastung. Da der Anfall mit der Herzfrequenz korreliert ist, tritt er bei einer individuell stets gleichen Schlagfrequenz auf. Zunehmende Koronarsklerose verschiebt die Frequenzschwelle zu niedrigeren Werten. Manchmal können schon die verdauungsbedingte Zunahme der Herzfrequenz oder die leichte Herzvergrößerung im Liegen einen pektanginösen Anfall auslösen.

Eine andere, in etwa 5% der Fälle auftretende Angina-pectoris-Form ist die sog. *Prinzmetal*-Angina, die auf einem *Koronarspasmus* beruht. Eine therapeutische Wirkung beim akuten Angina-pectoris-Anfall sowie zur Anfallsprophylaxe läßt sich erreichen
- durch Senkung der diastolischen Füllung des Herzens oder des arteriellen Mitteldrucks mit Nitroglycerin, Nitroglycerin-ähnlichen Substanzen und Calciumantagonisten,
- durch Abschirmung des Herzens gegen den unökonomischen Einfluß des Sympathikus (Senkung der Schlagfrequenz und Verringerung der Kontraktilität) mit β-Rezeptorenblockern.

Herzinfarkt. Wird durch eine akute Mangeldurchblutung (Koronarthrombose, starke Tachykardie, Schock usw.) oder übersteigerten Sauerstoffbedarf des Myokards (Blutdruckkrisen, überhöhte Catecholamineinwirkung) das Mißverhältnis zwischen Angebot und Bedarf an Sauerstoff zu groß, kommt es zum *Untergang von Herzmuskelgewebe* (Myokardnekrose). Ist ein größerer Bezirk betroffen, spricht man von *Herzinfarkt,* der in der Regel unter einem vernichtenden Druck- und Schmerzgefühl zu Blutdruckabfall, Fieber, Leukozytose, Blutzuckeranstieg und Auftreten erhöhter Muskelenzymkonzentrationen im Serum sowie typischen Veränderungen im Elektrokardiogramm führt. Besonders gefährdet ist ein Patient, wenn Komplikationen hinzukommen. Von diesen sind die wichtigsten:
- *Rhythmusstörungen,* insbesondere ventrikuläre Arrythmien (s. o.),
- *mechanisches Versagen* des Herzmuskels mit der Gefahr des Lungenödems oder des kardiogenen Schocks (s. S. 260 f.),
- Ausbildung eines *Herzwandaneurysmas,* d. h. einer blindsackartigen Ausweitung des infarzierten Herzmuskels,
- Entstehung von *Herzwandthromben* im Bereich des Aneurysmas, die als Emboli in Organe des großen Kreislaufs (z. B. ins Gehirn oder in die Peripherie) weggeschwemmt werden können,
- die fast immer tödliche *Herzruptur,* d. h. der Einriß im Infarktbereich mit Blutung in den Herzbeutel *(Herzbeuteltamponade)* oder der Abriß eines Papillarmuskels und dadurch Zerstörung des Atrioventrikularklappen-Halteapparates.

Sofern solche Komplikationen nicht auftreten bzw. überlebt werden, vernarbt der Infarktbezirk, d. h. er wird bindegewebig umgebaut. Das Herz kann dann den Alltagsanforderungen wieder genügen, oder es entsteht eine chronische Herzinsuffizienz.

8. Gefäßsystem und Blutkreislauf

8.1. Anatomie des Gefäßsystems

8.1.1. Aufgaben und Aufbau des kardiovaskulären Systems

Aufgaben des Blutkreislaufes. Der Kreislauf des Blutes, der erstmals 1628 von William Harvey beschrieben wurde, stellt das wichtigste *Transportsystem* des menschlichen Organismus dar. Auf dem Blutwege werden Sauerstoff und Nährstoffe zu den Körperzellen transportiert sowie Stoffwechselendprodukte den Ausscheidungsorganen zugeleitet. In engem Zusammenhang damit dient der Blutkreislauf der *Homöostase* des Organismus, d. h. der Konstanz des inneren Milieus. Im einzelnen erfüllt er folgende Aufgaben:

- Transport von *Atemgasen, Nährstoffen* und *Metaboliten* im Dienste des Zellstoffwechsels,
- Transport von *Wasser* und *Elektrolyten* im Dienste des Wasser- und Mineralhaushaltes,
- Transport von *Säuren* und *Basen* im Dienste der pH-Regulation,
- Transport von *Wärme* an die Körperoberfläche im Dienste der Wärmeregulation,
- Transport von *hormonalen Informationsträgern,*
- Transport von *zellulären* und *humoralen Abwehrsystemen.*

Die Bedeutung der Kreislauffunktion erkennt man daran, daß bei einem Kreislaufstillstand bereits nach wenigen Sekunden die ersten Funktionsstörungen und nach 3–5 min die ersten irreparablen Schäden im Gehirn eintreten.

Aufbau des Gefäßsystems. *Das in sich geschlossene kardiovaskuläre System besteht aus hintereinander und parallel geschalteten Blutgefäßen, in die als Pumpen das rechte und das linke Herz eingefügt sind.* Das vom linken Herzen ausgeworfene Blut verteilt sich auf die parallel geschalteten Gefäße der einzelnen Organe und wird danach dem rechten Herzen zugeleitet. Dieser Abschnitt des Systems wird als **Körperkreislauf** oder **großer Kreislauf** bezeichnet. Das vom rechten Herzen weitertransportierte Blut fließt durch das Lungengefäßsystem und gelangt dann wieder zum linken Herzen. Diesen Abschnitt charakterisiert man entsprechend als **Lungenkreislauf** oder **kleinen Kreislauf.** Abb. 8-1 gibt eine schematische Übersicht über das kardiovaskuläre System mit der *prozentualen Verteilung des Herzzeitvolumens* auf die einzelnen Organe. Diese Verteilung gilt allerdings nur unter Ruhebedingungen; bei körperlicher Arbeit oder Wärmebelastung kann die relative Organdurchblutung erheblich variieren.

Gefäße, die das Blut vom Herzen den Organen zuführen, werden als *Arterien* bezeichnet. Aus den großen Arterien gehen unter fortgesetzter Teilung in zunehmender Zahl die *kleineren Arterien,* dann die *Arteriolen* und schließlich die *Kapillaren* hervor. In den Kapillaren, die jeweils dichte Netzwerke bilden, findet der Stoffaustausch zwischen dem

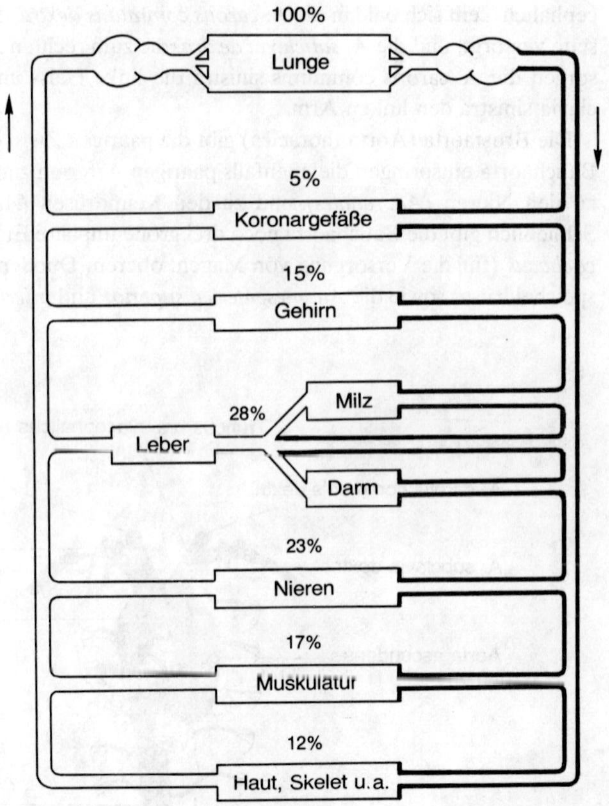

Abb. 8–1. Blutkreislauf in schematischer Darstellung und prozentuale Verteilung des Herzzeitvolumens auf die Organe unter Ruhebedingungen

Blut und den umliegenden Zellen statt. Das Kapillarblut fließt in den *Venolen* zuammen. Diese gehen unter Abnahme der Zahl in die *kleinen Venen* über, die sich schließlich zu *großen Venen* vereinigen.

8.1.2. Makroskopische Anatomie des Gefäßsystems

Arterienstämme des Körperkreislaufes. Die **Aorta** nimmt das vom linken Ventrikel ausgeworfene Blut auf und leitet es in die Äste des Körperkreislaufes weiter (s. Abb. 8–2). Sie steigt zunächst leicht nach rechts gerichtet auf *(Aorta ascendens)*, verläuft dann im Bogen nach links hinten *(Arcus aortae)* und zieht vom 4. Brustwirbel an abwärts *(Aorta descendens)*. Dieser absteigende Teil wird im Brustbereich als *Aorta thoracica* und nach Durchtritt durch das Zwerchfell als *Aorta abdominalis* bezeichnet. In Höhe des 4. Lendenwirbels teilt sich die Aorta abdominalis in die rechte und die linke *A. iliaca communis*, aus denen die Arterien für das Becken und die unteren Gliedmaßen abzweigen.

Vom Arcus aortae gehen drei große Arterienstämme ab: der *Truncus brachiocephalicus*, die *A. carotis communis sinistra* und die *A. subclavia sinistra*. Der Truncus brachiocephalicus teilt sich bald in die *A. carotis communis dextra,* die die rechte Hals- und Kopfseite versorgt, und die *A. subclavia dextra,* die zum rechten Arm zieht. Entsprechend versorgen die A. carotis communis sinistra die linke Hals- und Kopfseite und die A. subclavia sinistra den linken Arm.

Die Brustaorta (Aorta thoracica) gibt die paarigen *Zwischenrippenarterien* ab. Aus der Bauchaorta entspringen die ebenfalls paarigen Arterien zum Zwerchfell *(Aa. phrenicae),* zu den Nieren *(Aa. renales)* und zu den Keimdrüsen *(Aa. testiculares* bzw. *ovaricae).* Schließlich gibt die Bauchaorta noch drei große unpaare Eingeweideäste ab: den *Truncus coeliacus* (für die Versorgung von Magen, oberem Duodenum, Leber, Milz und Bauchspeicheldrüse) sowie die *Aa. mesenterica superior* und *inferior* (für die Darmversorgung).

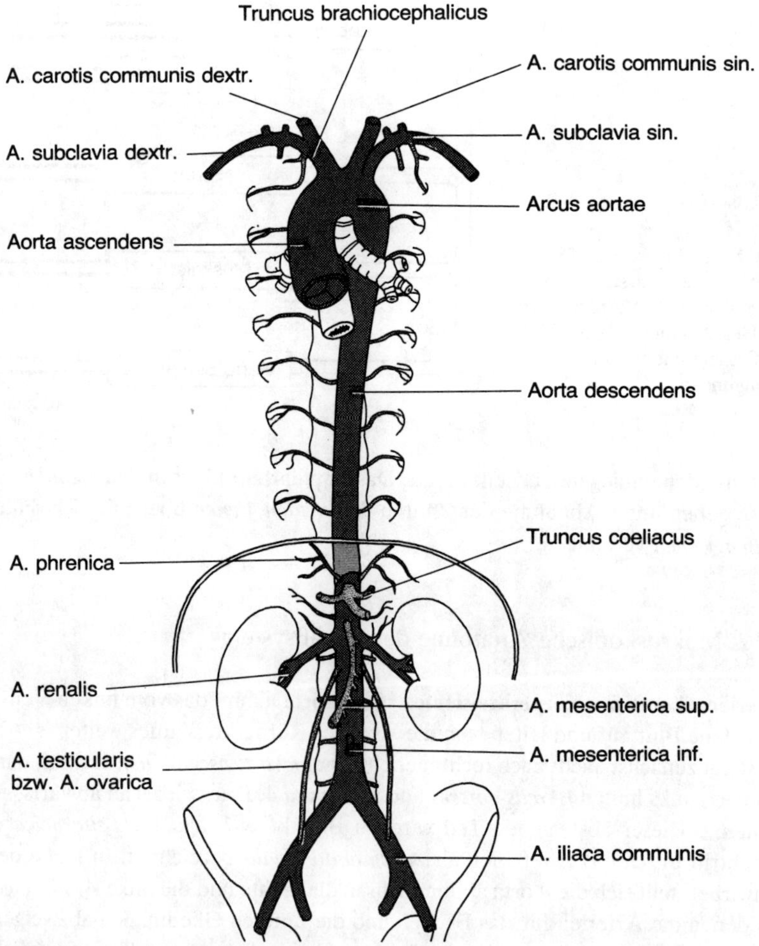

Abb. 8–2. Arterienstämme des Körperkreislaufes, modifiziert nach LEONHARDT

Venenstämme des Körperkreislaufes. Das von Kopf und Hals durch die *V. jugularis interna* und vom Arm durch die *V. subclavia* zurückströmende Blut sammelt sich beiderseits in der *V. brachiocephalica* (s. Abb. 8–3, A). Die rechte und die linke Vene vereinigen sich zur *oberen Hohlvene,* **V. cava superior,** die in den rechten Vorhof einmündet.

Das Blut aus den Beinen und dem Becken fließt in die rechte und die linke *V. iliaca communis,* die sich zur *unteren Hohlvene,* der **V. cava inferior,** vereinigen. Diese nimmt aufsteigend das Blut der *paarigen* Baucheingeweide auf und mündet in den rechten Vorhof. Das Blut aus großen Teilen des Magen-Darm-Traktes, der Milz und der Bauchspeicheldrüse sammelt sich in der *Pfortader (V. portae),* durchströmt dann die Leber und fließt durch die *Lebervenen (Vv. hepaticae)* ebenfalls in die V. cava inferior.

Zwischen den Venensystemen der oberen und der unteren Körperhälfte bestehen mehrere Verbindungen, *Anastomosen,* die im Falle einer Verlegung des venösen Rückflusses einen *Kollateralkreislauf* zwischen V. cava superior und inferior ermöglichen.

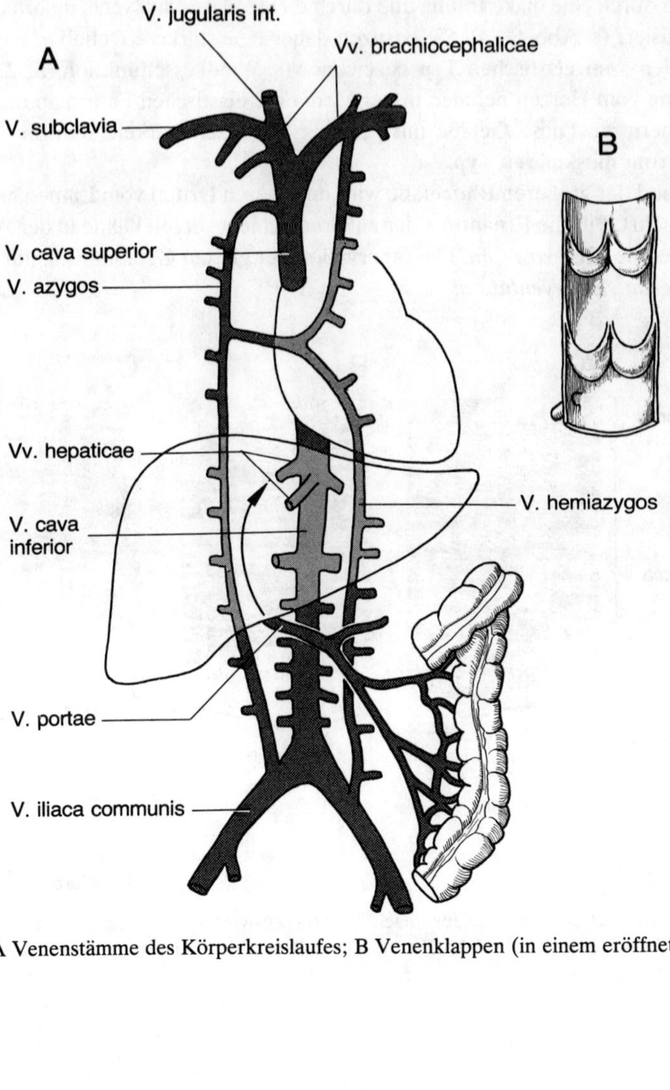

Abb. 8–3. A Venenstämme des Körperkreislaufes; B Venenklappen (in einem eröffneten Gefäß)

8.1.3. Wandaufbau der Blutgefäße

Arterien. Die Wand der Arterien ist aus drei Schichten aufgebaut, die als
- *Tunica intima* (abgek. *Intima*),
- *Tunica media* (abgek. *Media*),
- *Tunica externa* (abgek. *Adventitia*)

bezeichnet werden (s. Abb. 8–4). Die **Intima** besteht aus einer Lage von Endothelzellen, die von feinen kollagenen Fasern und einer gefensterten elastischen Membran, der *Elastica interna,* umgeben ist. Die **Media** wird von einer dichten Schicht zirkulär oder spiralförmig angeordneter, glatter Muskelzellen gebildet, zwischen denen Bindegewebsfasern liegen. Die **Adventitia** verbindet das Gefäß mit der Umgebung und besitzt längs verlaufende, elastische und kollagene Fasern, in die auch glatte Muskelzellen eingebettet sind.

Die *großen herznahen Arterien* (Aorta, Truncus brachiocephalicus, A. subclavia, A. carotis) sind durch eine dicke Intima und durch dichte elastische Netze innerhalb der Media charakterisiert (s. Abb. 8–4). Sie besitzen daher eine stärkere Dehnbarkeit und werden als **Arterien vom elastischen Typ** bezeichnet (s. Windkesselfunktion, S. 236). Mit der Entfernung vom Herzen nehmen in der Media die elastischen Fasern ab und die glatten Muskelfasern zu. Diese Gefäße mit geringer Wanddehnbarkeit kennzeichnet man als **Arterien vom muskulären Typ.**

Die Wand der größeren Blutgefäße wird im inneren Drittel vom Lumen her durch Diffusion ernährt. Für die Ernährung der äußeren Schicht sorgen kleine in der Wand gelegene Gefäße, die *Vasa vasorum.* Die Innervation der glatten Gefäßmuskulatur erfolgt über dünne *vegetative Nervenfasern.*

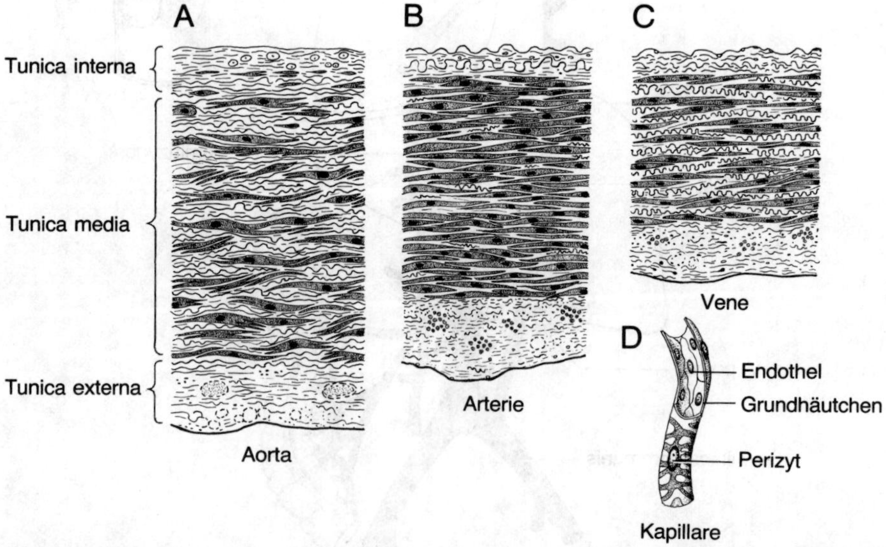

Abb. 8–4. Wandaufbau der Gefäße, nach WALDEYER-MAYET. A Arterie vom elastischen Typ (Aorta); B Arterie vom muskulären Typ; C Vene; D Kapillare (obere Hälfte aufgeschnitten)

Venen. Die Venen haben eine wesentlich dünnere Wand als gleichgroße Arterien (s. Abb. 8–4, C). Auch hier kann man eine *Intima, Media* und *Adventitia* unterscheiden. Charakteristisch für die Venenwand ist eine dünne und aufgelockerte Media. Durch Zunahme des elastischen und kollagenen Bindegewebes sind die Muskelzellen bündelweise auseinandergedrängt.

Die meisten Venen besitzen taschenförmige **Venenklappen** (s. Abb. 8–3, B). Diese sind in der Regel paarig angeordnet und finden sich insbesondere unterhalb der Einmündung anderer Venen. Die Venenwand ist im Bereich der Klappen sinusförmig ausgeweitet. Die Venenklappen haben die Aufgabe, *das Zurückfließen des Blutes* entgegen der Strömungsrichtung zu verhindern und bei äußerem Druck auf die Vene den Bluttransport in Herzrichtung zu fördern (Muskelpumpe).

8.1.4. Aufbau der terminalen Strombahn

Kapillaren. Die Kapillaren, die die arterielle und die venöse Strombahn verbinden, dienen dem *Stoff- und Flüssigkeitsaustausch* mit dem umgebenden Gewebe. Sie haben einen Durchmesser von 4–15 μm, so daß die Blutzellen häufig bei ihrer Passage zu Formänderungen gezwungen sind. Die *Zahl aller Kapillaren* wird beim Menschen auf 40 Milliarden und ihre *Gesamtoberfläche* auf 600 m² geschätzt.

Die *Kapillarwand* besteht aus einer dünnen Schicht von Endothelzellen, die von einer dehnungsfähigen Basalmembran umgeben ist (s. Abb. 8–4, D). In einigen Organen (z. B. im Gehirn) befinden sich auf der äußeren Kapillarwand vereinzelt Zellen unbekannter Bedeutung, die *Perizyten,* deren Ausläufer das Kapillarrohr umfassen.

Terminale Strombahn. Die Kapillaren bilden häufig dreidimensionale Netze, die aus mehreren kleinen Arterien mit Querverbindungen *(Kollateralen)* gespeist werden. Bei dem Verschluß einer Arterie ist in diesem Fall die Durchblutung des Kapillarnetzes über die Kollateralen gesichert. Wird jedoch ein Kapillargebiet nur von *einer* kleinen Arterie versorgt, so führt deren Verschluß zum Untergang des betreffenden Gewebes. Solche Arterien, die allein eine terminale Strombahn versorgen und als *Endarterien* bezeichnet werden, finden sich beispielsweise in der Niere, im Gehirn und im Herzmuskel.

Die terminale Strombahn weist in den verschiedenen Organen erhebliche Unterschiede in der Gefäßanordnung auf (s. Abb. 8–5). In den meisten Fällen wird die Verbindung

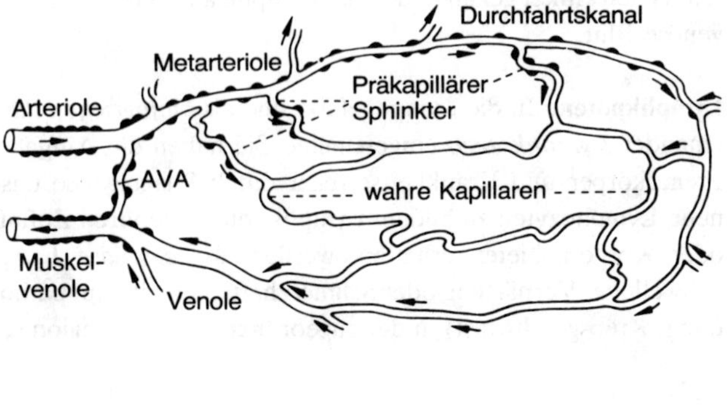

Abb. 8–5. Terminale Strombahn in schematischer Darstellung. AVA: Arteriovenöse Anastomose

zwischen der arteriellen und venösen Strombahn nicht direkt durch Kapillaren hergestellt. Vielmehr gehen aus den kleinsten Arterien, den *Arteriolen,* sogenannte *Metarteriolen* hervor, von denen die Kapillaren häufig senkrecht abzweigen. Die Metarteriolen, die im Hinblick auf ihre Funktion auch als *Durchfahrtskanäle* bezeichnet werden, besitzen in ihrem Anfangsteil glatte Muskelfasern und münden in die kleinsten Venen, die *Venolen,* ein.

Durch die *glatte Muskulatur der Arteriolen und Metarteriolen* sowie durch spezielle Verschlußmechanismen *am Anfang der Kapillaren (präkapilläre Sphinkteren)* kann die regionale Durchblutung dem jeweiligen Bedarf angepaßt werden.

In der Haut, aber auch in anderen Geweben, finden sich außerdem direkte Verbindungen zwischen kleinen Arterien und Venen bzw. zwischen Arteriolen und Venolen, die als *arteriovenöse Anastomosen* bezeichnet werden (s. Abb. 8–5). Die Wand der Anastomosen besteht aus einer Endothelschicht und darüber gelagerten epithelähnlichen Zellen und ringförmig angeordneten Muskelzellen. Bei Erweiterung der arteriovenösen Anastomosen wird ein Teil des arteriellen Blutes *im Kurzschluß* dem venösen System zugeleitet, ohne daß eine Kapillarpassage stattgefunden hat.

8.1.5. Lymphgefäße und Lymphknoten

Bildung der Lymphe. Bei der Kapillarpassage wird aus dem Blut ständig Flüssigkeit in die Umgebung abgegeben und zum überwiegenden Teil wieder aufgenommen. Der *restliche Flüssigkeitsanteil* sowie kleine *Proteinmengen,* die ebenfalls durch die Kapillarwand austreten, werden über das *Drainagesystem der Lymphgefäße* abtransportiert. Die Darmlymphe enthält außerdem noch resorbierte *Fette,* die in Form von *Chylomikronen* in die Lymphgefäße der Darmzotten gelangen (s. S. 369).

Lymphgefäße. Die Lymphbestandteile werden zunächst in die *Lymphkapillaren* aufgenommen. An deren Endigungen treten vorübergehend *Endothellücken* auf, durch die Gewebsflüssigkeit und kleine Partikel in das Lumen eintreten können. Aus den netzförmig angeordneten Lymphkapillaren fließt die Lymphe in die größeren *Lymphgefäße,* die untereinander vielfach verbunden sind. Die Lymphgefäße sind in ihrem Aufbau den Venen ähnlich und besitzen zahlreiche *Klappen.*

Die Lymphe aus der unteren Körperhälfte sammelt sich im **Ductus thoracicus** (Milchbrustgang), der am *Venenwinkel* (Vereinigung von V. jugularis interna und V. subclavia) auf der linken Seite in das venöse System mündet (s. Abb. 8–6, A). Am linken und rechten Venenwinkel gelangt auch die Lymphe aus dem Kopf-, Hals- und Armbereich in das venöse Blut.

Lymphknoten. In die Lymphgefäße sind als *biologische Filterstationen* mehrfach hintereinander *Lymphknoten* eingeschaltet. Sie haben die Aufgabe, die Lymphe zu reinigen, Fremdkörper und Krankheitserreger durch Phagozytose unschädlich zu machen sowie neue Lymphozyten zu bilden. Lymphknoten, die ihren Zufluß aus bestimmten Organen oder Körpergebieten erhalten, werden als *regionäre Lymphknoten* bezeichnet. Ihre Schwellung, Verhärtung oder Schmerzhaftigkeit läßt auf pathologische Prozesse (Entzündung, Krebsgeschwulst) in der zugeordneten Körperregion schließen.

Der einzelne Lymphknoten, *Nodus lymphaticus,* stellt ein bohnenförmiges, mehrere Millimeter langes Körperchen dar (s. Abb. 8–6, B). Es wird von einer *Bindegewebskapsel* umschlossen, von der aus mehrere Bälkchen *(Trabekel)* ins Innere ziehen. Dazwischen ist *lymphatisches Gewebe* eingelagert, das der Neubildung von Lymphozyten *(Lymphopoese)* dient. Dieses Gewebe gliedert sich in eine periphere *Rindenzone* und in eine zentrale *Markzone.* In der Rinde finden sich Verdichtungszentren des Gewebes, die als *Rindenknötchen* oder *Rindenfollikel* bezeichnet werden.

Die Lymphe gelangt über mehrere zuführende Lymphgefäße *(Vasa afferentia)* auf der konvexen Seite in den Lymphknoten und strömt langsam durch anastomosierende Hohlräume, die *Sinus.* Die unterhalb der Kapsel gelegenen Randsinus und die zentralen *Marksinus* enthalten ein feines Netzwerk von Fasern und Zellen. An der konkaven Seite liegt der *Hilus,* an dem die Lymphe durch wenige abführende Lymphgefäße *(Vasa efferentia)* den Lymphknoten verläßt.

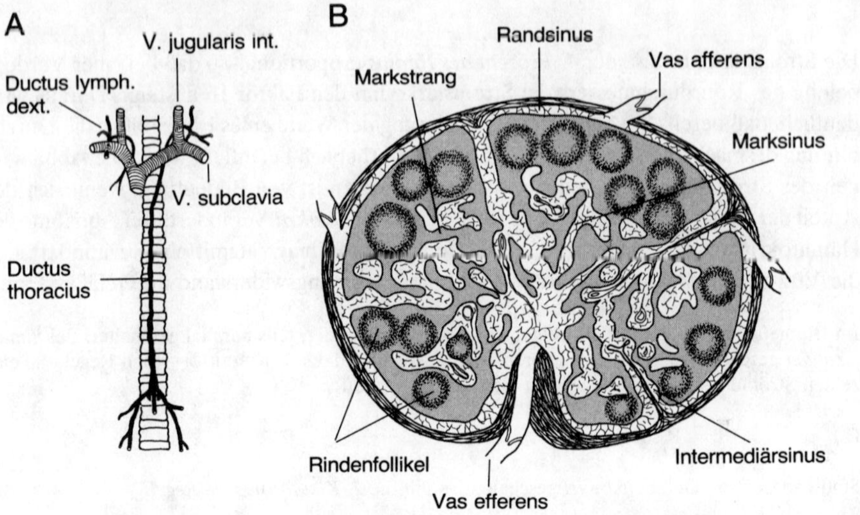

Abb. 8–6. A Hauptstämme des Lymphgefäßsystems; B Lymphknoten, modifiziert nach WALDEYER-MAYET

8.2. Funktionen des arteriellen Gefäßsystems

8.2.1. Gesetzmäßigkeiten der Strömung im Gefäßsystem

Strömungsgesetze für starre Röhrensysteme. Auf Grund ihres Wandaufbaus besitzen die arteriellen Blutgefäße eine gewisse Dehnbarkeit, so daß ihre Weite in Abhängigkeit vom jeweiligen Innendruck variiert. Näherungsweise läßt sich jedoch ein Überblick über das

Verhalten der Blutströmung im Gefäßsystem gewinnen, wenn man die Gesetzmäßigkeiten für die Strömung in *starren Röhren* anwendet. Bei *laminarer Strömung* in einem starren Rohr ist die *Stromstärke* (syn. Volumenstromstärke) $\dot{Q}$, d. h. die Flüssigkeitsmenge, die in der Zeiteinheit durch den Querschnitt strömt, der *Druckdifferenz* ΔP zwischen dem Anfang und dem Ende des Rohres proportional:

(1) $$\dot{Q} = \Delta P / R$$

Der reziproke Proportionalitätsfaktor R in Gleichung (1) stellt den *Strömungswiderstand* dar. R ist vom *Radius* r und von der *Länge* l des Rohres sowie von der *Viskosität* η der strömenden Flüssigkeit abhängig. Nach dem **Hagen-Poiseuilleschen Gesetz** gilt:

(2) $$\dot{Q} = \frac{\pi r^4}{8 \eta l} \Delta P \qquad R = \frac{8 \eta l}{\pi r^4}$$

Die Strömstärke ist also der *4. Prozent des Radius* proportional, so daß bei einer Verdoppelung des Rohrdurchmessers die Stromstärke um den Faktor 16 ansteigt. Daraus wird deutlich, daß bereits bei einer kleinen Änderung der Weite eines Blutgefäßes die Durchblutung des nachgeschalteten Gefäßabschnittes erheblich beeinflußt wird. Die Abhängigkeit des Strömungswiderstandes von der *Viskosität* η ist von Bedeutung, wenn sich der Anteil der Blutzellen am Blutvolumen, d. h. der *Hämatokrit,* verändert. Bei Abnahme des Hämatokrits (z. B. bei Infusion von Plasma oder Plasmaersatzmitteln) vermindert sich die Viskosität des Blutes und damit auch der Strömungswiderstand im Gefäßsystem.

Im Blutgefäßsystem sind die Einzelgefäße teils hintereinander, teils parallel geschaltet. Bei *hintereinander* geschalteten Gefäßen addieren sich, entsprechend der 1. Kirchhoffschen Regel, die einzelnen Strömungswiderstände R_i zum Gesamtwiderstand R_s:

(3) $$R_s = R_1 + R_2 + R_3 \dots$$

Sind dagegen die Gefäße *parallel* geschaltet, so gilt die *2. Kirchhoffsche Regel:*

(4) $$\frac{1}{R_s} = \frac{1}{R_1} + \frac{1}{R_2} + \frac{1}{R_3} \dots$$

In diesem Fall ist der reziproke Gesamtwiderstand gleich der Summe der reziproken Einzelwiderstände.

Strömungsformen. Unter physiologischen Bedingungen liegt in nahezu allen Gefäßabschnitten eine **laminare Strömung** vor. Bei dieser Strömungsform nimmt die Geschwindigkeit der Flüssigkeitsschichten von der Wand bis zur Achse des Gefäßes hin kontinuierlich zu. Während die Flüssigkeitsteilchen unmittelbar an der Gefäßwand praktisch in Ruhe sind, haben die Teilchen im Axialstrom die größte Geschwindigkeit. Es entsteht ein *parabolisches Strömungsprofil* (s. Abb. 8–7, A). Bei der Strömung des Blutes im Gefäßsystem findet man allerdings eine gewisse Abweichung von einem solchen parabolischen Strömungsprofil. Die *zellulären Bestandteile,* insbesondere die Erythrozyten, werden

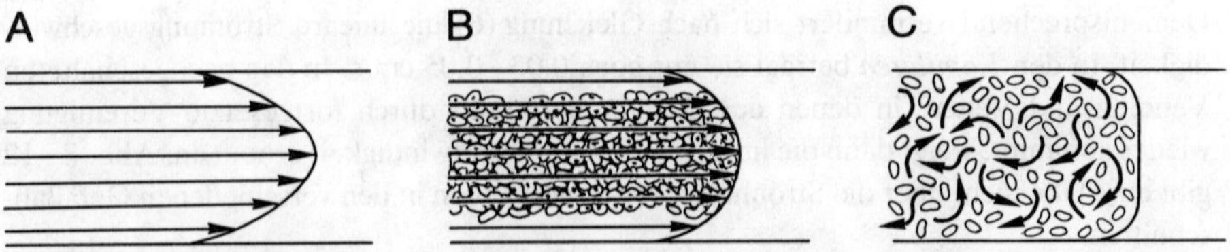

Abb. 8–7. Strömungsformen. A Parabolisches Strömungsprofil bei laminarer Strömung einer homogenen Flüssigkeit; B Laminare Blutströmung (Erythrozyten im Zentralstrom, Plasma im Randstrom); C Turbulente Blutströmung

nämlich in den *Zentralstrom* gedrängt, während das Plasma in den wandnahen Schichten strömt (s. Abb. 8–7, B). Der zentrale Erythrozytenstrom erhält damit zwangsläufig eine höhere Geschwindigkeit als der wandnahe Plasmastrom. Auf diese Weise werden die Erythrozyten schneller als das Plasma durch das Gefäßsystem transportiert.

Die laminare Strömung kann unter bestimmten Bedingungen in eine **turbulente Strömung** übergehen, die durch Wirbelbildung charakterisiert ist. Dabei wird das *Strömungsprofil abgeflacht* (s. Abb. 8–7, C). Außerdem steigt der Strömungswiderstand an, so daß die Zunahme der turbulenten Strömungsform eine Mehrbelastung für das Herz darstellt. Der Übergang zur turbulenten Strömung hängt von mehreren Parametern ab, die in der *Reynoldschen Zahl* (Re) zusammengefaßt sind:

(5) $$Re = \frac{r\,\bar{v}\,\rho}{\eta}$$

Hierin bedeuten r den *Gefäßradius,* $\bar{v}$ die *mittlere Strömungsgeschwindigkeit,* ρ die *Dichte* und η die *Viskosität* der Flüssigkeit. Wenn Re den Wert von 1000–1200 überschreitet, sind die Bedingungen für eine vollständig turbulente Strömung gegeben. Normalerweise ist dies nur bei der Austreibung des Blutes aus dem Herzen in den *Anfangsteilen der A. pulmonalis und der Aorta* der Fall. Wenn jedoch bei schwerer Muskelarbeit die mittlere Strömungsgeschwindigkeit stark ansteigt oder wenn bei schwerer *Anämie* (s. S. 139 ff.) die Blutviskosität erheblich reduziert ist, dann kann die turbulente Strömung auch größere Abschnitte des Gefäßsystems erfassen.

Strömungsgeschwindigkeit und Gefäßquerschnitt. Die Volumenstromstärke $\dot{Q}$ ist definitionsgemäß das Produkt aus *Gefäßquerschnitt* $q = \pi r^2$ und *mittlerer linearer Strömungsgeschwindigkeit* $\bar{v}$:

(6) $$\dot{Q} = \pi r^2 \bar{v}$$

Für die *Aorta,* deren Radius 11–12 mm beträgt, ergibt sich hieraus eine mittlere lineare Strömungsgeschwindigkeit von $\bar{v}$ = 20 cm/s, wenn man die Stromstärke für körperliche Ruhe $\dot{Q}$ = 5 l/min zugrunde legt. Infolge der fortgesetzten Aufzweigung der arteriellen Gefäße nimmt der *Gesamtquerschnitt* der Strombahn zur Peripherie hin zu. Setzen wir den Querschnitt der Aorta mit 1 an, so erweitert sich der Gesamtquerschnitt für die abgezweigten Arterien auf 8, für die Arteriolen auf 150 und für die Kapillaren sogar auf 700.

Dementsprechend vermindert sich nach Gleichung (6) die lineare Strömungsgeschwindigkeit. In den *Kapillaren* beträgt sie nur noch 0,03–0,05 cm/s. In den nachgeschalteten Venolen und Venen, in denen der Gesamtquerschnitt durch fortgesetzte Vereinigung wieder abnimmt, steigt dann die lineare Strömungsgeschwindigkeit erneut an. Abb. 8–12 gibt eine Übersicht über die Strömungsgeschwindigkeiten in den verschiedenen Gefäßabschnitten.

Druck-Stromstärke-Beziehungen. Die lineare Beziehung zwischen der Stromstärke $\dot{Q}$ und der wirksamen Druckdifferenz ΔP nach Gleichung (1) ist nur dann gegeben, wenn der Querschnitt der Strombahn *konstant* bleibt (s. Kurve 1 in Abb. 8–8). In den Organen und Geweben ändert sich jedoch die Gefäßweite vielfach mit der Höhe des arteriellen Druckes. Da die Gefäßwände dehnbar sind, kommt es in den meisten Fällen bei einer *Druckerhöhung* zu einer *passiven Zunahme der Gefäßquerschnitte.* Als Folge davon nimmt die Stromstärke in stärkerem Maße zu, als dies nach Gleichung (1) zu erwarten wäre. Im *Druck-Stromstärke-Diagramm* (Abb. 8–8) weist die entsprechende Kurve 2 eine *mit steigendem Druck zunehmende Steilheit* auf. Ein solches Verhalten ist in ausgeprägter Form am Strombahnsystem der *Lunge* zu beobachten, da hier die Gefäße nur von einer dünnen Gewebeschicht umgeben und daher besonders dehnbar sind.

In anderen Organen, z. B. in der *Niere* und im *Gehirn,* reagieren die arteriellen Gefäße in entgegengesetzter Weise. Bei einer *Erhöhung des arteriellen Druckes* kontrahiert sich die glatte Gefäßmuskulatur, speziell der Arteriolen, so daß deren *Lumen eingeengt* wird *(myogene Reaktion,* Bayliss*-Effekt,* s. S. 399). Als Folge davon steigt die Stromstärke bei höheren Drucken in sehr viel geringerem Maße an, als es auf Grund des Druckanstieges zu erwarten wäre (Kurve 3 in Abb. 8–8). Auf diese Weise wird sichergestellt, daß in den genannten Organen die Durchblutung unabhängig von den Schwankungen des arteriellen Blutdruckes weitgehend konstant bleibt *(Autoregulation der Durchblutung).*

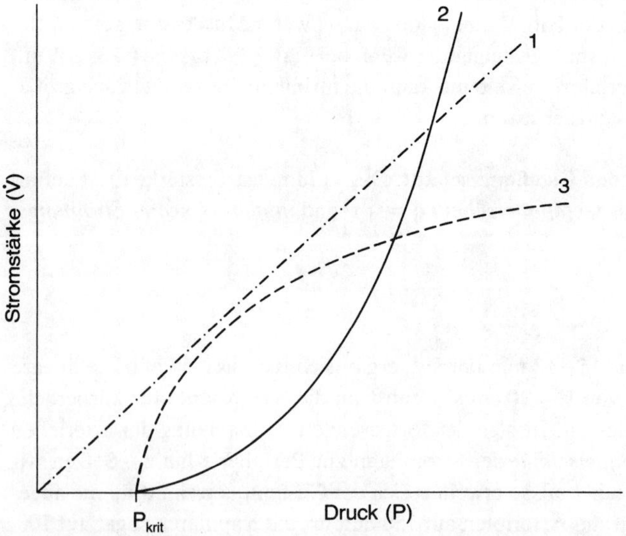

Abb. 8–8. Druck-Stromstärke-Beziehungen für starre Röhren (1), für passiv dehnbare Gefäße, z. B. Lungengefäße (2), und für Gefäße mit autoregulativer Kontraktion, z. B. Nierengefäße (3). P_{krit}= kritischer Verschlußdruck

Wie aus Abb. 8–8 (Kurve 2 und 3) hervorgeht, erreicht die Stromstärke den Wert Null, wenn der arterielle Druck eine bestimmte Schwelle unterschreitet. Dieser normalerweise bei 20 mm Hg liegende Druckwert wird als der *kritische Verschlußdruck* ($P_{krit.}$) bezeichnet. Dieses Phänomen des Strömungsstops bei sehr kleinen Drucken ist auf das *Kollabieren* (Zusammenfallen) *der Arteriolen* zurückzuführen.

8.2.2. Elastizität und rhythmische Füllung des Arteriensystems

Dehnbarkeit der Gefäßwände. Wegen des relativ großen Anteils an *elastischen Fasern* in den Gefäßwänden sind die *herznahen Arterien,* insbesondere die Aorta, in beschränktem Maße *dehnbar (Arterien vom elastischen Typ,* s. S. 228). Ihr Lumen wird bei zunehmendem Füllungsdruck erweitert und geht bei nachlassendem Druck wieder in den Ausgangszustand zurück. Die quantitative Beziehung zwischen dem *Füllungsdruck* und dem *Füllungsvolumen* der menschlichen Aorta ist für verschiedene Lebensalter in Abb. 8–9 dargestellt. Mit zunehmendem Alter steigt das Volumen der Aorta als Folge des Wachstums in der Jugend und als Folge der Umbauprozesse in den Gefäßwänden im höheren Alter an.

Als Maß für das elastische Verhalten der Gefäße dient der **Volumenelastizitätskoeffizient** E′, das Verhältnis der *Druckänderung* ΔP zu der von ihr hervorgerufenen *Volumenänderung* ΔV:

(7) $$E' = \Delta P / \Delta V$$

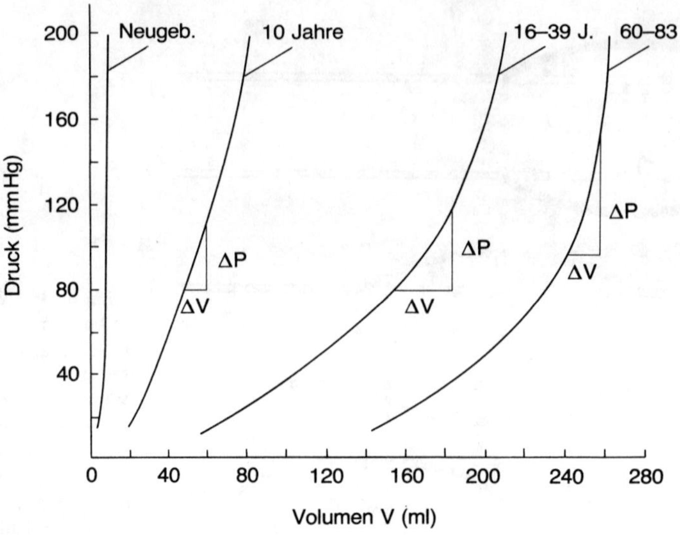

Abb. 8–9. Druck-Volumen-Diagramme für die Aorta in verschiedenen Lebensaltern, nach SIMON und MEYER. Das Gefäßvolumen nimmt mit dem Lebensalter zu. Der Volumenelastizitätskoeffizient $E' = \Delta P / \Delta V$ hat beim Jugendlichen den kleinsten Wert, d. h. die Aorta besitzt in diesem Alter die größte Dehnbarkeit

Je kleiner der Wert von E', desto größer ist die elastische Dehnbarkeit des betreffenden Gefäßabschnittes. In Abb. 8–9 sind die Druck- und Volumenänderungen markiert, die normalerweise bei der rhythmischen Füllung der Aorta auftreten. Aus der Steigung der Kurve in diesem Bereich ergibt sich E', der reziproke Wert für die Dehnbarkeit. Wie man aus Abb. 8–9 erkennt, ist die Dehnbarkeit der Aorta im Kindesalter gering. Beim jugendlichen Erwachsenen erreicht sie den größten Wert, um im höheren Lebensalter infolge des Verlustes an elastischen Fasern wieder abzunehmen.

Windkesselfunktion der elastischen Arterien. Mit jeder Systole des Herzens wird ein Blutvolumen von 70 bis 140 ml in das arterielle System ausgeworfen. Die dadurch hervorgerufenen *rhythmischen Volumenschwankungen* setzen sich jedoch nicht bis in die peripheren Gefäßabschnitte fort, sondern werden infolge der elastischen Wandeigenschaften der Aorta und der herznahen Arterien gedämpft. *Während der Ausstreibungsphase des Herzens speichern diese Gefäße einen Teil des ausgeworfenen Schlagvolumens durch Ausdehnung ihres Lumens* (s. Abb. 8–10). Bei sinkendem Gefäßinnendruck im Verlauf der Diastole wird das gespeicherte Volumen an die anschließenden Gefäßabschnitte weitergegeben. Diese sogenannte *Windkesselfunktion* der Arterien vom elastischen Typ stellt sicher, daß trotz rhythmischer Herztätigkeit das Blut weitgehend kontinuierlich durch die peripheren Gefäßabschnitte strömt.

Eine genauere Analyse zeigt, daß etwa *50% des Schlagvolumens* während der Systole in den herznahen Arterien elastisch gespeichert und in der Diastole wieder abgegeben wird. Vom energetischen Standpunkt aus handelt es sich um eine Umwandlung der vom Herzen erzeugten *Strömungsenergie* in *potentielle Energie* der elastisch gedehnten Gefäßwände. Diese wird in der anschließenden Diastole wieder in kinetische Energie zurückverwandelt.

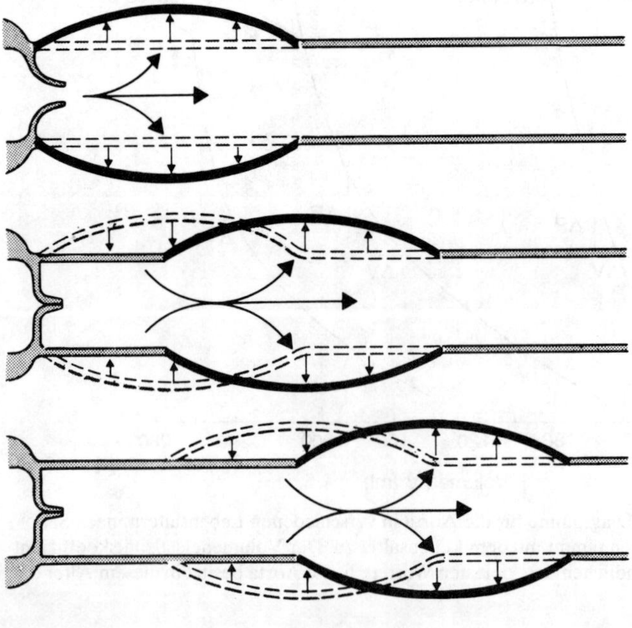

Abb. 8–10. Windkesselfunktion der Aorta in schematischer Darstellung, nach WITZLEB. Der systolischen Wanddehnung mit Volumenspeicherung (oben) folgt eine diastolische Entdehnung mit Entspeicherung (Mitte); diese Vorgänge setzen sich kontinuierlich über das elastische Gefäß fort (unten)

Pulswelle. Mit dem diskontinuierlichen Blutauswurf in die Aorta wird hier nicht nur eine Volumenänderung, sondern auch eine *Druckschwankung* erzeugt, die sich als *Druckpulswelle* über das arterielle Gefäßsystem fortpflanzt. Die *Ausbreitungsgeschwindigkeit der Pulswelle, die größer ist als die Geschwindigkeit der Blutströmung, hängt in starkem Maße von den Wandeigenschaften der Gefäße ab. In der elastischen Aorta* beträgt die Pulswellengeschwindigkeit normalerweise 4–6 m/s, während sie in den *starrwandigen Arterien* vom muskulären Typ auf 8–12 m/s ansteigt.

Die direkte *Registrierung der Druckschwankungen* im Anfangsteil der Aorta ergibt den in Abb. 8–11, links dargestellten Verlauf. Während der Austreibungsphase des Herzens steigt der Gefäßinnendruck innerhalb von 0,2 s vom enddiastolischen Ausgangswert auf den systolischen Maximalwert an. Der langsamere Druckabfall wird durch einen kurzzeitigen Einschnitt, die *Frank*sche *Inzisur,* unterbrochen. Diese Inzisur ist auf die Druckentlastung beim *Schluß der Aortenklappe* zurückzuführen.

In den *peripheren Abschnitten* des arteriellen Systems verändert die Pulskurve ihre Form (s. Abb. 8–11, rechts): Auffällig ist die *Erhöhung des systolischen Gipfels* und das Auftreten einer zweiten, der sogenannten **dikroten Welle.** Beide Formänderungen sind auf *Reflexionen der Pulswelle* zurückzuführen. Infolge des zunehmenden Wellenwiderstandes in Gefäßabzweigungen, in starrwandigen peripheren Arterien und in den Arteriolen wird die Pulswelle zurückgeworfen, wobei es zu einer *Überlagerung mit der primären Welle* und damit zu einer Überhöhung der Amplitude kommt. Die zurückgeworfene Welle gelangt nach erneuter *Reflexion an der Aortenklappe* stark gedämpft wieder in die peripheren Arterien und bildet hier den zweiten Gipfel der Pulskurve.

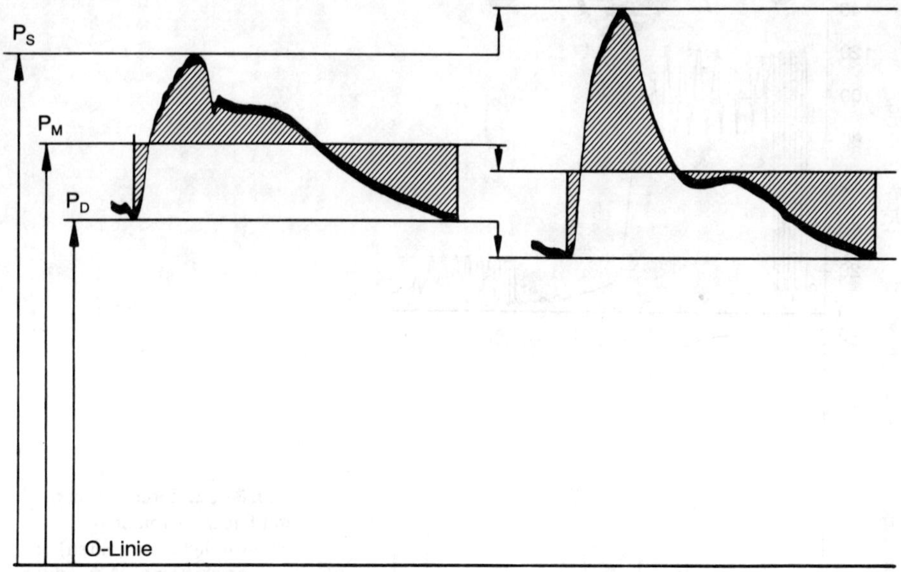

Abb. 8–11. Arterielle Druckpulskurven in der Aorta (links) und einer peripheren Arterie (rechts). P_S systolischer Blutdruck; P_D diastolischer Blutdruck; P_M arterieller Mitteldruck

8.2.3. Drucke im arteriellen Gefäßsystem

Druckverlauf im kardiovaskulären System. Eine Übersicht über die Druckverhältnisse in den verschiedenen Kreislaufabschnitten für den gesunden Jugendlichen gibt Abb. 8–12. In der *linken Herzkammer* wird während der Systole ein Druck von etwa 120 mm Hg erzeugt, der in der anschließenden Diastole auf wenige mm Hg absinkt. Diese rhythmischen Druckschwankungen setzen sich im *Arteriensystem* fort. Allerdings fällt hier der Druck während der Diastole des Herzens nur bis auf etwa 80 mm Hg ab, weil durch den Schluß der Aortenklappen die Verbindung zum linken Ventrikel unterbrochen wird. In den nachgeschalteten *Arteriolen* kommt es zu einem *steilen Druckabfall*, der auf den *großen Strömungswiderstand* in diesem Gefäßabschnitt zurückzuführen ist (*Widerstandsgefäße*). Die rhythmischen Schwankungen werden hier so stark gedämpft, daß im Verlauf der nachgeschalteten *Kapillaren*, *Venolen* und *Venen* nur noch eine kontinuierliche Druckabnahme zu verzeichnen ist. Die Kontraktion der *rechten Herzkammer* bewirkt eine erneute

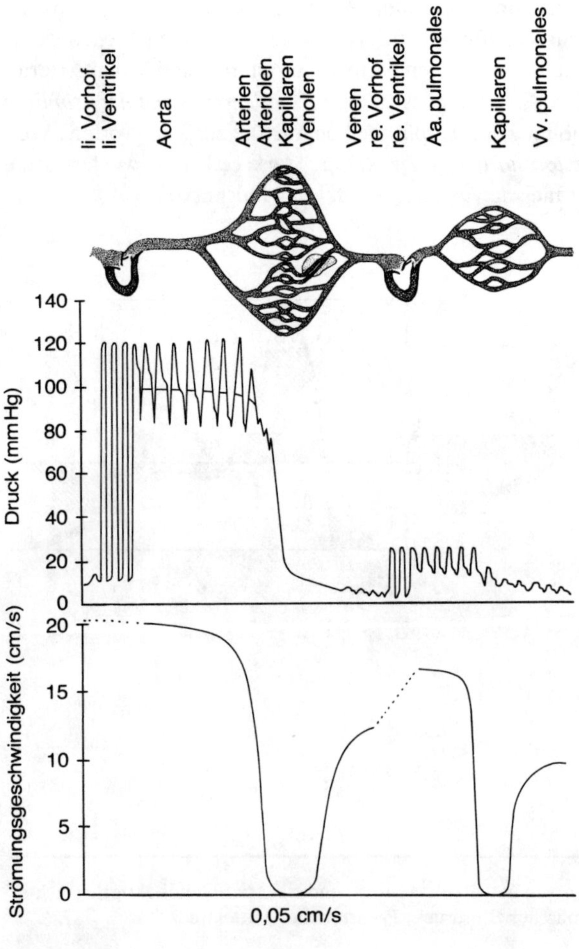

Abb. 8–12. Drucke (oben) und lineare Strömungsgeschwindigkeiten (unten) in den verschiedenen Abschnitten des kardiovaskulären Systems, modifiziert nach WITZLEB

Erhöhung des Druckes, wobei in diesem Fall nur ein Maximalwert von 22–25 mm Hg erreicht wird. Die rhythmischen Druckschwankungen des rechten Ventrikels setzen sich mit verminderter Amplitude in der *A. pulmonalis* fort und werden in den nachgeschalteten Gefäßabschnitten des *kleinen Kreislaufs* bei gleichzeitigem Abfall des Druckniveaus weiter gedämpft.

Charakteristische Werte des arteriellen Blutdruckes. Die periodischen Druckänderungen, die an allen Orten des Arteriensystems auftreten, bilden die Grundlage für die Definition der charakteristischen arteriellen Blutdruckwerte. Das *Maximum der Druckpulskurve während der Systole* wird als **systolischer Blutdruck** (P_S), das *Minimum während der Diastole* als **diastolischer Blutdruck** (P_D) bezeichnet. In den herznahen Arterien findet man beim Jugendlichen einen systolischen Blutdruck von etwa 120 mm Hg und einen diastolischen Blutdruck von etwa 80 mm Hg. Mit wachsender Entfernung vom Herzen steigt der systolische Druck an, während der diastolische Druck leicht abfällt (vgl. Abb. 8–11). Auf diese Weise resultiert eine *zur Peripherie zunehmende Blutdruckamplitude.*

Neben den beiden genannten Extremwerten stellt der *mittlere Blutdruck* (P_M), der auch als **arterieller Mitteldruck** bezeichnet wird, eine weitere charakteristische Kreislaufgröße dar. Sie ist definiert als der *zeitliche Mittelwert der Drucke an dem jeweiligen Meßort im Arteriensystem.* Die Bestimmung des mittleren Blutdruckes erfordert hiernach die Registrierung der gesamten *Pulskurve* und die Ausmessung (bzw. *Integration)* der von ihr begrenzten Flächen. Die Lage von P_M ergibt sich aus der Bedingung, daß die in Abb. 8–11 schraffierten Flächen oberhalb und unterhalb von P_M einander gleich sein müssen. Für *zentrale Arterien* liegt der arterielle Mitteldruck P_M etwa in der Mitte zwischen P_S und P_D; für *periphere Arterien* ist er etwas mehr in Richtung auf P_D verlagert. Die Bedeutung des arteriellen Mitteldruckes besteht darin, daß seine Größe neben dem peripheren Widerstand maßgebend ist für die *Durchströmung der nachgeschalteten Gefäßabschnitte,* sofern diese über keine autoregulativen Mechanismen verfügen.

Blutdruckbeeinflussende Faktoren. Bei der diagnostischen Bewertung des *systolischen* und des *diastolischen Blutdruckes* ist zu beachten, daß diese Größen durch verschiedene Faktoren beeinflußt werden. Zunächst sind hier die **rhythmischen Blutdruckschwankungen** zu erwähnen. Neben schnellen rhythmischen Schwankungen, die im Zusammenhang mit der *Atmung* etwa 15 mal pro min und in Abhängigkeit von den *Tonusänderungen der Gefäße* etwa 6 mal pro min auftreten, zeigen die Blutdruckwerte einen ausgeprägten *24-Stunden-Rhythmus.* Im Verlauf des Tages findet man in der Regel höhere Werte als in der Nacht.

Einen weiteren Faktor, der bei der Bewertung zu beachten ist, stellt die psychische Situation des Probanden dar. **Psychische Alterationen,** wie sie beispielsweise bei der ersten ärztlichen Untersuchung oder in einer Examenssituation auftreten, bewirken einen akuten *Anstieg des systolischen und des diastolischen Blutdruckes* bis um 40 mm Hg. Auch *Schmerz, Kälte, Wärme, starke Geräusche* und *Nahrungsaufnahme* können zu Blutdrucksteigerungen von unterschiedlichem Ausmaß führen.

Schließlich findet man bei **körperlicher Arbeit** deutliche Veränderungen der Blutdruckwerte (s. Abb. 8–13). Mit der Zunahme der Belastungsintensität *steigt der systoli-*

sche Druck an, während der *diastolische Druck weitgehend konstant bleibt.* Daraus resultiert eine *Erhöhung des arteriellen Mitteldruckes,* der zur besseren Durchblutung der arbeitenden Muskulatur beiträgt.

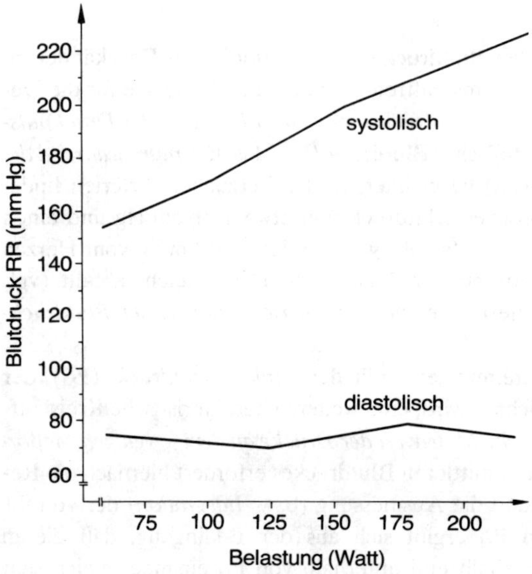

Abb. 8−13. Abhängigkeit des systolischen und des diastolischen Blutdruckes von der Intensität einer körperlichen Belastung

Variationen und Altersabhängigkeit der Blutdruckwerte. Bestimmt man die systolischen und diastolischen Blutdrucke unter den Bedingungen der psychischen und physischen Ruhe an repräsentativen Bevölkerungsgruppen, so findet man erhebliche *Variationen mit einer deutlichen Abhängigkeit von Alter und Geschlecht.* Abb. 8−14, A zeigt das Ergebnis einer solchen Untersuchung, die an 1200 Frauen durchgeführt wurde, wobei die Meßwerte entsprechend dem Alter geordnet sind. Man erkennt, daß innerhalb derselben Altersgruppe die Blutdrucke eine statistische Normalverteilung aufweisen. Die Mittelwerte (Pfeile) lassen einen *deutlichen Anstieg des systolischen Druckes und einen geringeren Anstieg des diastolischen Druckes* mit zunehmendem Alter erkennen. Das Ergebnis einer epidemiologischen Erhebung an der weißen Bevölkerung der USA zeigt Abb. 8−14, B. Hierin sind die Mittelwerte der systolischen (oben) und der diastolischen (unten) Blutdruckwerte, getrennt für Männer und Frauen, in Abhängigkeit vom Alter angegeben. Auffällig sind die geschlechtsspezifischen Unterschiede besonders beim systolischen Blutdruck.

Auf Grund der statistischen Altersabhängigkeit verwendet man in der ärztlichen Diagnostik eine *Orientierungsregel,* die besagt, daß sich der systolische Blutdruck (in mm Hg) aus 100 plus Lebensalter minus 10 % dieser Summe ergibt:

(8) $$P_S = 0{,}9 \cdot (100 + \text{Lebensalter})\ \text{mm Hg}$$

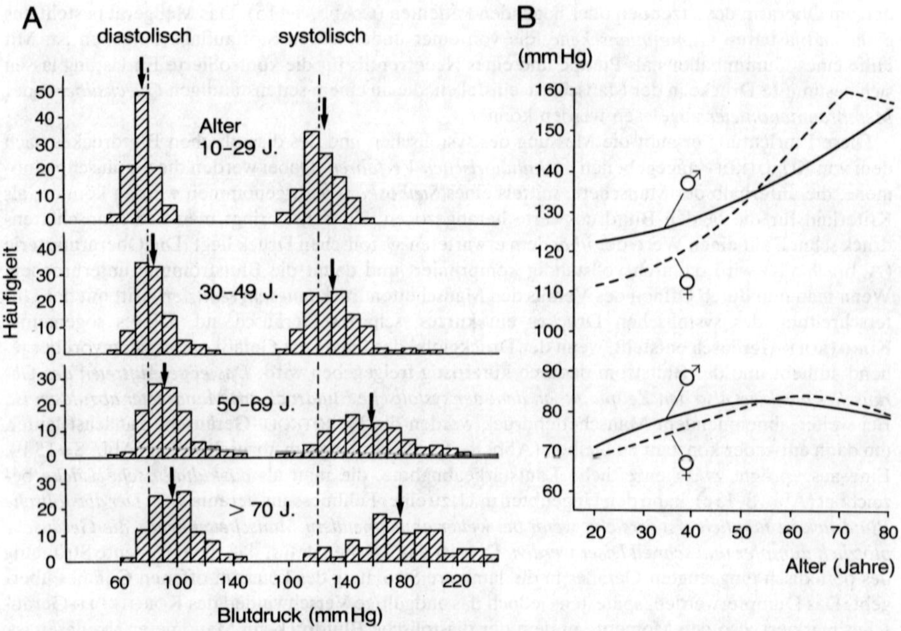

Abb. 8–14. Variation und Altersabhängigkeit der Blutdruckwerte. A Häufigkeitsverteilungen des systolischen und des diastolischen Blutdruckes von 1200 Frauen, geordnet nach Altersgruppen; B Mittelwerte für den systolischen (oben) und diastolischen (unten) Blutdruck der weißen Bevölkerung in den USA (statistische Erhebung der Jahre 1960-1962)

Die Ursachen für den Altersanstieg der Blutdruckwerte im statistischen Mittel sind noch weitgehend ungeklärt. Verlaufsstudien haben gezeigt, daß die Werte nicht in jedem Einzelfall mit dem Alter ansteigen, sondern *bei einem Viertel bis einem Drittel der Untersuchten unverändert bleiben.* Es wird vermutet, daß der statistische Altersanstieg zumindest teilweise auf die *Miterfassung der beschwerdefreien Hypertoniker* (s. S. 257 ff.) zurückzuführen ist. Von wesentlicher Bedeutung scheinen auch umweltbedingte psychische Faktoren und Ernährungsgewohnheiten zu sein.

Messung der arteriellen Blutdrucke. Die Bestimmung der charakteristischen arteriellen Blutdruckwerte ist prinzipiell auf zwei verschiedenen Wegen möglich: 1. durch *direkte Messung nach Punktion einer Arterie* und 2. durch *indirekte Messung mit Hilfe einer Druckmanschette.* Bei der **direkten Methode** wird eine Kanüle oder ein Katheter in das betreffende Gefäß eingeführt und mit einem Manometer verbunden. Heute benutzt man hierfür Meßköpfe, die die mechanische Größe in eine elektrische Größe umwandeln und daher als *Druckwandler* oder *Transducer* bezeichnet werden. Die elektrischen Signale können dann verstärkt und mit Hilfe eines Registriergerätes aufgezeichnet werden. Dieses direkte Verfahren ermöglicht eine fortlaufende formgetreue Registrierung der Pulskurve und damit die genaue *Bestimmung der systolischen und diastolischen Blutdruckwerte sowie der arteriellen Mitteldrucke.* Wegen der notwendigen Gefäßpunktion ist jedoch seine Anwendung auf die klinische Diagnostik beschränkt.

In der ärztlichen Praxis und in der klinischen Routinediagnostik werden die Blutdruckwerte ausschließlich im indirekten **Verfahren nach Riva-Rocci** bestimmt. Die Messung erfolgt im allgemeinen am Oberarm des sitzenden oder liegenden Patienten (s. Abb. 8–15). Das Meßgerät besteht aus einer aufblasbaren *Gummimanschette,* die von einer undehnbaren Stoffauflage umgeben ist. Mit Hilfe eines Gummiballons als Pumpe und eines Nadelventils für die kontrollierte Entlastung lassen sich bestimmte Drucke in der Manschette einstellen, die an einem seitenständigen *Quecksilber-* oder *Membranmanometer* abgelesen werden können.

Diese Einrichtung erlaubt die Messung des systolischen und des diastolischen Blutdruckes nach dem von Korotkoff angegebenen *auskultatorischen Verfahren.* Dabei werden die Geräuschphänomene, die unterhalb der Manschette mittels eines *Stethoskops* wahrgenommen werden können, als Kriterium für die beiden Blutdruckwerte herangezogen. Zunächst bringt man den Manschettendruck schnell auf einen Wert, der *über* dem erwarteten systolischen Druck liegt. Die Oberarmarterie (A. brachialis) wird dadurch vollständig komprimiert und damit die Blutströmung unterbrochen. Wenn man nun durch Öffnen des Ventils den Manschettendruck *langsam reduziert,* tritt mit der Unterschreitung des systolischen Druckes ein kurzes, scharfes Geräusch auf. Dieses sogenannte **Korotkoff-Geräusch** entsteht, wenn der Druckgipfel des Pulses die Gefäßkompression vorübergehend aufhebt und der Blutstrom dadurch kurzfristig freigegeben wird. *Das erste Auftreten des Geräusches markiert also den Zeitpunkt, an dem der systolische Blutdruck am Manometer abzulesen ist.* Bei weiter abnehmendem Manschettendruck werden die Korotkoff-Geräusche zunächst lauter, um dann entweder konstant zu bleiben (Abb. 8–15 a) oder langsam abzuschwellen (Abb. 8–15 b). Eine ausgeprägte zwischenzeitliche Lautstärkeabnahme, die man als *auskultatorische Lücke* bezeichnet (Abb. 8–15 c), kann den Ungeübten u. U. zu einer Fehlmessung veranlassen. *Der diastolische Blutdruck ist nämlich erst erreicht, wenn bei weiter abnehmendem Manschettendruck die Geräusche plötzlich dumpfer und schnell leiser werden.* Dies ist das Zeichen dafür, daß die turbulente Strömung des periodisch eingeengten Gefäßes in die laminare Strömung des konstant offenen Gefäßes übergeht. Das Dumpferwerden, spätestens jedoch das endgültige Verschwinden des Korotkoff-Geräusches markiert also den Moment, an dem der diastolische Blutdruck am Manometer abzulesen ist.

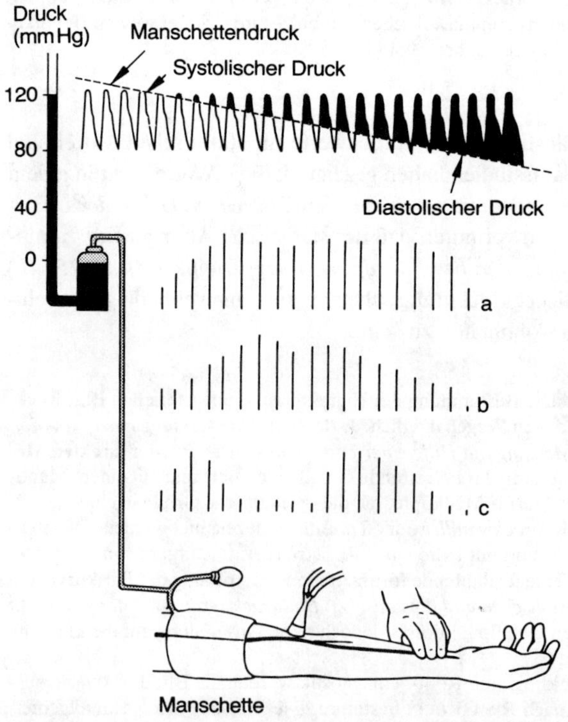

Abb. 8–15. Prinzip der Blutdruckmessung am Menschen (Riva-Rocci-Verfahren), nach Witzleb. Die akustischen Phänomene sind in drei typischen Verlaufsformen (a–c) im Mittelteil der Abbildung markiert, wobei die jeweilige Stärke des Korotkoff-Geräusches durch die Strichlänge symbolisiert ist

Der systolische Blutdruck kann auch *palpatorisch* ermittelt werden. Dazu stellt man durch *Palpation der Speichenarterie (A. radialis)* denjenigen Druck fest, bei dem der Puls im Verlauf eines Druckanstieges in der Manschette gerade schwindet und während einer Druckabnahme wieder auftritt.

8.3. Funktionen des Niederdrucksystems

Nach funktionellen Gesichtspunkten wird das kardiovaskuläre System in das **arterielle (Hochdruck-) System** und in das **Niederdrucksystem** eingeteilt. Während für das arterielle System vorrangig die *Gesetzmäßigkeiten der Hämodynamik* (s. S. 231 ff.) maßgebend sind, wirken sich im Niederdrucksystem stärker die *Gesetzmäßigkeiten der Hämostatik* aus. Zum Niederdrucksystem rechnet man die Kapillaren, die Venolen und die Venen des großen Kreislaufs, sowie das rechte Herz, den Lungenkreislauf, den linken Vorhof und den linken Ventrikel während der Diastole.

8.3.1. Mikrozirkulation, Lymphdrainage, Ödeme

Mikrozirkulation und Stoffaustausch. Die wesentliche Aufgabe des Kreislaufs, nämlich der *Stoffaustausch* zwischen Blut und Gewebe, vollzieht sich in der *Endstrombahn* im Bereich der *Kapillaren.* Die *Verweildauer der Erythrozyten* in der einzelnen Kapillare beträgt durchschnittlich nur 1–2 s. Auf Grund der kurzen Entfernungen innerhalb der kapillären Versorgungsgebiete ist jedoch diese Zeit ausreichend, um Stoffe durch Diffusion an das Gewebe abzugeben oder in das Kapillarblut aufzunehmen.

Die lokale Kapillardurchblutung wird durch den Tonus der glatten Muskulatur der *Metarteriolen* und der *präkapillären Sphinkteren* an den Abzweigungsstellen bestimmt. Nach Maßgabe der Stoffwechselaktivität kann die Zahl der durchbluteten Kapillaren erheblich schwanken. Häufig beobachtet man eine *diskontinuierliche Kapillarperfusion,* wobei etwa 6–12 mal pro min Phasen freier und unterbrochener Kapillardurchblutung einander abwechseln. Innerhalb der Kapillaren ist in der Regel der Anteil der Erythrozyten am Blutvolumen geringer als in den großen Gefäßen; d. h. der *kapilläre Hämatokrit* hat einen kleineren Wert als der in üblicher Weise aus dem arteriellen oder venösen Blut ermittelte Hämatokrit (s. S. 113).

Kapillärer Flüssigkeitsaustausch. Die dünnen, z. T. mit Öffnungen versehenen Kapillarwände sind *für Flüssigkeit und kleinmolekulare Stoffe gut durchgängig,* während sie dem Durchtritt großer Moleküle (z. B. Proteinen) einen relativ großen Widerstand entgegensetzen. Daher findet im Bereich der Kapillaren ständig eine **Filtration** von *Flüssigkeit* und von *kleinen Molekülen* in den extravasalen (außerhalb des Gefäßes liegenden) Raum, aber auch eine **Reabsorption** (Wiederaufnahme) in das Kapillarlumen statt. Die Proteine werden zum überwiegenden Teil im Kapillarblut zurückgehalten.

Das *Flüssigkeitsgleichgewicht zwischen dem intra- und dem extravasalen Raum* wird dabei von folgenden Faktoren bestimmt:
- dem *Blutdruck* (kapillären hydrostatischen Druck) P_C,
- dem *Gewebsdruck* (hydrostatischen Druck außerhalb der Kapillare) P_G,
- dem *kolloidosmotischen Druck des Blutes* π_C,
- dem *kolloidosmotischen Druck der Gewebsflüssigkeit* π_G.

Der Blutdruck, der Hauptfaktor für die Flüssigkeitsfiltration, beträgt im Durchschnitt am arteriellen Kapillarende 32 mm Hg und am venösen Kapillarende 17 mm Hg (Ausnahme: Glomerulum, s. S. 397). Seine Wirkung vermindert sich um den entgegengesetzt gerichteten Gewebsdruck von 3 mm Hg. Der Hauptfaktor der Reabsorption ist der kolloidosmotische Druck des Blutes, der über die gesamte Kapillarlänge annähernd konstant bleibt und etwa 25 mm Hg beträgt. Ihm entgegengerichtet ist der kolloidosmotische Druck der Gewebsflüssigkeit von 5 mm Hg. Damit ergibt sich die folgende Bilanz: Am *arteriellen Kapillarende* entsteht ein *effektiver Filtrationsdruck* von $P_C - P_G - \pi_C + \pi_G = 32 - 3 - 25 + 5 = 9$ mm Hg, während am *venösen Kapillarende* ein *effektiver Reabsorptionsdruck* von $17 - 3 - 25 + 5 = -6$ mm Hg auftritt, wobei das negative Vorzeichen die in das Kapillarinnere weisende Druckrichtung kennzeichnet.

In Abb. 8–16 sind die kapillären Druckverhältnisse schematisch unter der vereinfachenden Annahme dargestellt, daß der Blutdruck in der Kapillare linear abfällt. *Im Anfangsteil der Kapillare,* in dem $P_C - P_G$ größer als $\pi_C - \pi_G$ ist, *wird Flüssigkeit in den extravasalen Raum abfiltriert. Im Endteil,* in dem $P_C - P_G$ den Wert von $\pi_C - \pi_G$ unter-

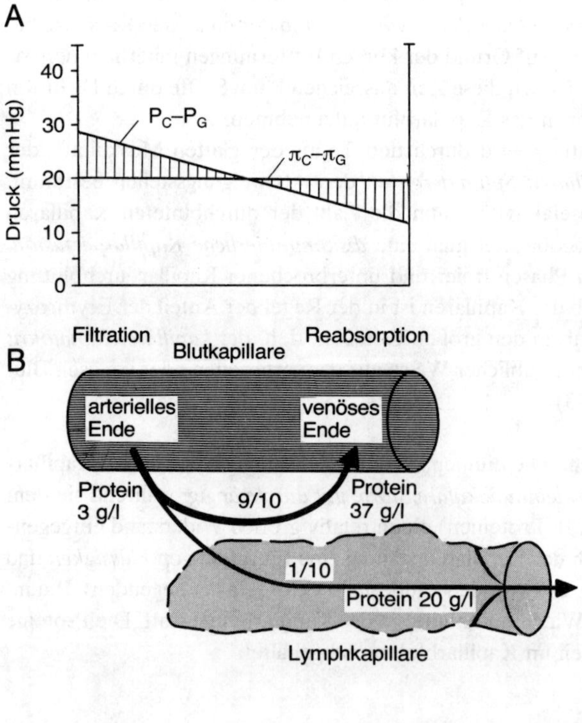

Abb. 8–16. Kapillärer Flüssigkeitstausch. A Austauschbestimmende Drucke im Verlauf einer Kapillare; $P_C - P_G$ hydrostatische Druckdifferenz zwischen Innen- und Außenraum der Kapillare, $\pi_C - \pi_G$ kolloidosmotische Druckdifferenz zwischen Blut und Interstitium. Am Kapillaranfang überwiegt $P_C - P_G$ (Filtration), am Kapillarende $\pi_C - \pi_G$ (Reabsorption); B Resultierende Flüssigkeitsbewegungen (zusätzlich sind die Proteinkonzentrationen, an verschiedenen Orten des Interstitiums und in der Lymphe angegeben)

schreitet, *erfolgt die Wiederaufnahme von 90% dieses Flüssigkeitsvolumens in die Kapillare.* Parallel zur Blutströmung bewegt sich also ein Flüssigkeitsstrom außerhalb der Kapillare vom arteriellen zum venösen Ende.

Lymphdrainage. Da der venöse Reabsorptionsdruck etwas kleiner ist als der arterielle Filtrationsdruck (s. o.), kann das filtrierte Flüssigkeitsvolumen nicht vollständig reabsorbiert werden. *Der Abtransport des restlichen Volumenanteils von etwa 10% erfolgt über das Lymphgefäßsystem.* Die Flüssigkeit gelangt dabei zunächst passiv in die *Lymphkapillaren,* die im Interstitium blind endigen. Außerdem werden auch die *Plasmaproteine,* die insbesondere im venösen Bereich durch die Kapillarwände in das Interstitium austreten, mit dem Lymphstrom abtransportiert (s. Abb. 8–16). Die Lymphe hat im Durchschnitt einen Eiweißgehalt von 20 g/l. Der Weitertransport der Lymphe erfolgt durch *rhythmische Kontraktionen der glatten Lymphgefäßmuskulatur,* wobei der Rückstrom durch die *Klappenanordnung* verhindert wird (s. Abb. 8–16). In der Skeletmuskulatur können außerdem die Lymphgefäße bei Muskelspannung zusätzlich ausgepreßt werden. Nach Reinigung in den *Lymphknoten* gelangt die Lymphe schließlich in das venöse Gefäßsystem.

Ödementstehung. Eine pathologische Flüssigkeitsansammlung im Interstitium oder in den Zellen des Gewebes wird als *Ödem* bezeichnet. Als Ursachen für das Auftreten von Ödemen kommen auf Grund der geschilderten Austauschmechanismen in Frage:

- ein *Anstieg des kapillären Blutdruckes;* Beispiele: *Herzinsuffizienz* (s. S. 218 ff.) mit venösem Rückstau des Blutes bis in die Kapillaren *(kardiales Ödem), Varizenödem,*
- ein *Absinken des kolloidosmotischen Druckes;* Beispiele: *Nierenerkrankungen* (s. S. 417 ff.) mit Eiweißverlust *(renales Ödem),* Proteinmangel im Hungerzustand *(Hungerödem),*
- eine *gesteigerte Durchlässigkeit der Kapillarwände;* Beispiele: Kapillarwandschädigung mit Proteinaustritt in das Interstitium bei *Verbrennung* oder *Gifteinwirkung,*
- eine *Unterbrechung des Lymphabflusses;* Beispiele: Operationsfolge, entzündliche Verlegung der Lymphwege *(regionales Lymphödem).*

In den beiden erstgenannten Fällen ist generell das Gleichgewicht zwischen Flüssigkeitsfiltration und -reabsorption zugunsten der Filtration verändert. Dabei wirkt sich der *hydrostatische Druck der Blutsäule,* der auf den Kapillaren der tiefen Körperpartien lastet, zusätzlich filtrationssteigernd aus. So ist es zu verstehen, daß kardiale Ödeme zuerst im Bereich der Fußknöchel auftreten.

In der Regel bleiben pathologische Flüssigkeitsansammlungen auf das Interstitium beschränkt *(extrazelluläres Ödem).* Wenn jedoch die Zellwände geschädigt sind oder eine Zunahme des extrazellulären Volumens (wie beim Gehirn in der knöchernen Schädelhöhle) nur beschränkt möglich ist, kann auch ein verstärkter Flüssigkeitseinstrom in die Zellen erfolgen *(zelluläres Ödem).*

8.3.2. Funktion des venösen Gefäßsystems

Drucke im Venensystem. Beim liegenden Menschen fällt der Blutdruck, der am Ende der Kapillaren etwa 17 mm Hg beträgt, in den Venolen, den kleinen und den großen Venen kontinuierlich ab (s. Abb. 8–12). Der Druck am Ende der großen Hohlvenen, der für die Füllung des rechten Vorhofes maßgebend ist, wird als **zentraler Venendruck** bezeichnet. Er liegt in der Regel bei 2–4 mm Hg.

Beim stehenden Menschen *(Orthostase)* wird der Blutdruck in den Venen in erster Linie von der Höhe des *hydrostatischen Druckes* bestimmt, d. h. der Venendruck ist in diesem Fall abhängig von der Höhe der Blutsäule, die auf einem Gefäßabschnitt lastet. In den Venen des Fußes mißt man daher einen Druck vom 90 mm Hg, während die Halsvenen einen Druck von 0 mm Hg aufweisen und normalerweise kaum gefüllt sind. Derjenige Ort im Venensystem, dessen Druck sich beim Positionswechsel vom Liegen zum Stehen nicht ändert, wird als **hydrostatischer Indifferenzpunkt** bezeichnet. Er liegt 5–10 cm unterhalb des Zwerchfells; der hier herrschende Druck beträgt unabhängig von der Körperposition etwa 11 mm Hg.

Der *Strömungswiderstand* im Venensystem ist verglichen mit dem im Arteriolenbereich gering. Daher bleiben Änderungen des Herzzeitvolumens nahezu ohne Einfluß auf die Höhe der venösen Drucke.

Dehnbarkeit des Venensystem. Bei gleichen Blutdruckwerten ist die Dehnbarkeit der Venen etwa *200 mal größer* als die der wandstarken Gefäße des arteriellen System. Daher wird ungefähr die Hälfte des gesamten Blutvolumens vom Venensystem aufgenommen *(kapazitives Gefäßsystem)*. Wegen der hohen Dehnbarkeit der Venen ändert sich ihr Füllungszustand mit jeder Druckänderung. Beispielsweise kommt es beim Übergang vom Liegen zum Stehen zur *Verlagerung eines Blutvolumens* von etwa 500 ml in die Beinvenen, das aus anderen Gefäßgebieten entnommen wird.

Venöser Rückstrom zum Herzen. *Die jeweilige Differenz zwischen dem hydrostatischen Druck in einem Venenabschnitt* (mittlerer Füllungsdruck) *und dem zentralen Venendruck ist maßgebend für den venösen Rückstrom zum Herzen.* Rückstromfördernd wirken sich vor allem drei Mechanismen aus:
- *Atmung,*
- *Herztätigkeit,*
- *Muskelpumpe.*

Der *„negative" Druck im Thorax* dehnt die in diesem Raum liegenden Venen und übt zugleich eine *Sogwirkung* auf das Blut in den angrenzenden Gefäßen aus. Bei der Inspiration verstärkt sich diese Sogwirkung; außerdem wird durch die Zwerchfellsenkung und die damit verbundene Druckerhöhung im Bauchraum das Blut in den Thoraxraum befördert *(Druck-Saug-Pumpe des Inspirationsmechanismus)*. Druckerhöhungen im Thoraxraum, wie sie etwa bei *Überdruckbeatmung* oder beim *starken Pressen* (Exspiration bei verschlossenen Atemwegen) vorkommen, können den venösen Rückstrom behindern oder im Extremfall sogar unterbrechen.

Die *Herzaktion* übt eine zusätzliche Sogwirkung auf das Blut in den großen Hohlvenen aus. Den größten Einfluß hat dabei die stempelartige *Bewegung der Ventilebene in Richtung auf die Herzspitze* während der Systole (vgl. Sogwirkung des Kolbens einer Spritze bei der Blutentnahme). Aber auch in der Diastole wird der venöse Rückfluß gefördert, wenn das Blut nach Öffnung der Atrioventrikularklappen in den rechten Ventrikel einströmt.

Die Funktion der *Muskelpumpe* beruht darauf, daß die Venen durch Kontraktion der umgebenden Skeletmuskulatur komprimiert werden, wobei die *Venenklappen* nur Blutbewegungen in Richtung auf das Herz zulassen. Auf diese Weise wird der venöse Rückstrom in der arbeitenden Skeletmuskulatur wirkungsvoll gefördert und gleichzeitig der lokale Venendruck vermindert. Beinbewegungen reduzieren daher die Gefahr, daß sich bei längerem Stehen Knöchelödeme bilden.

Venenpuls. *Die Druck- und Volumenschwankungen, die in herznahen Venen als Rückwirkungen der Herzaktion auftreten, werden als Venenpuls bezeichnet.* Die Venenpulskurve kann mit empfindlichen Druckaufnehmern beim liegenden Menschen z. B. an der *V. jugularis* unblutig registriert werden. Sie läßt diagnostische Rückschlüsse auf den Ablauf der Vorhofkontraktion und der Ventilebenenbewegung sowie auf die Funktion der Klappen im rechten Herzen zu.

8.3.3. Lungenkreislauf und Volumenverteilung

Hämodynamik der Lungenperfusion. *Das Lungengefäßsystem wird von 98 % des zirkulierenden Blutes durchströmt;* die restlichen 2 % fließen als *Kurzschluß-Blut* aus kleineren Venen direkt in das arterielle System. Der *mittlere Blutdruck,* der in der A. pulmonalis etwa 15 mm Hg beträgt, fällt in den Lungenkapillaren und in den Lungenvenen bis auf einen Wert von etwa 7 mm Hg im linken Vorhof ab. Dieser kleine Druckgradient weist darauf hin, daß im Lungengefäßsystem nur ein *geringer Strömungswiderstand* zu überwinden ist. Ursachen hierfür sind die geringe Länge von Arterien und Venen sowie der große

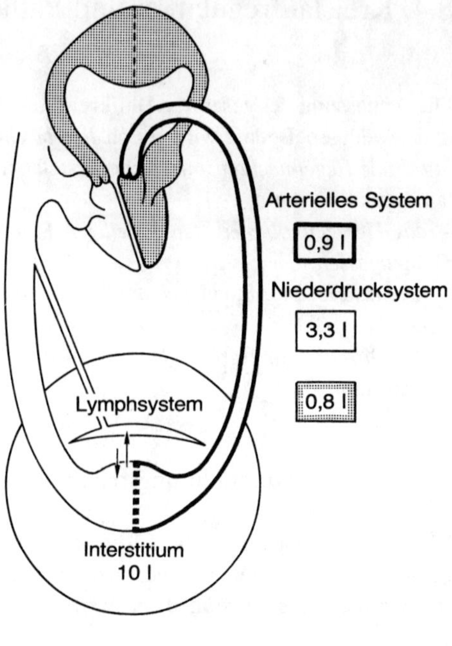

Abb. 8–17. Verteilung des Blutvolumens (von 5 l) auf die einzelnen Kreislaufabschnitte, nach GAUER. Punktierte Abschnitte: Zentrales Blutvolumen

Gesamtquerschnitt der Kapillaren, die die Alveolen als dichtes Netz überziehen (s. Abb. 9−9). Die *Gesamtoberfläche* aller Lungenkapillaren wird auf 60−90 m^2 geschätzt.

Die Lungengefäße besitzen eine besonders große Dehnbarkeit, was u. a. darauf zurückzuführen ist, daß sie lediglich von einer dünnen Gewebeschicht und von Alveolarluft umgeben sind, die der Gefäßdehnung nur einen geringen Widerstand entgegensetzen. Daher sind die pulmonalen Gefäße sehr gut in der Lage, *zusätzliche Blutvolumina* zu speichern und bei Bedarf wieder abzugeben.

Verteilung des Blutvolumens. *Die Verteilung des Blutvolumens auf die verschiedenen Abschnitte des Kreislaufsystems wird von der Dehnbarkeit der jeweiligen Gefäße bestimmt.* Wie Abb. 8−17 zeigt, entfallen auf das gesamte *arterielle System* nur *15 %*, auf das *Niederdrucksystem* dagegen *85 %* der zirkulierenden Blutmenge.

Eine besondere funktionelle Bedeutung kommt dem in Abb. 8−17 punktiert eingezeichneten **zentralen Blutvolumen** zu, das sich aus dem Volumen des Lungengefäßsystems und dem diastolischen Volumen des linken Herzens zusammensetzt. Bei einem kurzfristigen Volumenbedarf steht dieses zentrale Blutvolumen als *Sofortdepot* zur Verfügung. Wenn beispielsweise zu Beginn einer körperlichen Arbeit die Herztätigkeit plötzlich aktiviert wird, so steigt der venöse Zufluß zum rechten Herzen nicht sofort an. Für die Überbrückung dieses Zeitintervalls kann der linke Ventrikel den Mehrbedarf des Auswurfvolumens für etwa 10 Herzschläge aus dem zentralen Blutvolumen decken.

8.4. Kreislaufregulation und Pathophysiologie des Kreislaufs

Die Anpassung des gesamten Blutkreislaufes und der Durchblutung einzelner Organe an den jeweiligen Bedarf wird durch *lokale chemische Prozesse* sowie durch *nervale und humorale Regelmechanismen* sichergestellt. Im einzelnen besteht die Aufgabe der Kreislaufregulation darin

- *das Herzzeitvolumen den jeweiligen Stoffwechselbedürfnissen des Gesamtorganismus anzupassen,*
- *den arteriellen Mitteldruck auf dem vorgegebenen Sollwert weitgehend konstant zu halten,*
- *die Durchblutungsgröße der einzelnen Organe auf ihren jeweiligen Funktionszustand abzustimmen.*

8.4.1. Lokale Durchblutungsregulation

Metabolische Wirkungen. Die Regulation der regionalen Organdurchblutung erfolgt in bestimmten Gefäßgebieten vorrangig unter dem Einfluß von Substanzen, die am Zellstoffwechsel beteiligt sind. Eine *Vasodilatation* (Gefäßerweiterung) tritt beispielsweise ein bei *Anstieg des lokalen CO_2-Partialdruckes,* bei *Abfall des pH-Wertes,* bei *stärkerem Absinken des O_2-Partialdruckes,* bei *Erhöhung der Konzentration von Adenosindiphosphat (ADP), Adenosinmonophosphat (AMP), Adenosin und K^+*. Diese Reize sind allerdings in den verschiedenen Organen in unterschiedlichem Ausmaß wirksam.

In der *Skeletmuskulatur* ist die Vasodilatation bei Muskelarbeit vor allem auf den verstärkten Anfall von CO_2 und Milchsäure (pH-Abnahme) sowie auf die K^+-Abgabe der Muskelzellen zurückzuführen. Ebenso haben ADP, AMP und Adenosin eine starke vasodilatatorische Wirkung. Die *Koronardurchblutung* wird dagegen als Reaktion auf das Absinken des lokalen O_2-Partialdruckes und möglicherweise durch den Anstieg der Adenosin-Konzentration gesteigert. Die Zunahme der *Hirndurchblutung* erfolgt hauptsächlich unter dem Einfluß einer lokalen Hyperkapnie (CO_2-Zunahme), wobei eine starke Hypoxie (O_2-Abnahme) eine zusätzliche Durchblutungssteigerung bewirken kann.

Myogene Regulation. In einigen Organen reagiert die *glatte Muskulatur der Widerstandsgefäße* (Arteriolen) auf Änderungen des arteriellen Perfusionsdruckes. *Druckerhöhung führt zur Vasokonstriktion* (Gefäßverengung), *Druckabnahme zur Vasodilatation,* so daß die Organdurchblutung weitgehend konstant bleibt *(myogene Autoregulation)*. Besonders ausgeprägt ist diese Reaktion bei den *Vasa afferentia der Niere* (s. S. 399), aber auch die Widerstandsgefäße im *Gehirn* und in anderen Organen besitzen bis zu einem gewissen Grade die Fähigkeit zur Autoregulation.

Gefäßaktive Substanzen. Bei *Aktivierung der Drüsentätigkeit im Verdauungstrakt* werden Substanzen freigesetzt, die man unter der Bezeichnung **Kinine** zusammenfaßt. Die sezernierenden Drüsen geben ein Enzym, *Kallikrein,* in den extrazellulären Raum ab. Dieses spaltet aus α_2-Globulinen des Blutplasmas ein Polypeptid, das *Kallidin,* ab, das schnell in *Bradykinin* umgewandelt wird. *Kallidin und Bradykinin bewirken eine starke Vasodilatation der Drüsengefäße* und verursachen darüber hinaus eine Mehrdurchblutung der gastrointestinalen Gefäße.

Das Polypeptid **Angiotensin II,** das nach Freisetzung von *Renin* aus der Niere im Blutplasma gebildet wird (s. S. 409), gehört zu den *am stärksten vasokonstriktorisch wirkenden Substanzen.* Angiotensin II ist an der *Blutdruck-Regulation* beteiligt und spielt im Rahmen des Renin-Angiotensin-Aldosteron-Systems eine Rolle bei der *Regulation des Wasser- und Elektrolyt-Haushaltes* (s. S. 431).

Histamin wird vor allem bei *Schädigungen der Haut und der Schleimhäute* sowie bei bestimmten *Antigen-Antikörper-Reaktionen* (s. S. 158) freigesetzt. Es löst eine lokale Dilatation der Arteriolen und Venolen aus und erhöht die Kapillarpermeabilität.

8.4.2. Zentrale Kontrolle des Kreislaufs

Medulläre Zentren. *Die Zentren für die globale Kontrolle des Kreislaufs sind in der Medulla oblongata* (verlängertem Rückenmark) *und in der benachbarten Hirnstammregion der Pons* (Brücke) *lokalisiert* (s. Abb. 8–20). Nach den Ergebnissen von Reizuntersuchungen hat man ein beidseitig *(bilateral) gelegenes exzitatorisches Zentrum* **(Vasomotorenzentrum)** und ein mittleres, tiefer gelegenes *inhibitorisches Zentrum* zu unterscheiden.

Elektrische Reizungen der bilateralen Felder führen zu einer *Erhöhung des Sympathikustonus* und damit zu einer *Aktivierung der Herztätigkeit* sowie zu einer *Vasokonstriktion in den meisten Strombahnen.* Von diesen Regionen gehen also *pressorische* (blutdrucksteigernde) *Wirkungen* aus. Bei Reizungen des mittleren Feldes kommt es zu einer *Hemmung des Sympathikustonus* und gleichzeitig zu einer *Steigerung des Parasympathikustonus,* was zusammengenommen eine *Minderung der Herztätigkeit* und eine *Vasodilatation* zur Folge hat. Die Aktivierung dieser Region hat daher eine *depressorische* (blutdrucksenkende) *Wirkung.*

Das *Vasomotorenzentrum* ist *ständig aktiv* und hält in der glatten Gefäßmuskulatur einen **Ruhetonus** aufrecht. Durchschneidung des Hirnstammes unterhalb der medullären Kreislaufzentren oder Ausschaltung der sympathischen Impulse durch Spinalanästhesie lösen einen arteriellen Blutdruckabfall bis auf Werte zwischen 40 und 50 mm Hg aus.

Hypothalamische Zentren. Obwohl die Kreislaufregulation vorrangig von den Zentren im Hirnstamm kontrolliert wird, kann sie auch von anderen Hirnregionen aus beeinflußt werden. Wie Reizversuche zeigen, können allgemeine kardiovaskuläre Effekte insbesondere vom *Hypothalamus* (Region des Zwischenhirns) ausgehen. Reizungen im *hinteren Hypothalamus* führen zu einer *Vasodilatation in der Skeletmuskulatur* und zu einer *Vasokonstriktion in den meisten übrigen Geweben* sowie zu einer *Aktivierung der Herztätigkeit.* Dagegen bewirken Reizungen im *vorderen Hypothalamus* eine allgemeine *Dämpfung der Herz-Kreislauf-Funktionen.*

Die Bedeutung des Hypothalamus für das Kreislaufgeschehen liegt vor allem darin, daß von hier aus die Funktionen des kardiovaskulären Systems an die allgemeine vegetative Reaktionslage angepaßt werden. Bei einer **ergotropen Reaktionslage,** die durch gesteigerte Leistungsfähigkeit und Leistungsbereitschaft *(Alarmreaktion)* gekennzeichnet ist, bewirkt die Aktivierung der entsprechenden Hypothalamusregionen eine *Zunahme des Herzzeitvolumens,* eine *Steigerung des Blutdruckes* und eine *Förderung der Muskeldurchblutung.* In einer **trophotropen Reaktionslage** bei Nahrungsaufnahme und Verdauung wird vom Hypothalamus aus die *Durchblutung der nicht aktiven Organe* (z. B. der Skeletmuskulatur) *eingeschränkt* und damit eine Mehrdurchblutung des Magen-Darm-Traktes ermöglicht.

Kortikale Einflüsse. Die Kreislauffunktion kann schließlich auch von der Hirnrinde aus beeinflußt werden. Dies wird besonders deutlich bei der *Erwartungs-* oder *Startreaktion,* die die vegetative Umstellung vor Beginn einer körperlichen Arbeit bezeichnet. Unabhängig von der nachfolgenden tatsächlichen Leistung kommt es in dieser Situation zu einer *Herzfrequenz- und Blutdrucksteigerung.* Die sympathischen Impulse, die diese Veränderungen bewirken, gehen von der Hirnrinde aus und werden teils in den medullären, teils in den hypothalamischen Zentren umgeschaltet *(zentrale Mitinnervation).*

8.4.3. Afferenzen der Kreislaufregulation

Pressorezeptoren. Die kreislaufregulierenden Zentren des Stammhirns empfangen ständig Informationen, vor allem über die Druckverhältnisse im arteriellen System und die Volumensituation im Niederdrucksystem. *Druckrezeptoren (Pressorezeptoren) befinden sich an der Teilungsstelle der Halsschlagader (Karotissinus) und in der Wand des Aortenbogens* (s. Abb. 8–18). Die Nervenimpulse, die im Karotissinus ausgelöst werden, gelangen über den *N. glossopharyngeus* zum medullären Zentrum; die Nervenimpulse vom Aortenbogen werden über den *N. vagus* zum Zentrum geleitet.

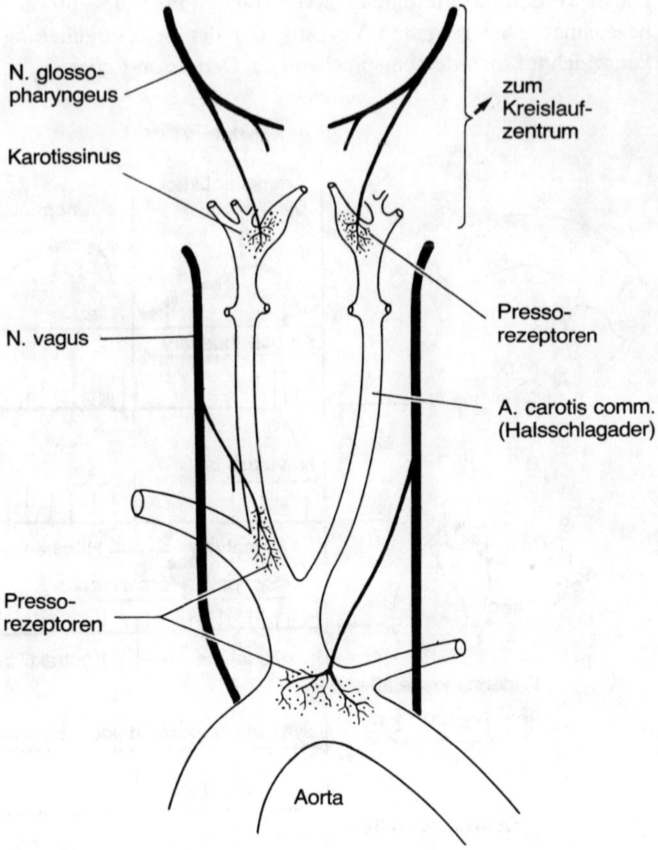

Abb. 8–18. Lokalisation der Pressorezeptoren im Karotissinus und im Aortenbogen mit zugehörigen afferenten Nerven

Ein *Anstieg des arteriellen Mitteldruckes* bewirkt in den Pressorezeptoren eine *Frequenzzunahme,* ein *Abfall des Druckes* eine *Frequenzabnahme* der ausgelösten Nervenimpulse (s. Abb. 8–19). Außerdem erzeugen die rhythmischen Druckschwankungen im arteriellen System ein *pulssynchrones Impulsmuster,* wobei die Impulsfrequenz in der Anstiegsphase der Pulskurve überproportional zunimmt. Die arteriellen Pressorezeptoren haben also die Eigenschaft von *PD-Rezeptoren* (s. S. 109). *Auf diese Weise wird das*

Kreislaufzentrum nicht nur über die Höhe des arteriellen Mitteldruckes, sondern auch über die Anstiegssteilheit der Druckpulsamplitude informiert.

Das Kreislaufzentrum beantwortet eine *arterielle Drucksenkung* mit einer allgemeinen *Aktivierung des Sympathikus* (s. Abb. 8–19). Dadurch wird die Kontraktilität des Herzens gesteigert und der periphere Widerstand durch Vasokonstriktion erhöht, so daß der Blutdruck wieder ansteigt. Umgekehrt führt eine *arterielle Druckerhöhung* zu einer *Hemmung des Vasomotorenzentrums,* wodurch der Blutdruck gesenkt wird. Eine Unterbrechung der afferenten Bahnen (Durchschneidung von Glossopharyngeus und Vagus) beantwortet das Kreislaufzentrum in der gleichen Weise wie das Ausbleiben von Impulsen bei stärkstem Blutdruckabfall, nämlich mit einem exzessiven Anstieg des Blutdruckes. Daher werden die afferenten Nerven von den Pressorezeptoren auch als *Blutdruckzügler* bezeichnet. Den gesamten Vorgang, der der Selbstregulierung des Blutdruckes dient, kennzeichnet man dementsprechend als *Depressor-Reflex.*

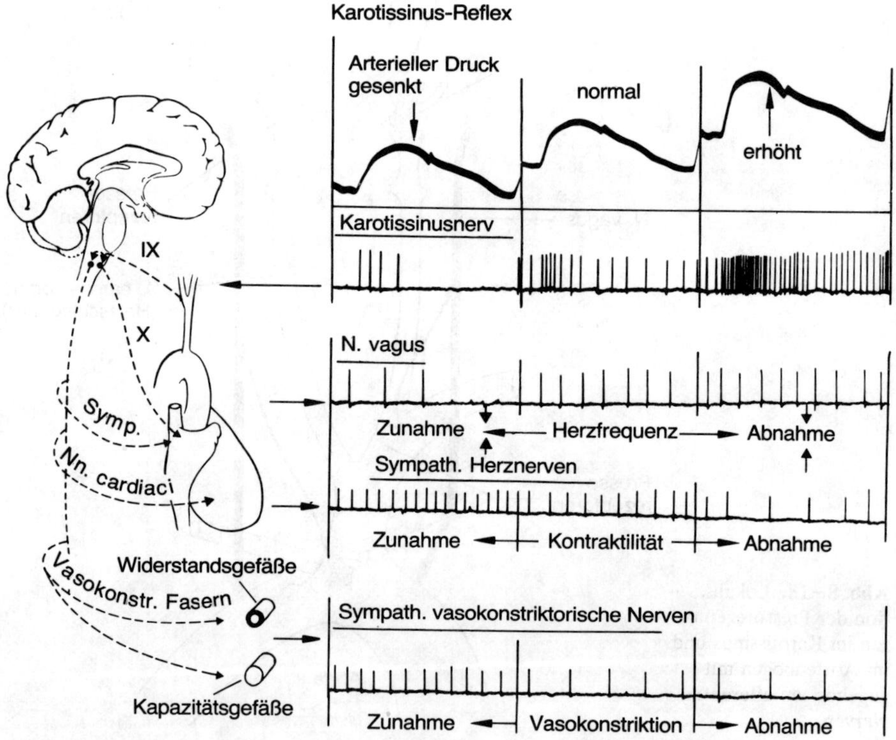

Abb. 8–19. Kreislaufreaktionen bei Senkung und Erhöhung des Blutdruckes, nach RUSHMER. Es sind die Impulsfolgen im afferenten Karotissinusnerven sowie in den efferenten parasympathischen Herznerven (Rami cardiaci des N. vagus), den sympathischen Herznerven (Nn. cardiaci) und den sympathischen konstriktorischen Gefäßnerven angegeben. Bei Senkung des arteriellen Blutdruckes nimmt die Erregung im Karotissinusnerven ab. Dadurch wird die parasympathische Aktivität vermindert und die sympathische Aktivität gesteigert, so daß sich das Herzzeitvolumen und der periphere Widerstand erhöhen. Bei erhöhtem arteriellem Druck treten entgegengesetzte Reaktionen auf

Dehnungsrezeptoren. Das Kreislaufzentrum empfängt außerdem ständig Informationen über den *Füllungszustand beider Vorhöfe und der großen Hohlvenen,* in deren Wänden *Dehnungsrezeptoren* lokalisiert sind. Die durch Wanddehnung ausgelösten Impulse werden über Fasern des *N. vagus* zum Zentrum geleitet. Die Dehnungsrezeptoren haben eine wichtige Funktion bei der *Regulation des Wasserhaushaltes* (s. S. 408).

Unspezifische Afferenzen. Eine Aktivierung der *Chemorezeptoren* im Glomus caroticum und in den Paraganglien des Aortenbogens (s. S. 297) durch *Hypoxie* oder *Hyperkapnie* kann bis zu einem gewissen Grade die Kreislaufregulation beeinflussen (s. Abb. 8–20). Dabei werden entweder direkt über das Kreislaufzentrum oder indirekt auf dem Umweg über das Atmungszentrum *pressorische Reaktionen* ausgelöst.

Schließlich sind auch unspezifische Reize, die auf Rezeptoren außerhalb des kardiovaskulären Systems einwirken, in der Lage, den Kreislauf zu beeinflussen. Hierzu gehören *Schmerz- und Kältereize, Kontraktionen der Skeletmuskulatur, Lungendehnung und Ischämie (Mangeldurchblutung) des Gehirns.*

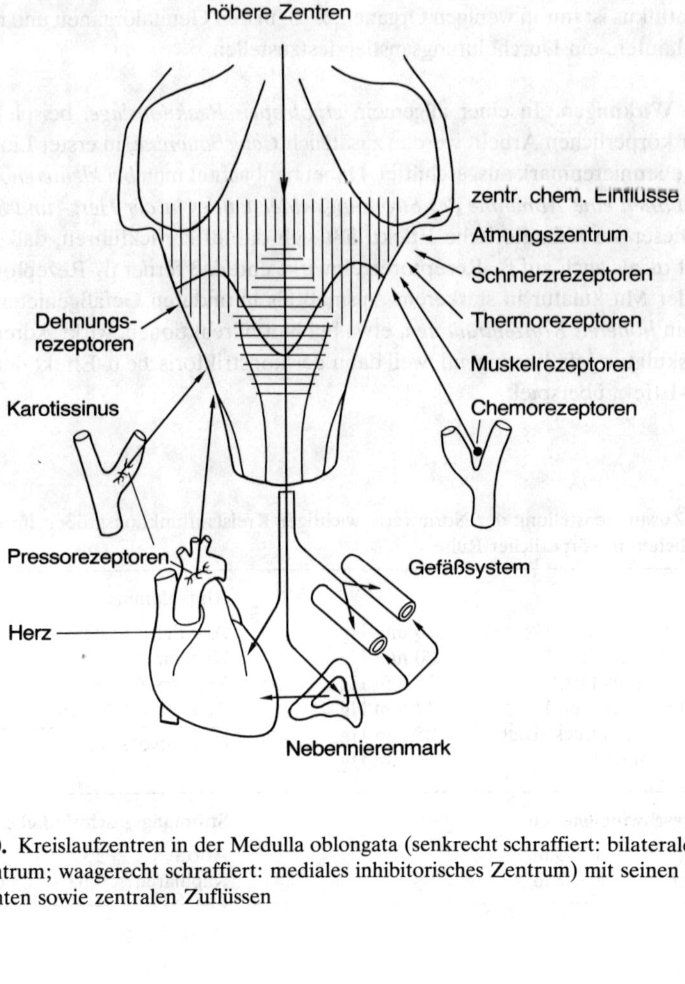

Abb. 8–20. Kreislaufzentren in der Medulla oblongata (senkrecht schraffiert: bilaterales exzitatorisches Zentrum; waagerecht schraffiert: mediales inhibitorisches Zentrum) mit seinen Efferenzen und afferenten sowie zentralen Zuflüssen

8.4.4. Efferenzen der Kreislaufregulation

Neuronale Efferenzen. Im Kreislaufzentrum werden alle einlaufenden Informationen verarbeitet und die jeweils optimalen Reaktionen ermittelt. Die Steuerimpulse gehen dann dem Herzen und der Kreislaufperipherie über den Sympathikus und den Parasympathikus zu (s. Abb. 8−19).

Die Aktivierung des **Sympathikus** hat eine Steigerung der *Kontraktilität* und der *Schlagfrequenz* des Herzens sowie im allgemeinen eine *Vasokonstriktion* zur Folge. Der Überträgerstoff (Transmitter) des postganglionären Sympathikus, Noradrenalin, wirkt dabei auf α- und β-Rezeptoren ein. *α-Rezeptoren vermitteln Vasokonstriktion, β_2-Rezeptoren Vasodilatation, β_1-Rezeptoren Veränderungen der Herzaktion* (s. Tab. 16−3). Da in den meisten Gefäßgebieten die α-Rezeptoren überwiegen und Noradrenalin hauptsächlich auf diese Rezeptoren einwirkt, wird verständlich, daß *der allgemeine Gefäßtonus unter dem Einfluß des Sympathikus zunimmt.*

Die Einwirkung des **Parasympathikus** auf den Kreislauf ist vergleichsweise gering und beschränkt sich in erster Linie auf die Abnahme der Herzfrequenz. Nach Aktivierung des Parasympathikus ist nur in wenigen Organen, z. B. in den Genitalorganen und in den weichen Hirnhäuten, ein Durchblutungsanstieg festzustellen.

Humorale Wirkungen. In einer allgemein *ergotropen Reaktionslage,* beispielsweise im Falle einer körperlichen Arbeit, werden zusätzlich *Catecholamine,* in erster Line **Adrenalin,** vom Nebennierenmark ausgeschüttet. Dabei beobachtet man *bei kleineren Adrenalin-Konzentrationen eine Abnahme des Strömungswiderstandes in der Herz- und Skeletmuskulatur.* Dieser vasodilatatorische Effekt läßt sich darauf zurückführen, daß Adrenalin sowohl auf α- als auch auf β_2-Rezeptoren einwirkt und daß ferner β_2-Rezeptoren in den Gefäßen der Muskulatur in stärkerem Ausmaß als in anderen Gefäßgebieten vorkommen. Erst in *höheren Konzentrationen,* etwa bei Notfallreaktionen, wirkt Adrenalin auch in der Muskulatur gefäßverengend, weil dann der konstriktorische α-Effekt den dilatatorischen β_2-Effekt überspielt.

Tab. 8−1. Zusammenstellung der Normwerte wichtiger Kreislauffunktionsgrößen für den gesunden Jugendlichen in körperlicher Ruhe

Drucke:		**Blutvolumina**	
Systolischer Blutdruck	120 mm Hg	Arterielles System	0,7 l
Diastolischer Blutdruck	80 mm Hg	Kapillaren	0,3 l
Kapillärer Blutdruck (art.)	32 mm Hg	Venöses System	3,2 l
Kapillärer Blutdruck (ven.)	17 mm Hg	Zentrales Volumen	0,8 l
Kolloidosmotischer Druck (Blut)	25 mm Hg	Gesamtvolumen	5,0 l
Zentraler Venendruck	4 mm Hg		

Pulswellengeschwindigkeiten		**Strömungsgeschwindigkeiten**	
Aorta	4− 6 m/s	Aorta	20 cm/s
Periph. Arterien	8−12 m/s	Kapillaren	0,03−0,05 cm/s

8.4.5. Blutdruckregulation

Regulation des arteriellen Mitteldruckes. Betrachtet man das arterielle Gefäßsystem als einen elastischen Flüssigkeitsbehälter, dann wird deutlich, daß der in ihm herrschende Druck sowohl von der Stärke des Zuflusses als auch von der des Abflusses bestimmt wird. Der arterielle Mitteldruck ergibt sich also 1. aus dem **Herzzeitvolumen** und 2. aus dem *Strömungswiderstand aller Arteriolen,* dem sogenannten **totalen peripheren Widerstand.** Daneben hat auch die *Elastizität* der arteriellen Gefäße einen Einfluß auf die Druckverhältnisse in diesem System. Über die geschilderten Regeleinrichtungen (Pressorezeptoren, afferente Bahnen, Kreislaufzentrum, efferente Bahnen) werden die blutdruckbestimmenden Größen laufend so eingestellt, daß der arterielle Mitteldruck möglichst wenig von dem vorgegebenen Wert abweicht.

Regelkreise. Der gesamte Regelvorgang läßt sich am besten am Modell eines *technischen Regelkreises* beschreiben (s. Abb. 8–21). Die *Regelgröße* ist der mittlere Blutdruck im arteriellen Gefäßsystem. Der *Istwert* dieser Regelgröße wird von den Pressorezeptoren im Aortenbogen und im Karotissinus registriert und in Form von Nervenimpulsen an den *Regler,* das Kreislaufzentrum in der Medulla oblongata, übermittelt. Hier findet ein Vergleich mit dem vorgegebenen *Sollwert* statt. Regelabweichungen führen über *Steuersignale* des vegetativen Nervensystems zu einer Korrektur an den sogenannten *Stellgliedern,* dem Herzzeitvolumen und dem totalen peripheren Widerstand. Ist beispielsweise infolge eines größeren Blutverlustes der arterielle Mitteldruck abgesunken, so kommt es auf dem geschilderten Wege zu einer *Steigerung des Herzzeitvolumens* und zu einer *peripheren Vasokonstriktion,* wodurch der Blutdruck wieder auf den Sollwert zurückgeführt wird.

Daneben ist das *Renin-Angiotensin-System* an der Blutdruck-Regulation beteiligt (s. Abb. 8–22). Kommt es infolge eines starken Blutdruckabfalls zu einer Einschränkung der Nierendurchblutung, so wird in verstärktem Maße Renin freigesetzt und damit ver-

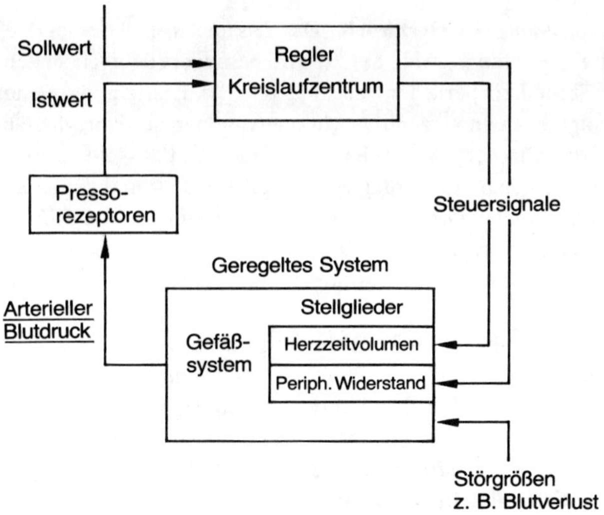

Abb. 8–21. Vereinfachter Regelkreis für die Konstanthaltung des arteriellen Blutdruckes

mehrt Angiotensin II gebildet (s. S. 409). Die Folge ist eine Vasokonstriktion der Widerstandsgefäße (Arteriolen), wodurch der totale periphere Widerstand ansteigt. Diese Zusammenhänge machen es verständlich, daß bei *Nierenerkrankungen,* die vielfach mit einer verstärkten Renin-Produktion einhergehen, nicht selten besonders hohe Blutdruckwerte auftreten.

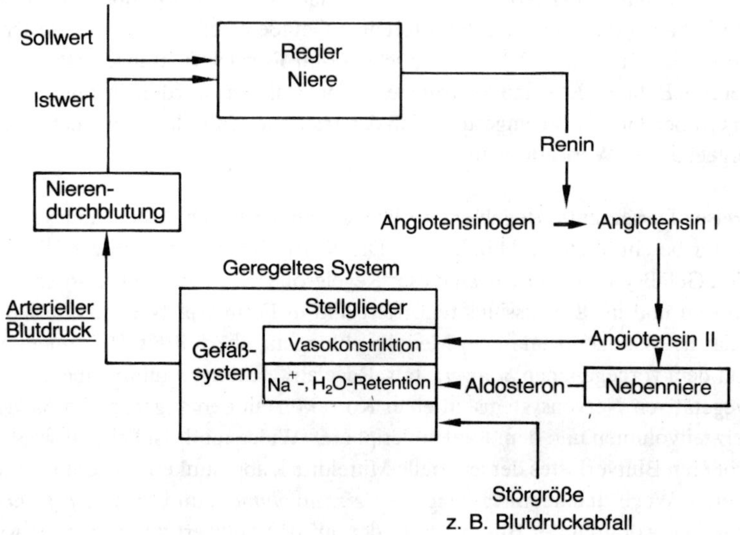

Abb. 8–22. Schema der Blutdruckbeeinflussung durch Renin-produzierende Zellen in der Niere

8.4.6. Kreislaufregulation bei Muskelarbeit

Anpassung der Herzarbeit. Das Zusammenspiel der an der Kreislaufregulation beteiligten Faktoren (s. Abb. 8–20) wird besonders deutlich an den Herz- und Gefäßreaktionen während körperlicher Belastung. Die Aktivierung des medullären Kreislaufzentrums erfolgt dabei durch zentrale Mitinnervation in der Startphase und durch *afferente Rückmeldungen* in der Arbeitsphase. Die hierdurch ausgelöste *Erhöhung des Sympathikustonus* führt zu einer Steigerung der Aktionsfrequenz und der Kontraktilität des Herzens, so daß eine *Zunahme des Herzzeitvolumens* resultiert. Von 5 l/min in körperlicher Ruhe steigt das Herzzeitvolumen auf 9 l/min bei leichter Arbeit und 17 l/min bei schwerer Arbeit an. Unter maximalen Belastungsbedingungen werden Werte von 25 l/min erreicht.

Veränderungen der Durchblutung. Die *Mehrdurchblutung der arbeitenden Muskulatur* dürfte in der Startphase durch die *Aktivierung cholinerger vasodilatatorischer* Fasern bewirkt werden. Der Einfluß der gleichzeitig aktivierten vasokonstriktorischen Sympathikusfasern bleibt in der arbeitenden Muskulatur wirkungslos, weil der gefäßerweiternde Effekt des *verstärkten Anfalls von CO_2, Milchsäure und weiteren Metaboliten* stärker ins Gewicht fällt. Insgesamt steigt die Durchblutung in den *Aktionsgebieten* auf ein Vielfaches des Ruhewertes an. In vielen anderen Organen, insbesondere im Gastrointestinaltrakt und anfangs auch in der Haut, kommt es infolge der allgemeinen *Aktivierung des Sympathikus* zu einer *Vasokonstriktion.* Die Durchblutung dieser sogenannten *Kompensationsgebiete* wird also zugunsten der Muskeldurchblutung eingeschränkt. Den gleichen Effekt hat die gleichzeitig erfolgende *Ausschüttung von Adrenalin und Noradrenalin* aus dem Nebennierenmark.

Die Widerstandsabnahme der Aktionsgebiete übertrifft die Widerstandszunahme der Kompensationsgebiete, so daß insgesamt der *totale periphere Widerstand absinkt.* Der drohende Abfall des mittleren Blutdruckes wird jedoch dadurch verhindert, daß die *Pressorezeptoren* in der arteriellen Strombahn bereits auf Änderungen der *Blutdruckamplitude* ansprechen (PD-Rezeptoren) und das Kreislaufzentrum zu Gegenregulationen veranlassen. Diese bestehen in der bereits erwähnten *Steigerung des Herzzeitvolumens* und in der *Mobilisierung von Blut* aus dem Niederdrucksystem durch Steigerung des Gefäßtonus in den kapazitiven (venösen) Strombahnen.

8.4.7. Hypertonie

Als Hypertonie wird die *krankhafte Steigerung des arteriellen Blutdrucks* bezeichnet. Der Definition der Weltgesundheitsorganisation (WHO) entsprechend, beträgt – unabhängig vom Alter – die obere Normgrenze in körperlicher Ruhe *systolisch 160 mm Hg, diastolisch 95 mm Hg.* Der beobachtungsbedürftige Grenzbereich liegt systolisch zwischen 140–160 mm Hg, diastolisch zwischen 90–95 mm Hg (s. Abb. 8–23). Nach klinischen und organpathogenetischen Gesichtspunkten werden die in Tab. 8–2 zusammengestellten Hypertonieformen unterschieden.

Tab. 8–2. Hypertonieformen

Hypertonieform	Ursachen	prozentualer Anteil
essentielle Hypertonie	noch weitgehend unbekannt	90
sekundäre, symptomatische Hypertonien		
renal		6–8
renovaskulär	Stenosierung der Arteria renalis	
renoparenchymal	z. B. chronische Glomerulonephritis, pyelonephritische Schrumpfniere, Schwangerschaftsnephropathie	
endokrin	CUSHING-Syndrom, CONN-Syndrom, Hyperthyreose, Phäochromozytom	≤ 1
kardiovaskulär	Aortensklerose, Aortenklappeninsuffizienz, hyperkinetisches Herzsyndrom	≤ 1
neurogen	Hirnentzündung, Hirnhautentzündung, Hirntumoren, CO- oder Thalliumvergiftung	< 1

Essentielle Hypertonie. Obwohl eine Vielzahl von Untersuchungen durchgeführt wurde, sind die *Ursachen* und die Entstehung der zahlenmäßig bedeutsamsten Hypertonieform, der essentiellen oder genuinen Hypertonie, noch *weitgehend unbekannt.* Eine Vielzahl von Faktoren wird diskutiert, z. B. genetische Faktoren, Bewegungsarmut, häufige Streßsituationen, Überernährung o. a. Pathogenetisch bedeutsam ist wahrscheinlich auch, daß infolge eines erhöhten Natriumgehaltes der Gewebe die Gefäße von essentiellen Hypertonikern stärker auf vasokonstriktorische Substanzen (z. B. Noradrenalin) ansprechen. Als weitere pathogenetische Mechanismen werden eine Hyperaktivität des Vasomotorenzentrums, eine vermehrte Bildung oder gestörte Biotransformation blutdrucksteigernder Substanzen sowie eine erhöhte Reizschwelle der Pressorezeptoren angenommen.

Sekundäre, symptomatische Hypertonien. Der **renale Hochdruck** entsteht durch eine *vermehrte Reninproduktion in der Niere,* entweder infolge einer Mangeldurchblutung von Nierengefäßen (*renovaskulär*) oder eines Verlustes von Nierenparenchym *(renoparenchymal). Renin* führt über die auf S. 409 beschriebenen Zwischenstufen zur Bildung von *Angiotensin II,* das einerseits vasokonstriktorisch und damit blutdrucksteigernd wirkt und andererseits die *Aldosteronsekretion* stimuliert. Dies hat eine erhöhte Natriumrückresorption mit Steigerung der Gefäßreaktivität gegenüber Vasokonstriktoren und Hypervolämie zur Folge.

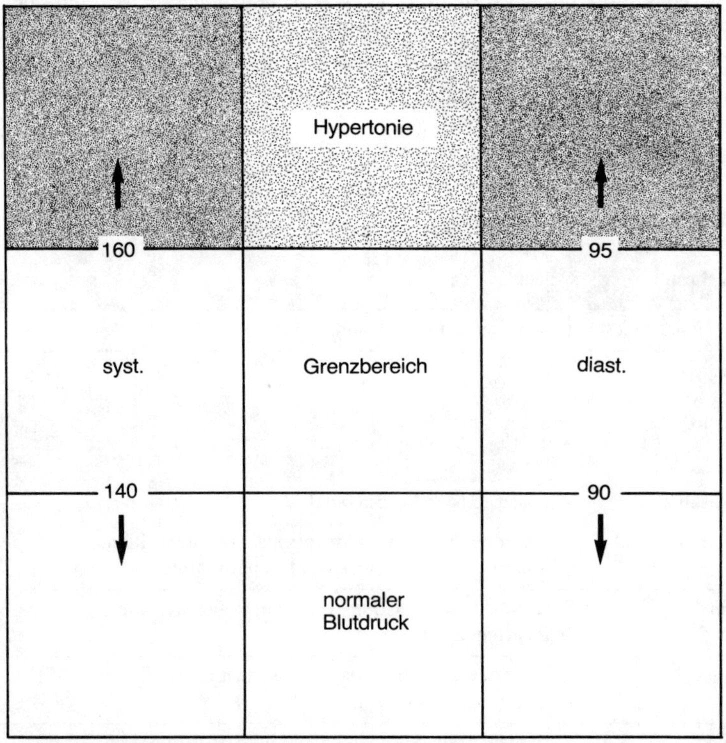

Abb. 8–23. Grenzen der Normwerte für den systolischen und diastolischen Blutdruck und Hypertoniebereich nach WHO-Definition

Die Entstehung des **endokrinen Hochdrucks** ist abhängig von der zugrundeliegenden endokrinen Störung. Beim *CUSHING-Syndrom* (s. S. 646) werden *vermehrt Mineralo-* und *Glucocorticoide* gebildet, beim *CONN-Syndrom,* dem primären Hyperaldosteronismus (s. S. 647), ist die *Aldosteron-Produktion erhöht.* Die bei der *Hyperthyreose* (s. S. 634) gesteigerte Ausschüttung von *Thyroxin* und *Trijodthyronin* löst eine Tachykardie und damit einen Minutenvolumenhochdruck aus. Beim *Phäochromozytom,* einem Tumor des Nebennierenmarks oder anderer chromaffiner Gewebe, werden schubweise oder ständig *vermehrt Catecholamine ausgeschieden,* wodurch zunächst eine paroxysmale (zeitweilige), in späteren Stadien auch eine Dauer-Hypertonie ausgelöst wird.

Die **kardiovaskulären Hypertonieformen** beruhen u. a. auf einer *Erhöhung des Strömungswiderstandes* in der durch Atherosklerose (s. S. 264 f.) eingeengten Aorta (Aortensklerose), auf einem zusätzlich zu bewältigenden Pendelvolumen bei Klappenfehlern (z. B. Aortenklappeninsuffizienz) oder auf einer vegetativen Regulationsstörung mit gesteigerter Erregbarkeit der kardialen β-Rezeptoren (hyperkinetisches Herzsyndrom).

Die **neurogene Hypertonie** tritt relativ selten auf. Sie kann u. a. durch Schädigung verschiedener Nervenbahnen oder durch verminderte Erregbarkeit der Pressorezeptoren zustande kommen.

Hypertoniestadien. Eine allgemein akzeptierte *Einteilung der Hypertonie* nach dem *Schweregrad* gibt es noch nicht. Die folgende, von der *Weltgesundheitsorganisation* vorgeschlagene Einteilung in drei Stadien kann als Richtlinie gelten:
- Im *Stadium I* liegt ein Hochdruck ohne organische Veränderungen am Herz Kreislauf-System vor. (Der Befund wird fast noch immer zufällig bei einer ärztlichen Untersuchung aus anderem Anlaß erhoben.)
- Im *Stadium II* findet man neben dem Hochdruck Zeichen der Linksherzhypertrophie, außerdem Augenhintergrundsveränderungen (Gefäßveränderungen).
- Im *Stadium III* treten zusätzlich zu den genannten Symptomen Herzinsuffizienz, zerebrale Durchblutungsstörungen, Nierenschäden und verstärkte Augenhintergrundsveränderungen (Netzhautblutungen, u. U. Papillenödem) auf.

Prognose und Behandlung. Da die *Prognose* für einen Hypertoniepatienten in hohem Maße davon abhängt, in welchem Stadium der Hochdruck erkannt wird, kommt der *Vorsorgeuntersuchung* auf diesem Gebiet eine besondere Bedeutung zu.

Während die endokrine, kardiovaskuläre und neurogene Hypertonie – wenigstens teilweise – durch die Behandlung des *Primärleidens* und damit *kausal* beeinflußt werden kann, ist bei der häufigsten Hypertonieform, der essentiellen Hypertonie, und den einer kausalen Therapie nicht zugänglichen anderen Formen (z. B. einer nichtoperablen, doppelseitigen renovaskulären Hypertonie) nur eine *symptomatische medikamentöse* Therapie möglich. Diese ist dringend geboten, da etwa 25% aller Todesfälle direkt oder indirekt auf eine Hypertonie zurückzuführen sind. Es gilt als erwiesen, daß die Lebenserwartung des Hypertonikers – auch bei malignen Verlaufsformen – durch medikamentöse Behandlung wesentlich erhöht werden kann, sofern diese konsequent durchgeführt wird.

Vor bzw. *zusätzlich* zu der Anwendung von Arzneimitteln sind bei der Therapie eines Hochdrucks folgende allgemeine und diätetische Maßnahmen vorzunehmen:
- Einstellen des Rauchens,
- verstärkte körperliche Betätigung sowie
- Einschränkung der Nahrungs- und Natriumzufuhr.

8.4.8. Hypotonie

Eine Hypotonie liegt vor, wenn der *systolische Blutdruck unter Ruhebedingungen unter 100 mm Hg* liegt. Pathogenetisch handelt es sich im wesentlichen um eine *Verminderung des Herzzeitvolumens,* der in der Regel ein *verminderter venöser Rückstrom* zugrunde liegt.

Wie bei der Hypertonie werden auch bei der Hypotonie zwei Formen unterschieden: Die **primäre** (= **essentielle,** konstitutionelle) **Hypotonie** findet man besonders bei leptosomen, *vegetativ labilen* Patienten. Interessanterweise besitzen diese im statistischen Mittel eine *höhere Lebenserwartung* als Normo- oder gar Hypertoniker („Hypertoniker leben kurz und gut, Hypotoniker lang und schlecht".)

Die **sekundäre Hypotonie** ist die *Folge einer Primärerkrankung.* Besonders bekannt sind die hypotonen Regulationsstörungen bei und nach Infektionskrankheiten. Weitere sekundäre Hypotonien können

- *hypovolämisch* (z. B. durch akuten Blut- oder Plasmaverlust),
- *kardiovaskulär* (z. B. durch Mitralstenose),
- *endokrin* (z. B. durch Nebennierenrindeninsuffizienz oder Hypothyreose, s. S. 633 f.),
- *neurogen* (z. B. durch Hirntumoren oder Gehirnerschütterung)

bedingt sein.

Von klinischer Relevanz und damit behandlungsbedürftig ist eine Hypotonie nur, wenn sie entsprechende Symptome wie Schwindelneigung, Sehstörungen, erhöhtes Schlafbedürfnis, Konzentrationsschwäche, Neigung zu Schweißausbrüchen sowie körperliche und geistige Leistungsminderung hervorruft. Mit einer Hypotonie häufig verbunden sind *vegetative Dysregulationen, insbesondere bei Lagewechsel (orthostatische Dysregulationen).* Bei schnellem Übergang aus dem Liegen in die aufrechte Körperposition kommt es u. U. zu einer Mangeldurchblutung des Gehirns, die *Bewußtlosigkeit* mit weiterem Blutdruckabfall zur Folge hat (sog. *Synkope).*

8.4.9. Schock

Der Kreislaufschock ist durch eine *akute Minderperfusion lebenswichtiger Organe* meist infolge eines Blutdruckabfalls charakterisiert. Wegen des *verminderten Sauerstoffangebotes* kommt es zu einer *Gewebsazidose* und dadurch zu einer *Funktionsstörung der betroffenen Organe.*

Formen des Schocks. Die verschiedenen Schockformen sind nach ätiologisch-pathogenetischen Gesichtspunkten in Tab. 8–3 zusammengestellt.

Beim **hypovolämischen Schock** (Volumenmangelschock) ist durch Blut-, Plasma- oder Flüssigkeitsverluste das *zirkulierende Blutvolumen akut verringert,* wodurch der arterielle Druck und der zentrale Venendruck absinken, der venöse Rückfluß zum rechten Herzen vermindert ist und das Herzzeitvolumen unter einen kritischen Wert absinkt.

Der **kardiogene Schock** ist durch eine *akute Herzmuskelinsuffizienz,* die eine Abnahme des Herzzeitvolumens zur Folge hat, bedingt.

Tab. 8–3. Schockformen, modifiziert nach MORAN

Art des Schocks	bedingt durch	infolge von
Hypovolämischer Schock (Volumenmangelschock)	Verminderung des venösen Rückstroms	Blutungen, Plasmaverlusten, Flüssigkeitsverlusten
Kardiogener Schock	Versagen des linken Ventrikels	Herzinfarkt, Rhythmusstörungen, Myokarditis
	Versagen der linksventrikulären Füllung	Herzbeuteltamponade, Lungenembolie
Septischer Schock	periphere Vasodilatation mit Verteilungsstörungen des Blutes	Sepsis verschiedener Genese
Anaphylaktischer Schock	periphere Vasodilatation mit Verteilungsstörungen des Blutes	anaphylaktischen Reaktionen

Der **septische Schock** beruht auf der *Freisetzung bakterieller Endotoxine* bei schweren Infektionen mit gramnegativen Erregern (Coli-Bakterien, Pseudomonas, Proteus, Salmonellen u. a.). Die Endotoxine führen zu einer *Erniedrigung des peripheren Widerstandes* und damit zum Blutdruckabfall. Frühzeitig tritt bei dieser Schockform eine disseminierte *intravasale Gerinnung* auf, die rasch Mikrozirkulationsstörungen und damit irreversible Organschäden auslöst.

Gewisse Ähnlichkeiten mit dem septischen Schock hat der **anaphylaktische Schock,** der auf einer *Freisetzung von Histamin, Serotonin* und *SRS-A* (s. S. 164) nach Antigen-Antikörper-Reaktionen entsteht. Typisch für den anaphylaktischen Schock ist neben den hämodynamischen Veränderungen eine *Bronchokonstriktion* und *Ateminsuffizienz.*

Ablauf des Schocks. Ein typischer Schockablauf sei am Beispiel des Volumenmangelschocks dargestellt. Auf den *Blutdruckabfall* reagiert das Kreislaufzentrum in der Medulla oblongata mit einer *allgemeinen Aktivierung des Sympathikus.* Dadurch kommt es einerseits zu einer nerval bedingten peripheren *Vasokonstriktion* und einer *Erhöhung der Herzfrequenz,* außerdem zu einer *Ausschüttung von Catecholaminen* aus dem Nebennierenmark, die den gleichen Effekt hervorrufen. Durch diese sympathisch bedingte Gegenregulation wird das *Blut umverteilt:* Die Peripherie wird weitgehend von der Blutversorgung zugunsten der lebenswichtigen Organe Gehirn, Herz und Lungen ausgeschlossen (sog. *Zentralisation).* Dabei wird sowohl der zu- als auch der abführende Schenkel im Arteriolen- bzw. Venolenbereich kontrahiert. Diese sinnvolle Gegenregulation wird jedoch, sofern keine Behandlung einsetzt und der Schock länger anhält, durchbrochen; es schließt sich das Stadium der *Dezentralisation* an. Infolge des Sauerstoffmangels im Gehirn nimmt nun die Aktivität des Sympathikus ab, so daß der *Parasympathikustonus überwiegt.* In den schlecht durchbluteten Bezirken werden ferner, ebenfalls als Folge der mangelhaften Sauerstoffversorgung, *gefäßdilatierende Substanzen* freigesetzt, die vor allem im Arteriolengebiet wirksam werden. Das bedeutet, daß der Blutzustrom, nicht aber der Blutabstrom wieder möglich ist. Daher *tritt Flüssigkeit* ins Gewebe *aus*. Wegen der geringen Strömungsgeschwindigkeit des Blutes *aggregieren* ferner die *Erythrozyten,* wodurch die Viskosität des Blutes steil ansteigt. Schließlich *sistiert* die *Blutströmung* in den Kapillaren völlig, sie *thrombosieren.* Der ursprünglich noch *reversible Schock* geht in den *irreversiblen Schock* über.

Neben diesen Vorgängen im Gefäßsystem laufen im *Gewebe* folgende Prozesse ab: Wegen des Sauerstoffmangels sind die sauerstoffverbrauchenden *Stoffwechselvorgänge* nur noch *unzureichend möglich.* Insbesondere ist die für die Funktions- und Strukturerhaltung der Zellen unerläßliche Nachlieferung von energiereichen Phosphaten nicht mehr gegeben. Da die bei der Glykolyse anfallenden Produkte nicht mehr weiterverarbeitet werden können, steigt der Pyruvat- und Lactat-Spiegel an, der pH-Wert sinkt *(Lactatazidose).*

Besonders gefährdet im Schock sind die *Nieren,* da sie zu den am stärksten durchbluteten Organen gehören und daher besonders empfindlich auf Durchblutungsstörungen reagieren.

In Abb. 8–24 sind die geschilderten Vorgänge nochmals schematisch dargestellt.

Die aufgezeigten Mechanismen machen es verständlich, daß die Aussicht auf einen Therapieerfolg um so größer ist, je früher die Therapie begonnen wird.

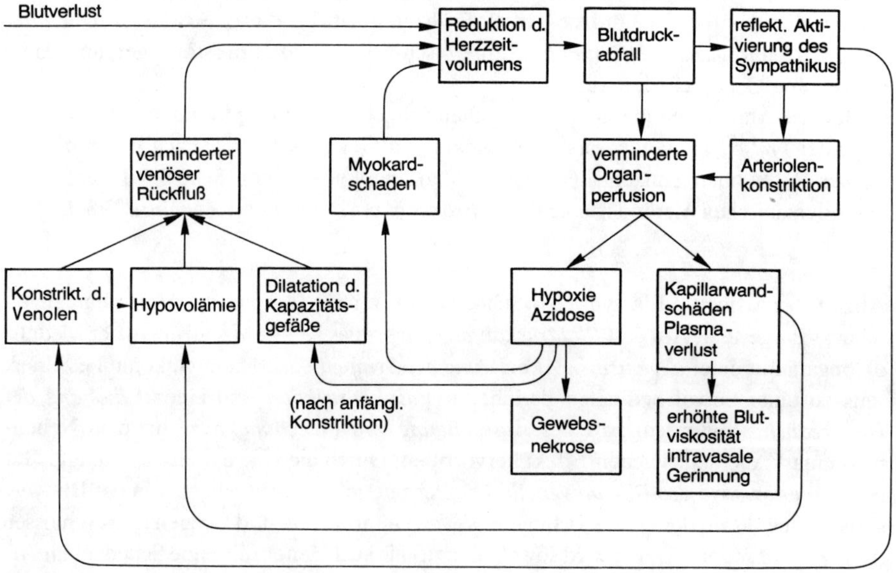

Abb. 8–24. Schema zur Pathogenese des Schocks

8.4.10. Periphere Durchblutungsstörungen

Eine periphere Mangeldurchblutung kann durch
- *unzureichendes Blutangebot,*
- *Fehlleitung des Blutstromes,*
- *Behinderung des Blutabflusses*

bedingt sein. In Tab. 8–4 sind die hierfür infrage kommenden pathologischen Veränderungen zusammengestellt.

Definitionsgemäß wird eine Mangeldurchblutung bei intakten Gefäßfunktionen (z. B. infolge Herzinsuffizienz) nicht als Durchblutungsstörung im eigentlichen Sinne angesehen.

Tab. 8–4. Gefäßerkrankungen

1. Angioneuropathien
   a) Vasokonstriktionsneigung (z. B. Raynaud-Syndrom)
   b) Vasodilatationsneigung (z. B. Akrozyanose)

2. Angioorganopathien
   a) Arterielle Verschlußkrankheit (Atherosklerose, Endangiitis obliterans)
   b) Angiitis (z. B. Panarteriitis nodosa)
   c) Embolischer Gefäßverschluß

3. Venopathien
   a) Varikosis
   b) Venöse Verschlußkrankheit (Phlebothrombose, Thrombophlebitis)

Angioneuropathien. Hierbei handelt es sich um *Fehlsteuerungen des Kreislaufes* auf Grund einer nicht adäquaten Reizbeantwortung der kleinen Gefäße, und zwar zeigen bestimmte Bezirke des Gefäßsystems eine erhöhte Verengungs- oder Erweiterungsbereitschaft, deren Ursachen noch nicht bekannt sind. Psychische Einflüsse, endokrine Störungen, chronische Infekte und Ernährungsfehler werden diskutiert.

Zu den **vasokonstriktorischen Angiopathien** gehört die *Raynaudsche Krankheit,* bei der es zu einer länger anhaltenden intermittierenden *Mangeldurchblutung mit Taubheitsgefühl* und starken Schmerzen im Bereich der Finger kommt. Auslösendes Moment für die Gefäßspasmen ist *Kälte.* Bevorzugt betroffen sind *junge Frauen.* In schweren Fällen können örtliche Nekrosen entstehen, sogar Selbstamputation toter Gewebsbezirke ist möglich.

Zu den **Angioneuropathien mit Vasodilatationsneigung** ist die *Akrozyanose* zu zählen. Die besonders bei *Jugendlichen* auftretende Erkrankung beruht vor allem auf einer *Abflußbehinderung im venösen Kapillarschenkel:* Hände und Füße, u. U. auch noch Nase und Ohren laufen blau an (daher die Bezeichnung Akrozyanose). Ätiologisch kommt wahrscheinlich eine *hormonale Dysfunktion* in Frage, da sich die Akrozyanose nach Beendigung der Pubertät häufig von selbst zurückbildet.

Beim *angioneurotischen* (= QUINCKEschen) *Ödem* treten *plötzlich lokalisierte Schwellungen* an verschiedenen Körperteilen auf. Bevorzugt sind Lippen und Augenlider. Schwellungen der Kehlkopfschleimhaut können lebensbedrohlich werden (Erstickungsgefahr). Die Erkrankung ist als Allergie aufzufassen, die eine gewisse Ähnlichkeit zur Urticaria (s. S. 704) aufweist.

Angioorganopathien. Von den in Tab. 8–4 genannten Angioorganopathien ist die wichtigste die *arterielle Verschlußkrankheit,* der als häufigste Ursache eine **Atherosklerose** (Syn. *Atheromatose;* in der ärztlichen Praxis häufig als *Arteriosklerose* bezeichnet) zugrunde liegt. Bei der Atherosklerose handelt es sich um eine *mit Elastizitätsschwund einhergehende Verdickung und Verhärtung der Gefäßwand.* Sie beginnt mit einem umschriebenen *Ödem der Intima* (initialem Ödem), die dadurch polsterförmig verdickt und geschädigt wird. Vor allem werden *elastische Fasern* aufgelöst. An den betroffenen Stellen lagern sich *Lipide* aus dem Blut, insbesondere Cholesterin und Cholesterinester sowie Phospholipide, ab (s. Abb. 8–25). Als Reaktion auf die Schädigung kommt es zu einer *Proliferation von Gefäßwandzellen,* wodurch die zunächst weichen Polster sklerosieren (verhärten). Ist die Schädigung schwerer, wird die *Verquellungszone nekrotisch.* Solche Verquellungsnekrosen werden als *atheromatöse Beete* („Atherome") bezeichnet, da sie den von Talgdrüsen gebildeten eigentlichen Atheromen (Grützbeuteln) der Haut ähneln.

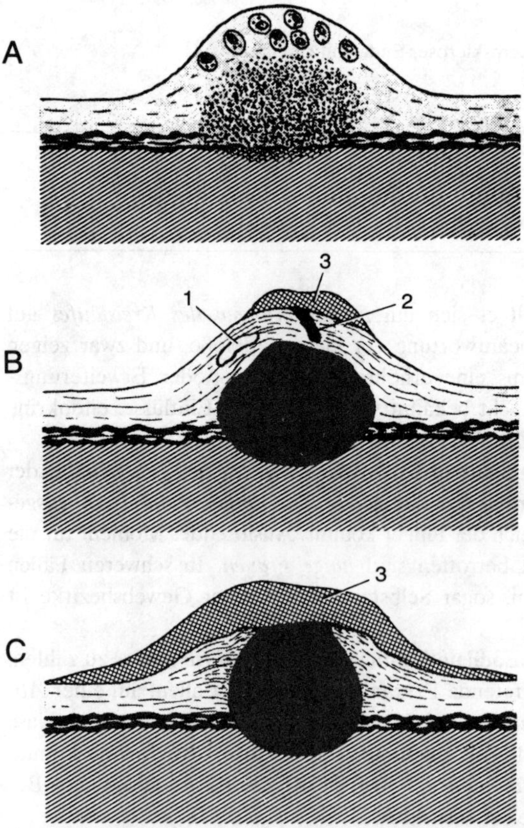

Abb. 8–25. Schema zur Pathogenese der Atherosklerose, nach ROTTER. A Atherosklerotisches Polster mit staubförmiger Lipidinfiltration und Zerstörung der Fasern der Lamina elastica interna; Lipidtropfen speichernde Makrophagen; B Atherosklerotisches Polster mit basaler Verquellungsnekrose, sog. Atherom (1 = Spalte in der Deckplatte, 2 = mit Blut gefüllte Spalte, 3 = Thrombus); C Deckplattenruptur des Atheroms mit aufliegendem Thrombus (3)

Zur Gefäßlichtung hin ist die Nekrose, die in ihrem Innern hauptsächlich Lipide enthält, von einer faserreichen Schicht, der sog. Deckplatte, abgeschlossen. Im Deckplattenbereich können sich wegen des erhöhten Strömungswiderstandes durch das eingeengte Gefäß leicht *Intimaeinrisse* bilden, über denen sich dünne *Abscheidungsthromben* ablagern. Sofern die ganze Deckplatte einreißt, entsteht ein *atherosklerotisches Geschwür,* das nachfolgend von einem Thrombus verschlossen wird. In der Nachbarschaft der Nekrosen findet man vielfach *Ablagerungen von Kalksalzen.*

Die Atherosklerose verläuft rezidivierend in Schüben, wobei die Gefäßwandveränderungen immer stärker werden und z. T. neue Gebiete befallen.

Die *Ursache* der Atherosklerose ist im einzelnen *noch unklar.* Sicherlich liegt ihr ein *multifaktorielles Geschehen* zugrunde. Neben einer Reihe individueller, nicht änderbarer Faktoren (Erbanlagen, Konstitution, Alter, Geschlecht) begünstigen Risikofaktoren (s. S. 222) die Entstehung atherosklerotischer Gefäßwandveränderungen, und zwar mit steigender Zahl überproportional stark.

Die *Auswirkungen* der Gefäßsklerose sind für die verschiedenen Gefäßabschnitte unterschiedlich. In der *Aorta* sind vor allem der Arcus aortae und die Pars descendens betroffen. Obwohl die Windkesselfunktion durch die Sklerose eingeschränkt wird, ist die klinische Bedeutung dieser Störung gering, sofern es nicht durch losgelöste Wandthromben zu arteriellen Embolien kommt (s. u.).

In mehr peripheren Arterien führt die Einengung und/oder der Verschluß des Gefäßlumens durch die Atheromatose zur **arteriellen Verschlußkrankheit,** die – dem Schweregrad entsprechend – in vier Stadien eingeteilt wird. Im *Stadium I* ist die Durchblutung noch so weit ausreichend, daß nur nach extremen Belastungen Beschwerden angegeben werden. Im *Stadium II* ist durch die fortgeschrittene Atherosklerose die Durchblutung und damit die Sauerstoffversorgung vor allem in den unteren Extremitäten so stark reduziert, daß beim Gehen wegen der Anreicherung saurer Stoffwechselprodukte Schmerzen auftreten, die zum Stehenbleiben zwingen. Nach kurzer Ruhe verschwinden die Schmerzen wieder. Man bezeichnet diesen Zustand als *Claudicatio intermittens* (intermittierendes Hinken). Je schlechter die Durchblutung wird, desto kürzer ist die Gehstrecke. Beim *Stadium III* treten Schmerzen in den Extremitäten bereits in Ruhe auf. Im *Stadium IV* findet man zusätzlich Hautschädigungen mit Nekrosen, nicht selten besteht die Notwendigkeit zur Amputation.

Besonders nachteilig wirken sich *Hirngefäßsklerosen* aus, die zu lokalen oder allgemeinen Störungen der Hirnfunktion führen können. Im Extremfall kommt es zu einem *apoplektischen Insult* (s. S. 519).

Neben der Atherosklerose ist eine weitere wichtige Ursache für arterielle Durchblutungsstörungen die **Endangiitis obliterans** (WINIWARTER-BÜRGERsche-Erkrankung), die bevorzugt *Männer* zwischen dem 30. und 50. Lebensjahr befällt. Als *entscheidende Noxe* ist das *Rauchen* anzusehen. Der Krankheitsprozeß beginnt im subintimalen Gewebe und befällt dann die Intima. Durch eine Wandverdickung wird das Gefäßlumen hochgradig eingeengt und schließlich ganz verlegt. Als weitere Folge kommt es zu einer *Thrombosierung der mittleren und kleineren Gefäße.* Besonders stark betroffen sind die unteren Extremitäten. Infolge der Mangeldurchblutung treten, wie oben beschrieben, starke Schmerzen und schließlich Nekrosen *(Raucherbein)* auf.

Die **Panarteriitis nodosa** wird auf S. 484 besprochen.

Ein **embolischer Gefäßverschluß** einer Arterie löst durch den *Blutmangel* in den nachgeschalteten Versorgungsgebieten ein *akutes und bedrohliches Krankheitsbild* aus. Die Schwere des Zustandes bzw. die Größe der Nekrose wird außer durch den Sitz des Embolus durch die Kollateralgefäßversorgung bestimmt: Je weniger Kollateralen vorhanden sind, desto schwerer ist die Durchblutungsstörung. Von besonderer klinischer Bedeutung ist die **Lungenembolie.** Der plötzliche Verschluß eines großen oder kleinen Astes der Pulmonalarterie führt *reflektorisch über den Vagus zu Atemstörungen* und *Beeinträchtigung der Herztätigkeit.* Der *Verschluß eines Hauptastes* ist in der Regel *tödlich.* Besteht bei nichttödlichen Lungenembolien gleichzeitig eine Linksherzinsuffizienz, entwickelt sich ein *hämorrhagischer Lungeninfarkt.* Die Blutung (Hämorrhagie) in den infarzierten Bezirk beruht darauf, daß die Wandungen der im ernährungsgestörten Infarktgebiet verlaufenden Bronchialarterien und -venen durchlässig werden und durch erhöhten Venendruck der Blutstrom behindert ist. Im Bereich des Lungeninfarkts kann sich leicht eine *Infarktpneumonie* entwickeln (Pneumonie = Lungenentzündung).

Venopathien. Zu den häufigsten und auch dem Laien bekannten Gefäßerkrankungen gehören die Venopathien. Unter **Varizen** (Krampfadern) versteht man *umschriebene Venenerweiterungen* an Stellen des Venensystems, an denen der Rückfluß zum Herzen nur unter erhöhtem Druck stattfinden kann, z. B. an den Unterschenkelvenen. Als *Ursache* der Varizenbildung sind eine *Disposition zu einer Venenwandschwäche,* entzündliche Schäden, geringer Gewebedruck, *berufsbedingtes langes Stehen* und *Übergewicht* zu nennen. Durch die Venenerweiterung werden die *Venenklappen schlußunfähig,* und als Folge davon kommt es zu einer Blutabflußstörung, eventuell sogar zu einer Umkehr der Stromrichtung und auch zur *Thrombose* (s. u.). Während eine lokalisierte, begrenzte Varikose klinisch bedeutungslos ist, können ausgedehnte Krampfadern schwere Störungen hervorrufen. Besonders gefährlich sind die bei einem Pfortaderhochdruck auftretenden *Ösophagus-Varizen* (s. S. 382). Die außerordentlich weitverbreiteten *Varizen des Hämorrhoidalbereichs* werden als **Hämorrhoiden** bezeichnet.

Da bei einer *Thrombose der oberflächlichen Venen* die entzündlichen Veränderungen deutlich sichtbar werden, spricht man von einer **Thrombophlebitis,** die sich in verdickten Gefäßsträngen, leichtem Fieber, beschleunigter Blutsenkung und schmerzhafter Schwellung sowie Rötung der perivenösen Gewebe äußert.

Als **Phlebothrombose** wird eine *Thrombose der tiefen Venen* bezeichnet, die wegen der Lungenemboliegefahr gefürchtet ist.

9. Respirationstrakt und Atmung

Die tierische Zelle gewinnt ihre Energie vorwiegend durch den oxidativen Abbau der Nährstoffe. Sie ist somit auf eine ständige *Sauerstoffzufuhr* angewiesen. Ebenso wichtig für ihre Funktionsfähigkeit ist der laufende *Abtransport* der Stoffwechselendprodukte, zu denen in erster Linie das *Kohlendioxid* gehört. Dieser Gaswechsel zwischen den Zellen und der Umgebung wird insgesamt als *Atmung* bezeichnet.

An der Atmung sind *vier hintereinandergeschaltete Teilprozesse* beteiligt, die in Abb. 9–1 am Beispiel des Sauerstofftransportes schematisch dargestellt sind. Es sind dies:

1. *der konvektive Transport zu den Lungenalveolen durch die Ventilation,*
2. *die Diffusion von den Alveolen in das Lungenkapillarblut,*
3. *der konvektive Transport zu den Gewebekapillaren durch den Blutkreislauf,*
4. *die Diffusion von den Gewebekapillaren in die umgebenden Zellen.*

Die Teilprozesse 1 und 2 werden unter der Bezeichnung *Lungenatmung (äußere Atmung)* zusammengefaßt. Teilprozeß 3 bezeichnet man als den *Atemgastransport des Blutes* und Teilprozeß 4 als *Gewebsatmung (innere Atmung).*

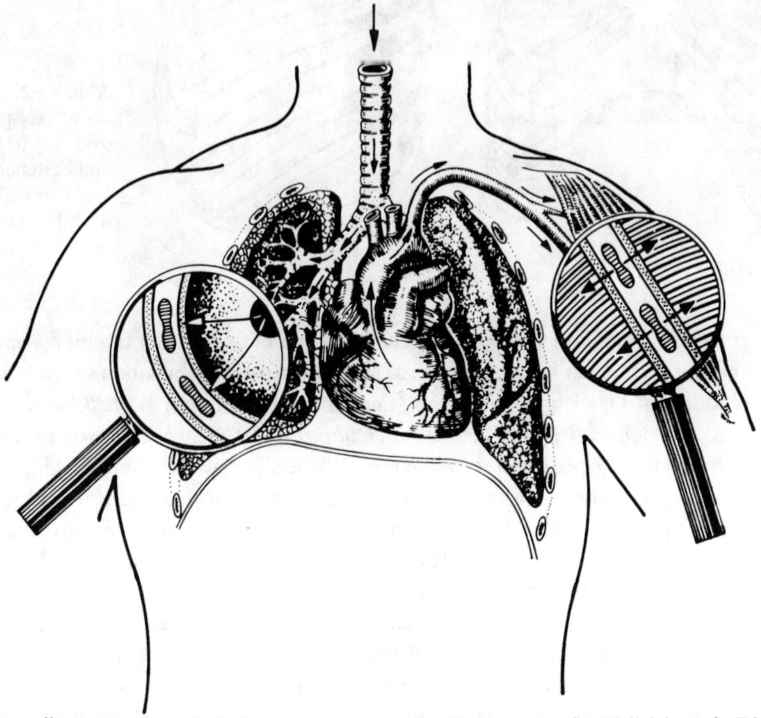

Abb. 9–1. Übersicht über die Teilprozesse des Sauerstofftransportes (in Pfeilrichtung). Die Orte des Diffusionstransportes in den Lungenalveolen und im Muskelgewebe sind stark vergrößert hervorgehoben

9.1. Anatomie des Respirationstraktes

9.1.1. Anatomie des Thorax

Thoraxskelet. Der *Thorax* (Brustkorb) wird von der *Brustwirbelsäule,* den *Rippen* und dem *Sternum* (Brustbein) gebildet (s. Abb. 9–2). Der Mensch hat *12 Rippenpaare,* die mit der Wirbelsäule gelenkig verbunden sind. Von diesen sind die 7 oberen Rippenpaare vorn direkt an das Brustbein angefügt, während die 8. bis 10. Rippen beiderseits über ihre vereinigten Knorpelspitzen mit dem Sternum verbunden sind und die 11. sowie 12. Rippen frei enden.

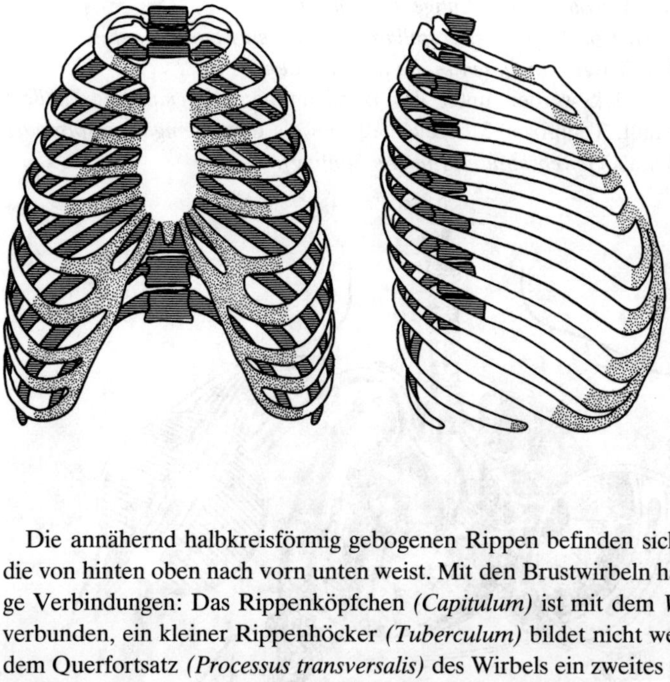

Abb. 9–2. Thoraxskelet (Exspirationsstellung) in Vorder- und Seitenansicht, leicht modifiziert nach PLATZER

Die annähernd halbkreisförmig gebogenen Rippen befinden sich in einer *Schräglage,* die von hinten oben nach vorn unten weist. Mit den Brustwirbeln haben sie zwei gelenkige Verbindungen: Das Rippenköpfchen *(Capitulum)* ist mit dem *Wirbelkörper* gelenkig verbunden, ein kleiner Rippenhöcker *(Tuberculum)* bildet nicht weit davon entfernt mit dem Querfortsatz *(Processus transversalis)* des Wirbels ein zweites Gelenk. Um die Verbindungsgerade zwischen beiden Gelenken, die man als *Rippenhalsachse* bezeichnet, können die Rippen eine Drehbewegung ausführen. Bedingt durch die Lage der Drehachse werden bei der Einatmung die Rippenbögen angehoben, wodurch sich Tiefen- und Querdurchmesser des Thorax erweitern.

Die Rippenhalsachse weist im oberen und im unteren Thoraxbereich eine unterschiedliche Orientierung auf. Bei den oberen Rippen ist sie mehr seitlich *(transversal),* bei den unteren mehr von vorn nach hinten *(sagittal)* ausgerichtet (s. Abb. 9–3). Dies hat zur Folge, daß bei der Einatmung die Thoraxerweiterung im oberen Bereich überwiegend nach vorn *(„Vorstoß")* und im unteren Bereich mehr in seitlicher Richtung *(„Seitenstoß")* erfolgt.

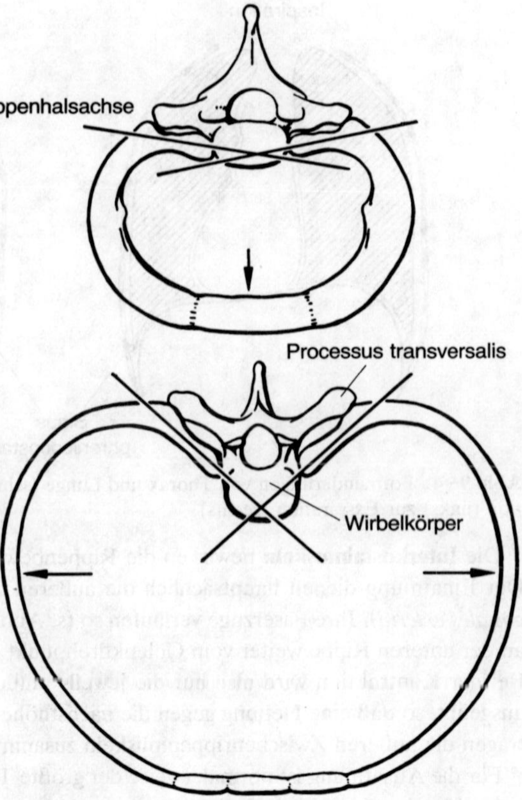

Abb. 9–3. Lage der Rippenhalsachse bei der 1. und 6. Rippe, nach v. HAYEK. Die Pfeile geben die Hauptrichtungen für die inspiratorischen Erweiterungen der Thoraxquerschnitte an

Reguläre Atmungsmuskeln. Bei ruhiger Atmung werden die Formänderungen des Brustraumes durch das *Zwerchfell (Diaphragma)* und die *Zwischenrippenmuskeln (Mm. intercostales)* bewirkt.

Das **Diaphragma** schließt den Brustraum nach unten hin ab. Es besteht aus einer zentralen Sehnenplatte *(Centrum tendineum)* und den nach allen Seiten ausstrahlenden *Muskelfasern,* die an der unteren Thoraxapertur befestigt sind. In der Zentralsehne befindet sich eine Öffnung für die untere Hohlvene; durch den Muskelfaserbereich vor der Wirbelsäule ziehen die Aorta und die Speiseröhre (Ösophagus).

Normalerweise wölbt sich das Zwerchfell kuppelförmig in den Thoraxraum hinein. In Ausatmungsstellung liegt es in einer Ausdehnung von drei Rippenhöhen der inneren Thoraxwand an (s. Abb. 9–4). Bei der Einatmung kontrahieren sich die Muskelzüge des Zwerchfells. Es kommt zu einer *Abflachung,* wodurch sich die Muskelplatte von der inneren Thoraxwand entfernt. Die dabei eröffneten Räume, die als *Sinus phrenicocostales* bezeichnet werden, bieten für die hier lokalisierten Lungenpartien eine gute Entfaltungsmöglichkeit und damit eine entsprechend gute Belüftung. Das Diaphragma wird durch den *N. phrenicus* innerviert, der seinen Ursprung in den Halssegmenten C_3– C_5 des Rükkenmarks hat.

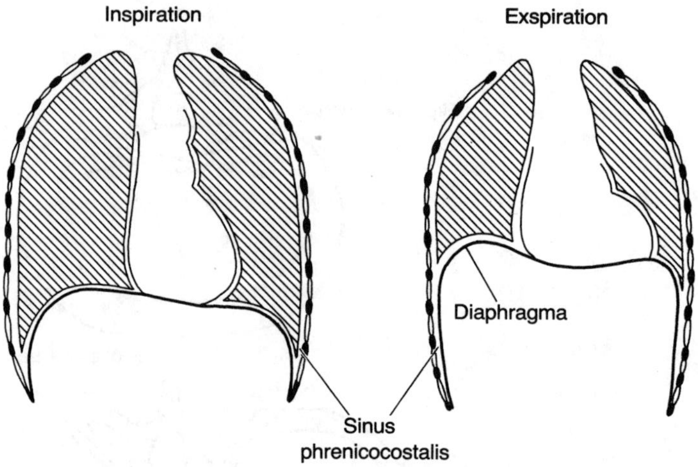

Abb. 9–4. Formänderungen von Thorax und Lunge (schraffiert) beim Übergang von der Inspiration (links) zur Exspiration (rechts)

Die **Interkostalmuskeln** bewirken die Rippenbewegung bei der Ein- und Ausatmung. Der Einatmung dienen hauptsächlich die äußeren Zwischenrippenmuskeln *(Mm. intercostales externi).* Ihre Faserzüge verlaufen so (s. Abb. 9–5), daß der Ansatzpunkt jeweils an der unteren Rippe weiter vom Gelenkdrehpunkt entfernt ist als an der oberen Rippe. Bei der Kontraktion wird also auf die jeweils untere Rippe ein größeres Drehmoment ausgeübt, so daß eine Hebung gegen die nächsthöhere Rippe resultiert. Auf diese Weise tragen die äußeren Zwischenrippenmuskeln zusammen zur *Thoraxhebung* bei.

Für die Ausatmung ist normalerweise der größte Teil der inneren Zwischenrippenmuskeln *(Mm. intercostales interni)* zuständig (s. Abb. 9–5). Wenn sie sich kontrahieren, wird auf Grund ihres Faserverlaufes die jeweils obere Rippe der darunterliegenden genähert und damit der *Thorax gesenkt.*

Die Interkostalmuskeln werden von den *Nn. intercostales* versorgt, deren Fasern aus den Brustsegmenten des Rückenmarks entspringen.

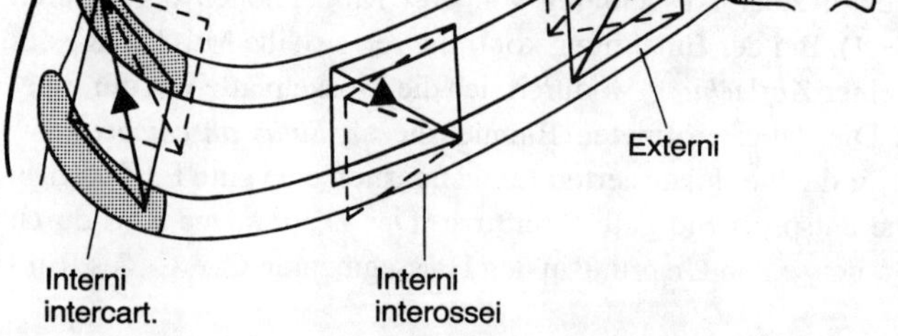

Abb. 9–5. Faserverlauf der Interkostalmuskulatur in schematischer Darstellung zur Erläuterung der Zugwirkungen (Pfeilrichtungen) bei Inspiration und Exspiration. Externi = Mm. intercostales externi; Interni = Mm. intercostales interni (intercart. = Anteil zwischen den Rippenknorpeln, interossei = Anteil zwischen den Rippenknochen)

Auxiliäre Atmungsmuskeln. Bei erhöhten Anforderungen an die Atmungsarbeit, insbesondere bei Atemnot, werden die regulären Atmungsmuskeln durch Hilfsmuskeln unterstützt. Als *Hilfseinatmer* wirken alle Muskeln, die am Schultergürtel, am Kopf oder an der Wirbelsäule ansetzen und in der Lage sind, die Rippen zu heben (s. Abb. 9–6). Hierzu zählen in erster Linie die *Mm. pectorales major und minor,* die *Mm. scaleni* und der *M. sternocleidomastoideus* sowie Teile der *Mm. serrati.* Voraussetzung für ihren Einsatz als Atmungsmuskeln ist die Fixierung ihres Ansatzpunktes. Typisch hierfür ist das Verhalten eines Menschen in Atemnot, der sich auf einen festen Gegenstand aufstützt und den Kopf nach hinten beugt.

Als *Hilfsausatmer* dienen vor allem die *Bauchmuskeln,* die die Rippen herabziehen und als Bauchpresse die Baucheingeweide mit dem Zwerchfell nach oben drängen.

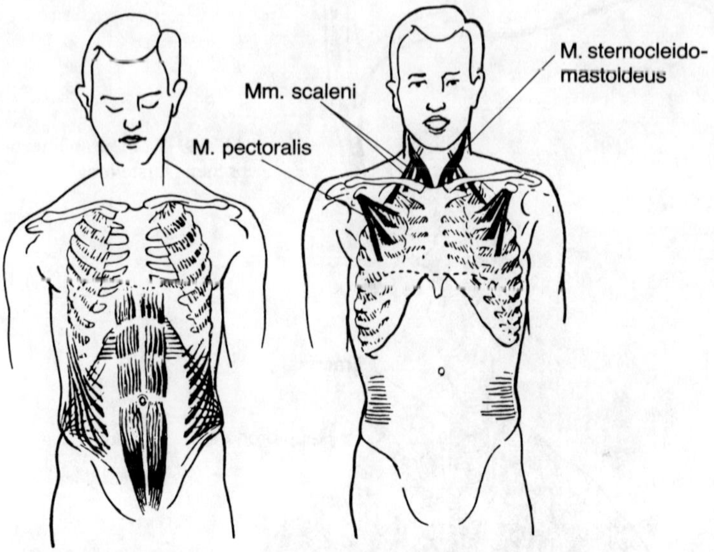

Abb. 9–6. Auxiliäre Atmungsmuskulatur, nach BENNINGHOFF. Links: Hilfsmuskeln für die Exspiration; rechts: wichtigste Hilfsmuskeln für die Inspiration

9.1.2. Anatomie der Lunge und der zuleitenden Atemwege

Lage, Form und Hüllen der Lunge. Die Lunge besteht aus zwei getrennten *Lungenflügeln,* die beiderseits die seitlichen Hälften des Brustraumes ausfüllen (s. Abb. 9–7). Ihre Außenflächen liegen der inneren Thoraxwand an, während die Unterflächen dem Zwerchfell aufsitzen. Zwischen den beiden Lungenflügeln befinden sich die Organe des Mediastinums, unter denen das Herz den größten Raum einnimmt. Der vom Herzen beanspruchte Platz zeichnet sich in der Konfiguration der Lunge als Einbuchtung der Innenflächen – links stärker als rechts – ab.

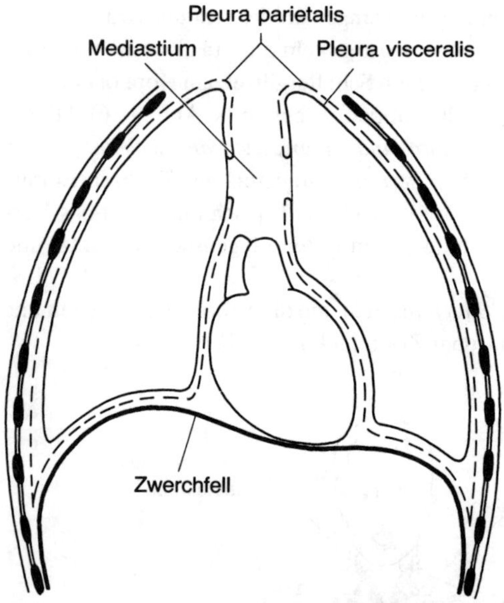

Abb. 9–7. Pleurablätter in schematischer Darstellung

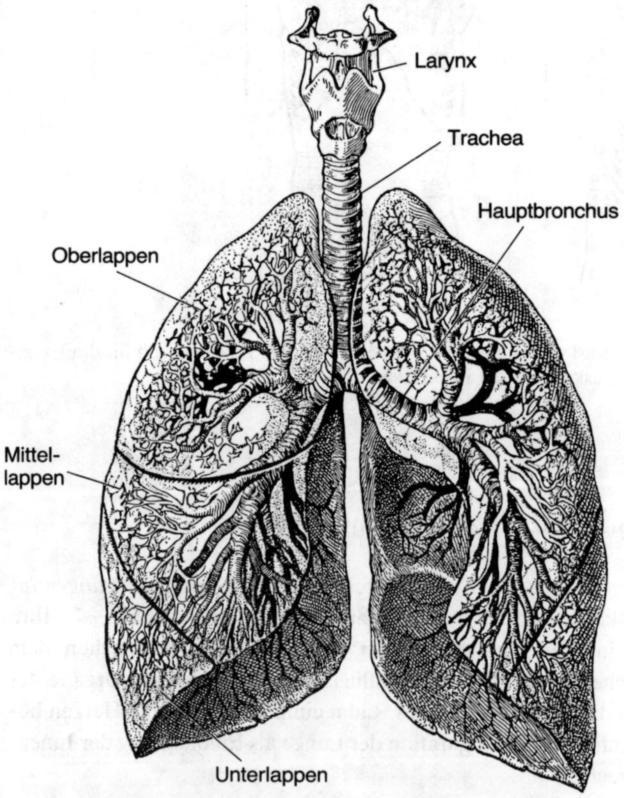

Abb. 9–8. Lungen und zuleitende Atemwege in Vorderansicht, nach BENNINGHOFF. Das Lungengewebe ist transparent dargestellt, so daß die Bronchien sichtbar werden

Jeder Lungenflügel ist von einer mit Gefäßen versorgten Hülle, der *Pleura visceralis (Pleura pulmonalis)* überzogen (s. Abb. 9–7). Die Pleura visceralis grenzt, nur durch einen engen Flüssigkeitsspalt getrennt, an die *Pleura parietalis,* die die innere Thoraxwand, das Zwerchfell und das Mediastinum seitlich überzieht. Die beiden Pleurablätter, die oft unter der Bezeichnung *Brustfell* zusammengefaßt werden, sind gegeneinander verschieblich. An der Stelle, an der beiderseits der Hauptbronchus und Gefäße in den Lungenflügel eintreten *(Hilus),* geht die Pleura visceralis in die Pleura parietalis über.

Die Lungenflügel sind durch tiefe Einschnitte *(Fissurae interlobares)* in Lungenlappen *(Lobi pulmonales)* unterteilt (s. Abb. 9–8). Der rechte Lungenflügel besteht aus drei, der linke aus zwei Lungenlappen.

Zuleitende Atemwege. Die Einatmungsluft wird durch den *Nasopharynx* (Nasen-Rachen-Raum), den *Larynx* (Kehlkopf) mit seiner engsten Stelle, der *Glottis* (Stimmritze), in die *Trachea* (Luftröhre) geleitet. Die *Trachea* stellt ein weitlumiges, bindegewebiges Rohr dar, in das hufeisenförmig gekrümmte *Knorpelspangen* und glatte Muskelfasern eingelagert sind. In Höhe des 5. Brustwirbels gabelt sich die Trachea in die beiden **Hauptbronchien,** die schräg abwärts gerichtet beiderseits am Hilus in einen Lungenflügel eintreten. Jeder Hauptbronchus gibt mehrere Äste ab, deren Versorgungsgebiete etwa mit den Lappenbereichen übereinstimmen. Von diesen großen **Bronchien** zweigen dann kleinere Äste ab, die sich wiederum unter Abnahme ihres Lumens aufteilen. Auf diese Weise entsteht ein Bild ähnlich einem Laubbaum, weshalb man auch die Gesamtheit der Luftwege als *Bronchialbaum* charakterisiert.

Die größeren Bronchien sind durch *Knorpelspangen,* die kleineren durch *Knorpelplättchen* versteift, so daß ihr Lumen auch bei Druckänderungen offengehalten wird. Zwischen und unter den knorpeligen Versteifungen liegen *glatte Muskelfasern,* die in der Lage sind, den Durchmesser der Bronchien zu verändern. Die Innenwände der Bronchien sind ebenso wie die der Trachea mit einem *Respirationsepithel* ausgekleidet, dessen *Flimmerhaare* eingeatmete Partikel mundwärts befördern können. Unter dem Epithel findet man *gemischte Drüsen,* die sowohl ein *seröses* als auch ein *muköses Sekret* absondern.

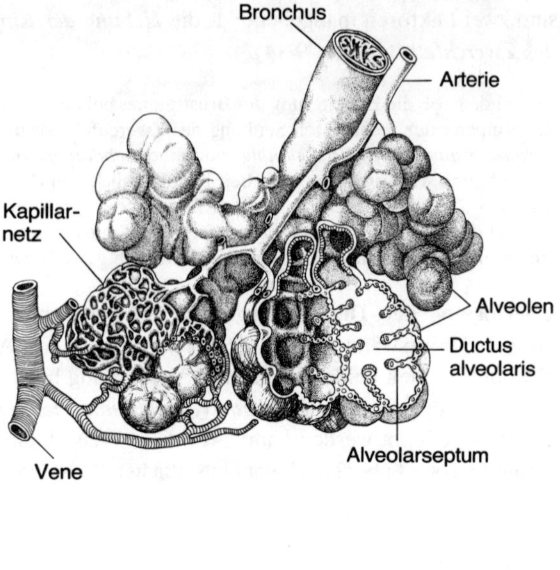

Abb. 9–9. Endverzweigungen eines Bronchus mit (teilweise eröffneten) Alveolen und Gefäßversorgung, modifiziert nach BENNINGHOFF

Bronchioli und Alveolen. Die kleinen Bronchien verzweigen sich in die *Bronchioli,* die schließlich nach erneuter mehrfacher Aufspaltung in die Alveolargänge *(Ductus alveolares)* münden (s. Abb. 9–9). Diese stehen jeweils mit einer Reihe von benachbarten *Alveolen* (Lungenbläschen) in Verbindung. Die terminalen Bronchioli und die nachgeschalteten Abschnitte besitzen keine knorpeligen Versteifungen mehr. Im Bereich der Bronchioli verlieren sich auch die Flimmerhaare, das Epithel wird niedriger, um schließlich in das flache *Alveolarepithel* überzugehen.

Die von elastischen Fasern umsponnenen Alveolen haben eine halbkugelige Gestalt (Durchmesser etwa 0,1–0,2 mm). Sie sind von einem dichten *Kapillarnetz* umgeben, das von *venösem Blut* aus der – vom rechten Herzen kommenden – *A. pulmonalis* durchflossen wird. Infolge des engen Kontaktes zwischen dem Kapillarblut und der Alveolarluft bestehen hier sehr günstige Bedingungen für den *Austausch der Atemgase.* Das Blut nimmt Sauerstoff auf und gibt gleichzeitig einen Teil seines Kohlendioxids ab. Das so *arterialisierte Blut* gelangt dann über die *Vv. pulmonales* in das linke Herz.

9.2. Ventilation

9.2.1. Atmungsbewegungen von Thorax und Lunge

Respiratorische Formänderungen des Brustraumes. Die für den Gasaustausch notwendige Belüftung der Alveolen wird durch einen rhythmischen Wechsel von **Inspiration** *(Einatmung)* und **Exspiration** *(Ausatmung)* bewirkt. Mit der Inspiration gelangt sauerstoffreiche Frischluft in den Alveolarraum, während in der Exspiration sauerstoffarme, mit Kohlendioxid angereicherte Luft an die Umgebung abgegeben wird. Die Luftbewegungen bei Inspiration und Exspiration kommen durch den rhythmischen Wechsel von Brustraumerweiterung und -verengung zustande. Für die Erweiterung des Brustraumes sind zwei Faktoren maßgebend: 1. die *Hebung der Rippenbögen* und 2. die *Abflachung des Zwerchfells* (s. Abb. 9–4).

Je nachdem, ob die Erweiterung des Brustraumes bei normaler Atmung überwiegend durch Hebung der Rippen oder mehr durch Senkung des Zwerchfells zustande kommt, unterscheidet man einen *kostalen Atmungstyp (Brustatmung)* von einem *abdominalen Atmungstyp (Bauchatmung).* Bei der Brustatmung wird die Atmungsarbeit hauptsächlich von der Interkostalmuskulatur geleistet, während das Zwerchfell mehr passiv den Druckänderungen im Thorax folgt. Bei der Bauchatmung bewirkt die stärkere Kontraktion der Zwerchfellmuskulatur eine größere Verlagerung der Baucheingeweide, so daß die Bauchwand inspiratorisch gewölbt wird.

Übertragung der Thoraxbewegungen auf die Lunge. Die Lungenoberfläche, die der inneren Thoraxwand überall dicht anliegt, folgt den Atmungsexkursionen des Thorax, obwohl zwischen beiden keine feste Verbindung besteht. Dies ist dadurch möglich, daß *der kapilläre Spalt zwischen Pleura visceralis und Pleura parietalis mit Flüssigkeit gefüllt* ist, die nicht gedehnt werden kann. Auf diese Weise bleiben die beiden Pleurablätter dicht zusammen, sind aber gleichwohl in seitlicher Richtung gegeneinander verschieblich. Eine solche Gleitfähigkeit ist notwendig, damit die komplizierten Formänderungen des Brustraumes, etwa beim Eröffnen der Sinus phrenicocostales, ohne Zerrungen auf die Lunge übertragen werden können. Kommt es nach einer *Pleuritis* (Brustfellentzündung) zu Verwachsungen der Pleurablätter, so ist die Atmung in diesem Bereich erheblich behindert.

Intrapleuraler Druck. Die Lungenoberfläche steht infolge der *Dehnung der elastischen Parenchymelemente* und der *Oberflächenspannung der Alveolen* (s. S. 282 f.) unter einer gewissen **Zugspannung** (s. Abb. 9–10). Die gedehnte Lunge hat also das Bestreben, ihr Volumen zu verkleinern. Dies läßt sich nachweisen, wenn man eine flüssigkeitsgefüllte Kanüle so in die Brustwand einsticht, daß die Spitze im *Interpleuralspalt* liegt, und diese Kanüle mit einem Manometer verbindet. Das Manometer zeigt dann einen Druck an, der am Ende der Exspiration 2–4 mm Hg und am Ende der Inspiration 4–6 mm Hg unter dem Atmosphärendruck liegt. Die *Druckdifferenz zwischen Interpleuralspalt und Außenraum* wird in der Regel verkürzt als *intrapleuraler Druck* bezeichnet. Nur die Tatsache, daß eigentlich eine Druckdifferenz gemeint ist, macht es verständlich, daß man den interpleuralen Druck als „negativ" kennzeichnet.

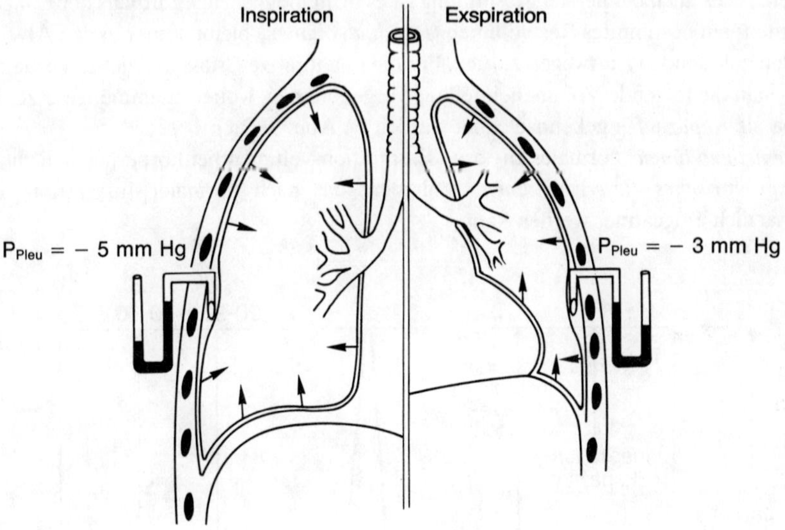

Abb. 9–10. Erläuterung zur Entstehung des intrapleuralen Druckes. Der elastische Zug der Lunge (Pfeilrichtungen) bewirkt im Interpleuralspalt einen „negativen" Druck gegenüber dem Außenraum, der durch ein angeschlossenes Manometer nachgewiesen werden kann

Pneumothorax. Der enge Kontakt zwischen Lungenoberfläche und innerer Thoraxwand ist nur gewährleistet, solange der Interpleuralspalt geschlossen bleibt. Wenn jedoch infolge einer Verletzung der Brustwand oder der Lungenoberfläche Luft in den Spalt eindringen kann, *kollabiert* die Lunge, d. h. sie zieht sich, ihrer inneren Zugspannung folgend, zum Hilus hin zusammen. *Eine solche Luftfüllung des Raumes zwischen den Pleurablättern bezeichnet man als Pneumothorax.* Die kollabierte Lunge, die den Kontakt zur Thoraxwand verloren hat, kann den Atmungsbewegungen nur noch unvollständig oder gar nicht mehr folgen, so daß ein effektiver Gasaustausch unmöglich wird. Ist der Pneumothorax auf *eine Seite* beschränkt, dann bleibt eine ausreichende Arterialisierung des Blutes durch die Funktion des anderen Lungenflügels gesichert, sofern keine größeren körperlichen Belastungen gefordert werden. Die in den Pleuraspalt eingedrungene Luft wird in einer gewissen Zeit vollständig resorbiert, wobei die Lunge ihr Volumen vergrößert, bis sie den Brustraum wieder voll ausfüllt. Ein *doppelseitiger* Phneumothorax ist dagegen ohne Hilfsmaßnahmen tödlich.

9.2.2. Lungen- und Atemvolumina

Volumeneinteilung. Das Volumen des einzelnen Atemzuges ist bei der Ruheatmung, verglichen mit dem in der gesamten Lunge enthaltenen Gasvolumen, verhältnismäßig klein. Über das normale Atemzugvolumen hinaus können also sowohl bei der Inspiration als auch bei der Exspiration erhebliche Zusatzvolumina aufgenommen bzw. abgegeben werden. Aber auch bei tiefster Ausatmung ist es nicht möglich, alle Luft aus der Lunge zu entfernen; ein bestimmtes Restvolumen *(Residualvolumen)* bleibt immer in den Alveolen und den zuleitenden Luftwegen zurück. Für die quantitative Erfassung dieser Verhältnisse hat man die folgende Volumeneinteilung vorgenommen, wobei zusammengesetzte Volumina als *Kapazitäten* gekennzeichnet werden (s. Abb. 9–11):

1. *Atemzugvolumen:* normales In- bzw. Exspirationsvolumen bei körperlicher Ruhe,
2. *Inspiratorisches Reservevolumen:* Volumen, das nach normaler Inspiration noch zusätzlich eingeatmet werden kann,

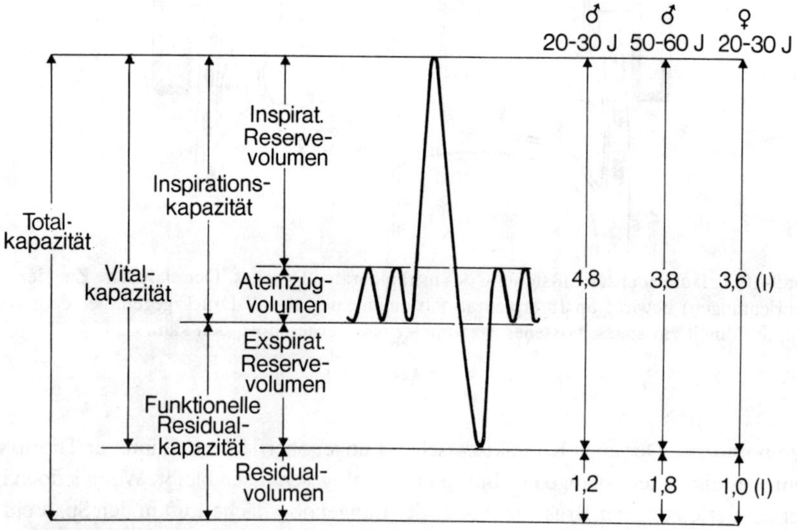

Abb. 9–11. Lungenvolumina und -kapazitäten. Die angegebenen Werte für die Vitalkapazität und das Residualvolumen (rechts) sollen die Abhängigkeit der Größen von Alter und Geschlecht verdeutlichen

3. *Exspiratorisches Reservevolumen:* Volumen, das nach normaler Exspiration noch zusätzlich ausgeatmet werden kann,
4. *Residualvolumen:* Volumen, das nach maximaler Exspiration noch in der Lunge zurückbleibt,
5. *Vitalkapazität:* Volumen, das nach maximaler Inspiration maximal ausgeatmet werden kann = Summe aus 1, 2 und 3,
6. *Inspirationskapazität:* Volumen, das nach normaler Exspiration maximal eingeatmet werden kann = Summe aus 1 und 2,
7. *Funktionelle Residualkapazität:* Volumen, das nach normaler Exspiration noch in der Lunge enthalten ist = Summe aus 3 und 4,
8. *Totalkapazität:* Volumen, das nach maximaler Inspiration in der Lunge enthalten ist = Summe aus 4 und 5.

Von diesen Größen kommt neben dem *Atemzugvolumen* nur der *Vitalkapazität* und der *funktionellen Residualkapazität* eine größere Bedeutung zu.

Vitalkapazität. *Die Vitalkapazität stellt ein Maß für die Ausdehnungsfähigkeit von Lunge und Thorax dar.* Es handelt sich keineswegs, wie man etwa der Bezeichnung entnehmen könnte, um eine „vitale" Größe, denn selbst bei extremen Anforderungen an die Atmung wird die mögliche Atemtiefe niemals voll ausgenutzt.

Die Angabe *eines* „Normalwertes" für die Vitalkapazität ist kaum möglich, da diese von verschiedenen Parametern, wie *Alter, Geschlecht, Körpergröße, Körperposition* und *Trainingszustand,* abhängig ist. Für einen jüngeren, 180 cm großen Mann beträgt die Vitalkapazität etwa 4,5–5 Liter (s. Abb. 9–11). Die Messung erfolgt gewöhnlich mit einem *Spirometer,* einem Gerät, das verschiedene Gasvolumina bei konstantem Druck aufnehmen kann (s. Abb. 9–12). Eine zylindrische Glocke taucht in einen Wasserbehälter ein, der den Innenraum des Spirometers gegen den Außenraum luftdicht abschließt. Ein weitlumiger Schlauch verbindet das Mundstück des Probanden mit dem Spirometer. Die Vo-

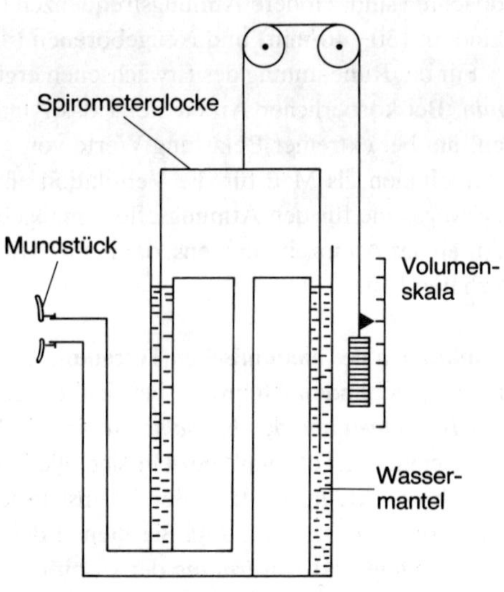

Abb. 9–12. Glockenspirometer für die Messung der Lungen- und Atemvolumina in schematischer Darstellung

lumenänderung bei maximaler Ausatmung nach vorheriger maximaler Einatmung, die zu einer entsprechenden Glockenbewegung führt, kann an einer geeichten Skala abgelesen werden.

Funktionelle Residualkapazität. Die physiologische Bedeutung der *funktionellen Residualkapazität* besteht in einem *Ausgleich der inspiratorischen und der exspiratorischen O_2- und CO_2-Konzentrationen im Alveolarraum.* Würde die Frischluft ohne die Mischung mit der in der Lunge enthaltenen Luft direkt in die Alveolen gelangen, so müßten dort die Atemgaskonzentrationen je nach der Atemphase abwechselnd zu- oder abnehmen. Mit der funktionellen Residualkapazität, deren Volumen mehrfach größer ist als das der eingeatmeten Frischluft, treten jedoch infolge des Mischeffektes nur noch geringe zeitliche Schwankungen in der Zusammensetzung der Alveolarluft auf.

Die funktionelle Residualkapazität (FRC) ist in ihrer Größe wieder von verschiedenen Parametern abhängig. Im Mittel findet man bei jüngeren Männern einen FRC-Wert von 2,4 l, bei Frauen ist er etwa um 25 % kleiner anzusetzen. Da die funktionelle Residualkapazität dasjenige Volumen darstellt, das jeweils am Ende der Exspiration in der Lunge zurückbleibt, kann diese Größe nur mit Hilfe von *indirekten Meßverfahren* bestimmt werden.

9.2.3. Totraumventilation und alveoläre Ventilation

Atemzeitvolumen. Unter dem *Atemzeitvolumen* versteht man das in der Zeiteinheit eingeatmete oder ausgeatmete Gasvolumen. Es ergibt sich definitionsgemäß als *Produkt aus Atemzugvolumen* (Volumen des einzelnen Atemzuges) *und Atmungsfrequenz* (Anzahl der Atemzüge pro Minute). Bei ruhiger Atmung beträgt das *Atemzugvolumen* des Erwachsenen *0,5 l.* Die *Atmungsfrequenz* des Erwachsenen liegt unter Ruhebedingungen im Mittel bei *14 Atemzüge/min,* wobei allerdings größere Variationen (10–18/min) zu beobachten sind. Höhere Atmungsfrequenzen findet man bei Kindern (20–30/min), Kleinkindern (30–40/min) und Neugeborenen (40–50/min).

Für die Ruheatmung des Erwachsenen ergibt sich danach ein *Atemzeitvolumen von 7 l/min.* Bei körperlicher Arbeit steigt das Atemzeitvolumen mit dem erhöhten O_2-Bedarf an, um bei extremer Belastung Werte von 120 l/min zu erreichen. Obwohl dem Atemzeitvolumen als Maß für die Ventilation eine gewisse Bedeutung zukommt, ist es keineswegs eine für den Atmungseffekt maßgebende Größe. Entscheidend ist vielmehr der Anteil des Atemzeitvolumens, der in die Alveolen gelangt und dort am Gasaustausch teilnehmen kann.

Funktionen des anatomischen Totraums. Als *anatomische Toträume* werden die Volumina der zuleitenden Atemwege bezeichnet. Zu ihnen gehören also die Räume der *Trachea,* der *Bronchien* und der *Bronchiolen* bis zur Grenze ihres Übergangs in die Alveolen. Die Bezeichnung „Totraum" bezieht sich allein auf die fehlende Möglichkeit für einen Austausch der Atemgase. In anderer Hinsicht jedoch erfüllen die Toträume wichtige Hilfsfunktionen für die Atmung. Sie dienen der *Ventilationsförderung* sowie der *Reinigung, Befeuchtung* und *Erwärmung* der Inspirationsluft.

Die **Ventilationsförderung** besteht darin, daß bei jedem Atemzug die Stimmritze und die Bronchien *inspiratorisch erweitert* werden. In der Stimmritze, an der der Atemstrom seine größte Geschwindigkeit erreicht, bedeutet eine inspiratorische Erweiterung eine sehr wirksame Herabsetzung des Strömungswiderstandes. Sind die Muskeln für die Erweiterung der Stimmritze *(Mm. cricoarytaenoidei posteriores)* gelähmt (sog. *Postikus-Lähmung*), so tritt als Folge hiervon Atemnot auf. Ebenso kann eine Anschwellung der Schleimhaut in diesem Bereich *(Glottisödem)* zu schwerer Atemnot oder unter Umständen sogar zur Erstickung führen.

Die *inspiratorische Erweiterung* der Bronchien wird durch Erschlaffung der glatten Bronchialmuskulatur unter dem Einfluß des *Sympathikus* bewirkt. Diese Erweiterung führt zu einer Herabsetzung des Strömungswiderstandes. In der *Exspirationsphase* dagegen *kontrahiert* sich die Bronchialmuskulatur unter dem Einfluß des *Parasympathikus,* wenn der größte Teil des Gasvolumens aus den nachgeschalteten Räumen den jeweiligen Bronchialabschnitt passiert hat. Durch eine Fehlregulation im vegetativen Nervensystem, die eine zu frühe oder zu starke Kontraktion der glatten Bronchialmuskeln zur Folge hat, kann die Ausatmung erheblich behindert werden. Eine solche Erhöhung der exspiratorischen Strömungswiderstände verursacht beispielsweise die Atemnot im Anfallsstadium des *Asthma bronchiale* (s. S. 286 ff.).

Die **Reinigung** der Inspirationsluft erfolgt teilweise bereits in der Nase, wo kleine Partikel, Staub und Bakterien an den Schleimhäuten abgefangen werden. Deshalb besteht bei chronischer Mundatmung eine erhöhte Anfälligkeit für Erkrankungen der Atmungsorgane. In besonderer Weise sind die zuleitenden Luftwege durch ihr Respirationsepithel zur Reinigung befähigt. Schleim und kleine abgefangene Partikel werden durch die *rhythmische Bewegung der Flimmerhaare* in Richtung auf den Rachen abtransportiert. Größere in die Atemwege eingedrungene Teile lösen durch Wandberührung Husten aus und gelangen mit einem forcierten exspiratorischen Luftstrom nach außen.

Die **Befeuchtung** der Inspirationsluft findet zum überwiegenden Teil bereits im Nasen-Rachen-Raum statt. Das ausgeatmete Gasgemisch ist zu *100% mit Wasserdampf gesättigt.*

Die **Erwärmung** der Inspirationsluft erfolgt ebenfalls vorwiegend im oberen Teil der zuleitenden Atemwege. Die Zeitdauer der Einatmung reicht insgesamt für einen weitgehenden *Angleich an die Körpertemperatur* aus. Daher weist das ausgeatmete Gasgemisch in der Regel eine Temperatur von 37°C auf.

Totraumventilation. *Das Volumen des anatomischen Totraumes beträgt beim Erwachsenen etwa 150 ml.* Bei einem Atemzugvolumen von 500 ml gelangen also nur 350 ml oder rund 70 % der Inspirationsluft in den Alveolarraum, in dem der Gasaustausch stattfindet. Unter Berücksichtigung der Atmungsfrequenz (14/min) läßt sich dieser Tatbestand auch folgendermaßen ausdrücken: *Von dem bei ruhiger Atmung ventilierten Atemzeitvolumen von 7 l/min entfallen 2 l/min auf die Totraumventilation und 5 l/min auf die alveoläre Ventilation.* Bei bestimmten Lungenerkrankungen kann der Anteil der Totraumventilation zunehmen, wenn ein Teil der Alveolen zwar belüftet, aber nicht durchblutet wird. In solchen Alveolen findet kein Gasaustausch statt, sie werden daher dem *funktionellen Totraum* zugerechnet. Bei ungleichmäßig verteilter Lungendurchblutung ist also *der funktionelle Totraum größer als der anatomische Totraum.*

Alveoläre Ventilation. *Die alveoläre Ventilation, die bei Ruheatmung etwa 5 l/min beträgt, stellt die für den Ventilationseffekt maßgebende Größe dar.* Sie entscheidet vorrangig darüber, welche *Atemgaskonzentrationen* im Alveolarraum aufrechterhalten werden können. Dagegen sagt das Atemzeitvolumen sehr wenig über die Effektivität der Ventilation aus. Nehmen wir beispielsweise an, daß ein normales Atemzeitvolumen von 7 l/min durch eine flache und rasche Atmung (z. B. Atemzugvolumen = 0,2 l, Atmungsfrequenz = 35/min) zustande käme, so würde fast ausschließlich der vorgeschaltete Totraum belüftet, während der nachgeschaltete Alveolarraum von der Frischluft kaum erreicht würde. Eine solche Atmungsform, wie sie manchmal beim *Kreislaufschock* beobachtet wird, stellt also einen akuten Gefahrenzustand dar. Da das Totraumvolumen in seiner absoluten Größe festliegt, führt jede Vertiefung der Atmung zu einer Steigerung der alveolären Ventilation.

9.2.4. Künstliche Beatmung

Atmungsstillstand. Jede Unterbrechung der Atmungsfunktion stellt eine lebensbedrohliche Situation dar. Den Zeitpunkt, zu dem Atmungs- und Kreislaufstillstand festgestellt werden, bezeichnet man als den Eintritt des **klinischen Todes.** Von diesem Augenblick an dauert es in der Regel 4 bis 6 min, bis infolge von O_2-Mangel und CO_2-Anhäufung die Zellen in lebenswichtigen Organen irreparabel geschädigt sind, bis also der **biologische Tod** eintritt. In dieser kurzen Zeitspanne besteht die Möglichkeit, durch Anwendung lebensrettender Sofortmaßnahmen eine *Wiederbelebung* zu erreichen.

Eine *Störung der Atmungsfunktion* kann aus mannigfachen Ursachen eintreten, u. a. durch Verlegung der Atemwege, Thoraxverletzungen, schweren Störungen des Gasaustausches sowie bei Schädigungen der Atmungszentren infolge von Vergiftungen und Hirnverletzungen. Nach einem plötzlichen Atmungstillstand bleibt die Kreislauffunktion noch eine gewisse Zeit erhalten. Der Puls ist an der A. carotis noch 3 bis 5 min danach nachweisbar. Tritt jedoch primär ein Herzstillstand ein, so sistiert die Atmung bereits nach 30 bis 60 s.

Freihaltung der Atemwege. Bei einem Bewußtlosen fehlen die *Schutzreflexe,* die normalerweise zur Freihaltung der Atemwege dienen. Kommt es in dieser Situation zum Erbrechen oder zur Blutung im Nasen-Rachen-Raum, so können die zuleitenden Luftwege (Trachea und Bronchien) verlegt werden. Aber auch ohne diese Komplikationen ist bei einem Bewußtlosen in Rückenlage ein Verschluß der Atemwege dadurch möglich, daß der Unterkiefer mit der Zunge nach hinten sinkt. Die erste Wiederbelebungsmaßnahme muß also in einer schnellen Säuberung des Mund- und Rachen-Raumes bestehen. Noch wichtiger ist es jedoch, den Verschluß der Atemwege durch die zurückfallende Zunge zu beseitigen. Dies geschieht durch *Überstrecken des Kopfes in den Nacken und gleichzeitiges Anheben des Unterkiefers.*

Atemspende. Für die künstliche Beatmung ohne Hilfsmittel hat man früher verschiedene Verfahren empfohlen, bei denen der Thoraxraum manuell erweitert und verkleinert wird. Alle diese manuellen Verfahren sind unzureichend und der sehr alten, in neuerer Zeit

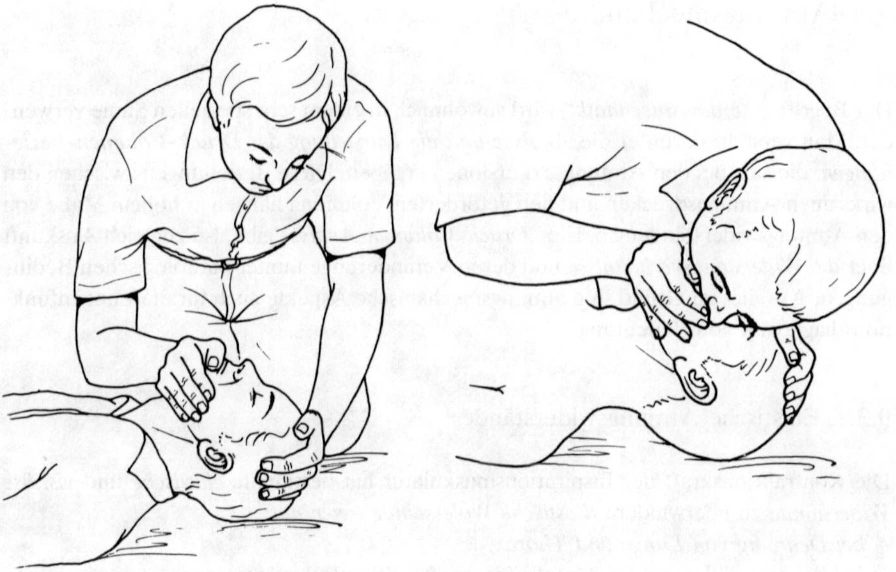

Abb. 9–13. Technik der Atemspende, nach AHNEFELD

wiederentdeckten Methode der *Atemspende* weit unterlegen. Diese kann als Mund-zu-Mund und als Mund-zu-Nase-Beatmung durchgeführt werden (s. Abb. 9–13).

Bei der *Mund-zu-Nase-Beatmung* wird der Kopf des Patienten mit einer Hand, die an der Stirn-Haargrenze liegt, nach hinten überstreckt. Mit der zweiten Hand wird der Unterkiefer angehoben und gleichzeitig der Mundverschluß durch den über die Lippen gelegten Daumen abgesichert. Der Beatmende setzt nach einer tiefen Inspiration seinen geöffneten Mund über die Nase des Patienten fest auf. Während der nachfolgenden *Insufflation* (Lufteinblasung) muß die Hebung des Thorax beobachtet werden. Danach entfernt der Beatmende seinen Mund vom Gesicht des Patienten, worauf die Luft infolge der Thorax- und Lungenelastizität passiv entweicht. Die Senkung des Thorax ist ebenfalls zu kontrollieren.

Bei der *Mund-zu-Mund-Beatmung* liegen in gleicher Ausgangsstellung die Finger an der Stirn-Haargrenze bzw. unter dem Kinn des Patienten. Der Beatmende setzt seinen Mund über dem Mund des Patienten fest auf und verschließt mit seiner Wange die Nasenöffnung. Er kann auch die Nasenflügel mit Daumen und Zeigefinger der über der Stirn liegenden Hand zusammendrücken. Bei der Insufflation und dem nachfolgenden Entweichen der Luft sind wiederum die Thoraxbewegungen zu kontrollieren.

Die Beatmung beginnt bei beiden Verfahren mit *5 bis 10 schnell hintereinander durchgeführten Insufflationen,* um das entstandene O_2-Defizit und die CO_2-Ansammlung im Gewebe möglichst schnell zu beseitigen. Anschließend wird die Atemspende im *zeitlichen Abstand von etwa 5 s* weitergeführt. Bei diesem Vorgehen liegt der O_2-Sättigungswert (s. S. 133 f.) im arteriellen Blut des Patienten praktisch immer über 90%.

9.3. Atmungsmechanik

Der Begriff „*Atmungsmechanik*“ wird gewöhnlich in einem sehr speziellen Sinne verwendet. Man versteht darunter die *Analyse und die Darstellung der Druck-Volumen-Beziehungen,* die sich bei den Atmungsexkursionen ergeben. Diese Beziehungen zwischen den wirksamen Atmungsdrucken und den geförderten Volumina hängen in hohem Maße von den Atmungswiderständen ab. Eine *Druck-Volumen-Analyse* gibt also zugleich Auskunft über die *Widerstandsverhältnisse* und deren Veränderungen unter pathologischen Bedingungen. Aus diesem Grund sind atmungsmechanische Aspekte auch für die Lungenfunktionsdiagnostik von Bedeutung.

9.3.1. Elastische Atmungswiderstände

Die Kontraktionskraft der Inspirationsmuskulatur hat bestimmte *elastische* und *visköse Widerstände* zu überwinden. *Elastische Widerstände treten auf*
– *bei Dehnung von Lunge und Thorax,*
– *bei der Vergrößerung der Alveolen gegen ihre Oberflächenspannung.*

Elastizität von Lunge und Thorax. Bei der Inspiration werden die elastischen Fasern des Lungenparenchyms gedehnt. Die dabei auftretenden *Längenänderungen sind der jeweils einwirkenden Kraft weitgehend proportional,* sie folgen dem *Hookeschen Gesetz.* Die elastischen Fasern verhalten sich also wie eine mäßig angespannte Feder. Wenn eine solche Feder jedoch stärker gedehnt wird, setzt sie schließlich einer weiteren Längenänderung einen größeren Widerstand entgegen. Dieser Bereich abnehmender Dehnbarkeit wird bei den regulären Atmungsexkursionen allerdings noch nicht erreicht. Die elastischen Fasern des Lungengewebes setzen somit der Inspirationsbewegung einen *konstanten elastischen Widerstand* entgegen.

Die *Verformung des Thorax,* insbesondere des Bandapparates, hat ebenfalls eine elastische Komponente. Bei der Inspiration tritt jedoch eine Entlastung des vorher angespannten Bandapparates ein. Die Zugwirkung der elastischen Elemente des Thorax ist also der des Lungengewebes entgegengerichtet, d. h. im Bereich der normalen Atmungsexkursionen *fördert die elastische Thoraxspannung die Inspirationsbewegung.*

Oberflächenspannung. Von ebenso großer Bedeutung für die *Retraktion* der Lunge, d. h. für ihr Verkleinerungsbestreben im gedehnten Zustand, ist die Oberflächenspannung der Alveolen. Jede der vielen Alveolen, die mit einem Flüssigkeitsfilm bedeckt sind, hat infolge ihrer Oberflächenspannung das Bestreben, sich zusammenzuziehen, und trägt auf diese Weise zur Retraktion der gesamten Lunge bei. Die Oberflächenspannung ist allerdings kleiner, als dies bei einer Grenzschicht Wasser gegen Luft zu erwarten wäre. Oberflächenaktive Substanzen, die im alveolären Flüssigkeitsfilm enthalten sind und als *Surfactants* bezeichnet werden, bewirken eine Verminderung der Oberflächenkräfte. Es handelt sich dabei insbesondere um *Lecithin-Derivate,* die von den Alveolarepithelien gebildet werden.

Ist die Bildung oder die Wirksamkeit der oberflächenaktiven Substanzen gestört, so kollabieren viele Alveolen. Dabei können ganze Lungengebiete in sich zusammenfallen. Ein solcher Zustand wird als *Atelektase* bezeichnet.

9.3.2. Visköse Atmungswiderstände

Die *nichtelastischen (viskösen) Widerstände,* die sowohl bei der Inspiration als auch bei der Exspiration zu überwinden sind, setzen sich aus folgenden Anteilen zusammen:
- den *Strömungswiderständen in den zuleitenden Atemwegen,*
- den *nichtelastischen Gewebswiderständen,*
- den *Trägheitswiderständen,* die so klein sind, daß sie vernachlässigt werden dürfen.

Strömungswiderstände. *Die Differenz zwischen dem Munddruck und dem intraalveolären Druck stellt die „treibende Kraft" für die Bewegung der Atemgase dar.* Die Strömung in den Atemwegen ist teilweise *laminar.* Vor allem an Verzweigungsstellen der Bronchien und an pathologisch verengten Stellen treten jedoch *Wirbelbildungen (Turbulenzen)* auf. Für die laminare Luftströmung gilt, ebenso wie für die laminare Flüssigkeitsströmung, das *Hagen-Poiseuillesche Gesetz.* Danach ist das *Stromzeitvolumen* $\dot{V}$ *der treibenden Druckdifferenz* ΔP *proportional.* Für die Strömung in den Atemwegen gilt:

$$(1) \qquad \dot{V} = \frac{\Delta P}{R}; \qquad R = \frac{\Delta P}{\dot{V}}$$

Der Strömungswiderstand R, der in diesem Fall als **Atemwegswiderstand** bezeichnet wird, ist vom Querschnitt und der Länge der zuleitenden Atemwege, von ihrer speziellen anatomischen Anordnung und von der Luftviskosität abhängig. Obwohl für die turbulenten Anteile der Gesamtströmung andere Gesetzmäßigkeiten herrschen, benutzt man Gleichung (1), um den Atemwegswiderstand zu bestimmen.

Gewebswiderstände. Neben dem Atemwegswiderstand ist bei der Inspiration und der Exspiration noch ein zweiter visköser Widerstand zu überwinden, der durch die *Gewebereibung und die nichtelastischen Deformationen der Gewebe im Brust- und Bauchraum* entsteht:

Atembewegungswiderstand = Atemwegswiderstand + Gewebswiderstand.

Der letztgenannte Widerstand ist jedoch verhältnismäßig klein. 80–90% des Atembewegungswiderstandes werden normalerweise durch die Strömung in den Atemwegen und nur 10–20% durch die Gewebereibung hervorgerufen.

9.3.3. Druck-Volumen-Beziehungen

Intrapulmonale und intrapleurale Drucke. Während der respiratorischen Erweiterung und Verengung des Brustraumes verändern sich der *Druck im Alveolarraum* und der

Druck im Interpleuralspalt in gesetzmäßiger Weise. Beide Drucke sind nicht miteinander identisch, wie folgende Überlegung zeigt: Bei der inspiratorischen Thoraxerweiterung sinkt der Druck in den Alveolen, der als *intrapulmonaler Druck* bezeichnet wird, unter den Außendruck ab. Dies ist u. a. dadurch bedingt, daß die Luft wegen des viskösen Strömungswiderstandes nicht schnell genug in die Alveolen strömen kann. Bezogen auf den Außendruck beträgt der intrapulmonale Druck in der Mitte der Inspiration etwa −1 mm Hg. Umgekehrt steigt der intrapulmonale Druck bei der exspiratorischen Thoraxverengung um etwa +1 mm Hg über den Außendruck an. Die Veränderungen des intrapulmonalen Druckes sind also von den *Atmungsexkursionen* und dem *viskösen Strömungswiderstand* abhängig.

Auf den Interpleuralspalt wirkt nun außer dem intrapulmonalen Druck noch die relativ große Zugspannung der Lunge ein. Daher bleibt der *intrapleurale Druck* während des gesamten Atmungszyklus „negativ“. Bezogen auf den Außendruck beträgt der intrapleurale Druck bei Ruheatmung am Ende der Exspiration etwa −3 mm Hg und am Ende der Inspiration etwa −5 mm Hg. Die Veränderungen des intrapleuralen Druckes sind also von den *Atmungsexkursionen,* der *elastischen Zugspannung* und dem *viskösen Strömungswiderstand* abhängig.

Druck-Volumen-Diagramm. *Eine Aufzeichnung der geförderten Atemvolumina in Abhängigkeit von den jeweiligen intrapleuralen (intrathorakalen) Drucken wird vereinfacht als Druck-Volumen-Diagramm der Lunge bezeichnet.* Alle hierfür maßgebenden Faktoren sind bereits in den vorhergehenden Abschnitten erläutert worden.

Wären bei der Inspiration allein *elastische Widerstände* zu überwinden, so müßte nach dem HOOKEschen Gesetz jede Volumenveränderung in der Lunge der jeweiligen Änderung des intrapleuralen Druckes direkt proportional sein. Im Druck-Volumen-Diagramm

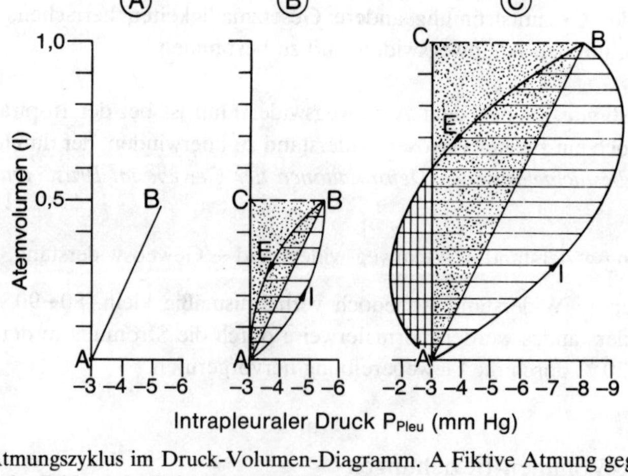

Abb. 9−14. Atmungszyklus im Druck-Volumen-Diagramm. A Fiktive Atmung gegen rein elastische Widerstände; B Normale Ruheatmung; C Vertiefte und beschleunigte Atmung. I = Inspiration; E = Exspiration. Die markierten Flächen kennzeichnen die Arbeit gegen elastische Widerstände (punktiert), die Arbeit gegen visköse Widerstände (waagerecht schraffiert) und die von den Exspirationsmuskeln zu leistende Arbeit (senkrecht schraffiert)

würde die Abhängigkeit der beiden Größen durch eine Gerade dargestellt (s. Abb. 9–14, A). Bei der Exspiration müßte dieselbe Gerade in umgekehrter Richtung durchlaufen werden.

Wegen der zusätzlich zu überwindenden *viskösen Atmungswiderstände* ist jedoch die während der Inspiration aufgenommene Kurve nach unten durchgebogen (s. Abb. 9–14, B). Für die Förderung eines bestimmten Volumens ist eine stärkere Abnahme des intrapleuralen Druckes notwendig, als es zur Überwindung der elastischen Widerstände allein erforderlich wäre. Erst am Ende der Einatmung (im Punkt B) erreicht die Inspirationskurve die Gerade, weil jetzt keine Bewegung mehr stattfindet und nur noch die elastische Zugspannung wirksam ist. Die Exspirationskurve ist infolge der viskösen Widerstände in umgekehrter Richtung durchgebogen und erreicht am Ende dieser Atmungsphase wieder den Ausgangspunkt A. Der geschilderte Kurvenverlauf des dynamischen Druck-Volumen-Diagramms wird manchmal auch als **Atemschleife** bezeichnet.

Während in Abb. 9–14, B die Atemschleife für die Ruheatmung dargestellt ist, gibt Abb. 9–14, C die entsprechende Kurve bei *vertiefter und beschleunigter Atmung* wieder. Die Vertiefung kommt in einem verdoppelten Atemzugvolumen, die Beschleunigung in einer stärkeren Durchbiegung der Inspirations- und Exspirationskurve zum Ausdruck. Die stärkere Durchbiegung erklärt sich daraus, daß bei raschen alveolären Druckänderungen die Strömung nicht schnell genug beschleunigt werden kann. *Bei hoher Atmungsfrequenz wirken sich also die viskösen Atemwegswiderstände stärker aus als bei Ruheatmung.*

9.3.4. Pathophysiologie der Ventilationsstörungen

Krankhafte Veränderungen im Bereich des Atmungsapparates führen in vielen Fällen zu Störungen der Lungenbelüftung. Aus diagnostischen Gründen ist es zweckmäßig, diese Störungen in zwei Gruppen zu unterteilen: in die *restriktiven* und die *obstruktiven Funktionsstörungen.*

Restriktive Funktionsstörungen. *Pathologische Zustände, bei denen die Ausdehnungsfähigkeit der Lunge eingeschränkt ist, werden als restriktive Funktionsstörungen bezeichnet.* Eine solche Einschränkung kann beispielsweise durch ausgedehnte *Verwachsungen der Pleurablätter* – etwa *nach einer tuberkulösen Pleuritis* – bedingt sein. Häufiger sind jedoch die Fälle, bei denen restriktive Funktionsstörungen auf eine *pathologische Veränderung des Lungenparenchyms* zurückzuführen ist. Unter diesen kommt den Lungenfibrosen die größte Bedeutung zu.

Unter einer **Lungenfibrose** versteht man eine Erkrankung, bei der – herdförmig oder diffus – zusätzliches *Bindegewebe in das Lungengewebe eingelagert* wird. Meist kommt es dabei auch zu einer Zerstörung von elastischen Fasern. Die Ausdehnungsfähigkeit und Elastizität der Lunge geht teilweise verloren. Zu den Fibrosen zählt die *Silikose (Steinstaublunge),* die durch Einwirkung von freier Kieselsäure aus eingeatmetem Quarzstaub entsteht. Gefährdet sind vor allem Arbeiter im Bergbau und in der steinverarbeitenden Industrie, die über längere Zeit der Staubbelastung ausgesetzt sind. Bei einer weiteren Erkrankung, der *Sarkoidose (Morbus Boeck,* s. S. 61), kommt es im fortgeschrittenen

Stadium ebenfalls zu einer Lungenfibrose. Schließlich sind die *diffusen interstitiellen Lungenfibrosen* zu nennen, für deren Entstehung mannigfache Ursachen infrage kommen. Hierzu zählt beispielsweise die *Strahlenfibrose,* die als Folge einer intensiven Röntgenbestrahlung auftreten kann. Eine sich besonders rasch entwickelnde Form der diffusen Lungenfibrose bezeichnet man als *HAMMAN-RICH-Syndrom.*

Obstruktive Funktionsstörungen. Zu den obstruktiven Funktionsstörungen werden alle die Fälle gerechnet, bei denen die *Einengung der zuleitenden Atemwege* und damit eine *Erhöhung des Strömungswiderstandes* dominiert. Hierzu gehören vor allem
- *Asthma bronchiale,*
- *chronische Bronchitis.*

Das **Bronchialasthma** ist eine *akute, anfallsweise rezidivierende Obstruktion der Atemwege,* die durch einen *Spasmus der Bronchialmuskulatur,* ein *Ödem der Bronchialwand* und eine *Hypersekretion viskösen Sekrets* entsteht und spontan oder durch Therapie reversibel ist. Während in den Anfangsstadien der Krankheit die Patienten *im Intervall* vollständig *beschwerdefrei* sind, bleibt später auch zwischen den Anfällen eine Hypersekretion bestehen. Dadurch besteht die *Gefahr bakterieller Infekte.* Das Bronchialasthma ist dann mit einer *chronischen Bronchitis* (s. u.) verknüpft. Klinisch steht beim Asthmaanfall die *hochgradige Atemnot* mit Sauerstoffmangel der Gewebe im Vordergrund. Infolge des Spasmus der glatten Muskulatur der Bronchiolen und der kleinen Bronchien sowie infolge des in dem eingeengten Bronchiallumen befindlichen zähen Schleims kommt es zu *pfeifenden* und *giemenden Geräuschen,* zur *erschwerten* und *verlängerten Ausatmung.* Der Patient fixiert den Schultergürtel durch Aufstützen der Arme, um damit die Atemhilfsmuskulatur einsetzen zu können. Der Anfall kann nur wenige Minuten, aber auch Stunden und in Form des lebensbedrohlichen Status asthmaticus sogar Tage anhalten. Der Anfall wird meist durch heftiges Husten und Auswurf eines zähen, glasigen Sputums beendet.

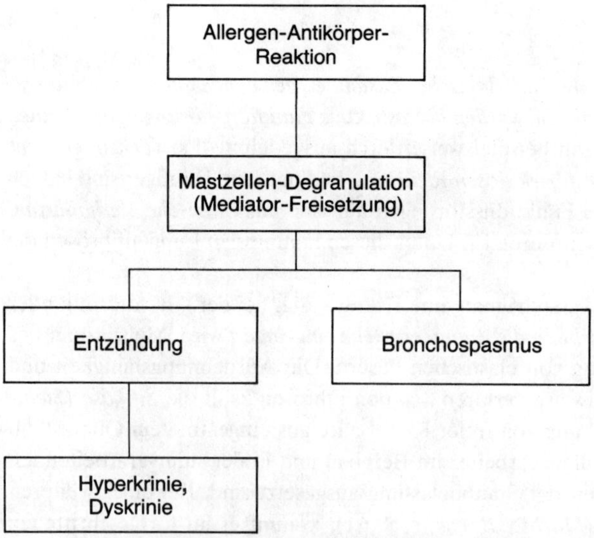

Abb. 9–15. Reaktionen beim allergischen Asthma

Bei etwa 50 bis 80 % aller Asthmatiker liegt eine *allergische Genese* vor. Allergene der verschiedensten Art (Pollen, Hausstaub, Katzenhaare usw.) führen zunächst zu einer *Sensibilisierung* mit Bildung von Immunglobulinen E (s. S. 163). Beim erneuten Allergenkontakt reagieren neu aufgenommene Allergene mit IgE-Antikörpern auf Mastzellen und setzen dadurch Mediatorstoffe (s. S. 164) frei. Diese kontrahieren einerseits die glatte Bronchialmuskulatur und führen andererseits im Sinne einer Entzündung zu ödematöser Schwellung sowie zu Dyskrinie und Hyperkrinie, d. h. zur Bildung von zuviel zähem und glasigem Sekret. In Abb. 9–15 ist dieser Vorgang nochmals schematisch zusammengestellt.

Beim *nicht allergisch bedingten Asthma* handelt es sich dagegen vermutlich infolge eines *gestörten Gleichgewichts zwischen* dem *sympathischen* und *parasympathischen Nervensystem,* wobei der Parasympathikus überwiegt, um eine *Übererregbarkeit des Bronchialsystems* gegenüber einer Vielzahl von Umweltfaktoren, wie z. B. Tabakrauch, Kaltluft, Nebel sowie Schwefeldioxid, Ammoniak usw.. Durch diese Faktoren, aber auch durch psychische Erregung oder Konditionierung wird eine *Reflexbronchokonstriktion* ausgelöst. Die einzelnen Schritte dieser Reflexbronchokonstriktion sind in Abb. 9–16 schematisch wiedergegeben. Es wird angenommen, daß Rezeptoren verstärkt auf die genannten Reize ansprechen und eine *Vaguserregung* auslösen. Dadurch wird *Acetylcholin* ausgeschüttet, das nach Reaktion mit seinen molekularen Rezeptoren die glatte Bronchialmuskulatur erregt. Vermutlich gleichzeitig wird eine Mastzelldegranulation hervorgerufen. Das Ergebnis dieser Reaktionen ist dann wieder eine Obstruktion des Bronchialtraktes.

Zwischen allergischem und nicht-allergischem Asthma bestehen enge Zusammenhänge und z. T. fließende Übergänge. Gerade in späteren Stadien ist häufig neben der allergischen Genese auch eine Übererregbarkeit bzw. Konditionierung zu beobachten.

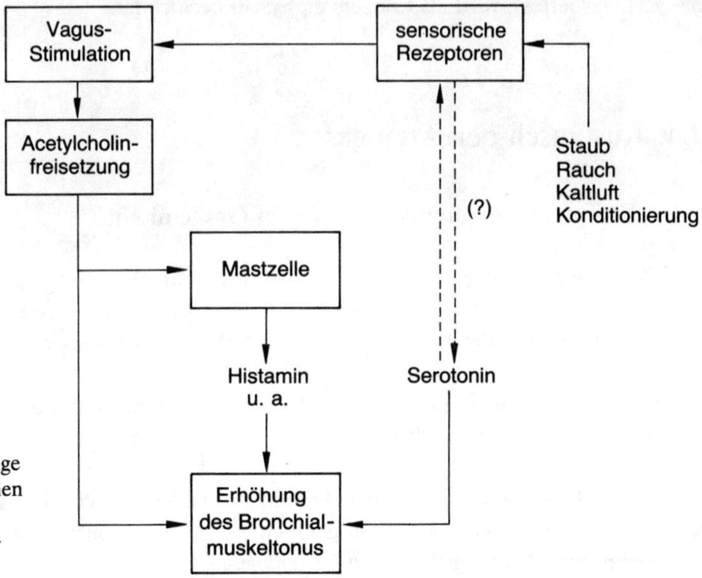

Abb. 9–16. Vorgänge beim nicht-allergischen Asthma, modifiziert nach Literae medicinales THOMAE

Eine kausale Therapie des Asthma bronchiale ist möglich durch
- Allergenkarenz,
- Desensibilisierung,

Eine symptomatische Therapie kann durch
- Blockade der Mediatorfreisetzung,
- Bronchospasmolyse,
- antiphlogistische Behandlung,
- Verbesserung der Expektoration

erfolgen.

Die **chronische Bronchitis,** die häufigste obstruktive Erkrankung, ist durch
- *starke Schleimproduktion* in den Atemwegen und
- *chronischen* oder praktisch täglich rezidivierenden produktiven, d. h. mit Auswurf einhergehenden *Husten,* der während mindestens drei Monaten im Jahr besteht,

charakterisiert. Die Diagnose ist nur als *Ausschlußdiagnose,* d. h. nach Ausschluß anderer Erkrankungen der Atemwege, wie z. B. Lungentuberkulose oder Lungentumoren, zu stellen. Männer sind etwa fünfmal häufiger betroffen als Frauen. Bei jedem zweiten Raucher und bei jedem sechsten Nichtraucher ist in der ärztlichen Praxis mit dem Vorliegen einer chronischen Bronchitis zu rechnen.

Die Krankheit kann durch alle Faktoren ausgelöst werden, die (wie das Zigarettenrauchen) die Schleimhaut schädigen, damit den Reinigungsmechanismus (Flimmerepithel) beeinträchtigen und zu einer Überproduktion von Schleim führen, die wiederum den chronischen Husten hervorruft.

Da bei den obstruktiven Funktionsstörungen die Ausatmung ständig gegen einen erhöten Widerstand erfolgen muß, tritt vielfach im fortgeschrittenen Stadium eine *Überblähung der Lunge* mit einer vergrößerten Residualkapazität auf. Ein pathologischer Zustand, bei dem neben einer Überblähung auch noch *strukturelle Veränderungen* der Lunge vorliegen (Verlust der elastischen Fasern, Schwund der Alveolarsepten, Reduktion des Kapillarbettes), wird als **Lungenemphysem** bezeichnet.

9.4. Austausch der Atemgase

9.4.1. Zusammensetzung des alveolären Gasgemisches

Das Gasgemisch in den Alveolen, die am Gasaustausch beteiligt sind, wird meist als Alveolarluft bezeichnet. Neuerdings bildet sich jedoch ein allgemeiner Konsensus dahingehend heraus, daß die Bezeichnung „Luft" allein einem Gasgemisch mit atmosphärischer Zusammensetzung vorbehalten sein sollte. Da in den Alveolen eine andere Zusammensetzung (weniger O_2, mehr CO_2) vorliegt, muß man also konsequenterweise von einem alveolären Gasgemisch sprechen.

Alveoläre Atemgaskonzentrationen. Die für den Gasaustausch wichtigen O_2- und CO_2-Konzentrationen im alveolären Gasgemisch werden hauptsächlich von der alveolären Ventilation und den ausgetauschten Gasmengen bestimmt.

Zur Berechnung der Konzentrationen im Alveolarraum gilt folgende Beziehung:

ausgetauschte Gasmenge = *inspiratorisch zugeführte Gasmenge* – *exspiratorisch abgeführte Gasmenge*

Wendet man diese Massenbilanz auf Sauerstoff und Kohlendioxid an, dann ergeben sich daraus die folgenden Beziehungen:

(2) $$F_{A_{O_2}} = F_{I_{O_2}} - \frac{\dot{V}_{O_2}}{\dot{V}_A}; \qquad F_{A_{CO_2}} = \frac{\dot{V}_{CO_2}}{\dot{V}_A}$$

(F_A = alveoläre Gaskonzentrationen, F_I = inspiratorische Gaskonzentration, $\dot{V}_{O_2}$= O_2-Aufnahme, $\dot{V}_{CO_2}$ = CO_2-Abgabe, $\dot{V}_A$ = alveoläre Ventilation).

Für die O_2-Konzentration der Frischluft sind 20,9 Vol% anzusetzen ($F_{I_{O_2}}$ = 0,209 l O_2/l Luft); für die übrigen Größen der rechten Seiten in (2) gelten bei einem Erwachsenen in körperlicher Ruhe die folgenden Durchschnittswerte:

O_2-Aufnahme:	$\dot{V}_{O_2}$	= 0,28 l/min
CO_2-Abgabe:	$\dot{V}_{CO_2}$	= 0,23 l/min
alveoläre Ventilation:	$\dot{V}_A$	= 4,1 l/min (umgerechnet auf physikalische Standardbedingungen)

Danach betragen im alveolären Gasgemisch
- die *O_2-Konzentration $F_{A_{O_2}}$= 0,14 l O_2/l Gemisch = 14 Vol%* und
- die *CO_2-Konzentration $F_{A_{CO_2}}$= 0,056 l CO_2/l Gemisch = 5,6 Vol%.*

Der Rest des alveolären Gasgemisches besteht aus Stickstoff und einem sehr kleinen Anteil an Edelgasen.

Alveoläre Partialdrucke der Atemgase. *Nach dem DALTONschen Gesetz übt jedes Gas in einem Gemisch einen Partialdruck (Teildruck) P_{Gas} aus, der seinem Anteil am Gesamtvolumen, d. h. seiner Konzentration F_{Gas} entspricht.* Bei der Anwendung dieses Gesetzes auf die Atemgase ist zu berücksichtigen, daß sowohl die atmosphärische Luft als auch das alveoläre Gasgemisch neben O_2, CO_2, N_2 und Edelgasen auch noch Wasserdampf enthalten, der einen bestimmten *Partialdruck* P_{H_2O} ausübt. Da die Gaskonzentrationen für das „trockene“ Gasgemisch angegeben werden, ist bei der Formulierung des DALTONschen Gesetzes der Gesamtdruck (Barometerdruck P_B) um den Wasserdampfdruck P_{H_2O} zu reduzieren:

(3) $$P_{Gas} = F_{Gas} \cdot (P_B - P_{H_2O})$$

(Drucke P in mm Hg; Konzentration F in l Gas/l Gemisch). Für die *atmosphärische Luft* liegt bei mittleren Barometer- und Wasserdampfdrucken der O_2-Partialdruck im Bereich von $P_{I_{O_2}}$= 150 mm Hg; der CO_2-Partialdruck ist mit $P_{I_{CO_2}}$=0,2 mm Hg praktisch zu vernachlässigen.

Ebenso lassen sich die *alveolären O_2- und CO_2-Partialdrucke* aus (3) berechnen, wenn man die oben angegebenen Werte einsetzt. Dabei ist zu berücksichtigen, daß in den Alveolen ein Wasserdampfdruck von 47 mm Hg, entsprechend einer 100%igen Wasserdampfsättigung bei 37°C, herrscht.

Dann ergibt sich:
- *alveolärer O_2-Partialdruck $P_{A_{O_2}}$ = 100 mm Hg*
- *alveolärer CO_2-Partialdruck $P_{A_{CO_2}}$ = 40 mm Hg.*

Diese Daten gelten als Normwerte für den gesunden Erwachsenen bei Ruheatmung. Bei vorgegebenen Austauschraten für O_2 und CO_2 ($\dot{V}_{O_2}$ und $\dot{V}_{CO_2}$) sind nach (2) die alveolären Partialdrucke vor allem von der *alveolären Ventilation* $\dot{V}_A$ abhängig. Eine Zunahme der alveolären Ventilation *(Hyperventilation)* hat einen $P_{A_{O_2}}$-Anstieg und einen $P_{A_{CO_2}}$-Abfall zur Folge, eine Abnahme *(Hypoventilation)* ergibt den umgekehrten Effekt. Diese Abhängigkeit der alveolären Partialdrucke von der alveolären Ventilation ist in Abb. 9–17 dargestellt.

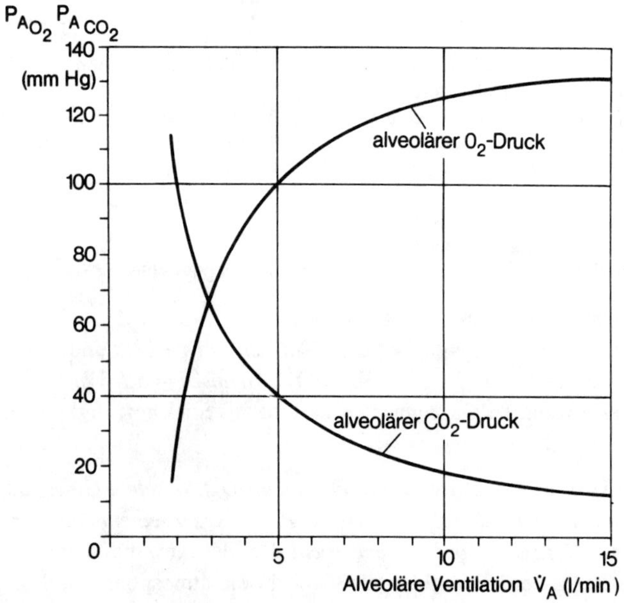

Abb. 9–17. Abhängigkeit der O_2- und CO_2-Partialdrucke ($P_{A_{O_2}}$ und $P_{A_{CO_2}}$) von der alveolären Ventilation $\dot{V}_A$) in körperlicher Ruhe. Die Partialdruckwerte für normale Ventilation sind bei $\dot{V}_A$ = 5 l/min abzulesen

Kennzeichnung veränderter Ventilationszustände. Eine Veränderung der Ventilationsgröße kann sehr verschiedenartige Ursachen haben. Eine verstärkte Atmung läßt sich willkürlich hervorrufen, sie wird aber auch bei Arbeit als Anpassung an die Stoffwechselbedürfnisse des Organismus sowie unter pathologischen Bedingungen beobachtet. Eine verminderte Atmung kann ebenfalls willkürlich erzeugt werden oder regulatorisch sowie pathologisch bedingt sein. Für solche Veränderungen wurde in der Vergangenheit eine Reihe von Fachausdrücken geprägt, ohne daß diese jedoch eindeutig gegeneinander abgegrenzt wurden. Neuerdings versucht man, diese Begriffe etwas genauer zu fassen, wobei die alveolären Gaspartialdrucke als Maßstab herangezogen werden. Diese Definitionen sind im folgenden zusammengestellt:

- *Normoventilation:* Normale Ventilation, bei der in den Alveolen ein CO_2-Partialdruck von etwa 40 mm Hg aufrechterhalten wird.

- *Hyperventilation:* Steigerung der alveolären Ventilation, die über die jeweiligen Stoffwechselbedürfnisse hinausgeht ($P_{A_{CO_2}}$<40 mm Hg),
- *Hypoventilation:* Minderung der alveolären Ventilation unter den Wert, der den Stoffwechselbedürfnissen entspricht ($P_{A_{CO_2}}$>40 mm Hg),
- *Mehrventilation:* Atmungssteigerung über den Ruhewert hinaus (etwa bei körperlicher Arbeit), unabhängig von der Höhe der alveolären Partialdrucke,
- *Eupnoe:* Normale Ruheatmung,
- *Hyperpnoe:* Vertiefte Atmung mit oder ohne Zunahme der Atmungsfrequenz,
- *Tachypnoe:* Zunahme der Atmungsfrequenz,
- *Bradypnoe:* Abnahme der Atmungsfrequenz,
- *Apnoe:* Atmungsstillstand, hauptsächlich bedingt durch das Fehlen des physiologischen Atmungsreizes (Abnahme des arteriellen CO_2-Partialdruckes),
- *Dyspnoe:* Erschwerte Atmung, verbunden mit dem subjektiven Gefühl der Atemnot,
- *Orthopnoe:* Starke Dyspnoe bei Stauung des Blutes in den Lungenkapillaren infolge einer Linksherzinsuffizienz, die im Liegen auftritt und daher den Patienten zum Aufsetzen zwingt (s. S. 219),
- *Asphyxie:* Atmungsstillstand oder Minderatmung bei Lähmung der Atmungszentren.

9.4.2. Diffusion der Atemgase

Diffusionsbedingungen in der Lunge. In den Lungenalveolen wird ein hoher O_2-Partialdruck (100 mm Hg) aufrechterhalten, während das venöse Blut mit einem niedrigeren O_2-Partialdruck (40 mm Hg) in die Lungenkapillaren eintritt. Für CO_2 besteht eine Partialdruckdifferenz in entgegengesetzter Richtung (46 mm Hg am Anfang der Lungenkapillaren, 40 mm Hg in den Alveolen). Diese Partialdruckdifferenzen stellen die „treibenden Kräfte" für die O_2- und CO_2-Diffusion und damit für den *pulmonalen Gasaustausch* dar.

Nach dem Fickschen Diffusionsgesetz (s. S. 74 f.) erfordert ein effektiver Diffusionsaustausch eine *große Austauschfläche* und einen *kleinen Diffusionsweg.* Beide Voraussetzungen sind in der Lunge in idealer Weise erfüllt. Die Oberfläche der Alveolen wird insgesamt auf 50–80 m² geschätzt. Auch im Hinblick auf die Diffusionswege liegen in der Lunge äußerst günstige Bedingungen vor, weil das Lungenkapillarblut nur durch eine dünne Gewebeschicht von den Alveolarräumen getrennt ist. Im elektronenoptischen Bild wird dies besonders deutlich (s. Abb. 9–18): In der Transportrichtung des Sauerstoffs sind nacheinander folgende Medien durch Diffusion zu überwinden: das *Alveolarepithel,* das *Interstitium* zwischen den Basalmembranen, das *Kapillarendothel,* das *Blutplasma,* die *Erythrozytenmembran* und der *Erythrozyteninnenraum.* Insgesamt hat der Diffusionsweg nur eine Länge von größenordnungsmäßig 1 µm.

Die CO_2-Moleküle haben den entgegengesetzten Diffusionsweg vom Erythrozyten in den Alveolarraum zurückzulegen. Dies ist allerdings erst möglich, nachdem sie aus ihren jeweiligen chemischen Bindungen freigesetzt worden sind (s. S. 137 ff.). Die *Diffusionsleitfähigkeit* hat im Lungengewebe für CO_2 einen etwa 23 mal größeren Wert als für O_2, d. h. unter sonst gleichen Bedingungen *diffundiert 23 mal mehr CO_2 als O_2* durch eine vorgegebene Schicht. Dies ist der Grund dafür, daß beim Gasaustausch in der Lunge trotz

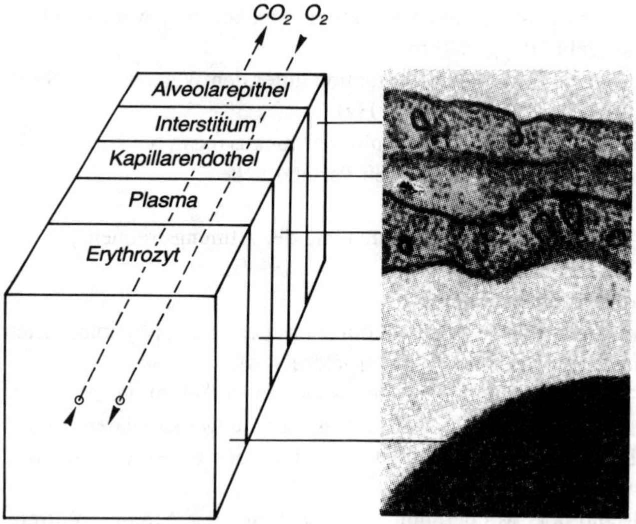

Abb. 9–18. Diffusionswege für O_2 und CO_2 beim Gasaustausch in der Lunge (elektronenmikroskopische Aufnahme aus PORTER-BONNEVILLE)

kleiner CO_2-Partialdruckdifferenzen stets eine ausreichende CO_2-Diffusion sichergestellt ist.

Partialdruckangleichung in den Lungenkapillaren. Während seiner Passage durch die Lungenkapillare steht der einzelne Erythrozyt nur für eine verhältnismäßig kurze Zeit von etwa *0,3 s* mit dem Alveolarraum in Diffusionskontakt. Diese **Kontaktzeit** reicht jedoch aus, um die Gaspartialdrucke im Blut denen des Alveolarraumes praktisch vollständig anzugleichen. Abb. 9–19 zeigt, wie sich der O_2-Partialdruck im Kapillarblut dem alveolären O_2-Partialdruck zunächst schnell, dann immer langsamer nähert. Dieser Modus des O_2-Partialdruckanstiegs ist eine Folge des FICKschen Diffusionsgesetzes: Die anfangs große alveolokapilläre O_2-Partialdruckdifferenz wird im Laufe der Passagezeit immer kleiner, so daß die Diffusionsrate ständig abnehmen muß. Das Blut, das mit einem O_2-Partialdruck von 40 mm Hg in die Kapillare eintritt, verläßt diese mit einem O_2-Partialdruck von 100 mm Hg. Ebenso erfolgt innerhalb der Kontaktzeit eine Angleichung des CO_2-Partialdruckes an den alveolären Wert. Der CO_2-Partialdruck, der am Beginn der Lungenkapillare 46 mm Hg beträgt, fällt mit der Abdiffusion des CO_2 auf 40 mm Hg ab. Das bedeutet: *In der Lunge des Gesunden gleichen sich die Partialdrucke im Blut den alveolären Werten praktisch vollständig an.*

Diffusionsstörungen. *Ein unzureichender Gasaustausch in der Lunge wird als Diffusionsstörung bezeichnet.* Meist ist davon vor allem die *O_2-Aufnahme* betroffen, während die CO_2-Abgabe wegen der größeren CO_2-Diffusionsleitfähigkeit nur wenig gestört ist. Diffusionsstörungen können hauptsächlich zwei Ursachen haben:
– *Verlängerung des Diffusionsweges,*
– *Einschränkung der Austauschfläche.*

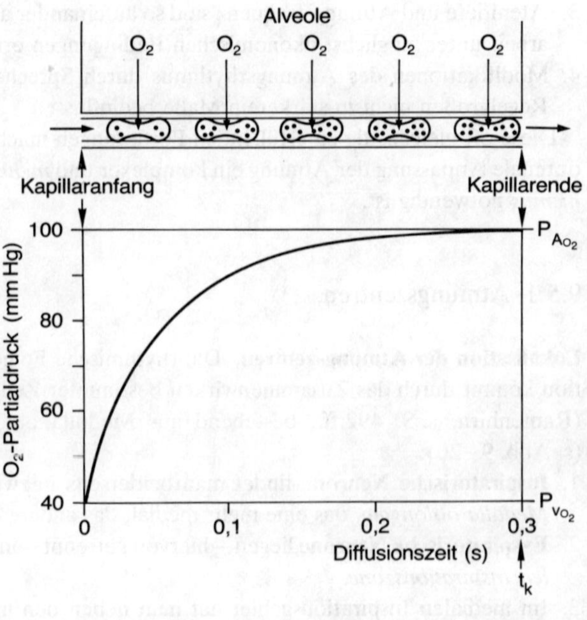

Abb. 9–19. Oben: O_2-Aufnahme der Erythrozyten während der Passage durch die Lungenkapillare (angedeutet durch zunehmende Punktzahl). Unten: Zugehörige Kurve des O_2-Partialdruckanstiegs in Abhängigkeit von der Diffusionszeit. $P_{V_{O_2}}$ venöser O_2-Partialdruck; $P_{A_{O_2}}$ alveolärer O_2-Partialdruck; t_k Kontaktzeit

Eine **Verlängerung des Diffusionsweges** findet man beispielsweise beim *Lungenödem.* Als Folge einer Insuffizienz des linken Herzens kann es zur Stauung des Blutes in der Lunge und damit zum Flüssigkeitsübertritt in das Interstitium (s. Abb. 9–18) und später auch in die Zellen kommen. Unter Umständen ist bei einem solchen alveolären Ödem die Diffusionsstrecke um das Fünffache verlängert. Eine Diffusionsstörung kann auch bei einer *Lungenfibrose* (s. S. 285 f.) eintreten. In diesem Fall führen die Bindegewebseinlagerungen dazu, daß die Diffusionsstrecke von normalerweise 1 μm auf manchmal 10 μm vergrößert wird.

Eine **Einschränkung der Austauschfläche** liegt u. a. beim *substantiellen Emphysem* (Schwund der Alveolarsepten, s. S. 288) und bei *Atelektasen* (Zusammenfallen von Alveolen) vor. Ebenso kann die Einatmung von *Halothan-* und *Chloroform-*Dämpfen zu einer Abnahme der Alveolaroberfläche führen.

9.5. Atmungsregulation

Die komplexen Mechanismen, die an der Regulation der Atmung beteiligt sind, lassen sich am besten verständlich machen, wenn man von dem Ziel ausgeht, dem alle diese Prozesse dienen. Kurz zusammengefaßt lassen sich die **Aufgaben der Atmungsregulation** folgendermaßen beschreiben:

1. In Ruhe und Belastung ist die Ventilationsgröße der jeweiligen Stoffwechsellage optimal anzupassen.
2. Dabei sind die Regelgrößen O_2-Partialdruck, CO_2-Partialdruck und pH-Wert des arteriellen Blutes auf vorgegebenen Werten zu halten.

3. Atemtiefe und Atmungsfrequenz sind so aufeinander abzustimmen, daß die Atmungsarbeit unter möglichst ökonomischen Bedingungen erfolgt.
4. Modifikationen des Atmungsrhythmus durch Sprechen, Schlucken usw. dürfen die Regelgrößen nicht in stärkerem Maße beeinflussen.

Diese oft gleichzeitig zu erfüllenden Forderungen machen es verständlich, daß für die optimale Anpassung der Atmung ein komplexer und *mehrfach kontrollierter Regelmechanismus* notwendig ist.

9.5.1. Atmungszentren

Lokalisation der Atmungszentren. Die rhythmische Folge von Inspiration und Exspiration kommt durch das Zusammenwirken bestimmter Zellgruppen im *Rhombencephalon* (Rautenhirn, s. S. 492 ff., bestehend aus Medulla oblongata und Brücke) zustande (s. Abb. 9–20):

1. **Inspiratorische Neurone** findet man beiderseits in zwei geschlossenen Gebieten der *Medulla oblongata,* das eine mehr medial, das andere lateral lokalisiert.
2. **Exspiratorische Neurone** liegen – hiervon getrennt – in einem Gebiet unter der *lateralen Inspirationszone.*
3. Im medialen Inspirationsgebiet hat man neben den inspiratorisch tätigen Neuronen (R_α) noch eine zweite Zellgruppe (R_β) gefunden. Man nimmt an, daß die R_β-Neurone die Aufgabe haben, die R_α-Neurone zu hemmen.
4. Eine rhythmische Atmung kann allein von den respiratorischen Zellen in der Medulla oblongata unterhalten werden. Für die *Stabilisierung und Koordination* ist jedoch die Mitwirkung von Strukturen notwendig, die im oberen und mittleren *Brückenbereich* gelegen sind.

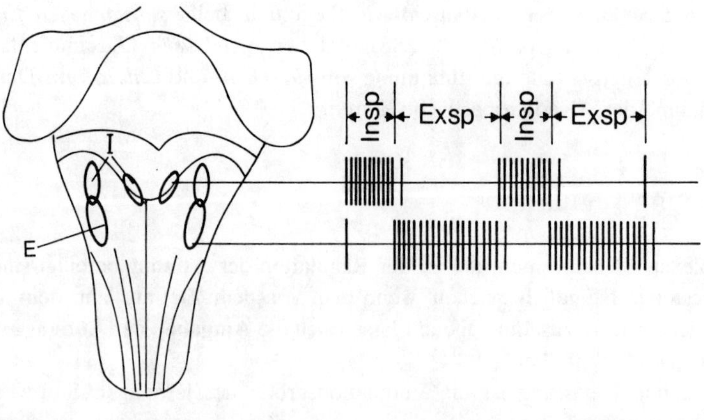

Abb. 9–20. Lage der Inspirationszentren (I) und der Exspirationszentren (E) in der Medulla oblongata mit den Entladungsmustern der respiratorischen Neurone während der Atmungsphasen, modifiziert nach KOEPCHEN

Entstehung des zentralen Atmungsrhythmus. *Die rhythmische Folge der Atmungsphasen wird durch die abwechselnde salvenartige Entladung der inspiratorischen und exspiratorischen Neurone bewirkt* (s. Abb. 9–20). Während der Aktivität der einen Zellgruppe ist die jeweils andere gehemmt. Der Wechsel der Atmungsphasen kommt vermutlich durch *zentrale Rückkopplung* zustande. Nach dieser Theorie werden mit der Entladung der inspiratorischen R_α-Zellen über Kollateralen auch R_β-Zellen aktiviert. Diese bewirken durch zeitliche Summation ihrer hemmenden Impulse den Abbruch der R_α-Entladungen. Eine Übersicht über die Schaltverbindungen, die auf Grund dieser Vorstellung anzunehmen sind, gibt Abb. 9–21.

9.5.2. Mechanisch-reflektorische Kontrolle der Atmung

Der zentrale Atmungsrhythmus kann zusätzlich durch periphere Einflüsse stabilisiert werden. Dies zeigen die folgenden Beobachtungen: Bei einer *Blähung* der Lunge wird die *Inspiration reflektorisch gehemmt* und damit die Exspiration eingeleitet. Umgekehrt kommt es bei einer größeren *Volumenabnahme* der Lunge zur Einleitung einer *verstärkten Inspiration. Dehnungsrezeptoren des Lungenparenchyms* setzen dabei den Dehnungsreiz in eine Folge von Nervenimpulsen um und leiten diese über den *N. vagus* den Atmungszentren zu (s. Abb. 9–21). Diese bewirken dann eine entsprechende Gegenbewegung der

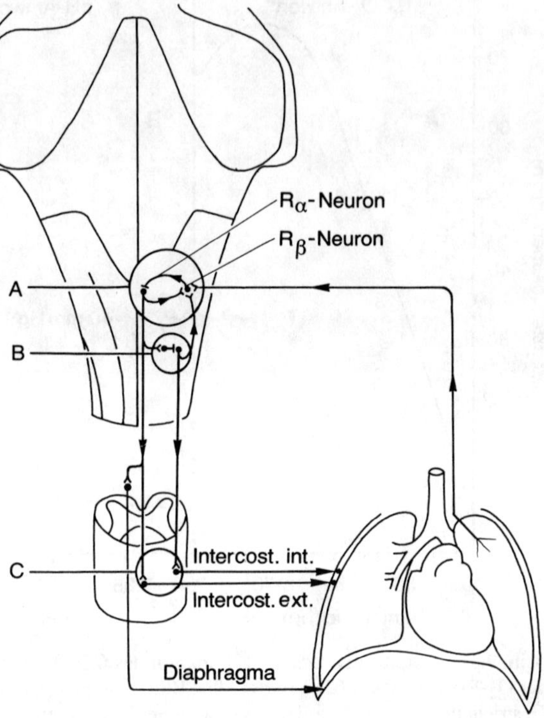

Abb. 9–21. Schaltverbindungen der inspiratorischen und exspiratorischen Neurone mit dem Rückmeldekreis des Lungendehnungsreflexes. A Inspirationszentrum mit fördernden R_α-Neuronen und hemmenden R_β-Neuronen; B Exspirationszentrum; C Motoneurone der Atmungsmuskulatur

Atmungsmuskulatur. Diese reflektorische Kontrolle der Atmungsbewegungen wird als **Hering-Breuer-Reflex** bezeichnet.

Die *physiologische Bedeutung* des Hering-Breuer-Reflexes besteht darin, daß er die Amplitude der Atmungsexkursionen begrenzt. Damit wird die Atemtiefe den jeweiligen Bedingungen ökonomisch angepaßt. Neben den Dehnungsrezeptoren in der Lunge können auch die *Mechanorezeptoren* (*Muskelspindeln,* s. S. 509 ff.) *der Interkostalmuskulatur* in die Feinregulierung des Atmungsablaufes eingreifen.

9.5.3. Chemische Kontrolle der Atmung

Die chemische Atmungsregulation steht im Dienste der Homöostase und sichert die *Anpassung der Atmung an die Stoffwechselleistungen des Organismus.* Regelgrößen sind dabei der *CO_2-Partialdruck,* der *pH-Wert* und der *O_2-Partialdruck* im arteriellen Blut.

Blutgas- und pH-Wirkungen. *Eine Erhöhung des arteriellen CO_2-Partialdruckes* Pa_{CO_2} *führt zu einer Steigerung des Atemzeitvolumens* $\dot{V}_E$. Die quantitative Beziehung zwischen diesen beiden Größen ist in Abb. 9–22, A als *„CO_2-Antwortkurve"* dargestellt. Man erkennt, in welch starkem Maße der CO_2-Partialdruck die Atmung beeinflußt. Bei sehr

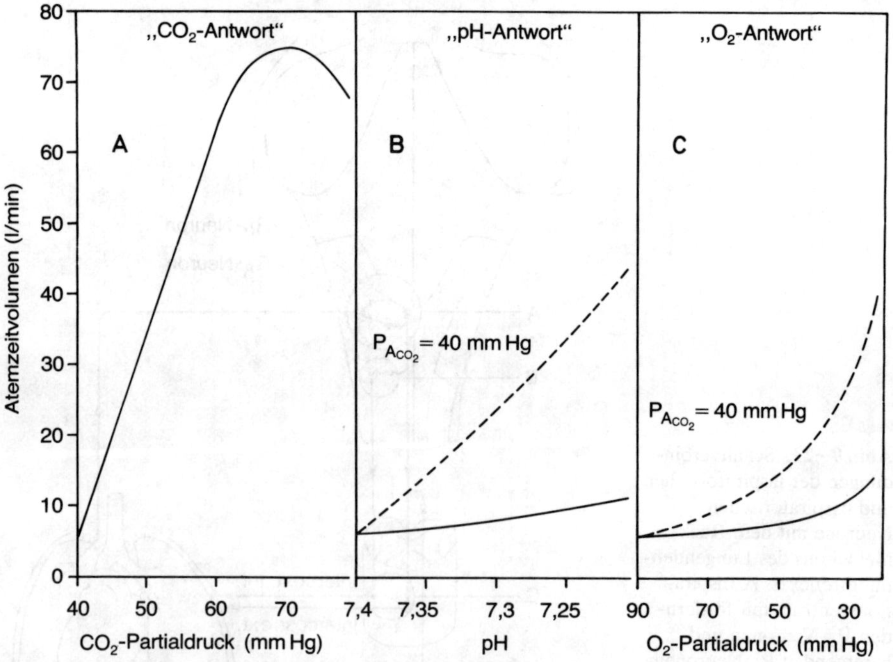

Abb. 9–22. Atemzeitvolumen als Funktion des CO_2-Partialdruckes (A), des pH-Wertes (B) und des O_2-Partialdruckes (C) im arteriellen Blut. Ausgezogene Kurven: Reguläre Ventilationsantwort. Gestrichelte Kurven: Ventilationsantwort bei konstantem CO_2-Partialdruck (40 mm Hg)

starker Hyperkapnie (Pa_{CO_2}-Anstieg) können $\dot{V}_E$-Werte von etwa 75 l/min erreicht werden. Wächst jedoch der Pa_{CO_2} über 70 mm Hg an, so tritt eine Lähmung der Atmungszentren ein.

Ein Absinken des arteriellen pH-Wertes unter 7,4 wird durch eine Hyperventilation, ein Ansteigen über die Norm durch eine geringergradige Hypoventilation beantwortet. Wie Abb. 9–22, B (ausgezogene Kurve) zeigt, ist die pH-Wirkung auf die Atmung nicht sehr groß. Dies ist auf die *Wechselwirkung der beiden „Atmungsantriebe“ pH-Wert und CO_2-Partialdruck* zurückzuführen. Eine alleinige pH-Änderung hätte einen weit größeren Ventilationseffekt (gestrichelte Kurve, P_{CO_2}= 40 mm Hg). Normalerweise führt jedoch die pH-bedingte Ventilationssteigerung zu einer verstärkten CO_2-Abgabe und damit zu einer Minderung des CO_2-Antriebes.

Bei einer arteriellen Hypoxie (Abnahme des O_2-Partialdruckes $P_{a_{O_2}}$) beobachtet man eine mäßige Steigerung der Ventilation (s. Abb.9–22, C). Auch in diesem Fall ist der geringe Effekt auf die *Wechselwirkung der Atmungsantriebe* zurückzuführen. Die O_2-bedingte Hyperventilation bewirkt einen Abfall des arteriellen CO_2-Partialdruckes, so daß dessen Antriebsfunktion gemindert ist.

Periphere Chemorezeptoren. Die Blutgas- und pH-Wirkungen werden z. T. über *periphere Chemorezeptoren* vermittelt. Diese befinden sich in bestimmten *Paraganglien,* d. h. Knötchen, die aus dem Parasympathikus hervorgegangen sind und von denen aus Nervenimpulse zum Zentrum geleitet werden. Ein derartiges Paraganglion liegt beiderseits an der *Teilungsstelle der A. carotis communis* (Halsschlagader) in die *A. carotis externa* und die *A. carotis interna* und wird daher auch als **Glomus caroticum** bezeichnet (s. Abb. 9–23). Weitere Paraganglien finden sich in unmittelbarer *Nähe des Aortenbogens.*

Die Chemorezeptoren antworten mit einer Aktivitätszunahme, wenn der O_2-Partialdruck abnimmt, der CO_2-Partialdruck zunimmt oder die H^+-Konzentration ansteigt. Ableitungen der Aktionspotentiale von den zugehörigen afferenten Bahnen *(N. glossopharyngeus,*

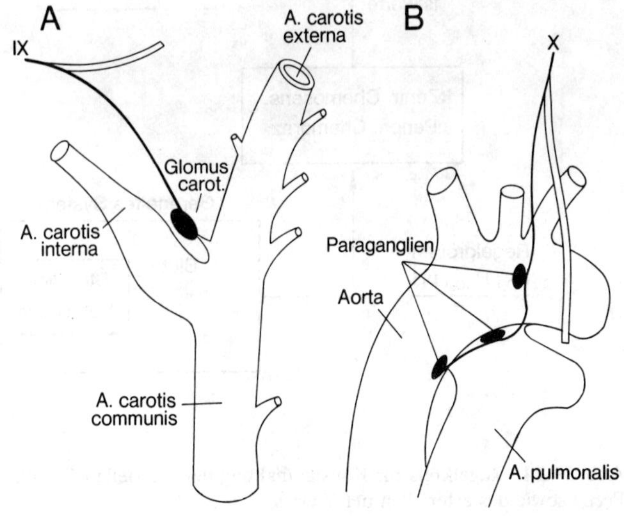

Abb. 9–23. Lokalisation der Chemorezeptoren. Glomus caroticum an der Teilungsstelle der Halsschlagader (A) und Paraganglien am Aortenbogen (B) mit zugehörigen afferenten Bahnen (IX = N. glossopharyngeus, X = N. vagus)

N. vagus) sowie Denervierungsexperimente zeigen, daß die *O_2-Wirkung ausschließlich über die Chemorezeptoren* zustande kommt. Dagegen wird der Atmungsantrieb durch CO_2 und H^+ nur zu einem kleinen Teil über die peripheren Chemorezeptoren vermittelt.

Zentrale Chemosensibilität. Der überwiegende Teil des P_{CO_2}- und pH-Einflusses auf die Atmung wird dadurch ausgeübt, daß *CO_2 und H^+ auf chemosensible Strukturen im Hirnstamm einwirken.* Die graduell differierenden Atmungseffekte des arteriellen P_{CO_2} und des arteriellen pH-Wertes können dabei auf die unterschiedlichen *Transportwiderstände* für CO_2 und H^+ zurückgeführt werden. CO_2 diffundiert sehr schnell aus dem Blut in das Gehirngewebe, während für H^+-Ionen die biologischen Membranen ein erhebliches Transporthindernis bilden. Man nimmt heute an, daß die *H^+-Konzentration der Extrazellularflüssigkeit des Hirnstamms* den bestimmenden Faktor für alle zentral ausgelösten Atmungsantriebe darstellt. H^+-empfindliche Felder konnten an der *ventralen* (vorderen) *Oberfläche der Medulla oblongata* in der Nähe der Wurzeln des N. vagus und des N. hypoglossus nachgewiesen werden.

Chemische Atmungsregulation. Der gesamte *Regelkreis* (s. Kap. 4), der für die Konstanz der arteriellen Blutgaswerte und des arteriellen pH-Wertes sorgt, ist in Abb. 9–24 dargestellt. Die *Regelgrößen P_{O_2}, P_{CO_2} und pH* werden von peripheren Chemorezeptoren bzw. von zentralen chemosensiblen Strukturen überwacht. Abweichungen der Istwerte von den endogen vorgegebenen Sollwerten veranlassen das Atmungszentrum zu einer Aktivitätsänderung, die, auf dem Nervenwege übertragen, eine entsprechend modifizierte

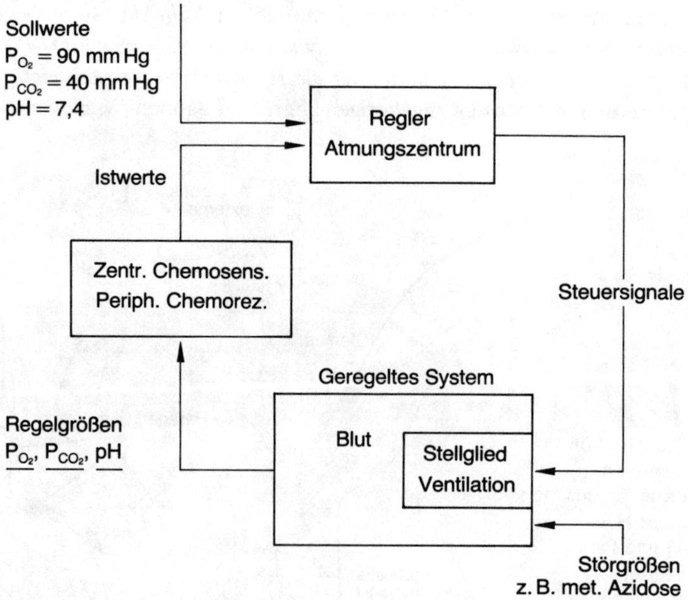

Abb. 9–24. Regelkreis zur Konstanthaltung der arteriellen O_2- und CO_2-Partialdrucke (P_{O_2} und P_{CO_2}) sowie des arteriellen pH-Wertes

Tätigkeit der Atmungsmuskulatur bewirkt. Damit ändert sich die Ventilation, wodurch die Istwerte der Regelgrößen korrigiert werden.

Die drei Regelgrößen beeinflussen das Atemzeitvolumen in differenzierter Weise. *Normalerweise ist der arterielle CO_2-Partialdruck die führende Regelgröße.* Kommt es jedoch zu einer stärker ausgeprägten *arteriellen Hypoxie* (P_{O_2}<50 mm Hg) oder zu einer *Abnahme der CO_2-Empfindlichkeit* (Barbiturat-Vergiftung), dann wird der *O_2-Partialdruck* zu einem entscheidenden Atmungsantrieb. Bei *Störungen des Säure-Basen-Status* (s. S. 438 ff.) erfolgt durch den Regelprozeß vor allem eine Korrektur des arteriellen *pH-Wertes.* So wird beispielsweise eine *metabolische Azidose* durch eine Hyperventilation beantwortet, wodurch infolge verstärkter CO_2-Abgabe der pH-Wert wieder in den Normbereich zurückgeführt oder ihm zumindest genähert wird.

9.5.4. Atmungsantriebe bei Muskelarbeit und unspezifische Atmungsantriebe

Muskelarbeit. Die Ventilationssteigerung bei Muskelarbeit kann nicht allein auf die Wirkung der chemischen Atmungsantriebe zurückgeführt werden. Vieles spricht dafür, daß

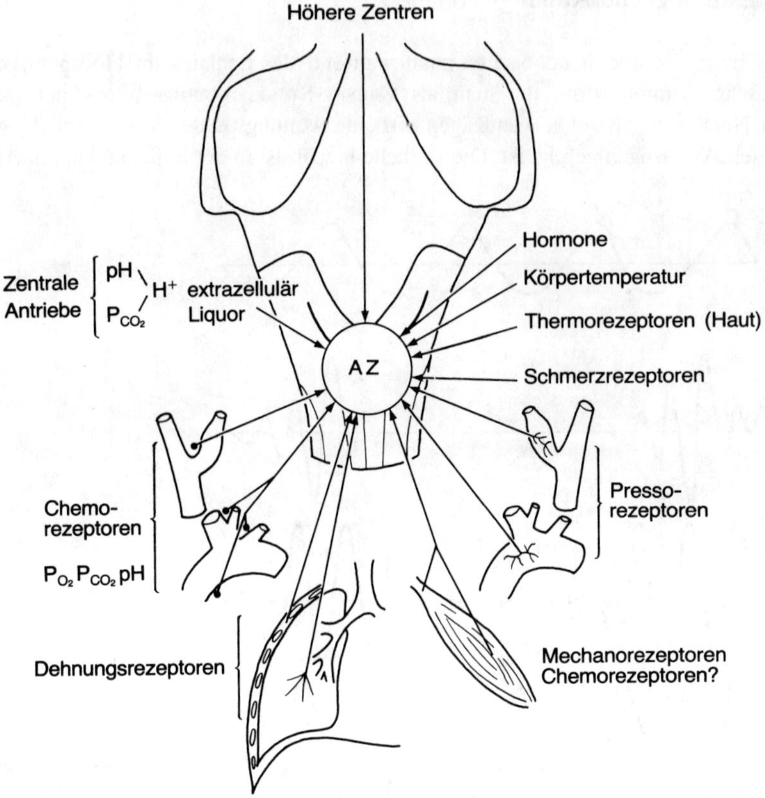

Abb. 9–25. Übersicht über die zentralen Atmungsantriebe und die peripheren Rezeptoren, von denen aus die Atmung beeinflußt werden kann

insbesondere in der Startphase eine *zentrale Mitinnervation* der Atmungszentren von den motorischen Zentren aus stattfindet. Während der Arbeit sind zusätzlich noch *nervale Rückmeldungen von der arbeitenden Muskulatur und bewegten Gelenken* atmungswirksam. In der Erholungsphase schließlich dürften vor allem die *blutchemischen Faktoren* den zeitlichen Verlauf der Ventilationsabnahme bestimmen.

Unspezifische Atmungsantriebe. Neben den spezifischen Faktoren, die primär der Atmungsregulation dienen, kann auch eine Reihe von unspezifischen Reizen die Atmung beeinflussen. Hierzu gehören *Schmerz- und Temperaturreize* sowie *arterielle Druckreize,* die über die Pressorezeptoren nicht nur auf die Kreislauf-, sondern auch auf die Atmungszentren einwirken. Ferner stellen bestimmte *Hormone* Antriebe für die Atmung dar. So beobachtet man Ventilationssteigerungen u. a. bei der Ausschüttung von *Adrenalin* (Arbeit, psychische Erregung) und bei Erhöhung des *Progesteron*spiegels (Schwangerschaft). Die verschiedenen spezifischen und unspezifischen Atmungsantriebe sind in Abb. 9–25 schematisch zusammengefaßt.

9.5.5. Pathologische Atmungsformen

Bereits beim Gesunden beobachtet man während des Schlafes im Hochgebirge eine periodische Atmungsform, die man als **Cheyne-Stokes-Atmung** bezeichnet (s. Abb. 9–26). Nach wenigen tiefen Atemzügen tritt eine Atmungspause *(Apnoe)* ein, die wieder von tiefen Atemzügen gefolgt ist. Die Ursache hierfür ist in der höhenbedingten Abnah-

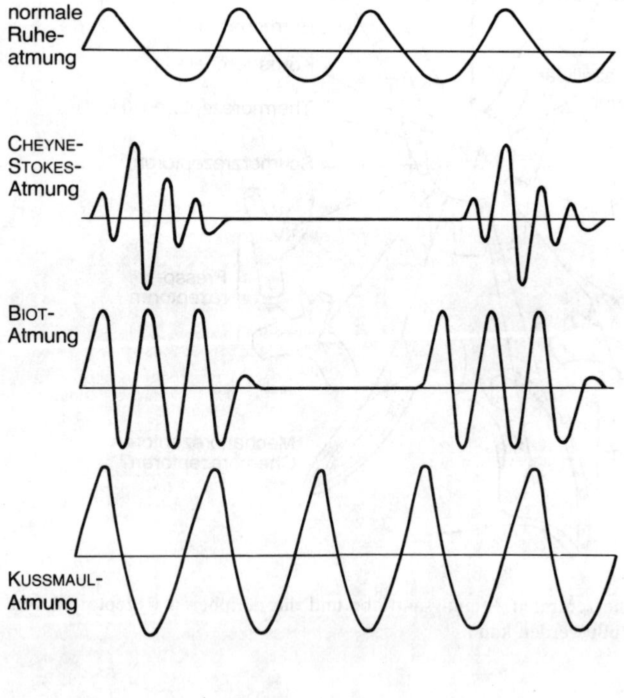

Abb. 9–26. Pathologische Atmungsformen in schematischer Darstellung

me der inspiratorischen O_2-Konzentration in Verbindung mit einer Dämpfung der zentralen Atmungsantriebe im Schlaf zu suchen. Unter pathologischen Bedingungen kann die CHEYNE-STOKES-Atmung bei *Vergiftungen* auftreten, z. B. bei Vergiftung mit harnpflichtigen Substanzen infolge Nierenversagens *(Urämie,* s. S. 423 f.).

Eine ähnliche periodische Atmungsform stellt die **BIOT-Atmung** dar (s. Abb. 9–25). Sie ist u. a. bei *Hirnverletzungen* und bei *erhöhtem Liquordruck* zu beobachten. Wahrscheinlich handelt es sich hierbei um eine Schädigung der Atmungszentren. Unter diesen Bedingungen kann auch eine **Schnappatmung** auftreten, die man ferner bei *Frühgeborenen* beobachtet. Wenn durch fixe Säuren der pH-Wert des Blutes gesenkt ist *(metabolische Azidose),* wie etwa bei Diabetes mellitus (s. S. 655 ff.), dann kommt es zu einer Atmungsform, die durch besonders tiefe Atemzüge charakterisiert ist. Durch diese sog. *große* **KUSSMAULsche Atmung,** eine Sonderform der Hyperventilation, kann die metabolische Azidose zumindest teilweise respiratorisch kompensiert werden.

Tab. 9–1. Zusammenstellung wichtiger Funktionsgrößen der Atmung für den gesunden jungen Mann in körperlicher Ruhe (Mittelwerte)

Lungenvolumina		**Gasaustausch**	
Totalkapazität	6 l	O_2-Aufnahme	0,28 l/min
Vitalkapazität	4,8 l	CO_2-Abgabe	0,23 l/min
Funkt. Residualkapazität	2,4 l	Kontaktzeit	0,3 s
Residualvolumen	1,2 l		

Ventilation		**Konzentrationen und Partialdrucke**	**O_2**	**CO_2**
Atemzugvolumen	0,5 l	Inspiratorische Konzentration	0,209	0,0003
Totraumvolumen	0,15 l	Alveoläre Konzentration	0,140	0,056
Atmungsfrequenz	14/min	Inspiratorischer Partialdruck	150	0,2 mm Hg
Atemzeitvolumen	7 l/min	Alveolärer Partialdruck	100	40 mm Hg
Alveoläre Ventilation	5 l/min	Arterieller Partialdruck	95	40 mm Hg
Totraumventilation	2 l/min			

10. Ernährung

Die Ernährung bildet die Voraussetzung für die *Energiegewinnung des Organismus* sowie für die *Synthese und den Ersatz von Körpersubstanz und Wirkstoffen.*

Die *mechanische* und *chemische Arbeit* sowie die *Transportarbeit,* die der Organismus ständig zu leisten hat, erfordert die laufende Zufuhr adäquater Energiemengen in Form von Nahrungsbestandteilen. Im Zellstoffwechsel wird die zugeführte Energie auf Verbindungen übertragen, in denen sie gespeichert für die Zellarbeit mittelbar oder unmittelbar zur Verfügung steht. Die wichtigste Form dieser zellulären Energiespeicher stellt das *Adenosintriphosphat (ATP)* dar. Der gesamte Prozess der Umwandlung von chemischer Energie in Arbeit ist mit einem Verlust an nutzbarer Energie verbunden, der sich in der Wärmeabgabe an die Umgebung manifestiert.

Neben der Energiegewinnung *(Energiewechsel)* dienen die Nahrungsbestandteile bzw. ihre Abbauprodukte als Bausteine für die Synthese körpereigener Substanzen *(Baustoffwechsel).* Diese Synthese ist nicht nur für den wachsenden Organismus von Bedeutung, sondern findet während des gesamten Lebens statt, weil der ständige Abbau von Körpersubstanzen einen laufenden Ersatz erforderlich macht. Daneben müssen Wirkstoffe, wie *Hormone, Enzyme* und *Abwehrstoffe* immer wieder neu synthetisiert werden. Der lebende Organismus befindet sich also sowohl im Hinblick auf die Energieumwandlung als auch bezüglich des Stoffumbaus in einem *dynamischen Gleichgewicht* (Fließgleichgewicht).

Die Nahrung des Menschen besteht, abgesehen von Wasser und Mineralien, ausschließlich aus organischen Substanzen pflanzlicher und tierischer Herkunft. Resorbierbare Nahrungsbestandteile sind die *Nährstoffe,* die *Vitamine* sowie *Wasser, Salze* und *Spurenelemente.*

10.1. Energetische Aspekte der Ernährung

10.1.1. Nährstoffe als Energiequellen

Unter *Nährstoffen* versteht man *energiereiche Substanzen* bzw. Substanzgruppen, die im Organismus zu energieärmeren oder energielosen Verbindungen abgebaut werden können und vorwiegend der *Energiegewinnung,* daneben z.T. auch dem *Baustoffwechsel* dienen. Hierzu gehören die *Kohlenhydrate, Fette* und *Eiweiße.*

Physikalische und physiologische Brennwerte. Die Nährstoffe werden im Organismus überwiegend zu CO_2 und *Wasser* abgebaut. Da die gleichen Endprodukte auch bei der Verbrennung in der *Kalorimeterbombe* nach BERTHELOT entstehen, liefern die auf diesem

Wege bestimmten Energieinhalte der Nährstoffe einen Anhalt für ihre energetische Nutzung im Organismus. Die im Verbrennungskalorimeter bestimmten Energiewerte werden als „*physikalische Brennwerte*" bezeichnet.

Für *Kohlenhydrate* und *Fette* stimmen die „*physikalischen Brennwerte*" weitgehend mit den Energiemengen überein, die beim Abbau im Organismus freigesetzt und daher als „*physiologische Brennwerte*" bezeichnet werden (s. Tab. 10–1). Bei den *Eiweißen* führt der Abbau im Stoffwechsel nur bis zum Harnstoff. Daneben werden noch Peptide, Aminosäuren und andere energiehaltige Substanzen mit dem Harn ausgeschieden. Daher ist in diesem Fall der physiologische kleiner als der physikalische Brennwert.

Tab. 10–1. Physiologische Brennwerte der Nährstoffe. Die Angaben für die Kohlenhydrate, Eiweiße und Fette entsprechen den Durchschnittswerten in der gemischten mitteleuropäischen Kost.

Kohlenhydrate	4,1 kcal/g	17 kJ/g
Eiweiße	4,1 kcal/g	17 kJ/g
Fette	9,3 kcal/g	40 kJ/g
Glucose	3,75 kcal/g	16 kJ/g
Äthylalkohol	7,1 kcal/g	30 kJ/g

Aus Tab. 10–1 geht hervor, daß beim Abbau von *1 g Kohlenhydrat* oder *Eiweiß 4,1 kcal (17 kJ)* freigesetzt werden, während die gleiche Menge *Fett* mit *9,3 kcal (40 kJ)* mehr als die doppelte Energie liefert. Bei Energiebilanzen darf der *Äthylalkohol* wegen seines hohen Brennwertes nicht unberücksichtigt bleiben. Die Zufuhr von 40 g Äthylalkohol deckt bereits 10% des täglichen Energiebedarfs eines Menschen, der leichte körperliche Arbeit leistet.

Ausnutzung der Nahrungsmittel. Die mit der Nahrung aufgenommenen Nährstoffe müssen überwiegend durch den Verdauungsprozess aufgeschlossen werden, bevor sie bzw. ihre Bausteine im Darmtrakt resorbiert werden können. Da einzelne Nahrungsbestandteile, wie das pflanzliche Kohlenhydrat *Cellulose,* nicht in resorbierbare Bausteine zerlegt werden, bleibt ein kleiner Teil der zugeführten Energie ungenutzt. Es gilt die Regel, daß bei gemischter mitteleuropäischer Kost *90–95% des Energiegehaltes nutzbar* gemacht werden können. Wegen dieses hohen Ausnutzungsgrades darf man näherungsweise die Energiegehalte der Nahrungsmittel zugrunde legen, wenn die Ernährung eines Menschen seinem Energiebedarf angepaßt werden soll.

In Tab. 10–2 sind die Nährstoff- und Energiegehalte einiger wichtiger Nahrungsmittel aufgeführt. (Den Energieangaben ist die gesetzliche Einheit *kJ* (Kilo-Joule) zugrunde gelegt, sie lassen sich auf die ältere Einheit *kcal* (Kilo-Kalorie) unter Berücksichtigung der Beziehung *1 kJ = 0,239 kcal* umrechnen.)

Tab. 10–2. Nährstoff- und Energiegehalt einiger Nahrungsmittel

In 100 g eßbarem Anteil sind enthalten	Eiweiß (g)	Fett (g)	Kohlenhydrate (g)	Energiegehalt (kJ)
Schweinefleisch, mager	19	7		600
Schweinefleisch, fett	10	37		1630
Rindfleisch, mager	15	11		725
Rindfleisch, fett	14	24		1225
Kalbfleisch, mittelfett	16	3		390
Leber (Rind)	18	3	6	550
Salami	17	47	(+)	2190
Reh (Rücken)	16	3		390
Huhn (Brathuhn)	15	4		450
Hering (Filet)	18	15	(+)	930
Rotbarsch (Filet)	18	4	(+)	475
1 Hühnerei (ca. 57 g)	7	6	(+)	930
Vollmilch (3,5 % Fett)	3,5	3,5	5	275
Buttermilch	4	1	4	150
Joghurt aus entrahmter Milch	5	(+)	5	165
Schlagsahne (30 % Fett)	2	30	3	1260
Hartkäse, vollfett (45 % Fett i.Tr.)	25	28	3	1555
Weichkäse, halbfett (20 % Fett i.Tr.)	26	9	1	815
Magerquark	17	1	2	370
Butter	1	83	(+)	3240
Margarine	1	80	(+)	3180
Schweineschmalz	(+)	100	(+)	3960
Mayonnaise (80 % Fett)	2	80	3	3200
Speiseöl (Sonnenblumenöl)	(+)	100	(+)	3885
Weizenmehl, Type 550	11	1	74	1550
Reis, poliert	7	1	79	1540
Haferflocken	14	7	66	1680
Mischbrot	7	1	52	1055
Eierteigwaren (Nudeln)	13	3	72	1630
Zucker			100	1650
Marmelade (im Durchschnitt)	(+)		66	1090
Vollmilchschokolade	9	33	55	2355
Kartoffeln mit Schalen	2	(+)	15	285
Kartoffel-Chips	5	40	50	2390
Pommes frites (erhitzt)	4	8	34	921
Blumenkohl	2	(+)	2	70
Hülsenfrüchte (Linsen)	24	1	56	1480
Grüne Erbsen (Konserven)	4	(+)	11	275
Äpfel	0,3	(+)	12	210

Tab. 10–2 (Fortsetzung). Nährstoff- und Energiegehalt einiger Nahrungsmittel

In 100 g eßbarem Anteil sind enthalten	**Eiweiß (g)**	**Fett (g)**	**Kohlenhydrate (g)**	**Energiegehalt (kJ)**
Obstkonserven (im Durchschnitt)	0,5	(+)	20	350
Erdnüsse	27	47	19	2640
Haselnüsse (ohne Schalen)	14	62	13	2890
Weißwein (7,6% Alkohol)	(+)	0	2,3	255
Apfelsaft	(+)	(+)	12	190
Vollbier (hell) (3,8% Alkohol)	0,5		5	195

(+) Nährstoff ist nur in Spuren enthalten

Quelle: Kleine Nährwerttabelle der Deutschen Gesellschaft für Ernährung, 27. Auflage, 1977

10.1.2. Austauschbarkeit und umsatzsteigernde Wirkung der Nährstoffe

Isodynamie. Die Nährstoffe Kohlenhydrate, Fette und Eiweiße können als Energielieferanten bis zu einem gewissen Grade ausgetauscht werden. *Diese wechselseitige Vertretbarkeit der Nahrstoffe wird als Isodynamie bezeichnet.* Sofern es sich nur um die Deckung des Energiebedarfs handelt, sind hiernach

1 g Kohlenhydrat = 1 g Eiweiß = 0,44 g Fett

als isodyname Nährstoffmengen anzusehen. Diese Aussage gilt allerdings nur mit Einschränkungen, da die einzelnen Nährstoffe bei der ATP-Synthese in wechselndem Maße wirksam sind. Die gleiche Energiemenge kann bei der Zufuhr in Form von Kohlenhydraten, Fetten oder Eiweißen *bis zu 20% unterschiedliche ATP-Mengen* liefern. Eine Beurteilung der wechselseitigen Vertretbarkeit der Nährstoffe wäre daher exakt nur auf der Grundlage der jeweiligen *ATP-Ausbeute* möglich, die von der aktuellen Stoffwechselsituation abhängig und im Einzelfall nicht zu erfassen ist.

Das Postulat von der Isodynamie der Nährstoffe wird jedoch hauptsächlich dadurch eingeschränkt, daß bestimmte Nährstoffbestandteile für den *Aufbau körpereigener Substanzen* benötigt werden. So sind die Eiweiße nicht vollständig durch Kohlenhydrate oder Fette zu ersetzen, weil der Organismus nicht in der Lage ist, die im Baustoffwechsel benötigten *essentiellen Aminosäuren* (s. S. 311) zu synthetisieren. Ebenso müssen bestimmte Mengen *essentieller Fettsäuren* über das Nahrungsangebot dem Körper zugeführt werden.

Spezifisch-dynamische Wirkung. Die *mit jeder Nahrungsaufnahme verbundene Steigerung des Energieumsatzes* wird nach Rubner als *spezifisch-dynamische Wirkung* bezeichnet. Diese umsatzsteigernde Wirkung ist bei *Eiweiß-Zufuhr* besonders ausgeprägt. Dabei handelt es sich nicht – wie zunächst vermutet wurde – um einen erhöhten Energiebedarf für die Verdauungsarbeit. Vielmehr liegt die Hauptursache darin, daß für die Synthese von ATP mehr Energie bei Eiweißumsatz als bei Kohlenhydrat- oder Fettumsatz benötigt wird. Um den gleichen ATP-Gewinn zu erzielen, müssen im Fall des *Aminosäurenabbaus* etwa *20% mehr Energieeinheiten* umgesetzt werden als beim Abbau der anderen Stoffklassen. Hierzu kommt noch ein zusätzlicher Energiebedarf für die *Harnstoffsynthese* in der Leber.

10.2. Nährstoffe

10.2.1. Kohlenhydrate

Chemischer Aufbau und physiologischer Bedarf. Kohlenhydrate sind Polyhydroxycarbonylverbindungen mit – von Ausnahmen abgesehen – der Summenformel $C_x(H_2O)_n$. Neben *Monosacchariden, Disacchariden, Oligo-* und *Polysacchariden* rechnet man alle Substanzen dazu, die zu den Zuckern in naher Beziehung stehen (z. B. Aminozucker, Zuckeralkohole).

Der *Bedarf* an Kohlenhydraten ist von den jeweiligen Lebensumständen abhängig. Als Minimum sind 100–200 g/Tag erforderlich, für eine normale Ernährung werden 350–400 g täglich empfohlen. Kohlenhydrate sollen etwa 50–55% der gesamten Kalorienzufuhr ausmachen. Den größten Teil der Kohlenhydrate nimmt der menschliche Organismus in Form pflanzlicher *Stärke* auf, die bei der Verdauung (s. S. 366) zu *Glucose* abgebaut und als solche resorbiert wird. Hauptquelle sind Getreide und Kartoffeln.

Zu den für den Menschen *unverwertbaren* pflanzlichen Polysacchariden gehören *Cellulose* und *Hemicellulosen* (Bestandteile der Zellwände pflanzlicher Zellen), die jedoch als *Ballaststoffe* von Bedeutung sind, da sie eine ausreichende Darmfüllung hervorrufen und dadurch die Darmperistaltik anregen.

Ein weiteres wichtiges Kohlenhydrat ist die *Saccharose (Rohrzucker, „Zucker")*, deren Verbrauch in den Industrieländern in neuerer Zeit stark zugenommen hat (s. u.).

Gespeichert werden Kohlenhydrate im Organismus als *Glykogen,* besonders in der Muskulatur und der Leber. Der Gesamtvorrat an Glykogen beträgt jedoch nur 300–400 g, so daß bei Hunger die Kohlenhydratvorräte rasch erschöpft sind.

Bei *ungenügender Zufuhr* von Kohlenhydraten mit der Nahrung muß zur Energiebedarfsdeckung daher *vermehrt Fett* abgebaut werden. Dabei treten *Ketonkörper* (s. S. 656) auf, die eine *Ketoazidose* hervorrufen können. Außerdem wird die *Gluconeogenese* (Neubildung von Glucose aus Aminosäuren) in der Leber gesteigert, wodurch der Eiweißabbau zunimmt. Kohlenhydratfreie Diät ist daher nicht zu empfehlen.

Glucose (Traubenzucker). Das am weitesten verbreitete und zugleich wichtigste Kohlenhydrat ist das Monosaccharid *D-Glucose.* Traubenzucker besitzt sowohl als Ausgangsstoff bzw. *Baustein* zahlreicher wichtiger körpereigener Substanzen (z. B. von Ribose, Desoxyribose, Glykoproteinen, Mucopolysacchariden u. a.) als auch als *Energielieferant* außerordentliche Bedeutung. (Unter normalen Bedingungen deckt das Gehirn seinen Energiebedarf fast ausschließlich durch Glucose.) Über die Glykolyse und den Citronensäurezyklus wird Glucose zu CO_2 und Wasser abgebaut.

Saccharose (Rohrzucker, „Zucker"). Saccharose ist ein *Disaccharid* aus einem Molekül *D-Glucose* und einem Molekül *D-Fructose.* Wie bereits erwähnt, ist der Saccharose-Verbrauch in den westlichen Industriestaaten stark angestiegen. Durchschnittlich werden mehr als 100 g Zucker pro Kopf und Tag aufgenommen. Das entspricht etwa 15–20 % des Nährstoffbedarfs. Der hohe Zuckerkonsum ist als bedenklich anzusehen, da er in hohem Maße mit der Zunahme von Karies, Diabetes mellitus (s. S. 655 ff.), Übergewicht und Atherosklerose (s. S. 264 f.) korreliert ist. Wesentlich vernünftiger wäre es, den Kohlenhydratbedarf durch hochpolymere Kohlenhydrate wie Stärke zu decken, da dann der Körper nicht plötzlich mit Glucose überschwemmt wird und der Blutzuckerspiegel verhältnismäßig langsam ansteigt.

Lactose (Milchzucker). Lactose ist wie Saccharose ein *Disaccharid.* Neben *Glucose* enthält es als weiteren Bestandteil *Galaktose.* Als mengenmäßig weitaus bedeutsamstes Kohlenhydrat der Milch (und Muttermilch) ist Lactose für den Säugling praktisch das einzige Kohlenhydrat, das er mit der Nahrung erhält. Sie ist für die Entstehung und Aufrechterhaltung einer geeigneten Darmflora des Säuglings wichtig und fördert außerdem die Calcium-Resorption.

Sorbit und Xylit. Die beiden *Zuckeralkohole* Sorbit und Xylit werden als *Zuckeraustauschstoffe* für Diabetiker (s. S. 655 ff.) verwendet, da ihr Stoffwechsel unabhängig von Insulin verläuft. Wegen der langsamen und unvollständigen Resorption besteht bei der Einnahme größerer Mengen die Gefahr osmotisch bedingter Durchfälle.

10.2.2. Fette

Chemischer Aufbau und physiologischer Bedarf. Natürlich vorkommende Fette sind *Gemische von Triglyceriden,* d. h. Ester von Glycerin mit Fettsäuren *(Neutralfette).* Die Fettsäuren besitzen stets eine gerade Kohlenstoffzahl, da sie aus Acetateinheiten aufgebaut werden, und sind entweder gesättigt oder enthalten eine oder mehrere Doppelbindungen (ungesättigte Fettsäuren).

Fette dienen wie die Kohlenhydrate als *Energielieferanten* und darüber hinaus als *Ausgangsstoffe für Biosynthesen.* Ferner sind sie bedeutsam für die Zufuhr *essentieller Fettsäuren* (s. u.) und für die *Resorption fettlöslicher Wirkstoffe* (z. B. Vitaminen).

Bei einer ausgewogenen Ernährung soll die Fettaufnahme etwa 25–35 % der gesamten Energiezufuhr betragen (Tagesbedarf bei leichter Tätigkeit etwa 1 g/kg Körpergewicht). Dabei ist wichtig zu erwähnen, daß neben dem *sichtbaren* Fett (z. B. Ölen, Speisefett u. a.) auch verhältnismäßig viel *unsichtbares* („verborgenes") Fett mit der Nahrung aufgenommen wird, das fein in den Nahrungsmitteln (z. B. Wurst, Schokolade) verteilt ist. Dieses „verborgene" Fett wird vielfach bei der täglichen Nahrungszufuhr nicht berücksichtigt.

Nach der Fettsäurezusammensetzung können die Nahrungsfette eingeteilt werden in solche mit einem hohen Gehalt an

- *gesättigten Fettsäuren* (z. B. Butter, Kokosfett),
- *einfach ungesättigten Fettsäuren* (z. B. Olivenöl, Erdnußöl),
- der *zweifach ungesättigten, essentiellen Fettsäure Linolsäure* (z. B. Sonnenblumenöl, Maisöl),
- *mehrfach ungesättigten Polyensäuren* (z. B. Leinöl, Fischöle).

Eine besondere diätetische Bedeutung haben in den letzten Jahren Triglyceride aus *mittelkettigen* Fettsäuren (C_8-C_{12}) erlangt, da sie besser resorbiert und rascher abgebaut werden und außerdem die Lipolyse und die Cholesterinsynthese hemmen.

Im Gegensatz zu den Kohlenhydraten und Eiweißen kann der Organismus Fett in fast unbegrenzter Menge speichern (Energiespeicher). Dies ist, prinzipiell gesehen, eine sinnvolle Einrichtung, wie es das Anlegen von Fettvorräten bei Tieren vor dem Winter beweist. Zu hoher Fettkonsum und als dessen Folge Übergewicht stellen jedoch neben Zigarettenrauchen und Hypertonie einen wesentlichen Risikofaktor für die Atherosklerose (s. S. 264 f.) und ihre Begleiterkrankungen (Herzinfarkt, Schlaganfall u. a.) dar.

Essentielle Fettsäuren. Die Dehydrierung der gesättigten Fettsäure Stearinsäure zu der einfach ungesättigten Fettsäure Ölsäure ist im Säugetierorganismus möglich. Dagegen fehlen die Enzyme, die Ölsäure in die höher ungesättigten Fettsäuren *Linol-* und *Linolensäure* überführen. Diese doppelt bzw. dreifach ungesättigten Fettsäuren mit isolierten, cis-konfigurierten Doppelbindungen sind für Säuger *essentiell.*

$$H_3C-(CH_2)_7-CH=CH-(CH_2)_7-COOH$$

Ölsäure

$$H_3C-(CH_2)_4-CH=CH-CH_2-CH=CH-(CH_2)_7-COOH$$

Linolsäure

$$H_3C-CH_2-CH=CH-CH_2-CH=CH-CH_2-CH=CH-(CH_2)_7-COOH$$

Linolensäure

Eigenartigerweise können sie – zum Teil unter Kettenverlängerung – im Säugetierorganismus in noch höher ungesättigte Säuren umgewandelt werden, wobei die Doppelbindungen stets in Richtung auf das Carboxylende eingeführt werden. Aus Linolsäure entsteht auf diese Weise z. B. die physiologisch wichtige C_{20}-Säure *Arachidonsäure,* eine Vorstufe der Prostaglandine (s. S. 666 ff.).

Die essentiellen Fettsäuren sind Bestandteile der Phospholipide, die für die Permeabilität der Zellmembranen, die Fixierung von Enzymen an die Mitochondrienleisten und wahrscheinlich auch für den Ionentransport unentbehrlich sind.

Mangel an essentiellen Fettsäuren führt zu Hautveränderungen, Störungen im Wasserhaushalt und bei der Fortpflanzung sowie Organveränderungen, insbesondere der Nieren. Da jedoch Linolsäure ubiquitär vorkommt und daher stets mit der Nahrung zugeführt wird, sind solche Mangelerscheinungen beim Menschen sehr selten.

Der Bedarf an essentiellen Fettsäuren wird unterschiedlich beurteilt. Im allgemeinen wird er mit 10–30 g/Tag angegeben.

Cholesterin. Dieses wichtigste *Sterin* kommt nur in tierischen Nahrungsmitteln vor. Seine Aufnahme ist daher nur durch den Verzehr tierischer Lebensmittel möglich (durchschnittliche Zufuhr 0,5–0,8 g täglich). Doch ist der Organismus zur *Eigensynthese* von Cholesterin aus Acetateinheiten befähigt (durchschnittlich 0,4–1,2 g/Tag). Hauptorte der Cholesterinsynthese sind die Darmwand und die Leber.

Auf Grund der gesicherten Rolle des Cholesterins bei der Entstehung der Atherosklerose (s. S. 264 f.) sollte die Cholesterinzufuhr auf 0,3–0,5 g/Tag eingeschränkt werden. (Nach der Framingham-Studie ist das Atherosklerose-Risiko bei Plasmacholesterinwerten über 2,6 g/l dreifach höher als bei Werten unter 2,0 g/l.) Ferner ist darauf hinzuweisen, daß der Serumcholesterinspiegel durch die Aufnahme von Fetten, die vorwiegend aus gesättigten Fettsäuren bestehen, erhöht und durch Zufuhr von Fetten mit einem hohen Gehalt an mehrfach ungesättigten Fettsäuren erniedrigt wird.

Störungen des Neutralfettstoffwechsels. Störungen des Neutralfettstoffwechsels sind *durch mangelhaftes Fettangebot, verringerte Fettresorption, Transportstörungen* oder *pathologische Fettablagerungen* bedingt.

Wird mit der Nahrung nicht genügend Fett zugeführt, so kann durch Abbau von Reservefett und verstärkter Fettsynthese aus anderen Nahrungsbestandteilen eine Störung lange Zeit vermieden werden. Ein *mangelhaftes Fettangebot wirkt sich* daher *erst bei längerer Dauer aus.*

Bei einer Fettresorptionsstörung unterscheidet man zwischen **Maldigestion** (Verdauungsstörung) und **Malabsorption** (Resorptionsstörung). Die *Maldigestion* ist durch eine *Störung* der *im Darmlumen ablaufenden Prozesse* charakterisiert, man findet sie z. B. bei einem Mangel an Gallensäuren, wodurch die für die Fettresorption erforderliche Emulsionsbildung nicht mehr möglich ist. Bei der *Malabsorption* liegt eine *Schädigung* der *Darmschleimhaut* vor (s. S. 377 f.).

Pathologische *Fettablagerungen,* vor allem in der Leber, treten *infolge zu starker Fettzufuhr* (Polyphagie!), *endokrinen Störungen* (z. B. Diabetes mellitus, s. S. 655 ff.) oder *Intoxikationen* mit halogenierten Kohlenwasserstoffen, Knollenblätterpilzgiften oder Alkohol auf. *Alkoholabusus* ist neben der Polyphagie (Vielessen) die *häufigste Ursache* für eine *Leberverfettung* beim Menschen.

Lipoproteine und Hyperlipoproteinämien. Wegen ihrer Unlöslichkeit in Wasser werden Lipide zum Transport im Blut an Trägerproteine gebunden. Die Verbindungen zwischen den Lipiden und den Trägerproteinen, die vorwiegend durch hydrophobe Wechselwirkungen zustande kommen, werden als *Lipoproteine* bezeichnet. Auf Grund ihres Verhaltens bei der Elektrophorese (s. S. 116 f.) bzw. bei der Ultrazentrifugation werden die Lipoproteine unterteilt in

- Chylomikronen } = very-low-density-Lipoproteine,
- Prä-β-Lipoproteine }
- β-Lipoproteine = low-density-Lipoproteine und
- α-Lipoproteine = high-density-Lipoproteine.

Die *Chylomikronen* sind mikroskopisch sichtbare Lipidkügelchen mit einem Durchmesser von etwa 1 μm. Ihr Proteinanteil beträgt nur 2 %, der Lipidanteil besteht nahezu ausschließlich aus Triglyceriden. Sie entstehen bei der Fettresorption in der Darmwand, gelangen auf dem Lymphweg ins Blut und dienen dem Transport der mit der Nahrung aufgenommenen Fette. Durch den Klärfaktor (Lipoproteinlipase) werden sie wieder aus dem Plasma entfernt. Bei der Elektrophorese verbleiben sie am Startpunkt.

Die *Prä-β-Lipoproteine* wandern bei der Elektrophorese, wie der Name sagt, vor den β-Globulinen. Wegen ihrer sehr niedrigen Dichte gehören sie zusammen mit den Chylomikronen zu den *very low density lipoproteins (VLDL).* Ihre Synthese findet hauptsächlich in der Leber, teilweise auch in der Darmschleimhaut statt. Sie transportieren Lipide zum Fettgewebe und anderen Organen.

Die *β-Lipoproteine,* deren Hauptbestandteil Cholesterin ist, verhalten sich elektrophoretisch wie die β-Globuline. Ihre Dichte ist gering *(low density lipoproteins = LDL).* Sie entstehen durch Abbau von VLDL unter gleichzeitigem Einbau von Cholesterin bzw. Cholesterinestern. Ihre Erhöhung fördert das Entstehen einer Atherosklerose.

α-Lipoproteine wandern mit der α-Globulinfraktion. Wegen ihres hohen Proteingehalts weisen sie eine hohe Dichte auf *(high density lipoproteins = HDL).* Sie entstehen in der Leber. Nach neueren Erkenntnissen sind sie in der Lage, Cholesterin aus der Gefäßwand abzutransportieren. Ein erhöhter HDL-Blutspiegel scheint daher das Risiko einer Atherosklerose zu erniedrigen.

In Tab. 10–3 ist die Zusammensetzung der Lipoproteine dargestellt.

Tab. 10–3. Zusammensetzung von Lipoproteinen, nach HATCH und LEES

Lipoprotein	Neutralfette (%)	Cholesterin, freies und -Ester (%)	Phospholipide (%)	Protein (%)
Chylomikronen	84	7	7	2
Prä-β-Lipoprotein	50	24	18	8
β-Lipoprotein	11	46	22	21
α-Lipoprotein	8	20	22	50

Störungen im Lipidstoffwechsel äußern sich vor allem als *Hyperlipoproteinämien,* d. h. in einer Vermehrung einer oder mehrerer Lipoproteinfraktionen. Nach der Art des hauptsächlich vermehrten Lipoproteins unterscheidet man nach FREDRICKSON die in Tab. 10–4 angegebenen Typen.

Die Typen IIa, IIb und IV machen ca. 95 % aller Hyperlipoproteinämien aus. Die Differenzierung ist nicht nur wegen des zum Teil stark verschiedenen klinischen Erscheinungsbildes, sondern auch wegen der unterschiedlichen Therapie von Bedeutung.

Als *Ursachen* der Hyperlipoproteinämien kommen bei den *primären* Hyperlipoproteinämien *genetisch* bedingte Störungen des Lipidstoffwechsels und bei den *sekundären* Hyperlipoproteinämien Übergewicht, falsche Ernährung, Alkoholabusus sowie Stoffwechselerkrankungen (Hypothyreose, Diabetes mellitus, Gicht) in Betracht.

Tab. 10–4. Einteilung der Hyperlipoproteinämien, nach FREDRICKSON

Typ	Lipoproteinverhalten	Bezeichnung	Synonyma
I	Chylomikronen vermehrt	Hyperchylomikronämie	exogene, fettinduzierbare Hypertriglyceridämie
IIa	β-LP vermehrt	Hyper-β-Lipoproteinämie	familiäre xanthomatöse Hypercholesterinämie
IIb	β-LP und Prä-β-LP vermehrt	Hyper-β- und Hyper-prä-β-Lipoproteinämie	Hypercholesterinämie mit Hypertriglyceridämie
III	Abnormes β-LP nachweisbar	„broad-β-disease"	Hypercholesterinämie und Hypertriglyceridämie
IV	Prä-β-LP vermehrt	Hyper-β-Lipoproteinämie	endogene (kohlenhydrat-induzierbare) Hypertriglyceridämie
V	Prä-β-LP und Chylomikronen vermehrt	Hyper-prä-β-Lipoproteinämie mit Hyperchylomikronämie	gemischt endogen-exogene Hypertriglyceridämie

10.2.3. Eiweiße

Biologische Wertigkeit und physiologischer Bedarf. Das Nahrungseiweiß wird vor allem für die Zufuhr von *Aminosäuren* benötigt, die für die Biosynthese von körpereigenem Eiweiß sowie von bestimmten stickstoffhaltigen Verbindungen (z. B. Purinen und Pyrimidinen) erforderlich sind. Als Energielieferant wird es nur bei Aufnahme überschüssiger Mengen genutzt.

Die erforderliche tägliche Eiweißmenge hängt von der sog. *biologischen Wertigkeit* des zugeführten Eiweißes ab. Man versteht darunter die Menge an menschlichem Eiweiß, die durch 100 g Nahrungseiweiß ersetzt werden kann. Die biologische Wertigkeit ergibt sich aus dem Gehalt an **essentiellen Aminosäuren** bzw. deren Verhältnis zueinander.

Zu den essentiellen Aminosäuren gehören: *Isoleucin, Leucin, Lysin, Methionin, Phenylalanin, Threonin, Tryptophan* und *Valin.* Für Säuglinge ist auch *Histidin* essentiell. *Arginin* ist eine *semiessentielle* Aminosäure, da unter bestimmten Umständen die endogene Bildung nicht ausreicht und dann eine exogene Zufuhr erforderlich ist.

Biologisch hochwertige Eiweiße (z. B. Eier, Milch, Fleisch) enthalten etwa 50 %, biologisch weniger wertige Eiweiße (z. B. Getreideeiweiß) 20–30 % essentielle Aminosäuren.

Üblicherweise wird bei gemischter Kost ein täglicher Bedarf von 0,8–1 g Eiweiß/kg Körpergewicht angegeben. Bei Kleinkindern liegt wegen des starken Wachstums ein höherer täglicher Bedarf (2,0–2,4 g/kg Körpergewicht) vor, ebenso bei Schulkindern, Schwangeren, Stillenden und Schwerstarbeitern (1,2–2 g/kg Körpergewicht).

Eiweißmangel, ein ernstes Problem in den Entwicklungsländern, ist meist mit einem Mangel an anderen Nährstoffen verbunden. Es kommt zu einem Abbau von Muskel- und Fettgewebe und als deren Folge zu Gewichtsabnahme, Einschränkung der körperlichen Leistungsfähigkeit und bei Kindern zum Wachstumsstillstand *(Marasmus)*. Wegen der reduzierten Albuminkonzentration im Plasma und der dadurch bedingten Erniedrigung des kolloidosmotischen Druckes (S. 244) treten bei schweren Formen des Eiweißmangels (Hunger-) Ödeme auf. Darüberhinaus kommt es häufig zu psychischen Veränderungen. Eine besondere Form der chronischen Unterernährung stellt der *Kwashiorkor* dar, der durch eine unzureichende Zufuhr biologisch hochwertiger Eiweiße bei gleichzeitig ausreichender Aufnahme von Kohlenhydraten (Reis, Mais, Hirse) verursacht wird.

Bei *übermäßiger Eiweißaufnahme* überwiegen die Fäulnisprozesse im Darm, weil das vermehrt anfallende Nahrungseiweiß unzureichend verdaut und durch anaerobe Darmbakterien zersetzt wird.

10.3. Vitamine

Bedeutung und Einteilung. Vitamine sind *lebensnotwendige, physiologisch wirksame, organische Verbindungen,* die im menschlichen Organismus entweder nicht oder unter bestimmten äußeren Bedingungen (z. B. Mangel an UV-Licht) nur unzureichend gebildet werden können. Vitamine müssen daher dem Organismus als solche oder in Form von Vorstufen, den *Provitaminen,* zugeführt werden. Dies erfolgt einmal mit der *Nahrung,* zum anderen werden einige Vitamine auch von *Darmbakterien* synthetisiert und in resorbierbarer Form in den Darm abgegeben.

Eine vollwertige Nahrung, die – von Hungergebieten abgesehen – heute zur Verfügung steht, enthält ausreichende Vitaminmengen. Allerdings schwankt der Vitamingehalt in den Nahrungsmitteln je nach Produktionsbedingungen, Lagerung und Zubereitung stark. Beim gesunden Erwachsenen tritt, da die benötigten Vitaminmengen sehr klein sind, ein Vitamindefizit selten auf. *Zusätzliche Vitamingaben* sind daher nur dann erforderlich, wenn infolge

- *ungenügender Vitaminzufuhr* (einseitige oder nicht ausreichende Ernährung),
- *erhöhten Vitaminbedarfs* (z. B. im Säuglingsalter, während der Schwangerschaft und Stillzeit) oder
- *verminderter Vitaminresorption* (z. B. bei fehlendem Intrinsic-Faktor, s. S. 341; Behandlung mit Breitbandantibiotika, die die Darmflora zerstören)

eine negative Vitaminbilanz besteht.

Absoluter *(Avitaminose)* oder relativer *(Hypovitaminose)* Vitaminmangel lösen meist charakteristische Krankheitssymptome aus, die durch Zufuhr des betreffenden Vitamins wieder geheilt werden können.

Auf Grund ihrer verschiedenen Löslichkeit werden die Vitamine in zwei Gruppen,

- die *fettlöslichen* und
- die *wasserlöslichen*

Vitamine unterteilt. Diese zunächst willkürlich erscheinende Unterteilung ist aus folgenden Gründen gerechtfertigt: Sie gibt einen Hinweis, in welchen Nahrungsmitteln voraussichtlich die Vitamine vorkommen. Außerdem kann eine Überdosierung fettlöslicher

Vitamine, vor allem von Vitamin A und D, schwere Gesundheitsschäden hervorrufen, während Überdosierungen wasserlöslicher Vitamine keine nachteiligen Folgen haben.

Nachdem die chemische Konstitution der Vitamine aufgeklärt ist, können diese gewichtsmäßig dosiert werden. Die Internationalen Einheiten (I.E.) sind heute nach Gewichtsmengen der reinen Vitamine festgelegt.

Tab. 10–5. Vitamine – Bezeichnungen, Mangelkrankheiten und mittlerer Tagesbedarf bzw. empfohlene tägliche Zufuhr

Buchstabe	Name	Mangelkrankheit	Mittlerer Tagesbedarf (mg)
I. Fettlösliche Vitamine			
A	Axerophthol, Retinol	Xerophthalmie, Hyperkeratose	1,5–2
D	Calciferol, antirachitisches Vitamin	Rachitis	0,02
E	Tokopherol	unbekannt	(30)
K	antihämorrhagisches Vitamin	Blutgerinnungsstörung	(1)
II. Wasserlösliche Vitamine			
B_1	Aneurin, Thiamin, antineuritisches Vitamin	Beri-Beri, Polyneuritis	1–2
B_2	Lactoflavin, Riboflavin	Keratitis, Dermatitis u. a.	1,5–2
B_6	Adermin, Pyridoxin	epileptiforme Krämpfe	2
	Nicotinsäureamid, Nicotinamid, Niacinamid	Pellagra	15-20
B_c	Folsäure	megaloblastische Anämie	0,4
	Pantothensäure	„burning-foot"-Syndrom	(10)
	Biotin, Vitamin H	Dermatitis	0,25
B_{12}	Cobalamin, Antiperniziosa-Faktor, „extrinsic factor"	perniziöse Anämie	0,005–0,015
C	Ascorbinsäure, antiskorbutisches Vitamin	Skorbut	60

( ) = der Tagesbedarf kann nur geschätzt werden.

10.3.1. Fettlösliche Vitamine

Vitamin A. Vitamin A *(Axerophthol, Retinol)* ist ein licht- und oxidationsempfindlicher *Diterpenalkohol,* der in der Darmwand durch oxidative Spaltung von *Carotinen* gebildet und hauptsächlich in der Leber gespeichert wird.

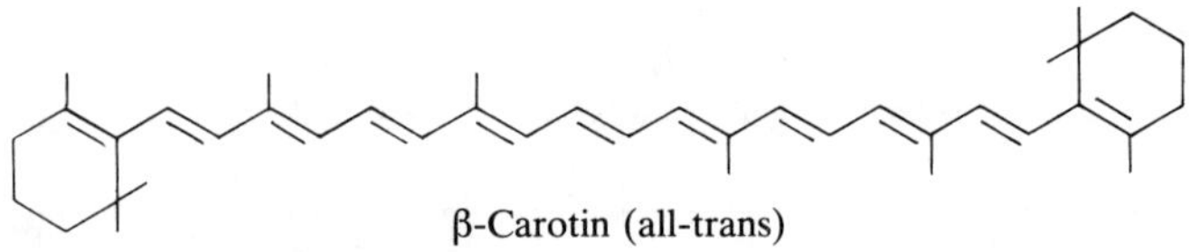

β-Carotin (all-trans)

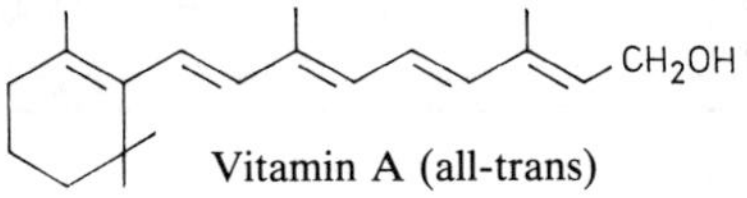

Vitamin A (all-trans)

Das wichtigste Provitamin ist β-*Carotin,* aus dem zwei Moleküle Vitamin A entstehen können. Doch wird β-Carotin nicht quantitativ, sondern maximal zu 50 % ausgenutzt.

Carotine sind in allen grünen und in den meisten gelben Planzenteilen enthalten. Besonders reichlich kommen sie in Kohlarten, im Spinat und in Karotten vor. Vitamin A selbst wird von Pflanzen nicht synthetisiert. Nennenswerte Mengen findet man im Fischtran, in der Leber, in Butter, Milch und Eiern.

Vitamin A
- ist für das Wachstum der Epithelien unentbehrlich *(Wachstumsfunktion),*
- schützt die Schleimhäute vor der Verhornung *(Epithelschutzfunktion),*
- erhöht die Infektionsabwehr der Schleimhäute durch Abdichtung der Epithelien *(antiinfektiöse Funktion)* und
- ist als Bestandteil des Sehpurpurs am *Sehvorgang* beteiligt (s. S. 600 f.).

Der Tagesbedarf des Erwachsenen an Vitamin A beträgt etwa 5 000 I.E. = 1,5 mg (1 I.E. = 0,3 μg), Kinder bis zu 10 Jahren benötigen täglich 1 500 bis 3 500 I.E.

Ein **Vitamin-A-Mangel** macht sich zuerst durch die beeinträchtigte Hell-Dunkel-Adaptation und Dämmerungsblindheit bemerkbar. Wird dieser Mangel nicht beseitigt, treten als weitere Symptome auf:
- Verdickung, Austrocknung und Verhornung der Bindehaut des Auges (Xerophthalmie),
- Trübung und geschwüriger Zerfall der Hornhaut, Verklebung der Lider, Infektion des Auges (Keratomalazie),
- Austrocknung und Verhornung der Schleimhäute, die mit einer Abnahme des Riechvermögens, mangelhafter Magensaftsekretion, Durchfällen u. a. einhergehen, sowie
- Trockenheit, Schuppen- und Faltenbildung der Haut (Hyperkeratose).

Vitamin D. Das „physiologische" Vitamin D ist das *Cholecalciferol* (Vitamin D_3). Es entsteht durch eine photochemische Reaktion im UV-Licht aus 7-Dehydrocholesterin, das in der Leber aus Cholesterin gebildet wird. Bei hohem Vitamin-D-Bedarf während der ersten beiden Lebensjahre reicht jedoch die Eigenproduktion in den Industrieländern infolge der hohen UV-Absorption durch die ständig steigende Luftverschmutzung und wegen eines verminderten Aufenthalts im Freien nicht aus. Es muß daher eine *konsequente Prophylaxe* bei allen Säuglingen mit Vitamin D_3 durchgeführt werden, um das Entstehen der *Vitamin-D-Mangelkrankheit, der Rachitis* (s. u.) zu verhindern.

Natürliche Vitamin-D_3-Vorkommen sind Fischleberöle und tierische Fettgewebe. Eigelb, Milch und Butter enthalten nur wenig Vitamin D_3. Neben Vitamin D_3 sind noch eine Reihe anderer D-Vitamine bekannt, die alle durch Bestrahlung von $\Delta^{5,7}$-doppelt ungesättigten Sterinen mit UV-Licht erhalten werden.

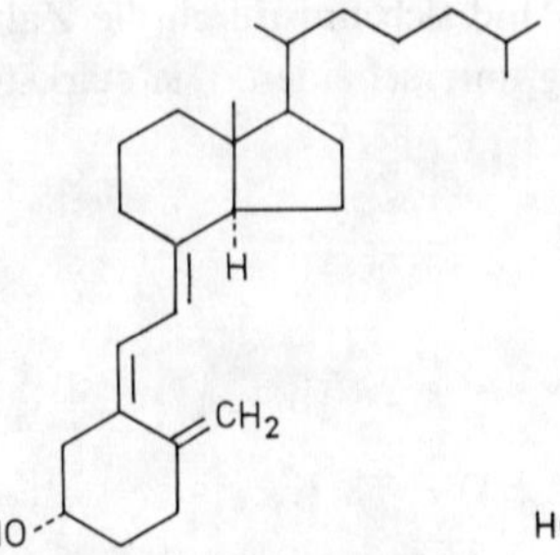

Cholecalciferol (Vitamin D_3)

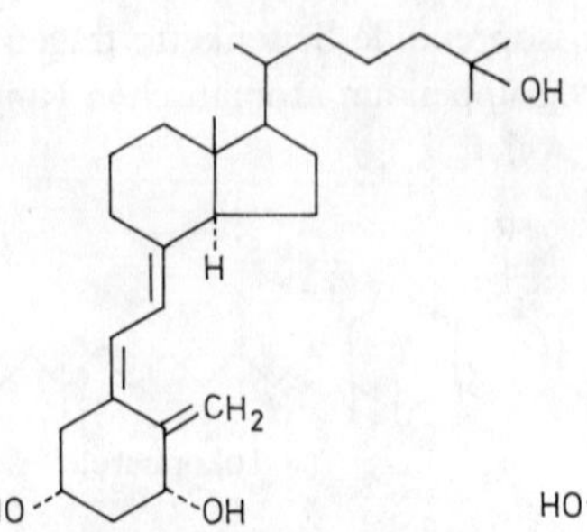

1,25-Dihydroxy-cholecalciferol

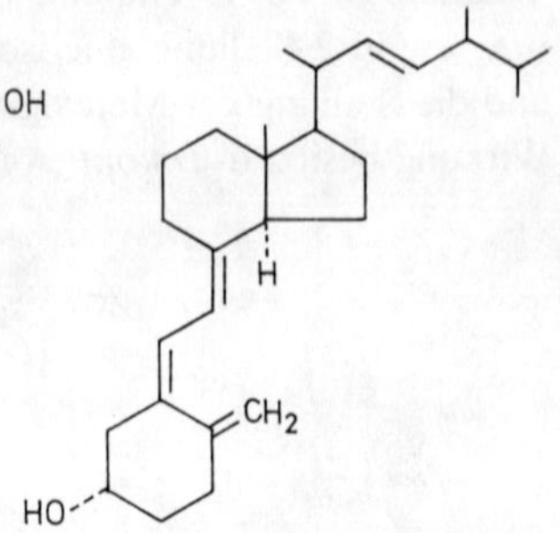

Ergocalciferol (Vitamin D_2)

Die *eigentliche Wirkform* von Vitamin D_3 ist das 1,25-*Dihydroxy-cholecalciferol.* Die erste Hydroxylgruppe an C-25 wird in der *Leber,* die zweite an C-1 in der *Niere* eingeführt.

Vitamin D bzw. seine Hydroxylierungsprodukte

- erhöhen die Resorption von Calcium und Phosphat aus dem Darm sowie den Calcium- und Phosphatspiegel des Blutes,
- schaffen damit die Voraussetzungen für den Aufbau von Knochensubstanz und
- verringern die Ausscheidung von Phosphat und Citrat im Urin.

Der Wirkungsmechanismus ist nur teilweise aufgeklärt. Als gesichert gilt, daß Cholecalciferol und in noch weit stärkerem Maße dessen Hydroxylierungsprodukte die Bildung eines Calciumtransportproteins in der Dünndarmschleimhaut induzieren.

Der Tagesbedarf beträgt 0,02 mg.

Vitamin-D-Mangel verursacht bei Säuglingen und Kleinkindern **Rachitis** (englische Krankheit). Der dabei auftretende Calciummangel und *abnorme Weichheit des Knochensystems* führt zu *Deformierungen des Skelets.*

Die Wirbelsäule verbiegt sich unter dem Druck des Kopfes und des Schultergürtels (rachitische Kyphoskoliose), die untere Thoraxapertur wird aufgebogen (Glockenbrust), die Unterschenkelknochen verkrümmen sich (X- oder O-Beine), die Knochen-Knorpel-Grenzen sind knotig aufgetrieben (rachitischer „Rosenkranz" an den Rippen). Die Dentition und der Fontanellenschluß sind verzögert, die Schädelknochen eindrückbar (Craniotabes). Sinkt der Blut-Calcium-Spiegel weiter ab, treten tetanische Krämpfe (Spasmophilie = rachitogene Tetanie) auf.

Zur *Rachitisprophylaxe* werden Säuglingen und Kleinkindern 1–1½ Jahre lang täglich 1000–2000 I.E. = 0,025–0,05 mg Vitamin D_3 gegeben (1 I.E. = 0,025 μg).

Überdosierungen von Vitamin D können schwere (bis schwerste) Intoxikationen hervorrufen, die sich alle auf einen zu hohen Blut-Calcium-Spiegel zurückführen lassen („Calcinose-Wirkung"). Sie entsprechen damit dem Krankheitsbild einer Parathormonvergiftung (s. S. 637). Das mobilisierte Calcium wird teils in der Niere und in den Gefäßen abgelagert, teils vermehrt im Urin ausgeschieden. Als klinische Symptome treten Erbrechen, Durchfälle, Kopf- und Gelenkschmerzen auf. Nierenversagen kann zum Tode führen. Die genannten Vergiftungserscheinungen sind bei rechtzeitigem Absetzen der Vitamin-D-Zufuhr reversibel. Auch gehen die Gefäßverkalkungen zurück.

Vitamine E. Als E-Vitamine *(Tokopherole)* bezeichnet man verschiedene *Chromanderivate,* die in 2-Stellung eine isoprenoide Seitenkette tragen und sich nur durch die Zahl und die Stellung der Methylgruppen am aromatischen Ring unterscheiden. Die stärkste Wirkung besitzt α-*Tokopherol.*

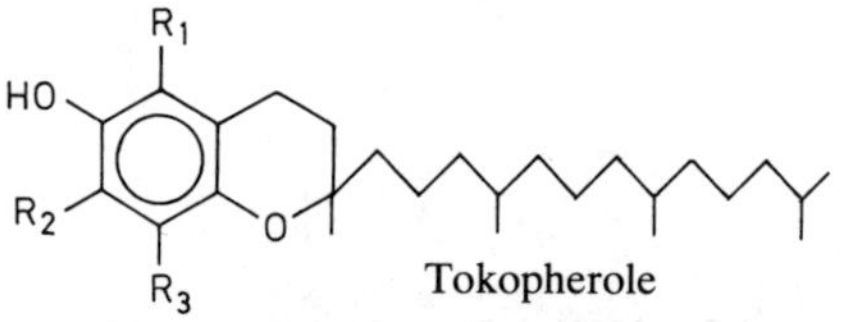

Tokopherole

$R_1 = R_2 = R_3 = -CH_3$: α-Tokopherol
$R_1 = R_3 = -CH_3$, $R_2 = H$: β-Tokopherol
$R_1 = R_2 = -CH_3$, $R_3 = H$: γ-Tokopherol

Tokopherole sind in tierischen und pflanzlichen Materialien weit verbreitet. Zu den ergiebigsten Vitamin-E-Quellen gehören Getreidekeime und Pflanzenöle. Auch Blattgemüse sind durch einen hohen Vitamin-E-Gehalt ausgezeichnet. Ferner werden Tokopherole in der Nebenniere, der Milz, im Pankreas, in der Milch und der Butter gefunden.

Die biochemische Funktion von Vitamin E ist noch nicht geklärt. Wahrscheinlich greift es in Oxidations-Reduktions-Vorgänge des Intermediärstoffwechsels ein.

Während eine ungenügende Zufuhr von Vitamin E bei männlichen Ratten und Mäusen zu schweren, irreversiblen Schädigungen des Hodengewebes und bei weiblichen Tieren zu Sterilität bzw. bei bereits eingetretener Gravidität zum Abort führt, sind beim Menschen spezifische Ausfallerscheinungen *nicht* bekannt.

Vitamine K. In der Natur wurden die beiden K-Vitamine K_1 und K_2 gefunden. Sie besitzen als Grundgerüst das 2-Methyl-1,4-naphthochinon und unterscheiden sich nur in der Seitenkette an C-3. Das synthetisch hergestellte 2-Methyl-1,4-naphthochinon (Vitamin K_3), das in der Natur nicht vorkommt, besitzt die gleiche Wirksamkeit wie die natürlichen Vitamine. Es ist wie diese löslich, aber stabiler gegen UV-Licht und Alkalien. Die *Wirkform* der K-Vitamine ist das $K_{2(20)}$ mit einer Digeranylgruppe an C-3.

Substanzen der Vitamin-K-Gruppe finden sich in grünen Pflanzenteilen, am reichlichsten in denen, die auch am meisten Chlorophyll enthalten. Auch Bakterien (Staphylokokken, Mycobacterium tuberculosis und – was besonders wichtig ist – Coli-Bakterien) bilden K-wirksame Stoffe. Da Coli-Bakterien immer in der normalen menschlichen Darmflora vorkommen, wird auch bei an sich zu geringer Zufuhr Vitamin-K-haltiger Nahrung so lange keine K-Hypovitaminose eintreten, wie das im Darm von den Coli-Bakterien gebildete Vitamin resorbiert wird. Die Resorption ist aber, ebenso wie die der anderen fettlöslichen Vitamine und der Fette selbst, an die Anwesenheit von Galle im Darm gebunden.

Abb. 10–1. K-Vitamine

Strukturformel	R	Internationaler Freiname	Handelspräparat (Eingetragenes Warenzeichen)
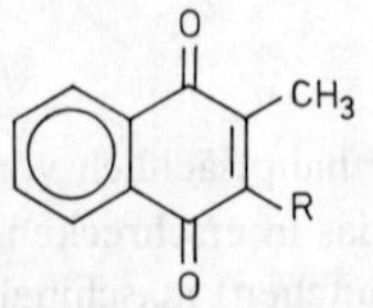	Phytyl-	Phytonadion (Phytomenadion, Vitamin K_1)	Konakion
	Difarnesyl- und Farnesyl-geranyl-geranyl-	Vitamin K_2	
	–H	Menadion (Vitamin K_3)	

Vitamin K ist an der Bildung von vier *Blutgerinnungsfaktoren,* und zwar von Faktor II, VII, IX und X (s. S. 178) beteiligt. Angriffpunkt scheint die Translation (s. S. 23 f.) an den Ribosomen zu sein.

Der Tagesbedarf wird auf 1 mg geschätzt.

Ein *Vitamin-K-Mangel,* z. B. nach Schädigung der Darmbakterien durch längere Antibiotika-Behandlung oder bei Resorptionsstörungen (bei Gallengangverschluß, Stauungsikterus), verursacht eine *Hemmung der Blutgerinnung* und als deren Folge Blutungsneigung.

10.3.2. Wasserlösliche Vitamine

Vitamin B_1. Vitamin B_1 (Thiamin) enthält zwei heterozyklische Ringe, einen Pyrimidin- und Thiazolring, die über eine Methylengruppe miteinander verknüpft sind. Es ist empfindlich gegen Oxidations- und Reduktionsmittel.

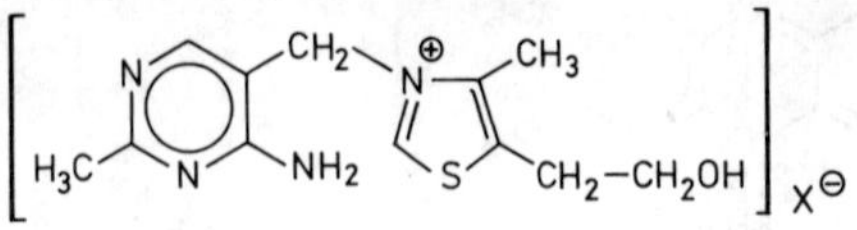

Vitamin B_1 (Thiamin)

Thiamin kommt im Perikarp und den Keimanlagen von Gramineen, ferner in Hefe, Gemüse und Kartoffeln vor. Auch alle tierischen Organe enthalten Vitamin B_1. Die höchsten Konzentrationen weisen Leber, Niere, Herz und Gehirn auf.

Vitamin B_1 wird im Organismus phosphoryliert und geht dabei in seine wirksame Form, das *Thiaminpyrophosphat* (TPP), über. TPP ist das *Coenzym* der Decarboxylasen und Aldehydtransferasen. Als solches hat es für den Kohlenhydratstoffwechsel größte Bedeutung.

Der tägliche Bedarf an Vitamin B_1 hängt von der Zusammensetzung der Nahrung ab: Kohlenhydrate erhöhen, Fette senken ihn. Alkoholiker benötigen ebenfalls mehr Vitamin B_1. Bei ausgeglichener Ernährung gelten 1–2 mg täglich als ausreichend.

Reiner *Vitamin-B_1-Mangel* äußert sich beim Menschen in

- verminderter geistiger und körperlicher Leistungsfähigkeit,
- Appetitlosigkeit, Gewichtsverlust und fehlender Magensaftsekretion als Ausdruck einer Störung der Magen- und Darmfunktion,
- Muskelschwund, besonders an den unteren Extremitäten,
- EKG-Veränderungen.

Die *Beri-Beri,* ein Krankheitsbild, das seit dem Altertum bei der hauptsächlich von Reis lebenden Bevölkerung ostasiatischer Länder bekannt war und das in erschreckendem Umfang zunahm, als die Reiskörner von ihren Hüllen (Silberhäutchen) maschinell befreit wurden, ist eine *komplexe Avitaminose,* an der neben einem Vitamin B_1-Mangel auch noch der Mangel an anderen B-Vitaminen beteiligt ist. (Durch das „Polieren" des Reises werden Vitamine und Spurenelemente entfernt.) Die voll ausgeprägte Erkrankung äußert sich in einer Polyneuritis (ausgedehnten entzündlichen Erkrankung des Nervensystems), einer Herzerweiterung und Ödemen.

Vitamin B_2 (Lactoflavin, Riboflavin). Vitamin B_2 ist ein *Isoalloxazin-Derivat.*

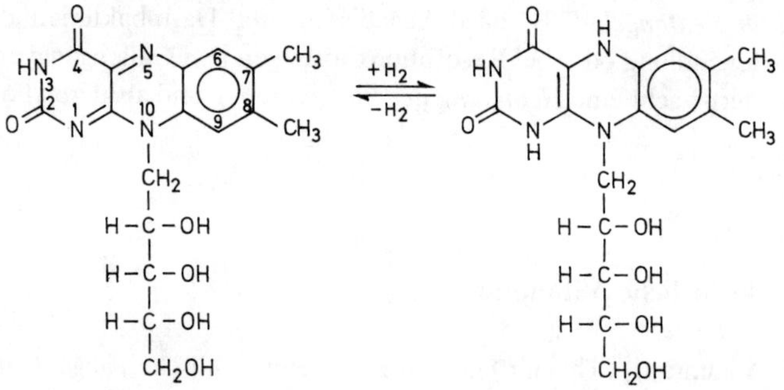

Riboflavin Dihydro-Riboflavin

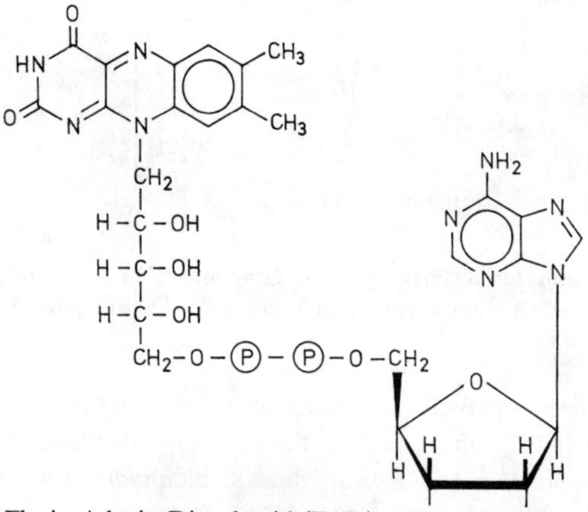

Flavin-Adenin-Dinucleotid (FAD)

Es kommt in allen tierischen und pflanzlichen Zellen vor. Den größten Riboflavin-Gehalt besitzen Hefe, Getreidekeime, Hülsenfrüchte sowie Leber, Niere, Milch und Käse. Ein Teil des Vitamin-B_2-Bedarfs beim Menschen wird durch Produktion von den Darmbakterien gedeckt.

Vitamin B_2 wird nach der Resorption aus dem Dünndarm in der Darmschleimhaut zu *Riboflavin-5-phosphorsäure* (FMN = Flavinmononucleotid) phosphoryliert. Flavinmononucleotid und Flavin-Adenin-Dinucleotid (FAD), das aus FMN und Adenosinmonophosphat entsteht, sind Coenzyme der Flavinenzyme. Diese sind für die Wasserstoffübertragung in der Atmungskette, die Dehydrierung von Fettsäuren, die oxidative Desaminierung von Aminosäuren und für weitere Oxidations-Reduktions-Vorgänge unentbehrlich.

Der Tagesbedarf beträgt etwa 1,5–2 mg. Bei Mangelerscheinungen werden 10–20 mg täglich gegeben.

B_2-Mangelerscheinungen treten beim Menschen selten auf, da die mit der Nahrung zugeführten und von den Darmbakterien synthetisierten Mengen normalerweise ausreichen. Hauptsächlich kommen sie nach chronischer Diarrhoe und langdauernder Antibiotika- oder Sulfonamidbehandlung vor und äußern sich dann in einer Gesichtsdermatitis (Mundwinkelrhagaden, Gesichtsekzem), Bindehautentzündung und Einsprossen von Gefäßen in die Hornhaut.

Vitamin B_6 (Adermin, Pyridoxin). Unter dem Begriff Vitamin B_6 werden die drei Stoffe *Pyridoxol, Pyridoxal* und *Pyridoxamin* zusammengefaßt, die vom Organismus in gleicher Weise verwertet werden können. Therapeutisch wird meist Pyridoxol benutzt, das gegen Wärme, Alkalien und Säuren beständig ist.

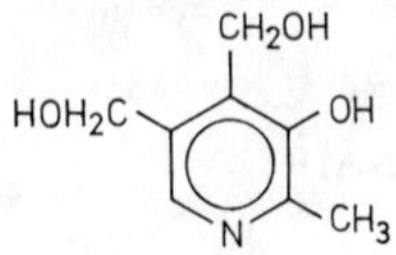

Pyridoxol

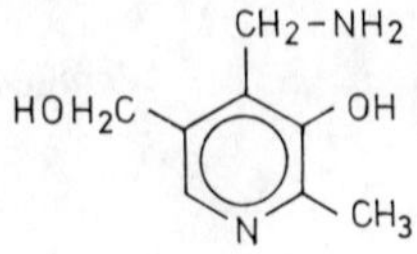

Pyridoxamin

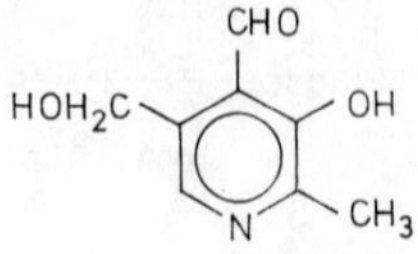

Pyridoxal

Vitamin B_6 kommt in allen lebenden Zellen, besonders reichlich in Hefe, Körnerfrüchten, grünem Gemüse, Leber, Niere, Gehirn, Eigelb und Milch vor.

Der Tagesbedarf liegt bei 1–2 mg. Er ist erhöht bei eiweißreicher Ernährung, in der Gravidität und bei Hyperthyreose.

Die eigentlich wirksame Verbindung ist *Pyridoxal-5-phosphat,* das als *Coenzym von Transaminasen und Aminosäurendecarboxylasen* für den Aminosäurenstoffwechsel unentbehrlich ist.

Ein *Vitamin-B_6-Mangel* beim Menschen ist äußerst selten. An gesunden Versuchspersonen wurden nach Vitamin-B_6-freier Ernährung oder Gabe des Antivitamins Desoxypyridoxin Polyneuritis, epileptiforme Krämpfe, hypochrome Anämien und Hauterkrankungen beobachtet.

Nicotinsäureamid (Nicotinamid, Niacinamid, Pellagraschutzfaktor). Nicotinsäureamid wird zwar immer mit der Nahrung aufgenommen, kann aber auch im Säugetierorganismus aus *Tryptophan* gebildet werden. Mangelzustände treten daher nur unter besonderen Voraussetzungen, z. B. bei tryptophanarmer Ernährung (Mais!), auf. Nicotinsäure ist wie Nicotinamid selbst zur Substitutionstherapie geeignet, da sie nach der Resorption amidiert und als Nucleotid gespeichert wird.

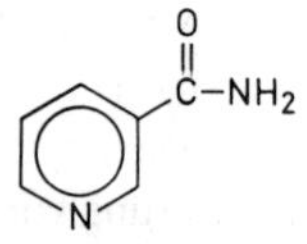

Nicotinsäureamid

Nicotinsäure und Nicotinsäureamid sind weit verbreitet. Besonders reichlich kommen sie in Hefe, Nüssen, Leber, Herz, Niere, Gehirn, Eidotter und Milch vor.

Nicotinamid ist ein Baustein der *Pyridinnucleotide,* die als wasserstoffübertragende Coenzyme (Codehydrasen) von besonderer Bedeutung für Oxidations-Reduktions-Vorgänge sind und das erste Glied der Atmungskette bilden.

In den Pyridinnucleotiden *Nicotinamid-Adenin-Dinucleotid* ($NAD^{\oplus}$) und *Nicotinamid-Adenin-Dinucleotid-Phosphat* ($NADP^{\oplus}$) ist Nicotinamid N-glykosidisch mit Ribose verknüpft. Die Funktion dieser Coenzyme besteht in der reversiblen Aufnahme von Wasserstoff, wobei der Pyridinring reduziert wird und der Stickstoff seine positive Ladung verliert.

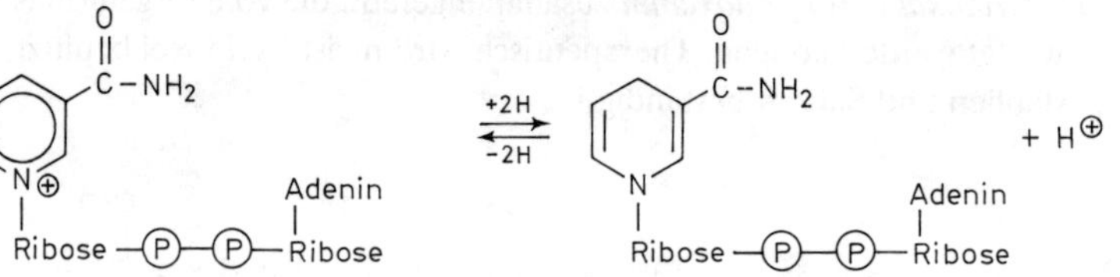

$NAD^{\oplus}$ NADH

Der Tagesbedarf von Nicotinamid kann nur geschätzt werden, da über die Eigenproduktion des Organismus aus Tryptophan keine genauen Angaben möglich sind und die notwendige Tagesmenge außerdem von der Tryptophanzufuhr abhängig ist. 15 mg Nicotinamid täglich gelten als ausreichend.

Die typische **Nicotinsäureamid-Avitaminose** ist die *Pellagra,* an deren Entstehen allerdings auch noch der Mangel an anderen Vitaminen beteiligt ist. Sie trat früher häufig in Ländern auf, in denen Mais als Hauptnahrungsmittel verwendet wurde. Die Pellagra ist durch eine Dermatitis (Hautentzündung) an belichteten Hautstellen, Verdauungsstörungen und degenerative Veränderungen des Zentralnervensystems gekennzeichnet („3-D-Krankheit“: Dermatitis, Diarrhoe, Demenz).

Folsäure. In der Folsäure ist *Glutaminsäure* peptidartig mit *p-Aminobenzoesäure* verknüpft, die ihrerseits am Stickstoff mit 2-Amino-4-hydroxy-6-methyl-pteridin substituiert ist.

Folsäure ist im Pflanzen- und Tierreich weit verbreitet, kommt jedoch im Gegensatz zu den meisten anderen wasserlöslichen Vitaminen nur in sehr geringen Konzentrationen vor. In Naturprodukten findet man neben Folsäure selbst noch Verbindungen, in denen der Pterinteil mit mehr als einem

Molekül Glutaminsäure verknüpft ist. Diese Folsäure-Derivate sind für den Menschen voll als Vitamine nutzbar, da sie durch Folsäure-Konjugasen im Organismus zu Folsäure abgebaut werden.

Im Organismus wird Folsäure zu *Tetrahydrofolsäure* reduziert, die als wichtige Überträgersubstanz für Hydroxymethylgruppen *(aktivierter Formaldehyd)* und Formylgruppen *(aktivierte Ameisensäure)*, also von Ein-Kohlenstoff-Fragmenten, dient.

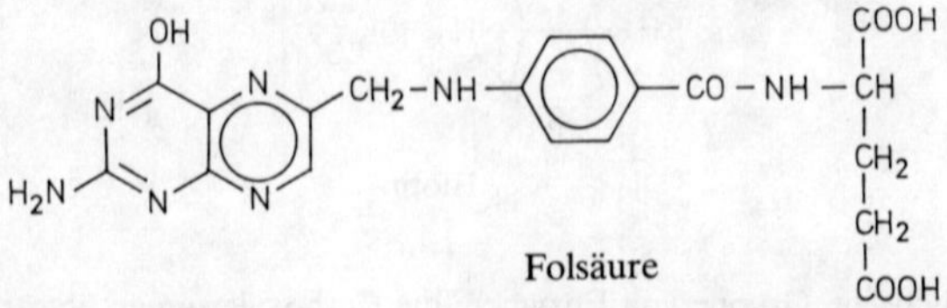

Folsäure

Der Minimalbedarf des Menschen wird auf 50 µg/Tag geschätzt, die empfohlene tägliche Zufuhr beträgt 0,4 mg.

Eine **Folsäure- Hypovitaminose** äußert sich in einer *Störung der Zellteilung,* von der hauptsählich das blutbildende Gewebe betroffen ist (megaloblastäre Anämie, s. S. 142). Daneben findet man Schleimhautveränderungen im Bereich der Mundhöhle und des Intestinaltraktes, Störungen der Fortpflanzung und ein gehäuftes Auftreten von Mißbildungen.

Pantothensäure. Pantothensäure, eine Verbindung aus *Dihydroxy-dimethyl-buttersäure* und β-*Alanin,* ist ein Bestandteil des *Coenzym A.*

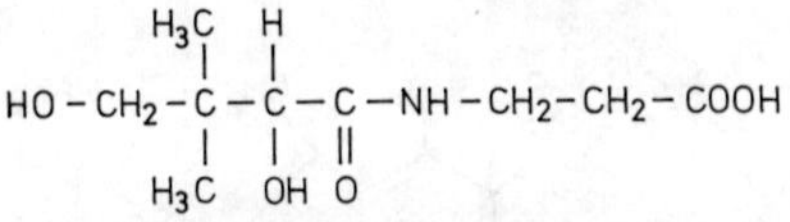

Pantothensäure

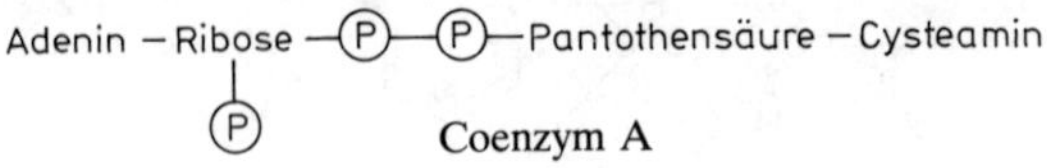

Coenzym A

Als solches ist sie weit verbreitet und findet sich besonders reichlich in Hefe, Melasse, Leber, Fleisch, Milch und Eidotter.

Coenzym A dient zur Aktivierung der Essigsäure und anderer Fettsäuren und besitzt damit eine fundamentale Bedeutung für den gesamten Stoffwechsel. Die Fettsäure wird als Thioester an Coenzym A gebunden und ist durch die hohe Bindungsenergie der Thioestergruppe besonders reaktionsfähig.

Der Tagesbedarf wird auf 10 mg geschätzt.

Beim Menschen sind Mangelerscheinungen nicht bekannt.

Biotin (Vitamin H). Biotin, ein *bizyklisches Harnstoffderivat* mit einem *Thiophenring,* ist eine hitze-, säure- und alkalibeständige Substanz. Dagegen wird sie durch Oxidationsmittel und UV-Licht zerstört.

Vitamin H kommt in allen Zellen, besonders reichlich in Hefe, Leber, Nieren und Eigelb vor.

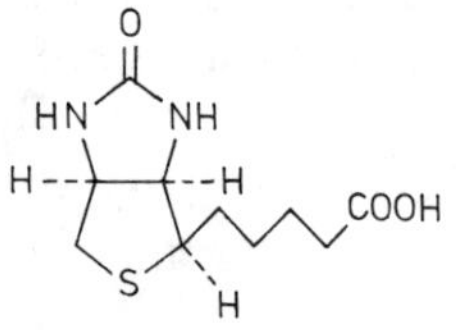

Biotin

Biotin ist die prosthetische Gruppe von Enzymen, die Carboxylgruppen übertragen.

Der Tagesbedarf von Biotin beim Menschen ließ sich bisher nicht exakt ermitteln, weil auch Darmbakterien Biotin produzieren. Er wird mit 0,1–0,3 mg angegeben.

Mangelerscheinungen treten beim Menschen normalerweise nicht auf, doch kann durch die Einnahme großer Mengen von Eiklar eine Mangeldermatitis ausgelöst werden. Eiklar enthält ein spezifisches Protein, das *Avidin,* durch das Biotin gebunden und inaktiviert wird.

Vitamin B_{12} (Cobalamin). Vitamin B_{12} besitzt von allen Vitaminen die komplizierteste Struktur. Das Ringsystem hat Ähnlichkeit mit den *Porphyrinen.* In Lebensmitteln kommt Vitamin B_{12} in Form des *Vitamin-B_{12}-Coenzyms* vor. In diesem ist anstelle der Cyangruppe im handelsüblichen Cyanocobalamin das 5′-Desoxy-adenosin getreten.

Vitamin B_{12} wird nur von Mikroorganismen synthetisiert. Da es aber im tierischen Organismus gespeichert werden kann, sind tierische Nahrungsmittel die besten Vitamin-B_{12}-Quellen.

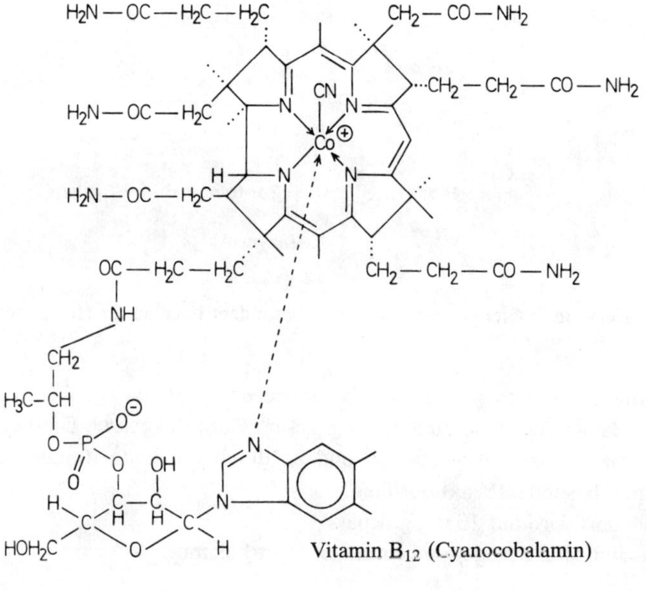

Vitamin B_{12} (Cyanocobalamin)

Vitamin B_{12} ist an mehreren *Enzymreaktionen* beteiligt, z. B. an der Isomerisierung von Methylmalonat-CoA zu Succinyl-CoA oder an der Remethylierung von Homocystein zu Methionin.

Der Gesamtbestand des Gesunden an Vitamin B_{12} beträgt etwa 2−5 mg. Der Minimalbedarf für eine ausreichende Hämopoese liegt bei 1−2 µg täglich, die normale Zufuhr bei 5−15 µg/Tag.

Vitamin-B_{12}-Mangel löst die charakteristischen Erscheinungen der *perniziösen Anämie* (s. S. 142), die unbehandelt zum Tode führt, aus.

Vitamin C (Ascorbinsäure). Vitamin C ist das γ-Lacton der in der Enolform vorliegenden 2-Keto-L-gulonsäure. Die Endiolgruppierung bedingt ihr starkes Reduktionsvermögen, die Hydroxylgruppe an C-3 den Säurecharakter (vinyloge Carbonsäure). Während Vitamin C in kristallisierter Form gegen Luftsauerstoff beständig ist, wird es in Lösung von Oxidationsmitteln rasch bis zur Oxalsäure abgebaut. Alkalien und Schwermetalle, vor allem Kupferionen, beschleunigen diesen Vorgang.

Ascorbinsäure kommt in allen lebenden Zellen vor. Besonders reich an Vitamin C sind frische Früchte (Johannisbeeren, Sanddornbeeren, Hagebutten, Apfelsinen und Zitronen). Für die Ernährung der mitteleuropäischen Bevölkerung kommt als wichtigster Vitamin-C-Lieferant die Kartoffel in Betracht.

Von tierischen Organen besitzen die Nebennierenrinde, der Hypophysenvorderlappen, die Leber und der Gelbkörper (s. S. 684) den höchsten Vitamin-C-Gehalt.

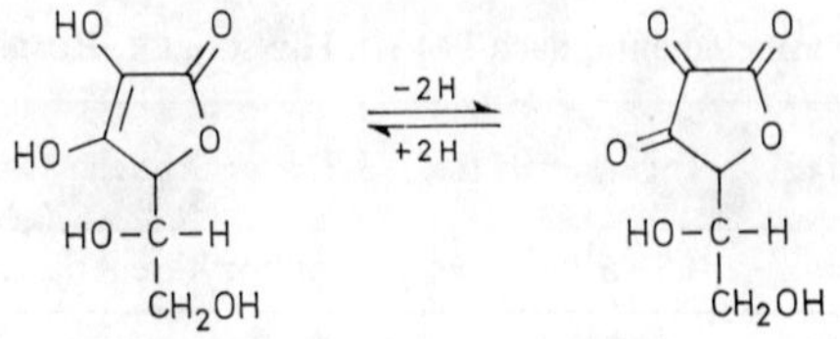

Ascorbinsäure Dehydroascorbinsäure

Ascorbinsäure wird nicht nur von Pflanzen, sondern auch von den meisten tierischen Organismen selbst synthetisiert. Nur der Mensch, der Affe und das Meerschweinchen können sie nicht bilden, da ihnen die L-Gulonolacton-Oxidase, ein Flavoprotein, fehlt, das Gulonalacton zur Ascorbinsäure aerob oxidiert. Ascorbinsäure, die reversibel in Dehydroascorbinsäure übergehen kann, gehört zu den biochemischen Redoxsystemen. Sie ist beteiligt an

- dem Aufbau der Nebennierenrindenhormone,
- der Hydroxylierung von Dopamin zu Noradrenalin,
- der Hydroxylierung von Prolin zu Hydroxyprolin, das für die Kollagenbildung unentbehrlich ist,
- der Umwandlung von Folsäure in Folinsäure,
- der Abdichtung der Kapillaren (Antihyaluronidaseeffekt) und
- der Aktivierung des Thrombins (Gerinnungsbeschleunigung).

Ferner steigert es die Immunitätsvorgänge und fördert die Eisenresorption.

Der normale Tagesbedarf an Vitamin C beträgt 60 mg.

Die klassische **Vitamin-C-Mangelkrankheit,** der *Skorbut,* der früher immer dann auftrat, wenn ein Mangel an frischen Nahrungsmitteln (z. B. bei langen Schiffsreisen) bestand, ist selten geworden. Sie ist durch abnorme Müdigkeit, Muskelschwäche, Blutungen, Lockerwerden und Ausfallen der Zähne sowie starke Anfälligkeit gegen Infektionskrankheiten gekennzeichnet.

10.4. Wasser, Salze, Spurenelemente

Neben einer kalorienmäßig genügenden Ernährung ist eine *ausreichende Zufuhr von Wasser und Mineralstoffen* für die normale Aufrechterhaltung der Lebensvorgänge unerläßlich. Wasser- und Elektrolytbedarf, Wasser- und Elektrolytumsatz sowie Störungen des Wasser- und Elektrolythaushaltes sind in Kap. 13 beschrieben.

Als *Spurenelemente* bezeichnet man Elemente, die nur in äußerst geringen Mengen in der Nahrung und im Organismus vorkommen. Es lassen sich drei Gruppen unterscheiden: Spurenelemente,

- deren *physiologische Funktion bekannt* oder zumindest sehr wahrscheinlich ist *(essentielle Spurenelemente),*
- die *entbehrlich* sind,
- die *toxisch* wirken.

Tab. 10–6. Essentielle Spurenelemente, nach FORTH, HENSCHLER, RUMMEL

Element	Körperbestand (g)	Tagesbedarf (mg)	Hauptsächliche Mangelerscheinungen
Eisen	4,0–5,0	0,5–5[1)]	mikrozytäre Anämie
Zink	1,4–2,3	0,4–6[1)]	Wachstumsstörungen, Haarausfall, verzögerte Wundheilung
Kupfer	0,08–0,12	1–2,5[1)]	mikrozytäre Anämie, Wachstumsstörungen
Mangan	0,012–0,03	2–5	Sterilität, Knochenmißbildungen
Molybdän	~0,02	~0,4	bei Menschen keine bekannt
Jod	0,01–0,02	0,1–0,2	Hypothyreose, Kretinismus
Kobalt	~0,01	<1	makrozytäre Anämie[2)]
Chrom	<0,006	<0,005	bei Menschen keine bekannt
Selen	nicht bekannt		bei Menschen keine bekannt[3)]

[1)] Abhängig von Alter, Geschlecht und Funktionszustand des Organismus (Schwangerschaft) usw.
[2)] Vitamin-B_{12}-Mangel
[3)] Beim Tier Wachstumsstörungen, Nekrosen in Leber und Muskelgewebe. Im Tierexperiment hat Selen ähnliche antioxidative Eigenschaften wie die E-Vitamine.

Zu den **essentiellen Spurenelementen** gehören

- *Eisen* als Baustein des Häm (s. S. 130) und der Cytochrome,
- *Kobalt* als Bestandteil von Vitamin B_{12},
- *Chrom, Kupfer, Mangan, Molybdän, Selen* und *Zink,* die in intrazellulären Enzymen enthalten sind,
- *Jod,* das für die Biosynthese von Schilddrüsenhormonen (s. S. 630 f.) benötigt wird.

Fluor besitzt wahrscheinlich ebenfalls eine biologische Bedeutung (Zahnschmelzaufbau).

Eine Zusammenstellung des Bestandes und des Tagesbedarfs an essentiellen Spurenelementen sowie der wichtigsten Symptome bei Spurenelementmangel enthält Tab. 10–6.

Entbehrliche Spurenelemente sind u. a. *Aluminium, Brom, Gold* und *Silber.*

Toxische Spurenelemente (Antimon, Arsen, Blei, Cadmium, Quecksilber, Thallium) besitzen als gewerbliche Gifte große toxikologische Bedeutung.

10.5. Ernährungsformen

Bilanzierte Ernährung. Darunter versteht man eine ausgewogene Kost, in der

- die zugeführte Energie dem Bedarf, entsprechend der jeweiligen Arbeitsleistung, angepaßt ist,
- die Grundnährstoffe in optimaler Relation enthalten sind,
- die Vitamine, Salze und Spurenelemente in ausreichenden, jedoch nicht überdosierten Mengen vorliegen.

Die erstgenannte Bedingung wird von der Bevölkerung in hochzivilisierten Ländern in vielen Fällen nicht eingehalten. Dies zeigt Tab. 10–7, in der die *Soll-* und *Istwerte* der zugeführten Nährstoffenergien für die mitteleuropäische Bevölkerung angegeben sind. Daraus geht hervor, daß im statistischen Mittel die Energieaufnahme den -bedarf um fast 15% übersteigt. Als Folge davon hat in den letzten Jahrzehnten die Zahl der *Übergewichtigen,* die einem erhöhten Krankheitsrisiko ausgesetzt sind (s. u.), stark zugenommen. Die *optimale Relation der Nährstoffanteile* ist seit mehr als 100 Jahren in umfangreichen Studien unter wechselnden Ernährungsbedingungen untersucht worden. Für die Verhältnisse in Mitteleuropa hat sich dabei eine Relation der *Gewichtsanteile Eiweiß : Fett : Kohlenhydrate* von *1 : 1 : 4,* entsprechend einem Verhältnis der *Energieanteile* von *3 : 6 : 11,* als besonders zweckmäßig erwiesen. Wie aus Tab. 10–7 hervorgeht, werden in den Industrieländern mit der durchschnittlichen Kost zu viel Fett und zu wenig Kohlenhydrate aufgenommen.

Bilanzierte Diäten. Nach den geschilderten Prinzipien hat man standardisierte, pulverisierte Nährstoffgemische, sog. *Formula-Diäten,* entwickelt, die die übliche Vollkost über eine längere Zeit ersetzen können. Das wichtigste medizinische Anwendungsgebiet hier-

Tab. 10–7. Mittleres Kostmaß der Bevölkerung in Mitteleuropa.

		Soll	**Ist**	**Gewichtsanteile**	
				Soll	**Ist**
Energieumsatz	kcal/Tag	2660	3020		
	kJ/Tag	11150	12650		
	Eiweiß	77 g	92 g	17%	17%
	Fett	80 g	132 g	17%	23%
	Kohlenhydrate	395 g	340 g	66%	60%

für ist die *künstliche Ernährung* per Schlundsonde. Formula-Diäten können aber auch, gegebenenfalls mit geschmacksverbessernden Aromen versetzt, peroral als Zusatzkost verabreicht werden.

Daneben finden *bilanzierte synthetische Diäten (BSD)* in zunehmendem Maße Verwendung. Dabei handelt es sich um komplette Elementardiäten, die aus reinen L-Aminosäuren, einfachen Kohlenhydraten, essentiellen Fettsäuren, Vitaminen und Mineralien zusammengesetzt sind. Diese Stoffe werden in den obersten Darmabschnitten resorbiert und praktisch rückstandslos verwertet („Astronautenkost"). *Medizinische Indikationen* sind Vorbereitung zur Darmchirurgie, Ernährung nach Darmresektionen und Operationen im Enddarmbereich sowie beim Maldigestions- und Malabsorptionssyndrom (s. S. 377 f.).

Spezielle Ernährungsformen. Für die **Ernährung des Säuglings** stellt die Natur eine spezielle Fertigkost in Form der Muttermilch zur Verfügung. Die Muttermilch ist eiweißärmer und kohlenhydratreicher als die Kuhmilch, im Hinblick auf die essentiellen Aminosäuren dieser jedoch sehr ähnlich. Da die Muttermilch nicht immer zur Verfügung steht bzw. zur Verfügung gestellt wird, hat man sog. *adaptierte Milchpräparate* entwickelt, d. h. bilanzierte Formula-Diäten, deren Zusammensetzung auf den besonderen Bedarf des Säuglings abgestellt ist.

Für die **Ernährung des alten Menschen** ist zu beachten, daß
- der *Energiebedarf vermindert* ist,
- ein *erhöhter Eiweißbedarf* besteht, der eine tägliche Zufuhr von 1,2–1,5 g/kg Körpergewicht an hochwertigen Proteinen notwendig macht,
- Fette mit *ungesättigten Fettsäuren* zu bevorzugen sind,
- der Gewichtanteil der *Kohlenhydrate auf 40% gesenkt* werden sollte, wobei Mono- und Disaccharide zu vermeiden sind,
- der absolute *Vitaminbedarf* zwar unverändert ist, wegen der geringen Nahrungsaufnahme jedoch leicht ein Vitaminmangel entstehen kann, dem durch entsprechende Kostwahl entgegengewirkt werden muß,
- eine *ausreichende* Ca^{++}*-Zufuhr,* z. B. durch eine reichliche Zufuhr von Milch und Milchprodukten sichergestellt ist, um die Entstehung einer Osteoporose zu verhindern.

Für die **Ernährung in der Schwangerschaft** ist zu berücksichtigen, daß
- der zusätzliche Energiebedarf (300 kcal bzw. 1250 kJ/Tag in der zweiten Schwangerschaftshälfte) nur eine *geringfügig* gesteigerte Nahrungsaufnahme erfordert,
- der *Eiweißbedarf 80–100 g/Tag* beträgt, der durch einen hohen Anteil hochwertiger tierischer Proteine gedeckt werden sollte,
- eine *Ca^{++}-Zufuhr von 1,5 g/Tag* wünschenswert ist,
- der *Eisenbedarf* in der zweiten Schwangerschaftshälfte auf *15 mg/Tag* ansteigt,
- der *Thiaminbedarf* in der zweiten Schwangerschaftshälfte und in der Stillzeit im Vergleich zum Normalbedarf *verdoppelt* ist.

Bestimmte Erkrankungen erfordern besondere Diätformen, wobei durch gezielte Zufuhr bestimmter Nährstoffe oder Nährstoffgemische die Stoffwechselprozesse in therapeutisch erwünschter Richtung beeinflußt werden können. Eine solche diätetische Therapie ist insbesondere indiziert bei *Diabetes mellitus,* bei *Leber-* und *Nierenkrankheiten,* bei *enzymbedingten Stoffwechselstörungen* sowie beim *Maldigestions-* und *Malabsorptionssyndrom.*

10.6. Körpergewicht und Gewichtsreduktion

Idealgewicht. Während in vielen Entwicklungsländern ernährungsbedingte Mangelerscheinungen eine häufige Krankheitsursache darstellen, wird die Lebenserwartung der Bevölkerung in den Industrienationen in großem Umfang durch Übergewicht infolge Überernährung beeinträchtigt. *Übergewicht zählt zu den Risikofaktoren,* denen im statistischen Mittel eine Häufung von Gefäßkrankheiten und deren Folgen (Herzinfarkt, Schlaganfall) und damit eine verkürzte Lebenserwartung zuzuordnen sind. Ein Übergewicht von 30 % erhöht laut Statistik die Sterblichkeit um mehr als 50 %. Daher ist es wichtig, die aus präventivmedizinischer Sicht optimalen Körpergewichte zu kennen. In einer großangelegten Studie von Lebensversicherungsgesellschaften in den USA hat man in Abhängigkeit von Körpergröße, Geschlecht und Konstitution die Körpergewichte mit der *höchsten statistischen Lebenserwartung* ermittelt. Diese (s. Tab. 10–8) werden als *Idealgewichte* bezeichnet. Abweichungen vom Idealgewicht zu höheren oder niedrigeren Werten gehen nach dieser Studie mit einer Zunahme der Sterblichkeit einher. Überschreitet das jeweilige Istgewicht das Idealgewicht um *10–20%*, so spricht man von *Übergewicht;* beträgt die Gewichtszunahme *mehr als 20%,* so bezeichnet man einen solchen Zustand als *Adipositas* (Fettsucht).

Da bis heute ähnlich umfangreiche Studien für Mitteleuropa nicht vorliegen, geht man von der Gültigkeit der Idealgewichte auch für diese Region aus. In neuerer Zeit ist allerdings mehrfach kritisch eingewandt worden, daß die Idealgewichtswerte unter den vom gesundheitlichen Standpunkt optimalen Werten lägen, so daß sie nicht als allgemein verbindlicher Beurteilungsmaßstab in der Präventivmedizin angesehen werden dürften.

Häufig wird der BROCA-Index für die Berechnung des Sollgewichtes herangezogen:
Sollgewicht (kg) = Körperlänge (cm) − 100.

Der BROCA-Index ist zwar einfach zu bestimmen, liefert aber um mindestens 10% zu hohe Werte. Die Kennzeichnung des BROCA-Wertes als Normalgewicht sollte daher vermieden werden.

Tab. 10–8. Idealgewicht Erwachsener in leichten Hauskleidern (in kg)

Größe (in flachen Schuhen) in cm	leichter Knochenbau		mittelschwerer Knochenbau		schwerer Knochenbau	
	♂	♀	♂	♀	♂	♀
150		43–46		45–50		48–55
155		45–49		47–53		51–58
160	52–56	48–51	55–60	50–55	58–65	54–61
165	55–58	50–54	58–63	53–59	61–69	57–64
170	58–62	53–58	61–67	56–63	64–73	60–68
175	61–66	57–61	64–71	60–67	68–77	64–72
180	65–70	61–65	68–75	63–70	72–81	67–76
185	69–73		71–79		76–85	
190	72–77		75–84		80–89	

Quelle: Metropolitan Life Insurance Company, Statistical Bulletin. Bd. 40 (1959).

Unter dem *Durchschnittsgewicht* versteht man den Mittelwert des Körpergewichtes in einer Bevölkerungsgruppe. Da das Durchschnittsgewicht ein Maß für die Ernährungssituation einer Population darstellt, ist es *regional sehr unterschiedlich* verteilt und u. U. *zeitlichen Schwankungen* (Hungerzeiten, Überernährungsphasen) unterworfen. Das derzeitige Durchschnittsgewicht der Erwachsenen in den Industrieländern liegt – wie bereits erwähnt – wesentlich über dem Gewicht mit der höchsten statistischen Lebenserwartung.

Gewichtsreduktion. Die Basis für die Behandlung von Übergewicht und Fettsucht bildet eine *eingeschränkte Energiezufuhr* (hypokalorische Ernährung), wobei allerdings *ausreichende Mengen an essentiellen Stoffen* angeboten werden müssen. Da eine erfolgreiche Therapie die Umstellung der Ernährungsgewohnheiten über eine längere Zeit voraussetzt und dabei auch psychologische Faktoren eine bedeutende Rolle spielen, sind die Empfehlungen auf dem Gebiet der hypokalorischen Diät oft mehr von Schlagworten als von ernährungsphysiologischen Überlegungen geprägt. Vielfach werden Diäten empfohlen, bei denen *ein bestimmter Nährstoff* im Vordergrund steht, die jedoch nicht frei von Nachteilen sind: Eine *eiweißreiche, kalorienarme Nahrung* dämpft zwar den Appetit, ist aber relativ teuer und kann zu einem Anstieg des Harnsäurespiegels im Blut (Gicht-Gefahr, s. u.) führen. Eine *fettreiche, kalorienarme Kost* stillt zwar für längere Zeit den Hunger, ist aber bisweilen schlecht verträglich und birgt u. U. die Gefahr einer Hypercholesterinämie in sich. Eine *kohlenhydratreiche, kalorienarme Nahrung* gibt durch reichhaltige Magenfüllung kurzzeitig ein Sättigungsgefühl, das aber bald wieder durch Hunger mit hypoglykämischen Erscheinungen abgelöst wird. *Quellstoffreiche, kalorienarme Produkte,* die vielfach angeboten werden, gefährden, da sie in der Regel nicht bilanziert sind, insbesondere ältere Menschen wegen ihres Mangels an hochwertigen Proteinen.

Vorzuziehen sind *bilanzierte Diäten mit einer Energiezufuhr von etwa 1 000 kcal/Tag* (4 200 kJ/Tag). Die meisten *Formula-Diäten* des Marktes erfüllen diese Forderung, sind aber organoleptisch meist recht einförmig. Soll durch eine Diät der *Minimalbedarf* des Erwachsenen unter ernährungsphysiologischen Aspekten gedeckt werden, so ist die Zufuhr von etwa *600 kcal/Tag* (2 500kg/Tag) erforderlich. Eine solche *Minimaldiät* müßte beispielsweise enthalten: 40 g Eiweiß (mit hoher biologischer Wertigkeit) 2,5 g pflanzliche Öle (mit hohem Anteil an essentiellen Fettsäuren), 100 g Kohlenhydrate (Oligo- und Polysaccharide), dazu Mineralien (K^+, Na^+, Ca^{++}, Fe^{++}) und Vitamine sowie gegebenenfalls geringe Mengen Quellstoffe und vor allem Geschmacksstoffe. Die Zufuhr sollte in mindestens 5 Portionen mit ausreichenden Flüssigkeitsmengen (1,5–2 l Wasser) erfolgen. Eine sog. *Null-Diät,* d. h. Fasten unter Zufuhr von Wasser, Mineralien und Vitaminen, ist manchmal bei extremer Fettsucht indiziert, darf jedoch wegen des erheblichen Risikos nur unter ärztlicher Kontrolle durchgeführt werden.

10.7. Anhang: Störung des Harnsäurestoffwechsels (Gicht)

Die Gicht (Arthritis urica) ist die Krankheitsmanifestation einer Hyperurikämie, d. h. einer Erhöhung des Bluthamsäurespiegels, der normalerweise 50–65 mg/l beträgt.

Bei der **primären Gicht** (Gicht im engeren Sinn) handelt es sich um eine *chronisch verlaufende erbliche Störung des Purinstoffwechsels* mit einer Erhöhung des Harnsäurepools im Organismus sowie Ausfall und Ablagerung von Harnsäure bzw. Uraten in mesenchymalen, kollagen- und mucopolysaccharidreichen Geweben und rezidivierender, schließlich chronisch deformierender Arthritis. Dabei kann

- die *Bildung von Harnsäure* im Intermediärstoffwechsel *erhöht* oder
- die *renale Harnsäureausscheidung gestört* sein.

Bei einer erhöhten Bildung von Harnsäure ist die Resynthese von Purinnucleotiden aus Purinbasen herabgesetzt – Hypoxanthin und Guanin werden dann vermehrt zu Harnsäure abgebaut – oder der negative Rückkopplungsmechanismus bei der Purinsynthese aufgehoben, wodurch vermehrt Purinkörper gebildet werden.

Eine renale Harnsäureausscheidungsstörung beruht vorwiegend auf einer verringerten Harnsäuresekretion in tieferen Tubulusabschnitten.

Neben der erblichen Komponente sind – zwar nicht ursächlich, aber manifestationsfördernd – *exogene Faktoren* bedeutsam. Als solche kommen bewegungsarme, hektische Lebensweise, Alkoholabusus sowie Fehlernährung mit Adipositas in Betracht. *Betroffen sind vor allem Männer im mittleren und höheren Lebensalter.* Hervorzuheben ist, daß die Gicht nicht nur eine Gelenkerkrankung, sondern zugleich eine schwere *Allgemeinkrankheit* darstellt. So findet man bei Gichtpatienten in einem hohen Prozentsatz gleichzeitig Hypertonie, Störungen im Kohlenhydratstoffwechsel, Hyperlipoproteinämien, frühzeitige Atherosklerose, Fettleber und Schädigungen der Nierentubuli (Gichtniere).

Klinisch unterscheidet man bei der Gicht *den akuten Gichtanfall, das symptomfreie Intervall* und *die chronische Gichtphase.*

Der akute Gichtanfall kommt dadurch zustande, daß *Harnsäurekristalle* in Geweben mit geringem Stoffwechsel *ausfallen* und dann durch Leukozyten *phagozytiert* werden. Es bilden sich Phagolysosomen, deren Membran unter der Einwirkung der Kristalle rupturiert. Dadurch autolysieren nach dem *Austritt lysosomaler Enzyme* die betroffenen Zellen, und im umgebenden Gewebe kommt es zu *Gewebeläsionen* und *entzündlichen Reaktionen.* Die dadurch bedingte Erniedrigung des pH-Wertes führt zu einer erneuten Ausfällung von Harnsäure und verstärkt damit den Prozeß im Sinne eines Circulus vitiosus. Ohne Behandlung klingen die Symptome erst nach mehreren Tagen ab.

Das *symptomenfreie Intervall* kann dann Wochen bis Jahre betragen.

In der *chronischen Gichtphase* ist die Intensität der Anfälle geringer, eine völlige Symptomenfreiheit besteht jedoch selten. In der Regel findet man Uratablagerungen an der Ohrmuschel, an Händen oder Füßen (sog. Tophi).

Die **sekundäre Gicht** tritt als Komplikation von Krankheiten auf, die mit einem vermehrten Auf- und Abbau von Nucleoproteinen einhergehen. Hierzu gehören u. a. myeloische Leukämien und die Polyzythämie.

11. Gastrointestinaltrakt und Verdauung

Die Hauptaufgabe des Gastrointestinaltraktes besteht in der Überführung der Nahrung in resorbierbare Bestandteile und in deren Aufnahme in den Körperkreislauf. Der erstgenannte Teilprozeß, die **Verdauung,** wird durch *mechanische Vorgänge,* durch Zerkleinerung, Transport und Durchmischung eingeleitet. In engem Zusammenhang damit erfolgt die *Sekretion von Verdauungssäften.* Die Einwirkung der Enzyme, die in den Verdauungssäften enthalten bzw. auf der inneren Darmwand lokalisiert sind, führt dann zur hydrolytischen Spaltung der Eiweiße, Kohlenhydrate und Fette. Im zweiten Teilprozeß, der **Resorption,** werden die Endprodukte der Verdauung ebenso wie Wasser, Mineral-

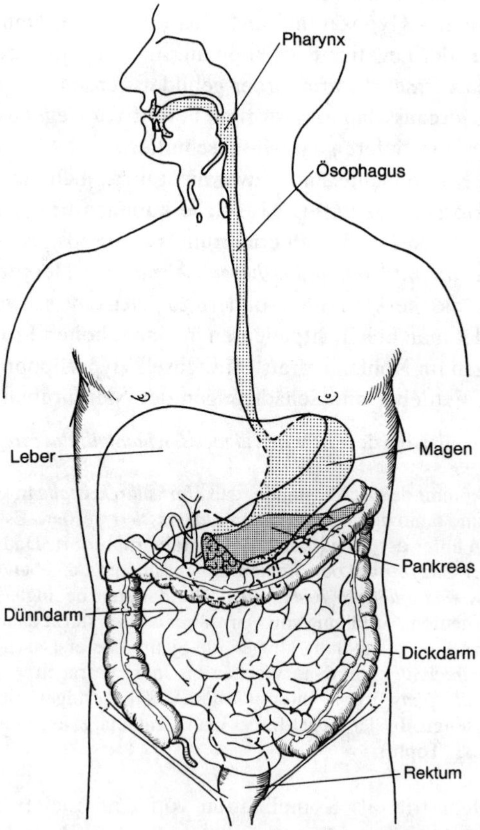

Abb. 11–1. Übersicht über die an der Verdauung und Resorption beteiligten Organe

stoffe und Vitamine aus dem Darmlumen über die Darmschleimhaut in das Blut oder in die Lymphe aufgenommen.

Abb. 11–1 zeigt in einer Übersicht die Verdauungsorgane Mundhöhle, Pharynx, Ösophagus, Magen, Dünndarm, Kolon und Rektum sowie die beiden am Verdauungsprozeß beteiligten Drüsen Leber und Pankreas.

11.1. Mundhöhle, Pharynx und Ösophagus

Der Verdauungsprozeß beginnt in der Mundhöhle mit der Nahrungsaufnahme. Durch Kauen und Durchmischung mit Speichel erhält die feste Nahrung eine für den weiteren Transport geeignete Konsistenz.

11.1.1. Mundhöhle und Pharynx

Anatomie der Mundhöhle und des Pharynx. Die **Mundhöhle** stellt den Anfangsteil des Verdauungskanals dar. Sie wird nach vorne von den Lippen, seitlich durch die Wangen, unten durch den Mundboden und oben durch den harten und weichen Gaumen begrenzt. Nach hinten geht die Mundhöhle in den mittleren Abschnitt des *Pharynx* (Rachen) über. An diesem Übergang liegen die Gaumenbögen, welche die Gaumen-Tonsillen einschließen. Der Raum zwischen den Zähnen bzw. den Alveolarfortsätzen der Kiefer und den Wangen bzw. Lippen wird *Mundvorhof* genannt. Das Innere der Mundhöhle ist von *Schleimhaut* ausgekleidet.

Die **Zähne** bestehen aus Hartsubstanzen *(Dentin, Schmelz und Zement)* und Weichteilen *(Pulpa* und *Wurzelhaut)*. Sie sind in den Alveolen (Wurzelfortsätzen) der zahntragenden Fortsätze des Ober- und Unterkiefers durch die Wurzelhaut federnd aufgehängt, so daß der Kaudruck als Zug von der Wurzelhaut aufgefangen werden kann. Das *bleibende Gebiß* umfaßt 32 Zähne:

- *8 meißelförmige Schneidezähne oder Dentes incisivi,*
- *4 Eckzähne oder Dentes canini mit einer Kauspitze,*
- *8 Backenzähne oder Dentes praemolares mit zwei Kauspitzen,*
- *12 Mahlzähne oder Dentes molares mit 4–5 Kauspitzen,* wobei der jeweils hinterste Mahlzahn (Weisheitszahn) oft Rückbildungserscheinungen zeigt.

Das *Milchgebiß* umfaßt lediglich 20 Zähne (8 Schneide-, 4 Eck- und 8 Mahlzähne).

Die Öffnungs- und Schließbewegungen, die Vor- und Rückschiebe- und die seitlichen Bewegungen der Zahnreihen beim Kauen werden durch 4 paarig angelegte **Kaumuskeln** (M. masseter, M. temporalis und zwei weitere Muskelpaare, die an der Schädelbasis entspringen und zur Innenseite des Unterkiefers ziehen) ermöglicht.

Die **Zunge** ist ein von Schleimhaut umkleidetes Muskelorgan. Man unterscheidet einen frei beweglichen *Zungenrücken* und einen *Zungengrund,* der das hintere Drittel der Zunge einnimmt und den Übergang zum *Pharynx* bildet. Der Zungenrücken trägt *Papillen* für die Tast- und Geschmacksempfindung (s. S. 564 f.). Die *quergestreifte Zungenbinnenmuskulatur* verläuft in longitudinalen, transversalen und vertikalen Faserzügen; in die Zunge einstrahlende Muskeln haben ihren Ursprung am Unterkiefer, am Zungenbein und am Schläfenbein. An der Oberfläche des Zungengrundes liegt eine Ansammlung lymphatischen Gewebes, das zusammen mit den Gaumen-Tonsillen dem sog. *lymphatischen Rachenring* zugerechnet wird.

Der **Pharynx** ist ein von Schleimhaut ausgekleideter Muskelschlauch, dessen oberes Ende an der Schädelbasis aufgehängt ist, während das untere Ende in den Ösophagus übergeht. An seiner Vorderwand finden sich drei Öffnungen, die zur Nasenhöhle, zur Mundhöhle und zum Kehlkopfeingang führen. Entsprechend wird der Pharynx in drei Abschnitte unterteilt: Einen oberen *(Epipharynx)*, einen mittleren *(Mesopharynx)*, der hinter der Mundhöhle liegt, und einen unteren Abschnitt *(Hypopharynx)* mit Zugang zum Kehlkopf. *Im Pharynx kreuzen sich Luft- und Speisewege.*

Kauvorgang. Am Kauvorgang sind Zähne, Kaumuskulatur, Zunge, Wangen, Mundboden und Gaumen in koordinierter Weise beteiligt. Durch Bewegungen von Zunge, Lippen und Wangen wird die Speise mehrfach zwischen die Zähne geschoben, die durch

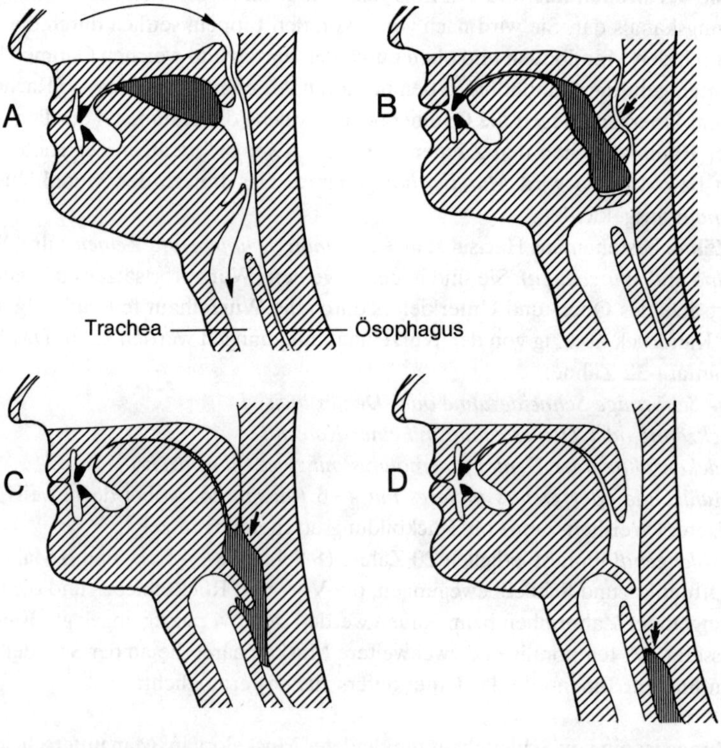

Abb. 11–2. Phasen des Schluckaktes

Schneide- und Mahlbewegungen größere Stücke der Nahrung zerkleinern. Während der Zerkleinerung wird der Speisebrei gleichzeitig mit Speichel vermischt. Durch Sammeln von Nahrung auf der Zunge und durch Zungenbewegungen nach hinten zum Pharynx hin wird der Schluckakt eingeleitet.

Schluckakt. Der mit Speichel durchmischte Bissen *(Bolus)* wird durch den Schluckakt in die Speiseröhre befördert. Der erste Teil dieses komplizierten motorischen Vorganges besteht in einer *willkürlichen* Zungenbewegung, die den Bolus in den Rachen befördert (s. Abb. 11–2, A). Durch Berührung der Gaumenbögen, des Zungengrundes und der Pharynxhinterwand wird dann der zweite, *reflektorisch* ablaufende Teilprozeß ausgelöst. Da der Bolus beim Schluckakt den *Luftweg kreuzt,* muß zunächst die Verbindung zum Nasenraum durch Heben des Gaumensegels verschlossen werden (s. Abb. 11–2, B). Danach erfolgt der Verschluß des Kehlkopfeingangs durch Vorschieben des Kehlkopfes und Umklappen des Kehldeckels (s. Abb. 11–2, C). Durch koordinierte Tätigkeit der Schlundmuskulatur findet dabei der Transport des Bissens in den oberen Abschnitt der Speiseröhre statt (s. Abb. 11–2, D). An dem gesamten reflektorischen Vorgang sind mindestens 20 Muskeln beteiligt, die unter der Kontrolle eines **Schluckzentrums** in der Medulla oblongata zu koordinierter Kontraktion veranlaßt werden.

11.1.2. Speicheldrüsen und Speichelsekretion

Anatomie der Speicheldrüsen. Der Mundspeichel wird hauptsächlich von drei großen, paarig angelegten Drüsen gebildet, die in Abb. 11–3 dargestellt sind. Die **Ohrspeicheldrüse** *(Glandula parotis),* die größte unter ihnen, liegt zwischen dem aufsteigenden Unterkieferast und dem Knochengerüst des äußeren Gehörganges. Ihr Ausführungsgang

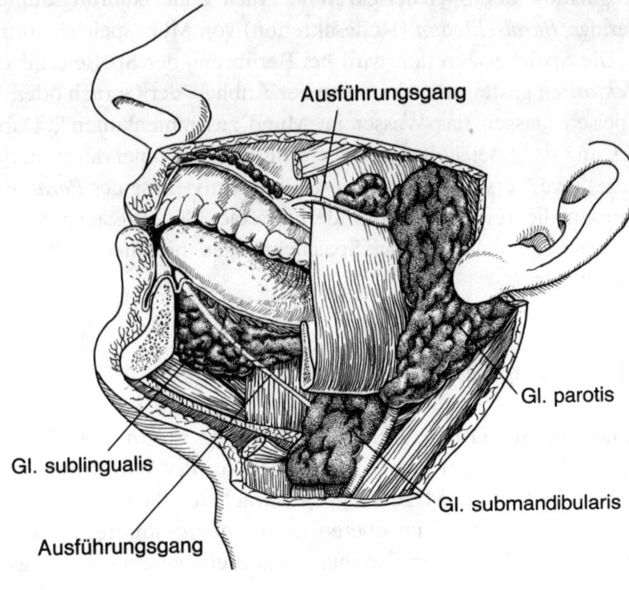

Abb. 11–3. Lokalisation der Speicheldrüsen

mündet gegenüber dem 2. oberen Mahlzahn. Die **Unterkieferdrüse** *(Glandula submandibularis)* ist zwischen dem Unterkiefer und der Mundbodenmuskulatur lokalisiert. Sie hat einen langen Ausführungsgang, der am Boden der Mundhöhle unter der Zunge in einer kleinen Warze endet. Die **Unterzungendrüse** *(Glandula sublingualis)* mit mehreren kleinen Ausführungsgängen befindet sich im Gebiet unterhalb der Zunge.

Die *sekretorische Innervation* der Glandula parotis erfolgt durch *parasympathische Fasern* des N. glossopharyngeus, während die entsprechenden Fasern für die Gl. sublingualis und Gl. submandibularis über den N. facialis zur Drüse gelangen. Der Ursprungsort für diese sekretorischen Fasern bzw. das *Reflexzentrum für die Speichelsekretion* liegt in der Medulla oblongata. Die Drüsen enthalten auch *sympathische Fasern,* die mit den Blutgefäßen in die einzelnen Organe ziehen.

Speichelsekretion. Alle Speicheldrüsen zusammen produzieren täglich ca. 1,5 l Speichel, dessen Zusammensetzung sich mit der Beschaffenheit der aufgenommenen Nahrung verändert. Trockene Speisen rufen eine starke Sekretion von *dünnflüssigem Spülspeichel* hervor. Dagegen führt die Aufnahme von flüssigkeitshaltigen Speisen zur Sekretion eines *viskösen Verdauungsspeichels.* Der Speichel enthält *Ptyalin,* eine kohlenhydratspaltende α-Amylase, und *Mucin,* einen Schleim, in dem hauptsächlich Glykoproteine enthalten sind. Durch den Schleimgehalt des Speichels wird die *Gleitfähigkeit des Bissens* erhöht. Der Speichel hat ferner durch seine *Spülfunktion* eine reinigende und durch seinen Gehalt an Rhodanid-Ionen auch eine geringe *antibakterielle Wirkung.*

Während die Ohrspeicheldrüse ein rein seröses Sekret produziert, geben die Unterkieferdrüsen und die Unterzungendrüsen entweder ein vorwiegend seröses oder ein vorwiegend muköses Sekret ab. Zahlreiche kleine Speicheldrüsen (Glandulae labiales, buccales, linguales) sezernieren fortlaufend ein dünnflüssiges Sekret.

Regulation der Speichelsekretion. Auch ohne Nahrungsaufnahme findet immer eine geringe *Basalsekretion* (Ruhesekretion) von Mundspeichel statt.

Die Speichelsekretion wird bei Berührung der Speisen mit der Mundschleimhaut *reflektorisch* gesteigert. Aber auch der Anblick, der Geruch oder die bloße Vorstellung von Speisen „lassen das Wasser im Mund zusammenlaufen". Dabei wird die Zusammensetzung des Speichels durch die differenzierte Innervation der Speicheldrüsen über das vegetative Nervensystem variiert. Eine Aktivierung des *Parasympathikus* bewirkt in allen Drüsen die reichliche Absonderung eines dünnflüssigen Speichels. Die Erregung des *Sympathikus* liefert geringe Speichelmengen mit einem hohen Anteil an organischen Bestandteilen.

11.1.3. Ösophagus

Anatomie des Ösophagus. Die *Speiseröhre* ist ein etwa 22–25 cm langer muskulärer Schlauch, der hinter der Luftröhre und vor der Wirbelsäule verläuft. Der Weg von der Zahnreihe bis zum Mageneingang beträgt ca. 40 cm.

Die Wand enthält im oberen Drittel quergestreifte, in den beiden unteren Dritteln glatte Muskulatur. Der Ösophagus hat drei anatomische „Engstellen": Die erste liegt in

Höhe des Ringknorpels (Kehlkopfbereich), die mittlere in Höhe der Luftröhrengabelung (Impression durch die Aorta), die untere in Höhe des Zwerchfelldurchtritts. Die innere Auskleidung der Speiseröhre besteht aus einem *mehrschichtigen Plattenepithel.* Da der Ösophagus ausschließlich der Weiterbeförderung des Speisebreis dient, findet man in der *Schleimhaut* lediglich *Drüsen,* die zum Schutz des Epithels Schleim sezernieren.

Ösophaguspassage. Im oberen und unteren Abschnitt der Speiseröhre finden sich Verschlußeinrichtungen, die als *oberer* und *unterer Ösophagussphinkter* bezeichnet werden (s. Abb. 11–4). Der muskuläre Ruhedruck ist an diesen Stellen gegenüber der Umgebung deutlich erhöht.

Während des Schluckaktes erschlafft der obere Ösophagussphinkter, wodurch der Eintritt des Bissens in die Speiseröhre ermöglicht wird. Der weitere Transport erfolgt dann durch eine magenwärts fortschreitende Kontraktion der Ringmuskulatur in der Ösophaguswand (s. Abb. 11–4, A und B). Eine solche Kontraktionswelle, der eine Erschlaffungswelle vorausläuft, wird als *Peristaltik* bezeichnet. Wenn die peristaltische Welle den unteren Ösophagusabschnitt erreicht, öffnet sich der untere Sphinkter, und der Bolus wird in den Magen befördert (s. Abb. 11–4, C). *Der gesamte koordinierte Transportprozeß in der Speiseröhre steht unter zentraler Kontrolle;* die steuernden Nervenimpulse gelangen über den N. vagus zur Ösophagusmuskulatur.

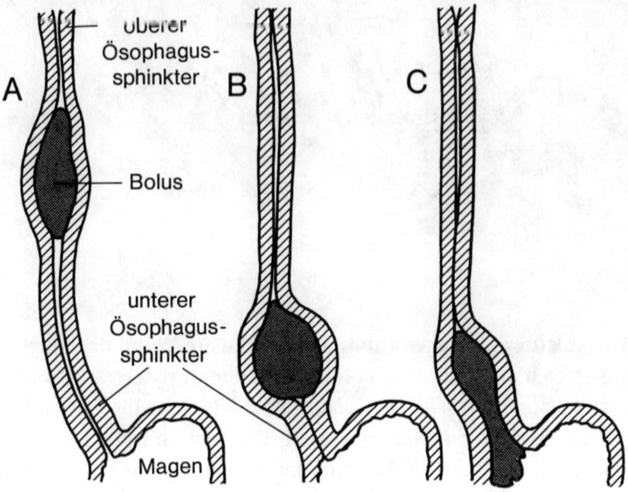

Abb. 11–4. Passage des Bolus durch den Ösophagus

11.2. Magen

Im Magen werden die Bissen mit dem Magensaft gemischt, homogenisiert und damit in den Speisebrei *(Chymus)* umgewandelt. Nach einer kürzeren oder längeren Verweildauer erfolgt die Abgabe des Chymus an den Dünndarm in kleineren Portionen.

11.2.1. Anatomie des Magens

Makroskopische Anatomie. Am menschlichen Magen werden makroskopisch die folgenden Abschnitte unterschieden (s. Abb. 11–5): Die *Kardia* (Mündungsgebiet des Ösophagus), der *Fundus* (Magenkuppel, die links die Kardia überragt), das *Korpus* (Magenkörper), das *Antrum* (Erweiterung vor dem Magenausgang) und der *Pylorus* (Magenpförtner). In der Vorderansicht erkennt man zwei ungleich lange und verschieden stark gekrümmte Ränder, die *große* und die *kleine Kurvatur.*

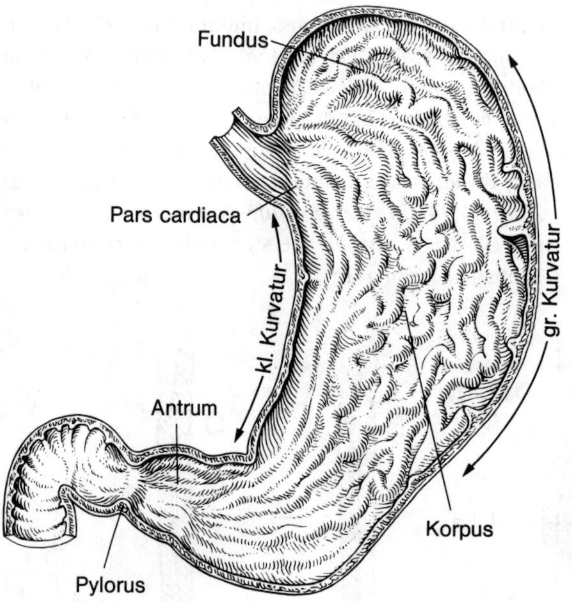

Abb. 11–5. Magen im Längsschnitt, nach LEONHARDT

Muskulatur der Magenwand. Die muskuläre Wand des Magens ist im Fundus- und Korpusbereich verhältnismäßig dünn und nimmt pyloruswärts an Dicke zu. Die Muskulatur besteht aus *drei Schichten glatter Muskelfasern,* die in *Längs-* und *Querrichtung* sowie *schräg* abwärts gerichtet verlaufen. Die Längsmuskulatur ist an den beiden Kurvaturen verdichtet, die Ringmuskulatur nimmt zum Pylorus hin an Dicke zu. Durch diese Anordnung ist die Magenmuskulatur in der Lage, mehrere Aufgaben zu erfüllen: Sie paßt das Magenvolumen dem jeweiligen Füllungszustand an und bewirkt die Durchmischung und den Weitertransport des Speisebreis.

11.2.2. Magenmotilität und -entleerung

Magenmotilität. Der *leere Magen* stellt einen kontrahierten Muskelschlauch dar, dessen Innenwände dicht aneinanderliegen. Lediglich im kuppelförmigen Fundus befindet sich stets eine – im Röntgenbild sichtbare – Gasblase.

Bei der *Füllung des Magens* kommt es zur Ausdehnung der Magenwände, ohne daß dabei eine Drucksteigerung im Lumen auftritt. Dies wird durch eine reflektorische Erschlaffung der glatten Muskulatur und eine plastische Verlängerung der Muskelfasern ermöglicht.

Feste Speisen zeigen im Magen zunächst eine *Schichtung*, wobei die zuletzt aufgenommene Nahrung an der kleinen Kurvatur, die am längsten im Magen befindliche im Pylorusbereich liegt.

Die Durchmischung des Speisebreis erfolgt durch *peristaltische Kontraktionen*, die als ringförmige Einschnürung im zeitlichen Abstand von 20 s pyloruswärts wandern. Abb. 11–6, A zeigt, wie bei geschlossenem Magenausgang der Chymus durch die peristaltische Welle in zwei entgegengesetzte Richtungen gedrückt und dabei intensiv durchmischt wird. Die peristaltischen Wellen kommen in der Regel im Antrum zum Stehen. Auch der leere Magen führt zeitweise Kontraktionen aus („Magenknurren"). Diese sog. *Hungerkontraktionen* sind aber keine geordneten peristaltischen Wellen.

Magenentleerung. Die Magenentleerung findet portionsweise durch kräftige peristaltische Kontraktionen im Antrumbereich bei gleichzeitiger Öffnung des Pylorus statt (s. Abb. 11–6, B). Hat eine Chymusportion den Magen verlassen, so erfolgt sofort wieder der Verschluß des Pylorus (s. Abb. 11–6, C). Die Entleerung ist unmittelbar nach der

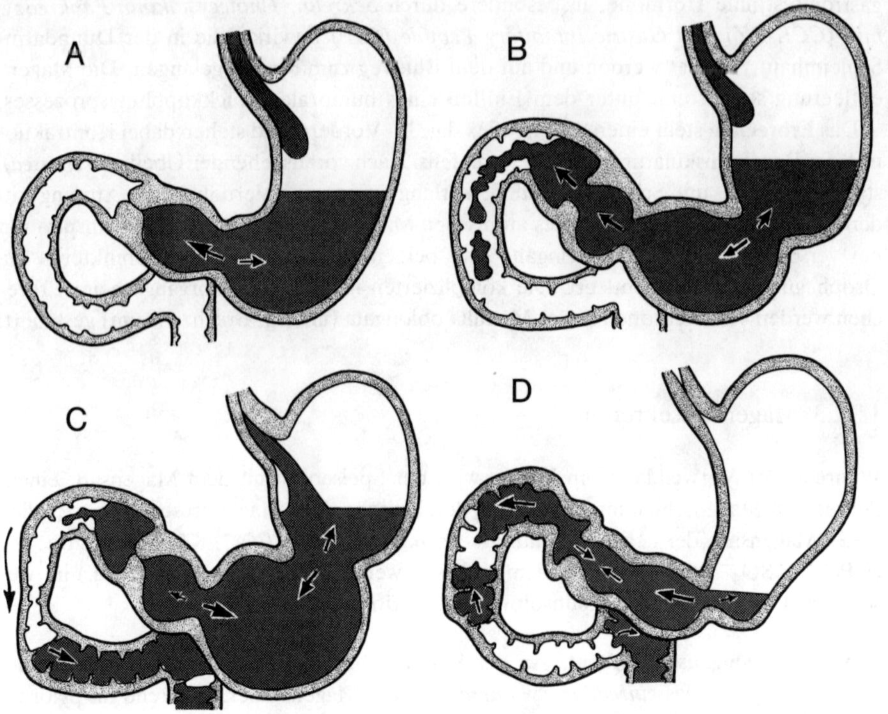

Abb. 11–6. Motilität und Entleerung des Magens. A Magenperistaltik während der Füllung; B Öffnung des Pylorus und Entleerung; C Pyloruskontraktion, Peristaltik von Magen und Duodenum; D Spätentleerung

Mahlzeit am intensivsten und wird dann immer schwächer. Der zeitliche Ablauf hängt dabei von der Menge, der Zusammensetzung, der Aufbereitung und der Partikelgröße der Nahrung ab. Während breiförmige und kohlenhydratreiche Nahrung nach relativ kurzer Zeit entleert wird, kann die Verweildauer schlecht gekauter oder fettreicher Nahrung bis zu 5 Stunden betragen. Abb. 11–6, D zeigt eine Spätentleerung des Magens.

Regulation von Motilität und Entleerung. Die Motilität und die Entleerung des Magens werden von *intramuralen,* d. h. in der Wand gelegenen *Nervenplexus* (Nervengeflechten) und vom *N. vagus* sowie von *gastrointestinalen Hormonen* (s. S. 343 f.) gesteuert. Bereits durch den mechanischen Reiz der Magenwanddehnung kommt es zur Auslösung peristaltischer Kontraktionen. Unter dem Einfluß parasympathischer Nervenimpulse, die über den *N. vagus* geleitet werden, tritt eine erhebliche Steigerung der Motilität ein. So ist es auch zu verstehen, daß durch die Gabe eines Parasympatholytikums (z. B. Atropin) eine Hemmung von Tonus und Peristaltik bewirkt wird.

Die Entleerung des Magens erfolgt, vermittelt durch den *N. vagus,* auf reflektorischem Wege. Allerdings wird der zeitliche Ablauf des Entleerungsvorganges vom Füllungszustand des ersten Dünndarmabschnittes und den dort herrschenden chemischen Bedingungen mit beeinflußt. Eine starke Füllung, hohe Fettkonzentration und saure Reaktion im Anfangsteil des Dünndarms hemmen den Entleerungsreflex. Diese Hemmung wird durch gastrointestinale Hormone, insbesondere durch *Sekretin, Cholecystokinin-Pankreozymin (CCK-PZ) und Gastric Inhibitory Peptide (GIP)* bewirkt, die in der Dünndarm-Schleimhaut gebildet werden und auf dem Blutweg zum Magen gelangen. Die Magenentleerung steht somit unter dem Einfluß eines humoralen Rückkopplungsprozesses.

Das **Erbrechen** stellt einen Schutzreflex dar. Im Vordergrund stehen dabei Kontraktionen der Bauchmuskulatur und des Zwerchfells. Nach vorausgehender Übelkeit *(Nausea),* starker Speichel- und Schweißsekretion, Verlangsamung und Vertiefung der Atmung tritt der *Brechreflex* ein. Der Inhalt des atonischen Magens wird nach einer tiefen Inspiration bei verschlossenem Kehlkopfeingang und bei erschlafften Ösophagussphinkteren via Ösophagus und Mund entleert. Die komplizierten motorischen Vorgänge beim Erbrechen werden von Neuronen in der Medulla oblongata (im sog. Brechzentrum) gesteuert.

11.2.3. Magensaftsekretion

Während der Verweildauer im Magen wird der Speisebrei mit dem Magensaft, einem Sekret der Magenschleimhaut, intensiv durchmischt. Die Magendrüsen bilden täglich 2–3 l Magensaft, der neben *Verdauungsenzymen, Kationen* (Na^+, K^+, Mg^{++}), *Anionen* (HPO_4^{--}, SO_4^{--}), *Schleim* und dem lebensnotwendigen *Intrinsic-Faktor* (s. u.) im wesentlichen aus einer nahezu blutisotonen *HCl-Lösung* besteht.

Aufbau der Magenschleimhaut. An der Kardia geht das mehrschichtige Plattenepithel des Ösophagus in das *einreihige Zylinderepithel* des Magens über. Während im pylorusnahen Abschnitt und im Kardiabereich die zylindrischen Drüsenzellen – wie die Oberflächenzellen des Magens – nur Schleim bilden, stellen die magensaftproduzierenden Drüsen im Korpus- und Fundusbereich dicht gepackte, tiefe Epitheleinsenkungen dar, in denen drei Zellarten vorkommen (s. Abb. 11–7). Die *Nebenzellen* haben den Charakter von Oberflächenzellen und finden sich am Drüsenhals, sie liefern das Mucin, einen zähen *Schleim.* Im Mittelteil der Drüsen kommen gehäuft *Belegzellen* vor, die vom Drüsenlumen etwas abgedrängt sind und mit diesem durch interzelluläre Sekretkanälchen in Verbindung stehen. Diese Zellen sind auf die Produktion der *Salzsäure* spezialisiert. Im Bereich der Drüsenbasis liegen die *Hauptzellen,* die die *proteolytischen Enzyme* des Magensaftes bilden.

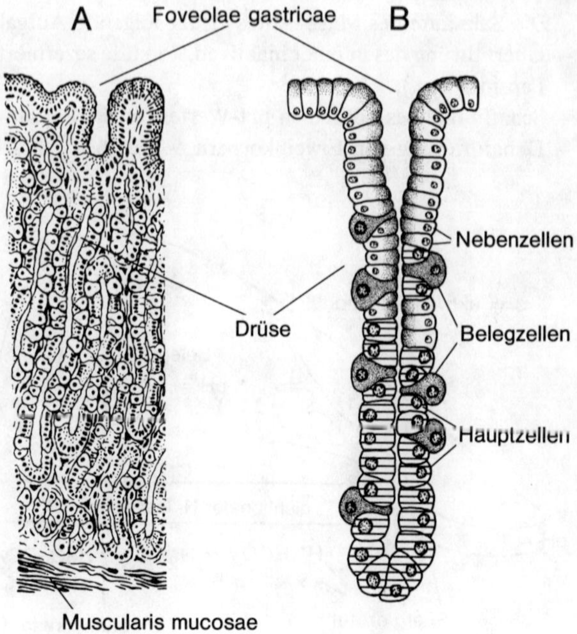

Abb. 11–7. Schleimhaut (A) und Drüse (B) des Magenfundus, modifiziert nach LEONHARDT

Salzsäuresekretion. Der Magensaft besteht im wesentlichen aus einer 1/3 osmolaren HCl-Lösung. Sein pH-Wert liegt im Bereich von 0,8–1,5. Die *Belegzellen* in den Korpus- und Fundusdrüsen haben also eine erstaunliche Sekretionsarbeit zu leisten, um eine solch starke Konzentrierung der H^+- und Cl^--Ionen zu erzielen. Obwohl dieser Prozeß noch nicht in allen Einzelheiten geklärt ist, läßt sich doch bereits Folgendes sagen (s. Abb. 11–8): H^+- und Cl^--Ionen gelangen durch *aktiven Transport* aus dem Innenraum der Belegzellen in *intrazelluläre Kanälchen,* die wiederum mit den Ausführungsgängen der Drüsen kommunizieren. Die Energie für den Ionentransport gegen das Konzentrationsgefälle wird dabei aus dem Intermediärstoffwechsel der Zellen geliefert. In den Kanälchen herrscht demnach eine hohe H^+-Konzentration, entsprechend einem pH-Wert von 1, während im Zellinneren ein pH-Wert von 7,0–7,2 aufrechterhalten wird. Um die Zellen nicht zu schädigen, können die H^+-Ionen erst in der Membran gebildet werden. Dies geschieht – unter Energiezufuhr – durch eine Oxidation organischer Verbindungen oder möglicherweise auch durch eine Ionisation des Wassers. Man nimmt an, daß für jedes sezernierte H^+ ein OH^- in der Zelle verbleibt. Die für die Neutralisation der OH^--Ionen notwendigen H^+-Ionen entstammen der Kohlensäure, die durch Hydratation von CO_2 entsteht. Da diese Hydratation unter Mitwirkung des Enzyms *Carboanhydrase* erfolgt, wird verständlich, daß Carboanhydrasehemmer die Salzsäurebildung einschränken oder sogar vollständig aufheben können.

Das venöse Blut des Magens weist einen relativ hohen HCO_3^--Gehalt auf; während H^+-Sekretionsphasen im Zusammenhang mit der Nahrungsaufnahme kann u. U. der pH-Wert des Blutes leicht ansteigen bzw. der Harn alkalisch werden, da die Bicarbonationen im Austausch gegen Chloridionen in das Blut gelangen.

Die Salzsäure des Magensaftes erfüllt folgende Aufgaben:

- Überführung des in einer inaktiven Vorstufe sezernierten Pepsinogens in die einzelnen Pepsine (s. u.),
- Schaffung eines optimalen pH-Wertes für die Pepsinwirkung,
- Denaturierung von Eiweißkörpern, wodurch u. a. auch Bakterien abgetötet werden.

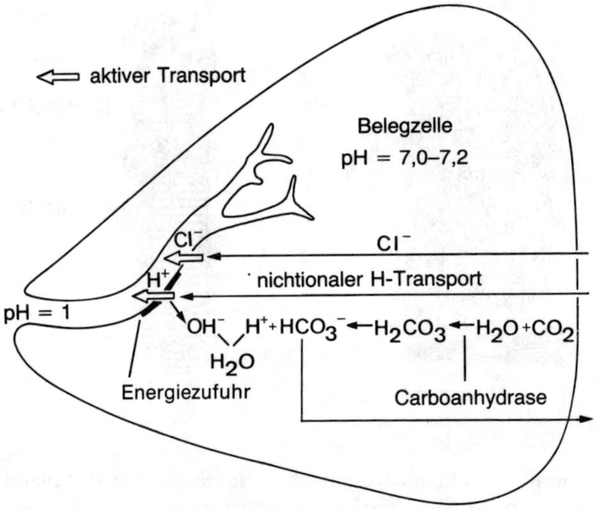

Abb. 11–8. Schema der H^+- und Cl^--Sekretion der Belegzellen

Pepsinogensekretion. Pepsinogen, die inaktive Vorstufe von proteolytischen Enzymen, wird in den *Hauptzellen* der Magendrüsen produziert. Pepsinogen, das in intrazellulären Bläschen (Zymogengranula) dieser Zellen gespeichert wird, stellt ein Gemisch von mindestens 7 Proteasen dar. Nach der Freisetzung erfolgt die Aktivierung zu *Pepsin* durch Abspaltung von Inhibitoren. Diese Reaktion wird durch die *Salzsäure* des Magensaftes eingeleitet und auf autokatalytischem Wege fortgesetzt.

Mucinbildung. Die Oberflächenzellen der Magenwand, die Nebenzellen, die Pyloruszellen und die Zellen der Kardiadrüsen produzieren den Magenschleim *Mucin.* Seine Zähigkeit und Haftfähigkeit ist auf den Gehalt an hochmolekularen Glykoproteinen zurückzuführen. Der Schleim überzieht die Magenwände und trägt möglicherweise zum Schutz gegen die Selbstverdauung durch HCl und Pepsin bei.

Intrinsic-Faktor. Der Magensaft enthält außerdem als lebenswichtigen Bestandteil ein Glykoprotein, das als Intrinsic-Faktor bezeichnet und von den Belegzellen gebildet wird. Dieses ist für die intestinale Resorption von *Vitamin* B_{12}, dem Extrinsic-Faktor, notwendig. Fehlt der Intrinsic-Faktor, so kommt es zu einer schweren Störung im blutbildenden System, der perniziösen Anämie (s. S. 142).

Regulation der Magensaftsekretion. Im *nüchternen Zustand* weist der gesunde Magen stets eine minimale *Ruhesekretion* auf (5–15 ml/h). Dieses Sekret ist frei von Pepsin und HCl. Es zeigt einen neutralen bis leicht alkalischen pH-Wert und enthält neben dem Hauptbestandteil Wasser lediglich Schleim und Elektrolyte.

Die Sekretion des Magensaftes im Zusammenhang mit der *Nahrungsaufnahme* kann durch eine Reihe von fördernden und hemmenden Mechanismen beeinflußt werden. Obwohl die Magensaftsekretion einer einheitlichen Regulation unterliegt, teilt man ihren Ablauf der besseren Übersicht wegen in drei Phasen ein (s. Abb. 11–9), in

– *die kephalische Sekretionsphase,*
– *die gastrische Phase,*
– *die intestinale Phase.*

Als **kephalische Sekretionsphase** wird der Anteil der Magensaftsekretion bezeichnet, der unter dem *Einfluß nervaler Impulse* aus dem Zentralnervensystem steht. Vor und während der Nahrungsaufnahme lösen die Geruchs- und Geschmacksempfindungen reflektorisch eine Sekretion aus. Ebenso wirkt der Anblick oder die Vorstellung von Speisen sekretionsfördernd. Die efferenten Nervenimpulse werden dabei über den *N. va-*

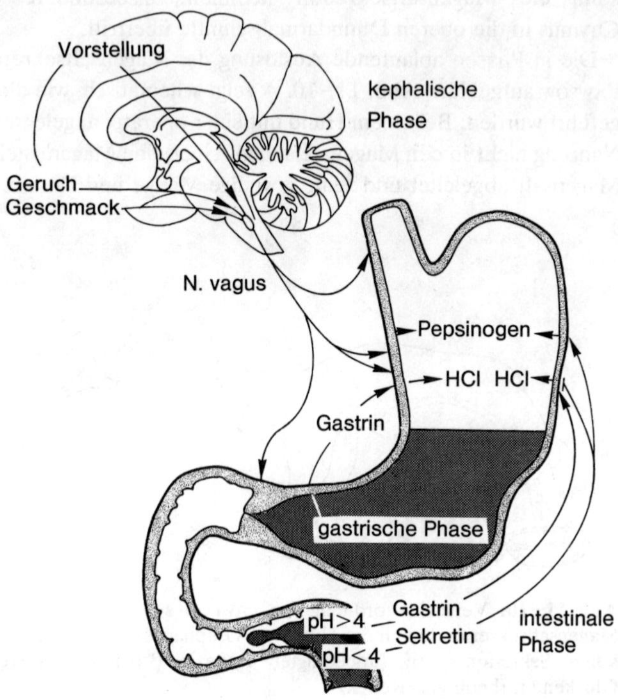

Abb. 11–9. Reflektorische Phasen der Magensaftsekretion in schematischer Darstellung

gus geleitet. Die Aktivierung des N. vagus führt nach Umschaltung in der Magenwand zu einer Freisetzung von *Acetylcholin,* das die HCl- und Pepsinogen-Sekretion *direkt stimuliert.* Die Sekretionsauslösung kann jedoch auch auf einem *indirekten Weg* erfolgen. Die Vagus-Aktivierung bewirkt nämlich außerdem die Freisetzung des gastrointestinalen Hormons *Gastrin* (s. u.) aus den G-Zellen des Antrums. Gastrin erreicht dann auf dem Blutweg die Belegzellen im Korpus- und Fundusbereich und regt diese zur Sekretion an. Die Vagus-Aktivierung fördert außerdem die Aktivität einer Histidin-Decarboxylase in der Korpusschleimhaut, wodurch erhöhte Mengen an *Histamin* gebildet werden. Histamin führt – wie Gastrin – zu einer Steigerung der HCl-Sekretion. Hierbei wird die Sekretionsförderung durch eine Erregung von sog. *H_2-Rezeptoren* erreicht. (Eine Erregung der H_1-Rezeptoren ruft vor allem eine Gefäßerweiterung, eine Steigerung der Kapillarpermeabilität und eine Kontraktion der Bronchial-, Darm- und Uterusmuskulatur hervor.)

Die anschließende **gastrische Phase** der Magensaftsekretion wird ausgelöst, wenn die Nahrung in den Magen gelangt. Durch den *mechanischen Dehnungsreiz* erfolgt eine Sekretionssteigerung über lokale Reflexe und die Freisetzung von Gastrin. Aber auch *chemische Reize,* etwa durch Produkte der Eiweißverdauung oder durch Coffein und Alkohol (Aperitifs), sind in der Lage, die Gastrin-Ausschüttung zu stimulieren.

Die dritte, die **intestinale Phase,** wird durch den Übertritt der frisch aufgenommenen, nicht sauren Nahrung in den Dünndarm ausgelöst. Die Sekretionssteigerung beruht vermutlich auf der Freisetzung von *Gastrin* aus den G-Zellen des Dünndarms. Tritt später saurer Chymus in den Dünndarm über, so erfolgt bei einem pH < 4 die Freisetzung von *Sekretin* (s. u.), das die HCl-Sekretion hemmt. Auch das *Gastric Inhibitory Polypeptide* kann die Magensaftsekretion hemmen, insbesondere dann, wenn fetthaltiger Chymus in die oberen Dünndarmabschnitte übertritt.

Die in Phasen ablaufende Auslösung der Magensaftsekretion wurde z. T. schon von Pawlow aufgeklärt. Abb. 11–10, A zeigt schematisch, wie diese Untersuchungen durchgeführt wurden: Bei einem Hund mit einer operativ angelegten Ösophagusfistel kann die Nahrung nicht in den Magen gelangen. Über eine Magenfistel wird der reine sezernierte Magensaft abgeleitet und seine jeweilige Menge und Zusammensetzung bestimmt. Auf

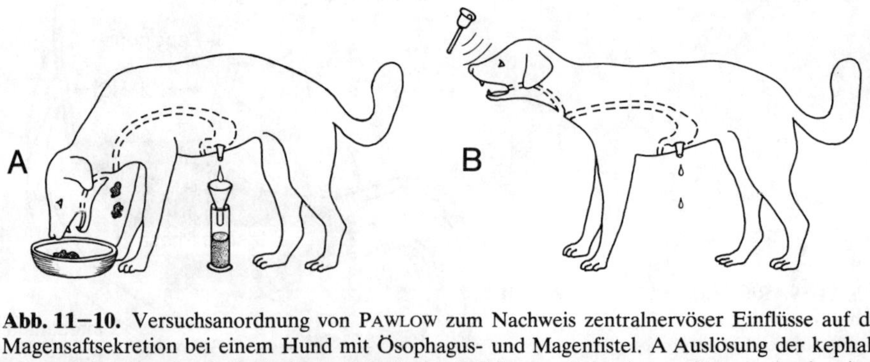

Abb. 11–10. Versuchsanordnung von Pawlow zum Nachweis zentralnervöser Einflüsse auf die Magensaftsekretion bei einem Hund mit Ösophagus- und Magenfistel. A Auslösung der kephalischen Sekretionsphase (unbedingter Reflex); B Erlernte Sekretionsauslösung durch einen Glockenton (bedingter Reflex)

diese Weise läßt sich die reflektorische Auslösung der Magensaftsekretion in der kephalischen Phase nachweisen. PAWLOW erweiterte nun die Versuchsanordnung dadurch, daß er jedesmal mit dem Nahrungsangebot ein bestimmtes Umweltsignal, z. B. einen Glockenton, koppelte (s. Abb. 11-10, B). Nach einer bestimmten Trainingszeit trat dann eine Magensaftsekretion allein auf das Glockensignal hin ein, auch wenn die Nahrung dabei fortgelassen wurde. Solche erlernten Auslösungen vegetativer Reaktionen, die von PAWLOW als *bedingte Reflexe* bezeichnet wurden, ließen sich später in modifizierten Versuchsanordnungen für viele andere Funktionsabläufe nachweisen. In diesem Sinne stellt auch die Sekretion von Speichel und Magensaft, die beim Menschen durch einen bestimmten Umweltreiz, etwa Tellerklappern, ausgelöst wird, einen bedingten Reflex dar.

Auch *Emotionen* haben Einfluß auf die Magensaftsekretion: Aggressionen, Ärger oder Stress können sekretionssteigernd, Trauer oder Angst z. B. hemmend wirken. Efferenter Nerv ist in diesen Fällen – wie auch während der kephalischen Phase – der N. vagus, dessen Durchschneidung *(Vagotomie)* diese Einflüsse unterbinden kann.

11.2.4. Gastrointestinale Hormone

Gastrointestinale Hormone sind **Gewebshormone** (s. S. 664 ff.), die im Gastrointestinaltrakt und in der Bauchspeicheldrüse produziert werden und vor allem die Funktionen der Verdauungsorgane beeinflussen.

Einteilung der gastrointestinalen Hormone. Alle gastrointestinalen Hormone sind Polypeptide mit einem weiten Wirkungsspektrum bzgl. der gastrointestinalen Motilität und Sekretion. Auf Grund struktureller Verwandtschaft lassen sie sich in mehrere Gruppen einteilen:

- *Gastrine und Cholecystokinin-Pankreozymin* (CCK-PZ),
- *Sekretingruppe* (Sekretin, Glucagon, Enteroglucagon, Gastric Inhibitory Polypeptide, vasoaktives intestinales Polypeptid),
- *Motilin,*
- *Somatostatin.*

Daneben gibt es noch eine Vielzahl gastrointestinaler Polypeptide (sog. *Hormonkandidaten),* die entweder nur in unreiner Form vorliegen oder deren chemische Struktur nicht bekannt bzw. deren physiologische Bedeutung bisher noch nicht geklärt ist.

Bildung und Funktion der gastrointestinalen Hormone (s. Tab. 11–1). Die hauptsächlich von den G-Zellen der Antrumschleimhaut des Magens produzierten **Gastrine** treten in mehreren Molekülgrößen (Big-, Little- und Mini-Gastrin) im Blutplasma und Gewebe auf. Man unterscheidet bei jedem dieser Typen die unveresterte Form I und die sulfatierte Form II. Die Hauptwirkung der Gastrine ist die Steigerung der HCl-Sekretion durch die Belegzellen.

Cholecystokinin-Pankreozymin (CCK-PZ) wird vor allem in bestimmten Zellen der *Schleimhaut des Duodenums* (s. S. 346 ff.) gebildet. Die Sekretion von CCK-PZ wird durch Kontakt der Duodenalschleimhaut mit Polypeptiden, Aminosäuren, Fetten und Säuren (Gallensäuren) ausgelöst. Die wichtigsten Wirkungen des CCK-PZ sind die Sti-

Tab. 11–1. Gastrointestinale Hormone

Hormon	Bildungsorte	Hauptwirkung	Sekretionsstimulus
Gastrine	Antrum, Duodenum	Stimulation der HCl-Sekretion	Dehnung des Antrums, Vagus-Aktivierung, Nahrungskontakt
CCK-PZ	oberer Dünndarm	Stimulation der Sekretion von Pankreasenzymen, Gallenblasenkontraktion	Verdauungsprodukte und Gallensäuren im Dünndarm
Sekretin	oberer Dünndarm	Stimulation der Wasser- und HCO_3^--Sekretion des Pankreas, Gastrinantagonist	saurer pH-Wert im Duodenum
GIP	oberer Dünndarm	Hemmung der HCl-Sekretion im Magen	saurer pH-Wert im Duodenum
VIP	gesamter Gastro-intestinaltrakt	Vasodilatation im Intestinaltrakt	Verdauungsprodukte im Darm
Motilin	oberer Dünndarm	Stimulation der Motorik	Verdauungsprodukte im Dünndarm
Somatostatin	Magen und oberer Dünndarm	Hemmung der Sekretion von Gastrin und Sekretin	

mulation der Sekretion von Verdauungsenzymen der Bauchspeicheldrüse (s. S. 365) und die Auslösung der Gallenblasenentleerung (s. S. 358). **Sekretin** wird vorwiegend im oberen Dünndarm gebildet. Seine *Hauptwirkung* liegt in der Stimulierung der Wasser- und Bicarbonat-Sekretion durch die Bauchspeicheldrüse und in der nicht-kompetitiven Hemmung der Gastrin-induzierten Säuresekretion des Magens. Das **Gastric Inhibitory Polypeptide** (GIP) hemmt die HCl-Sekretion des Magens und fördert wahrscheinlich die Insulinsekretion in der Bauchspeicheldrüse. Die Hauptwirkung des **vasoaktiven intestinalen Polypeptids** (VIP) ist die Gefäßerweiterung im Bauchraum und eine damit verbundene intestinale Durchblutungssteigerung. **Motilin** stimuliert die Motilität von Magen und Darm. **Somatostatin,** das nicht nur im Hypothalamus (s. S. 627), sondern auch in der Magen- und Dünndarmschleimhaut gebildet wird, hemmt die Sekretion verschiedener gastrointestinaler Hormone.

11.3. Dünndarm

Der Dünndarm, in dem die Verdauungsvorgänge fortgesetzt und die dabei anfallenden kleinmolekularen Bruchstücke zum überwiegenden Teil resorbiert werden, erstreckt sich

vom Pylorus des Magens bis in Höhe der rechten Darmbeinschaufel, wo er in den Dickdarm einmündet. Am Dünndarm unterscheidet man drei Abschnitte:
- das *Duodenum* (Zwölffingerdarm),
- das *Jejunum* (Leerdarm),
- das *Ileum* (Krummdarm).

11.3.1. Anatomie des Dünndarms

Makroskopische Anatomie. Der erste Dünndarmabschnitt, das etwa 30 cm lange **Duodenum,** hat die Form eines C, in dessen Konkavität der Kopf der Bauchspeicheldrüse eingebettet ist. Der obere Abschnitt ist zum *Bulbus duodeni* erweitert. In den absteigenden Schenkel mündet der *Ausführungsgang der Bauchspeicheldrüse* und der *Gallengang* in einem gemeinsamen Endstück mit einem Schließmuskel aus glatter Muskulatur *(Sphinkter ODDI)*. In Höhe des 2. Lendenwirbels geht das Duodenum in das etwa 1,2 m lange **Jejunum** über. An dieses schließt sich das etwa 1,3 m lange **Ileum** an, dessen Bezeichnung auf den vielfach gewundenen Verlauf hinweist. Die Schlingen von Jejunum und Ileum sind am *Mesenterium* (Gekröse) aufgehängt.

Allgemeiner Wandaufbau. Der Wandaufbau des Dünndarms ist schematisch in Abb. 11–11 dargestellt. Die Schleimhaut, die neben der Epithelschicht und Schleimhautbindegewebe eine eigene feine Muskulatur enthält, ist von einer *Ringmuskelschicht* umgeben, an die sich nach außen hin eine *Längsmuskelschicht* anschließt. Dazwischen liegen zwei vegetative Nervengeflechte, der *Plexus submucosus* (MEISSNER), der die Schleimhaut innerviert, und der *Plexus myentericus* (AUERBACH), der die Muskulatur versorgt. Das

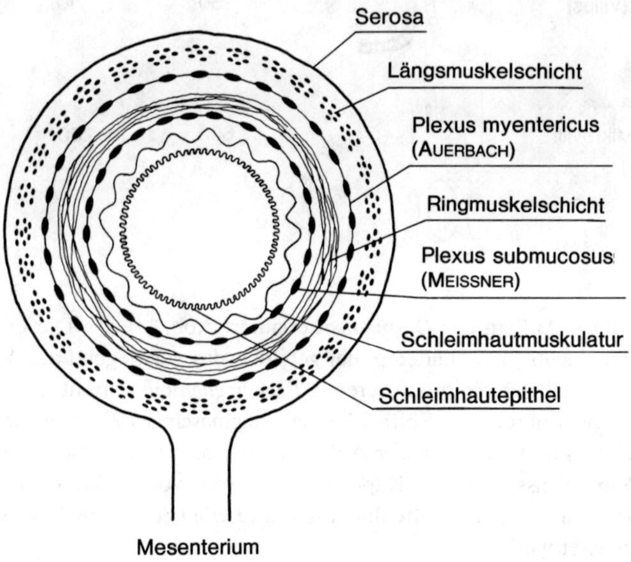

Abb. 11–11. Wandaufbau des Dünndarms in schematischer Darstellung, nach WALDECK

Mesenterium, eine Bauchfellduplikatur, nimmt die zuführenden bzw. abführenden Arterien, Venen, Lymphgefäße und Nerven auf.

Schleimhautaufbau. Die Schleimhaut des Dünndarms ist so strukturiert, daß eine starke Vergrößerung der Oberfläche erzielt wird (s. Abb. 11–12). Die Oberflächenvergrößerung entsteht in der ersten Stufe durch zirkuläre Schleimhautfalten, die sogenannten *Kerckringschen Falten.* Auf diesen Falten befinden sich fingerförmige, etwa 1 mm hohe *Zotten,* die den zweiten Vergrößerungsfaktor darstellen. Das Epithel der Zotten besteht vorwiegend aus sogenannten *Saumzellen* (Enterozyten). Diese tragen an der lumenständigen Seite dicht beieinanderstehende protoplasmatische Fortsätze, die sogenannten *Mikrovilli,* wodurch eine weitere Oberflächenzunahme zustande kommt. Auf diese Weise ist die lumenbegrenzende Oberfläche um den Faktor 600 vergrößert, sie beträgt für den Dünndarm insgesamt 200 m².

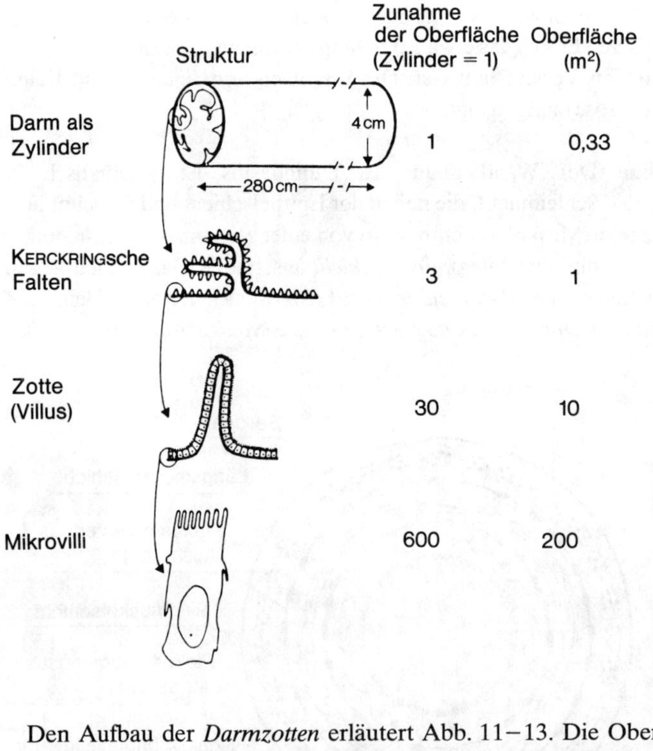

Abb. 11–12. Strukturschema der Dünndarmwand und Beiträge der einzelnen Strukturelemente zur Oberflächenvergrößerung, nach Wiesmann

Den Aufbau der *Darmzotten* erläutert Abb. 11–13. Die Oberfläche wird von einem einschichtigen Zylinderepithel gebildet, das vorwiegend aus *Saumzellen* besteht, in die vereinzelt schleimproduzierende *Becherzellen* eingestreut sind.

Dicht unter dem Epithel liegt ein engmaschiges *Kapillarnetz,* das der Versorgung der Zotten und vor allem der Aufnahme der resorbierten Stoffe dient. Über arterio-venöse Kurzschlüsse kann das Kapillarnetz zeitweise von der Durchblutung abgeschaltet werden. Im Zentrum jeder Zotte findet sich ein *Lymphgefäß,* durch das die Darmlymphe *(Chylus)* geleitet wird.

Zwischen den Zotten senken sich tubuläre Drüsen, die sogenannten *LIEBERKÜHNschen Drüsen,* in die Tiefe. Am Grund dieser Drüsenschläuche liegen gekörnte Zellen, die den Darmsaft produzieren. Für das Duodenum charakteristisch sind die *BRUNNERschen Drüsen,* die ähnlich wie die Pylorusdrüsen aufgebaut sind.

Im Ileum werden die Schleimhautfalten spärlicher, die Zotten sind gedrungener und die Becherzellen nehmen erheblich zu. In der Schleimhaut des Ileum liegen gegenüber dem Mesenterialansatz Ansammlungen *lymphatischen Gewebes* (Lymphfollikel, s. S. 152).

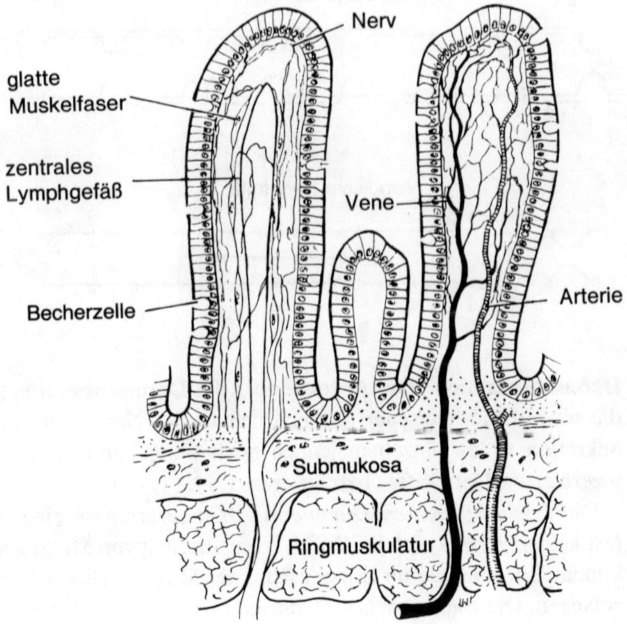

Abb. 11–13. Aufbau der Darmzotten in halbschematischer Darstellung

11.3.2. Dünndarmmotilität und Darmsaftsekretion

Dünndarmmotilität. Durch die Bewegung des Dünndarms wird der Chymus mit den Verdauungssäften intensiv durchmischt. Dabei unterscheidet man verschiedene Bewegungsformen (s. Abb. 11–14). *Peristaltische Wellen,* die sich nur über kürzere Strecken ausbreiten (nicht-propulsive Peristaltik), und *rhythmische Einschnürungen (Segmentationen)* entstehen durch Kontraktionen der Ringmuskulatur. Dagegen werden *Pendelbewegungen* durch segmentale Kontraktionen der Längsmuskulatur bewirkt. Schließlich fördert die stempelartige *Bewegung der Darmzotten* die Chymusdurchmischung im Darmwandbereich. Die rhythmische Kontraktion und Erschlaffung der Darmzotten, die durch die Fasern der Schleimhautmuskulatur hervorgerufen wird, fördert gleichzeitig den Transport der Lymphe im zentralen Chylusgefäß. Allen diesen Bewegungen sind *vorwärtstreibende (propulsive) peristaltische Wellen* überlagert, die den Chymus in 6–10 Stunden durch den gesamten Dünndarm befördern.

Die Dünndarmmotorik wird durch Dehnung der Darmwand ausgelöst und unterliegt der nervalen Kontrolle durch den *Plexus myentericus,* während Parasympathikus und Sympathikus die Motilität nur geringgradig beeinflussen. Die Zottenbewegungen stehen unter der Kontrolle des *Plexus submucosus.* Ein chemischer Faktor, der bei Berührung des sauren Chymus mit der Duodenalschleimhaut gebildet wird, das *Villikinin,* kann ebenso wie die Aktivierung des N. vagus die Zottenbewegungen verstärken.

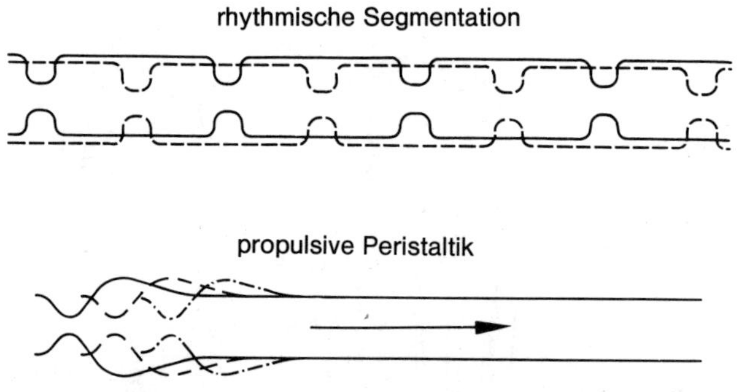

Abb. 11–14. Kontraktionsfolgen bei verschiedenen Formen der Dünndarmmotilität in schematischer Darstellung

Darmsaftsekretion. Die Absonderung des Darmsaftes erfolgt nur auf bestimmte Reize, die sowohl mechanischer als auch chemischer Natur sein können. Die Regulation der Sekretion ist im einzelnen jedoch noch weitgehend unbekannt. Die Tagesmenge des sezernierten Darmsaftes beträgt etwa 1,5 l.

Die *LIEBERKÜHNschen Dünndarmdrüsen* sezernieren eine blutisotone Flüssigkeit, die fast keine *Enzyme* enthält. Durch Abschilferung von Mukosazellen können allerdings sekundär Enzyme, die im Bürstensaum der Mukosazellen lokalisiert sind, ins Darmlumen gelangen. Die *BRUNNERschen Duodenaldrüsen* produzieren ein *hochvisköses Sekret* (hoher Mucingehalt), das auf Grund seiner hohen Bicarbonatkonzentration einen pH-Wert von 8–9 aufweist. Die Sekretionsleistung der Duodenaldrüsen kann durch Gastrin, Sekretin und Cholecystokinin-Pankreozymin beeinflußt werden.

11.4. Dickdarm

Den letzten Abschnitt des Intestinaltraktes bildet der *Dickdarm.* Man unterscheidet folgende Abschnitte:

- das *Caecum* (Blinddarm) mit dem *Wurmfortsatz* (Appendix vermiformis),
- das *Kolon* (Grimmdarm),
- das *Rektum* (Mastdarm oder Enddarm).

In den einzelnen Abschnitten des Dickdarms werden durch *Eindickung des Darminhaltes* die *Fäzes* (Kot) gebildet.

11.4.1. Anatomie des Dickdarms

Makroskopische Anatomie. Der Dickdarm ist etwa 150 cm lang und beginnt im Bereich der rechten Darmbeinschaufel mit der Valva ileocaecalis (s. u.). An dieser Stelle mündet das Ileum seitlich in den aufsteigenden Dickdarmabschnitt ein, so daß unterhalb der Mündungsstelle ein blindes Ende, der **Blinddarm** (Caecum), abgegrenzt wird (s. Abb. 11–15).

Durch eine an der Einmündungsstelle des Ileum gelegene Klappe *(Valva ileocaecalis)* wird der Darminhalt portionsweise an den Dickdarm abgegeben.

Der Wurmfortsatz des Caecum, die *Appendix vermiformis,* geht von der zur Körpermitte gerichteten Seite des Caecum ab. Seine Länge variiert zwischen 2 cm und 20 cm, sein Durchmesser zwischen 0,5 und 1 cm.

Am **Kolon** (s. Abb. 11–16) unterscheidet man einen aufsteigenden, einen querverlaufenden, einen absteigenden und einen S-förmigen Abschnitt *(Colon ascendens, transversum, descendens, sigmoideum).* Das Kolon hat eine Länge von insgesamt etwa 1,3 m und eine lichte Weite von 6–8 cm. Besondere Charakteristika dieses Darmabschnittes sind die *Taenien* und *Haustren.* Die drei Taenien stellen oberflächlich gelegene Streifen der äußeren gebündelten Längsmuskulatur dar. Der Tonus der Taenien und lokale Kontraktionen der Ringmuskulatur lassen Einschnürungen entstehen, zwischen denen jeweils Ausbuchtungen, die Haustren, hervortreten. Die zwischen den Haustren liegenden Einschnürungen springen ins Darmlumen als Falten *(Plicae semilunares)* vor. Das Kolon trägt weiterhin charakteristische zipfelförmige Fettanhängsel, sog. *Appendices epiploicae,* deren Ausprägung vom Ernährungszustand abhängig ist.

Das 15–20 cm lange **Rektum** beginnt dort, wo das Kolon sein Mesenterium verliert. In diesem letzten Darmabschnitt bildet die äußere Längsmuskelschicht wieder eine geschlossene Lage. Die Ringmuskulatur bildet am **Anus** einen *inneren Schließmuskel (Sphinkter)* aus glatten Muskelfasern, der von einem *äußeren Schließmuskel* aus quergestreifter Muskulatur bedeckt ist. Unter der Schleimhaut befindet sich in der sog. *Hämorrhoidalzone* eine Ansammlung venöser Blutgefäße, die den muskulösen Verschluß verstärken. Oberhalb der beiden Schließmuskeln weist das Rektum eine Erweiterung *(Ampulla recti)* auf.

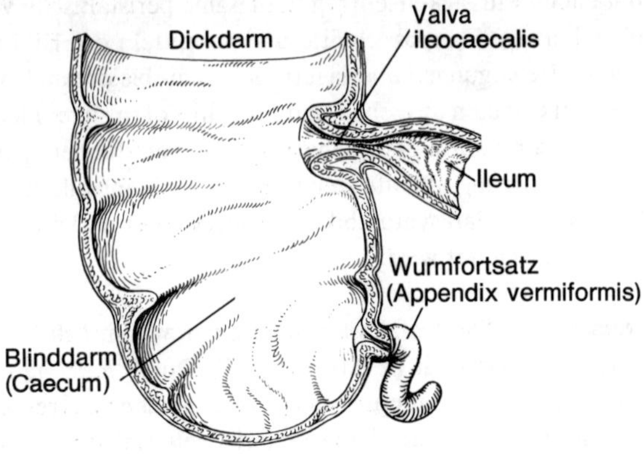

Abb. 11–15. Schnitt durch die Einmündung des Dünndarms in den Dickdarm mit Blinddarm und Wurmfortsatz

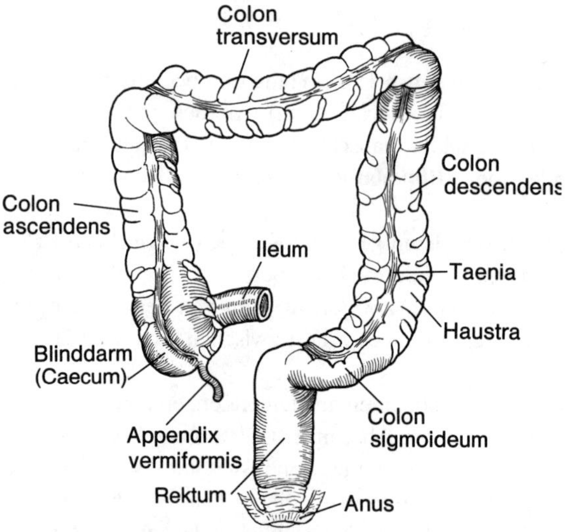

Abb. 11–16. Kolon und Rektum in Vorderansicht

Aufbau der Dickdarm-Schleimhaut. Die Schleimhaut des gesamten Dickdarms ist *zottenlos.* Die **Krypten** der Dickdarmschleimhaut sind besonders tief und stehen dicht nebeneinander. Das Epithel der Krypten und der Oberfläche besteht vorwiegend aus *Becherzellen,* die Schleim produzieren. Ein Teil der oberflächlichen Zellen ist mit einem Bürstensaum versehen und dient der Resorption.

Der *Wurmfortsatz* zeigt den gleichen Aufbau wie der Dickdarm, jedoch sind seine Krypten kleiner. Er ist beim Menschen Teil des *Immunsystems* und weist eine Vielzahl von *Lymphfollikeln* auf, die in die Schleimhaut eingebettet sind.

11.4.2. Motilität des Dickdarms und Defäkation

Motilität der Dickdarmwand. Die Bewegungen der Dickdarmwand bewirken eine *Durchknetung des Darminhaltes* und schaffen damit die Voraussetzung für den hier stattfindenden Flüssigkeitsentzug. Langsame peristaltische Wellen der Ringmuskulatur laufen über kürzere Darmabschnitte und vermitteln das Bild von einem *Fließen* der *Haustren.* Diesen Bewegungen überlagern sich zwei- bis dreimal am Tag *große peristaltische Wellen,* die vom Caecum ausgehen und bis zum Colon sigmoideum ziehen. Sie treten insbesondere nach der Nahrungsaufnahme auf und verschieben den Darminhalt in das Rektum. Alle diese Bewegungsabläufe stehen unter der Kontrolle der intramuralen Nervenplexus, wobei über den Parasympathikus ein fördernder und über den Sympathikus ein hemmender Einfluß ausgeübt wird.

Defäkation. Die Defäkation stellt einen willkürlich beeinflußbaren, reflektorisch ablaufenden Vorgang dar (s. Abb. 11–17). Durch *Reizung von Dehnungsrezeptoren* im Rektum werden Nervenimpulse ausgelöst, die über afferente Fasern zum *Centrum anospinale im Sakralabschnitt* des Rückenmarks geleitet werden. Von hier aus erfolgt die Aktivie-

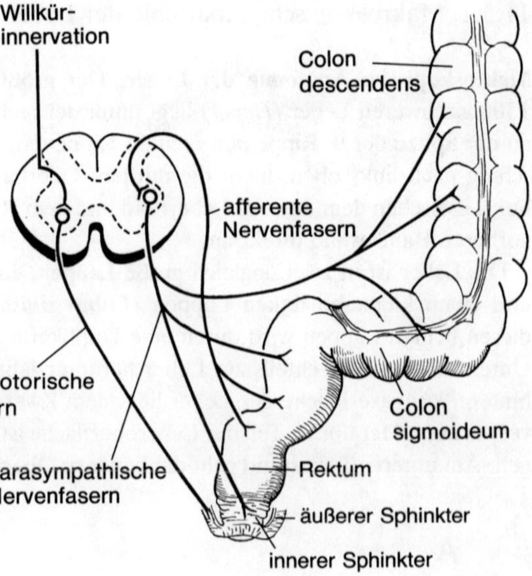

Abb. 11–17. Nervale Versorgung des Rektum zur Auslösung des Defäkationsreflexes, modifiziert nach GUYTON

rung parasympathischer Fasern, die eine Erschlaffung des inneren Sphinkters bewirken. Die Darmentleerung kann jedoch nur eintreten, wenn gleichzeitig der unter willkürlichem Einfluß stehende äußere Sphinkter entspannt und der Druck im Bauchraum durch Kontraktion der Bauchmuskulatur und Senkung des Zwerchfells erhöht wird (Bauchpresse).

11.5. Leber und Gallenwege

Die Leber ist das *zentrale Organ des intermediären Stoffwechsels* im Organismus. Weiterhin übernimmt sie wichtige Funktionen bei der *Entgiftung, Inaktivierung* und *Ausscheidung* körpereigener und körperfremder Substanzen. Im Hinblick auf die Bildung und Ausscheidung der *Galle* stellt die Leber die größte exokrine Drüse dar. Als Teilorgan des Retikulo-endothelialen Systems (RES, s. S. 37 ff.) nimmt sie weiterhin an den *Abwehr- und Filterfunktionen* des Organismus teil. Vom Ende des zweiten Schwangerschaftsmonats bis zum Ende der Schwangerschaft ist die Leber an der *Blutbildung des Embryos bzw. des Feten* maßgeblich beteiligt.

Im Rahmen dieser Darstellung soll nur auf die Verdauungsfunktion der Leber (Gallensekretion) eingegangen werden. Bezüglich der anderen Funktionen wird auf andere Kapitel dieses Lehrbuches bzw. auf Lehrbücher der Biochemie verwiesen.

11.5.1. Makroskopische Anatomie der Leber und der Gallenwege

Makroskopische Anatomie der Leber. Der größte Teil der beim Erwachsenen etwa 1500 g schweren Leber *(Hepar)* liegt unter der rechten Zwerchfellkuppel und übersteigt an der Spitze der 9. Rippe den rechten Rippenbogen. Der untere Leberrand zieht dann schräg nach links oben durch die mittlere Oberbauchregion bis zum 7. Rippenknorpel links. Zwischen dem unteren Leberrand und dem Rippenbogenwinkel liegt die Leber der vorderen Bauchwand direkt an.

Die Leber ist in zwei ungleich große **Lappen,** einen größeren rechten *(Lobus dexter)* und einen kleineren linken Lappen *(Lobus sinister),* unterteilt. Die Grenze zwischen diesen beiden Lappen wird durch eine Duplikatur des Bauchfells markiert, die von der Unterseite des Zwerchfells zur Leber herunterzieht (s. Abb. 11−18, A). Die obere und hintere, konvexe Fläche der Leber liegt dem Zwerchfell an und ist teilweise mit diesem verwachsen. Der übrige Teil der Leberoberfläche ist vom Bauchfell (Peritoneum) überzogen. Am unteren Leberrand geht die konvexe Oberfläche der Leber in eine untere, leicht

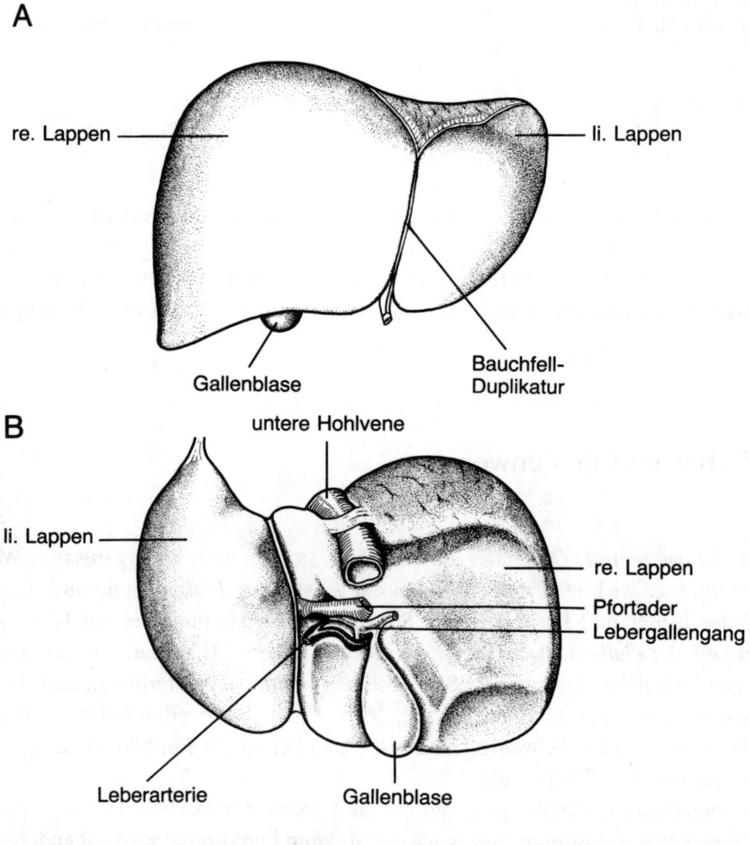

Abb. 11−18. Leber in Vorderansicht (A) und von unten gesehen (B)

konkave Fläche über, die mit den benachbarten Baucheingeweiden in direkten Kontakt tritt (linker Oberbauch: Magen; rechter Oberbauch: rechte Niere, Duodenum, Dickdarm). An der konkaven Unterfläche treten an der *Leberpforte* zwei zuführende Blutgefäße in das Organ ein: die *Leberarterie (A. hepatica)* und die *Pfortader (V. portae)*. Weiterhin verlassen hier die beiden *Lebergallengänge (Ductus hepatici)*, die an dieser Stelle meist noch nicht vereinigt sind, das Lebergewebe (s. Abb.11–18, B).

Die **Blutversorgung der Leber** wird zu etwa 75 % (d. s. ca. 1200 ml/min) durch die *Pfortader* gewährleistet, während die *arterielle Zufuhr* nur etwa 25 % des Blutbedarfs deckt. Das Pfortaderblut ist venöses Blut aus dem Bereich des Magens, des Dünndarms, des Dickdarms bis zur oberen Hälfte des Mastdarms, der Bauchspeicheldrüse und der Milz. Es ist mit Abbauprodukten des Kohlenhydrat- und Eiweißstoffwechsels, mit kurz- und mittelkettigen Fettsäuren sowie mit Stoffwechselprodukten von Milz und Bauchspeicheldrüse angereichert. Das Blut der Leberarterie und der Pfortader gelangt über die Kapillaren der Leber (Sinusoide, s. u.) in Venen, deren Blut in die untere Hohlvene drainiert wird.

Makroskopische Anatomie der Gallenwege und der Gallenblase. An der Leberpforte beginnen mit den beiden *Ductus hepatici* die **extrahepatischen Gallenwege.** Die beiden Lebergallengänge vereinigen sich in unmittelbarer Nähe der Leberpforte zum 4–6 cm langen *Ductus hepaticus communis* (s. Abb. 11–19). Dieser vereinigt sich spitzwinklig mit dem *Ductus cysticus* der Gallenblase zum *Ductus choledochus*, der hinter dem Bulbus duodeni zum absteigenden Duodenum zieht. Der 6–8 cm lange Ductus choledochus mündet häufig zusammen mit dem Ausführungsgang der Bauchspeicheldrüse in den absteigenden Schenkel des Zwölffingerdarms (s. Abb. 11–19). Der gemeinsame Gang wird

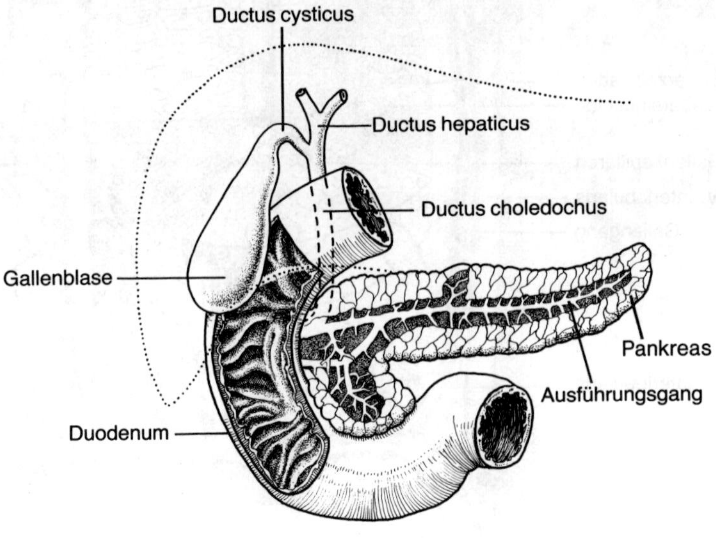

Abb. 11–19. Extrahepatische Gallenwege, Duodenum und Pankreas in ihrer natürlichen Lage im Oberbauch

gegen den Darm durch den aus glatter Muskulatur bestehenden Sphinkter ODDI abgeschlossen.

Die **Gallenblase** (Vesica fellea) ist ein birnenförmiger, etwa 8–12 cm langer und 4–5 cm breiter, dünnwandiger Sack, der im Nebenschluß der extrahepatischen Gallenwege liegt. Man unterscheidet einen Hals *(Collum)*, einen Körper *(Corpus)* und einen Gallenblasengrund *(Fundus)*. Letzterer überragt den unteren Leberrand und berührt die vordere Bauchwand.

11.5.2. Mikroskopische Anatomie der Leber und der Gallenwege

Mikroskopische Anatomie der Leber. Die Bauelemente der Leber sind die **Leberläppchen** *(Lobuli hepatis)* von 1 bis 2 mm Durchmesser, die auf Querschnitten durch das Lebergewebe annähernd sechseckig erscheinen. Die menschliche Leber setzt sich aus 50 000 bis 100 000 solcher Läppchen zusammen, die durch schwach ausgebildete Bindegewebszüge voneinander getrennt sind (s. Abb. 11–20). An den Stellen, an denen mehrere

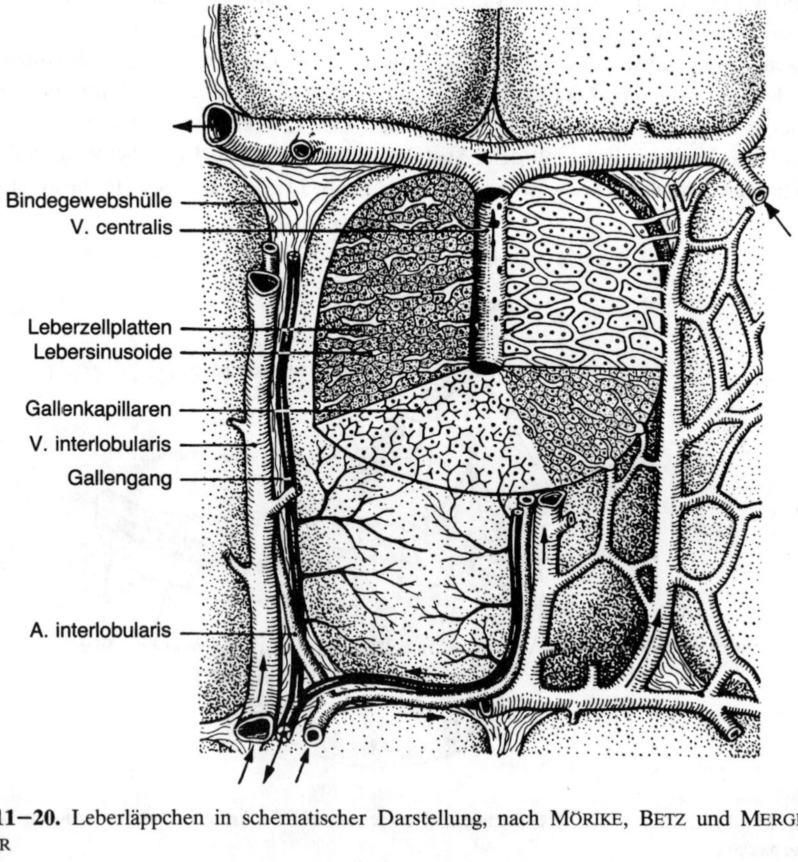

Abb. 11–20. Leberläppchen in schematischer Darstellung, nach MÖRIKE, BETZ und MERGENTHALER

Läppchen mit ihren Kanten zusammenstoßen, verdichtet sich das Bindegewebe und bildet Bindegewebszwickel, die sog. *periportalen Felder.* In diesen verlaufen die Äste der Pfortader *(Vv. interlobulares),* der Leberarterie *(Aa. interlobulares)* und der intrahepatischen Gallengänge (Ductuli interlobulares, s. u.).

Jedes Leberläppchen besteht aus einer Vielzahl von radiär verlaufenden Zellsträngen, die in Balken und Platten angeordnet sind. Die Zellstränge sind verzweigt und untereinander verbunden, so daß ein dreidimensionales Netzwerk entsteht.

Jede Leberzellplatte besteht in der Regel aus zwei Zellagen. Zwischen dem Balkenwerk der Leberzellplatten verläuft ein radiäres Kapillarnetz, das von den interlobulären Venen seinen Ausgang nimmt und zusätzlich noch Zuflüsse von kleinsten Ästen der Leberarterie erhält und jeweils der im Lappenzentrum liegenden *V. centralis* zustrebt. Die Zentralvenen vereinigen sich zu Sammelvenen, die ihrerseits in größere Äste der V. hepatica einmünden.

Die Leberkapillaren, die **Lebersinusoide,** anastomosieren vielfach miteinander. Ihre Wand wird von zwei Zelltypen aufgebaut: den dünnen, gefensterten *Endothel-Zellen* und *VON-KUPFFERschen-Sternzellen.* Letztere werden dem Retikulo-endothelialen System zugerechnet, da sie Zelltrümmer, Bakterien, Fremdstoffe u. a. aufnehmen und speichern können. Sie sind wahrscheinlich auch am Abbau von roten Blutkörperchen beteiligt. Phagozytierende bzw. speichernde VON-KUPFFERsche-Sternzellen können sich abrunden, aus dem Zellverband lösen und anschließend im Blut zirkulieren.

Die Wand der Lebersinusoide ist durch einen kleinen, spaltförmigen Raum, dem *DISSÉschen Raum,* von den Leberzellen getrennt. Wie aus Abb. 11–21 ersichtlich ist, trägt die Oberfläche der Leberzellen Mikrovilli, die in den DISSÉschen Raum hineinragen und somit in direktem Kontakt mit Stoffen, die über die zahlreichen Lücken der Kapillarwand in den DISSÉschen Raum gelangt sind, treten.

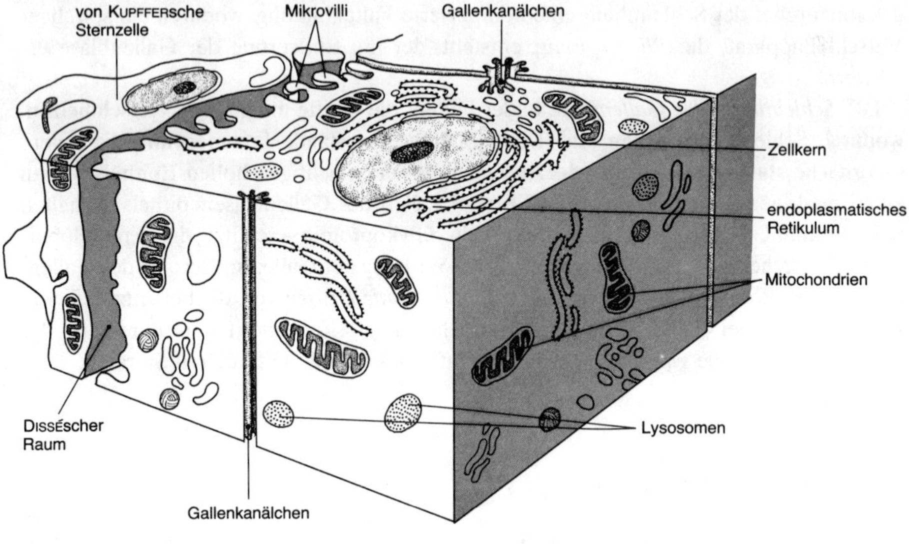

Abb. 11–21. Ultrastruktur einer Leberzelle in schematischer Darstellung

Die in den **Leberzellen** *(Hepatozyten)* liegenden zahlreichen *Mitochondrien* enthalten ein breites Enzym-Spektrum. Das *endoplasmatische Retikulum* ist in den Leberzellen stark ausgeprägt und steht sowohl mit der Zelloberfläche im Bereich des DISSÉschen Raumes als auch mit dem Zellkern in direkter Verbindung (s. Abb. 11–21). Es dient vor allem dem intrazellulären Stofftransport. In den *Lysosomen* befinden sich reichlich hydrolytische Enzyme, die für die intrazellulären Verdauungsvorgänge der Zellen erforderlich sind.

Die **intrahepatischen Gallenwege** beginnen mit *Gallenkapillaren* zwischen den Zellagen eines Leberzellbalkens. Die Gallenkapillaren werden durch Aussparungen (Rinnen) in der Wand einander gegenüberliegender Leberzellen gebildet, wobei die Zellmembran der Leberzellen die Wand der feinen Kanälchen darstellt. Die Gallenkapillaren beginnen im Läppchenzentrum und verlaufen – vielfach untereinander anastomosierend – zentrifugal zur Läppchenperipherie, um schließlich in die *interlobulären Gallengänge* einzumünden. Die Strömungsrichtung der Galle, die von den Leberzellen in die Gallenkapillaren sezerniert wird, ist der des Blutes demnach immer entgegengesetzt. *Die Lebersinusoide sind stets durch Leberzellen von den Gallenkapillaren getrennt.*

Die interlobulären Gallengänge liegen gemeinsam mit den interlobulären Ästen der Pfortader und der Leberarterie in den periportalen Feldern. Ihre muskelfreie Wand besteht aus einem einschichtigen kubischen Epithel. Mit zunehmendem Durchmesser der Gänge wird das Epithel allmählich höher. Die großen interlobulären Gallengänge vereinigen sich kurz vor der Leberpforte zum rechten und linken *Ductus hepaticus* (s. o.).

Mikroskopische Anatomie der extrahepatischen Gallenwege und der Gallenblase. Die dünne Wand der extrahepatischen Gallenwege besteht aus einem hochprismatischen Epithel, stark ausgeprägten elastischen Fasernetzen und wenig glatter Muskulatur. In den Gallenwegen sind mukoide Drüsen vorhanden. Im Anfangsteil des *Ductus cysticus* zeigt das Innenrelief der Schleimhaut eine komplizierte Faltenbildung, wodurch ein spiraliger Verschlußapparat, die *Plica spiralis,* entsteht, der die Entleerung der Gallenblase erschwert.

Die *Schleimhaut der Gallenblase* bildet Falten, die häufig miteinander verschmelzen, wodurch Schleimhautnischen und Tunnelbildungen zustande kommen und die innere Oberfläche stark vergrößert wird. Die Zellen des einschichtigen hohen Epithels weisen einen niedrigen *Mikrovilli-Saum* auf. Einige Zellen des Gallenblasenepithels enthalten Sekretgranula. Das Sekretionsprodukt – ein Glykoprotein – schützt die Epitheloberfläche möglicherweise vor der mazerierenden Wirkung der Galle. Im Bereich des Gallenblasenhalses kommen auch *Becherzellen* und *mukoide Drüsen* vor, die bei entzündlicher Reizung (z. B. bei Gallensteinträgern) vermehrt anzutreffen sind. Die in der Wand der Gallenblase liegende *glatte Muskulatur* verläuft vorwiegend in zirkulären Spiralen.

11.5.3. Gallensekretion

Bei der Sekretion der Galle durch die Leberzellen *(Cholerese)* wirken zwei Mechanismen zusammen:

- Durch die Ausscheidung der konjugierten *Gallensäuren* (s. S. 358 f.) und anderer organischer Substanzen (Bilirubin, organ. Anionen) entsteht ein osmotischer Gradient, der den Übertritt von Wasser aus den Hepatozyten in die Gallenkapillaren bewirkt (*gallensäurenabhängige Sekretion).*
- Durch einen *aktiven Na^+-Transport* aus den Hepatozyten in die Gallenkapillaren wird ebenfalls ein osmotischer Gradient aufgebaut, der eine Flüssigkeitsverschiebung zur Folge hat *(gallensäurenunabhängige Sekretion).*

Im Bereich der kleinsten intrahepatischen Gallenwege (Ductuli) werden durch die Duktuluswand Wasser und anorganische Elektrolyte zum Teil rückresorbiert und zum Teil als Sekret (Bicarbonat und NaCl) an die Galle abgegeben *(duktuläre Resorption* und *Sekretion),* wodurch die Zusammensetzung der ursprünglich durch die Hepatozyten sezernierten Galle verändert wird. Die duktuläre Sekretion scheint unter der Kontrolle von Sekretin zu stehen.

Menge und Zusammensetzung der Lebergalle. Die tägliche Gallenproduktion liegt bei 600–800 ml. Etwa 550 ml gehen hierbei auf die hepatozytäre, ca. 150 ml auf die duktuläre Sekretion zurück. Flußgeschwindigkeit und Zusammensetzung der Galle variieren in Abhängigkeit von Art und Menge der Nahrungszufuhr. Die Galle ist dem Blut annähernd isoton, ihr pH-Wert liegt zwischen 7,4 und 8,5.

Die wesentlichen organischen Verbindungen in der Gallenflüssigkeit sind die *Gallensäuren, Gallenfarbstoffe, Cholesterin, Phospholipide* (vorwiegend Lecithin) und zahlreiche *Enzyme* (z. B. alkalische Phosphatase). Die Konzentration *anorganischer Kationen* der Galle entspricht derjenigen des Blutplasmas. Die Konzentration der *anorganischen Anionen* (vor allem Cl^- und HCO_3^-) liegt etwas unter derjenigen der anorganischen Kationen, da zusätzlich organische Anionen (Gallensäuren) in der Galle vorhanden sind.

Mit der Galle werden auch *Medikamente* und Zwischenprodukte des Stoffwechsels, darunter auch abgebaute *Hormone,* ausgeschieden. Mit jodhaltigen organischen Säuren können die Gallenwege und die Gallenblase im Röntgenbild sichbar gemacht werden (Cholangio- bzw. Cholezystographie).

Konzentrierung der Galle im Gallenwegsystem. Sowohl die Gallenblase als auch die Gallengänge können die Zusammensetzung der Lebergalle durch Resorptionsvorgänge erheblich modifizieren. Im Vordergrund steht dabei eine Wasser- und Elektrolytresorption in der Gallenblase, die ein Fassungsvermögen von etwa 30–80 ml aufweist. Die grundle-

Tab. 11–2. Zusammensetzung der Leber- und Blasengalle

	Lebergalle	Blasengalle
Wasser (g/l)	950–980	920
Gallensäuren (g/l)	10	30–100
Bilirubin (g/l)	2	6–20
Cholesterin (g/l)	1	3–9
Fettsäuren (g/l)	1	3–12
Lecithin (g/l)	0,5	1–4
anorganische Elektrolyte (mmol/l)	280	235

genden Vorgänge der Konzentrierung der Galle sind ein aktiver Transport von Na^+ und Cl^- sowie eine HCO_3^--Verschiebung durch die Schleimhaut in die Blutgefäße der Gallenblasenwand, denen ein osmotisch bedingter Wassertransport in der gleichen Richtung folgt. Die Resorption von Elektrolyten und Wasser bewirkt eine Konzentrierung von Gallensäuren, Phospholipiden, Cholesterin und Gallenfarbstoffen in der eingedickten Galle auf das 5- bis 10-fache (s. Tab. 11–2). Durch die Konzentrierungsprozesse kann die täglich sezernierte Lebergalle (ca. 600 ml) auf 50–80 ml reduziert werden.

Regulation der Gallensekretion. Die *Gallensekretion* wird normalerweise von gastrointestinalen Hormonen und dem autonomen Nervensystem beeinflußt. Die kontinuierliche Gallensekretion durch die Leberzellen nimmt während der Verdauung bis auf das Doppelte zu, wobei die Bicarbonatkonzentration im Sekret ansteigt. Diese Sekretionssteigerung wird durch *Sekretin* vermittelt. Auch *Glucagon* kann eine ähnliche Stimulation des Gallenflusses bewirken.

Die Gallensekretion wird weiterhin durch eine gesteigerte Leberdurchblutung und durch Aktivierung des N. vagus gefördert. Zu den *Choleretika,* d. h. zu den Stoffen, die die Gallenproduktion in der Leber steigern können, gehören auch die Gallensäuren.

Bei Nahrungsaufnahme fließt die Galle *direkt* ins Duodenum; bei Verdauungsruhe und geschlossenem Sphinkter ODDI läuft die kontinuierlich gebildete Lebergalle in die Gallenblase ab, wo sie eingedickt und gespeichert wird.

Die bei Verdauungsruhe gespeicherte und eingedickte Blasengalle entleert sich nach Freisetzung von *Cholecystokinin-Pankreozymin* (CCK-PZ) durch Kontraktion der Gallenblase und gleichzeitige Erschlaffung des Sphinkter ODDI in den Zwölffingerdarm. Bei Verabreichung von Öl, Eidotter oder $MgSO_4$ kann ein ähnlicher Entleerungsmechanismus provoziert werden. Stoffe, die die Entleerung der Gallenblase fördern, werden unter dem Begriff *Cholekinetika* zusammengefaßt.

Gallensäuren. In der Leber werden die beiden *primären Gallensäuren* **Cholsäure** und **Chenodesoxycholsäure** aus Cholesterin gebildet. Sie werden mit Taurin und Glycin säureamidartig verknüpft („konjugiert"). Neben dieser *Konjugation* mit Glycin und Taurin findet in der Leber auch eine Veresterung der freien und konjugierten Gallensäuren mit Schwefelsäure und eine Kopplung mit Glucuronsäure statt. Die Sekretion der Gallensäuren erfolgt durch einen *aktiven Transportvorgang.* Die konjugierten primären Gallensäuren, die etwa 70 bis 80 % aller Gallensäuren ausmachen, gelangen über die Gallengänge in den Dünndarm. Den restlichen Anteil bilden die *sekundären Gallensäuren* **Desoxycholsäure** und **Lithocholsäure,** die ausschließlich im Darm aus den primären Gallensäuren unter Mitwirkung von Darmbakterien entstehen.

Die von der Leber mit der Galle ausgeschiedenen primären Gallensäuren sowie die im Darm entstehenden sekundären Gallensäuren werden nahezu vollständig (>95 %) im unteren Ileum (in geringem Ausmaß auch im Kolon) rückresorbiert. Sie gelangen mit dem Pfortaderblut wieder zur Leber und von dort aus erneut in die Galle. In diesem **enterohepatischen Kreislauf** zirkulieren die primären und sekundären Gallensäuren bis zu 10 mal täglich. Die physiologische Bedeutung des enterohepatischen Kreislaufs der

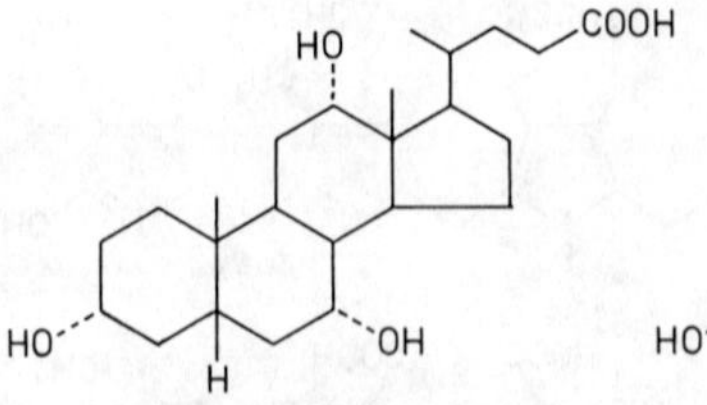

Cholsäure

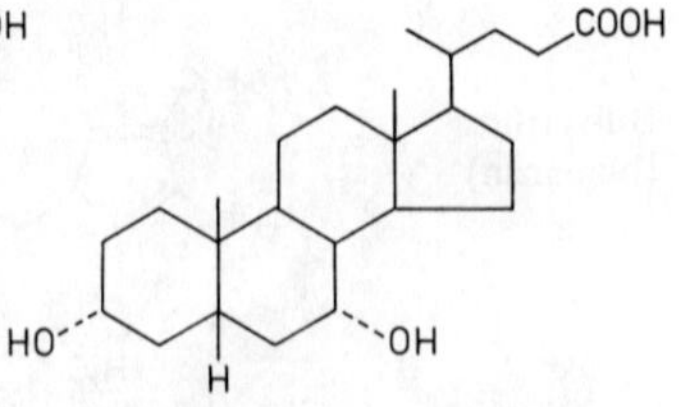

Chenodesoxycholsäure

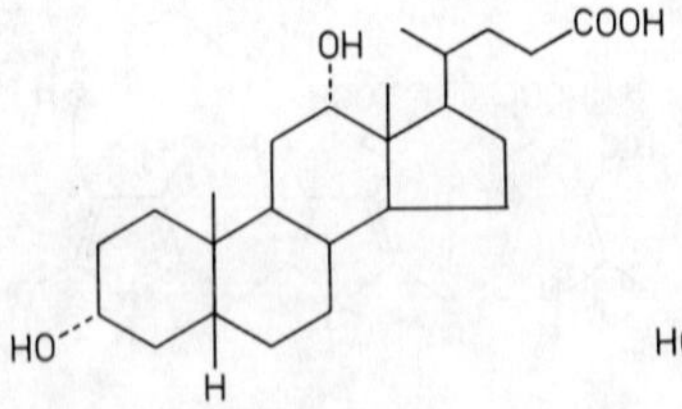

Desoxycholsäure

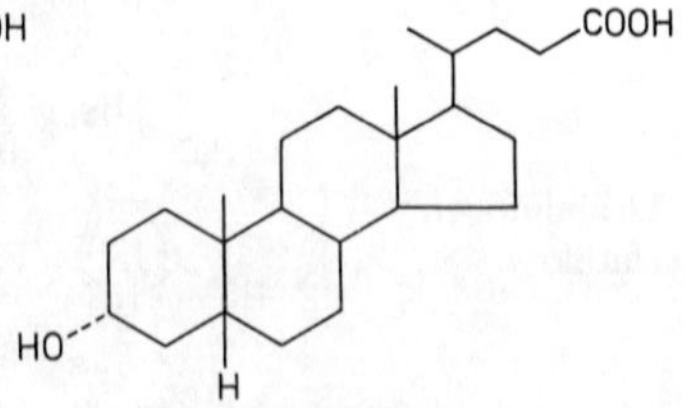

Lithocholsäure

Gallensäuren liegt darin, daß weniger als 5 % der Gallensäuren täglich durch den Kot ausgeschieden werden. Dieser geringe Verlust an Gallensäuren wird in der Leber durch Neusynthese ausgeglichen.

Die wichtigste physiologische Funktion der Gallensäuren ist die *Lösungsvermittlung* für wasserunlösliche Verbindungen durch Ausbildung von Mizellen, die auf das gleichzeitige Vorhandensein von lipo- und hydrophilen Eigenschaften der Gallensäuren zurückzuführen ist. Daneben sind die Gallensäuren an der *Aktivierung* der *Pankreaslipase* und der *Hemmung der Magensaftsekretion* beteiligt.

Gallenfarbstoffe. Beim Abbau von *Hämoglobin* und anderen *Hämoproteinen* (z. B. Cytochromen, Myoglobin) entstehen Porphyrine, die nicht mehr weiter verwertet werden können. Der dabei zuerst auftretende Gallenfarbstoff ist das grüne **Biliverdin**, das durch Hydrierung zu **Bilirubin,** dem wichtigsten Gallenfarbstoff, reduziert wird. Das in Milz, Leber und Knochenmark gebildete Bilirubin ist in Wasser praktisch unlöslich; es wird im Blut an *Albumin* gebunden transportiert und von der Leberzelle aufgenommen. Dort wird der überwiegende Teil mit Glucuronsäure *konjugiert* und als wasserlösliches *Bilirubin-Diglucuronid* aktiv mit der Galle ausgeschieden.

Im Darm, insbesondere im Dickdarm, erfolgt der weitere Abbau des Bilirubins unter der Einwirkung von Darmbakterien zu verschiedenen stereoisomeren **Urobilinogenen.** Dehydrierung führt schließlich zur Bildung von **Urobilin** und **Stercobilin,** die mit dem Kot ausgeschieden werden.

Die verschiedenen Abbauprodukte des Bilirubins werden im unteren Ileum und im Dickdarm teilweise wieder resorbiert und über die Pfortader der Leber zugeleitet, wo sie erneut ausgeschieden werden *(enterohepatischer Kreislauf).* Der nicht im Darm rückresorbierte Teil wird mit dem Stuhl eliminiert; ein weiterer kleiner Anteil gelangt über den Körperkreislauf zur renalen Ausscheidung.

Biliverdin
(blaugrün)

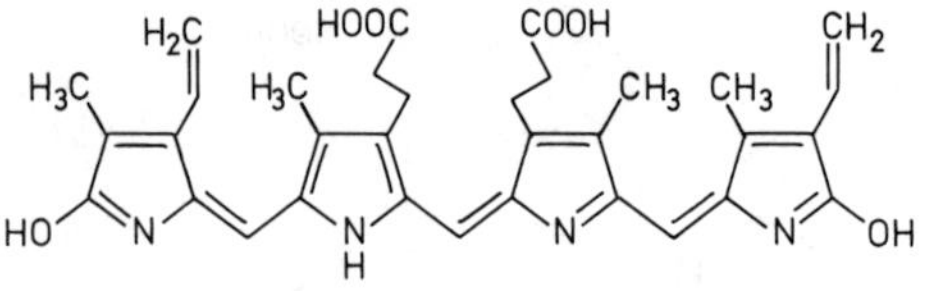

Bilirubin
(orangerot)

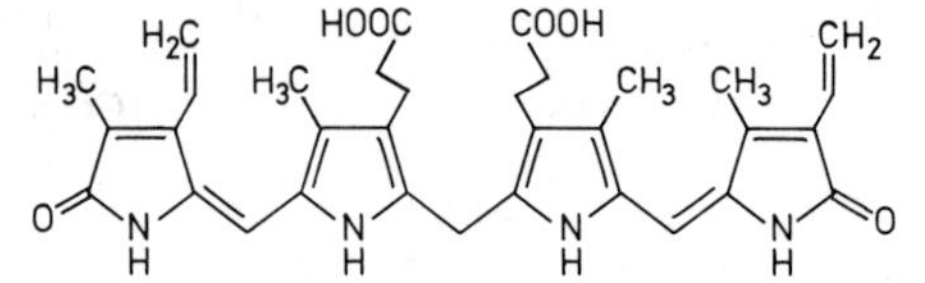

Urobilinogen
(farblos)

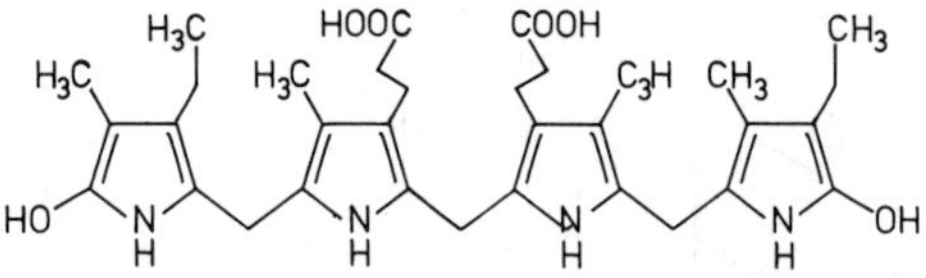

Urobilin
(orangegelb)

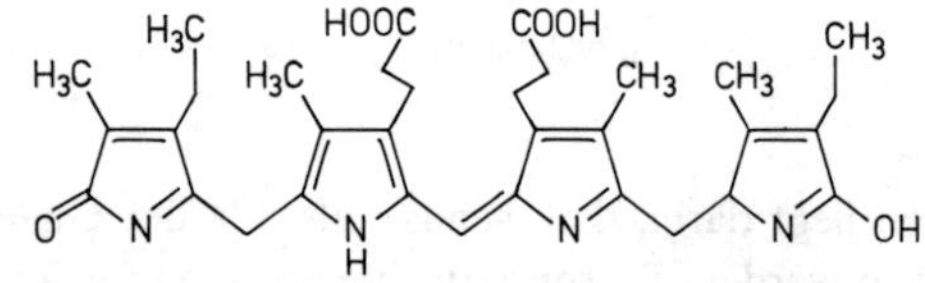

Stercobilin
(goldgelb)

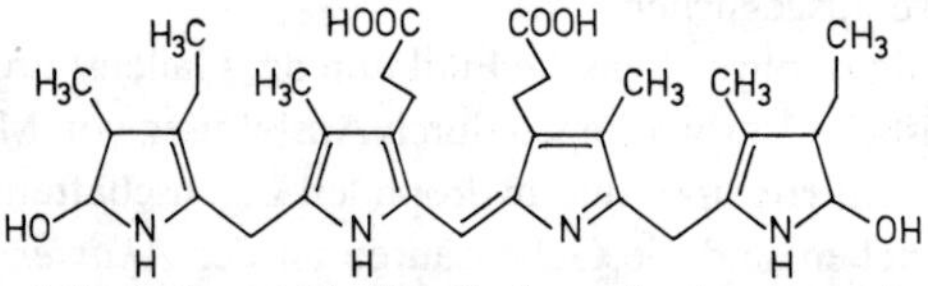

Cholesterin und Phospholipide. Die Leber stellt für Cholesterin das zentrale Stoffwechselorgan dar. Sie ist nicht nur der Hauptort der *Synthese,* sondern auch das Zentrum für den *Abbau* und die *Ausscheidung* mit der Galle. Das wasserunlösliche Cholesterin kann nur Mizellen-gebunden in der Galle in Lösung gehalten werden. Wie einige Gallenfarbstoffe und die Gallensäuren durchläuft auch das Cholesterin einen *enterohepatischen Kreislauf.*

Die ebenfalls mit der Galle ausgeschiedenen Phospholipide (vor allem Lecithin) unterliegen einem indirekten enterohepatischen Kreislauf, da sie im Darm vollständig hydrolysiert werden. Die Phospholipide sind annähernd wasserunlöslich und bilden gemischte Gallensäuren-Phospholipid-Cholesterin-Mizellen.

Für die *Löslichkeit des Cholesterins* in der Galle ist das Verhältnis der Cholesterinkonzentration zu den Konzentrationen von Gallensäuren und Phospholipiden entscheidend. Diese Abhängigkeit läßt sich mit einem *triangulären Koordinatensystem* beschreiben, dessen drei Seiten die Relativkonzentrationen von Gallensäuren, Cholesterin und Phospholipiden repräsentieren (s. Abb. 11–22). Jedes Konzentrationsverhältnis der drei Substanzen zueinander läßt sich durch einen Schnittpunkt in dem Koordinatensystem angeben. Fällt dieser Punkt in den schattierten Bereich (A), dann liegt das gesamte Cholesterin in mizellärer Lösung vor. Alle Mischungsverhältnisse, die durch einen Schnittpunkt außerhalb dieses Bereiches charakterisiert sind (B), sprechen für eine Cholesterinübersättigung der Galle. Da jede Übersättigung die Voraussetzung für ein Auskristallisieren von Cholesterin und damit für die Bildung von *Cholesterin-Gallensteinen* ist, kann ein relativer Konzentrationsanstieg des Cholesterins (z. B. durch Verringerung der Gallensäurenkonzentration) oder eine absolute Vermehrung des Cholesterins in der Galle (z. B. bei Steigerung der Cholesterinsynthese) zu einer Gallensteinbildung führen (s. S. 388 f.).

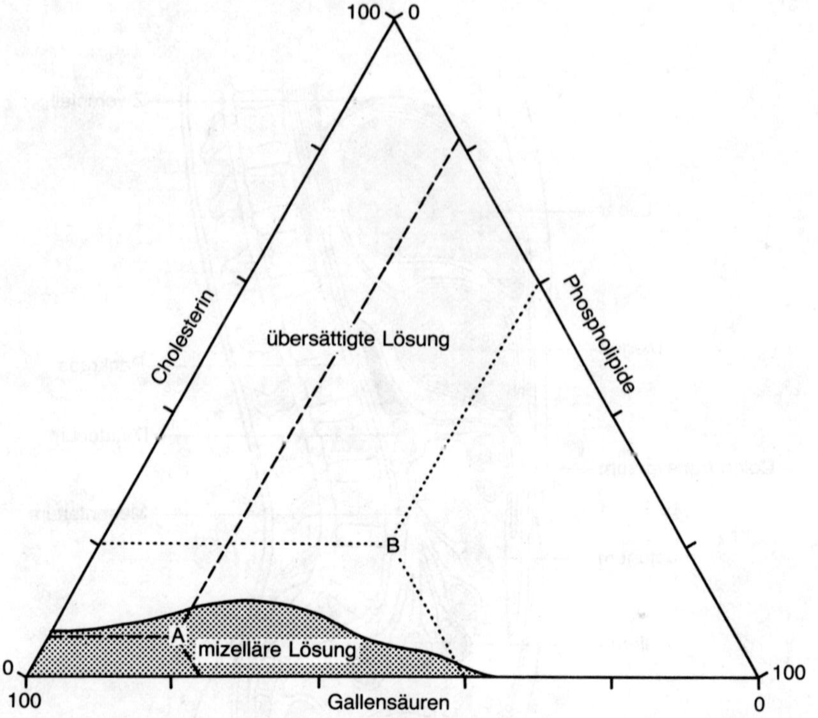

Abb. 11–22. Löslichkeit von Cholesterin in der Galle in Abhängigkeit des Verhältnisses der Konzentration an Gallensäuren, Phospholipiden und Cholesterin. Im schraffierten Bereich liegt Cholesterin in mizellärer Lösung vor. Bei Abnahme der Konzentration an Gallensäuren und Phospholipiden (oberhalb des punktierten Bereichs) fällt Cholesterin aus; nach Heaton

11.6. Pankreas

Das *Pankreas (Bauchspeicheldrüse)* ist ein *exkretorisches Organ,* in das inselartig *innersekretorische Zellverbände,* die sog. *Langerhansschen Inseln,* eingestreut sind. Diese endokrin tätigen Anteile des Pankreas produzieren die beiden Hormone *Insulin* und *Glucagon* (s. S. 650 f.). Die exokrinen Abschnitte sind für die Sekretion von *Verdauungsenzymen* verantwortlich.

11.6.1. Anatomie des Pankreas

Makroskopische Anatomie. Das Pankreas ist ein langgestrecktes, etwa 70−90 g schweres Organ, das hinter dem Magen im Oberbauch liegt (s. Abb. 11−23). Man unterscheidet drei Anteile: Der *Pankreaskopf* liegt in der Konkavität der Duodenalschleife, der *Pankreaskörper* überquert in Höhe der beiden ersten Lendenwirbelkörper die Wirbelsäule, der *Pankreasschwanz* erstreckt sich bis zum Milzhilus (s. Abb. 11−24).

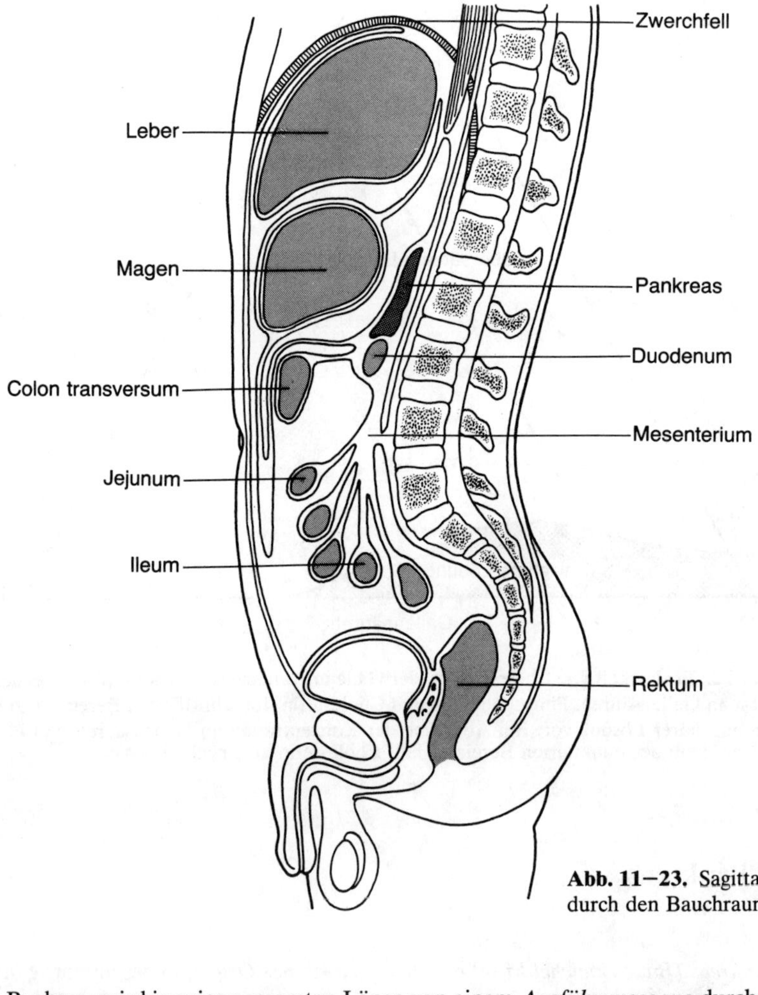

Abb. 11−23. Sagittalschnitt durch den Bauchraum

Das Pankreas wird in seiner gesamten Länge von einem *Ausführungsgang* durchzogen, der fast immer mit dem Gallengang gemeinsam ins Duodenum mündet. Häufig findet sich im Pankreaskopf noch ein zweiter, kleinerer Ausführungsgang, der entweder in den Hauptgang mündet oder selbständig das Duodenum erreicht.

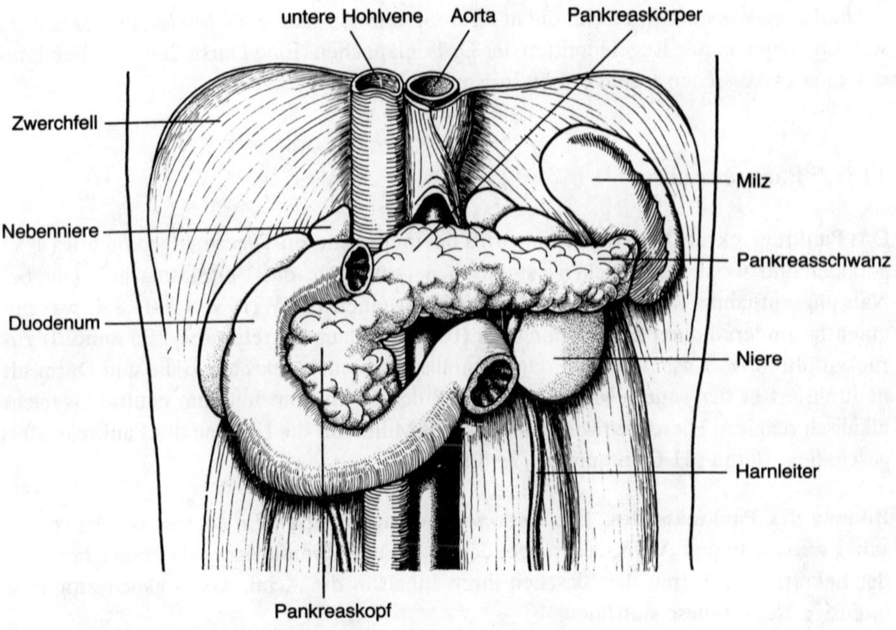

Abb. 11–24. Lage des Pankreas im oberen Bauchraum

Mikroskopische Anatomie. Die Hauptmasse des Organs bildet der sekretorische Anteil, der als *rein seröse Drüse* gewisse Ähnlichkeit mit der Ohrspeicheldrüse aufweist. Das Organ besteht aus größeren *Lappen,* die wiederum aus kleineren *Läppchen* zusammengesetzt sind. Letztere werden aus einzelnen *Drüsenendstücken (Acini)* gebildet. Im Feinbau zeigen die *Azinuszellen* am apikalen Ende sog. *Zymogengranula.* Die Verbindung zwischen Drüsenendstücken und Ausführungsgängen bilden die *Schaltstücke,* die in die einzelnen Azinusgruppen eingestülpt erscheinen. Schaltstückzellen, die innerhalb der Drüsenendstücke liegen, sog. *zentroazinäre Zellen* (s. Abb 11–25), sind für den exokrinen Anteil des Pankreas charakteristisch.

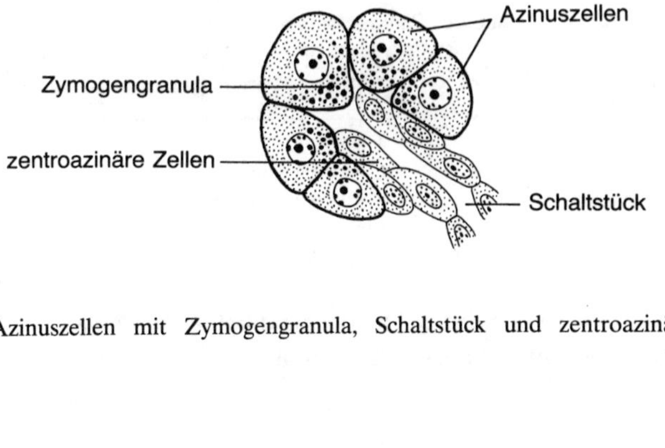

Abb. 11–25. Azinuszellen mit Zymogengranula, Schaltstück und zentroazinäre Zellen des Pankreas

Die LANGERHANSschen Inseln, die in ihrer Gesamtheit häufig als *Inselorgan* bezeichnet werden, liegen in der Regel inmitten der Drüsenläppchen. Eine Darstellung des Feinbaus der LANGERHANSschen Inseln erfolgt in Kap. 18.

11.6.2. Pankreassekret

Das Pankreassekret (Bauchspeichel) wird in einer mittleren Tagesmenge von etwa 1,5 l gebildet und weist den gleichen osmotischen Druck wie das Blutplasma auf. Der bei Nahrungsaufnahme sezernierte Pankreassaft hat einen pH-Wert von 8,0–8,4, was auf einen besonders hohen *Bicarbonatgehalt* (bei maximaler Sekretion bis 125 mmol/l) zurückzuführen ist. Zusammen mit den ebenfalls alkalischen Sekreten Galle und Darmsaft neutralisiert er den sauren Magensaft, so daß der Chymus im Jejunum neutral bis leicht alkalisch reagiert. Hierdurch wird ein günstiges Milieu für die Enzyme des Pankreassaftes geschaffen, deren pH-Optimum bei 7–8 liegt.

Bildung des Pankreassaftes. Die *Enzyme* bzw. die *inaktiven Proenzyme* des Pankreassaftes werden in den Azinuszellen gebildet und in den Zymogengranula gespeichert. Bei der Sekretion entleeren die Bläschen ihren Inhalt in die Acini, wobei gleichzeitig eine intensive Neusynthese stattfindet.

Die im Bauchspeichel enthaltenen *Elektrolyte* werden in die Lumina der Drüsenendstücke sezerniert. Die Konzentration der Kationen entspricht etwa der des Blutplasmas und ist unabhängig von der Sekretionsrate. Das Primärsekret der Drüsenendstücke wird bezüglich seiner Elektrolytzusammensetzung während der Passage in den Ausführungsgängen noch modifiziert. Durch einen aktiven Prozeß und unter Mitwirkung des Enzyms *Carboanhydrase* wird Cl^- gegen HCO_3^- ausgetauscht. Die Sekretion der beiden Anionen erfolgt im umgekehrten Verhältnis: Mit steigender Sekretionsrate nimmt die Bicarbonatausscheidung zu und die Cl^--Konzentration im Sekret entsprechend ab.

Enzyme des Pankreassaftes. Das Pankreas produziert eine Reihe von Enzymen, die für die Aufschließung von Eiweißen, Kohlenhydraten und Fetten notwendig sind. Die *eiweißspaltenden Enzyme* (Zusammenstellung s. Tab. 11–3) werden als inaktive Vorstufen *(Proenzyme)* sezerniert und erst im Duodenum durch *Enterokinase,* ein Glykoprotein, das in der Darmschleimhaut gebildet wird, oder autokatalytisch durch Trypsin aktiviert.

Tab. 11–3. Proteolytische Enzyme des Pankreassaftes

Inaktive Vorstufen	Aktivierte Pankreasenzyme im Darm
Trypsinogen	Trypsin
Chymotrypsinogen	Chymotrypsin
Procarboxypeptidase A und B	Carboxypeptidase A und B
Proelastase	Elastase

Da die Aktivierung der proteolytischen Pankreasenzyme erst nach Darmschleimhautkontakt eintritt, wird das intakte Pankreas vor einer „Selbstverdauung" geschützt.

Trypsin und *Chymotrypsin* spalten bestimmte Peptidbindungen innerhalb der Proteinmoleküle, weshalb sie zu den *Endopeptidasen* (s. S. 367) gerechnet werden. Die *Carboxypeptidasen* spalten einzelne Aminosäuren vom Carboxylende der Proteine ab *(Exopeptidasen,* s. S. 367).

Die *fettspaltenden Enzyme* des Bauchspeichels sind die Lipase, die Phospholipase und Esterasen. Die *Pankreaslipase* ist die wichtigste Lipase des Darmtraktes; sie wird in aktiver Form sezerniert, ist aber auf die Gegenwart von Gallensäuren angewiesen, um ihre volle Wirksamkeit entfalten zu können. Die *Phospholipase* wird in einer inaktiven Form sezerniert und erst im Duodenum durch Trypsin aktiviert.

Für die *Kohlenhydratverdauung* enthält das Pankreassekret eine *α-Amylase,* die in aktiver Form sezerniert wird. Dem *Abbau von Nucleinsäuren* dienen *Ribo- und Desoxyribonucleasen.*

Regulation der Pankreassekretion. Das Pankreas sezerniert auch ohne Nahrungsaufnahme geringe Mengen von Bauchspeichel *(Basalsekretion).* Im Zusammenhang mit der Nahrungsaufnahme wird eine verstärkte Sekretion reflektorisch durch die *Nn. vagi* eingeleitet. Die Steuerung der weiteren Sekretion erfolgt dann weitgehend humoral durch Freisetzung der gastrointestinalen Hormone *Sekretin* und *Cholecystokinin-Pankreozymin* beim Übertritt von saurem Chymus ins Duodenum oder bei Dehnungsreizen im Duodenum.

Sekretin bewirkt die Ausscheidung größerer Mengen eines stark alkalischen, aber enzymarmen Pankreassekretes. *CCK-PZ* löst die Sekretion eines enzymreichen Pankreassaftes aus, indem es den Ausstoß der Zymogengranula aus den Azinuszellen fördert. Eine maximale Wirkung von CCK-PZ kann nur im Zusammenwirken mit dem N. vagus und Sekretin erreicht werden. Parasympatholytika (z. B. Atropin) oder eine Pankreas-Denervierung führen zu einer Hemmung der Enzymsekretion und zur Blockade der Sekretinwirkung.

11.7. Enzymatische Spaltung und Resorption

Die für die Verdauung notwendigen *Enzyme* sind im *Speichel,* im *Magensaft* und im *Sekret der Bauchspeicheldrüse* enthalten. Einige Enzyme, die für den Abbau der Oligosaccharide und der Oligopeptide von Bedeutung sind, finden sich an der Oberfläche der Dünndarm-Epithel-Zellen (*Enterozyten,* s. Abb. 11–26, A). Die Zelloberfläche trägt *Mikrovilli,* die von der Glykokalyx (s. S. 5) überzogen sind (s. Abb. 11–26, B). Diese besteht aus Glykoproteinen mit eingelagerten Enzymen. Enzyme des Pankreassaftes können adsorptiv an die Glykokalyx gebunden werden.

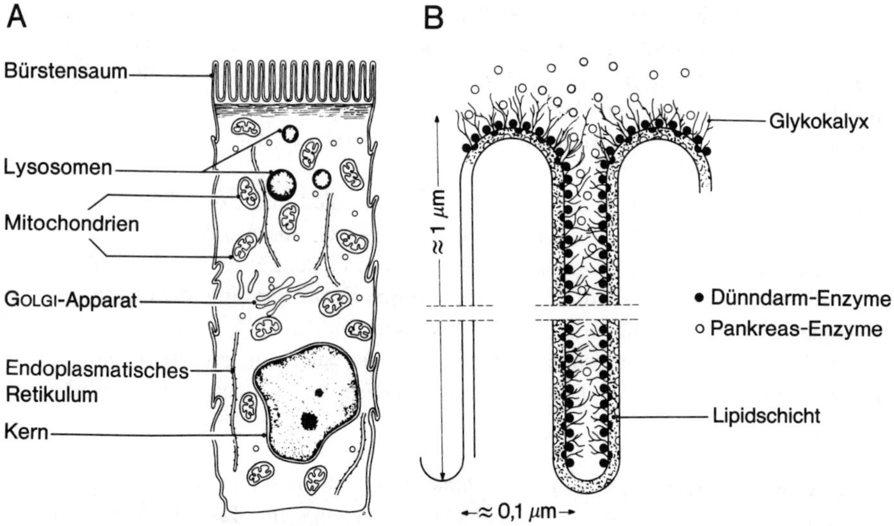

Abb. 11–26. Aufbau des Enterozyten (A) und Feinstruktur des Bürstensaums (B) in schematischer Darstellung

Die Endprodukte der Verdauung werden aus dem Darmlumen über die Schleimhaut in die Blutkapillaren und Lymphgefäße aufgenommen. Diese **Resorption** erfolgt teils durch *passive Prozesse,* wie Diffusion oder Osmose, teils durch *aktiven Transport* unter Aufwendung von Stoffwechselenergie der Enterozyten. Mit dem Blutstrom der Zottenkapillaren gelangen die resorbierten Substanzen zunächst in die *Pfortader* und werden erst nach der Passage durch die Leber dem allgemeinen Kreislauf zugeführt. Stoffe, die in die Lymphgefäße der Zotten aufgenommen werden, gelangen über den *Ductus thoracicus* in den Blutkreislauf.

Substanzen, die über die Mundschleimhaut *(bukkale Applikation)* oder über die Rektumschleimhaut *(rektale Applikation)* resorbiert werden, treten – unter Umgehung des Pfortadersystems – direkt in den allgemeinen Kreislauf ein.

11.7.1. Enzymatische Spaltung und Resorption der Kohlenhydrate

Enzymatische Spaltung. Die Polysaccharide Stärke und Glykogen bilden den größten Anteil der Kohlenhydrate in der Nahrung (Abb. 11–27). *Stärke* ist zu etwa 20% aus linearer *Amylose* und zu etwa 80% aus verzweigtem *Amylopektin* zusammengesetzt. Das tierische *Glykogen* hat einen ähnlichen Aufbau wie Amylopektin.

Der Amylose-Anteil wird durch *1,4-α-Amylase* aus dem Speichel und dem Pankreassaft in Hexa-, Tri- und Disaccharide sowie Glucose zerlegt. Am Amylopektin und am Glykogen erfolgt die Abspaltung der Glucosereste durch die *1,6-α-Glucosidase,* die im Bürstensaum der Enterozyten lokalisiert ist. Hier befinden sich auch Disaccharidasen, welche Lactose, Maltose und Saccharose in Monosaccharide aufspalten.

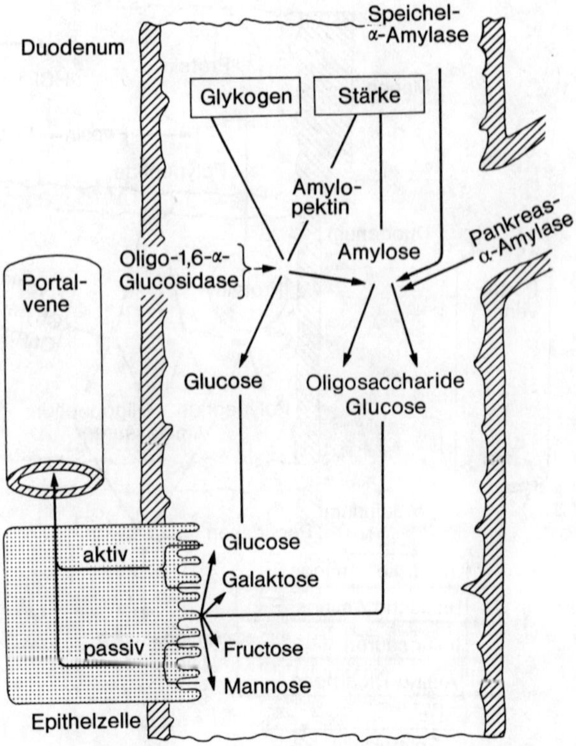

Abb. 11–27. Schema des enzymatischen Abbaus und der Resorption der Kohlenhydrate

Resorption. Die Spaltprodukte (Hexosen und Pentosen) werden im Duodenum und Jejunum resorbiert und über die Pfortader abtransportiert. Die rasche Resorption von *Glucose* erfolgt über einen *aktiven Transportmechanismus,* dessen Kinetik von der jeweiligen Na^+-Konzentration im Chymus abhängig ist (s. S. 371). Galaktose benutzt wahrscheinich dasselbe Transportsystem. Dagegen gelangen Fructose, Mannose und Pentosen durch Diffusionsprozesse in die Enterozyten und von dort in das Kapillarblut. Die nicht resorbierten Kohlenhydratanteile werden im Kolon durch bakterielle Gärung teilweise zersetzt.

11.7.2. Enzymatische Spaltung und Resorption der Eiweiße

Enzymatische Spaltung. Die Spaltung der Eiweißmoleküle erfolgt durch *Endopeptidasen,* die vorzugsweise die Peptidbindungen innerhalb der Moleküle hydrolysieren. Proteine werden dabei in Polypeptide,Polypeptide in Oligopeptide zerlegt (Abb. 11–28). Die *Exopeptidasen* haben dann die Aufgabe, Aminosäuren am C- oder am N-terminalen Ende abzuspalten und auf diese Weise die Poly- und Oligopeptide schrittweise abzubauen. Zu den Endopeptidasen gehören das *Pepsin* des Magensaftes (pH-Optimum 1,5–3,5) sowie das *Trypsin* und das *Chymotrypsin* des Pankreassaftes (pH-Optimum 7,5–8,5). Exopeptidasen kommen im Pankreassaft *(Carboxypeptidasen)* und im Bürstensaum der Enterozyten vor.

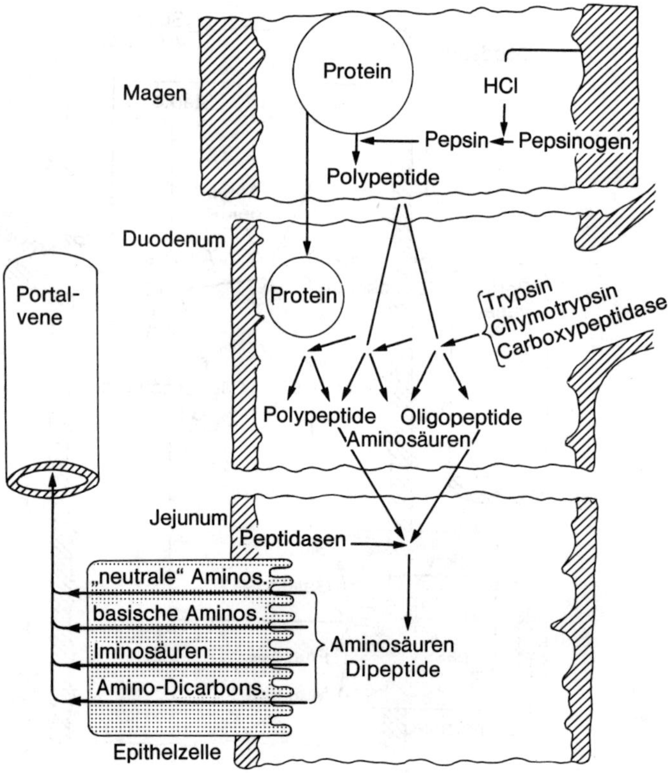

Abb. 11–28. Schema des enzymatischen Abbaus und der Resorption der Proteine

Resorption. Die Resorption der natürlichen *L-Aminosäuren* findet zum überwiegenden Teil im Jejunum statt. Sie wird durch *aktive, z. T. Na^+-abhängige Transportprozesse* vermittelt, für die bisher vier stereospezifische Systeme nachgewiesen werden konnten, die selektiv „neutrale“ Aminosäuren, basische Aminosäuren, Iminosäuren und Amino-Dicarbonsäuren transportieren (Abb. 11–28). Nach neueren Untersuchungen werden aber auch Oligopeptide – vor allem *Dipeptide* – aufgenommen. Das Transportsystem für Dipeptide ist wesentlich effizienter als dasjenige für Aminosäuren, so daß vielfach davon ausgegangen wird, daß die Resorption von Proteinabbauprodukten hauptsächlich in der Form von Dipeptiden erfolgt. Nach ihrer Aufnahme in die oberflächlichen Zellareale werden diese in der Mukosazelle weiter zu Aminosäuren gespalten. Etwa 10% des mit der Nahrung zugeführten Proteins erreichen das Kolon und werden dort unter dem Einfluß von Fäulniserregern teilweise zersetzt.

Die Fähigkeit, native, *nicht hydrolysierte Proteine* zu resorbieren, ist auf die ersten Lebenstage und -wochen beschränkt. Die in der Muttermilch enthaltenen Antikörper (γ-Globuline) können – wahrscheinlich durch Pinocytose – in das Blut des Neugeborenen gelangen und zur Immunisierung in diesem Lebensabschnitt beitragen.

11.7.3. Enzymatische Spaltung und Resorption der Lipide

Enzymatische Spaltung. Für die im Duodenum beginnende Verdauung der wasserunlöslichen *Neutralfette* ist das Zusammenwirken von Galle und Pankreassaft erforderlich (Abb. 11–29). Durch die Oberflächenaktivität der Gallensäuren (S. 358) werden die im Chymus enthaltenen Neutralfette *emulgiert.* Die Pankreaslipase ist dann in der Lage, die Triglyceride zum überwiegenden Teil in freie Fettsäuren und 2-Monoglyceride abzubauen, welche wiederum die Emulgierung wesentlich begünstigen. Ein kleiner Rest an Triglyceriden bleibt ungespalten oder wird bis zur Stufe der Diglyceride abgebaut. *Cholesterinester* werden im oberen Dünndarm in Cholesterin und freie Fettsäuren, *Phospholipide* (hauptsächlich Lecithin) in Lysolecithin und Fettsäuren gespalten.

Die eigentlichen Endprodukte der Fettverdauung sind gemischte *Mizellen,* die Fettsäuren, Monoglyceride, Cholesterin, Lecithin, Gallensäuren sowie fettlösliche Vitamine enthalten. Es handelt sich hierbei um zylinder- oder kugelförmige Gebilde, in denen die polaren hydrophilen Molekülenden nach außen gekehrt sind, die unpolaren hydrophoben Enden dagegen ins Innere weisen. Der Durchmesser der Mizellen ist mit 3–6 nm wesentlich kleiner als derjenige der emulgierten Tröpfchen und ermöglicht daher ein leichtes Eindringen zwischen die Mikrovilli der Enterozyten.

Resorption. Die Resorption der Lipolyseprodukte erfolgt hauptsächlich im Duodenum und im Anfangsteil des Jejunum. *Kurz-* und *mittelkettige Fettsäuren* (10 oder weniger C-Atome) diffundieren direkt aus dem Darmlumen in die Mukosazellen und von dort ins

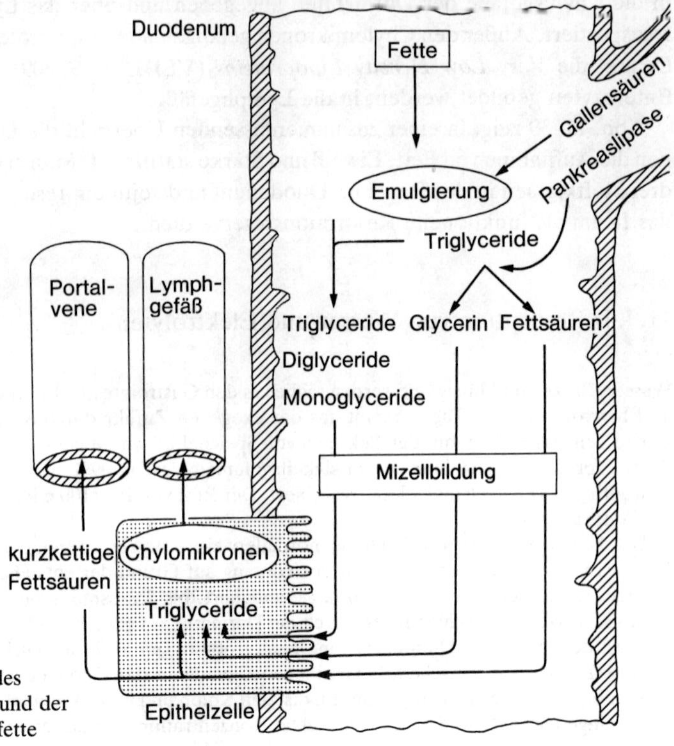

Abb. 11–29. Schema des enzymatischen Abbaus und der Resorption der Neutralfette

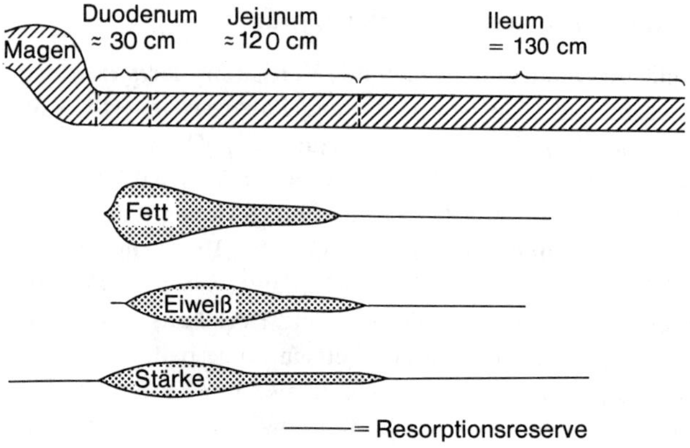

Abb. 11–30. Resorptionsbereiche für Fette, Eiweiße und Kohlenhydrate in schematischer Darstellung (Die Längenangaben für die Dünndarmabschnitte beziehen sich auf die Verhältnisse in situ)

Blut. Sie gelangen dann über die Pfortader in die Leber. Die *langkettigen Fettsäuren* diffundieren zusammen mit den anderen Inhaltsstoffen der Mizellen – unter Zurücklassung der Gallensäuren – in die Enterozyten, wo sie unter Energiezufuhr zu Triglyceriden rückverestert werden. Außerdem erfolgt in den Enterozyten die Resynthese zu Cholesterinestern und Phospholipiden. Im Anschluß daran werden diese intrazellulär synthetisierten Lipide mit einer Proteinhülle versehen, wodurch wasserlösliche Transportvehikel *(Chylomikronen)* mit einem Durchmesser von 0,1–1,0 μm entstehen. Diese werden in die Chylusgefäße der Darmzotten abgegeben und über das Lymphgefäßsystem abtransportiert. Außer den Chylomikronen gelangen noch Lipoproteine mit sehr niedriger Dichte, die *Very Low Density Lipoproteins* (VLDL, s. S. 309), die ebenfalls in den Enterozyten gebildet werden, in die Lymphgefäße.

Abb. 11–30 zeigt in einer zusammenfassenden Übersicht die Darmabschnitte, in denen die Aufnahme von Fett, Eiweiß und Stärke stattfindet. Man erkennt hieraus, daß die drei Stoffklassen in der Regel im Duodenum und Jejunum resorbiert werden, während das Ileum als funktionelle Resorptionsreserve dient.

11.7.4. Resorption von Wasser und Elektrolyten

Wasser. Bis zu 10 l Flüssigkeit werden täglich in den Gastrointestinaltrakt eingeleitet. Der kleinere Teil hiervon (etwa 2 l/Tag) stammt aus der exogenen Zufuhr durch Speisen und Getränke, der größte Teil (ca. 8 l/Tag) aus den Sekreten von Speicheldrüsen, Magen, Leber, Pankreas und Dünndarm. Von diesem zugeführten Flüssigkeitsvolumen werden 99% hauptsächlich im Dünndarm – zum geringen Teil auch im Kolon – resorbiert. Der Rest von 1% (100 ml/Tag) gelangt mit dem Stuhl zur Ausscheidung.

Die stärkste *Wasserresorption* findet normalerweise schon im oberen Dünndarm statt. Es handelt sich hierbei um einen passiven Transportvorgang auf Grund der entstehenden osmotischen Gradienten, wobei der Wasserstrom so lange andauert, bis das osmotische Gefälle abgebaut ist. Da osmotische Wasserverschiebungen durch die Darmmukosa generell in beiden Richtungen möglich sind, ist der Inhalt des Dünndarms und zum größten Teil auch des Dickdarms *isoton* zum Blutplasma. Lediglich bei raschem Übertritt von Chymus in das Duodenum wird der Darminhalt in diesem Bereich kurzfristig hyperton. Im distalen Kolon und im Rektum ist die Wasserpermeabilität etwas eingeschränkt, so daß die osmotische Konzentration hier auf etwa 0,4 osmol/l ansteigt.

Natrium und Kalium. Die *Na^+-Resorption* findet vor allem im Bereich des *oberen Dünndarms* statt. Auf der vom Darmlumen abgewandten (Serosa-) Seite der Enterozyten werden Na^+-Ionen von einer ATP-angetriebenen Membranpumpe *aktiv* in das Interstitium befördert. Dadurch sinkt die Na^+-Konzentration in den Zellen unter das im Lumen herrschende Konzentrationsniveau ab. Diesem Gefälle folgend, strömen daraufhin Na^+-Ionen *passiv* durch die lumenseitige Membran in die Zellen ein und nehmen dabei Glucose oder Aminosäuren im *Kotransport,* d. h. gekoppelt an einen gemeinsamen Carrier, mit. Fehlen diese Substanzen im Darmlumen, vermindert sich die Na^+-Resorption. *Cl^--Ionen* folgen passiv den aktiv transportierten Na^+-Ionen, wobei der elektrische Gradient die „treibende Kraft" für den Transport darstellt. Ein beträchtlicher Teil der Na^+-Resorption im oberen Dünndarm erfolgt außerdem durch *solvent drag* (s. S. 81), was durch Undichtigkeiten der Schlußleisten zwischen den Enterozyten (tight junctions) ermöglicht wird.

Im *Ileum* findet die Na^+-Resorption ausschließlich durch aktiven Transport statt, weil hier ein solvent-drag-Transport durch die Dichte der Schlußleisten verhindert wird. Während im Jejunum die Na^+-Konzentration im Darmlumen noch etwa der des Blutplasmas entspricht, nimmt sie im Ileum um 20–30% ab. Trotzdem bleibt auch hier der Darminhalt isoton, weil *K^+-Ionen* im Austausch gegen Na^+-Ionen in das Lumen sezerniert werden (gekoppelte Na^+-K^+-Pumpe). (Der Mechanismus der K^+-Resorption im oberen Dünndarm ist noch weitgehend unbekannt.)

Calcium und Magnesium. Das mit der Nahrung zugeführte Ca^{++} wird im oberen Dünndarmbereich hauptsächlich über einen *aktiven Transportmechanismus* resorbiert. Die Regulation der Ca^{++}-Aufnahme erfolgt nicht über das Angebot, sondern über den Bedarf des Organismus (etwa 0,8 g/Tag). wobei Vitamin D, Parathormon und Calcitonin an der Kontrolle beteiligt sind. Gehemmt wird die Ca^{++}-Resorption durch Oxalat und freie Fettsäuren, da diese mit Ca^{++} wasserunlösliche Verbindungen eingehen. Für die Mg^{++}-Resorption ist ebenfalls ein aktives Transportsystem im oberen Dünndarm zuständig.

11.7.5. Resorption von Eisen

Das mit der Nahrung aufgenommene Eisen wird hauptsächlich in zweiwertiger Form im Duodenum und im oberen Jejunum resorbiert. Ein hier lokalisiertes *aktives Transportsystem* besitzt die Fähigkeit, die Resorption von Eisen an den jeweiligen Bedarf des Organismus anzupassen. Dadurch wird im Falle eines Eisenmangels eine hohe Resorptionsquote gewährleistet und bei geringem Eisenbedarf die Resorption reduziert.

Bei großem Eisenbedarf gelangt das resorbierte Eisen sofort ins Blut, wo es an *Transferrin* (s. S. 120) gebunden wird. In dieser Form erfolgt der Transport auf dem Blutweg vorwiegend zum Knochenmark; hier wird das Eisen durch Bindung an das Protein Apoferritin in die Speicherform *Ferritin* übergeführt. Bei ausgeglichenem Eisenhaushalt verbleibt ein Teil des aufgenommenen Eisens – ebenfalls nach Bindung in Form von Ferritin – in der Darmmukosa und wird nach wenigen Tagen mit abgestoßenen Epithelzellen ausgeschieden.

Das Eisen-Transportsystem in der Darmmucosa, das der optimalen Nutzung der geringen Eisenmengen in der Nahrung dient, kann den Organismus jedoch nicht vor einem übermäßigen Eisenangebot schützen. Sofern die Kapazität des Transportsystems überschritten wird, kommt es zu einer Epithelschädigung, wonach das Eisen ungehindert in das Blut gelangen kann. Bei einem Überangebot von Eisen wird dieses in Form von *Hämosiderin* gespeichert.

11.8. Pathophysiologie des Gastrointestinaltraktes

11.8.1. Ösophagus

Dysphagie. Als Dysphagie wird die *Hemmung der Nahrungspassage während des Schluckaktes* bezeichnet. Im Anfangsstadium tritt die Störung nur bei Aufnahme fester Nahrung, im fortgeschrittenen Stadium auch bei Aufnahme flüssiger Nahrung auf. Häufige Ursachen sind *Ösophagitis* (Speiseröhrenentzündung), *Achalasie* (s. u.), gutartige und bösartige *Tumoren, Mißbildungen* sowie *Sklerodermie* (Systemerkrankung des Bindegewebes, s. S. 483). Die Schluckstörungen äußern sich in einem kurzzeitigen Druckgefühl und dem Gefühl des „Steckenbleibens". Während bei organischen Störungen die Beschwerden gleich stark bleiben bzw. zunehmen, sind sie bei funktionellen Störungen wechselnd.

Achalasie. Dieses Krankheitsbild, bei dem die *Speiseröhre nahezu in ihrer ganzen Länge dilatiert* ist, beruht auf einer neuromuskulären Störung des kaudalen Ösophagus, über deren Ätiologie und Pathogenese bisher nur wenig bekannt ist. Es wurden Verringerungen der Ganglienzellzahl in motorischen Vaguskernen oder im AUERBACHschen Plexus sowie Änderungen in der Struktur der glatten Ösophagusmuskulatur gefunden. Die Folgen der fehlenden Erschlaffung im unteren Teil der Speiseröhre, insbesondere in der ösophagogastrischen Übergangszone, sind u. a. Dysphagie, Aufstoßen und Retrosternalschmerz (Schmerzen hinter dem Brustbein).

Sodbrennen. Hierunter versteht man ein *brennendes Gefühl,* das *vom Epigastrium* (Oberbauchgegend) *hinter dem Brustbein* aufsteigt und vermutlich durch Reflux von Magensaft in den unteren Ösophagus zustande kommt. Man findet es als häufiges Symptom der Refluxösophagitis bei Hiatushernie (s. u.) sowie in der Gravidität.

Hiatushernie. Bei einer Hiatushernie (Zwerchfellbruch) sind *Teile des Magens* durch den Hiatus oesophagi (Zwerchfellspalt für den Ösophagusdurchtritt) *in den Thorax verlagert.* Man unterscheidet eine *paraösophageale Hiatushernie,* bei der ohne Verlagerung der Speiseröhre ein Teil des Magenfundus durch den Hiatus durchtritt und bei der die Gefahr der Einklemmung besteht, und eine *Hiatusgleithernie,* bei der die Kardia mit dem Ösophagus nach oben verschoben wird. Nur bei einem Teil der Patienten kommt es zu einem gastroösophagealen Reflux und dadurch zu klinischen Symptomen (z. B. Retrosternalschmerz, Sodbrennen, okkulten, d. h. nichtsichtbaren, sondern nur chemisch nachweisbaren Blutungen).

Ösophagusvarizen. *Krampfadern im Bereich der Speiseröhre* entwickeln sich *bei Pfortaderhochdruck,* d. h. bei einer Abflußbehinderung im Pfortaderkreislauf. Die Ursache hierfür ist meist eine Leberzirrhose (s. S. 387). Infolge des hohen Strömungswiderstandes in der Pfortader bildet sich ein *Umgehungskreislauf* aus, an dem auch die Ösophaguswandvenen beteiligt sind. Durch den hohen Druck werden diese erweitert, und es besteht dann die akute Gefahr einer Ösophagusvarizenblutung, der neben dem Coma hepaticum gefährlichsten Komplikation der Leberzirrhose.

11.8.2. Magen

Ulcus pepticum. *Voraussetzung* für die Entstehung eines *peptischen Ulkus* (Geschwürs) ist das *Vorhandensein von Salzsäure- und Pepsin-haltigem Magensaft* („ohne Säure kein Ulkus"). Dementsprechend findet man peptische Ulzera im unteren Teil der Speiseröhre, im Magen *(Ulcus ventriculi)* und im Zwölffingerdarm *(Ulcus duodeni)*. Davon am bedeutsamsten sind das Magen- und Zwölffingerdarmgeschwür.

Beim Gesunden können sich infolge der *defensiven Mechanismen* der Magenschleimhaut (Mukosabarriere mit intaktem Oberflächenepithel, ausreichender Schleimproduktion und unbehinderter lokaler Durchblutung) *die aggressiven Mechanismen* (direkt durch gesteigerte HCl- und Pepsinogensekretion, indirekt durch vermehrte cholinerge Reize und verstärkte Freisetzung von Gastrin) nicht negativ auswirken.

Beim **Ulcus ventriculi** ist eine *Störung der defensiven Mechanismen* anzunehmen, da man häufig zusätzlich eine chronisch atrophische Gastritis, eine Veränderung des Magenschleims sowie eine reduzierte Säuresekretion findet. Für pathogenetisch wichtig wird dabei ein *Reflux von gallensäurehaltigem Duodenalinhalt* in den Magen gehalten. In gleicher Weise wirken Medikamente, welche die Prostaglandinsynthese hemmen (z. B. Indometacin, Phenylbutazon).

Beim **Ulcus duodeni** überwiegen dagegen die *aggressiven Faktoren*. Fast immer ist die *totale Salzsäure-Sekretion erhöht* (Hyperchlorhydrie), daneben z. T. die HCO_3^--Sekretion des Pankreas ungenügend.

Eine entscheidende Rolle spielt dabei wahrscheinlich ein *erhöhter Vagustonus*, der im Stress und unter emotionalen Belastungen noch weiter verstärkt wird. Auch eine *erbliche Veranlagung* kann als gesichert gelten. (Besonders gehäuft kommt z. B. das Duodenalgeschwür bei Patienten der Blutgruppe O vor). Das Verhältnis von Ulcus duodeni zu Ulcus ventriculi liegt zwischen 4 : 1 bis 8 : 1. Insgesamt sind etwa 15 % der Gesamtbevölkerung betroffen. Während bei Frauen die Gefahr, an einem peptischen Ulkus zu erkranken, mit steigendem Alter zunimmt, vermindert sich bei Männern die Ulkushäufigkeit zwischen dem 50. und 60. Lebensjahr.

Die periodisch auftretenden Beschwerden, vor allem krampfartige oder kneifende Schmerzen im Epigastrium, können verschieden lang dauern und sind häufig von der Nahrungsaufnahme abhängig. Wichtige *Komplikationen* sind

- Blutungen (5 % bei Ulcus ventriculi, 3 % bei Ulcus duodeni),
- Ulkusperforation (Durchbruch in den Bauchraum) mit heftigen Schmerzen, Schockzustand und abdomineller Abwehrspannung (5 %) sowie
- Pylorusstenose bei Geschwüren im Pylorusbereich mit Hyper- und Antiperistaltik sowie Magendilatation.

Inwieweit peptische Ulcera maligne entarten können, ist noch nicht sicher geklärt.

Zollinger-Ellison-Syndrom. Dieses Krankheitsbild wird durch einen *Gastrin-produzierenden Inselzelltumor,* bei dem es sich um ein Karzinom, ein Adenom oder eine diffuse Hyperplasie handeln kann, hervorgerufen. Die erhöhte Gastrin-Sekretion löst eine *exzessive Salzsäure- und Pepsinproduktion* aus. Die großen Mengen des stark sauren Magensaftes können nicht mehr rasch genug und ausreichend neutralisiert werden, daher entstehen peptische Ulzera auch an atypischen Lokalisationen, z. B. im Jejunum. In ca. 30 % der Fälle tritt ferner eine Diarrhoe (Durchfall) mit Hypokaliämie und Steatorrhoe (Fettdurchfall) auf.

Gastritis. Bei einer Gastritis handelt es sich um eine *Entzündung der Magenschleimhaut.* Die **akute Gastritis** ist meist durch eine *exogene Noxe* (z. B. Alkohol oder Pharmaka) bedingt und heilt gewöhnlich nach Beseitigung der Noxe spontan aus. Die wichtigste Form ist die *hämorrhagisch-erosive Gastritis,* bei der flohstichartige Blutungen und eine Blutgefäßerweiterung in der Magenschleimhaut auftreten. Es wird eine Schädigung der Mukosabarriere mit verstärktem Ausstrom von Natriumionen in das Magenlumen sowie einem Einstrom von Protonen, die die Gewebsschädigung auslösen, diskutiert.

Die *orale Aufnahme ätzender Substanzen* (z. B. starker Säuren und Basen) führt zu einer *Ätzgastritis* mit entzündlichen Wandveränderungen und eventueller Penetration und Perforation.

Klinisch findet man bei der akuten Gastritis neben einer Beeinträchtigung des Allgemeinzustandes Appetitlosigkeit, Übelkeit, Erbrechen und Schmerzen im Oberbach.

Bei den **chronischen Gastritiden,** die in der Regel diffus auftreten, werden verschiedene Formen unterschieden, von denen nur die *chronisch-atrophische Gastritis* genannt sei. Diese ist durch eine langanhaltende entzündliche Infiltration des Interstitiums der Magenschleimhaut gekennzeichnet. Die Zahl der Fundusdrüsen und damit die Salzsäure-, Pepsinogen- und Intrinsic-Faktor-Sekretion ist herabgesetzt. In manchen Fällen läßt sich auch durch exogene Stimulation keine Salzsäureproduktion mehr auslösen.

Pathophysiologisch wird bei den chronischen Gastritiden zwischen einer
- *Immungastritis* und
- *Refluxgastritis*

unterschieden. Bei der **Immungastritis,** wie sie insbesondere bei der perniziösen Anämie (s. S. 142) vorliegt, lassen sich *Antikörper gegen Beleg- und Hauptzellen sowie den Intrinsic-Faktor* nachweisen. Die Schleimhautveränderungen sind häufig auf den Korpusbereich beschränkt.

Bei der **Refluxgastritis** wird angenommen, daß durch *mangelnden Pylorusverschluß* alkalischer, gallensäurenhaltiger Duodenalinhalt vermehrt in den Magen gelangt. Daher ist es verständlich, daß die Schleimhautveränderungen vom Antrum nach oral fortschreiten. Insgesamt nehmen die chronischen Gastritiden und auch der Anteil der chronisch-atrophischen Gastritis mit steigendem Alter zu. Im jüngeren Lebensalter tritt letztere gehäuft bei Patienten mit Diabetes mellitus und rheumatoider Arthritis auf. Die Gefahr der Entstehung eines Magenkarzinoms ist signifikant erhöht.

Gastropathien. Als Gastropathien bezeichnet man *funktionelle gastrische Störungen (Gastropathia nervosa = Reizmagen)* sowie Veränderungen der Magenschleimhaut mit Zunahme bestimmter Zellgruppen. Letztere wurden früher den Gastritiden zugerechnet, neuerdings aber davon abgetrennt, da Entzündungszeichen weitgehend fehlen.

Unter einem *Reizmagen* leiden etwa 30% aller Magenkranken. Die Patienten geben Druck und Völlegefühl im Oberbauch, Appetitlosigkeit sowie Unverträglichkeit bestimmter Speisen und Genußmittel an. *Psychische Störungen* sind fast immer vorhanden.

Bei der *hypertrophen, hypersekretorischen Gastropathie* sind die *Belegzellen stark vermehrt,* die Säuresekretion ist daher erhöht. Ursächlich findet man häufig als auslösenden Faktor eine chronische Hypergastrinämie (Erhöhung der Gastrinkonzentration im Blut).

Magenkarzinom. *Das Magenkarzinom gehört zu den häufigsten bösartigen Geschwülsten.* Es ist durchschnittlich zu etwa 50% im Antrum, zu 20% an der kleinen Kurvatur, zu

10 % an der großen Kurvatur, ebenfalls zu 10 % an der Kardia und zu weiteren 10 % an anderen Stellen lokalisiert. Die Ätiologie und Pathogenese sind weitgehend unbekannt. Daß *Umwelteinflüsse* eine Rolle spielen, zeigt das besonders häufige Vorkommen in Japan, Island und Chile. Auch *endogene Faktoren* sind auf Grund familiärer Häufung von Magenkrebs sowie gehäufter Vorkommen bei Patienten der Blutgruppe A anzunehmen. Männer sind etwa 2 mal so häufig betroffen wie Frauen. Auf die Bedeutung einer Magenschleimhautatrophie für die Entstehung des Magenkrebses wurde bereits hingewiesen.

Die Prognose ist deswegen so schlecht, weil im Frühstadium ähnliche Symptome wie bei einer Gastropathia nervosa auftreten und die Differentialdiagnose außerordentlich schwierig ist. Im fortgeschrittenen Stadium mit den Symptomen Völle- und Druckgefühl, Schmerzen im Epigastrium, Appetitlosigkeit, Widerwillen gegen bestimmte Speisen sowie Gewichtsabnahme kommt die Behandlung vielfach zu spät. Die 5-Jahresheilung aller behandelten Magenkarzinom-Patienten beträgt derzeit zwischen 10 und 20 %.

Pathophysiologie des operierten Magens. Magenoperationen werden zur Therapie eines Magenkarzinoms, narbigen Pylorusverengungen als Folge von Geschwüren oder häufig rezidivierenden Magen- bzw. Zwölffingerdarmgeschwüren durchgeführt. Im letzteren Fall soll durch die Operation die Säureproduktion als Voraussetzung für die Ulkusentstehung verringert bzw. aufgehoben werden. Dies kann durch *Vagotomie* (Durchtrennung der Nn. vagi) und damit Beeinflussung der kephalischen Phase der Magensaftsekretion, Beseitigung des Gastrinmechanismus durch *Antrumresektion* oder Verringerung der Belegzellen durch *2/3-Resektion* erfolgen.

Die geringsten negativen Folgen hat die Vagotomie, insbesondere wenn sie mit einer sogenannten Pyloroplastik (Durchtrennung der Pylorusmuskulatur) kombiniert und damit eine Stase (Chymusstauung) im Antrum vermieden wird.

Magenresektionen werden nach Billroth I oder nach Billroth II durchgeführt (s. Abb. 11–31). Bei der Resektion nach Billroth I werden das Antrum und Teile des Korpus entfernt und eine End-zu-End-Anastomose (End-zu-End-Verbindung) mit dem Duodenum durchgeführt.

Bei der Magenresektion nach Billroth II reseziert man 2/3 des Magens, verschließt das proximale Ende des Duodenums und legt eine End-zu-Seit-Anastomose mit der obersten Jejunumschlinge an.

Beim Magenkarzinom oder bei einem hochsitzenden Ulcus ventriculi ist u. U. eine Gastrektomie notwendig.

Die *Komplikationen* einer **Magenresektion** (Teilentfernung des Magens) bzw. einer **Gastrektomie** (totale Entfernung des Magens) sind mannigfaltig. Bei der Gastrektomie besteht wegen der häufigen Kardia-Insuffizienz die Gefahr einer Refluxösophagitis. Bei Magenresektionen mit Gastro-Entero-Anastomose (Billroth II) entwickelt sich in etwa der Hälfte der Fälle eine chronische Stumpfgastritis mit der *Gefahr des Stumpfkarzinoms.* Bei ausgiebiger Resektion geht ferner die Reservoirfunktion des Magens verloren, die Dehnung des Magenstumpfes führt zu Druckgefühl und Schmerzen im Oberbauch nach Nahrungsaufnahme. Eine weitere Komplikation ist das peptische Rezidivulkus, das entweder im Magenstumpf oder (häufiger) aboral im Jejunum, das sehr säureempfindlich ist, entsteht. Mit dieser Komplikation ist vor allem bei zu kleiner Resektion und damit nicht ausreichender Entfernung der Belegzellen zu rechnen.

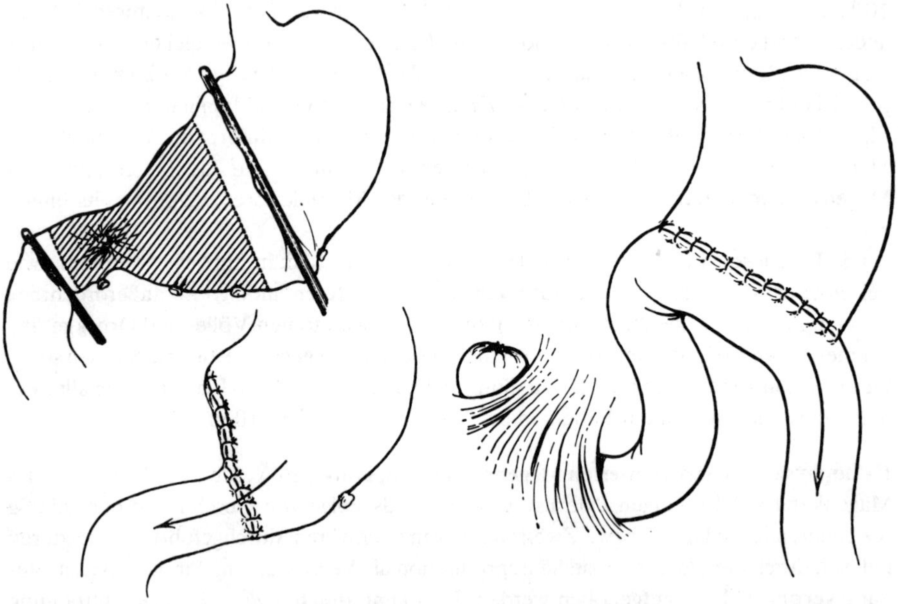

Abb. 11–31. Magenresektion nach BILLROTH I (links) und BILLROTH II (rechts), nach HAMPERL

Ist bei einer Magenresektion nach BILLROTH II die zuführende Schlinge zu lang oder die Anastomose fehlerhaft angelegt, entwickelt sich das *Syndrom der afferenten Schlinge,* da entweder die Nahrung in die afferente anstatt in die efferente Schlinge entleert wird oder in der abgeknickten zuführenden Schlinge Galle und Pankreassaft retiniert und damit ein Maldigestions-Syndrom (s. S. 377) ausgelöst wird.

Das **Dumping-Syndrom** *(postalimentäres Frühsyndrom)* entwickelt sich ebenfalls *bevorzugt nach einer BILLROTH-II-Resektion.* Es ist bedingt durch eine rasche, unkontrollierte Entleerung des Mageninhalts in das Jejunum, wodurch dieses plötzlich überdehnt wird und infolge des hyperosmolaren Nahrungsbreies dem Plasma größere Flüssigkeitsmengen entzogen werden. Als Folge davon treten rasch nach der Nahrungsaufnahme Herzklopfen, Schweißausbruch, Schwindel, Völle- und Druckgefühl sowie Brechreiz und/oder Erbrechen auf.

Beim *postalimentären Spätsyndrom* sieht man ein ähnliches Beschwerdebild, das allerdings erst 1,5 bis 2 Stunden nach dem Essen, insbesondere nach dem Genuß größerer Mengen von Kohlenhydraten, beobachtet wird. Es ist auf eine *gesteigerte Insulinsekretion* infolge der raschen Resorption von Zucker mit anschließender Hypoglykämie zurückzuführen.

Weitere Störungen nach Magenresektionen sind

- Eisenmangelanämien wegen fehlenden Kontakts der Nahrung mit dem Duodenum, in dem der größte Teil des Eisens resorbiert wird, oder chronischer Blutverluste durch ein Ulkus oder eine Refluxösophagitis,
- megaloblastäre Anämien durch fehlende Produktion von Intrinsic-Faktor,
- Steatorrhoe infolge ungenügender Durchmischung der Nahrung mit dem Pankreassekret,

– Proteinmangel durch verminderte Eiweißresorption und
– calcipenische Osteopathie (Knochenerkrankung durch Calcium-Mangel) auf Grund eines lange bestehenden Calcium- und Vitamin-D-Mangels.

11.8.3. Dünndarm

Bei den Erkrankungen des Dünndarms stehen *Resorptionsstörungen* neben *Motilitätsstörungen* im Vordergrund. Eine verminderte Aufnahme der Nährstoffe aus dem Darmlumen in den Blutkreislauf kann durch eine *Maldigestion* oder eine *Malabsorption* bedingt sein.

Angeborene Defekte der Dünndarmschleimhaut. Diese Defekte, bei denen die morphologische Struktur der Dünndarmschleimhaut nicht verändert ist, lösen *selektive Resorptionsstörungen* aus.

Besonders bedeutsam ist ein Lactasemangel, der als *Ursache von Milchunverträglichkeit* erkannt wurde. Durch das Fehlen des milchzuckerspaltenden Enzyms in den Mikrovilli kann Lactose nicht resorbiert werden und gelangt daher in die tieferen Dünndarmabschnitte bzw. in das Kolon und wird dort durch bakterielle Enzyme abgebaut. Die entstandenen Abbauprodukte, insbesondere niedermolekulare Säuren, wirken abführend.

Als weitere Resorptionsstörungen wurden ein isolierter Vitamin-B_{12}-Resorptionsdefekt, eine isolierte Glucosetransportstörung sowie Aminosäurentransportdefekte beschrieben.

Malabsorption durch Schädigung der Dünndarmschleimhaut. Zu dieser Krankheitsgruppe gehören u. a. die
– *einheimische Sprue (Zöliakie, Glutenenteropathie),*
– *tropische Sprue* und
– *Enteritis regionalis* CROHN.

Außerdem findet man Schädigungen der Dünndarmschleimhaut im Rahmen einer Amyloidose (s. S. 122), einer Sklerodermie oder von Leukämien.

Der **einheimischen Sprue** bzw. **Zöliakie** liegt eine *Unverträglichkeitsreaktion gegen* das Getreideproteingemisch *Gluten* zugrunde, deren Ursache noch ungeklärt ist. Immunologische Mechanismen sind wahrscheinlich. Durch die Glutenzufuhr wird die Schleimhaut schwer geschädigt, man findet eine Zottenatrophie, eine Hyperplasie der Krypten sowie eine Infiltration von Plasmazellen und Lymphozyten. Dadurch nimmt die Resorptionsfläche und gleichzeitig die Resorptionsfähigkeit der Dünndarmschleimhaut stark ab. Obwohl alle Nahrungsbestandteile von der Resorptionsstörung betroffen sind, steht klinisch die *Malabsorption der Lipide* im Vordergrund. Die Patienten leiden unter chronischen Durchfällen und massiven Fettstühlen (Steatorrhoe). Die unzureichende Resorption der fettlöslichen Vitamine führt ferner zu entsprechenden Mangelzuständen und deren Folgen (z. B. Hypocalcämie durch Vitamin-D-Mangel).

Die **tropische Sprue,** die endemisch (regional verbreitet) in bestimmten subtropischen und tropischen Gebieten (z. B. Puertorico, Hongkong, Indien) vorkommt, besitzt eine gewisse Ähnlichkeit mit der einheimischen Sprue, doch ist die *Ätiologie unbekannt,* und der Zustand wird durch eine glutenfreie Ernährung nicht gebessert. Häufig ist die Vitamin-B_{12}-Resorption beeinträchtigt, außerdem besteht ein Folsäuremangel. Daher ist ein wesentliches Symptom der tropischen Sprue eine megaloblastäre Anämie.

Bei der **Enteritis regionalis (Morbus Crohn)** handelt es sich um eine *chronische, unspezifische Darmentzündung,* die mit Granulomen, lymphozytären Infiltraten und Endothelzellproliferation der Lymphgefäße sowie Nekrosen einhergeht. Die Krankheit tritt segmental auf, am häufigsten ist das terminale Ileum betroffen, doch kann die Krankheit auch auf den Magen und das Kolon übergreifen. Symptomatisch sind leichtere Durchfälle, seltener Obstipation infolge von Stenosen. Die Patienten geben Schmerzen im rechten Unterbauch oder periumbilikal (in der Nabelgegend) an. Als Komplikationen sind Blutungen, Abszesse und Zystenbildungen zu erwähnen. Häufig findet man auch eine Vitamin-B_{12}-Resorptionsstörung. Die Ätiologie ist unklar.

Neben den bisher genannten Erkrankungen können Malabsorptionssyndrome nach einer Besiedlung mit pathogenen Bakterien oder einem Parasitenbefall des Dünndarms (z. B. mit Lamblien oder Würmern), bei Durchblutungs- oder endokrinen Störungen (z. B. beim Morbus Addison, s. S. 644 f.) vorkommen.

Ileus. Als *Ileus (Darmverschluß)* wird das *Unvermögen des Darmes* bezeichnet, den *Inhalt weiterzubefördern.* Dieses kann durch eine mechanische Behinderung *(mechanischer Ileus)* oder muskuläre Insuffizienz *(paralytischer Ileus)* bedingt sein.

Ursachen für den **mechanischen Ileus** sind *Verlegung der Darmlichtung* durch Tumoren, Fremdkörper, Gallensteine oder Invagination (Einstülpung eines Darmabschnittes), ferner *Stenosen* sowie *außerhalb des Darmes liegende Veränderungen,* z. B. Verwachsungen oder Hernien (Brüche).

Beim mechanischen Dünndarmverschluß treten starke, kolikartige Schmerzen infolge des heftigen Kontraktionsreizes auf. Ferner beobachtet man Stuhl- und Windverhalten, Erbrechen und mit zunehmender Dauer des Zustandes Dehydratation, Abwehrspannung des Abdomens und schließlich Schock.

Ein **paralytischer Ileus** kann *intraabdominell* durch Bauchoperationen, Peritonitis, Ulkusperforation, Pankreatitis oder Verschlüsse im Bereich der Mesenterialgefäße, ferner *extraabdomiell* durch Intoxikation (z. B. Urämie, Sepsis), Störungen des Wasser- und Elektrolythaushaltes (Hypokaliämie, Hyponatriämie) sowie Stoffwechselstörungen (z. B. diabetisches Koma) bedingt sein.

Die Symptomatik des paralytischen Ileus hängt in hohem Maße von der auslösenden Ursache ab. Sofern Reizungen von seiten des Peritoneums fehlen, findet man ein aufgetriebenes, nicht druckschmerzhaftes Abdomen. Die Darmperistaltik ist aufgehoben.

11.8.4. Kolon und Rektum

Erkrankungen des Kolon und Rektum betreffen insbesondere die Wasserrückresorption, den Elektrolytaustausch und die Motilität. Deswegen gehen sie häufig mit Durchfällen oder Obstipation einher.

Diarrhoe. Als Diarrhoe wird die *gehäufte Entleerung* (mehr als dreimal täglich) *wäßriger* oder *breiiger Stühle* bezeichnet. Bei Erkrankungen des Dünndarms oder der oberen Dickdarmabschnitte werden große Stuhlmengen mit hohem Wassergehalt ausgeschieden, Erkrankungen der distalen Kolonabschnitte führen zu sehr häufigen Entleerungen kleiner Stuhlmengen.

Unter pathogenetischen Aspekten lassen sich folgende auslösende Mechanismen unterscheiden:

- *Unzureichende Resorption osmotisch wirksamer Stoffe* aus dem Darmlumen (osmotische Diarrhoe),
- *verstärkte Sekretion von Elektrolyten und Wasser* in das Darmlumen (sekretorische Diarrhoe),
- *gesteigerte Permeabilität der Darmschleimhaut* oder
- *gestörte Darmmotilität.*

Häufig sind mehrere Mechanismen gleichzeitig beteiligt.

Eine **osmotische Diarrhoe** kann auf einem Maldigestions- oder einem Malabsorptions-Syndrom (s. S. 377) sowie auf der Einnahme schwer resorbierbarer Substanzen (z. B. Osmolaxantien) beruhen.

Bei Nahrungskarenz sistieren osmotisch bedingte Durchfälle.

Eine **sekretorische Diarrhoe** ist sehr häufig durch *Bakterientoxine* bedingt, die die Adenylcyclase in den Mukosazellen aktivieren, wodurch vermehrt cAMP gebildet wird. Neben Choleratoxin lösen auch Toxine der Erreger von Typhus, Paratyphus und Ruhr sowie von pathogenen Coli-Stämmen sekretorische Diarrhoen aus. (Ein großer Teil der Sommer- und Reisediarrhoen wird durch ein Toxin von Escherichia coli hervorgerufen.) Als weitere Ursachen für sekretorische Diarrhoen kommen endogene Substanzen, z. B. Vasoactive Intestinal Polypeptide (VIP, s. S. 344), in Betracht.

Eine sekretorische Diarrhoe bleibt im Gegensatz zu osmotisch bedingten Durchfällen auch beim fastenden Patienten bestehen!

Eine *Erhöhung der Darmschleimhaut-Permeabilität* kann auf Erkrankungen des Dünn- und Dickdarms beruhen (z. B. auf einer Colitis ulcerosa oder einem Kolonkarzinom) oder aber durch nicht resorbierte Gallensäuren bedingt sein. Eine solche **chologene Diarrhoe** findet man nach Resektionen des Ileum, dem hauptsächlichen Ort der Gallensäuren-Rückresorption. Ins Kolon gelangte Gallensäuren bewirken dort einen verstärkten Einstrom von Wasser und Elektrolyten in das Darmlumen und lösen dadurch einen Durchfall aus.

Übersteigt der Gallensäurenverlust die Synthesekapazität der Leber kommt es infolge mangelhafter Fettresorption zu Fettstühlen (Steatorrhoe).

Eine *gesteigerte intestinale Motilität* als Diarrhoe-Ursache findet man beispielsweise bei einer Hyperthyreose oder nach einer Vagotomie.

Obstipation. Unter einer Obstipation versteht man die *verzögerte Entleerung von trockenem und hartem Stuhl.* Sie ist entweder auf eine *verzögerte Darmpassage* (bei normalem Defäkationsmechanismus) oder einen *gestörten Entleerungsreflex* zurückzuführen.

Als *Ursachen* für die verzögerte Darmpassage kommen *diätetische Faktoren* (ungenügender Dehnungsreiz durch ballaststoffarme Nahrung), *Wandveränderungen* (z. B. durch Tumoren, chronische Entzündungen), *endokrine Störungen* (z. B. bei Hypothyreose, Hypoparathyreoidismus) sowie funktionelle und organische *Störungen des Nervensystems* (z. B. Stress, Wirbelsäulenverletzungen) in Betracht. Auch Pharmaka, z. B. Antidepressiva, können obstipierend wirken. Einen gestörten Defäkationsmechanismus findet man bei Erkrankungen des Analkanals (z. B. Hämorrhoiden, Analfissuren), bei Verlust des rektalen Dehnungsreflexes oder bei Schwäche der Bauchpresse.

Als lästige Symptome werden von den Patienten Druckgefühl und Blähungen sowie Schmerzen bei der Stuhlentleerung angegeben.

Irritables Kolon (Reizkolon). Die wichtigste funktionelle Störung des Kolon wird als *Colon irritabile* bezeichnet, bei dem man zwei Hauptformen,
- das *spastische Kolon* mit Schmerz, Obstipation, Schafkot-artigem Stuhl und manchmal Schleimabgang sowie
- die *emotionelle Diarrhoe* ohne Schmerzen mit breiigen oder wäßrigen Stühlen

unterscheiden kann. Die Ursache der weitverbreiteten Störung ist nicht bekannt, zweifellos lösen aber *psychische Belastungen* den Zustand aus bzw. verstärken ihn. Im Gegensatz zu anderen Dickdarmerkrankungen (z. B. der Colitis ulcerosa, s. u.) kann beim irritablen Kolon kein Blut im Stuhl nachgewiesen werden.

Appendizitis. Die *Appendizitis (Entzündung des Wurmfortsatzes, „Blinddarmentzündung“)* ist die *häufigste Abdominalerkrankung, die zu chirurgischem Eingreifen zwingt.* Es handelt sich um eine *akute, umschriebene Enteritis,* die vielfach über ein katarrhalisches Stadium in eine eitrige Form übergeht. Durch Wandödem und Eiterbildung besteht die Gefahr einer Überdehnung des Wurmfortsatzes und dadurch von Durchblutungsstörungen, die ihrerseits eine Wandgangrän mit Perforation nach sich ziehen kann.

Als *Ursachen* sind neben familiärer Disposition vor allem *bakterielle Infektionen* mit Enterokokken, Coli-Bakterien, Anärobiern usw., ferner allergische und generalisierte lymphatische Reaktionen zu nennen. Da trotz Antibiotika-Gabe die Appendizitis zum Fortschreiten und zur Perforation neigt, ist eine *möglichst frühzeitige Operation* stets angezeigt. Folgen einer Perforation sind ein Abszeß im rechten Unterbauch bei rechtzeitiger Abkapselung des Herdes (sog. Perityphlitis) oder häufiger eine allgemeine Peritonitis (Bauchfellentzündung).

Chronisch-entzündliche Dickdarmerkrankungen. Hierzu zählen die
- *Colitis ulcerosa* und
- *Colitis granulomatosa* (Morbus Crohn des Dickdarms).

Bei der **Colitis ulcerosa** handelt es sich um eine *chronisch-rezidivierende Entzündung des Dickdarms unbekannter Ätiologie,* die mit Hyperämie, Schwellung und Ulzerationen der Mukosa und Submukosa einhergeht. Das Leiden *verläuft schubweise oder kontinuierlich progredient* und ist durch unvorhersehbare Verschlimmerungen und Remissionen charakterisiert. Eine *Heilung* ist *nur durch totale Kolektomie* zu erreichen. Die Häufigkeit beträgt ca. 0,9 ‰.

Entsprechend dem Verlauf der Schwere des Krankheitsbildes unterscheidet man verschiedene Formen: Die *perakute (fulminant-toxische) Form* beginnt mit schweren, wäßrigen Durchfällen, in denen

Blut und Eiter nachweisbar sind. Die massiven Flüssigkeits- und Salzverluste führen rasch zu einer schweren Exsikkose. Ferner treten hohes Fieber, Tachykardie und Anämie auf. Durch die Zerstörung sämtlicher Wandschichten kann es zur Perforationsgefahr kommen. In vielen Fällen verläuft die Erkrankung tödlich. Bei der *leichten Form* ist dagegen der Beginn meist schleichend mit Durchfall und Schleimbeimengungen im Stuhl. Vielfach ist nur das Rektum betroffen. Die *mittelschwere Form* liegt bezüglich Symptomatik, Verlauf und Ausdehnung zwischen den beiden anderen Formen.

Die **Colitis granulomatosa,** der Morbus CROHN des Dickdarms, gleicht in vielem dem Morbus CROHN des Dünndarms (s. o.).

Dickdarmdivertikulose und -divertikulitis. *Divertikel* sind *Ausstülpungen umschriebener Wandteile eines Hohlorgans.* Ist die *ganze Wand beteiligt,* spricht man von einem *direkten Divertikel,* tritt *nur die Schleimhaut* durch Lücken der Muskularis aus, von einem *indirekten* oder „falschen“ *Divertikel.*

Bei der *Divertikulose des Dickdarms* liegen *multiple indirekte Divertikel* vor, die insbesondere im Colon sigmoideum an der Durchtrittstelle der Gefäße entstehen und am häufigsten bei Personen im 5. Lebensjahrzehnt gefunden werden. Vermutlich ist die bevorzugte Lokalisation im Colon sigmoideum darauf zurückzuführen, daß infolge der besonders ausgeprägten Motilität und Druckentwicklung in diesem Bereich die Darmwand stark beansprucht wird. Man findet diese Erkrankung vorwiegend in westlichen Ländern, nicht jedoch in Gebieten, in denen die Ernährung noch reich an Faserstoffen ist. Offensichtlich führt die bei schlackenarmer Kost auftretende Verstopfung wegen der dann für die Stuhlentleerung notwendigen Druckerhöhung zur Divertikelbildung.

Da Dickdarmdivertikel keine Muskulatur besitzen, ist eine selbständige Entleerung nicht möglich. Durch die lange Verweildauer des Darminhalts in den Divertikeln besteht die Gefahr einer bakteriellen Durchwanderung mit Entzündung der Divertikel (Divertikulitis) und Entzündung der Divertikelumgebung (Peridivertikulitis). Während die Divertikulose selbst kaum Beschwerden hervorruft, löst die Divertikulitis heftige Schmerzen, Fieber, Diarrhoe und/oder Obstipation sowie Stenosesymptome aus („Appendizitis des linken Unterbauches“). Als Komplikationen sind Abszeß- und Fistelbildung, Perforationen und Stenosen zu erwähnen.

Kolon- und Rektumkarzinom. Wegen seiner Häufigkeit sei der Dickdarm- und Mastdarmkrebs, *eine der häufigsten Krebsarten überhaupt,* hier erwähnt. Etwa 40 % davon sind Rektum- und 20 % Sigma-Karzinome, etwa weitere 10 bis 15 % entstehen im Colon descendens. Die meist polypösen, ulzerierenden Tumoren sind überwiegend (85–95 %) *Adenokarzinome.* Da die Häufigkeit des Dickdarmkrebses ständig zunimmt, ist ein Zusammenhang mit den Lebensgewohnheiten, insbesondere den Ernährungsgewohnheiten, wahrscheinlich. In Ländern, in denen schlacken- und faserreiche Kost eingenommen wird (z. B. Ostafrika) und die Stuhlentleerungen dadurch häufiger sind, ist der Dickdarmkrebs selten. Es wird vermutet, daß durch die längere Verweildauer die Biotransformation von Präkanzerogenen zu Kanzerogenen zunimmt. Die Beschwerden beginnen meist schleichend, viele Tumoren verursachen in der Anfangszeit überhaupt keine Symptome. Besonders wichtig für die Diagnose sind Blutbeimengungen im Stuhl *(Blut im Stuhl bedeutet bis zum erwiesenen Gegenteil Karzinomverdacht!)* und Wechsel von Obstipation und Diarrhoe. Erst in späteren Stadien kommen Appetitlosigkeit, Gewichtsverlust, Schmerzen im Unterbauch und Anämie hinzu. Wegen der guten therapeutischen Möglichkeiten bei rechtzeitiger Erkennung besitzen Vorsorgeuntersuchungen außerordentliche Bedeutung.

11.8.5. Leber- und Gallenwege

Zirkulationsstörungen der Leber. Bei diesen Störungen ist entweder der *venöse Rückfluß* aus der Leber in das rechte Herz oder die *Blutzufuhr* durch die Pfortader und/oder die *Arteria hepatica* in die Leber beeinträchtigt.

Bei schwerer Rechtsherzinsuffizienz wird wegen des verlangsamten venösen Rückflusses in das rechte Herz und des dadurch bedingten Rückstaus in den großen Kreislauf sowie auf Grund des verringerten Herzzeitvolumens die Sauerstoffversorgung des Leberparenchyms herabgesetzt **(Stauungsleber)**. Unterschreitet der Sauerstoffpartialdruck einen kritischen Wert, kommt es zur Leberzellschädigung insbesondere in den inneren Läppchenbezirken. Die Erhöhung des zentralen Venendrucks wirkt sich auch auf die Lebervenen und über diese auf die Sinusoide, die sich erweitern, aus. Histologisch sieht man als Folge der Stauung u. a. eine Atrophie der Leberzellen im Bereich der Zentralvene. Wegen eines Membrandefektes der Leberzellen und des dadurch bedingten Enzymaustritts ins Blut steigen die Transaminasen (SGOT, SGPT) im Plasma an, durch eine verminderte Syntheseleistung der Leberzellen nehmen die Plasmaalbumine ab, ferner ist durch die gestörte Ausscheidungsfunktion die Sekretion körpereigener und körperfremder Stoffe gehemmt.

Der besonders bedeutsame **Pfortaderhochdruck** entsteht durch ein *Strömungshindernis im Bereich des Pfortaderkreislaufs,* das

- prähepatisch,
- intrahepatisch oder
- posthepatisch

liegen kann.

Ein **prähepatischer Block** ist beispielsweise durch eine Pfortaderthrombose, Einengung der Pfortader durch in ihrer Umgebung liegende Tumoren oder Lymphknotenschwellungen, ein **intrahepatischer Block** durch eine Leberzirrhose (s. S. 387), ein Leberkarzinom oder Lebermetastasen, ein **posthepatischer Block** durch Verengung der Lebervenen oder venöse Rückflußstörungen (z. B. bei einer Pericarditis constrictiva) bedingt. Am häufigsten ist der intrahepatische Block (90% aller Fälle von portaler Hypertonie), der zu 80% auf eine Leberzirrhose zurückzuführen ist.

Die *Bedeutung einer portalen Hypertonie* ergibt sich aus ihren Folgen und Gefahren. Wegen des *erhöhten Strömungswiderstands* in der Pfortader bildet sich ein *Umgehungskreislauf* aus, dabei fließt ein großer Teil des in der Pfortader ankommenden Blutes nicht mehr durch die Leber. Wie bereits auf S. 372 erwähnt, entwickeln sich dadurch im Bereich des Ösophagus *Ösophagusvarizen* mit der Gefahr der *Ösophagusvarizenblutung.* In seltenen Fällen – Voraussetzung ist eine offene Nabelvene – besteht auch ein Kollateralkreislauf mit deutlicher Venenzeichnung um den Nabel (Medusenhaupt, Caput medusae). Eine weitere wichtige Folge des Pfortaderhochdrucks ist eine Milzvergrößerung (Splenomegalie) mit vermehrtem Abbau von Blutzellen infolge der verlängerten Verweildauer der Formelemente des Blutes in der Milz.

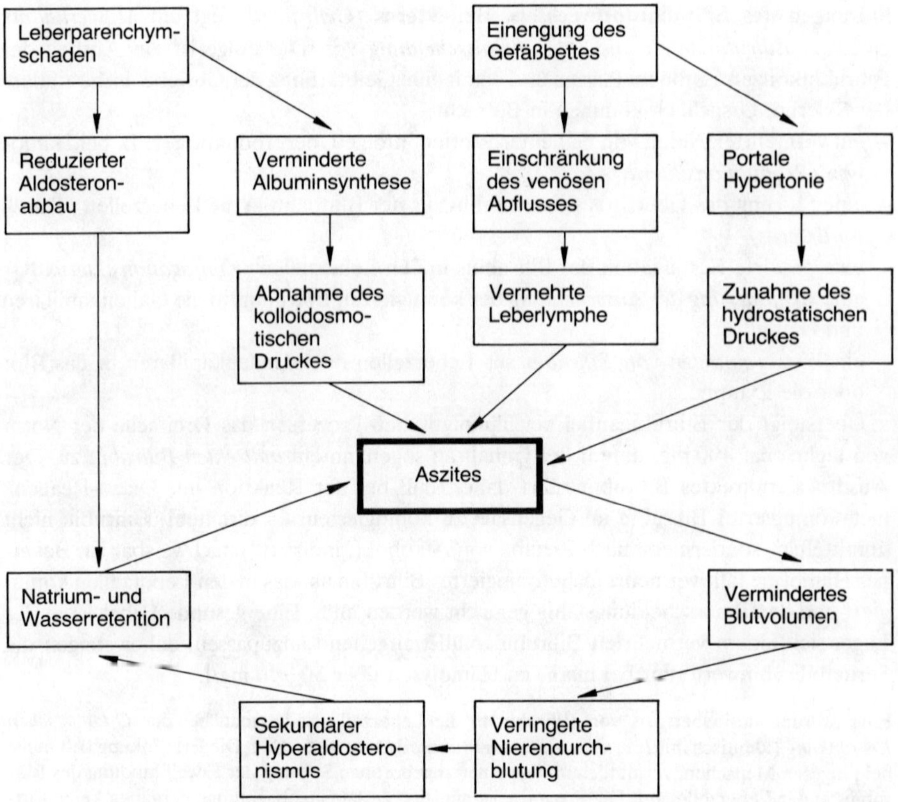

Abb. 11–32. Pathogenese des Aszites bei chronischen Lebererkrankungen, modifiziert nach SHALDON und SHERLOCK

Aszites. Eine Bauchwassersucht *(Flüssigkeitsansammlung im Bauchraum)* im Rahmen chronischer Lebererkrankungen kommt durch die in Abb. 11–32 angegebenen Mechanismen zustande.

Ein *gesteigerter Pfortaderdruck* erhöht den hydrostatischen Druck in den Lebersinusoiden, wodurch der Austritt von Flüssigkeit in den Bauchraum begünstigt wird. Den gleichen Effekt hat eine *verminderte Albuminsynthese* der Leber infolge eines Leberparenchymschadens. Durch die Verringerung des kolloidosmotischen Drucks im Plasma ist die Reabsorption von Wasser aus dem Extravasalraum vermindert und damit das intravasale Plasmavolumen herabgesetzt. Das wiederum hat über eine Abnahme der Nierendurchblutung einen sekundären Hyperaldosteronismus (s. S. 647) mit Natrium- und Wasserretention zur Folge, die sich erneut verstärkend auf den Aszites auswirken. Schließlich ist bei einer Einschränkung des venösen Abflusses die Bildung von Leberlymphe gesteigert, wodurch der Aszites ebenfalls verstärkt wird.

Störungen des Bilirubinstoffwechsels. Bei **Ikterus** *(Gelbsucht)* liegt ein *Mißverhältnis zwischen Bilirubinanfall und Bilirubinausscheidung* vor. Die Folge ist ein Anstieg der Bilirubinkonzentration im Plasma und damit eine Gelbfärbung der Gewebe, insbesondere der Skleren. Ursächlich kommen in Betracht

- ein vermehrter Anfall von Gallenfarbstoffen infolge Überproduktion, z. B. bei Hämolyse *(Produktionsikterus),*
- eine Störung des Übertritts von Bilirubin aus der Blutbahn in die Leberzellen *(Transportikterus),*
- eine gestörte Konjugation des Bilirubins in den Leberzellen *(Konjugationsikterus),*
- eine *Behinderung der Ausscheidung* des konjugierten Bilirubins in die Gallenkapillaren und
- ein *Wiedereintreten von Bilirubin* aus Leberzellen oder Gallenkapillaren in das Blut oder die Lymphe.

Übersteigt der Bilirubinanfall bei hämolytischen Prozessen das Dreifache der Norm von täglich ca. 300 mg, nimmt der Gehalt an sogenanntem *indirekten Bilirubin* zu. Der Ausdruck indirektes Bilirubin rührt daher, daß bei der Reaktion mit Diazo-Reagenz nichtkonjugiertes Bilirubin im Gegensatz zu konjugiertem (= direktem) Bilirubin nicht unmittelbar, sondern erst nach Zugabe von Alkohol („indirekt") nachweisbar ist. Bei einer Hämolyse fällt vermehrt nichtkonjugiertes Bilirubin an, das in den Leberzellen konjugiert und damit ausscheidungsfähig gemacht werden muß. Eine gesunde Leber ist in der Lage, sich einem vermehrten Bilirubinanfall weitgehend anzupassen, daher steigen die Serumbilirubinwerte nur bei massiven Hämolysen über 30−40 mg/l.

Eine Störung des Übertritts von Bilirubin in die Leberzelle findet man bei der *GILBERTschen Erkrankung* (identisch mit *Icterus juvenilis intermittens MEULENGRACHT*). Die Erkrankung tritt meist bei jüngeren Menschen, vermutlich infolge einer angeborenen Störung der Eiweißbindung des Bilirubins in der Leberzelle, auf. Die Prognose ist günstig, Verlaufsbeobachtungen ergaben keine fortschreitende krankhafte Veränderung der Leber.

Zu den Konjugationsikterus-Formen wird das *CRIGLER-NAJJAR-Syndrom* gerechnet, das nochmals in zwei Typen unterteilt wird. Beim autosomal rezessiv vererbten Typ I fehlt die Glucuronyltransferase in der Leber nahezu völlig, daher liegen die Bilirubinwerte sehr hoch (> 200 mg/l). Eine Therapiemöglichkeit besteht nicht. Die meisten Kinder sterben bereits im 1. Lebensjahr an Kernikterus (Einlagerung von Bilirubin in Kerne des Zentralnervensystems).

Beim Typ II mit autosomal dominantem Erbgang ist der Glucuronyltransferasedefekt nur partiell, die Gelbsucht wird erst im Kindes- oder Jugendalter manifest. Die Serumbilirubinwerte liegen zwischen 20 und 50 mg/l. Durch Enzyminduktion mit Phenobarbital kann eine Erhöhung der Glucuronyltransferaseaktivität erreicht und auf diese Weise eine Therapie durchgeführt werden.

Zu den *Konjugationsikterusformen* gehört ferner der *physiologische Neugeborenenikterus.* Bei Neu- und insbesondere bei Frühgeborenen besteht eine unvollständige Enzymreifung mit erniedrigter Glucuronyltransferaseaktivität.

Bei den genannten Ikterusformen ist stets das *indirekte* Bilirubin erhöht. Bei den nunmehr zu besprechenden Formen handelt es sich dagegen um Sekretionsstörungen des *konjugierten* Bilirubins. Diese können auf einem isolierten Bilirubinausscheidungsdefekt oder auf einer globalen Störung der Galleausscheidung (Cholostase) beruhen.

Zu den nicht hämolytischen, familiären Hyperbilirubinämien mit konjugiertem Bilirubin gehören das
- DUBIN-JOHNSON-*Syndrom* und
- ROTOR-*Syndrom.*

In beiden Fällen besteht eine isolierte Ausscheidungsstörung des konjugierten Bilirubins und anderer organischer Anionen (z. B. Bromsulfalein, Röntgenkontrastmittel) aus den Leberzellen in die Gallenkapillaren. Das ROTOR-Syndrom unterscheidet sich von dem DUBIN-JOHNSON-Syndrom dadurch, daß die Ablagerung eines braunen Pigmentes (vermutlich ein Adrenochrom-Polymerisat) in der Leber, das dieser eine schokoladenfarbene Tönung verleiht, fehlt.

Bei einer *Cholostase* werden neben Bilirubin auch andere Gallenbestandteile, insbesondere *Gallensäuren,* retiniert. Die Gallensäurenretention und die dadurch bedingte Erhöhung der Gallensäurenkonzentration in der Haut ist die Ursache eines generalisierten Juckreizes (Pruritus).

Entsprechend der die Cholostase auslösenden Ursachen unterscheidet man eine
- *intrahepatische Cholostase* (intrahepatischer cholostatischer Ikterus) infolge einer *Gallesekretionsstörung* und
- *extrahepatische Cholostase* (extrahepatischer Verschlußikterus) wegen eines mechanischen *Abflußhindernisses* im Ductus hepaticus communis oder Ductus choledochus.

Bei einer **intrahepatischen Cholostase** sind die zur Galleausscheidung führenden Vorgänge gestört. Es kann davon ausgegangen werden, daß dieser Störung eine *toxische Schädigung von Leberzellorganellen* zugrunde liegt. Sie tritt auf als cholostatische Verlaufsform der Virushepatitis (s. u.), als Fettlebercholostase bei der alkoholischen Fettleber, bei verschiedenen bakteriellen Infektionen (z. B. Salmonellosen, Leptospirosen), nach Gabe verschiedener Arzneimittel (z. B. Chlorpromazin) sowie postoperativ und nach schweren Verbrennungen. Besonders bedeutsam scheint hierbei eine Schädigung des endoplasmatischen Retikulums zu sein.

Beim **extrahepatischen Verschlußikterus** steigt durch das *Abflußhindernis* mit Rückstau der Druck im Gallengangsystem an. Werden durch den erhöhten Druck die Gallengangsschaltstücke, die die Gallenkapillaren mit den kleinsten Gallengängen (Ductuli) verbinden, gesprengt, tritt *Galle direkt in die Lymphe* über. Während zunächst das direkte Bilirubin im Blut erhöht ist, nimmt später auch die Konzentration des indirekten Bilirubins zu. Die Gallenwege sind stark erweitert; im Gegensatz zum intrahepatischen cholostatischen Ikterus mit allenfalls geringer Lebervergrößerung schwillt die Leber an.

Da beim **totalen Verschlußikterus** eine Bilirubinausscheidung in den Darm fehlt, unterbleibt die Umwandlung von Bilirubin in Stercobilinogen, dadurch wird der Stuhl farblos (acholisch).

Bei einigen Lebererkrankungen mit globaler Leberzellschädigung (z. B. Virushepatitis, dekompensierter Leberzirrhose) sind zahlreiche Faktoren an der Entstehung einer Gelbsucht beteiligt. Bei einem solchen parenchymatösen oder hepatozellulären Ikterus handelt es sich um einen Produktions-, Transport-, Konjugations- und Ausscheidungsikterus.

Hepatitis. Der Begriff **akute Hepatitis** umfaßt alle *hepatozellulären Erkrankungen, die mit einer akuten Entzündung der Leber einhergehen.* Neben infektiösen Noxen durch Viren, Bakterien, Protozoen oder Parasiten können zahlreiche chemische Substanzen. z. B. Alkohol, Arzneimittel (u. a. Iproniazid, Halothan, Methotrexat, Diphenylhydantoin) oder Gifte (u. a. Knollenblätterpilzgifte) eine Hepatitis auslösen. Die weitaus größte Bedeutung kommt der Virus-bedingten *Hepatitis* zu.

Die *Virus-A-Hepatitis (Hepatitis epidemica, infektiöse Hepatitis)* wird durch ein Virus hervorgerufen, das ausschließlich für Primaten pathogen ist. Die Inkubationszeit beträgt 6–50 Tage. Stuhl, Urin, Speichel und andere Körperflüssigkeiten sind infektiös. Die Infektion erfolgt über direkten Kontakt sowie durch verunreinigtes Wasser oder Nahrungsmittel (z. B. Austern, Muscheln). Besonders häufig sind Kinder und Jugendliche befallen. Fast immer hinterläßt die Virus-A-Hepatitis eine lebenslange Immunität.

Die *Virus-B-Hepatitis (Inokulationshepatitis, Serumhepatitis)* wird *vorwiegend parenteral übertragen.* Wahrscheinlich, aber selten, scheint auch eine enterale Übertragung zu sein. Im Blut von Patienten mit Virus-B-Hepatitis kann ein spezifisches Antigen, das *Hepatitis-B-Oberflächenantigen (HB_s-Ag, SH-Antigen, Australia-Antigen)* nachgewiesen werden. Daneben findet man im HB_s-Ag-positiven Blut die sogenannten *DANE-Partikel,* die sich aus einem DNA-haltigen Kern (Core, HB_c-Ag) und einem Hüllprotein, das wahrscheinlich mit dem HB_s-Ag identisch ist, zusammensetzen. Die Inkubationszeit beträgt zwischen 30 und 240 Tage. Ein besonderes Problem ist die Übertragungsmöglichkeit durch Bluttransfusionen.

Beide Hepatitisarten besitzen ein ähnliches klinisches Erscheinungsbild, doch ist häufig der Verlauf einer Hepatitis B schwerer und langwieriger. Die Erkrankung beginnt vielfach mit einem Prodromalstadium (Vorstadium) von mehreren Tagen mit Übelkeit, Appetitlosigkeit, Abgeschlagenheit und Widerwillen gegen Fett, Alkohol und Nicotin. Daneben beobachtet man mäßiges Fieber, in einigen Fällen auch Gelenkschmerzen und Exantheme.

Das Ende des Prodromalstadiums zeigt sich in einer Dunkelfärbung des Urins und der Entfärbung des Stuhls. Danach beginnt die ikterische Phase, die in wenigen Tagen ihren Höhepunkt erreicht. Die Leber ist in der Regel etwas vergrößert und druckempfindlich, in etwa 20 bis 30 % der Fälle ist auch eine vergrößerte Milz zu tasten. Die ikterische Phase dauert in der Regel 2–6 Wochen und klingt dann zunehmend ab, doch ist die Erkrankung erst nach etwa 4–5 Monaten überstanden. Diagnostisch und prognostisch wichtig ist die Bestimmung verschiedener Enzyme, insbesondere der Transaminasen.

Eine weitere Form ist die *Non-A-Non-B-Hepatitis,* die – wie die B-Hepatitis – durch Bluttransfusionen übertragen wird. Obwohl etwa 20% aller Hepatitiserkrankungen hierauf entfallen, ist das auslösende Virus noch nicht bekannt.

Die *Prognose* ist im allgemeinen *günstig,* mehr als 80% der Fälle heilen ohne Folgen aus. Daneben gibt es jedoch besondere Verlaufsformen, von denen die *nekrotisierende Hepatitis, cholostatische Hepatitis* und *rezidivierende Hepatitis* genannt seien. In 10% der Fälle geht eine Virushepatitis in eine chronische Hepatitis über.

Die **nekrotisierende Hepatitis** (akute gelbe Leberdystrophie) ist zwar relativ selten (0,2–0,4 %), doch handelt es sich um ein sehr schweres Krankheitsbild, das rasch zum Tode führen kann. Bei Patienten, die überleben, besteht die Gefahr einer Leberzirrhose nach 2–3 Jahren.

Die **cholostatische Hepatitis** verläuft unter dem Bild eines Verschlußikterus mit rasch ansteigenden Bilirubinwerten und Juckreiz. Die Transaminasen im Serum sind deutlich, aber nicht so stark wie bei einer sonstigen Hepatitis erhöht.

Bei der **rezidivierenden Hepatitis** tritt meist schon während der Rekonvaleszenz ein Rezidiv auf, das allerdings in der Regel weniger schwer als die Ersterkrankung verläuft. Die Prognose ist auch hier günstig.

Bei der **chronischen Hepatitis** wird unterschieden zwischen der
- *chronisch-persistierenden* und
- *chronisch-aktiven (-aggressiven)* Hepatitis.

Die **chronisch-persistierende Hepatitis** ist durch leichte Ermüdbarkeit, unklare Bauchbeschwerden, Appetitlosigkeit sowie geringe Transaminasenerhöhung bei fehlendem Ikterus und relativ guter Ausheilungstendenz gekennzeichnet. Es konnte gezeigt werden, daß das Immunsystem der betroffenen Patienten nicht in der Lage ist, die Virusinfekte rasch zu beseitigen. Der Anteil der HB_s-Ag-positiven Fälle ist hoch.

Bei der **chronisch-aktiven Hepatitis,** die eine fortschreitende Progredienz mit Übergang in eine Leberzirrhose aufweist, sind die Beschwerden wesentlich stärker. Neben Allgemeinsymptomen beobachtet man z. B. Muskel- und Gelenkschmerzen, Nasenbluten, Hauterscheinungen usw. Die Prognose ist relativ schlecht, unbehandelt beträgt die Lebenserwartung wenige Jahre.

Leberzirrhose. Bei der Leberzirrhose handelt es sich um eine *chronische Lebererkrankung,* bei der es, ausgelöst durch Parenchymnekrosen, zu *Narbenbildung, Umgestaltung des Gefäßapparates* und regeneratorischem Parenchymumbau kommt. Durch die Bindegewebsvermehrung und teilweise Zerstörung des normalen Läppchenaufbaus sowie Abschnürung von Parenchymsinseln ist eine Wiederherstellung der normalen Leberstruktur nicht mehr möglich. Als *Ursache* ist an erster Stelle der *chronische Alkoholabusus* zu nennen. *Die tägliche Zufuhr von mehr als 60 g Alkohol während einer längeren Zeit führt zu einem Leberschaden!* Weitere Ursachen sind *Virushepatitiden, Stoffwechselstörungen* (z. B. Mukoviszidose), *Galleabflußstörungen* oder *Rechtsherzinsuffizienz.* Unabhängig von der Ätiologie sind die Endstadien aller Zirrhoseformen morphologisch gleich.

Nach funktionellen Gesichtspunkten unterscheidet man
– *inaktive, kompensierte Formen,* bei denen die Transaminasen nur mäßig erhöht sind, kein Ikterus besteht, allenfalls geringfügige Gerinnungsstörungen vorhanden sind sowie insgesamt gesehen nur eine mäßige Leberzellinsuffizienz vorliegt,
– *aktive Formen* mit entweder akut dystrophischen Schüben oder schwerer Leberzellinsuffizienz mit Präkoma oder Koma (s. d.) sowie
– *dekompensierte Formen* mit Pfortaderhochdruck, Ösophagusvarizen und Aszites.

In Abhängigkeit von den Zirrhoseformen und der Progredienz der Erkrankung findet man eine Vielzahl von Symptomen. Neben Müdigkeit, Leistungsabfall, Appetitlosigkeit und gastrointestinalen Beschwerden treten Hautveränderungen auf. Besonders kennzeichnend sind die arteriellen Gefäßspinnen *(Spinnennävi,* Gefäßsternchen), bei denen von einer zentralen Arteriole kleine Gefäße spinnenartig abgehen. Diese Gefäßspinnen treten besonders häufig am Handrücken, den Oberarmen, im Gesicht sowie im Nacken auf. Eine weitere Hautveränderung ist die sog. *Weißfleckung,* die infolge der gesteigerten Bereitschaft der kleinen Gefäße, sich auf Kältereiz zu kontrahieren, besonders nach Abkühlung der Haut deutlich wird, sowie das Palmarerythem, eine flächenhafte Rötung der Handinnenflächen. Als weitere Symptome können Verlust der Achsel- und Schambehaarung, Gynäkomastie, Hodenatrophie sowie Lackzunge vorkommen. Häufig sind auch die Nieren mitbetroffen *(hepato-renales Syndrom).* Man findet dann eine verminderte Kreatinin-Clearance sowie Erythrurie und Zylindrurie (s. S. 420). Der Verlauf ist ausgesprochen chronisch. Im fortgeschrittenen Stadium macht sich der Ausfall der Leberfunktion immer stärker bemerkbar. Der Tod tritt entweder infolge einer Verblutung aus Ösophagusvarizen, durch interkurrente Krankheiten (z. B. Pneumonie) oder im Coma hepaticum (s. u.) ein.

Leberinsuffizienz. Die Leberinsuffizienz ist *Ausdruck eines schweren Leberparenchymschadens.* Die funktionellen Störungen entsprechen den morphologischen Veränderungen. Bricht die gesamte Leberfunktion zusammen, erfolgt der Tod im **Leberkoma.** Als Ursachen sind Leberzirrhosen, akute und chronische Hepatitiden, Leber- und Pankreaskarzinome sowie Vergiftungen mit halogenierten Kohlenwasserstoffen oder Knollenblätterpilzen zu nennen. Zusätzlich zu den bereits bei der Leberzirrhose genannten Symptomen treten Foetor hepaticus, ein eigentümlicher, schwer zu beschreibender, süßlich-fauliger Geruch, sowie neurologische Störungen auf.

Unter den bereits mehrfach angesprochenen Begriffen *Praecoma* und *Coma hepaticum* faßt man *Bewußtseinsveränderungen bei Leberkranken* zusammen, die durch toxische Substanzen, insbesondere Ammoniak, verschiedene Amine und wahrscheinlich auch Phenole, hervorgerufen werden.

Normalerweise werden diese im Intestinaltrakt bei der Verdauung entstehenden Verbindungen in der Leber entgiftet. Ist diese dazu nicht mehr in der Lage oder aber hat sich infolge einer portalen Hypertonie ein Umgehungskreislauf ausgebildet, über den die Giftstoffe unter Umgehung der Leber direkt in den großen Kreislauf und damit ins Gehirn gelangen können, wird das Gehirn geschädigt. Man spricht von einer *portokavalen Enzephalopathie.*

Im Blut liegt in Abhängigkeit vom pH-Wert ein Gleichgewicht zwischen undissoziiertem NH_3 und Ammoniumionen vor. Da nur das nichtionisierte NH_3 die Blut-Hirn- bzw. Blut-Liquor-Schranke überwinden kann, ist das Eindringen von Ammoniak ins Gehirn bei einer Azidose erschwert, bei einer Alkalose erleichtert. Eine Alkalose, z. B. eine hypocalcämische Alkalose nach Saluretikagabe, kann daher ein Praecoma bzw. Coma hepaticum auslösen.

Entsprechend der Pathogenese unterscheidet man

- das *endogene (Leberzerfalls-)koma* bei ausgedehnten Lebernekrosen, z. B. bei einer schweren Virushepatitis oder Vergiftung mit Tetrachlorkohlenstoff oder Knollenblätterpilzgiften und
- das *exogene (Leberausfalls-)koma,* das bei bestehendem Umgehungskreislauf durch exogen zugeführte Substanzen, die zu einer erhöhten Ammoniakresorption oder -bildung führen, ausgelöst wird.

Entsprechend der Tiefe der Bewußtseinstrübung werden verschiedene **Koma-Stadien** unterteilt: Beim *Stadium I* oder *Präkoma* kommt es vor allem zu psychischen Veränderungen mit launenhafter Verstimmung, Verwirrtheit und Dämmerzuständen sowie Persönlichkeitsveränderungen und gestörtem Schlaf-Wach-Rhythmus. Im *Stadium II* sind die Patienten zunehmend verwirrt, sie weisen eine verstärkte Motorik, Erregungszustände, gesteigerte Reflexe und Muskelzittern auf. Im *Stadium III* sind sie bei noch bestehenden Reflexen nicht mehr ansprechbar. Im *Stadium IV* schließlich liegt tiefe Bewußtlosigkeit und Reflexverlust vor. 30 bis 40 % aller Leberzirrhose-Patienten sterben im Leberkoma.

Gallensteinleiden. Das Steinleiden ist die *häufigste Erkrankung der Gallenwege* und außerdem die *häufigste Oberbaucherkrankung.* Bei etwa 20 % aller Sektionen werden Gallensteine gefunden. Frauen sind etwa doppelt so häufig betroffen wie Männer. Bildungsstätte ist meist die Gallenblase, doch können im gesamten Gallenwegssystem Steine entstehen. Befinden sich die Konkremente im Ductus choledochus, spricht man von einer *Choledocholithiasis,* befinden sie sich in der Gallenblase, von einer *Cholelithiasis.* Nach ihrer Zusammensetzung unterscheidet man *Cholesterin-*, *Pigment-* und *Calciumcarbonatsteine.* Am häufigsten kommen sog. gemischte Gallensteine vor. Prädisponierende Faktoren für eine Gallensteinbildung sind Hypercholesterinämie, Gallenstauung sowie Gallenwegsentzündungen.

Die meisten Gallensteinkranken klagen über unklare Oberbauchbeschwerden wie Völlegefühl, Blähungen, Druck im rechten Oberbauch, Aufstoßen und Fettunverträglichkeit. Es sei jedoch darauf hingewiesen, daß viele Gallensteine auch „stumm" bleiben, d. h. oft nur durch Zufall entdeckt werden. Die *Gallensteinkolik,* die mit sehr starken Schmerzen einhergeht, ist durch die *Einklemmung eines Steines in den Gallengängen,* insbesondere im Ductus cysticus, bedingt. Die Einklemmung löst einen Spasmus der glatten Muskulatur der Gallenwege sowie der Gallenblase mit akuter Drucksteigerung in der Gallenblase aus. Über Erregungen, die über die Nn. vagi zum Zentrum geleitet werden, kommt es zu Übelkeit und Erbrechen.

Cholezystitis und Cholangitis. Die *akute Cholezystitis (Gallenblasenentzündung) beruht vorwiegend auf einem gallensteinbedingten Zystikusverschluß,* ist somit als *Komplikation einer Steingallenblase* aufzufassen. Viel seltener sind eine aufsteigende Cholangitis, Mißbildungen oder maligne Tumoren die Ursache einer Gallenblasenentzündung. Der akuten Cholezystitis liegt somit primär keine Infektion zugrunde.

Wahrscheinlich wirkt die rückgestaute Galle wandschädigend, daneben wird vermutlich durch den erhöhten Druck in der überdehnten Gallenblase deren Durchblutung beeinträchtigt. Klinisch im Vordergrund stehen rechtsseitige Oberbauchschmerzen, die in die rechte Schulter ausstrahlen können, sowie Übelkeit, Erbrechen und Fieber. Durch eine peritoneale Reizung kann sich eine Abwehrspannung im rechten Oberbauch entwickeln. Vielfach beobachtet man auch einen leichten Ikterus. Als Komplikationen sind eine Gangrän in ca. 6 % der Fälle, Perforationen zwischen 2 und 14 % sowie Gallenblasenempyeme in bis zu 20 % der Fälle zu nennen.

Die *chronische Cholezystitis* findet man ebenfalls am häufigsten *bei einer Cholelithiasis,* sie entwickelt sich meist als Folge einer rezidivierenden Entzündung. Die Symptome sind wenig charakteristisch, vielfach werden Druck- und Schweregefühl im rechten Oberbauch, daneben Blähungen, Verstopfungen oder auch Durchfälle angegeben. Röntgenologisch ist die Gallenblase meist nicht oder allenfalls schwach darstellbar.

Die *akute Cholangitis* (Gallengangsentzündung) mit Schmerzen im rechten Oberbauch, Ikterus und Fieber ist vorwiegend durch ein *Abflußhindernis* (z. B. Choledocholithiasis oder Gallengangs- bzw. Pankreastumoren) bedingt. In die gestauten Gallengänge dringen dann verschiedene Krankheitserreger, insbesondere Coli-Bakterien, kanalikulär, hämatogen oder lymphogen ein. Die Entzündung kann sich dabei in die Leber ausbreiten. Eine schwere Komplikation der akuten eitrigen Cholangitis sind somit Leberabszesse.

Auch die *chronisch rezidivierende Cholangitis,* die bevorzugt ältere Patienten und Frauen befällt, entsteht auf dem Boden eines Abflußhindernisses. Die oft, insbesondere im Alter, symptomenarme Erkrankung ist durch subfebrile Temperaturen, Lebervergrößerung, beschleunigte BSG und chronisch-rezidivierenden Ikterus und Juckreiz gekennzeichnet. Entscheidend für eine endgültige Ausheilung ist die Beseitigung der Gallenstauung.

11.8.6. Exokrines Pankreas

Akute Pankreatitis. Pathogenetisch steht bei der akuten Pankreatitis die *Selbstverdauung von Pankreasgewebe,* deren Ausmaß für die Schwere des klinischen Bildes verantwortlich ist, im Vordergrund. Eine *primäre Noxe* (Erkrankungen der Gallenwege, Alkoholabusus, Infektionskrankheiten, Gefäßerkrankungen, endokrine Störungen, Verschluß des Pankreasganges u. a.) ruft ein *interstitielles entzündliches Ödem* hervor, das zu einer Zellschädigung mit Enzymaustritt führt. Die nachfolgenden Prozesse, wie z. B. Aktivierung des Kallikrein-Kinin-Systems (s. S. 669), die *intrapankreatische Aktivierung von Trypsinogen* zu Trypsin, die Spaltung von Lecithin und Kephalinen durch *Phospholipase A* bewirken die für die Pankreatitis typische *Autolyse,* ferner kommt es zu *Gerinnungsstörungen* (Hämorrhagien), Fettgewebsnekrosen, Abszess- oder Zystenbildung. Neben der schwersten Verlaufsform, der *akuten nekrotisierenden Pankreatitis (akute Pankreasnekrose),* die etwa 10 bis 15 % aller Pankreatitiden ausmacht und meist zum Tode führt, gibt es mittelschwere, leichte und subklinische Verlaufsformen.

Am häufigsten tritt die akute Pankreatitis im mittleren Lebensalter auf, Frauen erkranken häufiger als Männer. Bei über der Hälfte der Patienten findet man Gallensteine.

Typisch für die akute Pankreasnekrose ist ein meist im Anschluß an eine reichliche Mahlzeit plötzlich auftretender Abdominalschmerz in der Tiefe des Oberbauches mit Ausstrahlung in den Rücken. Weitere wichtige Symptome sind elastische Bauchdeckenspannung, Übelkeit und Erbrechen, Meteorismus, Fieber, Schock sowie Oligurie oder Anurie. Differentialdiagnostisch wichtig ist die Erfassung der sog. Entzymentgleisung, d. h. des verstärkten Übertritts von Pankreasenzymen in die Lymphe und von dort in das Blut infolge der Steigerung des Sekretionsdruckes bei Abflußhindernissen. Neben der Bestimmung der Amylase kommt der Untersuchung der Plasmalipaseaktivität besondere Bedeutung zu. Daneben findet man laborchemisch häufig Kohlenhydratstoffwechselstörungen, ferner Entzündungszeichen im Blutbild sowie einen Anstieg des Kreatinins, des Bilirubins und der Transaminasen.

Der *rezidivierenden akuten Pankreatitis* liegt die gleiche Ätiologie und Pathogenese zugrunde. Kann die Noxe beseitigt werden, ist eine Ausheilung die Regel.

Chronische Pankreatitiden. Es wird zwischen der *primär chronischen Pankreatitis* und der *sekundären Pankreassklerose* unterschieden, die sich als Folge von Ablußbehinderungen im Papillenbereich entwickelt.

Echte (primär) chronische Pankreatitiden sind selten. Ursächlich ist vor allem chronischer Alkoholismus zu nennen. Wichtiges Leitsymptom sind rezidivierende, anfallsweise auftretende Schmerzen in der Tiefe des Oberbauches. Ferner findet man Zeichen einer Enzymentgleisung neben allgemeinen Entzündungssymptomen.

12. Niere und ableitende Harnwege

12.1. Anatomie der Niere

12.1.1. Makroskopische Anatomie der Niere

Lage, Form und Größe. *Die paarig angeordneten Nieren liegen unterhalb des Zwerchfells beiderseits der Wirbelsäule* zwischen dem Peritoneum (Bauchfell) und der hinteren Bauchwand. (Die rechte Niere steht infolge des Raumbedarfs der Leber etwas tiefer als die linke.) Sie werden jeweils durch ein Fettpolster und durch ein Faszie, die sie mit der benachbarten Muskulatur verbinden, in ihrer Lage gehalten.

Die Gestalt der Niere kann als bohnenförmig beschrieben werden (s. Abb. 12–1), wobei der konvexe Rand nach lateral, die konkave Krümmung nach medial weist. In der Konkavität befindet sich eine Vertiefung, der **Hilus** *(Nierenpforte),* durch den die *Nierenarterie,* die *Nierenvene, Lymphgefäße* und *Nerven* ein- bzw. austreten. Hier ist auch die Austrittsstelle des *Nierenbeckens* (s. u.), das den gesammelten Harn über den Ureter der Blase zuleitet.

Der Längendurchmesser einer Niere beträgt 10–12 cm, der Querdurchmesser 5–6 cm, das Gewicht variiert im Bereich von 120 bis 200 g.

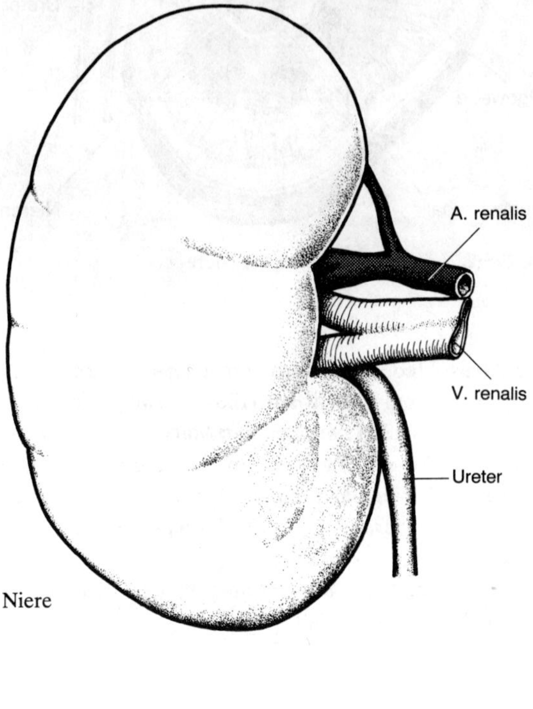

Abb. 12–1. Rechte Niere in Vorderansicht

Innere Struktur. Die Niere ist von einer derben *bindegewebigen Kapsel* überzogen. Auf einem Schnitt kann man mit bloßem Auge eine Gliederung in zwei Schichten erkennen (s. Abb. 12–2). Die äußere **Rindenschicht** *(Cortex renis)* erscheint hell und feingekörnt. Die innere **Markschicht** *(Medulla renis)* ist dunkler und weist eine feine Längsstreifung auf. Das Mark ist durch Säulen der Rindensubstanz *(Columnae renales)* in 8–16 pyramidenförmige Lappen unterteilt, deren Spitzen zum Zentrum hin konvergieren. Diese Spitzen, die als *Nierenpapillen* bezeichnet werden, sind von den schlauchförmigen *Nierenkelchen* überzogen. Sie fangen den fertigen Harn auf und leiten ihn in den Sammelraum des *Nierenbeckens.*

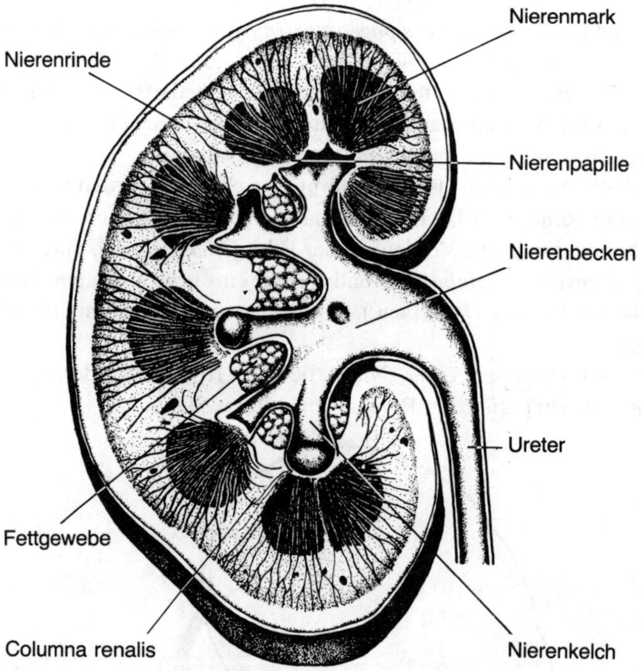

Abb. 12–2. Längsschnitt durch die Niere

Blutversorgung der Niere. Jede Niere wird von einer der Aorta entstammenden *A. renalis* mit Blut versorgt. Bei ihrem Eintritt am Hilus verzweigt sich die Nierenarterie in die *Aa. interlobares,* die in den Säulen zwischen den Markpyramiden zur Oberfläche hin aufsteigen (s. Abb. 12–3). An der Pyramidenbasis geben sie arkadenförmige Äste ab *(Aa. arcuatae),* aus denen die *Aa. interlobulares* hervorgehen. Von diesen zweigen dann in regelmäßigen Abständen Arteriolen *(Vasa afferentia)* ab, die die einzelnen Nierenkörperchen (s. u.) versorgen.

Das venöse Blut wird durch ein ähnlich aufgebautes Venensystem in die *V. renalis* geleitet, die am Hilus die Nieren verläßt.

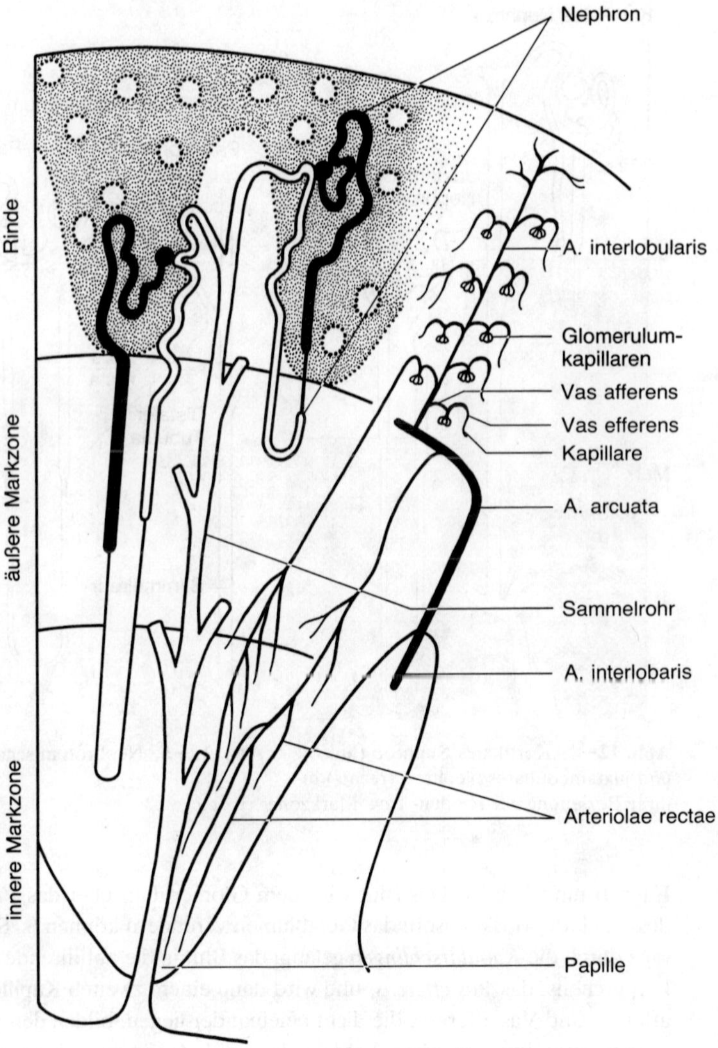

Abb. 12–3. Form und Gliederung der Nephrone (links) sowie Verteilung der feineren Gefäße in der Niere (rechts) in schematischer Darstellung, modifiziert nach WATZKA

12.1.2. Mikroskopische Anatomie der Niere

Die morphologischen und funktionellen Einheiten, in denen die Harnbildung stattfindet, werden als **Nephrone** bezeichnet. Jede menschliche Niere enthält 1 bis 1,2 Millionen dieser harnbildenden Systeme. Das Nephron (s. Abb. 12–4 u. 12–5) besteht aus dem **Nierenkörperchen,** in dem der Primärharn abfiltriert wird, und dem **Tubulusapparat,** in dem die Harnkonzentrierung stattfindet.

Bau des Nierenkörperchens. Das Nierenkörperchen (s. Abb. 12–6) stellt ein Kapillarknäuel **(Glomerulum)** dar, das von einer zweiblättrigen Epithelkapsel **(BOWMANschen**

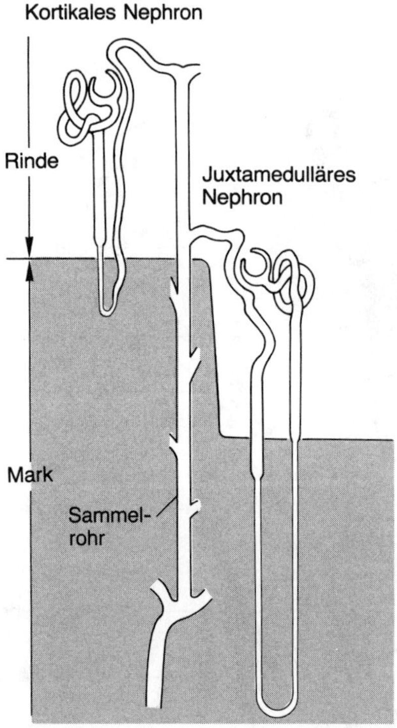

Abb. 12–4. Kortikales Nephron (links) und juxtamedulläres Nephron (rechts) in ihrer Beziehung zur Rinden- bzw. Markzone

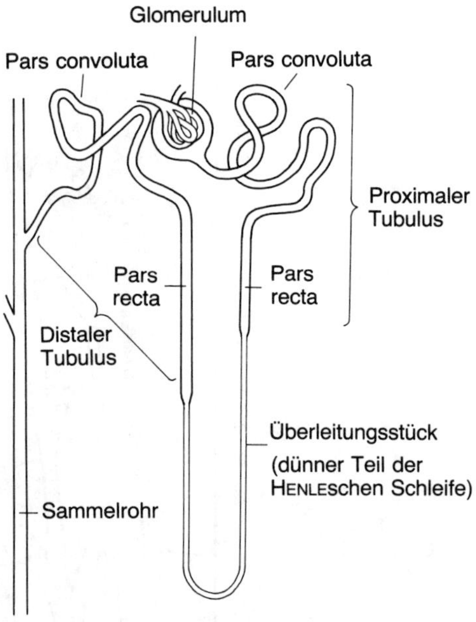

Abb. 12–5. Nephron in schematischer Darstellung

Kapsel) umgeben ist. Das Blut wird dem Glomerulum über das *Vas afferens* zugeleitet, dessen glatte Muskelfasern das Gefäßlumen verändern können (s. S. 399). Nach der Passage durch die *Kapillarschlingen* gelangt das Blut in die abführende Arteriole des Nierenkörperchens, das *Vas efferens,* und wird dann einem zweiten Kapillarnetz zugeleitet. Vas afferens und Vas efferens, die dicht beieinander liegen, bilden den *Gefäßpol* des Nierenkörperchens. Ihm gegenüber liegt der *Harnpol;* das ist diejenige Stelle, an der das äußere Blatt der BOWMANschen Kapsel in das Harnkanälchen übergeht.

Alle Nierenkörperchen liegen in Rindengebieten (s. Abb. 12–4), entweder als *kortikale Glomerula* in der Außenrinde oder als *juxtamedulläre Glomerula* nahe der Grenze zur Marksubstanz.

Bau des Tubulusapparates (s. Abb. 12–5). Der an die BOWMANsche Kapsel anschließende Kanälchenabschnitt wird als **proximaler Tubulus** (syn. *Hauptstück*) bezeichnet. Er beginnt mit einer stark verknäuelten *Pars convoluta* (Pars contorta; gewundener Teil). An diese schließt sich die gestreckt verlaufende *Pars recta* an. Der proximale Tubulus, dessen Durchmesser 40–60 μm beträgt, ist von einem kubischen Epithel mit einem Bürstensaum ausgekleidet.

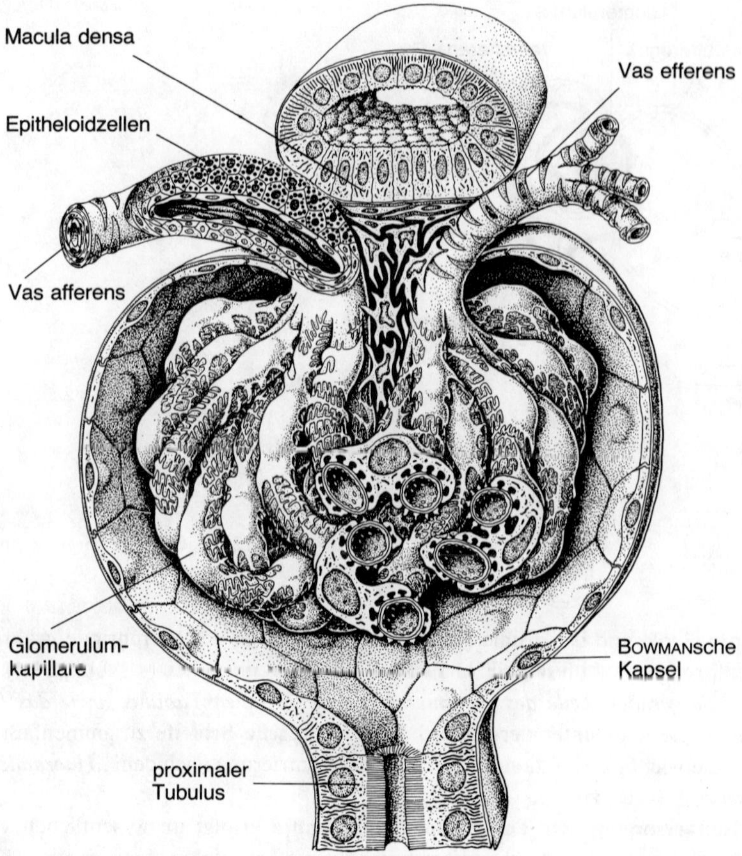

Abb. 12–6. Nierenkörperchen mit Macula densa, nach Krstić. Das Vas afferens und einige Glomerulumschlingen sind eröffnet

Daran schließt ein dünner, haarnadelförmig gebogener Kanälchenabschnitt, der **dünne Teil der Henleschen Schleife** (syn. *Überleitungsstück*), an. Dieser Abschnitt mit verhältnismäßig weitem Lumen wird von platten Zellen ausgekleidet.

Das Überleitungsstück geht in den aufsteigenden dicken Schenkel des **distalen Tubulus** (syn. *Mittelstück*) über. Der erste Teil ist gerade *(Pars recta),* der nachfolgende Teil gewunden (*Pars convoluta,* syn. Pars contorta). Dieses distale Konvolut berührt die afferente Arteriole (Vas afferens) des zu ihm gehörenden Nierenkörperchens. An der Berührungsstelle findet man einen besonders kernreichen Epithelbezirk, die *Macula densa* (s. Abb. 12–6). Diese und die benachbarten Zellen des Vas afferens bilden den *juxtaglomerulären Apparat* (s. S. 409).

Nach dem Kontakt mit dem Nierenkörperchen geht die Pars convoluta des distalen Tubulus in das **Sammelrohr** über, das den Harn zur Papillenspitze leitet. Jedes Sammelrohr hat mehrere Zuflüsse aus benachbarten Nephronen. Die Sammelrohre vereinigen sich spitzwinklig zu größeren Rohren, die schließlich in der Pyramidenspitze in die Nierenkelche ausmünden. Die durchschnittliche Länge der Sammelrohre beträgt 22 mm.

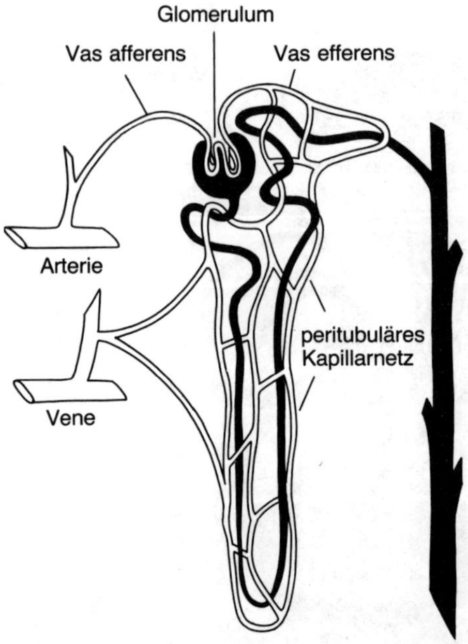

Abb. 12−7. Gefäßversorgung eines kortikalen Nephrons

Das proximale und das distale Konvolut liegen stets in der Nierenrinde, während die schleifenförmigen Tubulusanteile in die Marksubstanz eintauchen (s. Abb. 12−4). Hierzu gehören *die geraden Teile des proximalen und des distalen Tubulus sowie das Überleitungsstück,* die man unter der Bezeichnung **Henlesche Schleife** zusammenfaßt. Ihnen kommt eine wichtige Funktion bei der Harnkonzentrierung nach dem *„Haarnadelgegenstromprinzip"* (s. u.) zu.

Die **Blutversorgung der Tubuli und Sammelrohre** erfolgt im wesentlichen von den Nierenkörperchen her dadurch, daß sich die Vasa efferentia zu einem *zweiten Kapillarnetz* aufspalten (s. Abb. 12−7). Diese Kapillaren umspinnen in der Nierenrinde und der äußeren Markzone den Tubulusapparat. Die innere Markzone wird dagegen von langgestreckten, schleifenförmigen *Vasa recta* versorgt, die aus den Aa. arcuatae und den Vasa efferentia der untersten Glomerula stammen.

12.2. Glomeruläre Filtration

12.2.1. Bildung des Primärharns

Glomeruläre Filtration. Die Harnbildung beginnt im *Glomerulum,* wo ein Filtrat aus dem durchfließenden Blutplasma abgepreßt wird. Die Gewebeschicht, welche die 20 bis 40 Kapillarschlingen umgibt, stellt dabei die *Filtermembran* dar. Diese Schicht besteht aus dem *Kapillarendothel,* einer *Basalmembran* und dem *inneren Blatt der Bowmanschen Kap-*

sel. Von diesen drei Schichten besitzen jedoch nur die Basalmembran und das innere Blatt ein so enges Maschenwerk, daß sie für die Filterwirkung in Frage kommen. Ihre Porendurchmesser gestatten den freien Durchgang von Wasser und kleinmolekularen Plasmabestandteilen, während die Blutzellen und die großen Moleküle des Plasmas in den Kapillarschlingen zurückgehalten werden. Die *Grenze für die unbeschränkte Filtrierbarkeit* liegt bei einem Molekulargewicht von etwa 5000, im Molekulargewichtsbereich 5000–50 000 besteht eine beschränkte Filtrierbarkeit. Da die kleinsten Eiweißkörper des Plasmas, die Albumine, bereits ein Molekulargewicht von etwa 70 000 besitzen, können die Proteine das Filter praktisch nicht passieren. Der in die BOWMANsche Kapsel abgepreßte sog. **Primärharn** stellt also ein *fast eiweißfreies Ultrafiltrat* dar. Die kleinen Moleküle kommen im Primärharn in der gleichen Konzentration vor wie im Blutplasma.

Effektiver Filtrationsdruck. Der Effekt eines Filtrationsprozesses hängt nicht nur von der Porengröße der Filtermembran, sondern auch von dem aufgewendeten *Filtrationsdruck* ab. Es stellt sich daher die Frage nach der Größe des wirksamen Druckes für die glomeruläre Filtration. Die „treibende Kraft" ist der *Blutdruck in den Glomerulumkapillaren* P_{KAP}, der bei etwa 50 mm Hg sehr genau konstant gehalten wird (s. Abb. 12–8).

	(mm Hg)
Blutdruck	50
Kolloidosmot. Druck	−25
Kapseldruck	−17
Effektiver Filtrationsdruck	8

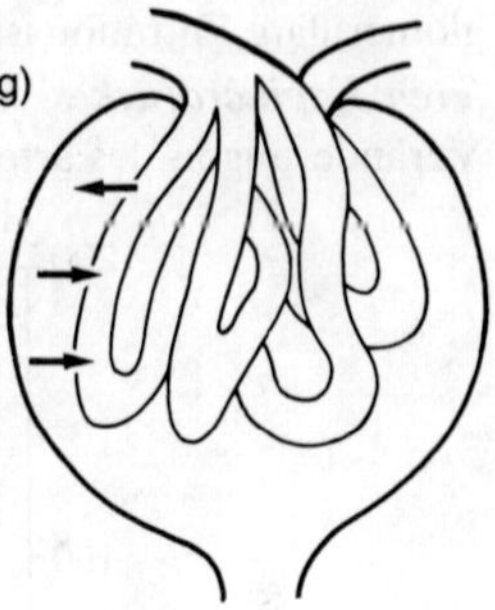

Abb. 12–8. Wirksame Drucke für den Filtrationsprozeß im Nierenkörperchen

Letzten Endes liefert also die Herzarbeit die Energie für den glomerulären Filtrationsprozeß. Die Wirksamkeit des Blutdruckes wird jedoch gemindert, weil ihm zwei weitere Drucke entgegenwirken. Der *kolloidosmotische Druck* P_{Kod} des Blutplasmas von etwa 25 mm Hg sowie der *Druck in der* BOWMANschen Kapsel P_{Bow} mit etwa 17 mm Hg wirken dem kapillären Blutdruck entgegen. Werden diese beiden Drucke von dem treibenden Blutdruck abgezogen, dann ergibt sich ein *effektiver Filtrationsdruck* von:

(1) $$P_{eff} = P_{Kap} - P_{Kod} - P_{Bow} = 50 - 25 - 17 = 8 \text{ mm Hg}.$$

Dieser Druck ist die bestimmende Größe für den glomerulären Filtrationsprozeß.

Glomeruläre Filtrationsrate. Das Filtratvolumen, das in sämtlichen Glomerula pro Zeiteinheit abgepreßt wird, bezeichnet man als *glomeruläre Filtrationsrate.* Normalerweise beträgt sie beim Mann *125 ml/min* und bei der Frau *110 ml/min.* Bezieht man die glomeruläre Filtrationsrate auf die Zeit von 24 Stunden, so ergibt sich ein Wert von 180 l/Tag. Dies bedeutet, daß das gesamte Plasmavolumen von 3 l etwa 60 mal am Tag dem Klärungsprozeß in den Nieren unterworfen wird. Die Messung der glomerulären Filtrationsrate kann mit Hilfe der *Inulin-Clearance* (s. S. 412 f.) erfolgen.

12.2.2. Regulation der Filtrationsrate

Nierendurchblutung. Die *Gesamtdurchblutung* beider Nieren beträgt beim Erwachsenen etwa *1,2 l/min* oder 1700 l/Tag. Das sind etwa 25 % des Herzzeitvolumens in körperlicher Ruhe. Diese im Vergleich zu anderen Organen sehr starke Durchblutung ist notwendig, um eine ausreichende Filtratmenge abzupressen und damit die Voraussetzung für eine effektive Klärfunktion zu schaffen.

Die Durchblutung ist auf die verschiedenen Zonen des Nierengewebes *ungleichmäßig verteilt.* Am stärksten durchblutet ist das *Rindengewebe,* weniger stark die *äußere Markzone* und am schwächsten die *innere Markzone.* Die geringe Durchblutung der inneren Markzone beruht auf dem hohen Strömungswiderstand der Vasa recta (s. S. 396), die sich als lange, schleifenförmige Kapillaren bis in den Bereich der Papillenspitze erstrecken.

Autoregulation der Nierendurchblutung. Voraussetzung für eine stets gleichmäßige glomeruläre Filtration ist eine weitgehende *Konstanz der Durchblutung bzw. des glomerulären Kapillardruckes.* Wie Abb. 12–9 zeigt, ist diese Voraussetzung auch bei starken Veränderungen des arteriellen Blutdruckes in idealer Weise erfüllt. *Bei Variationen des*

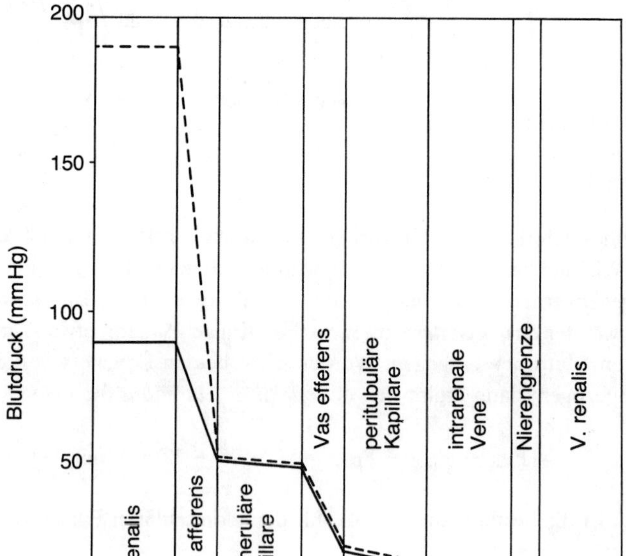

Abb. 12–9. Blutdrucke in den verschiedenen Abschnitten des Nierengefäßsystems. Bei Veränderungen des arteriellen Mitteldruckes im Bereich zwischen 90 und 190 mm Hg bleibt der Druck in der glomerulären Kapillare konstant

arteriellen Mitteldruckes im Bereich zwischen 90 und 190 mm Hg bleibt der Druck in den Kapillaren konstant.

Diese Regulation ist eine Leistung des *Vas afferens*. Die glatte Muskulatur dieses Gefäßes besitzt die Eigenschaft, bei einer arteriellen Druckerhöhung das Gefäßvolumen gerade soweit einzuengen, daß die Durchblutung des Glomerulum unverändert bleibt. Damit ist gleichzeitig auch die **Konstanz des glomerulären Blutdruckes** und als Folge davon die **Konstanz der glomerulären Filtrationsrate** gewährleistet. Abb. 12–10 zeigt, daß im unteren, nicht physiologischen Druckbereich die Durchblutung mit dem arteriellen Druck ansteigt, dann jedoch zwischen 90 und 190 mm Hg konstant bleibt. Erst bei Überschreitung dieses Regelbereichs nimmt die Durchblutungsgröße weiter zu.

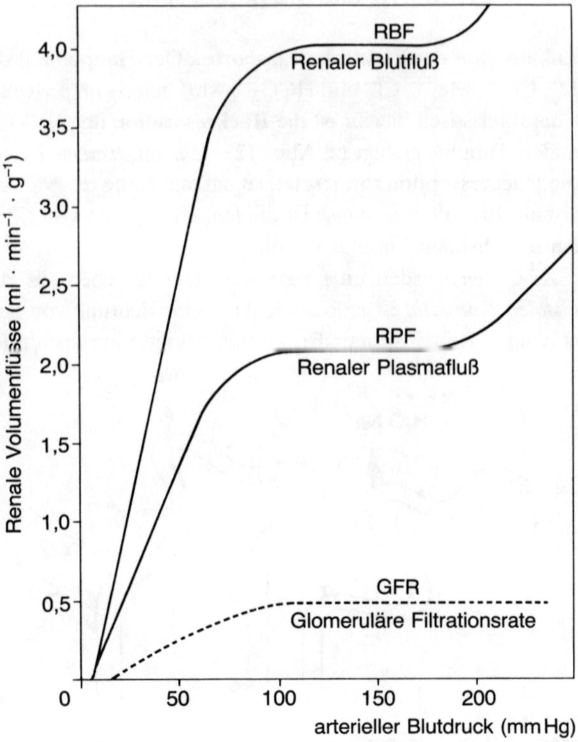

Abb. 12–10. Abhängigkeit des renalen Blutflusses (RBF), des renalen Plasmaflusses (RPF) und der glomerulären Filtrationsrate (GFR) vom arteriellen Blutdruck, nach HARTH. In einem weiten Bereich werden die drei Größen durch die Autoregulation konstant gehalten

Ganz ähnlich verhält sich die glomeruläre Filtrationsrate. Dies bedeutet, daß ein Anstieg des mittleren arteriellen Blutdruckes, wie er etwa bei körperlicher Arbeit vorkommt, ohne Einfluß auf den Filtrationsprozeß bleibt.

Die *Regulation der Gefäßweite des Vas afferens* erfolgt ohne Mitwirkung des Nervensystems, ist also eine autonome Leistung der Gefäßmuskulatur *(myogene Reaktion)*. Bei zunehmender Druckbelastung der Gefäßwand kontrahiert sich die Muskulatur und engt damit das Gefäßlumen ein (Vasokonstriktion). Diese myogene Antwort auf eine Druckerhöhung wird als **BAYLISS-Effekt** bezeichnet. Den gesamten Mechanismus, der eine konstante Durchblutung bei wechselndem arteriellen Blutdruck sicherstellt, nennt man *Autoregulation der Nierendurchblutung*.

12.3. Tubuläre Transportprozesse

Der abfiltrierte Primärharn gelangt aus der BOWMANschen Kapsel in den Tubulusapparat und wird bei dessen Passage in seiner Zusammensetzung grundlegend verändert. *Der größte Teil der gelösten Bestandteile und 99% des Wasservolumens werden rückresorbiert (reabsorbiert)* und dem Blutkreislauf wieder zugeführt. Die einzelnen Tubulusabschnitte haben dabei spezielle Aufgaben zu erfüllen.

12.3.1. Elektrolyt- und Wassertransport

Lokalisation der Elektrolyttransporte. Der Hauptanteil der filtrierten Elektrolyte (Na^+, K^+, Ca^{++}, Mg^{++}, Cl^- und HCO_3^-) wird bereits im *proximalen Tubulus* zurückgewonnen. Charakteristisch hierfür ist die **Rückresorption** der *Na^+-Ionen,* die zu etwa 2/3 im proximalen Tubulus erfolgt (s. Abb. 12–11). Im *distalen Konvolut* und im *Sammelrohr* wird die Rückresorption fortgesetzt, so daß am Ende die Na^+-Konzentration auf kleine Werte abfällt. In ähnlicher Weise ist die Rückresorption von *Cl^-* und *HCO_3^-* auf den proximalen und distalen Tubulus verteilt.

K^+-Ionen werden im *proximalen Tubulus* ebenfalls zu etwa 2/3 rückresorbiert. Im *distalen Konvolut* ist jedoch die Transportrichtung von der Situation des K^+-Haushaltes abhängig. Bei K^+-armer Ernährung erfolgt eine distale Rückresorption, bei reichlicher

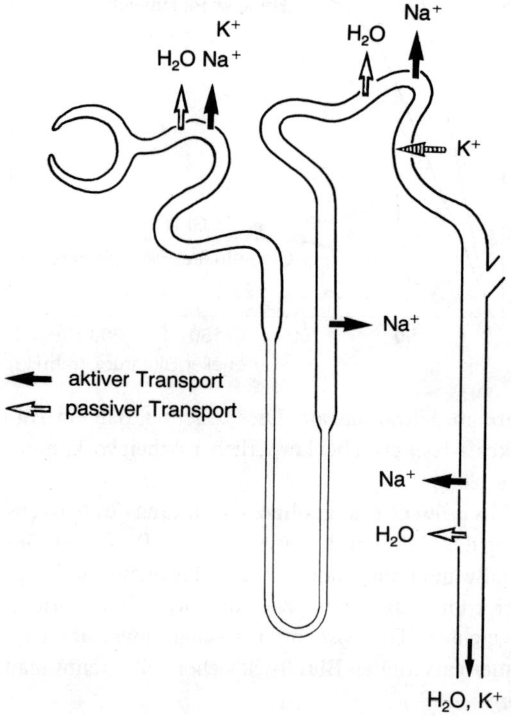

Abb. 12–11. Elektrolyt- und Wassertransport im Tubulusapparat

K^+-Zufuhr mit der Nahrung dagegen eine **Sekretion** in das Tubuluslumen hinein. Die Nierenfunktion paßt sich also dem jeweiligen K^+-Angebot in sinnvoller Weise an.

Mechanismen des Elektrolyttransportes. Der *Rückresorption der Na^+-Ionen* liegt im wesentlichen ein **aktiver Transportprozeß** zugrunde. Man nimmt an, daß der aktive Na^+-Transport in der basalen, vom Tubuluslumen abgewandten (kontraluminalen) Seite der Zellen lokalisiert ist. Der Na^+-Einstrom durch die luminale Membran in das Zellinnere erfolgt dagegen passiv.
Genaue Analysen haben ergeben, daß lediglich etwa 50% der im proximalen Konvolut resorbierten Na^+-Ionen in der geschilderten Weise aktiv transportiert werden. Die Resorption der restlichen 50% erfolgt passiv durch *Diffusion* und *solvent drag* (s. S. 81). Als treibende Kräfte für diesen passiven Na^+-Transport, bei dem vor allem Cl^- das Begleition ist, kommen chemische und elektrische Gradienten in Frage. Der passive Ionenstrom geht nicht durch die Zellen hindurch, sondern erfolgt über die Schlußleisten in die Zwischenzellspalten.

Durch den *aktiven Na^+-Transport* entsteht eine *elektrische Potentialdifferenz*, die das Tubuluslumen negativ gegenüber seiner Umgebung werden läßt. Dies hat insbesondere im distalen Tubulus Auswirkungen auf andere Ionen. Die elektrische Potentialdifferenz stellt eine wirksame *treibende Kraft für den Einstrom von Kationen* in die Tubulusflüssigkeit dar. Es wird angenommen, daß die *distale K^+-Sekretion* (bei K^+-reicher Ernährung, s. o.) auf Grund der gegebenen Ladungsverhältnisse *passiv* erfolgt.

Lokalisation der Wasserrückresorption. Während der Passage durch den Tubulusapparat wird der Tubulusflüssigkeit laufend Wasser entzogen. Bereits im *proximalen Tubulus* nimmt das Filtratvolumen um 70–80% ab (s. Abb. 12–12). Da die proximale Rückresorption des Wassers weitgehend konstant und unabhängig von der Harnausscheidungsrate *(Diurese)* ist, bezeichnet man sie als den *obligatorischen Wassertransport.*

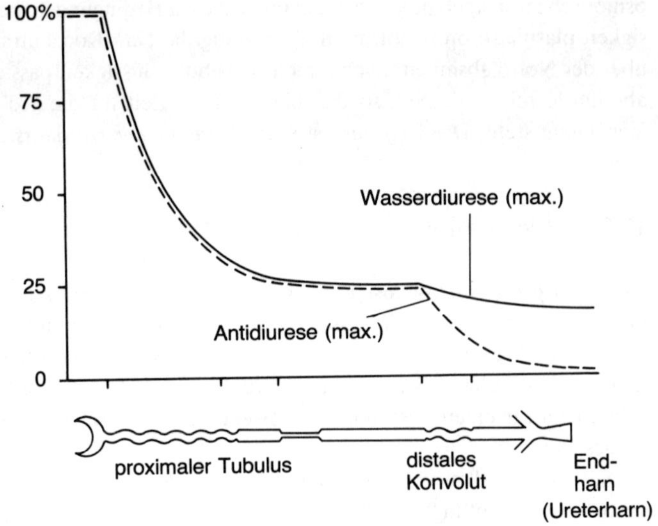

Abb. 12–12. Prozentuale Abnahme des Flüssigkeitsvolumens bei Passage des Primärharns durch den Tubulusapparat unter den Bedingungen der maximalen Wasserdiurese und der maximalen Antidiurese, modifiziert nach DEETJEN

Die weitere Rückresorption des Wassers im *distalen Konvolut* und im *Sammelrohr* unterliegt dagegen erheblichen Schwankungen. Wenn es für den Gesamtorganismus notwendig ist, Wasser zu retinieren und wenig Endharn zu bilden **(Antidiurese),** so ist die distale Rückresorptionsrate groß (s. Abb. 12–12). Insgesamt werden in diesem Fall 99–99,5 % des Filtratvolumens rückresorbiert. Wenn jedoch etwa nach starker Flüssigkeitsaufnahme viel Wasser ausgeschieden werden muß **(Wasserdiurese),** so kann die distale Rückresorption eingeschränkt werden. Wegen dieser Variationsmöglichkeit bezeichnet man die Rückresorption des Wassers im distalen Konvolut und im Sammelrohr als *fakultativen Wassertransport.*

Mechanismus der Wasserrückresorption. Bei der Wasserrückresorption im *proximalen Tubulus* handelt es sich um einen **passiven Transport.** Mit dem aktiv angetriebenen Elektrolytstrom wird – osmotisch bedingt – ein entsprechendes Flüssigkeitsvolumen passiv mitbewegt. Man erkennt dies daran, daß die osmotische Konzentration am Ende des proximalen Tubulus die gleiche ist wie in der BOWMANschen Kapsel oder im Blutplasma.

Auch im *distalen Konvolut* und im *Sammelrohr* ist ein osmotisches Druckgefälle die treibende Kraft für den Wassertransport. Hier kann jedoch über die *variable Wasserpermeabilität* der Tubuluszellmembranen die Rückresorption modifiziert werden. Das Hypophysenhormon **Adiuretin** *(ADH,* s. S. 619 f.) erhöht die Durchlässigkeit der Zellmembranen für Wasser, so daß bei hoher ADH-Konzentration eine starke Rückresorption und damit eine geringe Harnausscheidung stattfindet *(Antidiurese).* Bei niedriger ADH-Konzentration ist dagegen die tubuläre Permeabilität reduziert, so daß infolge verminderter Wasserrückresorption große Mengen eines hypotonen Harns ausgeschieden werden *(Wasserdiurese).*

Osmotische Diurese. Befinden sich in der Tubulusflüssigkeit *schwer resorbierbare,* aber *osmotisch wirksame Substanzen,* wie z. B. *Sorbit* oder *Mannit,* dann wird zwar weiterhin Natrium und auch Wasser resorbiert, ein Teil des Wassers wird jedoch im Tubuluslumen osmotisch zurückgehalten. Da auch unter diesen Bedingungen die proximale Tubulusflüssigkeit plasmaisoton bleibt, muß gleichzeitig die Na^+-Konzentration im Tubulus gegenüber der Norm absinken. Die vermehrte Tubulusflüssigkeit passiert die distalen Tubulusabschnitte relativ schnell, so daß hier weniger Zeit für die Wasser-Rückresorption zur Verfügung steht. Das Ergebnis ist eine *Zunahme der Harnausscheidungsrate.*

12.3.2. Rückresorption und Sekretion mit begrenzter Transportleistung

Rückresorption von Glucose und Aminosäuren. Außer Elektrolyten und Wasser werden im proximalen Tubulus *Glucose, Aminosäuren* und die minimal im Filtrat enthaltenen Proteine rückresorbiert (s. Abb.12–14). In der Regel erfolgt bei diesen Substanzen eine nahezu vollständige Rückgewinnung. Nur für den Fall, daß ihre Konzentration im glomerulären Filtrat einen bestimmten **Schwellenwert** überschreitet, werden sie im Endharn ausgeschieden.

Diesem Schwellenverhalten kommt insbesondere bei der Glucose-Rückresorption eine besondere Bedeutung zu. Die normale *Glucose-Konzentration im Plasma* und damit auch im glomerulären Filtrat beträgt 0,6–1,0 g/l. Der aktive Transportmechanismus im proximalen Tubulus ist bei dieser Konzentration ohne weiteres zur Rückresorption der filtrierten Glucose-Moleküle in der Lage (s. Abb. 12–13). Dies gilt auch noch, wenn etwa nach einer sehr kohlenhydratreichen Mahlzeit die Glucose-Konzentration auf 1,4 g/l ansteigt. Wie in Abb. 12–13 angedeutet, wird bei *1,6 bis 1,8 g/l* die Schwelle erreicht, bei der alle Träger des aktiven Glucose-Transportes besetzt sind *(maximale Transportkapazität)*. Bei einer weiteren Konzentrationssteigerung kommt es dann zur Glucose-Ausscheidung im Endharn *(Glucosurie)*.

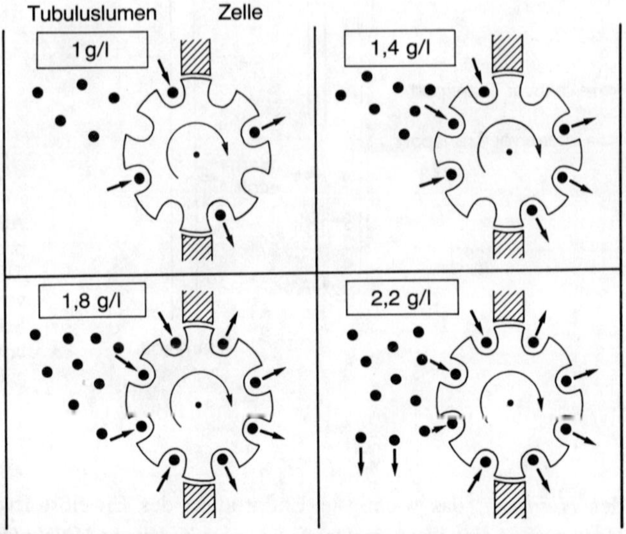

Abb. 12–13. Schematische Darstellung zur Erläuterung des Schwellenverhaltens bei der Rückresorption der Glucose

Aktive Sekretion von organischen Säuren und Basen. Während der überwiegende Teil der filtrierten Stoffe im proximalen Tubulus rückresorbiert wird, erfolgt bei bestimmten, meist körperfremden Substanzen ein Transport in umgekehrter Richtung, also ein *Sekretion in das Tubuluslumen* hinein (s. Abb. 12–14). Zu den Substanzen, die sowohl filtriert als auch aktiv sezerniert werden, gehören vor allem *organische Säuren*, wie beispielsweise *Phenolrot, jodhaltige Röntgenkontrastmittel, Paraaminohippursäure* und viele **Pharmaka,** so u. a. einige *Sulfonamide*. Die höchste Ausscheidungsrate hat unter diesen Stoffen die **Paraaminohippursäure (PAH).** Bereits bei einmaliger Nierenpassage werden 92% der PAH-Menge aus dem Blutplasma extrahiert. Ein weiteres Sekretionssystem, das unabhängig von dem Transportsystem für Säuren arbeitet, scheidet *organische Basen*, z. B. Cocain und Chinin, in das Tubuluslumen aus. Da die beiden Systeme medikamentös beeinflußt werden können, sind sie pharmakokinetisch von Bedeutung.

12.3.3. Diffusionsprozesse

Tubulärer Harnstoff-Transport. Neben den aktiven Resorptions- und Sekretionsprozessen ist für den tubulären Transport auch die *passive Diffusion* von Bedeutung. Der Prototyp einer Substanz, die auf diese Weise passiv im Tubulusapparat ausgetauscht wird, ist

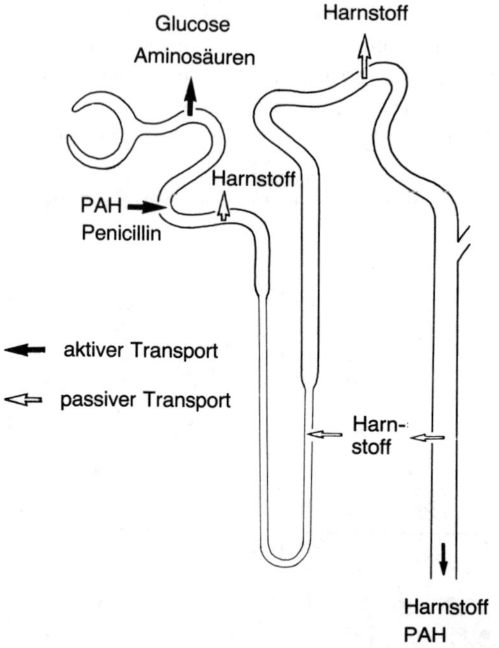

Abb. 12–14. Transportprozesse organischer Stoffe im Tubulusapparat. Rückresorption von Glucose und Aminosäuren, Sekretion von Paraaminohippursäure (PAH) und Penicillin, Diffusion von Harnstoff

der *Harnstoff,* das wichtigste Endprodukt des Eiweißstoffwechsels (s. Abb. 12–14). Harnstoff ist eine wenig *polare Substanz mit kleinem Molekulargewicht* und kann deshalb relativ gut durch Zellmembranen permeieren. Er wird glomerulär uneingeschränkt *filtriert* und infolge der Rückresorption von Wasser in der proximalen Tubulusflüssigkeit *konzentriert.* Dadurch entsteht ein *Konzentrationsgefälle,* das die Harnstoff-Diffusion aus dem Tubulus in das Blut unterhält.

Die *Harnstoff-Diffusion* erfolgt aber nicht so schnell, daß ein vollständiger Konzentrationsausgleich zwischen der Tubulusflüssigkeit und dem Blut möglich wäre. So bleibt ein Teil des Harnstoffes im Tubulussystem und wird mit dem Harn ausgeschieden.

Die höchste Harnstoff-Konzentration liegt im Sammelrohr vor. Harnstoff diffundiert daher von hier in die benachbarte Henlesche Schleife und gelangt mit der Tubulusflüssigkeit über das *distale Konvolut* erneut in das *Sammelrohr.* Durch diesen sogenannten **intrarenalen Kreislauf** des Harnstoffes wird immer ein Teil der Substanz im System zurückgehalten.

Nichtionische Diffusion. Eine besondere Bedeutung für die Rückresorption von *schwachen Säuren* oder *Basen* hat die *nichtionische Diffusion (non-ionic diffusion).* Für die undissoziierte Form dieser Stoffe ist eine Rückresorption möglich, während die *dissoziierten Anteile ausgeschieden* werden. Dies gilt auch für bestimmte *Pharmaka. Sulfonamide* z. B. werden bei einem *alkalischen pH-Wert* infolge der stärkeren Dissoziation schneller ausgeschieden als bei saurem pH-Wert.

12.4. Harnkonzentrierung im Gegenstrom

Die bisherige Betrachtung der tubulären Transportprozesse bezog sich nur auf die Leistungen von Zellen in verschiedenen Abschnitten des Tubulusapparates, ohne daß ihre räumliche Beziehung zueinander beachtet wurde. Die *spezielle Form der langgestreckten* HENLE*schen Schleife* deutet jedoch darauf hin, daß der räumlichen Anordnung eine funktionelle Bedeutung zukommen muß. Ausgehend von diesen Überlegungen erkannte KUHN, daß die Harnkonzentrierung in der Warmblüterniere nach dem sog. *Haarnadelgegenstromprinzip* erfolgt.

Prinzip der Gegenstromkonzentrierung. Die Grundlagen dieses Prinzips erläutert Abb. 12–15 an Hand eines Modells, in dem speziell die Auswirkungen des *aktiven* Na^+*-Transportes* untersucht werden. Die links dargestellte haarnadelförmige Röhre symbolisiert die HENLE*sche Schleife,* die Pfeile geben die Flußrichtung der Tubulusflüssigkeit an. Im aufsteigenden Schleifenschenkel erfolgt ein *aktiver Transport der* Na^+*-Ionen aus dem Lumen in das Interstitium,* von wo aus sie *in den absteigenden Schenkel diffundieren.* Ein Wassertransport ist damit nicht verbunden, weil *der aufsteigende Schenkel für die* H_2O*-Moleküle praktisch impermeabel* ist. Die Na^+-Konzentration nimmt also in jedem Teilabschnitt der aufsteigenden Seite etwas ab und in jedem Teilabschnitt der absteigenden Seite ein wenig zu.

Betrachten wir nun die *zusätzliche Auswirkung des Flüssigkeitsstromes:* Hat sich im

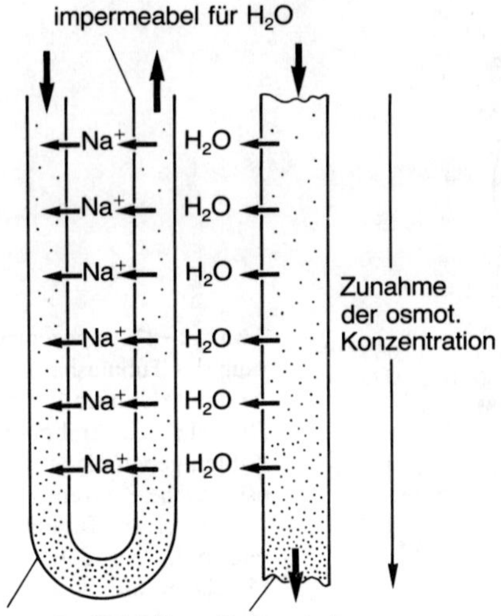

Abb. 12–15. Schematische Darstellung zur Erläuterung des Haarnadelgegenstromprinzips

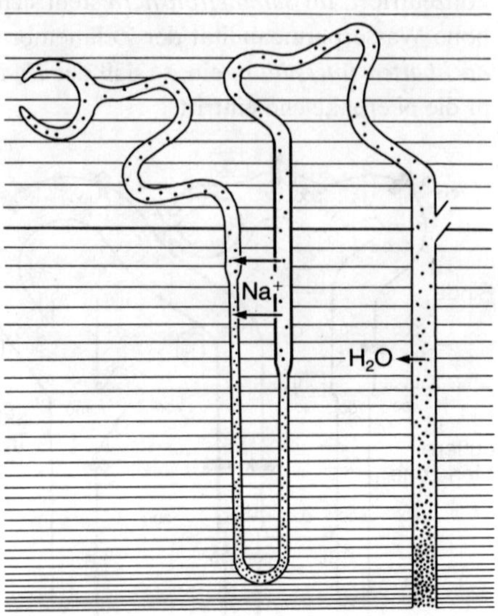

Abb. 12–16. Auswirkung der Gegenstromkonzentrierung in der Niere. Waagerechte Schraffierung: Zunahme der osmotischen Konzentration in Richtung der Papillenspitze; Punktierung: osmotische Konzentration in der Tubulusflüssigkeit

oberen Abschnitt des absteigenden Schenkels die Na^+-Konzentration etwas erhöht, so erfolgt im nächsten Abschnitt, den die Flüssigkeit passiert, ein weiterer Na^+-Einstrom. Im übernächsten Abschnitt steigt die Na^+-Konzentration noch weiter an und so fort. Es kommt zu einem laufenden *Konzentrationsanstieg* bis hin zum Schleifenscheitel, weil der jeweilige *Einzeleffekt* infolge der Flüssigkeitsbewegung *multipliziert* wird. Im aufsteigenden Schenkel dagegen nimmt die Na^+-Konzentration in gleicher Weise wieder ab, so daß die ausströmende Flüssigkeit keineswegs konzentriert ist.

Daß dieses System trotzdem entscheidend für die Harnkonzentrierung ist, wird erst deutlich, wenn man seine *Nachbarschaft zu den Sammelrohren* (s. Abb. 12–15, rechts) in Betracht zieht. Der in den Sammelrohren abfließende Harn muß diejenigen Regionen passieren, in denen zum Schleifenscheitel hin die osmotische Konzentration stark ansteigt (s. Abb. 12–16). *Daher wird dem Sammelrohrharn durch Osmose laufend Wasser entzogen.*

Auswirkung der Gegenstromkonzentrierung. Im Gegenstromsystem der Niere, bestehend aus HENLEschen Schleifen und Sammelrohren, nimmt die osmotische Konzentration in Richtung auf die Papillenspitze laufend zu. Abb. 12–17 erläutert diese Situation durch Angabe der Osmolaritäten (mosmol/l) in den verschiedenen Abschnitten des Systems. Man erkennt, *wie die osmotische Konzentration von 0,3 osmol/l in der Rinde auf 1,2 osmol/l in der Papillenspitze ansteigt.* Dabei herrscht in den verschiedenen Flüssigkeitsräumen, die auf gleicher Höhe liegen, jeweils die gleiche Osmolarität. Lediglich im aufsteigenden Schenkel der HENLEschen Schleife ist die Flüssigkeit osmotisch weniger konzentriert. Im *Sammelrohrharn* stellt sich, sofern unter dem Einfluß von *Adiuretin* eine hohe Wasserpermeabilität der Zellmembran besteht, die *gleiche Osmolarität wie im benachbarten Interstitium* ein, so daß der *Endharn* mit einer *Konzentration von 1,2 osmol/l* in die Nierenkelche eintritt.

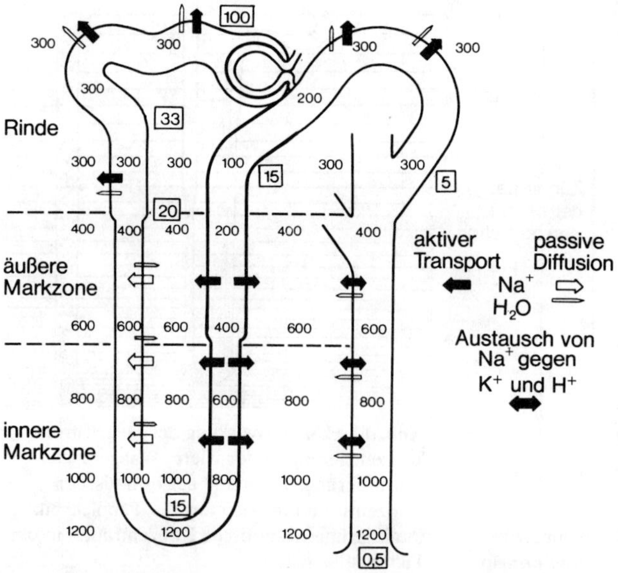

Abb. 12–17. Konzentrierung des Tubulusharns bei Antidiurese, nach PITTS. Die (nicht eingerahmten) Zahlen geben die jeweilige osmotische Konzentration (mosmol/l) im Tubulusharn und in der peritubulären Flüssigkeit an; die eingerahmten Zahlen kennzeichnen den Anteil des Glomerulumfiltrates (%), der an der betreffenden Stelle noch vorhanden ist

Im Falle einer *Wasserdiurese* arbeitet das Gegenstromsystem der Henleschen Schleifen in gleicher Weise. Da jedoch wegen des fehlenden Einflusses von Adiuretin die Wasserpermeabilität der Sammelrohre gering ist, kann hier kein Konzentrationsausgleich mit dem umgebenden Interstitium stattfinden. Der Endharn verläßt daher das System mit einer *geringeren osmotischen Konzentration.*

12.5. Regulatorische Leistungen der Niere

Um eine weitgehende *Konstanz im inneren Milieu des Organismus* sicherzustellen, muß die Nierenfunktion bei wechselndem Anfall von auszuscheidenden Stoffen ständig variiert werden. Diese Anpassung erfolgt im allgemeinen über **Regelkreise,** die einer zentralen Kontrolle unterliegen. Die Niere ist damit ein wichtiges Stellglied in den Systemen, die der Regulation des *Wasser- und Elektrolythaushaltes* sowie des *Säure-Basen-Status* dienen.

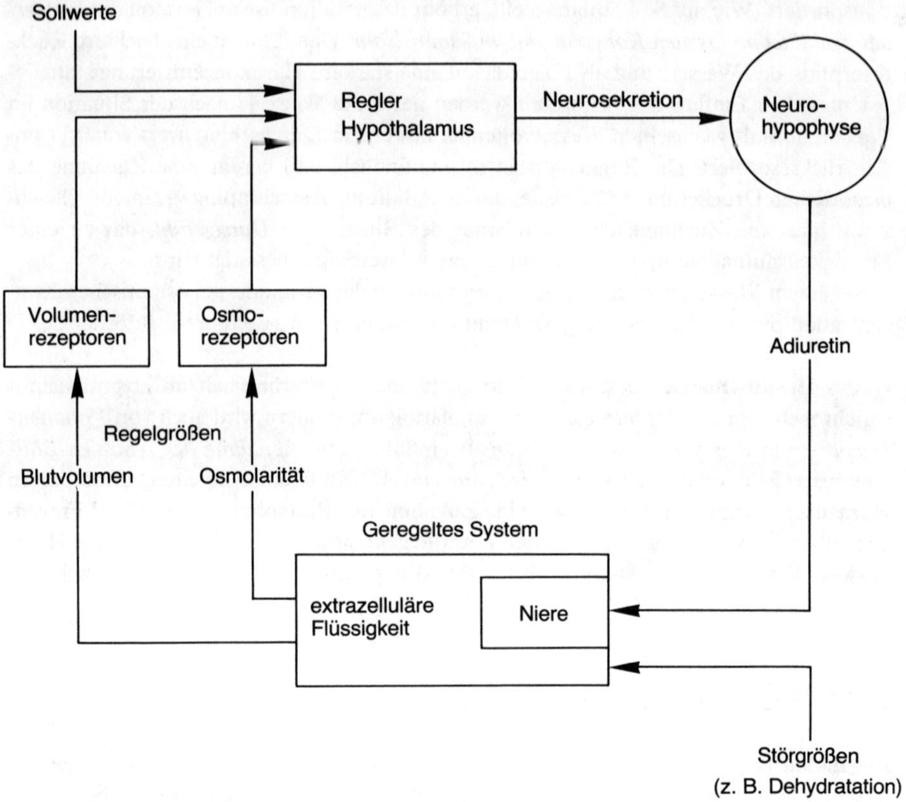

Abb. 12–18. Vereinfachter Regelkreis für die Konstanthaltung der Osmolarität und des Blutvolumens unter Mitwirkung von Adiuretin

12.5.1. Regulation der Diurese

Regulation der osmotischen Konzentration. Die *osmotische Konzentration im Extrazellularraum* hängt in hohem Maße von der *Wasserbilanz des Organismus* ab. Überwiegt die Flüssigkeitsaufnahme und die Bildung von Oxidationswasser über die Flüssigkeitsabgabe, so sinkt die extrazelluläre Osmolarität, und umgekehrt. Daher erfordert die notwendige Konstanz der osmotischen Konzentration eine ausgeglichene Wasserbilanz. Nach *starker Flüssigkeitsaufnahme,* etwa nach Trinken oder nach parenteraler Infusion, setzt eine entsprechend *verstärkte Harnausscheidung (Wasserdiurese)* ein. Umgekehrt wird *Wassermangel* bei reduzierter Trinkmenge oder nach starken Blutverlusten durch eine *verminderte Harnausscheidung (Antidiurese)* beantwortet. Diese Anpassung der Nierenfunktion an den Wasserhaushalt des Organismus steht unter der Kontrolle eines hormonalen Regelsystems.

Das Zentrum für diesen Regelprozeß liegt in der Zwischenhirnregion des *Hypothalamus,* wo *Osmorezeptoren* die osmotische Konzentration überwachen (s. Abb. 12–18). Steigt die Konzentration an, so wird aus dem benachbarten *Hypophysenhinterlappen (Neurohypophyse) Adiuretin (ADH)* freigesetzt und mit dem Blutkreislauf zur Niere transportiert. Wie auf S. 402 dargestellt, erhöht das antidiuretische Hormon die *Wasserpermeabilität im distalen Konvolut und im Sammelrohr.* Damit findet eine leichtere Rückresorption des Wassers und als Folge davon eine stärkere Harnkonzentrierung statt.

Unter dem Einfluß des Adiuretins werden auf diese Weise je nach der Situation im Wasserhaushalt wechselnde Wasservolumina mit einem Durchschnittswert von 25 l pro Tag rückresorbiert. Die Regulation ist so empfindlich, daß bereits eine Zunahme des osmotischen Druckes um 1 % eine verstärkte Adiuretin-Ausschüttung veranlaßt. Gleichzeitig führt die Zunahme der Osmolarität des Blutes zum *Durstgefühl,* das zu einer Flüssigkeitsaufnahme motiviert, wodurch das Wasserdefizit beseitigt wird.

Bei einem Wasserüberschuß dagegen wird infolge der verminderten osmotischen Konzentration die ADH-Freisetzung gehemmt und damit die Wasserdiurese gefördert.

GAUER-HENRY-Diuresereflex. Das Zentrum für den Wasserhaushalt im Hypothalamus spricht nicht nur auf Änderungen der Osmolarität an, sondern wird auch von *Volumenrezeptoren in den Vorhöfen des Herzens* beeinflußt. Eine *Abnahme des zentralen Blutvolumens* (Blutverlust) führt zur *Freisetzung von ADH* und damit zu einer verminderten Harnausscheidung. Umgekehrt wird bei Zunahme des Blutvolumens die ADH-Freisetzung über die Volumenrezeptoren der Vorhöfe gehemmt und auf diese Weise die Harnausscheidung gefördert. Diesen Einfluß des Blutvolumens auf die Diurese bezeichnet man als *GAUER-HENRY-Reflex.*

12.5.2. Regulation der Elektrolytausscheidung

Regulation der Na^+-Ausscheidung. *Das Volumen der extrazellulären Flüssigkeit wird in erster Linie von ihrem Na^+-Gehalt bestimmt.* Daher kommt der Regulation der Na^+-Ausscheidung für die Volumenregulation große Bedeutung zu. Sie erfolgt wie die Wasserausscheidung unter der Kontrolle eines hormonalen Regelkreises (s. Abb. 12–19).

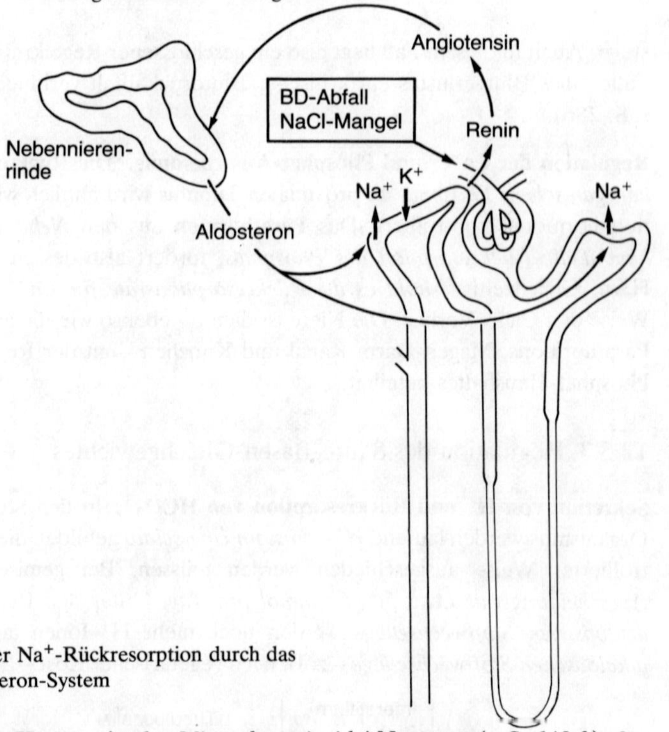

Abb. 12–19. Regelung der Na^+-Rückresorption durch das Renin-Angiotensin-Aldosteron-System

Das hierfür zuständige Hormon ist das *Mineralocorticoid* **Aldosteron** (s. S. 642 f.), das in der Nebennierenrinde gebildet wird und auf dem Blutweg zur Niere gelangt. Im Tubulusapparat *fördert* es die *Na^+-Rückresorption,* wobei gleichzeitig die Sekretionsraten für K^+- und H^+-Ionen erhöht werden.

Die *Freisetzung von Aldosteron* erfolgt über einen mehrstufigen Prozeß, der von der Niere seinen Ausgang nimmt. In den *glomerulumnahen Epitheloidzellen des Vas afferens* (s. Abb. 12–6), die zum sog. *juxtaglomerulären Apparat* zählen, wird das Gewebshormon **Renin** gebildet. Dieses wandelt das *Angiotensinogen* des Blutplasmas in *Angiotensin I* um, aus dem dann mittels des sog. converting enzyme *Angiotensin II* entsteht. Angiotensin II und in noch stärkerem Maße das aus diesem durch Abspaltung einer weiteren Aminosäure entstehende Angiotensin III bewirken schließlich die Freisetzung von Aldosteron aus der Nebennierenrinde. Ein wirksamer *Reiz für die Renin-Abgabe* des juxtaglomerulären Apparates und damit für die Auslösung des *Renin-Angiotensin-Aldosteron-Mechanismus* ist der *Na^+-Mangel.* In Bezug auf den Na^+-Haushalt liegt somit ein geschlossener Regelkreis vor, durch den in einer Mangelsituation die Na^+-Ausscheidung durch die Niere vermindert wird.

Renaler Barorezeptor-Mechanismus. Die *Abnahme des Blutvolumens* und der *Abfall des Blutdruckes stimulieren* ebenfalls die *Renin-Produktion.* Ein druckempfindlicher Mechanismus *(Barorezeptor-Mechanismus),* der wahrscheinlich im *Vas afferens* lokalisiert ist, bewirkt bei Druckabfall die verstärkte Abgabe des Hormons und damit die Bildung von Angiotensin II. *Angiotensin II gehört zu den wirksamsten gefäßverengenden Substanzen,* so daß unter seinem Einfluß der periphere Gefäßwiderstand und damit der *Blutdruck* ansteigt. Auch in diesem Fall liegt also ein geschlossener Regelkreis vor, durch den etwa im Falle eines Blutverlustes ein kritischer Blutdruckabfall verhindert wird (s. Abb. 8–22, s. S. 256).

Regulation der Ca^{++}- und Phosphat-Ausscheidung. Die Rückresorption von *Ca^{++}* und *anorganischem Phosphat* im proximalen Tubulus wird ähnlich wie die Na^+-Rückresorption hormonal kontrolliert. Das **Parathormon** aus den *Nebenschilddrüsen* (s. S. 635) *hemmt die Rückresorption des Phosphats,* fördert also dessen Ausscheidung mit dem Harn. Gleichzeitig *erhöht es die Rückresorptionsrate für Ca^{++}* und drosselt auf diese Weise den Ca^{++}-Verlust. Die Niere ist damit – ebenso wie die anderen Angriffsorte des Parathormons, Magen-Darm-Kanal und Knochen – an der Regulation des Ca^{++}- und Phosphat-Haushaltes beteiligt.

12.5.3. Regulation des Säure-Basen-Gleichgewichtes

Sekretion von H^+ und Rückresorption von HCO_3^-. In den Stoffwechselprozessen des Organismus werden laufend *H^+-Ionen im Überschuß* gebildet, die durch die Niere in kontrollierter Weise ausgeschieden werden müssen. Bei gemischter Kost beträgt die *Ausscheidungsrate* etwa *50–60 mmol pro Tag.* Unter den Bedingungen einer stärker *azidotischen Stoffwechsellage* werden noch mehr H^+-Ionen ausgeschieden. Bei einer *alkalotischen Stoffwechsellage* – z. B. nach vegetarischer Kost – tritt dagegen eine Reduk-

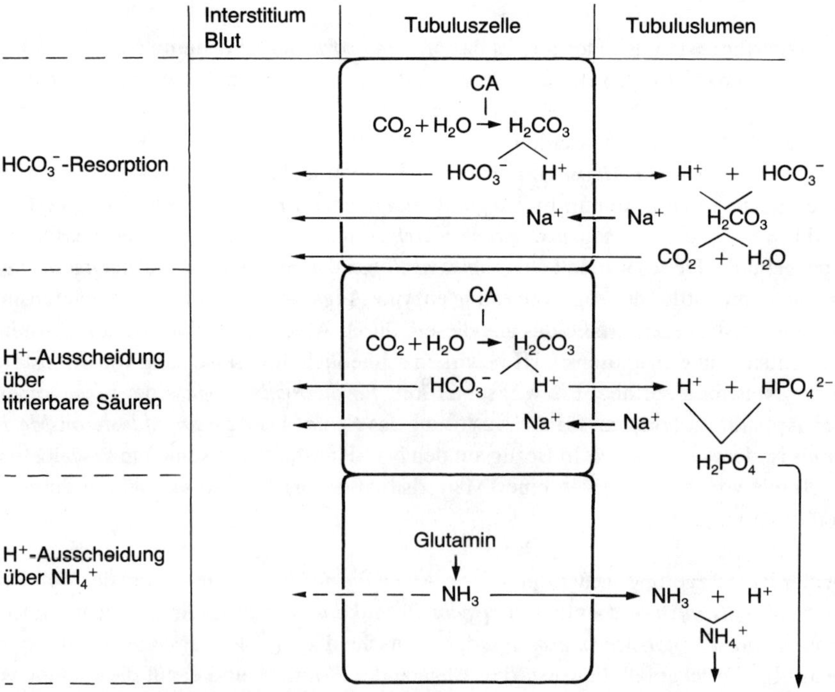

Abb. 12–20. Mechanismen der HCO_3^--Rückresorption und der H^+-Sekretion zur Regulation des Säure-Basen-Gleichgewichtes durch die Niere

tion der H^+-Ausscheidung ein. Neben den Puffersystemen des Blutes und der Atmung wirkt also die Niere an der *Regulation des Säure-Basen-Gleichgewichtes* mit und trägt dazu bei, daß der pH-Wert des arteriellen Blutes bei 7,4 konstant gehalten wird.

Die **Regulationsmechanismen**, die der Niere zu diesem Zweck zur Verfügung stehen, sind in Abb. 12–20 zusammengefaßt. *Die Sekretion der H^+-Ionen erfolgt hauptsächlich im proximalen Tubulus im Austausch gegen Na^+-Ionen.* Die Quelle der H^+-Ionen liegt dabei in der Tubuluszelle. Sie wird gespeist aus der Hydratisierungsreaktion von CO_2 unter Mitwirkung des Enzyms *Carboanhydrase (CA).* Mit dem Na^+ gelangt HCO_3^-, das in der Zelle gebildet wird, zunächst in das Interstitutium und von dort ins Blut.

Nur ein geringer Teil der in das Tubuluslumen sezernierten H^+-Ionen wird in freier Form mit dem Endharn ausgeschieden. Der überwiegende Teil verbindet sich mit *Puffersubstanzen,* insbesondere mit *sekundärem Phosphat* und mit den *Anionen organischer Säuren.* Daher weist der *Endharn* nur eine schwache saure Reaktion mit einem durchschnittlichen *pH-Wert* von *6* auf.

NH_4^+-Ausscheidung. Im Extremfall einer stark sauren Stoffwechselsituation kann der pH-Wert des Harns bis auf 4,5 absinken. Damit auch bei Erschöpfung der Pufferkapazität die H^+-Ausscheidung gesichert ist, besitzt die Niere die Fähigeit, selbst einen *H^+-Akzeptor in Form von NH_3* zu produzieren. *NH_3* entsteht in allen Tubuluszellen vornehmlich aus *Glutamin*. Es kann die Zelle leicht verlassen und im Lumen H^+-Ionen unter Bildung von NH_4^+ binden. *Für NH_4^+-Ionen sind die Membranen nahezu undurchlässig,* so daß die H^+-Ionen fixiert werden. Bei *chronischer Azidose* (s. S. 438 f.) nimmt die Produktion von Ammoniak zu, wodurch im Extremfall *bis zu 1 000 mmol H^+-Ionen pro Tag* ausgeschieden werden können.

12.6. Funktionsprüfungen der Niere mit Clearance-Verfahren

Definition der renalen Clearance. Für die Quantifizierung wichtiger Teilfunktionen der Niere unter physiologischen und pathologischen Bedingungen kommt den sog. *Clearance-Verfahren* eine besondere Bedeutung zu. Die renale Clearance ist ein Maß für die Elimination eines Stoffes aus dem Blutplasma bei der Nierenpassage, sie stellt also ein Maß für die *Klärfunktion der Niere* dar. *Der Clearance-Wert gibt den Teil des renalen Plasmaflusses an, der pro Minute von dem betreffenden Stoff völlig befreit wird.* Entsprechend muß die pro Zeiteinheit aus dem Plasma eliminierte Stoffmenge gleich der pro Zeiteinheit mit dem Harn ausgeschiedenen Stoffmenge sein. Die Eliminationsrate der Substanz S aus dem Plasma ist dann gleich dem Produkt aus der *Plasmakonzentration P_s* und dem *pro Zeiteinheit vollständig befreiten Plasmavolumen Cl_s*. Die Ausscheidungsrate ist das Produkt aus der *Substanzkonzentration im Urin U_s* und dem *Harnzeitvolumen $\dot{V}$*.

Daher gilt:

(2) $$P_s \cdot Cl_s = U_s \cdot \dot{V}$$

und nach Umformung

(3) $$Cl_s = \frac{U_s \cdot \dot{V}}{P_s}$$

Diese Beziehung ermöglicht die Bestimmung des Clearance-Wertes: *Die Clearance ergibt sich aus der pro Minute mit dem Harn ausgeschiedenen Menge einer Substanz, dividiert durch deren Plasmakonzentration.* Da die drei Werte der rechten Seite von Gleichung (3) auch beim Menschen der Messung zugänglich sind, bietet die Clearance-Bestimmung ein bequemes Verfahren, die Nierenfunktion zu analysieren. Dabei ist zu beachten, daß je nach den Eigenschaften der für die Untersuchung verwendeten Substanz S (s. u.) dem Clearance-Wert jeweils eine bestimmte funktionelle Bedeutung zukommt.

Bestimmung der glomerulären Filtrationsrate. *Für eine Substanz, die im Glomerulum unbehindert filtriert, im Tubulus jedoch weder rückresorbiert noch sezerniert wird, ist die Clearance identisch mit der glomerulären Filtrationsrate (GFR).* Eine Substanz mit diesen Eigenschaften ist das Fructosepolysaccharid **Inulin.** Daher gilt:

(4) $$Cl_{Inulin} = GFR$$

Dies ergibt sich aus folgender Überlegung: Für eine Substanz mit den genannten Eigenschaften ist die pro Zeiteinheit filtrierte Menge gleich ihrer Ausscheidungsrate im Urin (s. Abb. 12–21). Die filtrierte Inulin-Menge ist das Produkt aus der Inulin-Konzentration im Primärharn, die der *Plasmakonzentration* P_{Inulin} entspricht, und der *glomerulären Filtrationsrate GFR.* Die Ausscheidungsrate des Inulins ergibt sich aus dem Produkt der *Inulin-Konzentration im Urin* U_{Inulin} und dem *Harnzeitvolumen* $\dot{V}$. Somit gilt:

(5) $$P_{Inulin} \cdot GFR = U_{Inulin} \cdot \dot{V} \text{ oder}$$

(6) $$GFR = \frac{U_{Inulin} \cdot \dot{V}}{P_{Inulin}}$$

Der Vergleich mit der Definitionsgleichung (3) zeigt, daß die glomeruläre Filtrationsrate (GFR) der Inulin-Clearance Cl_{Inulin} entspricht.

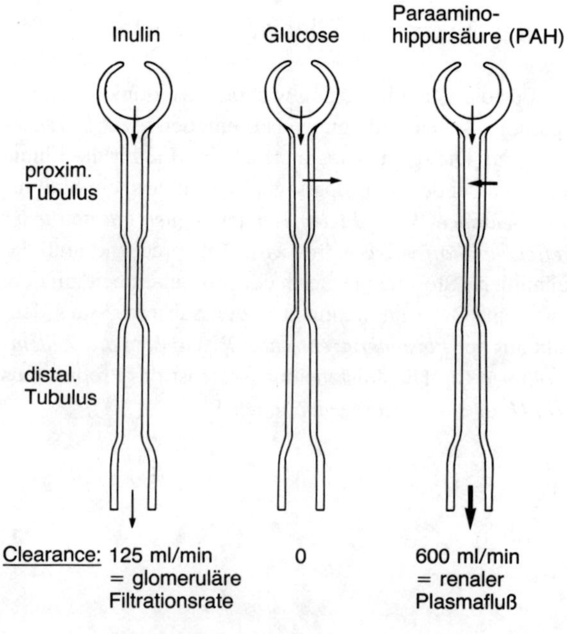

Abb. 12–21. Clearance-bestimmende tubuläre Transportprozesse in schematischer Darstellung

Ermittelt man die *Inulin-Clearance* aus der Ausscheidungsrate und der Plasmakonzentration des infundierten Inulins, so findet man für den gesunden Jugendlichen einen Wert von *125 ml/min.* Eine Abnahme dieses Wertes weist auf eine Einschränkung der glomerulären Filtration hin.

Clearance-Werte für rückresorbierte Stoffe. Für Stoffe, die nicht nur filtriert, sondern auch rückresorbiert werden, ist die Klärrate der Nieren kleiner als die für Inulin. Im Extremfall kann – wie beispielsweise bei der *Glucose* – eine 100 % ige Rückresorption stattfinden und der *Clearance-Wert null* werden (s. Abb. 12–21). Liegt dagegen nur eine partielle Rückresorption vor, so findet man einen Clearance-Wert zwischen 0 und 125 ml/min. Dies gilt z. B. für den *Harnstoff,* dessen *Clearance* etwa *60 ml/min* beträgt.

Bestimmung des renalen Plasmaflusses. Für den Fall, daß ein Stoff filtriert und noch zusätzlich sezerniert wird, muß der Clearance-Wert über 125 ml/min liegen. Die höchste Klärrate ist offenbar dann erreicht, wenn bei einem einzigen Nierendurchgang ein Stoff aus dem Blutplasma *vollständig eliminiert* wird. In diesem Fall ist definitionsgemäß der *Clearance-Wert identisch mit dem renalen Plasmafluß (RPF).* Eine Substanz, die näherungsweise diese Forderung erfüllt, ist die **Paraaminohippursäure** (PAH). Für sie gilt:

(7) $$Cl_{PAH} = RPF$$

Der *Normwert für die PAH-Clearance* und damit auch ungefähr für den renalen Plasmafluß liegt bei *650 ml/min.* Eine Abnahme der PAH-Clearance weist auf eine verminderte Nierendurchblutung hin.

12.7. Ableitende Harnwege

12.7.1. Harnleiter

Anatomie. Durch je einen *Harnleiter (Ureter)* wird der Harn aus den beiden Nierenbekken in die Harnblase befördert (s. Abb.12–22). Die Harnleiter sind dünne, etwa 30 cm lange Schläuche, die – hinter dem Bauchfell *(retroperitoneal)* – in das kleine Becken ziehen und von hinten in die *Harnblase* einmünden. Jede der beiden Harnleitermündungen wird durch eine klappenähnliche Falte der Schleimhaut verschlossen. Diese Schleimhautventile und der schräge Durchtritt der Harnleiter durch die muskuläre Blasenwand verhindern den Rückfluß *(Reflux)* des Harns während der Blasenkontraktion. Die Harnleiter sind mit *Übergangsepithel* (s. S. 30 f.) ausgekleidet. Ihre Wände bestehen im wesentlichen aus einer inneren longitudinalen und einer äußeren zirkulären Schicht *glatter Muskelfasern.*

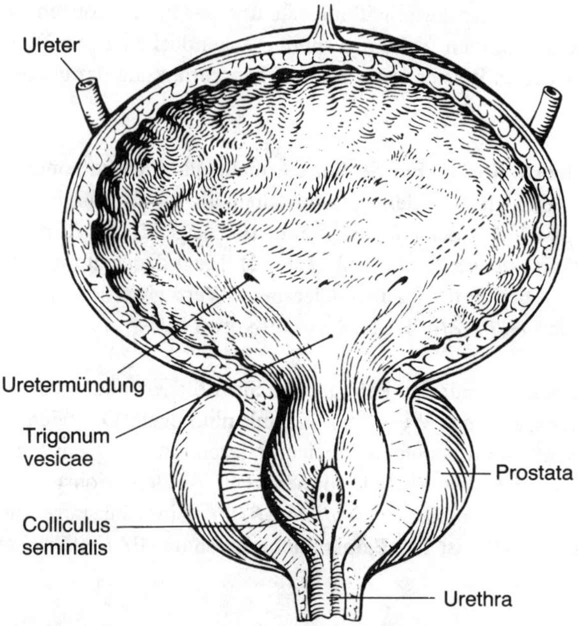

Abb. 12–22. Frontalschnitt durch die Harnblase des Mannes, nach LEONHARDT

Funktion. Den Harnfluß durch die Ureteren fördern *peristaltische Kontraktionen* der glatten Muskulatur, die am Nierenbecken beginnen. Die Frequenz der peristaltischen Wellen schwankt zwischen 0,5 und 5 /min; sie kann durch vegetative Nervenimpulse, durch Hormone und durch Dehnung der Harnleiterwand modifiziert werden.

12.7.2. Harnblase

Anatomie. Die *Harnblase (Vesica urinaria),* ein Hohlorgan, liegt vorne im kleinen Becken unmittelbar hinter dem Schambein. Ihre Innenwand ist mit *Übergangsepithel* ausgekleidet, das bei geleerter Blase Falten bildet. Die Wand besteht im wesentlichen aus *drei* nur wenig voneinander abgegrenzten *Schichten glatter Muskelfasern,* die insgesamt als *Detrusor vesicae* bezeichnet werden.

Der obere kuppelförmige Anteil der Blase, der *Fundus,* wird vom Peritoneum bedeckt. Im Bereich des Blasenbodens befindet sich ein kleines dreieckförmiges Gebiet *(Trigonum vesicae),* das aus feinen Muskelfasern besteht. An dessen oberen äußeren Ecken münden die beiden *Ureteren,* während an der unteren Spitze des Trigonums die Austrittsstelle der *Harnröhre (Urethra)* liegt. Am Beginn der Harnröhre verdicken sich die Fasern der glatten Blasenmuskulatur zu einem *inneren Schließmuskel (Sphincter internus).* Zusätzlich wird die Harnröhre durch den *Sphincter externus* verschlossen, der aus quergestreifter Muskulatur des Beckenbodens besteht.

Die etwa 20 cm lange *männliche* **Urethra** wird in ihrem Anfangsteil von der *Prostata (Vorsteherdrüse)* umschlossen. In diesem Bereich mündet auch der *Ductus ejaculatorius* (s. S. 676) in die Urethra. Von dieser Stelle an dient die Harnröhre als Kanal sowohl für den Urin als auch für den Samen und das Prostatasekret (s. S. 677). Die *weibliche Urethra* ist weniger als 5 cm lang. Sie zieht hinter der Symphyse zum vorderen Teil des Scheidenvorhofes.

Funktion der Harnblase. Die Harnblase dient als ein *Reservoir für den Urin,* das in bestimmten Abständen entleert wird. Ihr *Fassungsvermögen* beträgt beim Erwachsenen etwa *1 l.* Bevor jedoch dieses Volumen erreicht wird, tritt schon bei einer Ansammlung von 150–300 ml Urin der Drang zur Blasenentleerung auf.

Mit beginnender Füllung steigt der *Druck* innerhalb der Blase zunächst etwas an, um bei weiterer Volumenzunahme weitgehend konstant zu bleiben. Bei stärkerer Füllung setzt dann die aktive Blasenentleerung ein, bevor der Druck weiter ansteigen kann. Die Blasenmuskulatur paßt sich also dem jeweiligen Füllungszustand so an, daß ein weitgehend konstanter **Blasentonus** aufrechterhalten wird. Dieses Verhalten ist mit großer Wahrscheinlichkeit weitgehend auf die *viskös-elastischen Eigenschaften der glatten Blasenmuskulatur* zurückzuführen. Nervale Einflüsse sind nicht oder nur in geringem Maße an der Erzeugung des Tonus beteiligt.

12.7.3. Miktion

Miktionsmechanismus. Die *Blasenentleerung (Miktion)* stellt einen willkürlich ausgelösten, reflektorisch ablaufenden Vorgang dar, an dem mehrere Teilprozesse beteiligt sind:
- *Kontraktion des Detrusormuskels* (glatte Muskulatur der Blasenwand),
- *Erweiterung der Harnröhre im Bereich des inneren Sphinkters,*
- *Erschlaffung des äußeren Sphinkters der Harnröhre,*
- *Kontraktion der Bauch- und Beckenbodenmuskulatur, Fixierung des Zwerchfells.*

Entgegen früherer Auffassung sind Detrusor und Sphincter internus Teile desselben Muskels, die bei der Miktion gemeinsam zur Kontraktion gebracht werden. Infolge der besonderen anatomischen Anordnung der Muskelfasern im Bereich des inneren Sphinkters bewirkt ihre *Kontraktion* eine *Öffnung der Urethra.*

Miktionsreflex. Der Füllungszustand der Blase wird über *Spannungsrezeptoren* in der Wand registriert und über afferente Nervenfasern an das Reflexzentrum gemeldet. Steigt das Füllungsvolumen über 150 ml an, so nimmt die Frequenz der afferenten Impulse zu, wodurch die Empfindung des Harndrangs ausgelöst wird. Bei Fortfall der zentralen Hemmungsmechanismen (s. u.) kommt es dann über einen *Reflexbogen,* der die *obere Brückenregion im Hirnstamm* durchläuft, zur Aktivierung der *motorischen Neurone im Sakralmark* (s. Abb. 12–23). Die Impulse der Motoneurone werden efferent über *parasympathische Anteile des N. pelvicus* zum Detrusormuskel geleitet und lösen dessen Kontraktion aus. Gleichzeitig wird über den *N. pudendus* die Erschlaffung des äußeren Sphinkters bewirkt (s. Abb. 12–24).

Der Entleerungsmechanismus der Blase unterliegt der *zentralen Kontrolle.* Unter dem *Einfluß hemmender Impulse* aus dem *Mittelhirn* und vor allem aus der *Hirnrinde* kann der Miktionsreflex unterdrückt werden. An dieser Hemmung sind *sympathische Fasern* betei-

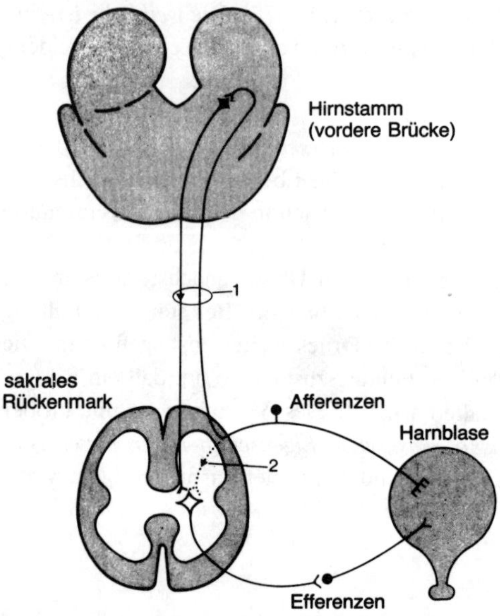

Abb. 12–23. Parasympathischer Blasenentleerungsreflexbogen (1 = regulärer Reflexweg, 2 = Reflexweg bei Rückenmarksdurchtrennung), nach DE GROAT

ligt, die vom *Lumbalmark* ausgehen und im *N. hypogastricus* zur Blasenmuskulatur ziehen (s. Abb. 12–24). Die Aufhebung der zentralen Hemmung löst bei entsprechender Blasenfüllung den Miktionsreflex aus.

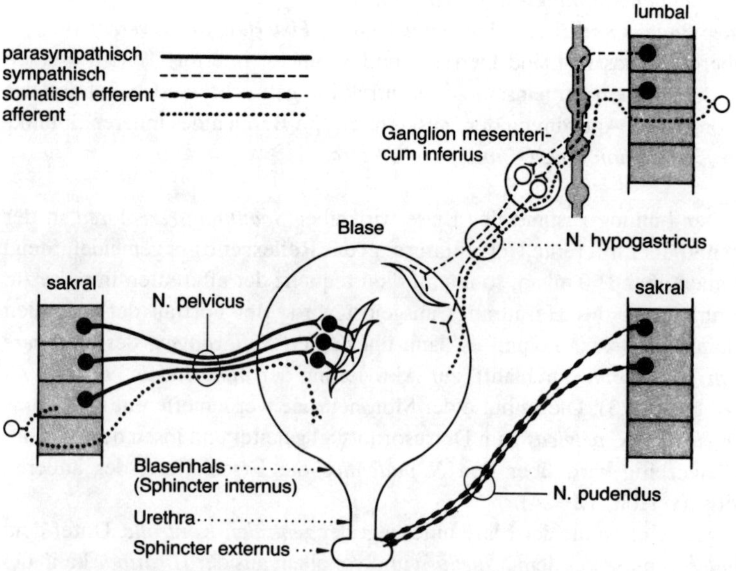

Abb. 12–24. Innervation der Harnblase, nach JÄNIG

12.8. Pathophysiologie der Niere

12.8.1. Störungen der glomerulären Filtration

Eine *Verminderung des Glomerulumfiltrats* kann auf einem *Abfall des effektiven Filtrationsdruckes* in den Glomerulumkapillaren oder auf einer *Verringerung der filtrierenden Oberfläche* (Abnahme der Membranoberfläche) beruhen.

Sinkt der systolische arterielle Druck unter einen kritischen Wert (etwa 80 mm Hg), reichen die Autoregulationsmechanismen nicht mehr aus, um eine normale Nierendurchblutung und damit eine normale glomeruläre Filtrationsrate zu gewährleisten. Das Glomerulumfiltrat ist daher bei stärkerem Blutdruckabfall (z. B. im Schock) verringert. Bei Abflußhindernissen, z. B. durch Nierensteine oder Tumorkompression, steigt der Kapseldruck, wodurch der effektive Filtrationsdruck ebenfalls erniedrigt wird.

Die glomeruläre Filtrationsfläche nimmt ab bei einer Proliferation des Endothels oder bei entzündlichen Prozessen, die eine Einengung oder einen Verschluß von Glomerulumkapillaren bewirken. Da jedoch durch Hyperplasie selbst ein größerer Ausfall der filtrierenden Oberfläche ausgeglichen werden kann, macht sich eine Abnahme der glomerulären Filtration erst bei ausgedehnter glomerulärer Schädigung bemerkbar.

Nimmt die glomeruläre Kapillarpermeabilität infolge einer strukturellen Veränderung der Basalmembran zu, treten auch Moleküle, die normalerweise intravasal zurückgehalten werden, insbesondere Proteine, in den Primärharn über: Es kommt zu einer *Proteinurie.* Die Art der Läsion ist dabei für das Verhältnis von nieder- und höhermolekularen Eiweißkörpern im Urin verantwortlich. Eine *selektive Proteinurie* liegt vor, wenn vorwiegend *niedermolekulare Eiweißkörper* (Albumine) ausgeschieden werden, eine *nichtselektive Proteinurie,* wenn *sämtliche Plasmaeiweißkörper* in annähernd gleichem Umfang verlorengehen.

12.8.2. Störungen tubulärer (Partial-) Funktionen

Tubulopathien sind durch *Störungen der tubulären Transportleistungen* charakterisiert. Bei *isolierten Tubulopathien* – dabei ist spezifisch der *aktive Transport* eines bestimmten Stoffes bzw. *einer Stoffgruppe,* z. B. von Aminosäuren, betroffen – ist nur das entsprechende Transportsystem gestört. Bei den *tubulären Syndromen* liegt dagegen ein *kombinierter tubulärer Transportdefekt* vor. Tubulopathien können auch dadurch bedingt sein, daß tubuläre Rezeptoren in ungenügender Weise auf Hormone ansprechen und dadurch der Regelkreis gestört wird (z. B. Diabetes insipidus renalis, s. S. 418).

Entsprechend der Lokalisation unterscheidet man
- proximale und
- distale

tubuläre Störungen.

Proximale tubuläre Störungen. Hierzu zählen u. a. die *Hyperaminoazidurien* sowie die renale *Glucosurie* und *Phosphaturie.*

Bei den **Hyperaminoazidurien** ist die Ausscheidung einzelner Aminosäuren oder der Gesamtgehalt an freien Aminosäuren im Harn erhöht. Von den renalen, tubulär bedingten Hyperaminoazidurien sind die extrarenalen Formen, z. B. die *Überlaufhyperaminoazidurien,* die durch einen *erhöhten Aminosäurenblutspiegel* bedingt sind (z. B. *Phenylketonurie* durch fehlende Oxidation von Phenylanin zu Tyrosin), abzutrennen. Als Beispiel einer renalen Hyperaminoazidurie sei die *Zystinurie* genannt, bei der es sich um einen isolierten Ausfall eines Aminosäuren-Transportsystems handelt.

Bei der **renalen Glucosurie** ist die Nierenschwelle für Glucose infolge der Abnahme der maximalen tubulären Rückresorptionsfähigkeit für diese Substanz erniedrigt. Diese seltene Erkrankung tritt familiär gehäuft auf. Bedeutsam ist sie wegen der Möglichkeit der *Fehldiagnose Diabetes mellitus.* Im Unterschied zu diesem ist jedoch bei der renalen Glucosurie der Blutzuckerspiegel normal. Zu den **renalen Phosphatausscheidungsstörungen** gehört die Vitamin-D-refraktäre Rachitis, bei der wahrscheinlich das Phosphat-Transportmaximum im Tubulus reduziert ist, ferner die Vitamin-D-abhängige Rachitis mit einer Störung der renalen Hydroxylierung von Vitamin D.

Distale Tubulopathien. Wichtige distale Tubulopathien sind der **Diabetes insipidus renalis** sowie **tubuläre Azidosen.** Der Diabetes insipidus renalis kommt familiär vor und wird rezessiv geschlechtsgebunden vererbt. Dem Leiden liegt ein *vermindertes bzw. fehlendes Ansprechen auf Adiuretin* (ADH) zugrunde. Wegen der mangelhaften Rückresorption von Wasser im distalen Tubulus und in den Sammelrohren werden bis zu 30 l/Tag eines hypotonen Harns ausgeschieden. Wichtig ist in diesem Fall, daß die orale Flüssigkeitszufuhr nicht beschränkt werden darf, weil andernfalls eine Exsikkose (Flüssigkeitsverarmung der Gewebe) droht.

Bei den tubulären Azidosen handelt es sich um *Ausscheidungsstörungen,* die eine *nichtrespiratorische Azidose* (s. S. 439) des Gesamtorganismus auslösen. Dabei kann entweder die Hydrogencarbonat-Rückresorption oder die Fähigkeit des distalen Tubulus, den Harn anzusäuern, beeinträchtigt sein. Da infolge der Azidose der Plasmahydrogencarbonatspiegel abnimmt und Cl^- an die Stelle von HCO_3^- tritt, entwickelt sich eine hyperchlorämische Azidose. Diese wiederum löst eine verstärkte Mobilisierung und renale Ausscheidung von Ca^{++} mit Nierensteinbildung und Nierenparenchymverkalkung aus.

12.8.3. Glomerulonephritiden

Diese Gruppe von *Nierenentzündungen,* die sich – zumindest anfänglich – vor allem *im Bereich der Glomerula* abspielen, weist bezüglich Ätiologie und Pathogenese erhebliche Unterschiede auf. Allerdings werden die meisten dieser Erkrankungen durch *Immunprozesse,* an denen auch Komplement beteiligt ist, ausgelöst. Man differenziert zwischen *Immunkomplex-* und *Antibasalmembran-Antikörper-Glomerulonephritiden.*

Bei den **Immunkomplex-Glomerulonephritiden** bilden sich *zirkulierende Antigen-Antikörper-Komplexe* aus exogenen oder auch endogenen Antigenen (z. B. Viren oder Tumorantigenen) und gegen diese gerichteten Antikörper, die bei der Nierenpassage in den Glomerulumkapillaren festgehalten werden und nach Reaktion mit dem Komplementfaktor C-3 eine glomeruläre Entzündung auslösen. Die Voraussetzung für die Bildung solcher Komplexe scheint ein bestimmtes Verhältnis der molaren Konzentrationen von Antigen und Antikörper zu sein.

In Tab. 12–1 sind einige Immunkomplex-Glomerulonephritiden des Menschen zusammengestellt.

Tab. 12–1. Immunkomplex-Glomerulonephritiden beim Menschen (Auswahl), modifiziert nach DIXON)

Antigen	Klinisches Erscheinungsbild
I. exogenes Antigen	
Fremdeiweiß	Serumkrankheit
Streptokokken	Poststreptokokken-Glomerulonephritis
Enterokokken	Herdnephritis bei Endokarditis
Plasmodium malariae	Nephrotisches Syndrom bei Malaria-quartana-Glomerulonephritis
II. endogenes Antigen	
Nukleäre Antigene	Glomerulonephritis bei Lupus erythematodes
Renal-tubuläre Antigene	Nephrotisches Syndrom bei Sichelzellenanämie

Besonders bekannt ist die *Poststreptokokken-Glomerulonephritis,* die gewöhnlich als „Zweitkrankheit" nach Infektionen insbesondere der oberen Luftwege mit β-hämolysierenden Streptokokken der Gruppe A auftritt.

Bei der **Antibasalmembran-Antikörper-Nephritis** bilden *körpereigene Plasmazellen Antikörper gegen Basalmembranen der Glomerula.* Diese Antikörperbildung kann wiederum endogen oder exogen induziert werden.

Tierexperimentell gelingt es, eine solche Nephritis auf folgende Weise hervorzurufen: Man sensibilisiert Enten mit homogenisierten Kaninchennieren und injiziert anschließend das Entenserum wiederum Kaninchen. Es kommt zu einer Antigen-Antikörper-Reaktion im Glomerulumbereich und nach einiger Zeit zu einer Glomerulonephritis. Nach dem Untersucher wird diese Nephritis-Form als MASUGI-Nephritis bezeichnet.

Das wichtigste klinische Beispiel für eine Antibasalmembran-Antikörper-Nephritis ist das *GOODPASTURE-Syndrom* (Glomerulonephritis mit gleichzeitig auftretenden pulmonalen Hämorrhagien).

Die immunologischen Prozesse an den Glomerula lösen entweder eine Proliferation im Glomerulumbereich oder Veränderungen an den Basalmembranen der Glomerulumkapillaren aus. Proliferieren können dabei insbesondere das Endothel der Glomerulumkapillaren und das Epithel der BOWMANschen-Kapsel. Dadurch wird wegen der Lumeneinengung die glomeruläre Durchblutung und/oder durch die Verdickung des Kapselepithels die glomeruläre Filtration gestört. Veränderungen im Bereich der Basalmembran machen diese durchlässig für Eiweiße, die Folge ist eine Proteinurie.

Nach der Ausdehnung des Prozesses unterscheidet man
- *diffuse Formen,* bei denen alle Glomerula befallen sind,
- *fokale Formen* mit Befall einzelner Glomerula und
- *segmentale Formen,* bei denen nur einzelne Kapillarschlingen

betroffen sind.

Wie bei anderen Entzündungen kann der Verlauf akut, subakut oder chronisch sein.

Bei der **akuten Glomerulonephritis** beobachtet man infolge der *Abnahme des Glomerulumfiltrats mit konsekutiver Natriumretention und gesteigerter Durchlässigkeit der Basalmembran* Ödeme, Hypertonie, Proteinurie, Zylindrurie (im Harn auftretende zylinderförmige Eiweißausgüsse der Tubuli) und Hämaturie (Blut im Harn). In der Mehrzahl der Fälle heilen akute Glomerulonephritiden aus. Ein relativ kleiner Teil nimmt dagegen einen subakuten Verlauf mit irreversibler Niereninsuffizienz innerhalb kurzer Zeit. In etwa 30 % der Fälle geht das akute Stadium in ein chronisches Stadium mit Proteinurie und/oder Hypertonie über. In diesen Fällen ist mit einer terminalen Niereninsuffizienz erst nach langer Zeit zu rechnen.

Nephrotisches Syndrom. Das nephrotische Syndrom entsteht als Folge *einer massiven Eiweißausscheidung* (>3,5 g Eiweiß in 24 Std.) im Urin. Der Eiweißverlust kann trotz gesteigerter Serumeiweiß-Synthese in der Leber nicht ausgeglichen werden: Es kommt zu einer *Hypoproteinämie* (Serumgesamteiweiß <60 g/l). Da die niedermolekularen Albumine das Basalmembranfilter leichter durchdringen als höhermolekulare Plasmaeiweiße, sinkt der Albumingehalt besonders stark *(Hypalbuminämie)*. Auch die Gammaglobuline sind vielfach erniedrigt, in diesen Fällen findet man dann eine Infektabwehrschwäche. Insgesamt gesehen ist die Eiweißzusammensetzung des Plasmas verändert *(Dysproteinämie)*. Ein weiteres Symptom ist eine Hyperlipoproteinämie, deren Pathogenese noch unklar ist.

Infolge der Abnahme des kolloidosmotischen Druckes entstehen teigige, weiche *Ödeme*, insbesondere im Armbereich, im Skrotum und in der Knöchelgegend. Durch den Austritt von Flüssigkeit in den Extravasalraum nimmt das Plasmavolumen ab, wodurch das Renin-Angiotensin-Aldosteron-System aktiviert, Natrium retiniert und das Ödem verstärkt wird (Circulus vitiosus).

Ursachen für ein nephrotisches Syndrom sind chronische Verlaufsformen einer Glomerulonephritis sowie zahlreiche andere Grundleiden (z. B. Autoimmunkrankheiten).

12.8.4. Pyelonephritiden

Bei den (häufigen) Pyelonephritiden handelt es sich um *bakteriell bedingte Entzündungen des Nierenbeckens mit gleichzeitiger Beteiligung des Nierenparenchyms,* insbesondere des Nierenmarks. Als *Erreger* kommen *vorwiegend gramnegative Keime* in Betracht. In 80 % der Fälle findet man Coli-Bakterien, ferner Enterokokken, Proteus, Pseudomonas usw.. Die Infektion ist fast immer aszendierend, d.h. die Keime gelangen von der Harnblase über die Harnleiter in das Nierenbecken. Prädisponierend sind Abflußhindernisse (z. B. Prostataadenome, Nierensteine, Harnleiterstenosen) und Stoffwechselstörungen (vor allem Diabetes mellitus).

Die **akute Pyelonephritis,** die sich vielfach im Anschluß an eine akute Zystitis (Blasenentzündung) entwickelt, ist klinisch durch *Klopfschmerzhaftigkeit der Nierenlager, hohes Fieber,* starke Beschleunigung der Blutkörperchensenkungsgeschwindigkeit sowie Leukozytose mit Linksverschiebung (s. S. 148) gekennzeichnet. Frauen sind etwa zweimal häufiger als Männer befallen. Das Harnsediment enthält Leukozyten, nur vereinzelt Erythrozyten und Leukozytenzylinder.

Etwa 20 % der akuten Pyelonephritiden gehen in eine *chronische Verlaufsform* **(chronische Pyelonephritis)** über, die lange Zeit symptomarm verlaufen und mit normalem Harnsediment einhergehen kann. Voraussetzung hierfür sind vesikoureteraler Reflux (Rückfluß von Harn aus der Harnblase in den Harnleiter), Harnwegsobstruktion, neurogene Blasenlähmung sowie Anomalien der Nierenform und -lage (z. B. Hufeisenniere). Durch das Fortschreiten der Erkrankung werden in zunehmendem Maße neben dem Tubulus-Apparat und dem Interstitium auch die Glomerula betroffen. Im Röntgenbild findet man eine narbige Deformierung des Nierenbeckens und der Nierenoberfläche, histologisch neben herdförmigen leukozytären oder lymphoplasmazellulären Infiltrationen Tubulusatrophie und interstitielle Fibrose. In späten Stadien ist eine *Schrumpfnierenbildung* mit Niereninsuffizienz (s. u.) häufig.

12.8.5. Interstitielle Nephritiden

Bei den interstitiellen Nephritiden handelt es sich um *Nierenentzündungen, bei denen primär das interstitielle Gewebe betroffen ist,* später aber auch Glomerula, Tubuli und Gefäße in Mitleidenschaft gezogen werden können.

Akute interstitielle Nephritiden kommen bei einer Reihe von *Infektionskrankheiten* (z. B. Scharlach) sowie bei *allergischen Reaktionen* nach Gabe von zahlreichen Medikamenten (z. B. Sulfonamiden, Pyrazolidindionen) vor; klinisch findet man eine geringgradige Proteinurie und Erythrozyturie sowie Störungen des Konzentrierungsvermögens.

Die **chronische interstitielle Nephritis** *beruht meist auf der langdauernden Einnahme Phenacetin-haltiger Analgetika.* Primär sieht man degenerative Veränderungen im Interstitium des Nierenmarks sowie im Bereich der HENLEschen Schleife, später lokalisierte interstitielle Entzündungen mit Markkegelnekrosen. Die Gefahr von Karzinomen im Bereich der ableitenden Harnwege ist signifikant erhöht. Die Pathogenese der Phenacetinniere ist weitgehend unklar, es werden Immunreaktionen vom Spättyp diskutiert.

12.8.6. Akutes Nierenversagen

Unter diesem Oberbegriff werden Krankheitsbilder zusammengefaßt, bei denen es zu einer *plötzlichen starken Einschränkung der Nierenfunktion mit Oligurie* (geringem Harnfluß) bzw. *Anurie* (fehlendem Harnfluß) und schnellem Anstieg der harnpflichtigen Substanzen im Blut kommt. Der Zustand ist – sofern er nicht zum Tode führt – nach Tagen bis Wochen mit einer restitutio ad integrum oder Defektheilung spontan reversibel. In Tab. 12–2 sind die Ursachen für ein akutes Nierenversagen zusammengefaßt.

Ursachen des akuten Nierenversagens. Die wichtigste Ursache ist eine **renale Perfusionsstörung beim Schock.** Bereits in der Frühphase des Schocks (s. S. 260 ff.) nimmt die Nierendurchblutung infolge der Zentralisation stark ab. Besonders betroffen ist die Durchblutung der Nierenrinde, wodurch der effektive glomeruläre Filtrationsdruck und damit die Urinausscheidung steil abfallen.

Tab. 12–2. Ursachen des akuten Nierenversagens, modifiziert nach SCHETTLER

1. Schock, Blutdruckabfall und Hypovolämie
2. Intoxikationen mit – Schwermetallen (z. B. Quecksilber, Chrom, Blei), – Chemikalien (z. B. Tetrachlorkohlenstoff, Anilin, Phenol), – Pilzgiften (z. B. Amanitin, Phalloidin) oder – nephrotoxischen Antibiotika (z. B. Gentamicin, Rifampicin).
3. allergische Reaktionen, z. B. nach Gabe von Sulfonamiden, Röntgenkontrastmitteln oder Diphenylhydantoin
4. akute Glomerulonephritis und Pyelonephritis
5. Verschluß von Nierenarterien oder Nierenvenen
6. Harnabflußstörungen, z. B. durch Ureter- oder Urethraobstruktion

Wird dieser Zustand nicht rasch beseitigt, treten infolge der Ischämie Tubulusläsionen auf. Dadurch wird die tubuläre Natriumrückresorption gestört, die Natriumkonzentration in den distalen Tubulusabschnitten steigt. Das wiederum löst eine Aktivierung des Renin-Angiotensin-Systems mit Vasokonstriktion im Bereich der Vasa afferentia und damit eine weitere Erniedrigung der glomerulären Filtration aus: *Aus der Niere im Schock wird die Schockniere,* d. h. die Systemerkrankung geht in eine selbständige Organerkrankung über. In Abb. 12–25 ist dieser Ablauf nochmals schematisch dargestellt.

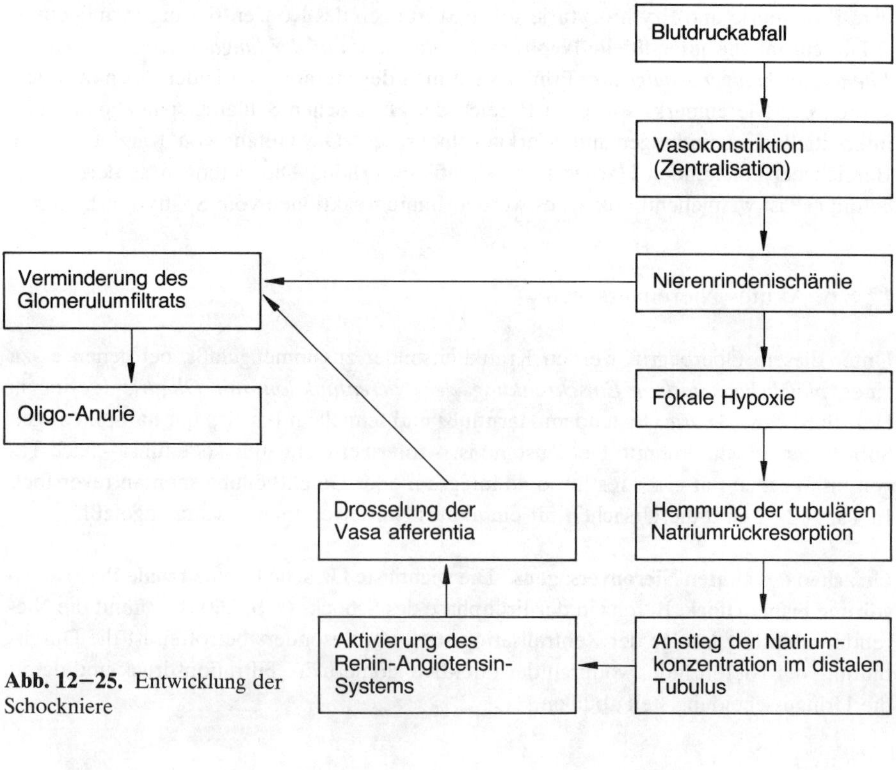

Abb. 12–25. Entwicklung der Schockniere

Beim **toxischen Nierenversagen** ist das *Epithel der proximalen Tubulusabschnitte diffus geschädigt.* Dadurch wird die tubuläre Natriumrückresorption gehemmt, und es entwickelt sich ein Krankheitsbild, das mit dem durch Ischämie ausgelösten akuten Nierenversagen weitgehend identisch ist. Auf einem ähnlichen Mechanismus beruht wahrscheinlich auch das durch *allergische Reaktionen* ausgelöste akute Nierenversagen.

Akute Glomerulonephritiden oder *Pyelonephritiden* führen nur selten zu einer Oligo-Anurie. Diese ist bei der akuten Glomerulonephritis durch glomeruläre Läsionen, bei der akuten Pyelonephritis durch die Entzündung der Nierenpapillen oder durch Obstruktion der Ureteren infolge abgestoßener Papillennekrosen bedingt.

Ein akutes Nierenversagen infolge postrenaler Ursachen, d. h. infolge von Harnabflußstörungen, kann z. B. bei einem Nierensteinleiden oder bei Patienten mit Prostatakarzinom oder Prostataadenom auftreten.

Stadien des akuten Nierenversagens. Weitgehend unabhängig von der auslösenden Ursache lassen sich im Verlauf des akuten Nierenversagens vier fließend ineinander übergehende Stadien unterscheiden. Das *Initialstadium* (Stadium I) wird durch das auslösende Ereignis bestimmt. Ihm schließt sich das Stadium II der *Oligo-Anurie* an, dessen Pathogenese bereits besprochen wurde und das im Mittel etwa 9 bis 11 Tage anhält. Im Stadium III der *Polyurie* (vermehrter Harnfluß) folgt mit einer Dauer von 2–3 Wochen auf eine Phase der Frühpolyurie, in der die Urinharnstoffkonzentration nahezu der Serumharnstoffkonzentration entspricht, die Phase der Spätpolyurie mit Abfall des Serumharnstoffs wegen der nun wieder möglichen verstärkten Ausscheidung von Harnstoff im Urin. Im *Stadium IV,* das Wochen bis Monate dauert, gewinnt die Niere bei ausreichender Diureseleistung ihre normale Funktion wieder zurück.

12.8.7. Chronische Niereninsuffizienz und Urämie

Bei der chronischen Niereninsuffizienz nimmt die Nierenfunktion auf Grund einer *Schrumpfung des Nierenparenchyms mit permanentem Verlust funktionstüchtiger Nephrone* laufend ab **(Schrumpfniere).** *Ursächlich* kommen *chronische Glomerulo-* und *interstitielle Nephritiden* sowie *chronische Pyelonephritiden* und *Zystennieren* in Betracht. Die noch gesunden oder zumindest nur wenig geschädigten Nephrone, die die Restfunktion aufrechterhalten *(intact nephron theory)*, sind dabei nicht mehr in der Lage, die den Nieren gestellten Aufgaben voll zu erfüllen. Trotz kompensatorischer Zunahme der einzelnen Nephronfiltrate fällt die Gesamtmenge des Glomerulumfiltrats sowie die effektive Plasmadurchströmung ab. Die Einschränkung der glomerulären Filtration sowie Veränderungen der Tubulusfunktion in der Schrumpfniere lösen zahlreiche renale und extrarenale Folgeerscheinungen aus.

Folgen der chronischen Niereninsuffizienz. Obwohl eine Störung der *Natriumbilanz* nicht zwingend zur chronischen Niereninsuffizienz gehört, besteht doch wegen der Erhöhung der Kochsalzausscheidung pro Einzelnephron und der geringen Funktionsreserve die Gefahr eines Ungleichgewichts zwischen Natriumzufuhr und Natriumausscheidung:

Bei größerer Kochsalzzufuhr wird vermehrt Salz retiniert, und es entstehen Ödeme. Bei Salzmangel kommt es dagegen zum Salzverlust mit Exsikkose und Hypotonie.

Störungen der *Kaliumbilanz* treten wegen des hohen Kaliumausscheidungsvermögens der Niere erst bei fortgeschrittener Niereninsuffizienz auf. Zusätzliche Kaliumbelastungen werden jedoch von Patienten mit chronischer Niereninsuffizienz schlecht vertragen.

Der *Phosphor-* und *Calcium-Stoffwechsel* wird vor allem dadurch betroffen, daß die Umwandlung von 25-Hydroxycholecalciferol zu 1,25-Dihydroxycholecalciferol beeinträchtigt ist. Es entwickelt sich eine Hypocalcämie und daraus ein sekundärer Hyperparathyreoidismus (s. S. 637) mit Hemmung der Phosphatresorption.

Eine weitere Stoffwechselstörung bei der chronischen Niereninsuffizienz ist eine *nichtrespiratorische Azidose,* die darauf beruht, daß die Tubuluszellen nicht mehr genügend Ammoniak aus Glutamin bilden können und damit ein wesentlicher Faktor für die Elimination von Protonen entfällt.

Stadien der chronischen Niereninsuffizienz. Abhängig von der glomerulären Filtrationsrate (GFR) lassen sich bei der chronischen Niereninsuffizienz folgende Stadien unterscheiden:

1. *Stadium der eingeschränkten Leistungsbreite* bei einer Verringerung der GFR bis etwa 50 ml/min. Hierbei ist die Konzentrierungsfähigkeit eingeschränkt, es besteht Nykt- (nächtlicher Harndrang) und eventuell Hypertonie.
2. *Stadium der kompensierten Retention* mit einer GFR-Verminderung bis etwa 20 ml/min. Zusätzlich zu den obengenannten Symptomen steigen die harnpflichtigen Substanzen über den Normenbereich an.
3. *Stadium der fortgeschrittenen kompensierten Retention* mit einer GFR unter 20 ml/min. Anämie, Hyperphosphatämie, Hypocalcämie und Azidose kommen hinzu.
4. *Stadium der Urämie.* Bei diesem klinischen Syndrom findet man zusätzlich klinische *Intoxikationssymptome* in Form zentralnervöser Störungen (Konzentrationsschwäche, Benommenheit, Verwirrtheitszustände, Koma), gastrointestinaler Störungen (Magersucht, Übelkeit, Erbrechen, Diarrhoe) und kardiovaskulärer Symptome (Hypotonie, Perikarditis, Störungen der peripheren Zirkulation).

Die Patienten klagen ferner über einen hartnäckigen Pruritus (Juckreiz). Kann der Zustand, z. B. durch Hämodialyse, nicht beseitigt werden, sterben die Patienten in tiefem urämischem Koma.

12.8.8. Nephrolithiasis

Das *Nierensteinleiden* – Männer sind öfter betroffen als Frauen – ist verhältnismäßig häufig (ca. 1 Steinabgang pro 1000 Einwohner und Jahr). Prädisponierend für die Entstehung von Nierensteinen ist die *Ausscheidung geringer Harnmengen* (z. B. nach Dursten) sowie eine *vermehrte Ausscheidung von* Ca^{++}*- und Oxalat-Ionen oder Uraten.* Fremdkörper in den ableitenden Harnwegen sowie Harnstase wirken sich ungünstig aus.

Als Symptome eines Nierensteinleidens treten Nierenkoliken, Hämaturie, Harninfekte und Harnabflußstörungen auf.

Nahezu 90 % aller Nierensteine enthalten Ca^{++} als Kation. Als Anionen findet man vor allem Oxalat, daneben Phosphat und Carbonat. Bei Patienten mit Ca^{++}-haltigen Nierensteinen ist der Ca^{++}-Gehalt im Harn erhöht *(Hypercalciurie)*. Diese Erhöhung kann *idiopathisch,* d. h. ohne bekannte Ursache, sein, oder es liegt ihr ein *primärer Hyperparathyreoidismus* (s. S. 637), ein *vermehrter Knochenabbau* (z. B. bei Immobilisation), eine *Vitamin-D-Überdosierung* oder eine *tubuläre Azidose* (s. S. 418) zugrunde.

Magnesiumammoniumphosphat-Steine treten vor allem bei *Harnwegsinfekten* auf. Durch enzymatischen Abbau wird aus Harnstoff Ammoniak gebildet, wodurch der Harn basisch und die Bildung von schwerlöslichen Phosphaten begünstigt wird. Die Keime bilden ferner die für die Steinentstehung wichtigen Kristallisationskerne.

Urat-Steine entstehen dagegen im *sauren* Harn, und zwar entweder bei vermehrter Harnsäureausscheidung im Urin oder bei einem ständigen Harn-pH-Wert unter 5,4. In etwa einem Viertel der Fälle findet man Urat-Steine bei Gichtpatienten, ebenso haben 25 % der Uratsteinträger Gicht.

Bei Patienten mit *Zystin-Steinen* liegt eine *angeborene Hemmung der tubulären Rückresorption dibasischer Aminosäuren* sowie von Zystin vor.

13. Wasser-, Elektrolyt- und Säure-Basen-Haushalt

13.1. Wasserhaushalt

13.1.1. Physiologie des Wasserhaushaltes

Körperwasser. Unter den Bestandteilen des Körpers nimmt das Wasser den größten Anteil ein. Beim Neugeborenen entfallen darauf etwa 75 %, beim Erwachsenen 50–60 % des Körpergewichtes. Bei Frauen ist der Wassergehalt des Organismus kleiner als bei Männern, weil Fettgewebe, das bei Frauen relativ stärker ausgebildet ist, nur 10–30 % Wasser enthält. Dagegen beträgt der Wasseranteil der fettfreien Körpermasse im Mittel 73 %.

Wasserbilanz. Beim Erwachsenen besteht in der Regel ein *dynamisches Gleichgewicht* zwischen der *Wasseraufnahme* und den *Wasserverlusten* des Organismus. Wie Tab. 13–1 zeigt, beträgt unter den klimatischen Bedingungen und Ernährungsgewohnheiten in Mitteleuropa der *tägliche Wasserumsatz 2,4 l.* Die Wasserzufuhr erfolgt zur Hälfte durch Trinken, zur anderen Hälfte durch Wasseraufnahme mit der festen Nahrung und Bildung von Oxidationswasser. Die Wasserabgabe findet überwiegend durch Harnproduktion in der Niere, zum geringen Teil durch unmerkliche Wasserverdunstung (Perspiratio insensibilis, s. S. 451) über die Haut und die Lungen statt.

Die Bilanzsumme kann bei Gewöhnung an exzessive Trinkmengen und bei Wärmebelastung stark ansteigen. Bei Arbeiten in großer Hitze kann der Wasserverlust 1,6 l/Std. erreichen, wobei infolge der Schweißabgabe gleichzeitig ein erheblicher Kochsalzverlust eintritt, der durch zusätzliche Salzzufuhr ausgeglichen werden muß.

Der minimale Wasserbedarf des Erwachsenen beträgt 1,5 l/Tag, weil der Verlust von 0,9 l/Tag durch Verdunstung unvermeidlich ist und die Niere für die Ausscheidung harnpflichtiger Substanzen ein Harnvolumen von mindestens 0,5 l/Tag bilden muß.

Tab. 13–1. Tägliche Wasserbilanz beim Erwachsenen

Wasseraufnahme	ml	Wasserabgabe	ml
Trinken	1200	Urin	1400
mit der festen Nahrung	900	Lungen und Haut	900
Oxidationswasser*)	300	Fäzes	100
Bilanzsumme	2400		2400

*) Beim oxidativen Abbau entstehen pro g Kohlenhydrat 0,6 ml Wasser,
pro g Fett 1,09 ml Wasser,
pro g Eiweiß 0,44 ml Wasser.

13.1.2. Pathophysiologie des Wasserhaushaltes

Störungen des Wasserhaushaltes können verschiedene Körperfunktionen erheblich beeinträchtigen und u. U. sogar den Tod zur Folge haben. Eine *negative Wasserbilanz* führt zu einer *Dehydratation (Wasserdefizit)*, eine *positive Wasserbilanz* zu einer *Hyperhydratation (Wasserüberschuß)* des Organismus. Dabei entscheiden die jeweils vorliegenden *osmotischen Konzentrationen* darüber, ob die Störungen des Wassergleichgewichtes auf den Extrazellularraum beschränkt bleiben oder sich auch auf den Intrazellularraum auswirken. Aus diesem Grund unterscheidet man *isotone, hypertone* und *hypotone Hydratationsstörungen.*

Dehydratation. Eine **isotone Dehydratation** liegt vor, wenn gleichzeitig eine *Verarmung an Wasser und an osmotisch wirksamen Substanzen,* insbesondere an Kochsalz, eingetreten ist. Das extrazelluläre Flüssigkeitsvolumen nimmt ab, während das intrazelluläre Volumen infolge des unveränderten osmotischen Gradienten konstant bleibt (s. Abb. 13–1). Ein solcher Zustand entsteht durch einen Verlust an isotonen Körperflüssigkeiten, z. B. bei chronischem Erbrechen oder Durchfall, bei Blutverlusten und Brandverletzungen. In schweren Fällen führt die Verminderung des Plasmavolumens zu Kreislaufsymptomen (Tachykardie, Blutdruckabfall) und bei schnellem Eintritt zum Volumenmangelschock (s. S. 260).

Eine **hypertone Dehydratation** kann durch eine *verminderte Wasseraufnahme* oder durch einen *gesteigerten Wasserverlust* entstehen *(Durstexsikkose).* Dabei steigt die osmotische Konzentration im Extrazellularraum an, wodurch dem Intrazellularraum Flüssigkeit entzogen wird. Diese osmotisch bedingte intra-extrazelluläre Flüssigkeitsverschiebung ist der Grund dafür, daß das intrazelluläre Volumen stärker als das extrazelluläre reduziert ist. Häufigste Ursache einer hypertonen Dehydratation ist mangelhafte Wasserzufuhr, insbesondere bei schwerkranken Patienten. Auch Säuglinge sind stark gefährdet, weil sie einen besonders hohen Wasserbedarf haben. Wird dieser nicht gedeckt, so tritt sehr schnell ein intrazellulärer Wassermangel ein *(Durstfieber).* Bei Schiffbrüchigen, die ihren Durst mit Meerwasser zu stillen versuchen, kommt es ebenfalls zu einem Wasserdefizit, weil der Salzüberschuß unter Zusatz des eigenen Körperwassers ausgeschieden wird. Ferner können chronische Nierenerkrankungen, Diabetes mellitus, Diabetes insipidus, enteraler Wasserverlust und therapeutisch veranlaßte osmotische Diurese zu einer hypertonen Dehydratation führen. Symptome eines starken Wasserdefizits (Verlust von mehr als 20% des Körperwassers) sind Temperatursteigerung, Unruhe, Delirium, Koma und Schock im Spätstadium. Bei einem Verlust von mehr als 40% des Körperwassers tritt der Tod ein.

Die **hypotone Dehydratation** ist vor allem durch einen *extrazellulären Natriummangel* gekennzeichnet *(Kochsalzexsikkose).* Die Folgen sind ein Absinken des extrazellulären osmotischen Druckes und eine Flüssigkeitsverlagerung in den Intrazellularraum. Als Ursachen hierfür sind ungenügende Natriumzufuhr oder alleinige Wasserzufuhr nach Erbrechen, Durchfällen und Schwitzen zu nennen. Aber auch erhöhte Natriumverluste bei Nebenniereninsuffizienz (Aldosteronmangel, s. S. 644 f.) und chronischem Gebrauch von Saluretika können zu einer hypotonen Dehydratation führen. Wegen der starken Reduktion des Plasmavolumens stehen klinisch Kreislaufsymptome im Vordergrund, in schweren Fällen sind die Patienten apathisch, bewußtseinsgetrübt oder komatös.

Hyperhydratation. Bei der **isotonen Hyperhydratation** besteht ein *extrazellulärer Flüssigkeitsüberschuß,* während das intrazelluläre Volumen unverändert ist (s. Abb. 13−1). Ein solcher Zustand kann bei Infusion großer Mengen isotoner Lösungen und vor allem bei Krankheiten mit generalisierter Ödembildung (Herzinsuffizienz, nephrotischem Syndrom, dekompensierter Leberzirrhose und akuter Glomerulonephritis) auftreten. Die Symptomatik wird dabei von der jeweiligen Grundkrankheit geprägt (vgl. auch S. 245).

Eine **hypotone Hyperhydratation** ist die Folge einer *übermäßigen Wasserzufuhr,* die bei gestörter Diurese besonders schnell zu einer *Wasserintoxikation* führt. Mit zunehmendem Volumen fällt die osmotische Konzentration im Extrazellularraum ab, wodurch ein Flüs-

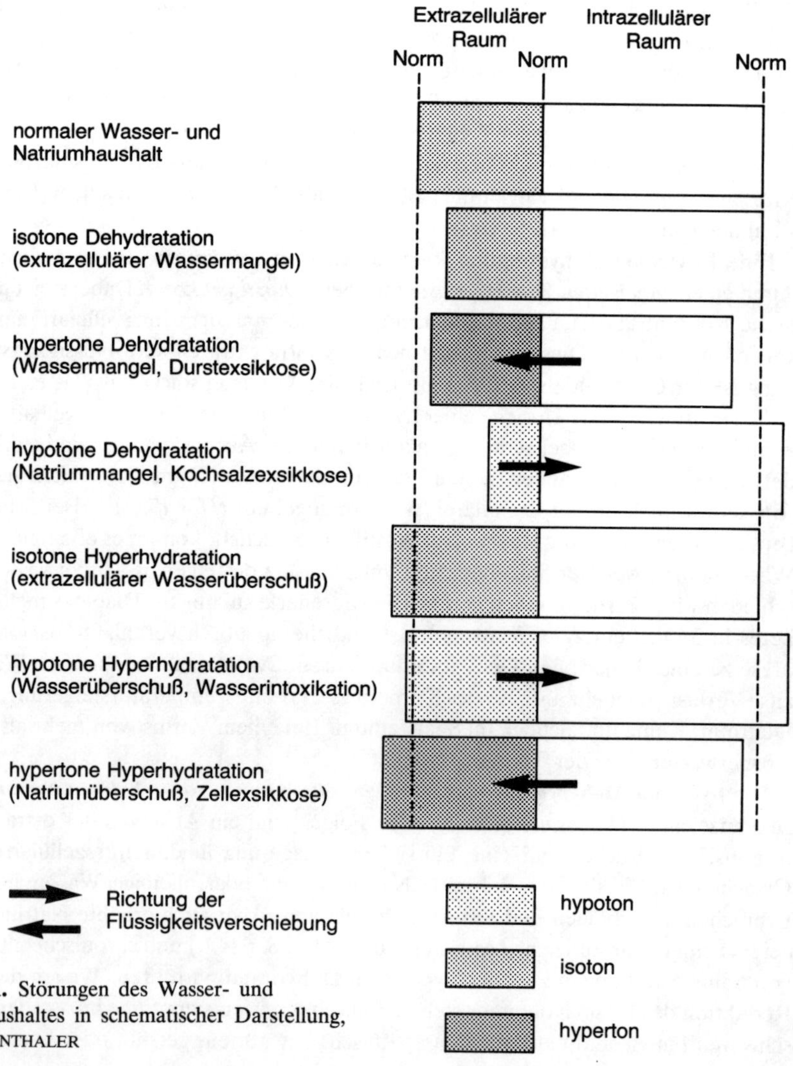

Abb. 13−1. Störungen des Wasser- und Natriumhaushaltes in schematischer Darstellung, nach SIEGENTHALER sigkeitseinstrom in die Zellen hervorgerufen wird. Die hypotone Hyperhydratation ist also durch eine Vergrößerung beider Flüssigkeitsräume gekennzeichnet. Eine solche Störung kann durch übermäßige perorale Wasserzufuhr, durch intensive Magenspülung mit Wasser oder durch Infusion salzfreier Lösungen verursacht werden. Die Zufuhr isotoner Glucoselösungen in großen Mengen hat den gleichen Effekt, weil Glucose im Intermediärstoffwechsel verbraucht wird und damit die osmotische Wirksamkeit verliert. Schließlich kann eine inadäquate Adiuretin-Sekretion mit Wasserretention und starker renaler Kochsalzausscheidung (SCHWARTZ-BARTTER-Syndrom) zu einer hypotonen Hyperhydratation führen. Die klinischen Folgen ergeben sich stets aus der Zunahme des extrazellulären Volumens (Lungenödem, Dyspnoe, akute Herzinsuffizienz) und aus der Vergrößerung des Zellvolumens, insbesondere der akuten Hirnschwellung (Übelkeit, Erbrechen, Kopfschmerz, Bradykardie, Apathie, Verwirrtheit, u. U. Bewußtlosigkeit).

Bei der **hypertonen Hyperhydratation** besteht in erster Linie ein *extrazellulärer Natriumüberschuß*. Dadurch kommt es – osmotisch bedingt – zu einer Flüssigkeitsverschiebung aus den Zellen in den Extrazellularraum *(zelluläre Exsikkose)*. Als Ursachen hierfür sind u. a. die Infusion großer Mengen hypertoner Kochsalzlösungen, Überfunktion der Nebennierenrinde (CONN-Syndrom, s. S. 647, CUSHING-Syndrom, s. S. 646) sowie exogene Zufuhr von Nebennierenrindenhormonen zu nennen. Wegen der starken Zunahme des extrazellulären Flüssigkeitsvolumens ist das klinische Bild durch generalisierte Ödeme geprägt, und es besteht die Gefahr einer akuten Herzinsuffizienz.

13.2. Elektrolythaushalt

13.2.1. Elektrolytkonzentrationen in den Körperflüssigkeiten

Elektrolytverteilung. Die großen Flüssigkeitsräume des Organismus (s. S. 114), der *Extrazellularraum* mit seinen beiden Anteilen (Plasmaraum und interstitieller Raum) sowie der *Intrazellularraum,* weisen jeweils eine charakteristische Verteilung der Kationen und Anionen auf. In Abb. 13–2 sind die Elektrolytkonzentrationen des Blutplasmas, der interstitiellen und der intrazellulären Flüssigkeit in Form von Säulendiagrammen (Ionogrammen) angegeben.

Im *Blutplasma* dominiert in der Gruppe der Kationen das Natrium mit einer Konzentration von 142 mmol/l (s. Tab. 6–1, S. 115), die Konzentrationen von K^+, Ca^{++} und Mg^{++} sind demgegenüber gering. In der Gruppe der Anionen steht die Cl^--Konzentration mit 102 mmol/l an erster Stelle. Außerdem liefern Bicarbonat (Hydrogencarbonat) und die Proteine einen nicht unerheblichen Beitrag zur Gesamtkonzentration, während Phosphat, Sulfat und organische Säuren nur in geringer Konzentration vorkommen. Zu den letztgenannten gehören Milchsäure, die Aminosäuren, Citronensäure und Brenztraubensäure.

Eine ganz ähnliche Zusammensetzung wie das Blutplasma hat die *interstitielle Flüssigkeit* mit dem einzigen Unterschied, daß – infolge der Undurchlässigkeit der Kapillarwände für Eiweißkörper – hier nur eine niedrige Protein-Konzentration vorliegt.

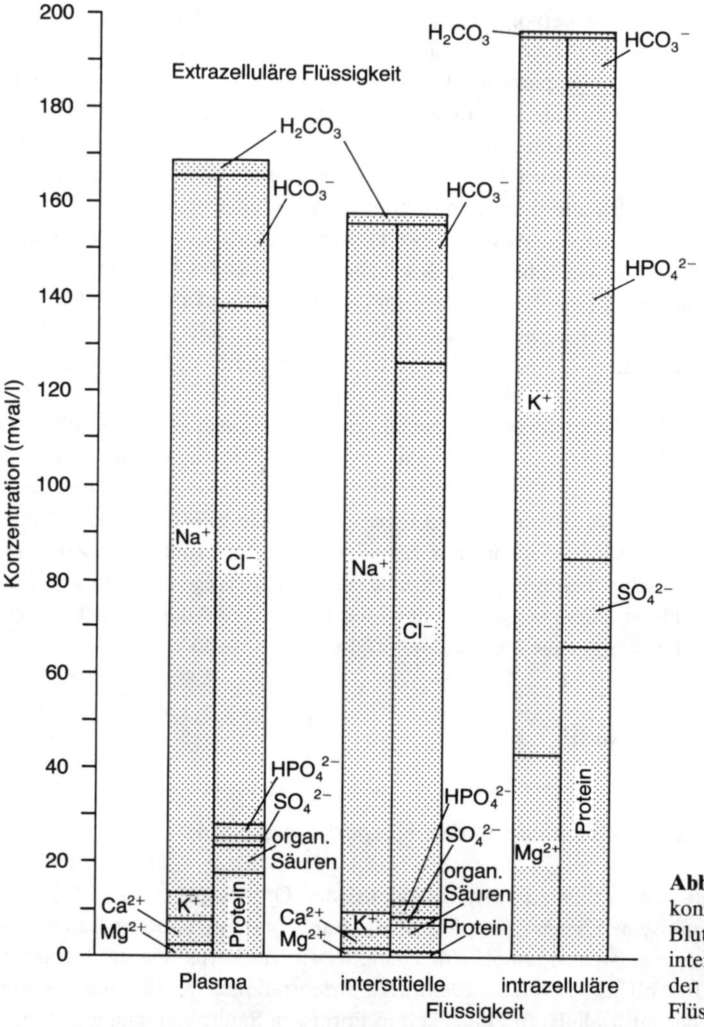

Abb. 13–2. Elektrolytkonzentrationen im Blutplasma, in der interstitiellen und in der intrazellulären Flüssigkeit

Grundsätzlich verschieden davon sind die Ionenkonzentrationen in der *intrazellulären Flüssigkeit.* Auf der Kationenseite wird der größte Teil des Natriums durch Kalium ersetzt, auf der Anionenseite nimmt Phosphat die Stelle von Chlorid ein. Man hat daher auch Natriumchlorid als das „Säftesalz", Kaliumphosphat als das „Gewebesalz" bezeichnet. Ein beträchtlicher Anteil der intrazellulären Anionen entfällt außerdem auf die Proteine.

Diese grundlegenden Unterschiede zwischen Zelle und Außenmedium, die vor allem hinsichtlich der K^+- und Na^+-Konzentrationen bestehen, finden sich von den Einzellern bis zu den komplizierten Organismen der Warmblüter. Man darf daraus schließen, daß die Aufrechterhaltung dieser Konzentrationsdifferenzen eine wesentliche Voraussetzung für den Lebensprozeß ist. Beispielsweise sind die Vorgänge der Erregungsleitung und -übertragung von der Aufrechterhaltung der Konzentrationsdifferenzen zwischen den Nerven- bzw. Muskelzellen und ihrer Umgebung abhängig.

Regulation der osmotischen Gesamtkonzentration. Wie aus Tab. 6–1 hervorgeht, beträgt die Summe der molaren Konzentrationen aller Anionen und Kationen im Blutplasma 288 mmol/l. Dies entspricht einer Lösung mit einer Gefrierpunktserniedrigung von 0,54 °C und einem osmotischen Druck bei 38 °C von 7,4 atm. Da die osmotische Wirksamkeit der nichtionisierten Substanzen im Plasma gering ist, beträgt dessen *gesamte Osmolarität knapp 0,3 osmol/l;* d. h. das Blutplasma übt den gleichen osmotischen Druck aus wie eine knapp 0,3-molare Lösung eines Nichtelektrolyten.

Die Konzentration aller osmotisch wirksamen Teilchen wird im Blutplasma und damit auch im interstitiellen Raum in engen Grenzen konstant gehalten. Dies geschieht über einen hormonalen Regelkreis unter Mitwirkung des Hypophysenhormons *Adiuretin* (s. S. 619 f.). Die intrazellulären Ionenkonzentrationen, insbesondere die Na^+- und K^+-Konzentrationen, werden darüber hinaus durch die *Ionenpumpen* der Zellmembranen laufend kontrolliert (s. S. 92 f.).

13.2.2. Kontrolle der Isoionie

Für die Funktionsfähigkeit der Organe und Gewebe ist es von entscheidender Bedeutung, daß innerhalb und außerhalb der Zellen die Konzentrationen der einzelnen Ionen in einem ausgewogenen Verhältnis zueinander konstant gehalten werden *(Isoionie).*

Natrium und Chlorid. Im Durchschnitt werden vom Erwachsenen täglich 3–4 g (130–180 mmol) Natrium und 4–5 g (110–140 mmol) Chlorid aufgenommen und ausgeschieden. Trotz variierender Zufuhr bleiben die extrazellulären Na^+- und Cl^--Konzentrationen weitgehend unverändert, was für den Organismus von besonderer Bedeutung ist, weil diese Konzentrationen das *Volumen der extrazellulären Flüssigkeit* bestimmen. Die Regulation der Na^+-Konzentration erfolgt dabei über den *Renin-Angiotensin-Aldosteron-Mechanismus,* der die Na^+-Ausscheidung durch die Niere beeinflußt (s. S. 643). Eng damit verbunden ist die Regulation der Cl^--Konzentration, wobei jedoch auch der jeweilige Säure-Basen-Status sich dadurch modifizierend auswirkt, daß bei der renalen Ausscheidung Cl^- durch HCO_3^- ersetzt werden kann.

Kalium. Die tägliche Aufnahme von Kalium, das vor allem für den Intrazellularraum von Bedeutung ist, beträgt beim Erwachsenen 2–4 g (50–100 mmol). K^+-Ionen bestimmen wesentlich die Elektroneutralität und die Osmolarität im Inneren der Zellen, beeinflussen Enzymaktivitäten und schaffen die Voraussetzung für die Erregungsleitung der Nerven- und Muskelzellen (s. S. 86 ff.). Die Kontrolle der extrazellulären K^+-Konzentration erfolgt über die *renale Ausscheidung unter Mitwirkung von Aldosteron,* wobei die Ausscheidungsrate dem Angebot zweckmäßig angepaßt wird (s. S. 400 f.). Für die Aufrechterhaltung der K^+-Konzentration im Zellinneren, die etwa 30 mal größer ist als die im extrazellulären Raum, sorgen die aktiven Transportprozesse (Ionenpumpen) in den Zellmembranen.

Calcium und Phosphat. Für den Erwachsenen beträgt der tägliche Bedarf an Calcium 0,8 g (20 mmol) und an anorganischem Phosphat ca. 0,9 g (30 mmol). Gemeinsam sind Calcium und Phosphat am Aufbau des Knochens und der Zähne beteiligt. Ca^{++} hat ferner die Aufgabe, die Membranpermeabilität zu vermindern und damit die Erregbarkeit von Nerven- und Muskelzellen zu dämpfen. Es dient darüber hinaus der elektro-mechanischen Kopplung in der Muskelzelle (s. S. 461 f.) und gemeinsam mit cAMP der Übertragung von Hormonwirkungen auf den Enzymapparat von Effektorzellen (s. S. 615 f.). An der Regelung der extrazellulären Ca^{++}- und Phosphat-Konzentrationen sind das *Parathormon* (s. S. 635 f.), *Calcitonin* (s. S. 636) und *1,25-Dihydroxy-cholecalciferol* (Vitamin D_3, s. S. 315) beteiligt. Die Ca^{++}-Verteilung zwischen dem intra- und dem extrazellulären Raum wird wahrscheinlich durch eine Calcium-ATPase und ein System, das an den Na^+-Gegentransport in der Zellmembran gekoppelt ist, gesteuert.

Magnesium. Die Magnesiumbilanz des Erwachsenen ist bei einer täglichen Zufuhr von etwa 0,25 g (10 mmol) ausgeglichen. Mg^{++}-Ionen beeinflussen in den Zellen eine Vielzahl enzymatisch gesteuerter Reaktionen. Außerdem dämpfen sie die Erregbarkeit des neuromuskulären Apparates und hemmen in hoher Konzentration die Freisetzung des Transmitters Acetylcholin in der motorischen Endplatte (s. S. 460). Die Mg^{++}-Ausscheidung durch die Niere wird dem jeweiligen Bedarf angepaßt. Über den Regulationsmechanismus bestehen jedoch noch keine gesicherten Vorstellungen. Experimentelle Ergebnisse deuten darauf hin, daß dabei Parathormon, Calcitonin, Schilddrüsenhormone und Aldosteron eine Rolle spielen könnten.

13.2.3. Störungen des Elektrolythaushalts

Elektrolytstörungen werden normalerweise durch Ermittlung der Ionenkonzentration im Plasma bzw. Serum nachgewiesen. Dabei ist jedoch zu berücksichtigen, daß die Serumkonzentrationen noch normal sein können, wenn die Gewebespiegel bereits verändert sind. Bei eingehenderen Untersuchungen sind daher Bestimmungen der im Körper vorhandenen Gesamtmenge (z. B. Bestimmung des Gesamtkörperkaliums mittels Isotopentechnik) erforderlich.

Hyponatriämie. Eine Hyponatriämie liegt vor, wenn die *Natrium-Konzentration des Serums <135 mmol/l ist.* Den Ursachen entsprechend unterscheidet man eine
- *Verlusthyponatriämie* und
- *Verteilungshyponatriämie.*

Bei einer Verlusthyponatriämie ist die *Natriumbilanz* infolge hoher Natrium-Verluste oder nicht ausreichender Natrium-Zufuhr *negativ:* Es kommt zu einer *isotonen* oder *hypotonen Dehydratation* (s. o.). Von einer Verteilungs- oder Verdünnungshyponatriämie spricht man dann, wenn bei *normalem* oder sogar *erhöhtem Natriumbestand des Organismus* die *Natrium-Konzentration im Extrazellularraum erniedrigt* ist. Dies ist bei verminderter Wasserausscheidung (z. B. wegen Oligo- bzw. Anurie oder erhöhter Adiuretin-Ausschüttung) sowie bei Störungen des intra-extrazellulären Natriumtransports (z. B. infolge schwerer Stoffwechselstörungen oder Kaliummangels) der Fall. Eine Verteilungshyponatriämie findet man ferner bei generalisierten Ödemen, insbesondere bei Ödemen auf Grund von Herzinsuffizienz, nephrotischem Syndrom oder Leberzirrhose (vgl. isotone Hyperhydratation).

Hypernatriämie. Bei einer Hypernatriämie ist die *Natrium-Konzentration des Serums* $>$ *145 mmol/l.* Das im Verhältnis zu hyponatriämischen Zuständen seltenere Krankheitsbild wird durch erhöhte Natrium-Zufuhr oder Natrium-Retention sowie negative Wasserbilanz verursacht. Erhöhte Natrium-Zufuhr und Natrium-Retention führen zu hypertoner Hyperhydratation (s. o.). Eine negative Wasserbilanz durch verminderte Wasseraufnahme oder Wasserverluste ohne wesentliche Natrium-Verluste löst eine hypertone Dehydratation aus (s. d.).

Hypokaliämie. Bei einer Hypokaliämie beträgt die *Konzentration des Serum-Kaliums weniger als 3,5 mmol/l.* Als Ursachen kommen neben unzureichender Kalium-Zufuhr renale oder gastrointestinale Kalium-Verluste sowie Störungen des extra-intrazellulären Kalium-Transports in Betracht.

Eine unzureichende Kalium-Zufuhr findet man z. T. bei chronischen Alkoholikern sowie bei Patienten mit Anorexia nervosa (psychisch bedingter Ablehnung der Nahrungsaufnahme).

Renale Kalium-Verluste treten bei Erhöhung des Aldosteron- oder Cortisol-Blutspiegels (primärer und sekundärer Hyperaldosteronismus, s. S. 647, CUSHING-Syndrom, s. S. 646), bei Therapie mit Thiazid- und Schleifendiuretika sowie bei einigen chronischen Nierenerkrankungen auf. Kalium-Verluste aus dem Gastrointestinaltrakt beruhen auf Diarrhöen sowie chronischem Laxantienabusus.

Kalium-Verteilungsstörungen sind u. a. die Folge von akuten Alkalosen sowie von Insulin-Überdosierungen (Eintritt von K^+ in die Zellen im Austausch gegen H^+).

Als Symptome einer Hypokaliämie werden Muskelschwäche, gastrointestinale Beschwerden (Magenatonie, Obstipation), Apathie, Nierenfunktionsstörungen (z. B. Konzentrierungsstörungen) sowie Beeinträchtigung der Herzfunktion mit EKG-Veränderungen beobachtet.

Hyperkaliämie. Bei einer Hyperkaliämie liegt die *Serumkonzentration des Kaliums über 5,5 mmol/l.* Hyperkaliämien durch vermehrte exogene Zufuhr entstehen in der Regel durch fehlerhafte therapeutische Maßnahmen (z. B. Kaliuminfusionen). Zu einer verminderten Kaliumexkretion kommt es bei einigen Formen der chronischen Niereninsuffizienz, bei akutem Nierenversagen, Mineralocorticoidmangel (s. S. 644) und bei Therapie mit sog. kaliumsparenden Diuretika (z. B. Spironolacton). Ein verstärkter Übertritt von K^+ aus dem Intrazellularraum in den Extrazellularraum wird u. a. durch Azidosen oder Vergiftungen mit Herzglykosiden hervorgerufen.

Die durch eine Hyperkaliämie ausgelösten Symptome entsprechen annähernd denen einer Hypokaliämie.

Hypocalcämie. Man spricht von einer Hypocalcämie, wenn der *Serum-Calcium-Spiegel unter 2 mmol/l* sinkt. Als Ursachen kommen
- unzureichende Zufuhr mit der Nahrung, insbesondere in der Schwangerschaft und der Stillzeit,
- Vitamin-D-Mangel (s. S. 315),
- Nebenschilddrüsenunterfunktion (primärer und sekundärer Hypoparathyreoidismus, s. S. 636 f.),
- verminderte Resorption bei Malabsorptionssyndrom (s. S. 377 f.) sowie bei Niereninsuffizienz (infolge der Verringerung der glomerulären Filtration steigt die Phosphat-

konzentration des Plasmas und auch im Darmlumen nimmt die Phosphatkonzentration zu, wodurch die Calcium-Resorption sinkt),
- Bildung von Kalkseifen bei der akuten Pankreatitis (s. S. 390)

in Betracht.

Das wichtigste Symptom einer Hypocalcämie ist die *gesteigerte Erregbarkeit des gesamten Nervensystems,* die sich klinisch als *Tetanie,* d. h. in tonischen Muskelkrämpfen, Parästhesien und Spasmen der glatten Muskulatur äußert.

Hypercalcämie. Eine Hypercalcämie *(Serum-Calcium-Spiegel über 2,7 mmol/l)* kann u. a. auf einer Überfunktion der Nebenschilddrüsen (primärer, sekundärer Hyperparathyreoidismus, s. S. 637), einer Immobilisation, einer Vitamin-D-Intoxikation, einer Sarkoidose (s. S. 61) und (selten) auf einem Morbus Addison (s. S. 644 f.) oder einer Hyperthyreose beruhen. Eine weitere, häufige Ursache sind bösartige Tumoren, insbesondere Bronchus-, Mamma- und weibliche Genitalkarzinome. Auf welche Weise die Tumoren eine Erhöhung des Blut-Calcium-Spiegels hervorrufen, ist noch nicht ausreichend geklärt. Als Ursache werden Substanzen diskutiert (z. B. Prostaglandine), die die Osteoklastentätigkeit anregen.

Als Symptome einer Hypercalcämie sind Gewichtsabnahme, Appetitlosigkeit, Obstipation, Meteorismus, Polyurie und Herzrhythmusstörungen zu nennen. Außerdem kann eine Hypercalcämie Psychosen auslösen und in schweren Fällen komatöse Zustände verursachen. Ferner tritt stets eine Hypercalcurie mit der Gefahr der Nierensteinbildung auf.

Hypomagnesiämie. Eine Hypomagnesiämie *(Serum-Magnesium-Spiegel <0,7 mmol/l)* tritt häufig auf bei Alkoholismus, ferner bei chronischen Darmerkrankungen (z. B. Kolitis), Hyperthyreose, Hyperparathyreoidismus und Hyperaldosteronismus (s. Kap. 18).

Auch Azidosen führen durch eine verstärkte renale Ausscheidung zu einer Hypomagnesiämie.

Die klinische Symptomatik ähnelt der einer Hypocalcämie *(tetaniforme Zeichen),* daneben werden Tachykardie und Herzrhythmusstörungen angegeben. Da ein Magnesiummangel aber stets mit anderen Stoffwechselstörungen einhergeht, ist die exakte Zuordnung der Symptome nur schwer möglich.

Hypermagnesiämie. Bei einer Hypermagnesiämie liegt der *Magnesium-Gehalt des Serums über 1,25 mmol/l.* Ursächlich sind neben iatrogenen Maßnahmen (Zufuhr großer Mengen Magnesium-haltiger Infusionslösungen, Gabe hoher Magnesiumsulfat-Dosen zum Abführen) Niereninsuffizienz, Hypothyreose sowie Morbus Addison (s. S. 644 f.) zu nennen.

Klinisch beobachtet man eine *Herabsetzung der Erregbarkeit* der quergestreiften Muskulatur (Curare-ähnliche Wirkung), Obstipation und eine Hemmung zentralnervöser Funktionen. Bei Serumkonzentrationen über 5 mmol/l kommt es zu Atemlähmung und diastolischem Herzstillstand.

Hyper- und Hypochlorämie. Die häufigste Störung des Chlorid-Stoffwechsels ist die *hypochlorämische Alkalose,* die durch Verlust von Magensaft (z. B. durch Erbrechen oder Gastroenteritis) bedingt ist. *Hyperchlorämien* findet man *bei metabolischen Azidosen.*

13.3. Säure-Basen-Haushalt

13.3.1. pH-Wert des Blutes

Der pH-Wert des arteriellen menschlichen Blutes (37 °C) liegt im Bereich zwischen 7,37 und 7,43 mit einem *Mittelwert bei 7,40.* Diese Angaben beziehen sich genaugenommen auf das Blutplasma. Bei einer pH-Messung im Blut besteht lediglich ein Kontakt zwischen der Glaselektrode und dem Plasma, während der intraerythrozytäre pH-Wert nicht miterfaßt wird. Der schwer meßbare pH-Wert des Erythrozyten weicht von dem des Plasmas ab und beträgt etwa 7,28–7,29. In der Regel ist mit dem Terminus Blut-pH stets der pH-Wert des Plasmas gemeint.

Das menschliche Blut weist also eine schwach alkalische Reaktion auf. Trotz der ständig schwankenden Abgabe saurer Stoffwechselprodukte an das Blut wird dessen pH-Wert sehr genau konstant gehalten. Diese Konstanz ist eine wichtige Voraussetzung für die Aufrechterhaltung eines geregelten Stoffwechselablaufes in den Körperzellen, weil alle am Stoffwechsel beteiligten Enzyme in ihrer Aktivität vom pH-Wert abhängen. Durch pH-Veränderungen unter pathologischen Bedingungen werden die einzelnen Enzyme in wechselndem Maße betroffen, so daß Störungen im Ablauf der Stoffwechselvorgänge die Folge sein können.

An der Regelung des Säure-Basen-Status, d. h. an der Konstanthaltung des Blut-pH, sind mehrere Faktoren beteiligt. Es sind dies die *Puffereigenschaften des Blutes,* der *Gasaustausch in der Lunge* und die *Ausscheidungsmechanismen der Niere.*

13.3.2. Puffersysteme des Blutes

Die Wirksamkeit eines Puffersystems hängt bekanntlich von seiner Konzentration und von seinem pK′-Wert ab. Je näher der pK′-Wert, d. h. der negative Logarithmus der Gleichgewichtskonstanten (pK′ = – log K′) bei dem pH-Wert der Lösung liegt, um so wirksamer ist die Pufferung. Unter diesen Aspekten sind die drei Puffersysteme des Blutes zu beurteilen.

Bicarbonat-Puffersystem. Das erste Puffersystem stellt die *Kohlensäure* (H_2CO_3) mit ihrer korrespondierenden Base *Bicarbonat* (HCO_3^-) dar. Der pK′-Wert liegt in diesem Fall bei 6,1. Es hat also zunächst den Anschein, als ob die Pufferwirkung dieses Systems nicht sehr groß sein könnte, da pK′ verhältnismäßig stark vom pH-Wert des Blutes (7,4) abweicht. Trotzdem kommt dem H_2CO_3/HCO_3^--System eine große Bedeutung zu, da die *Wechselwirkung mit der Atmung* seine Effektivität erheblich erhöht. Allein dadurch, daß im arteriellen Blut ein CO_2-Partialdruck von 40 mmHg aufrechterhalten wird, liegt im Plasma eine hohe HCO_3^--Konzentration von 24 mmol/l vor. Der durch die Atmung geregelte CO_2-Partialdruck sorgt also für hohe Konzentrationen der puffernden Reaktionspartner. Außerdem kann durch eine zweckmäßige Anpassung der Atmungsgröße der Dissoziationsgrad der Kohlensäure verändert und damit der pH-Wert zusätzlich stabilisiert werden (s. u.).

Phosphat-Puffersystem. Ein weiteres Puffersystem des Blutes bilden die anorganischen Phosphate, wobei das *primäre Phosphat* ($H_2PO_4^-$) als Säure und das *sekundäre Phosphat* (HPO_4^{--}) als korrespondierende Base wirksam sind. Der pK'-Wert dieses $H_2PO_4^-$/HPO_4^{--}-Systems liegt mit pK' = 6,8 verhältnismäßig günstig. Die Konzentrationen sind jedoch im Blut so gering, daß der Puffereffekt klein bleibt.

Proteinat-Puffersystem. Die Proteine leisten zur Pufferkapazität des Blutes einen erheblichen Beitrag. Einige ihrer Bausteine, bestimmte Aminosäuren, sind im physiologischen Bereich insbesondere durch *ionisierbare Gruppen in der Seitenkette* zur Pufferung befähigt. Eine besondere Bedeutung kommt dabei dem *Imidazolring des Histidins* zu:

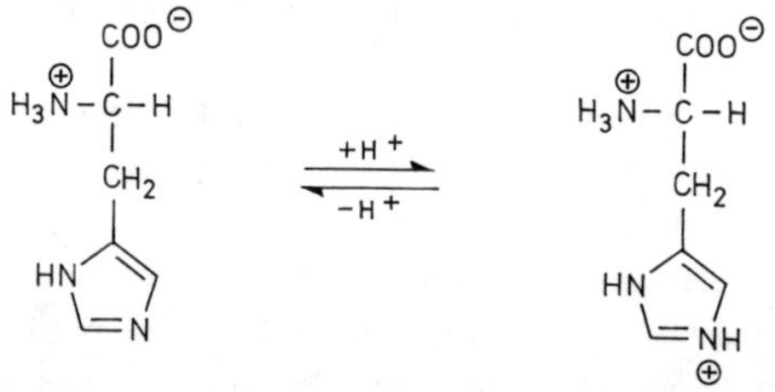

Dagegen spielen die endständigen Carboxyl- und Aminogruppen wegen ihrer ungünstigen pK'-Werte für die Pufferung keine Rolle. Für die Protein-Pufferkapazität des Blutes sind die *Plasmaproteine* und vor allem das *Hämoglobin* – infolge seiner hohen Konzentration und seines großen Histidin-Anteils – maßgebend.

Es ist ferner zu beachten, daß *das Oxyhämoglobin eine stärkere Säure ist als das desoxygenierte Hämoglobin.* Man erkennt dies daran, daß von HbO_2 bei einem vorgegebenen pH-Wert mehr H^+-Ionen abdissoziieren als von desoxygeniertem Hb (s. Abb. 13–3). Bei der Sauerstoffabgabe in den Geweben werden also H^+-Ionen vom Hämoglobin aufge-

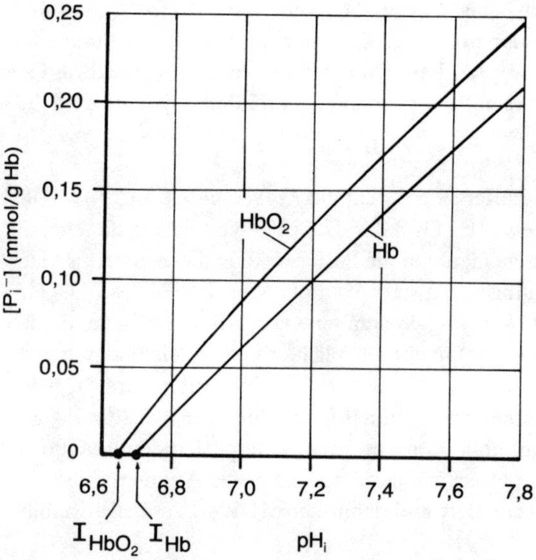

Abb. 13–3. Titrationskurven des Hämoglobin-Puffersystems im Erythrozyten für den oxygenierten (HbO_2) und desoxygenierten (Hb) Zustand. Konzentration der intrazellulären Protein-Anionen (P_i^-) in Abhängigkeit vom intrazellulären pH-Wert pH_i. I_{HbO_2} und I_{Hb}: Isoelektrische Punkte. HbO_2 ist eine stärkere Säure als Hb

nommen. Dadurch kann die pH-Änderung, die durch die gleichzeitig anfallende Kohlensäure bedingt ist, zusätzlich verringert werden. Ein gleicher Puffereffekt in umgekehrter Richtung findet bei der Sauerstoffaufnahme in der Lunge statt. Zusammenfassend ist also festzustellen, daß *der Sauerstoffaustausch die Puffereigenschaften des Hämoglobins verstärkt.*

Pufferbasen. In Abb. 13−4 sind die arteriellen Ionenkonzentrationen für das Blutplasma, die Erythrozyten und das Gesamtblut des Menschen zusammengestellt. Die Anionen sind dabei so angeordnet, daß oberhalb des dicken Trennungsstriches die pufferwirksamen Basen stehen. Diese werden allgemein als *Pufferbasen* bezeichnet. Unterhalb des Trennungsstriches finden sich die Anionen der starken Säuren, die keine Puffereigenschaften besitzen, wobei unter X^- alle restlichen, in geringer Konzentration vorkommenden Anionen,wie SO_4^{--} und organische Anionen, zusammengefaßt sind. Die Zusammenstellung zeigt, daß innerhalb der Pufferbasen im Plasma die HCO_3^--Ionen, im Erythrozyten dagegen die Proteinat-Ionen überwiegen. Im Gesamtblut stehen mehr als 1/3 aller Anionen für die Pufferung zur Verfügung.

Die Konzentration der Pufferbasen kann sich mit der Zunahme oder Abnahme der nichtflüchtigen Säuren im Blut verändern. Aus diesem Grund stellt der Pufferbasenwert eine wichtige diagnostische Größe dar. Äquilibriert man das Blut des gesunden Menschen mit einem CO_2-Partialdruck von 40 mm Hg, dann findet man im Mittel eine *Konzentration der Pufferbasen von 48 mmol/l.* Abweichungen von diesem Wert der Normalpufferbasen werden als *Basenüberschuß BE (Base Excess)* bezeichnet. Nach dieser Definition ist dem arteriellen Blut des Gesunden ein BE-Wert von Null zuzuordnen. Ein pathologi-

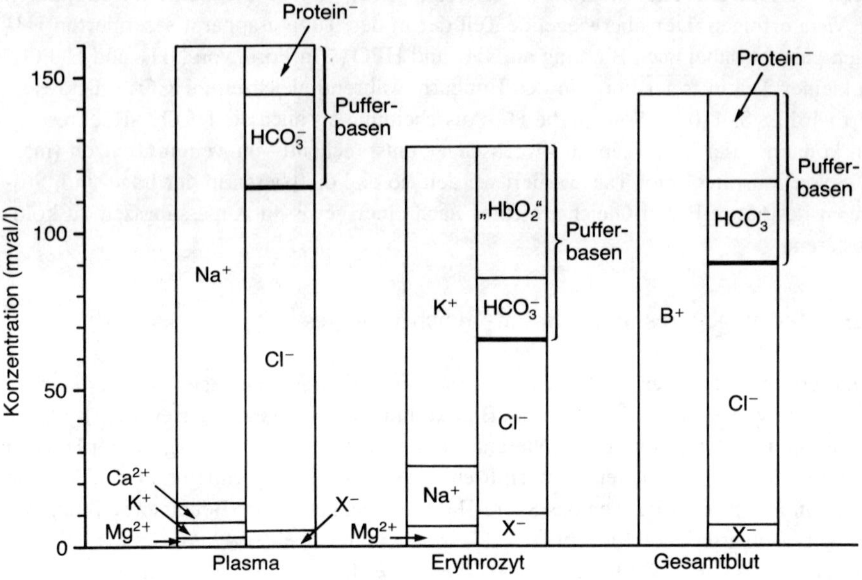

Abb. 13−4. Definition der Pufferbasen auf der Grundlage der Ionogramme für das Blutplasma, den Erythrozyten und das Gesamtblut (B^+ = Gesamtheit der Kationen im Blut)

scher Anstieg der Pufferbasen-Konzentration wird durch einen positiven BE-Wert, eine Abnahme durch einen negativen BE-Wert charakterisiert. Im letztgenannten Fall ist an Stelle der widersprüchlichen Aussage „negativer Basenüberschuß" die Bezeichnung Basendefizit vorzuziehen.

13.3.3. pH-Regulation durch Atmung und Nierenfunktion

CO_2-Elimination durch die Atmung. Das als Endprodukt des oxidativen Stoffwechsels anfallende Kohlendioxid (10 mmol/min oder 14 mol/Tag in körperlicher Ruhe) wird, wie bereits in Kap. 9 dargestellt, durch den Atmungsvorgang laufend aus dem Blut eliminiert. Die Atmung sorgt also dafür, daß durch die Abgabe des flüchtigen Anhydrids der Kohlensäure eine Säurebelastung des Organismus vermieden wird. Wenn es im Blut zu einer Anhäufung von Säuren kommt, reagiert die Atmung sofort durch Verstärkung der Ventilation *(Hyperventilation)*. CO_2-Moleküle, die aus der Reaktion $HCO_3^- + H^+ \rightarrow H_2CO_3 \rightarrow H_2O + CO_2$ stammen, werden in erhöhtem Maße abgeatmet, und der pH-Wert kehrt wieder zur Norm zurück. Bei einer Basenzunahme wird die Ventilation eingeschränkt *(Hypoventilation)*, der CO_2-Partialdruck und damit auch die Konzentration der H^+-Ionen steigen an, so daß der ursprüngliche pH-Anstieg zumindest teilweise wieder rückgängig gemacht ist.

H^+-Elimination durch die Niere. Neben der Kohlensäure werden in den Stoffwechselprozessen auch „nicht flüchtige" oder „fixe" Säuren gebildet, unter denen die Schwefelsäure mengenmäßig an erster Stelle steht. Da diese Säurebildung die Basenaufnahme übersteigt, muß eine *Ausscheidung der überzähligen H^+-Ionen* (50–60 mmol/Tag) *durch die Niere* erfolgen. Der überwiegende Teil der in den Tubulusapparat sezernierten H^+-Ionen gelangt dabei nach Bindung an NH_3 und HPO_4^{--} in Form von NH_4^+ und $H_2PO_4^-$, ein kleiner Teil in freier Form in den Endharn, während gleichzeitig HCO_3^- rückresorbiert wird (s. S. 410 f.). Sowohl die H^+-Ausscheidung als auch die HCO_3^--Rückresorption können – der jeweiligen Stoffwechsellage entsprechend – in weiten Grenzen (max. H^+-Sekretionsrate 1 mol/Tag) variiert werden, so daß die Nieren in der Lage sind, Störungen des Säure-Basen-Gleichgewichtes nach einer gewissen Anpassungszeit zu kompensieren.

13.3.4. Störungen des Säure-Basen-Gleichgewichtes

Azidosen und Alkalosen. Wenn es unter pathologischen Bedingungen zu einer starken Anhäufung von Säuren oder Basen im Blut kommt, sind die geschilderten Regelsysteme (Pufferung im Blut, Atmung und Nierenfunktion) nicht mehr in der Lage, den pH-Wert des Blutes konstant zu halten. Je nach Richtung der pH-Verlagerung unterscheidet man in diesem Fall zwei Störungen des Säure-Basen-Gleichgewichtes: Bei einer Senkung des pH-Wertes im arteriellen Blut ($pH < 7{,}37$) spricht man von einer *Azidose*, eine Erhöhung des pH-Wertes ($pH > 7{,}43$) wird als *Alkalose* bezeichnet.

Bei jeder dieser Störungen hat man außerdem nach der Genese der pH-Änderung zwei Formen zu unterscheiden: Eine Lungenfunktionsstörung kann zu einem Anstieg des

CO_2-Partialdruckes im Blut, eine Hyperventilation zu einer Senkung des CO_2-Partialdruckes führen. In diesen Fällen ist die gestörte Atmung die Ursache für die pH-Änderung im Blut. Man spricht daher von einer *respiratorischen Azidose* bzw. *Alkalose.* Andererseits können sich die „nicht flüchtigen" Säuren bei Stoffwechselstörungen (z. B. bei Diabetes mellitus) im Blut anhäufen bzw. bei Basenzufuhr oder HCl-Verlusten (z. B. durch Erbrechen) verringern. Diese Zustände kennzeichnet man als *metabolische Azidose* bzw. *Alkalose.* Da auch Nierenfunktionsstörungen zu pH-Veränderungen führen können – beispielsweise hat Anurie eine Azidose zur Folge –, faßt man die renal und metabolisch bedingten Störungen unter der Bezeichnung *nichtrespiratorische Azidose* bzw. *Alkalose* zusammen.

Diagnostische Kriterien. Eine Differenzierung zwischen respiratorischen und nichtrespiratorischen Störungen des Säure-Basen-Gleichgewichtes ist über den *CO_2-Partialdruck* (P_{CO_2}) und den *Basenüberschuß* (BE) möglich. Kennzeichen einer respiratorischen Störung ist ein erhöhter oder erniedrigter P_{CO_2} bei einer primär unveränderten Pufferbasen-Konzentration (BE = 0). Die nichtrespiratorische Störung ist dadurch ausgezeichnet, daß zunächst ein normaler P_{CO_2} vorliegt, während der BE-Wert von der Norm abweicht. Bei einer Zunahme der „nicht flüchtigen" Säuren im Blut (metabolische Azidose) werden nämlich in verstärktem Maße die Pufferbasen beansprucht (BE = negativ). Umgekehrt führt eine Verminderung der „nicht flüchtigen" Säuren (metabolische Alkalose) zu einem Anstieg der Pufferbasenkonzentration (BE = positiv).

Schematisch sind die Unterscheidungsmerkmale in Abb. 13–5 dargestellt. In dieses Diagramm mit dem Basenüberschuß auf der Ordinate und dem pH-Wert auf der Abszisse sind die Kurven gleichen CO_2-Partialdruckes eingetragen. Ferner sind die Normbereiche für den pH-Wert, den Basenüberschuß BE und den CO_2-Partialdruck P_{CO_2} eingegrenzt (punktierte Bereiche). In dieser Darstellung kennzeichnen also alle Punkte, die links von dem senkrechten Band liegen, eine Azidose und die Punkte rechts davon eine Alkalose. Innerhalb der BE- und P_{CO_2}-Bänder sind die Bezeichnungen für die oben definierten Säure-Basen-Störungen angegeben. Meßwertpaare, die zu einem Punkt in diesen vier Bereichen gehören, führen somit zu einer Diagnose, aus der die Richtung und die Entstehung der Störung hervorgeht. Hat man beispielsweise im arteriellen Blut BE = 0 mmol/l und P_{CO_2} = 60 mm Hg gemessen, so handelt es sich um eine respiratorische Azidose, während BE = – 15 mmol/l und P_{CO_2} = 40 mm Hg auf eine metabolische oder besser nichtrespiratorische Azidose schließen läßt.

Kompensation primärer Säure-Basen-Störungen. Die bisher betrachteten Störungen des Säure-Basen-Gleichgewichtes stellen in der Regel lediglich primäre Veränderungen dar, die entweder sofort oder mit einer gewissen Verzögerung kompensiert werden können. Der primär zur sauren oder alkalischen Seite verlagerte pH-Wert wird durch das Eingreifen von Kompensationsmechanismen wieder in den Normbereich zurückgeführt oder zumindest diesem angenähert. Die in diesem Sinne wirkenden Mechanismen wurden bereits beschrieben. Eine *primär nichtrespiratorische Störung* kann durch eine entsprechende Veränderung der *Lungenventilation* kompensiert werden. Liegt dagegen eine *primär respiratorische Störung* vor, dann kann die *Niere* durch eine Veränderung der HCO_3^--Retention bzw. H^+-Ausscheidung kompensierend eingreifen.

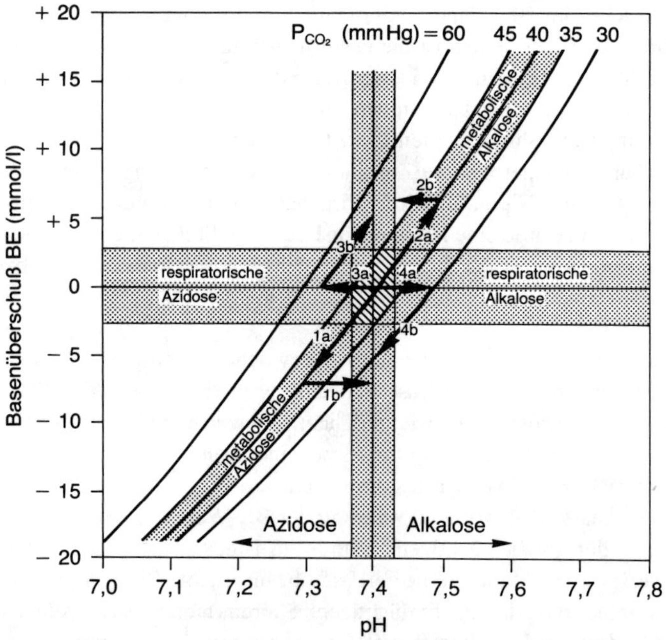

Abb. 13−5. Definitionen der primären Säure-Basen-Störungen und Möglichkeiten ihrer Kompensation, nach THEWS. Die Normbereiche für den pH-Wert, den Basenüberschuß BE und den CO_2-Partialdruck P_{CO_2} sind punktiert gekennzeichnet. Schraffiertes Feld: Bereich des physiologischen Säure-Basen-Status. Pfeilbezeichnungen: a = primäre Säuren-Basen-Störungen, b = sekundäre Kompensationen

Diese Möglichkeiten lassen sich am besten wieder in dem Diagramm der Abb. 13−5 deutlich machen: Bei einer *primär nichtrespiratorischen Azidose* (Pfeil 1 a) ist durch die Anhäufung fixer Säuren im Blut die Pufferbasen-Konzentration herabgesetzt und der pH-Wert zunächst gesenkt. Die pH-Senkung wirkt ihrerseits als Atmungsantrieb, so daß infolge der Hyperventilation der CO_2-Partialdruck abfällt (Pfeil 1 b). Sofern diese Verlagerung bis in den pH-Normbereich hineinführt, kann man von einer *vollständig kompensierten,* primär nichtrespiratorischen Azidose sprechen. Reicht die P_{CO_2}-Abnahme nicht aus, um den normalen pH-Wert einzustellen, dann wird der Säure-Basen-Status als *teilweise* oder *unvollständig kompensierte,* nichtrespiratorische Azidose gekennzeichnet. Bei einer *primär nichtrespiratorischen Alkalose* (Pfeil 2 a) wird die Pufferbasen-Zunahme durch einen P_{CO_2}-Anstieg infolge Hypoventilation kompensiert. Da jedoch die Atmungsgröße wegen der notwendigen Sauerstoffaufnahme nur begrenzt herabgesetzt werden kann, ist diese Kompensation meist unvollständig. Bei einer *primär respiratorischen Azidose* (Pfeil 3 a), beispielsweise als Folge einer Lungenfunktionsstörung, ist der CO_2-Partialdruck erhöht. Hier greifen nun mit einer gewissen Latenz die Basensparmechanismen der Niere kompensierend ein. Die Pufferbasen-Konzentration des Blutes steigt an, und der pH-Wert wird in den Normbereich zurückgeführt (Pfeil 3 b). Ganz entsprechend nimmt bei einer *primär respiratorischen Alkalose* (Pfeil 4 a), die durch einen niedrigen CO_2-Partialdruck gekennzeichnet ist, die Pufferbasen-Konzentration ab (Pfeil 4 b). Der pH-Wert wird dabei wieder in Richtung auf den Normalbereich verlagert.

Diese Betrachtung zeigt, daß die Messung des *pH-Wertes* allein nicht ausreicht, um den Säure-Basen-Status des Blutes zu bestimmen. Daher werden heute bei klinischen Untersuchungen routinemäßig auch die Werte für den *CO_2-Partialdruck* und den *Basenüberschuß* gemessen. Erst durch die gemeinsame Beurteilung der drei entscheidenden Parameter ist es möglich, eine Säure-Basen-Störung präzis zu erfassen und damit auch die Therapie quantitativ zu lenken.

14. Energie- und Wärmehaushalt

14.1. Energiehaushalt

14.1.1. Energieumwandlung und Messung des Energieumsatzes

Energieumwandlung im Organismus. Zur Aufrechterhaltung der Körperfunktion und der Körperstruktur ist, wie in Kap. 10 beschrieben, eine ständige Energiezufuhr in Form von Nährstoffen erforderlich. Die beim Abbau der Nährstoffe anfallende Energie kann nur teilweise in *Arbeit* umgesetzt werden, ein anderer Teil wird zwangsläufig – dem 2. Hauptsatz der Thermodynamik entsprechend – als *Wärme* frei. Das Verhältnis der für Arbeitsleistungen verfügbaren Energie zur insgesamt umgesetzten Energie wird als **Wirkungsgrad** oder *Nutzeffekt* bezeichnet. Bei der menschlichen Skeletmuskulatur liegt der Wirkungsgrad im Bereich von 20–35 % (zum Vergleich: Dieselmotor 35 %, Dampfmaschine 10–15 %). Über die Arbeit und die abgegebene Wärme hinaus ist im Gesamtenergieumsatz zusätzlich noch die Energie, die in Form von *Nährstoffdepots* und im Rahmen des *Baustoffwechsels* gespeichert wird, enthalten.

Kalorimetrie. Die Bestimmung des Energieumsatzes ist durch die Erfassung der *Wärmebildung* möglich, da in körperlicher Ruhe (und bei konstanter Körpertemperatur) nahezu die insgesamt umgesetzte Energie in Wärme übergeht. Die Messung des Energieumsatzes mit diesem Verfahren wird als **direkte Kalorimetrie** bezeichnet. Die direkte Kalorimetrie ist eine aufwendige Methode, insbesondere wenn man gleichzeitig die gesteigerte Wärmeabgabe bei körperlicher Arbeit quantitativ erfassen will.

Einfacher kann der Energieumsatz mit der Methode der **indirekten Kalorimetrie** ermittelt werden. Hierbei wird die *O_2-Aufnahme als Maß für den Energieumsatz* herangezogen. Dies ist möglich, weil im Stoffwechselgleichgewicht der Organismus seine Energie praktisch vollständig durch biologische Oxidationsprozesse gewinnt. Durch Berechnung und Messung hat sich ergeben, daß *1 l verbrauchten Sauerstoffes etwa einem Energieumsatz von 4,8 kcal (20 kJ) entspricht.* Diese Beziehung wird als *kalorisches Äquivalent des Sauerstoffes* bezeichnet.

Für die genaue Bestimmung des Energieumsatzes ist allerdings zu beachten, daß das kalorische Äquivalent bis zu einem gewissen Grade von der Art der umgesetzten Nährstoffe abhängt. Ein Maß hierfür ist der *respiratorische Quotient* (RQ), d. h. das Verhältnis der CO_2-Abgabe zur O_2-Aufnahme des Organismus. Wie Tab. 14-1 zeigt, variiert der RQ zwischen 0,7 (bei reinem Fettumsatz) und 1,0 (bei ausschließlichem Kohlenhydratumsatz). Der RQ-Wert kann in Ausnahmefällen auch außerhalb dieses Bereiches liegen: Größer als 1,0 wird er bei Kohlenhydratmast, kleiner als 0,7 bei langdauernden Hungerzuständen und bei Personen mit Diabetes mellitus. Aus Tab. 14-1 ist ferner ersichtlich, wie die kalorischen Äquivalente des Sauerstoffes den respiratorischen Quotienten zugeordnet sind.

Tab. 14–1. Respiratorische Quotienten RQ und kalorische Äquivalente des Sauerstoffes beim Umsatz verschiedener Nährstoffe

	RQ	Kalorisches Äquivalent $kcal/l_{O_2}$	kJ/l_{O_2}
Fett	0,7	4,69	19,6
Eiweiß	0,8	4,48	18,8
mitteleurop. Kost	0,82	4,83	20,2
Kohlenhydrate	1,0	5,05	21,1

14.1.2. Umsatzgrößen des gesamten Organismus

Grundumsatz. Messungen haben gezeigt, daß nicht nur bei Muskelarbeit, sondern auch im Anschluß an die Nahrungsaufnahme und bei Änderungen der Umgebungstemperatur, insbesondere zu erniedrigten Temperaturen hin, der Energieumsatz ansteigt. Aus diesem Grund hat man folgende Standardisierung für die Bestimmung des Energieumsatzes eingeführt: Die Messung muß *morgens* nach *12-stündiger Nahrungskarenz* („nüchtern") in *geistiger und körperlicher Ruhe* und bei *einer Zimmertemperatur von 20–22° C* (in leichter Bekleidung) durchgeführt werden. Der so ermittelte Umsatz wird *Grundumsatz* genannt.

Der Grundumsatz eines Menschen hängt von seinen Körpermaßen *(Größe* und *Gewicht)* sowie von *Alter* und *Geschlecht* ab. Die Werte für den *Sollumsatz* des Gesunden als Funktion dieser vier Parameter können aus Tabellen entnommen werden. Zur Orientierung genügt die Angabe, daß der Grundumsatz des erwachsenen Mannes pro kg Körpergewicht und Stunde *1 kcal (4,2 kJ)* beträgt; bei einem Gewicht von 70 kg entspräche das einem Wert von etwa 1700 kcal/Tag (7 100 kJ/Tag). Gleichschwere Frauen haben – vermutlich wegen der stärkeren Ausbildung des Fettgewebes – einen um etwa 10% niedrigeren Grundumsatz. Vielfach werden auch die Grundumsatzwerte auf die *Körperoberfläche* bezogen, die man aus Größe und Gewicht ermitteln kann (s. Abb. 14–1). Unter Verwendung dieser Bezugsgröße zeigt Abb. 14–2, wie der Grundumsatz (pro Stunde) vom Lebensalter und vom Geschlecht abhängt.

Umsatzbeeinflussende Faktoren. Die Regulation des Gesamtstoffwechsels und damit des Grundumsatzes erfolgt unter Mitwirkung der *Schilddrüsenhormone* Thyroxin und Trijodthyronin (s. S. 630 ff.). Daher findet man bei Störungen der Schilddrüsenfunktion veränderte Grundumsatzwerte, die früher häufig für die diagnostische Bewertung herangezogen wurden. Bei einer *Hyperthyreose* kann der Grundumsatz bis auf das Doppelte des Sollwertes ansteigen, bei einer *Hypothyreose* bis auf die Hälfte des Sollwertes abnehmen. Eine umsatzsteigernde Wirkung haben ferner *Adrenalin, Somatotropin* und die *Sexualhormone.* Die allgemeine Aktivierung des *Sympathikus* führt zu einer Zunahme, die Aktivierung des *Parasympathikus* zu einer Abnahme der Umsatzgröße. Schließlich kommt es bei verschiedenen Erkrankungen zu einer Grundumsatzsteigerung, z. B. bei *Herzinsuffi-*

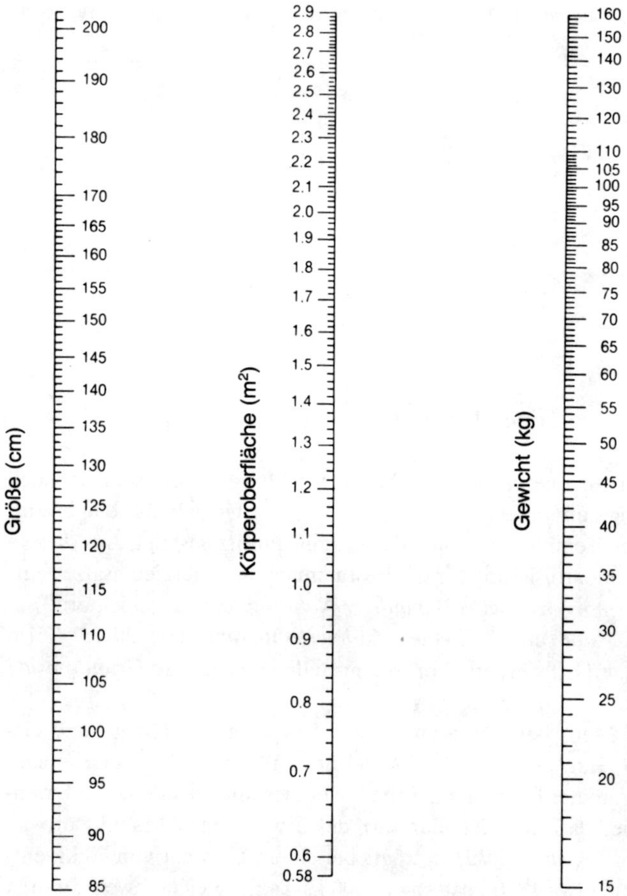

Abb. 14−1. Nomogramm zur Ermittlung der Körperoberfläche der Erwachsenen aus Körpergewicht und Körpergröße. Die Verbindungsgerade zwischen den Gewichts- und Größenwerten schneidet die Oberflächenleiter in dem gesuchten Wert

Tab. 14−2. Mittlere Werte des Energieumsatzes unter typischen Bedingungen bei Männern und Frauen

	Männer (70 kg) kcal/Tag	kJ/Tag	**Frauen (60 kg)** kcal/Tag	kJ/Tag
Grundumsatzbedingungen	1700	7100	1500	6300
leichte Arbeit (z. B. Büroarbeiter)	2400	10000	2000	8400
mittelschwere Arbeit (z. B. Landwirt, Hausfrau)	3000	12500	2600	11000
schwere Arbeit (z. B. Maurer)	3600	15000	—	—
schwerste Arbeit (Grenze bei Dauerbelastung)	4800	20000	—	—

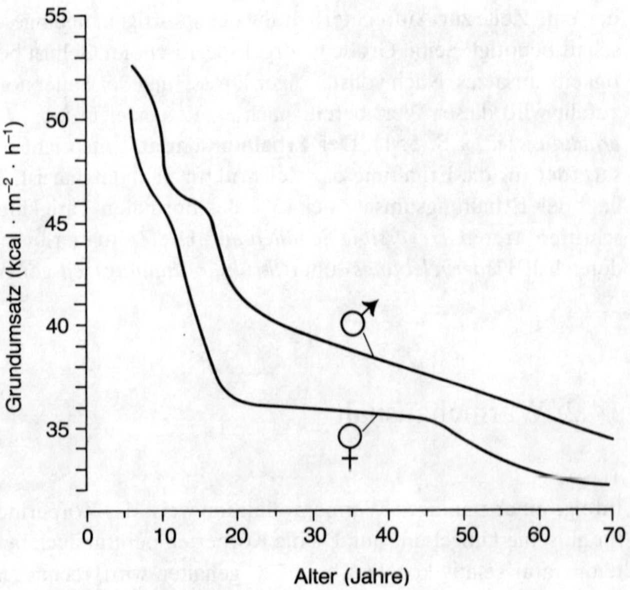

Abb. 14–2. Abhängigkeit des Grundumsatzes (pro m² Körperoberfläche und Stunde) von Lebensalter und Geschlecht, nach Boothby

zienz sowie bei *Anämien, Leukämien* und *Tumorerkrankungen,* während eine Senkung des Grundumsatzes bei *Nephrosen* beobachtet wird. Im *Fieber* nimmt die Umsatzgröße pro Grad Temperaturanstieg um 13% zu.

Arbeitsumsatz. Der *Energiebedarf unter Freizeitbedingungen,* d. h. ohne körperliche Arbeitsleistung, beträgt für den Mann im Mittel 2 300 kcal/Tag (9 600 kJ/Tag). Diese Umsatzgröße ist auch ungefähr für Beschäftigte anzusetzen, die ihre Tätigkeit am Schreibtisch ausüben (s. Tab. 14–2). Der über diesen ,,Freizeitumsatz" hinausgehende, für körperliche Arbeitsleistungen benötigte Energieumsatz wird als *Arbeitsumsatz* (Leistungszuschlag) bezeichnet. Seine Größe hängt von der Schwere der jeweiligen beruflichen Arbeitsbelastung ab (s. Tab. 14–2). Auf die Dauer darf bei *Schwerstarbeit* eine Grenze von *4 800 kcal/Tag (20 000 kJ/Tag)* nicht überschritten werden, weil die limitierte Resorptionsleistung des Gastrointestinaltraktes eine Nährstoffaufnahme für höheren Energieumsatz nicht zuläßt. Für Saisonarbeiter und trainierende Leistungssportler sind allerdings noch höhere Umsatzwerte bis zu 8 000 kcal/Tag (33 000 kJ/Tag) über mehrere Monate gemessen worden.

14.1.3. Umsatzgrößen der einzelnen Zelle

Auf zellulärer Ebene unterscheidet man drei wichtige Umsatzgrößen: den *Tätigkeits-, Bereitschafts-* und *Erhaltungsumsatz.*

Der **Tätigkeitsumsatz** entspricht dem Energieumsatz einer aktiven Zelle. Je nach Aktivitätsgrad variiert er in weiten Grenzen. Der **Bereitschaftsumsatz** ist der Energieumsatz, den eine Zelle zur Aufrechterhaltung der sofortigen, uneingeschränkten Funktionsbereitschaft benötigt. Seine Größe ist organspezifisch, im Gehirn beträgt er etwa 50% des Tätigkeitsumsatzes. Nach vollständiger Drosselung der Sauerstoffversorgung bzw. der Blutzufuhr wird dieser Wert bereits nach 8–12 s erreicht (sog. *Lähmungs-* oder *Funktionserhaltungszeit*, s. S. 551). Der **Erhaltungsumsatz** entspricht dem minimalen Energieumsatz, der für die Erhaltung der Zellstruktur unabdingbar ist. Beim menschlichen Gehirn liegt der Erhaltungsumsatz bei 15% des normalen Tätigkeitsumsatzes. Wird er unterschritten, treten *irreversible Schäden* auf. Die Zeitdauer bis zum Auftreten dieser Schäden wird *Wiederbelebungs-* oder *Strukturerhaltungszeit* genannt (s. S. 551).

14.2. Wärmehaushalt

Infolge einer ständigen Wärmeproduktion weist das Körperinnere eine höhere Temperatur als seine Umgebung auf. Da die Körpertemperatur auch bei wechselnder Umgebungstemperatur relativ konstant bei 37 °C gehalten wird, rechnet man den Menschen zu den *homoiothermen* oder *gleichwarmen* Lebewesen. (Bei den *poikilothermen* oder *wechselwarmen* Organismen ist die Wärmebildung deutlich geringer, und die Körpertemperatur folgt weitgehend den Schwankungen der Umgebungstemperatur).

Eine Konstanthaltung der Körpertemperatur beim homoiothermen Organismus ist nur möglich, wenn die Wärmeproduktion und eine eventuelle Wärmeaufnahme mit der Wärmeabgabe im Gleichgewicht stehen. Die Konstanz der Körpertemperatur ist eine Grundvoraussetzung für die normale Körperfunktion des Warmblüters, da die Enzymfunktionen des Organismus nur in einem engen Temperaturbereich optimal gewährleistet sind.

14.2.1. Körpertemperatur

Kern- und Schalentemperatur. Durch die Wärmeproduktion im Inneren des Organismus, vor allem in den Körperhöhlen, besteht ein Temperaturgefälle zwischen den inneren und äußeren Abschnitten des Körpers. An den Extremitäten nimmt die Temperatur nicht nur von innen nach außen *(radiales Temperaturgefälle),* sondern auch in der Längsrichtung *(axiales Temperaturgefälle)* ab. Wegen der unregelmäßigen geometrischen Form des Körpers entsteht ein kompliziertes räumliches Temperaturfeld, in dem *Isothermen,* d. h. Flächen gleicher Temperatur, angegeben werden können (s. Abb. 14–3). Nach Maßgabe der Isothermen läßt sich von einer mehr oder weniger poikilothermen **Körperschale** ein homoiothermer **Körperkern** abgrenzen. Zur Körperschale gehören die Haut und die Extremitäten, zum Körperkern das Innere des Rumpfes und des Kopfes.

Je nach Außentemperatur unterliegt die Steilheit des inneren Temperaturgefälles erheblichen Schwankungen. Bei hohen Außentemperaturen weisen Kern und Schale nur geringe Temperaturunterschiede auf; bei niedrigen Umgebungstemperaturen sinkt die Temperatur an den Extremitätenenden dagegen stark ab. Die Grenze zwischen Kern und Schale ist demnach variabel.

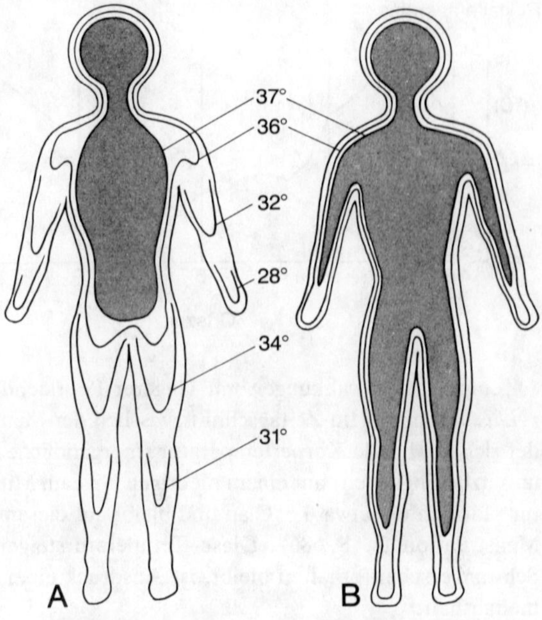

Abb. 14–3. Temperaturfeld des menschlichen Körpers in kalter (A) und warmer (B) Umgebung, nach ASCHOFF und WEVER

Im Bereich des *Körperkerns* treten ebenfalls Temperaturgradienten auf, so daß auch dort gewisse *Temperaturinhomogenitäten* vorliegen. Als Maß für die Kerntemperatur wird meist die **Rektaltemperatur** (Temperatur im Mastdarm) benutzt. Für klinische Zwecke ist diese Abschätzung völlig ausreichend. Liegt das Meßinstrument unter der Zunge, spricht man von der *Mundhöhlen-* oder *Oraltemperatur.* Sie liegt im allgemeinen 0,2 bis 0,5 °C unter der Rektaltemperatur und ist oft stärkeren Schwankungen unterworfen. Durch festes Andrücken des Oberarmes an die seitliche Brustwand soll das Temperaturfeld so verändert werden, daß sich der Körperkern gewissermaßen bis zur Achselhöhle vorschiebt. Die Messung der *Axillartemperatur* ist jedoch relativ ungenau und wenig brauchbar, vor allem auch deshalb, weil die Einstellzeit bis zu einem konstanten Endwert verhältnismäßig lang ist.

Der Normalwert oder Sollwert der Kerntemperatur liegt im Mittel bei 37 °C. Bei leicht bekleideten Personen in einer Umgebungstemperatur von 20–22 °C beträgt dagegen die *mittlere Hauttemperatur* (Mittelwert der an mehreren Hautstellen gemessenen Temperatur) ca. 32–33 °C.

Periodische Schwankungen der Körpertemperatur. Die Kerntemperatur zeigt deutliche *tagesrhythmische Schwankungen* mit einem Minimum am frühen Morgen und einem Maximum am späten Nachmittag (s. Abb. 14–4). Die Amplitude der tageszeitlichen Schwankungen beträgt im Mittel etwa 1 °C. Es handelt sich hierbei um einen *endogenen Rhythmus* („biologische Uhr"), der vor allem mit der Erdumdrehungszeit synchronisiert ist. Bei Langstreckenflügen mit Verschiebung der Ortszeit tritt eine Anpassung an die neue Ortszeit erst im Laufe mehrerer Tage ein.

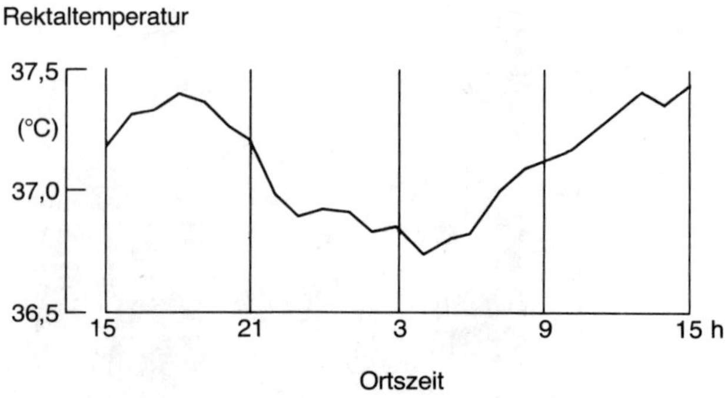

Abb. 14–4. Tagesrhythmus der Körpertemperatur (Rektaltemperatur) des Menschen, nach HILDEBRANDT und ENGELBERTZ

Temperaturschwankungen mit längerer Periodendauer sind mit dem *Menstruationszyklus* verknüpft. Im Zeitabschnitt zwischen der Menstruation und der Ovulation befindet sich die basale Körpertemperatur (morgendliche Aufwachtemperatur unter Grundumsatzbedingungen) auf einem niedrigen Niveau. Mit der Ovulation steigt die Temperatur plötzlich um etwa 0,5 °C an und bleibt auf diesem erhöhten Niveau bis zur nächsten Menstruation (s. S. 686). Diese Temperatursteigerung, die auch bei Eintritt einer Schwangerschaft erhalten bleibt, ist Ausdruck einer *Progesteronwirkung* auf den Wärmehaushalt.

14.2.2. Wärmebildung und innerer Wärmestrom

Wärmebildung. *Die Wärmebildung wird in hohem Maße von den äußeren Temperaturbedingungen* beeinflußt. Wie Abb. 14–5 zeigt, weist sie in einem bestimmten Bereich der Umgebungstemperatur ein Minimum auf. Dieser Bereich der **Indifferenztemperatur,** der auch als *thermische Neutralzone* bezeichnet wird, liegt für den unbekleideten, ruhenden Erwachsenen (relative Luftfeuchte 50%, Windstille) zwischen 28 und 30 °C. Unterhalb von 28 °C steigt die Wärmebildung mit abnehmender Umgebungstemperatur stetig an. Diese *Zunahme der Wärmeproduktion* dient dazu, die erhöhten Wärmeverluste genau in dem Maße zu kompensieren, wie es die Konstanthaltung der Kerntemperatur erfordert. Die Mechanismen hierfür sind *Zunahme des Muskeltonus* und schließlich *Kältezittern,* wodurch im Extremfall die Wärmeproduktion des Körpers um mehr als das Dreifache gesteigert wird. Sind diese Kälteabwehrmechanismen nicht mehr in der Lage, die Wärmeverluste auszugleichen, fällt die Kerntemperatur ab *(untere Grenze des Regelbereiches).* Oberhalb der thermischen Neutralzone nimmt die Wärmebildung infolge der Aktivierung der Wärmeabwehrmechanismen (s. S. 453) geringgradig zu. Überschreitet bei sehr hoher Umgebungstemperatur die Kerntemperatur die *obere Grenze des Regelbereiches,* so steigt die Wärmeproduktion steil an, weil sich die Stoffwechselrate gemäß der RGT-Regel erhöht.

In körperlicher Ruhe und bei indifferenter Umgebungstemperatur liefern die einzelnen Organe und Gewebe folgende *Beiträge zur gesamten Wärmeproduktion:* Organe der Brusthöhle und Bauchhöhle 56%, Gehirn 16%, Muskulatur und Haut 18%, restliche Gewebe 10%.

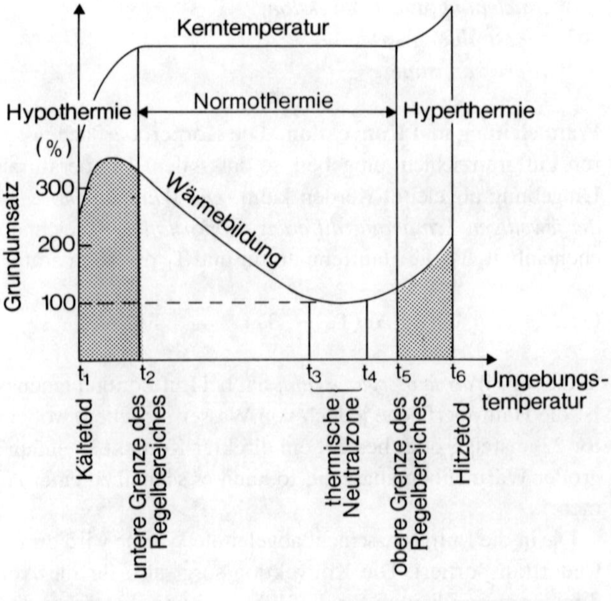

Abb. 14–5. Körpertemperatur und Wärmebildung des Menschen in Abhängigkeit von der Umgebungstemperatur, nach HENSEL, BRÜCK und RATHS

Bei *körperlicher Arbeit* steigt die Wärmebildung infolge des erhöhten Energieumsatzes in der Muskulatur stark an und kann im Extremfall das 10fache des Wertes unter Ruhebedingungen erreichen. In diesem Fall beträgt der Anteil der Muskulatur an der gesamten Wärmeproduktion etwa 90%.

Wärmetransport im Körper. Wegen der geringen Wärmeleitung der Gewebe wird die im Körper gebildete Wärme vorwiegend durch *Konvektion mit dem Blutstrom* transportiert. Ein Wärmetransport im Körper *(innerer Wärmestrom)* ist aber nur möglich, wenn die Temperatur der Haut unter der des Körperkerns liegt. Durch Änderung der Hautdurchblutung kann der innere Wärmestrom in der Haut wesentlich beeinflußt werden.

Bei *Kälte* wird die Hautdurchblutung durch die *Aktivierung sympathischer Nerven* eingeschränkt (Hautblässe). Hieraus resultiert eine Zunahme des sog. *Wärmedurchgangswiderstandes* bzw. eine Abnahme der *Wärmedurchgangszahl* (Wärmetransportzahl). In *warmer Umgebung* kommt es dagegen infolge *Abnahme* der *Sympathikusaktivität* zu einer Vasodilatation und damit zu einer Steigerung der Hautdurchblutung, die den Wärmetransport begünstigt (Rötung der Haut). Der mittlere Wärmedurchgangswiderstand der gesamten Körperschale kann durch Veränderungen der Hautdurchblutung um den Faktor 7 variiert werden.

14.2.3. Wärmeabgabe an die Umgebung

Die Wärmeabgabe an die Umgebung erfolgt im wesentlichen über die Haut und die Lunge. Der Wärmeabstrom wird dabei durch folgende Teilprozesse vermittelt:

- *Wärmeleitung* und *Konvektion,*
- *Wärmestrahlung* sowie
- *Wasserverdunstung*

Wärmeleitung und Konvektion. Die Körperoberfläche ist in der Regel von einer kühleren Luftgrenzschicht umgeben, so daß – dem Temperaturabfall folgend – Wärme an die Umgebung abgeleitet werden kann. *Die Wärmeabgabe durch Leitung (Konduktion) ist der jeweiligen Temperaturdifferenz proportional.* Bezeichnen $\dot{Q}_L$ den Wärmestrom je Flächeneinheit, T_H die Hauttemperatur und T_L die Temperatur der Luftgrenzschicht, so gilt:

$$(1) \qquad \dot{Q}_L = \alpha\,(T_H - T_L).$$

α, die sog. *Wärmeübergangszahl,* hat bei Luftkontakt einen verhältnismäßig kleinen Wert. Ist die Hautoberfläche jedoch von Wasser umgeben, wobei der Wert von α um den Faktor 22 ansteigt, oder besteht ein direkter Kontakt zu einem kühleren festen Material mit großer Wärmeübergangszahl, so kann es schnell zu einer Auskühlung des Körpers kommen.

Die in die Luftgrenzschicht abgeleitete Wärme wird durch *Konvektion* (Luftbewegung) weitertransportiert. Die Konvektion sorgt also für die Aufrechterhaltung eines großen Temperaturgradienten für die Wärmeleitung. Je stärker die Luft bewegt wird (Windeinfluß), um so dünner ist die Grenzschicht an der Haut und um so schneller erfolgt die Wärmeabgabe. Tiere haben die Möglichkeit, durch Aufrichten von Haaren und Federn die Luftgrenzschicht zu erweitern und sich damit in kalter Umgebung vor starken Wärmeverlusten zu schützen. Der Mensch kann den gleichen Effekt durch die Wahl zweckmäßiger Kleidung (Wollfasern halten Luftbläschen fest) erzielen.

Wärmestrahlung. Ein weiterer Teilprozeß des Wärmeaustausches mit der Umgebung ist der *Wärmetransport durch langwellige Strahlung,* der nach dem STEFAN-BOLTZMANNschen Gesetz der *4. Potenz der absoluten Temperatur* proportional ist. Bezeichnen T_H die Hauttemperatur und T_W die Temperatur der strahlenden Flächen, z. B. der Wände in der Umgebung (beide Größen in Kelvin gemessen), so gilt für den Wärmestrom je Flächeneinheit:

$$(2) \qquad \dot{Q}_S = \beta\,(T_H^4 - T_W^4).$$

Der Proportionalitätsfaktor β ist von den *Emissions-* bzw. *Absorptionseigenschaften* der Haut und der umgebenden Flächen abhängig; hinsichtlich der Strahlungsemission verhält sich die Haut ähnlich wie ein schwarzer Körper. Es muß betont werden, daß Wärmeabgabe durch Strahlung wohl von der Hauttemperatur, jedoch *nicht* von der Lufttemperatur abhängig ist. Im Gegensatz zur Wärmeleitung, die in der Regel Wärme in die Umgebung transportiert, kann der strahlungsbedingte Wärmestrom auch körperwärts gerichtet sein. Dies ist beispielsweise bei intensiver Sonneneinstrahlung und kühler Haut der Fall, wobei die Absorption zusätzlich von der Hautpigmentierung beeinflußt wird. Weiße Kleidung kann unter diesen Bedingungen die strahlungsbedingte Wärmeaufnahme etwa auf die Hälfte reduzieren.

Wasserverdunstung. Durch Wasserverdunstung an der Hautoberfläche und in den Atemwegen werden dem Körper erhebliche Wärmemengen entzogen. Dabei gelangt Wasserdampf per diffusionem an die Haut- bzw. Schleimhautoberflächen und wird unmerklich an die Umgebung abgegeben *(Perspiratio insensibilis)*. Auf diese Weise (ohne Schweißsekretion) verliert der Körper täglich etwa *1 l Wasser*, was einer *Wärmeabgabe von 580 kcal* (2,4 MJ) oder einem Drittel des Grundumsatzes entspricht.

Die Wärmeabgabe durch Verdunstung je Flächeneinheit $\dot{Q}_V$ wird vom *Wasserdampfdruck der Haut* (P_H) *und der Luft* (P_L) bestimmt:

(3) $$\dot{Q}_V = \gamma\,(P_H - P_L).$$

Den Proportionalitätsfaktor γ bezeichnet man als *Verdunstungszahl.* Die Wasserdampfdrucke sind vom Wassergehalt und der Temperatur der Haut bzw. der Luft abhängig. Solange die Hauttemperatur höher als die Umgebungstemperatur ist, findet eine Verdunstung auch noch bei einer relativen Luftfeuchte von 100 % statt, da unter diesen Bedingungen der Dampfdruck der Haut den der Luft übersteigt.

Bei höheren Außentemperaturen kommt ein weiterer Mechanismus der Wärmeabgabe durch Verdunstung, die **Schweißsekretion** *(Perspiratio sensibilis)*, zum Tragen. Sie setzt beim ruhenden, unbekleideten Menschen oberhalb einer Umgebungstemperatur von 30 °C ein. Bei äußeren Temperaturen oberhalb der Körpertemperatur kann Wärme fast nur noch auf diesem Wege abgegeben werden, da Leitung und Strahlung für die Wärmeabgabe nicht mehr in Betracht kommen. Die Schweißabsonderung wird durch *cholinerge sympathische Nervenfasern* ausgelöst und stellt einen aktiven Sekretionsvorgang dar.

Anteile der Wärmetransportmechanismen an der Wärmeabgabe. Bei einer Umgebungstemperatur von 20 bis 22 °C, einer Luftfeuchte von 50 % und Windstille tragen die einzelnen Wärmetransportmechanismen mit den in Tab. 14–3 angegebenen Anteilen zu der Wärmeabgabe des Menschen bei. Unter diesen Bedingungen dominieren also die *Wärmestrahlung* sowie die *Wärmeleitung und Konvektion.* Mit zunehmender Umgebungstemperatur nimmt der Anteil von Leitung und Konvektion stetig ab und wird bei Temperaturen über 35 °C vernachlässigbar klein. Im Gegensatz dazu bleibt der Anteil der *Verdunstung* bis zu einer Umgebungstemperatur von etwa 29–30 °C nahezu konstant, um dann bei hohen Temperaturen steil anzusteigen (Schweißsekretion). Auch bei *körperlicher Arbeit,* bei der sich die Kerntemperatur in Abhängigkeit von der Schwere der Arbeit bis zu 2 °C erhöht, nimmt die Wärmeabgabe durch Verdunstung stark zu. Die Wärmeabgabe durch Leitung und Konvektion wird unter Arbeitsbedingungen nur geringfügig reduziert.

Tab. 14–3. Anteile der einzelnen Wärmetransportmechanismen an der Gesamtwärmeabgabe (Umgebungstemperatur 20–22 °C, Luftfeuchte 50 %, Windstille)

Haut		**Atemwege**	
Strahlung	45 %		
Leitung und Konvektion	25 %	Leitung und Ventilation	2 %
Wasserverdunstung	20 %	Wasserverdunstung	8 %
	90 %		10 %

Im Wasser liegen andere Bedingungen für die Wärmeabgabe vor. Die Wärmeverluste durch Strahlung sind sehr gering. Der Wärmeübergang von der Körperoberfläche zum Wasser erfolgt praktisch ausschließlich durch *Leitung und Konvektion.* Infolge der wesentlich größeren *Wärmeübergangszahl des Wassers* verliert der Körper trotz ausgeprägter Verengung der Hautgefäße in kaltem Wasser wesentlich mehr Wärme als in gleichtemperierter Luft. Bereits bei Wassertemperaturen von 20 °C können kritische Wärmeverluste auftreten. Da diese von der Dicke des Unterhautfettgewebes abhängen, kühlen magere Menschen im kalten Wasser schneller aus als Personen mit deutlich ausgeprägtem Fettpolster.

Umweltfaktoren und Wärmeaustausch. Der Wärmeaustausch an der Körperoberfläche wird von einer Reihe von Faktoren beeinflußt, deren Gesamtheit man unter dem Begriff **Klima** zusammenfaßt. Zu diesen Faktoren zählen die *Lufttemperatur,* die *Luftfeuchte,* die *Windgeschwindigkeit* und die *Temperatur anderer strahlender Körper* (z. B. die Temperatur der umgebenden Wände). Alle Faktoren zusammen bestimmen den *Grad der thermischen Belastung* des menschlichen Organismus. Die *Bedeutung der Luftfeuchte* wird dadurch belegt, daß hohe Außentemperaturen bei feuchter Luft schlechter als bei trockener Luft vertragen werden. Dies ist verständlich, wenn man berücksichtigt, daß hohe Luftfeuchte die Wasserverdunstung an der Körperoberfläche einschränkt. Die *Bedeutung der Windgeschwindigkeit* liegt darin, daß sie die Ausdehnung der ruhenden Grenzschicht auf der Körperoberfläche beeinflußt.

14.2.4. Thermoregulation

Aufgabe der Thermoregulation ist es, die Kerntemperatur trotz Schwankungen der Wärmebildung, -aufnahme und -abgabe auf einem Sollwert von im Mittel 37 °C konstant zu halten. Die *Regelgröße* (s. Abb. 14–6) ist die *Kerntemperatur,* deren Istwert von *Thermorezeptoren im Hypothalamus* (s. S. 499 f.) *und im oberen Rückenmark* registriert und an den *Regler,* der ebenfalls *im Hypothalamus* lokalisiert ist, übermittelt wird. Dieser empfängt zusätzlich Informationen von *Kalt-* und *Warmrezeptoren der Haut* (s. S. 557 ff.) und ist

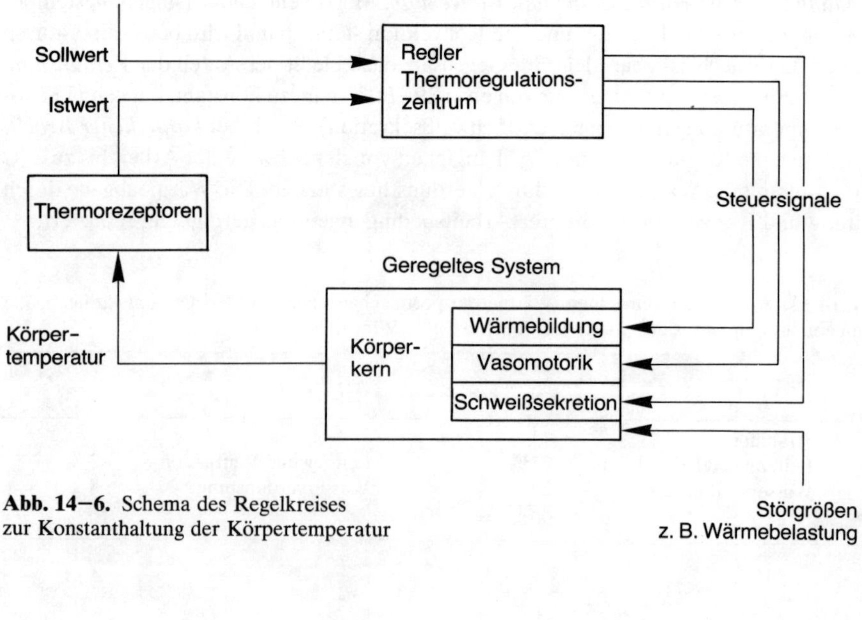

Abb. 14–6. Schema des Regelkreises zur Konstanthaltung der Körpertemperatur

damit in der Lage, auf äußere Wärme- und Kältebelastungen schnell zu reagieren. Treten Abweichungen der *integrierten Temperaturinformationen* von dem vorgegebenen Sollwert auf, so werden über die *Stellgrößen* (nervale Steuerimpulse) die *Stellglieder* der Wärmeregulation aktiviert, wodurch der Istwert wieder auf den Sollwert zurückgeführt wird.

Bei *Wärmebelastung,* wie sie z. B. bei körperlicher Arbeit durch Steigerung der Wärmebildung gegeben ist, werden die inneren Wärmerezeptoren erregt und lösen Gegenregulationsvorgänge aus. Es resultieren eine *vermehrte Schweißbildung* durch Aktivierung der sympathischen Nervenfasern zu den Schweißdrüsen und eine *Steigerung der Hautdurchblutung* durch Vasodilatation.

Bei *Kältebelastung* wird nicht nur die *Wärmeabgabe gedrosselt* (periphere Vasokonstriktion), sondern auch die *Wärmeproduktion erhöht* (Zunahme des Muskeltonus, Muskelzittern).

Das *Neugeborene* kühlt wegen seines großen Oberflächen-Volumen-Verhältnisses und der geringen Fettpolster besonders leicht aus. Es besitzt allerdings eine zusätzliche Regulationsmöglichkeit, die *zitterfreie Wärmebildung.* Sie wird über das sympathische Nervensystem gesteuert, wobei das an den Nervenendigungen abgegebene Noradrenalin die Freisetzung von freien Fettsäuren aus dem *braunen Fettgewebe* stimuliert, deren Oxidation zu einer gesteigerten Wärmebildung führt.

14.2.5. Akklimatisation

Neben kurzzeitigen Anpassungen an Schwankungen der Umgebungstemperatur, die eine Konstanz der Körpertemperatur gewährleisten, kann sich der Organismus auch *langfristig an Kälte und Hitze adaptieren.* Diese chronische Umstellung, die sich in einem Zeitraum von Tagen bis zu mehreren Monaten vollzieht, beruht im wesentlichen auf einer *Ökonomisierung der Temperaturregulation.* Man bezeichnet einen langfristigen Anpassungsvorgang dieser Art als *Akklimatisation* oder *Temperaturadaptation.*

Bei der **Hitzeakklimatisation** nimmt im Verlauf der Anpassung die Schweißabgabe wesentlich zu, der Elektrolytgehalt des Schweißes dagegen erheblich ab, wodurch die Gefahr eines übermäßigen Elektrolytverlustes gemindert wird. Außerdem vermehrt sich die Zahl der aktiven Schweißdrüsen. Der Durst und folglich die Flüssigkeitszufuhr sind bei der Hitzeakklimatisation (z. B. in den Tropen, im Wüstenklima oder während schwerer körperlicher Arbeit) deutlich gesteigert. Die Möglichkeiten einer physiologischen **Kälteakklimatisation** sind wesentlich geringer. Diese beruht vor allem auf einer Erhöhung des Energieumsatzes und damit einer gesteigerten Wärmeproduktion („metabolische Adaptation"). Daneben besteht selbstverständlich die Möglichkeit zur „Verhaltensanpassung" durch Änderung der Kleidung usw.

14.2.6. Pathophysiologie der Thermoregulation

Fieber. Eine regelmäßig auftretende Begleiterscheinung fast aller Infektionen ist das *Fieber.* Bakterielle Produkte und Viren können als sog. *exogene Pyrogene* (fiebererzeugende Stoffe) Fieber auslösen. Die exogenen Pyrogene wirken dabei wahrscheinlich so, daß sie zunächst die Phagozyten (s. S. 156) zur Bildung eines *endogenen Pyrogens* stimulieren, welches anschließend im Thermoregulationszentrum des Hypothalamus den *Sollwert der Körpertemperatur nach oben verstellt,* d. h. es findet – bei intaktem Regelkreis – eine Thermoregulation auf einem höheren Temperaturniveau statt. Unmittelbar *nach Umstellung des Sollwertes auf das höhere Niveau* wirkt die normale Körpertemperatur von 37 °C wie eine Unterkühlungstemperatur. Sie löst eine *Vasokonstriktion* der Hautgefäße, *Kältezittern* („Schüttelfrost") und ein *subjektives Kältegefühl* aus. Beim *Fieberabfall* und damit Rückkehr auf den normalen Sollwert ist der Körper dagegen zu warm. *Schweißausbrüche, Vasodilatation* der Hautgefäße und ein *subjektives Wärmegefühl* kennzeichnen die Entfieberungsphase.

Hyperthermie und Hypothermie. Eine *passive Überwärmung* des Organismus durch Wärmezufuhr bezeichnet man als *Hyperthermie.* Der Sollwert der Kerntemperatur bleibt hierbei unverändert. Der Temperaturanstieg ist dadurch bedingt, daß die *Wärmeabgabemechanismen überlastet* sind. Als obere mit dem Leben noch zu vereinbarende Körpertemperatur wird sowohl für die Hyperthermie als auch für das Fieber ein Wert von 42–43 °C angesehen. Allerdings konnten kurzfristige Überwärmungen auf 43 °C z. T. überlebt werden. Bei langdauernder Hyperthermie mit Temperaturen über 40–41 °C droht wegen der maximalen Weitstellung der Hautgefäße ein *Kreislaufversagen* („Hitzekollaps").

Bei *langdauernder Kälteexposition* kann die Kerntemperatur durch unzureichende Wärmebildung bzw. durch nicht eingeschränkte Wärmeabgabe (z. B. bei alkoholisierten Personen) unter den Sollwert absinken *(Hypothermie).* Bis zu einer Kerntemperatur von 35 °C reagiert der Körper mit Kältezittern und allgemeiner Erregung *(Exzitationsstadium).* Muskelstarre mit Teilnahmslosigkeit und Schläfrigkeit entwickeln sich zwischen 34 und 30 °C *(Adynamiestadium).* Bei Rektaltemperaturen unter 30 °C ist die Sprache beeinträchtigt *(Paralysestadium).* Unterhalb 27–25 °C tritt der Tod meist durch Kammerflimmern ein.

In der Herz- und Gefäßchirurgie wurde vor Einführung der Herz-Lungen-Maschine von der Möglichkeit der *„induzierten Hypothermie"* häufig Gebrauch gemacht, um den Sauerstoff- und Energiebedarf der Gewebe, besonders des Herzens und des Gehirns, zu senken. Die Wiederbelebungszeit des Herzens wird dadurch deutlich verlängert. Natürlich müssen bei der Anwendung dieses Verfahrens die Kälteabwehrmechanismen durch *Narkose* ausgeschaltet sein.

Hitzeschäden. Bei einem *Hitzschlag* handelt es sich um eine schwere Störung der Thermoregulation nach längerer Hitzeeinwirkung in Verbindung mit intensiver Sonneneinstrahlung. Infolge einer unzureichenden Wärmeabgabe kommt es zu einem Wärmestau mit extremem Anstieg der Kerntemperatur. Kennzeichnend für das Krankheitsbild sind eine trockene und heiße Haut sowie Schocksymptome (s. S. 260 ff.) und Bewußtseinstrübung. Bei weiterem Anstieg der Kerntemperatur tritt Bewußtlosigkeit und schließlich bei ca. 43 °C der Tod ein.

Ein *Sonnenstich* entsteht durch direkte Einwirkung langwelliger Sonnenstrahlung auf den ungeschützten Kopf, die zu einem Wärmestau im Kopfbereich und infolge dessen zu einer Reizung der Hirnhäute (Meningismus) führt. Gefährdet sind vor allem Säuglinge und Kleinkinder. Symptome dieser Erkrankung sind heißer Kopf bei meist kühler Körperhaut, Übelkeit und Nackensteifigkeit.

Eine sog. *Hitzeerschöpfung* kann nach längerer Hitzebelastung auftreten, wenn infolge starker Schweißsekretion und ungenügender Flüssigkeitsaufnahme ein extrazellulärer Flüssigkeitsmangel entsteht. Daraus erklären sich die zu beobachtenden Symptome eines Volumenmangelschocks mit peripherer Vasokonstriktion (blasse Haut). Auf Grund der behinderten Wärmeabgabe steigt die Körpertemperatur mäßig an.

Zu *Hitzekrämpfen* kann es bei körperlicher Schwerstarbeit in heißer Umgebung kommen, wenn die Schweißverluste durch Zufuhr kochsalzfreier Flüssigkeit ausgeglichen werden. Dadurch entsteht ein NaCl-Defizit, das Muskelkrämpfe – meist in der beanspruchten Muskulatur – zur Folge hat.

15. Muskulatur und Bindegewebe

15.1. Skeletmuskulatur

Skeletmuskulatur ist dadurch charakterisiert, daß ihre Fasern lichtmikroskopisch eine Folge von hellen und dunklen Streifen quer zur Faserrichtung erkennen lassen (quergestreifte Muskulatur). Sie ist zur schnellen Verkürzung *(Kontraktion)* und Erschlaffung befähigt und dient vor allem der Statik des Knochenskelets und den Gelenkbewegungen *(Skeletmuskulatur)*. Eine Sonderform der quergestreiften Muskulatur stellt die *Herzmuskulatur* dar.

15.1.1. Feinbau der Skeletmuskelfaser

Der *Skeletmuskel* besteht aus Muskelfasern mit einer Dicke von 10–100 μm. Die einzelnen Fasern sind 5–12 cm lang und enthalten mehrere, durch amitotische Teilung entstandene Zellkerne, die direkt unter der Zellmembran (Sarkolemm) liegen. Im Muskel sind die Muskelfasern durch Bindegewebe miteinander zu einer Funktionseinheit zusammengeschlossen.

Strukturen der Muskelfaser. Ein Großteil des Zellvolumens der Muskelfaser wird von den kontraktilen Elementen, den *Myofibrillen* eingenommen, die in parallelen Längsbündeln in die Intrazellularsubstanz der Faser, das *Sarkoplasma,* eingebettet sind. Das

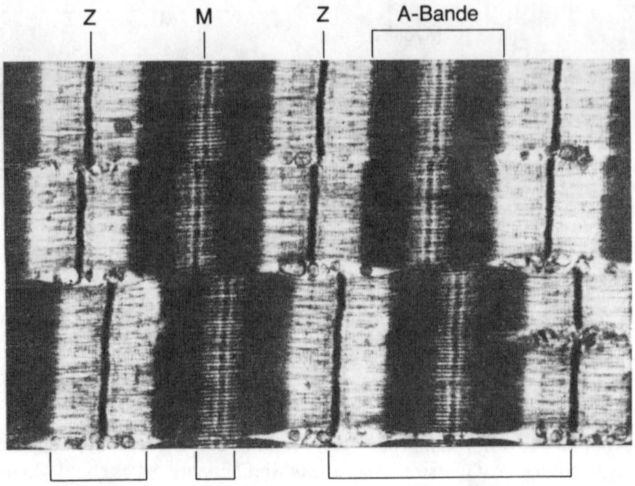

Abb. 15–1. Längsschnitt durch Myofibrillen eines quergestreiften Muskels, nach HUXLEY (Elektronenmikroskopische Aufnahme, Vergrößerung etwa 18500fach)

Sarkoplasma ist reich an Glykogen, glykolytischen Enzymen, ATP, Kreatinphosphat und anorganischen Elektrolyten. Besonders aktive Muskeln enthalten viele *Mitochondrien,* die entlang den Myofibrillen angeordnet sind. Weiterhin findet sich in den Muskelzellen (Muskelfasern) ein hochdifferenziertes *endoplasmatisches (sarkoplasmatisches) Retikulum.*

Myofibrillen. Die Myofibrillen sind langgestreckte, etwa 1 µm dünne Strukturen, die Zonen unterschiedlicher Lichtdurchlässigkeit aufweisen, welche sich im Abstand von 2,3 µm wiederholen (s. Abb. 15–1). Durch diese Anordnung von abwechselnd hellen und dunklen Banden entsteht bei lichtmikroskopischer Betrachtung das Bild einer Querstreifung. Die heller erscheinende Bande *(I-Bande)* ist im polarisierten Licht isotrop (schwach doppelbrechend), die dunklere Bande *(A-Bande)* ist anisotrop (stark doppelbrechend). Die Doppelbrechung beruht auf einer regelmäßigen Anordnung kleinster Strukturelemente in den Muskelfasern. Die I-Bande wird durch eine dichte Querlinie, die *Z-Linie,* in zwei Abschnitte unterteilt. Der zentrale Teil der A-Bande, die *H-Zone,* ist weniger dicht als der übrige Teil und wird durch die *M-Linie* in der Mitte unterteilt. Letztere stellt ein Maschenwerk aus Gerüsteiweißen dar, welches vermutlich das Bündel der dicken Filamente im Zentrum zusammenhält. An den Z-Linien sind die Aktinfilamente (s. u.) wie Borsten an einer Bürste befestigt.

Als **Sarkomer** bezeichnet man den von zwei Z-Linien begrenzten Bezirk einer Muskelfaser, d. h. die sich wiederholende longitudinale kleinste funktionelle und morphologische Einheit.

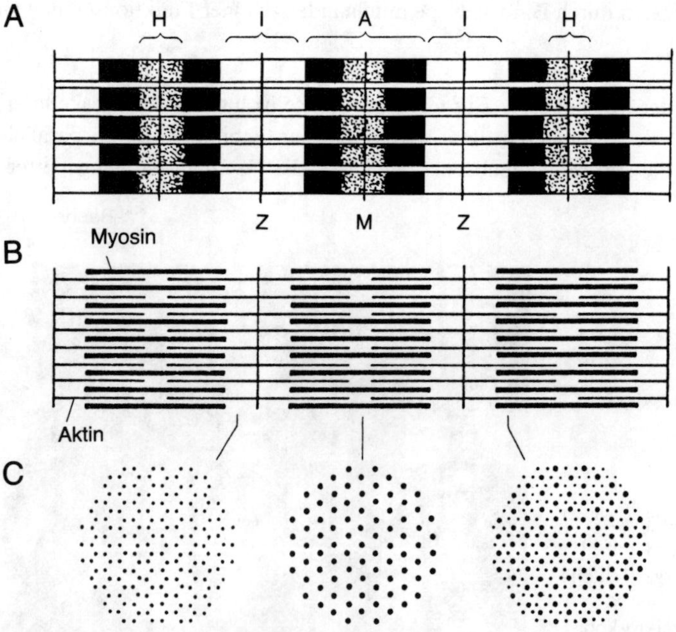

Abb. 15−2. Zuordnung der Querstreifung zur Ultrastruktur einer Myofibrille in schematischer Darstellung; A Querstreifung; B Myosinfilamente (dick) und Aktinfilamente (dünn); C Querschnittbilder der Filamente in verschiedenen Sarkomer-Abschnitten

Ultrastruktur der Myofibrillen. Elektronenmikroskopische Untersuchungen haben gezeigt, daß jede Myofibrille aus vielen parallel gelagerten dicken und dünnen *Filamenten* besteht. Die I-Bande enthält ausschließlich dünne Filamente (Durchmesser ca. 5 nm), dickere Filamente (Durchmesser ca. 15 nm) finden sich nur in der A-Bande und sind hier etwa 45 nm voneinander entfernt. Im Querschnitt der Myofibrille ergibt sich aus der Anordnung der unterschiedlich dicken Filamente ein regelmäßiges *hexagonales Muster,* wobei im Überlappungsbereich jedes einzelne dicke Filament von sechs dünnen Filamenten umgeben ist (s. Abb. 15–2).

Filamentproteine. Neben 30 % wasserlöslichen intrazellulären Proteinen (Albumin, Myoglobin u. a.) enthalten die Muskelfasern wasserunlösliche Proteine (Filamentproteine oder Strukturproteine).

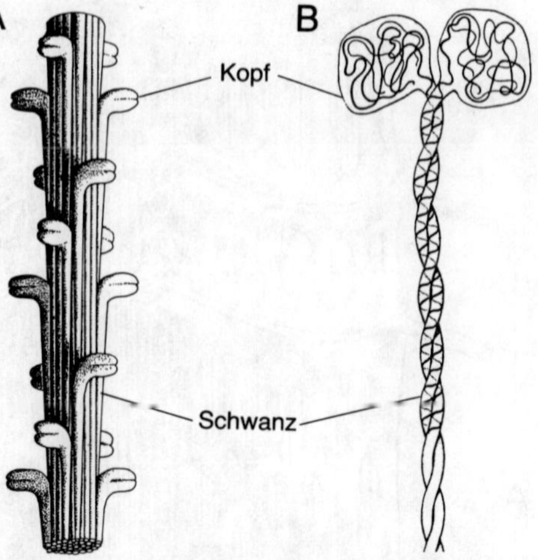

Abb. 15–3. Ausschnitt aus einem Myosinfilament (A), modifiziert nach Krstić; schematische Darstellung eines Myosinmoleküls (B) mit zwei globulären Kopfteilen und einem (150 nm langen) Schwanzteil

Die *dicken Filamente* sind aus aggregierten *Myosin-Molekülen* (Molekulargewicht ca. 500 000) aufgebaut. **Myosin** stellt ein langes, asymmetrisches Molekül aus einem dünnen Schwanzteil und zwei Kopfteilen dar (s. Abb. 15–3). Die *Schwanzteile,* die im Zentrum der Filamente liegen, bestehen aus helikal umeinander gewundenen Polypeptidketten. Die *Kopfteile,* bei denen die Ketten auseinanderweichen und verknäuelte Strukturen bilden, ragen als seitliche Fortsätze aus den Filamenten heraus.

Die Proteine der *dünnen Filamente* sind **Aktin, Troponin** und **Tropomyosin.** Die kugelförmigen Aktinmoleküle lagern sich infolge hydrophober Wechselwirkungen zu einer Kette zusammen. Je zwei dieser Ketten sind in der Längsrichtung der dünnen Filamente umeinander gewunden (s. Abb. 15–4). In den Rinnen zwischen den Aktinketten liegen die „Regulatorproteine" *Troponin* und *Tropomyosin.*

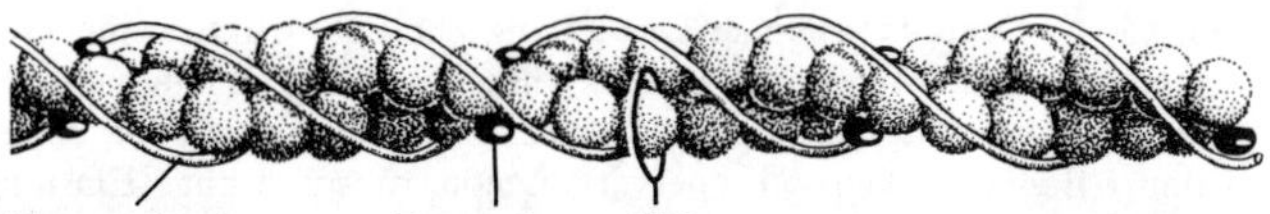

Abb. 15–4. Ausschnitt aus einem dünnen Filament mit kugelförmigen Aktinmolekülen und den „Regulatorproteinen" Troponin und Tropomyosin, modifiziert nach Krstić

Sarkotubuläres System. Das Sarkoplasma der quergestreiften Muskelfasern wird von dem *sarkotubulären System* durchzogen. Es handelt sich dabei um zwei getrennte Systeme feiner Kanälchen, die als *transversales* und *longitudinales System* bezeichnet werden.

Das röhrenförmige **transversale System** *(T-System)* stellt Einstülpungen der Außenmembran in das Innere der Muskelfaser dar. Es kommuniziert mit dem Extrazellularraum und verläuft senkrecht zur Faserachse (s. Abb. 15–5). Die dünnen Schläuche dieses Systems umgeben die einzelnen Myofibrillen im Bereich der I-Bande.

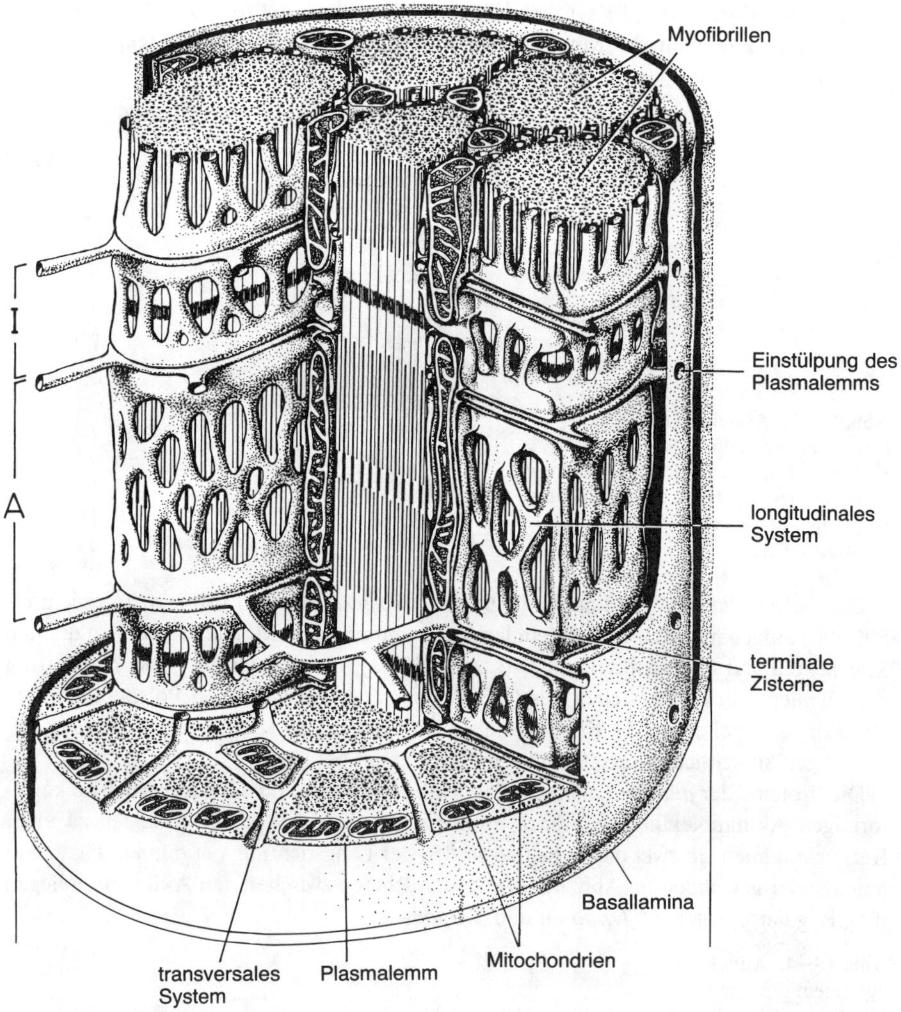

Abb. 15–5. Dreidimensionale Darstellung der Feinstruktur einer Skeletmuskelfaser, modifiziert nach Krstić. Jede Myofibrille wird von einem vorwiegend längsverlaufenden Röhrensystem (longitudinalen System des sarkoplasmatischen Retikulums) umhüllt. Jeweils an der Grenze zwischen A- und I-Bande senken sich querverlaufende, röhrenförmige Einstülpungen des Plasmalemms in das Innere der Muskelfaser (transversales System)

Das **Longitudinalsystem** *(sarkoplasmatisches Retikulum)* verläuft parallel zu den Myofibrillen und damit senkrecht zum T-System. Es bildet zwischen den Fibrillen ein dreidimensionales Röhrensystem und kommunziert nicht mit dem Extrazellularraum (s. Abb. 15–5). Dieses Hohlraumsystem besitzt in unmittelbarer Nachbarschaft der T-Einstülpungen zisternenartige Erweiterungen *(terminale Zisternen)*.

15.1.2. Neuro-muskuläre Erregungsübertragung

Die fortgeleitete Erregung einer Nervenfaser wird über die **motorische Endplatte** auf die Muskelfaser übertragen. In der Regel besitzt jede Muskelfaser nur eine motorische Endplatte, die im mittleren Drittel der Faser liegt.

Bau der motorische Endplatte. An der motorischen Endplatte (neuromuskulären Synapse) unterscheidet man eine *präsynaptische Nervenendigung* und einen *postsynaptischen, muskulären Anteil,* die durch einen 10–20 nm breiten *synaptischen Spalt* voneinander getrennt sind (s. Abb. 15–6).

Nach Verlust der Myelinscheide ziehen die motorischen Axone zu den einzelnen Muskelfasern, wobei sich die Nervenfasern in eine größere Zahl von kolbigen Endabschnitten aufteilen, die in Rinnen der Muskelfaseroberfläche liegen. Diese Endabschnitte sind reich an Mitochondrien und kleinen Bläschen *(Vesikel)*, die **Acetylcholin** enthalten.

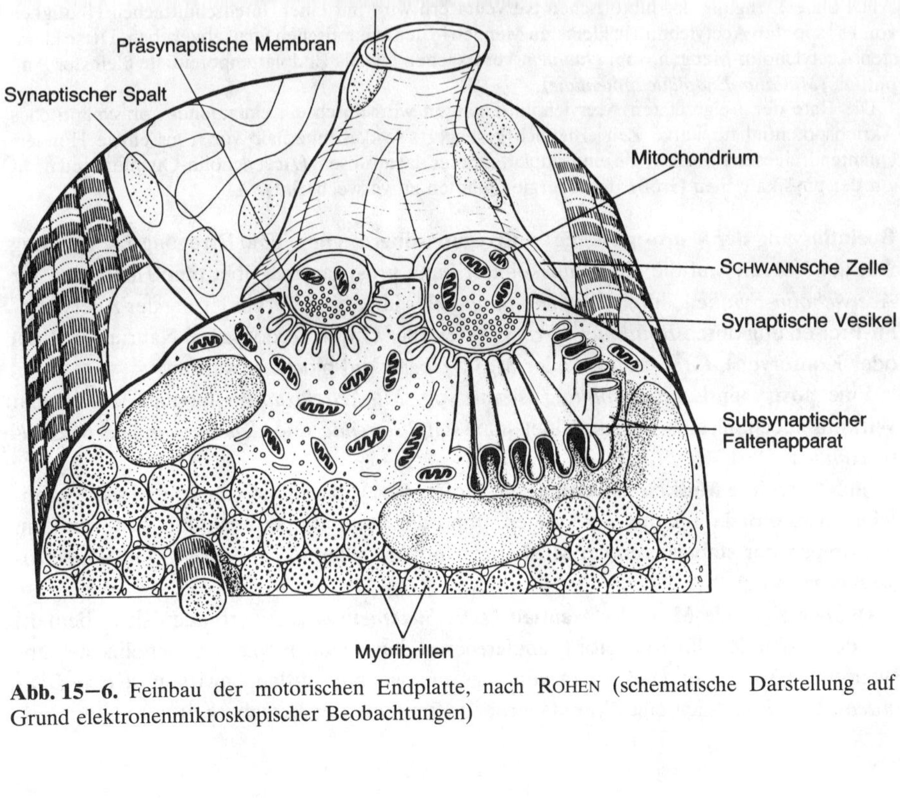

Abb. 15–6. Feinbau der motorischen Endplatte, nach ROHEN (schematische Darstellung auf Grund elektronenmikroskopischer Beobachtungen)

Die Nervenfasern enden mit der *präsynaptischen Membran,* die sich in Einfaltungen der Muskelfasermembran *(subsynaptischen Membran)* einsenkt. Durch diese Auffaltung wird die Kontaktfläche von Nerv und Muskel stark vergrößert.

Transmitter-Freisetzung. Erreicht eine Erregung die Endabschnitte des Axons, wird aus den Vesikeln in Anwesenheit von Ca^{++} explosionsartig *Acetylcholin* (ACh) in den synaptischen Spalt freigesetzt, das an der subsynaptischen Membran mit (molekularen) *Rezeptoren* reagiert. Durch die Bildung eines Acetylcholin-Rezeptor-Komplexes wird die Permeabilität der subsynaptischen Membran vor allem für kleine Kationen (Na^+ und K^+) erhöht und dadurch eine *Depolarisation* ausgelöst (s. S. 100). Diese lokale Depolarisation wird als **Endplattenpotential** bezeichnet.

Endplattenpotential und Aktionspotential. Die Endplattenpotentiale breiten sich elektrotonisch in die Umgebung der subsynaptischen Membran aus. Im gesunden Muskel in situ sind die Endplattenpotentiale immer *überschwellig,* d. h. jedes präsynaptische Aktionspotential löst am Muskel eine Erregung aus, die sich über die Muskelfasermembran in den Abschnitt außerhalb des Endplattenbereiches ausbreitet.

Acetylcholin wirkt normalerweise nur für sehr kurze Zeit (1–2 ms), da es entweder durch das Enzym *Acetylcholinesterase* zu den unwirksamen Substanzen Cholin und Essigsäure hydrolysiert wird, oder ungespalten in das Blut gelangt, wo es durch eine unspezifische Cholinesterase gespalten wird.

Auch ohne Erregung der motorischen Nervenfasern wird mit einer durchschnittlichen Häufigkeit von $1\ s^{-1}$ spontan Acetylcholin in kleinsten Mengen in den synaptischen Spalt abgegeben. Diese kleinsten Acetylcholin-Mengen, sog. *Quanten,* verursachen jeweils Endplattenpotentiale kleinster Amplitude *(Miniatur-Endplattenpotentiale).*

Die Rate der freigesetzten Acetylcholin-Quanten wird durch ein einlaufendes präsynaptisches Aktionspotential für kurze Zeit erheblich gesteigert, so daß innerhalb von 1 ms einige Hundert Quanten freigesetzt werden, die ein Endplattenpotential auslösen. (Acetylcholin-Quanten sind nicht mit der physikalischen Größe der Energie-Quanten zu verwechseln!).

Beeinflussung der neuro-muskulären Erregungsübertragung. Die Erregungsübertragung von der Nerven- auf die Skeletmuskelfaser kann **präsynaptisch** über eine *Hemmung der Acetylcholin-Synthese* durch *Hemicholinium* oder über eine Verhinderung der Acetylcholin-Freisetzung durch *Botulinus-Toxin* (bakterielles Gift in verdorbenen Nahrungsmitteln oder Konserven), *Ca^{++}-Mangel* oder *Mg^{++}-Überschuß* blockiert werden.

Eine **postsynaptische** *Hemmung* ist mit sog. *Muskelrelaxantien* möglich. Nach dem Wirkungsmechanismus unterscheidet man *stabilisierende* und *depolarisierende Muskelrelaxantien.*

Stabilisierende Muskelrelaxantien sind Stoffe, die Acetylcholin von seinem subsynaptischen Rezeptor kompetitiv verdrängen, ohne die Membranpermeabilität zu verändern. Prototypen der stabilisierenden Muskelrelaxantien stellen *d-Tubocurarin* und *Pancuroniumbromid* dar.

Depolarisierende Muskelrelaxantien (z. B. *Suxamethonium*) verbinden sich ebenfalls mit dem Acetylcholin-Rezeptor, depolarisieren dabei jedoch wie Acetylcholin die subsynaptische Membran. Da sie aber nur langsam abgebaut werden, bewirken sie eine *Dauerdepolarisation.* Nach einer kurzdauernden Zunahme der Erregbarkeit mit ungeordneten Muskelzuckungen können hierbei an der stark depolarisierten Membran keine weiteren Aktionspotentiale mehr entstehen.

Cholinesterasehemmstoffe vom Physostigmintyp (z. B. *Eserin, Neostigmin, Pyridostigmin)* verhindern durch Blockade der Cholinesterase eine Spaltung des Acetylcholins. Damit kommt es zu einer *Erhöhung der Acetylcholinkonzentration,* die zu einer Dauerdepolarisation der subsynaptischen Membran und damit zu einer Blockade der Erregungsübertragung führt. Bei Vorliegen eines Blocks durch stabilisierende Muskelrelaxantien kann die neuro-muskuläre Erregungsübertragung durch Gabe dieser reversiblen Cholinesterasehemmstoffe wieder hergestellt werden.

Verschiedene *Phosphorsäureester* (Organophosphate) sind *irreversible Cholinesterasehemmstoffe* (z. B. E 605 und einige Nervengase). Sie führen ebenfalls zur Dauerdepolarisation vieler cholinerger Synapsen, wodurch typische Vergiftungserscheinungen auftreten (Lähmung der Atmungsmuskulatur, Bradykardie und u. U. Herzstillstand).

15.1.3. Elektromechanische Kopplung und Kontraktion

Auslösung der Kontraktion. Die einlaufende Erregung wird über das T-System in das Innere der Muskelfaser geleitet. Das Aktionspotential springt dann im Bereich des engen Kontaktes mit dem longitudinalen System auf dieses über und bewirkt eine *Freisetzung von gespeicherten Calciumionen aus den terminalen Zisternen.* Dadurch erhöht sich die Konzentration des freien Ca^{++} im Sarkoplasma von etwa 10^{-8} auf ca. 10^{-5} mol/l. Nach der Freisetzung aus den Zisternen des longitudinalen Systems lösen die Ca^{++}-Ionen den Kontraktionsprozeß (s. u.) an der Muskelfaser aus.

Faserverkürzung (Filament-Gleit-Theorie). Der Kontraktionsprozeß besteht darin, daß die *Myosin- und Aktinfilamente teleskopartig ineinandergezogen werden,* ohne daß sich dabei die Länge der einzelnen Filamente ändert *(Filament-Gleit-Theorie).* Wie Abb. 15−7, C zeigt, werden hierbei die Z-Streifen einander genähert, während die Breite der A-Bande konstant bleibt. Bei einer *passiven Dehnung* der Muskelfaser treten die dünnen Filamente aus der A-Bande heraus, wodurch sich die I-Bande und die H-Zone verbreitern (s. Abb. 15−7, A).

Molekulare Grundlagen der Kontraktion. Das beschriebene Ineinandergleiten wird durch eine *Interaktion zwischen Myosin, Aktin und Adenosintriphosphat (ATP)* bewirkt. Hierbei kommt den intrazellulären *Ca^{++}-Ionen* eine besondere Bedeutung zu, denn sie stellen den auslösenden bzw. steuernden Faktor der Kontraktion dar *(Trigger-Funktion der Ca^{++}-Ionen).* Diese Funktion wird aus der Feinstruktur der Aktinfilamente verständlich. Wie bereits auf S. 457 beschrieben wurde, besteht das etwa 1μm lange und 5 nm dicke Aktinfilament aus zwei umeinander gewundenen Ketten von perlförmigen Aktinmonomeren. In regelmäßigen Abständen von etwa 40 nm sind diese Aktinketten mit kugeligen *Troponinmolekülen* besetzt, während in den Längsrinnen zwischen den Ketten Fäden aus *Tropomyosin* verlaufen. Letztere sind bei Abwesenheit von Ca^{++}-Ionen, d. h. im erschlafften Zustand der Myofibrillen, so gelagert, daß sie ein Haften der Myosinköpfe, der sog. *Querbrücken,* an den Aktinfilamenten unmöglich machen. Bei Einwir-

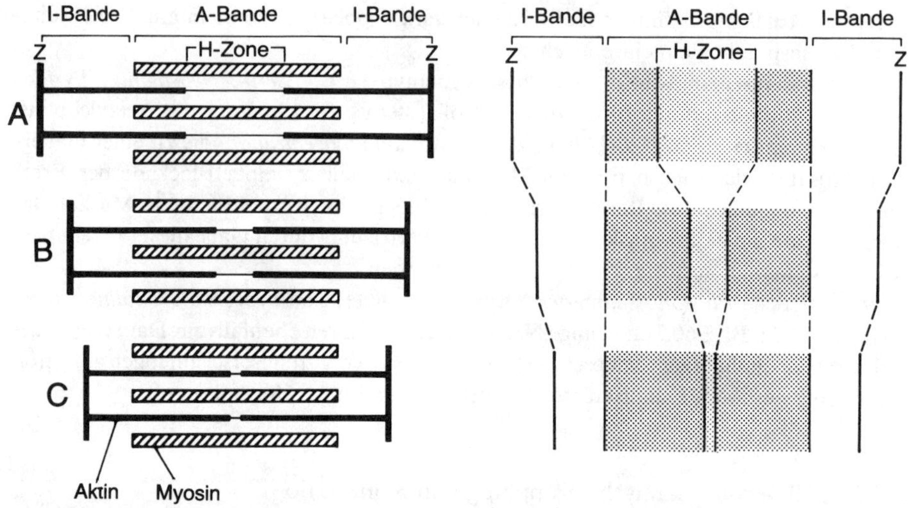

Abb. 15–7. Teleskopartige Verschiebung der längenkonstanten Aktin- und Myosinfilamente gegeneinander (links) und zugehörige Veränderungen der Fibrillenbanden (rechts) bei passiver Dehnung (A) und aktiver Kontraktion (C). B Fibrille im erschlafften Zustand

kung der aktivierenden Ca^{++}-Ionen rutschen dann die Tropomyosinfäden so tief in die Rinnen zwischen den Aktinsträngen, daß die Haftstellen für die Myosinquerbrücken freiwerden. Hierdurch können sich die Myosinbrücken an die Aktinfilamente anheften (s.Abb. 15–8).

Der *Triggereffekt* der Ca^{++}-Ionen wird durch deren Bindung an Troponin ausgelöst, wobei das Troponinmolekül so weit deformiert wird, daß dieses seinerseits das Tropomyosin in die Längsrinne des Aktindoppelstrangs „drückt".

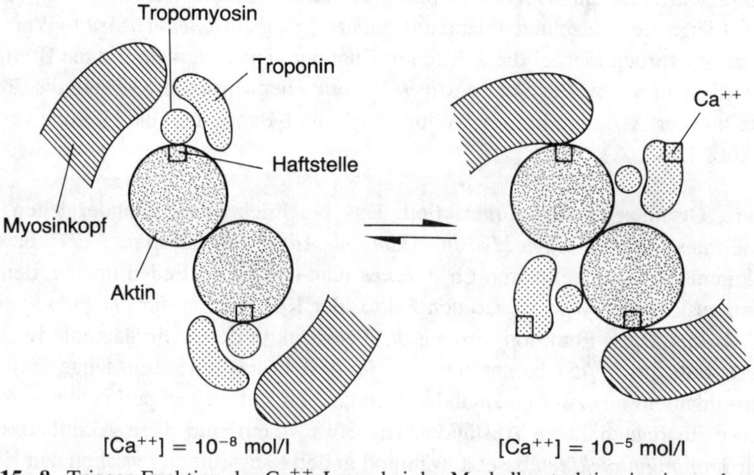

Abb. 15–8. Trigger-Funktion der Ca^{++}-Ionen bei der Muskelkontraktion in einer schematischen Darstellung der quergeschnittenen Filamente. Ca^{++}-Ionen werden an Troponin gebunden, worauf Tropomyosin in die Rinne des Aktindoppelstranges gleitet und die Haftstelle für die Querbrücken freigibt

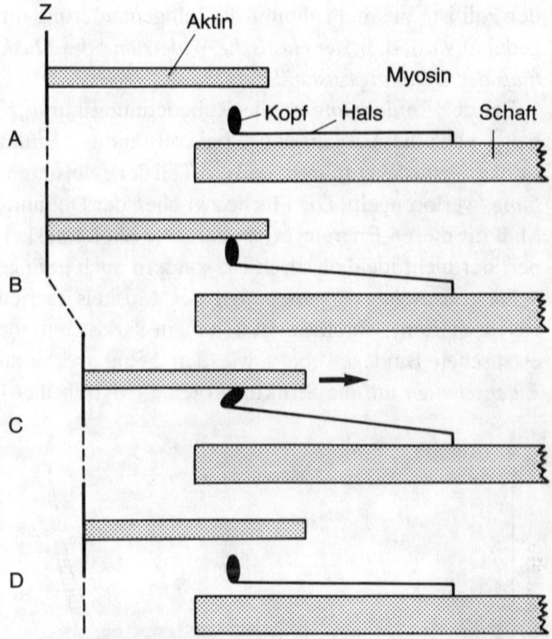

Abb. 15–9. Phasen der Querbrückenbildung und Filamentverschiebung in schematischer Darstellung. A Ausgangsstellung der Filamente in Anwesenheit von ATP; B Spaltung von ATP und Querbrückenbildung zwischen Myosinkopf und Aktinfilament; C Kippen der Querbrücke um 45° und Verschieben des Aktinfilaments zur Sarkomermitte; D Lösen des Myosinkopfes durch ATP

Bei der Querbrückenbildung heften sich die Myosinköpfe über nicht kovalente Bindungskräfte (z. B. Nebenvalenzen, H-Brücken) so an das Aktin an, daß ihre Längsachse senkrecht zur Achse des Aktinfilaments steht (s. Abb. 15–9). Dabei wird das an Myosin gebundene ATP hydrolytisch in ADP und Phosphat gespalten, wodurch der Aktin-Myosin-Komplex in eine stabile Lage übergeht; die Querbrücke wird hierbei *um 45° geneigt* und damit das Aktinfilament um etwa 10–14 nm zur Sarkomermitte verschoben. In dieser Schrägstellung würde die Querbrücke verbleiben, wenn sie nicht durch ungespaltenes, an die Myosinköpfe gebundenes ATP wieder in ihre Ausgangsposition zurückgebracht würde. Die Myosinköpfe ihrerseits wirken dann in Gegenwart von Mg^{++} als ATPase und spalten ATP, wonach ein neuer Zyklus der Querbrückenbildung beginnen kann. *Die Aktinfilamente werden somit durch eine Folge von ruderartigen Bewegungen der Myosinköpfe in die Myosinfilamente hineingezogen.*

Der Kontraktionsvorgang wird dadurch beendet, daß die Calciumionen aus dem Sarkoplasma wieder in das longitudinale System aufgenommen werden.

15.1.4. Mechanik der Muskelkontraktion

Dehnbarkeit des ruhenden Muskels. Wirkt auf einen ruhenden Muskel eine Zugkraft ein, so führt dies zu einer Längenänderung, deren Ausmaß im wesentlichen vom *elastischen Widerstand* des Gewebes abhängt. In Abb. 15–10 ist die Beziehung zwischen der *einwirkenden Kraft* K und der *Muskellänge* l quantitativ dargestellt. Diese sog. **Ruhedehnungskurve** zeigt, daß keine Proportionalität zwischen den beiden Größen besteht, wie das beispielsweise bei einer mäßig gespannten Stahlfeder nach dem HOOKEschen Gesetz der Fall ist. Vielmehr nimmt die Längenänderung um so mehr ab, je weiter der Muskel gedehnt wird, d. h. *der elastische Widerstand des Muskelgewebes erhöht sich mit dem Ausmaß des Dehnungszustandes.*

Bei der *Entdehnung* ist die Ruhedehnungskurve zu größeren Längenwerten verschoben, so daß die Ausgangslänge bei vollständiger Entlastung nicht mehr erreicht wird. Dies ist darauf zurückzuführen, daß ein Teil der geleisteten Dehnungsarbeit durch *„innere Reibung"* verlorengeht. Die Fläche zwischen der Dehnungs- und Entdehnungskurve stellt ein Maß für diesen Energieverlust dar. Der Skeletmuskel verhält sich demnach wie ein Körper, der nicht ideal elastisch ist, sondern auch geringe *plastische Eigenschaften* aufweist.

Die *elastischen Eigenschaften* des Muskels (serien-elastische und parallel-elastische Eigenschaften) schreibt man u. a. dem Sarkolemm, dem longitudinalen System und dem elastischen Bindegewebe sowie den Sehnenverbindungen zu, während die *plastischen Eigenschaften* auf die Strukturproteine (Myofibrillen) zurückgeführt werden.

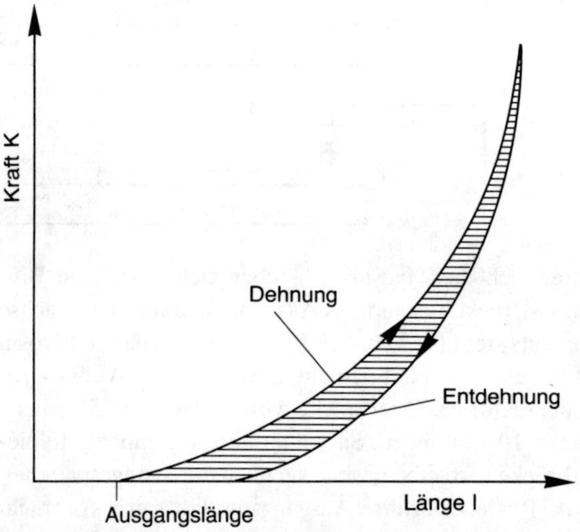

Abb. 15–10. Ruhedehnungskurve des Muskels im Kraft-Längen-Diagramm bei Dehnung und Entdehnung. Die schraffierte Fläche ist ein Maß für den Energieverlust, der bei Belastung und nachfolgender Entlastung auftritt

Muskelzuckung. Auf eine überschwellige Reizung antwortet der Muskel – nach einem kurzen Zeitintervall *(Latenzzeit)* – mit einer einzelnen *Zuckung.* Man versteht darunter eine *schnelle Verkürzung (Kontraktion)* mit nachfolgender *Erschlaffung.*

Der Verlauf und die Dauer einer Muskelzuckung variieren bei den verschiedenen quergestreiften Muskeln in einem weiten Bereich. Die *Zuckungsdauer* der schnellen Augenmuskeln beträgt nur etwa 10 ms; die raschen *(phasischen)* Fasern der „weißen" Muskeln (geringer Myoglobingehalt) haben eine Zuckungsdauer von 30–40 ms; die langsameren *(tonischen)* Fasern der „roten" Muskeln (hoher Myoglobin- und Mitochondriengehalt) eine von etwa 100 ms. Auf die Phase der Verkürzung bzw. des Spannungsanstiegs entfallen etwa 20–30% der gesamten Zuckungsdauer.

Kontraktionsformen. Muskelkontraktionen laufen unter Verkürzung der kontraktilen Elemente bei gleichzeitiger Anspannung der Fasern ab, die in Serie zu den kontraktilen Abschnitten angeordnet sind. Nach den äußeren Bedingungen unterscheidet man die folgenden Muskelkontraktionsformen:

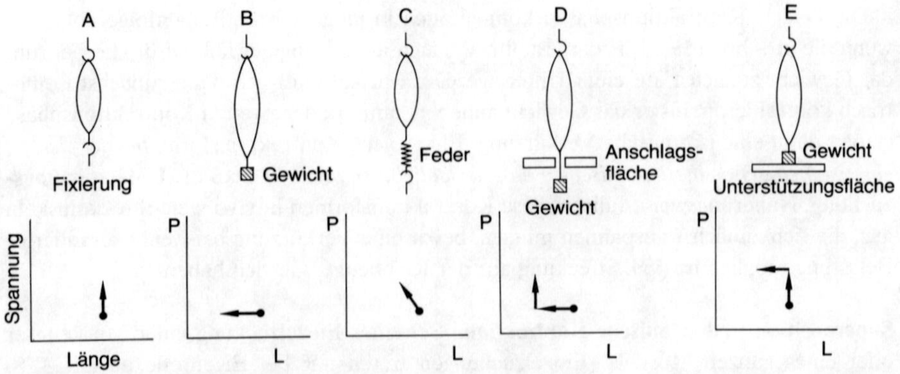

Abb. 15–11. Kontraktionsformen des Muskels unter verschiedenen äußeren Bedingungen, modifiziert nach BRECHT. Oben: mechanische Bedingungen; unten: Kontraktionskurven im Spannungs-Längen-Diagramm. A isometrische Kontraktion; B isotonische Kontraktion; C auxotonische Kontraktion; D Anschlagszuckung; E Unterstützungszuckung

- *isometrische Kontraktion,*
- *isotonische Kontraktion,*
- *auxotonische Kontraktion,*
- *Anschlagszuckung,*
- *Unterstützungszuckung*

Eine **isometrische Kontraktion** (Spannungsentwicklung ohne merkliche Veränderung der Muskellänge) liegt dann vor, wenn ein Muskel an seinen beiden Enden fixiert ist und zur Kontraktion veranlaßt wird (s. Abb. 15–11, A). Hierbei überträgt sich die Kraft der kontraktilen Abschnitte über die serienelastischen Elemente auf die Muskelenden.

Verkürzt sich ein Muskel dagegen bei gleichbleibender Spannung, spricht man von einer **isotonischen Kontraktion.** Eine isotonische Kontraktion liegt z. B. dann vor, wenn an einem Muskel ein Gewicht hängt, das er bei seiner Verkürzung anhebt (s. Abb. 15–11, B).

Die beiden erwähnten Kontraktionsformen stellen Grenzfälle dar, die beim quergestreiften Muskel äußerst selten auftreten. Normalerweise findet man Kontraktionsformen, bei denen *gleichzeitig* eine Verkürzung und eine Spannungsänderung auftreten (s. Abb. 15–11, C). Eine solche **auxotonische Kontraktion** liegt z. B. vor, wenn ein Muskel während der Verkürzung eine Feder spannt.

Unter besonderen Bedingungen ist es möglich, daß Längen- und Spannungsänderungen eines Muskels *nacheinander* ablaufen. Wenn im Experiment ein isolierter, mit einem Gewicht belasteter Muskel zur Kontraktion veranlaßt wird, so erfolgt zunächst eine isotonische Verkürzung. Sobald nun das Gewicht an ein Hindernis anschlägt, ist der Muskel in der zweiten Phase zu einer isometrischen Spannungsentwicklung gezwungen. Eine solche Kontraktionsform, *bei der auf eine isotonische eine isometrische Phase* folgt, wird als **Anschlagszuckung** bezeichnet (s. Abb. 15–11, D). Ein Beispiel hierfür bietet in vivo die Kaumuskulatur, die sich zunächst verkürzt und nach der Bewegungshemmung isometrisch kontrahiert.

Die beiden Kontraktionsphasen können auch in umgekehrter Reihenfolge ablaufen, wenn die in Abb. 15–11, E dargestellte Versuchsanordnung gewählt wird. Hierbei ruht das Gewicht zunächst auf einer Unterlage. Der Muskel muß sich dann zunächst isometrisch kontrahieren, bis er das Gewicht anheben kann. In der zweiten Kontraktionsphase erfolgt dann eine isotonische Verkürzung. Eine solche Kontraktionsform, *bei der sich an eine isometrische eine isotonische Phase anschließt,* bezeichnet man als **Unterstützungszuckung.** Näherungsweise führen diese Kontraktionsformen in vivo viele Streckmuskeln aus, die sich zunächst anspannen müssen, bevor eine Verkürzung bei wenig veränderter Belastung möglich ist (vgl. Streckung aus der Kniebeuge, Gewichtheben).

Superposition und tetanische Kontraktion. Bei einer Einzelzuckung einer Muskelfaser oder eines ganzen Muskels (Einzelzuckungen treten nur bei Eigenreflexen auf; s. S. 507 ff.) resultiert nie eine maximale Verkürzung. Diese wird erst durch eine Summation rasch aufeinanderfolgender Zuckungen erreicht.

Da der relativ langsame Kontraktionsmechanismus schon während der Verkürzung der kontraktilen Elemente erneut aktiviert werden kann, sind kurz aufeinanderfolgende Reize in der Lage, die Kontraktion zu verstärken. Eine solche Verstärkung der Kontraktion bezeichnet man als *Superposition.* Die günstigsten Bedingungen für eine Superposition liegen vor, wenn der zweite Reiz auf dem Gipfel der ersten Zuckung wirksam wird. Die Zuckungshöhe bei isotoner Kontraktion- bzw. die Spannungsentwicklung bei isometrischer Kontraktion können unter diesen Bedingungen fast doppelt so groß werden wie bei der Einzelzuckung.

Verringert man den Reizabstand, so daß die einzelnen Reizantworten ineinander übergehen, entwickelt sich eine *Dauerverkürzung* oder *tetanische Kontraktion (Tetanus).* Die isotonische Verkürzung bzw. isometrische Spannungsentwicklung kann während einer tetanischen Kontraktion etwa *3–4 mal größer* sein als bei Einzelzuckungen. Alle normalerweise durchgeführten *willkürlichen Kontraktionen* des Skeletmuskels sind tetanischer Natur.

Beim sog. *unvollkommenen Tetanus* treten zwischen den einzelnen Kontraktionsgipfeln noch geringe, unvollkommene Erschlaffungen auf, während beim *vollkommenen* oder *glatten Tetanus* keine Zeichen einer Erschlaffung mehr erkennbar sind. Die niedrigste Erregungsfrequenz, bei der ein glatter Tetanus auftreten kann, wird *Verschmelzungs- oder Fusionsfrequenz* genannt. Sie liegt beim Menschen je nach Art der Muskeln zwischen 50 und 250 Hz, wobei phasische Muskeln erst bei höheren Reizfrequenzen, tonische Muskeln schon bei relativ niedrigen Frequenzen einen glatten Tetanus aufweisen.

Der hier verwendete Begriff „Tetanus“ darf nicht verwechselt werden mit der gleichbezeichneten Infektionskrankheit, die durch das Neurotoxin des Tetanuserregers ausgelöst wird.

Muskelkraft, -arbeit und -leistung. Von jedem Punkt der Ruhedehnungskurve (s. S. 463 f.) aus kann der Muskel unter verschiedenen Bedingungen zur maximalen Kontraktion veranlaßt werden. Trägt man die so erhaltenen Gipfelpunkte der isometrischen und isotonischen Kontraktionen, d. h. die jeweilige maximale Kraftentwicklung bzw. Verkürzung in Abhängigkeit von der Vordehnung des Muskels, auf und verbindet die zusammengehörigen Punkte, so erhält man die Kurve der **isometrischen Maxima** (Kurve A) und der **isotonischen Maxima** (Kurve B) im sog. *Kraft-Längen-Diagramm.* Die maximale isometrische Spannungsentwicklung nimmt hierbei mit steigender Belastung

Abb. 15–12. Ruhedehnungskurve (D) sowie Kurven der isometrischen (A) und der isotonischen (B) Maxima im Kraft-Längen-Diagramm. Bei einer bestimmten Vordehnung (P) erreicht die isometrische Kontraktion (senkrechter gestrichelter Pfeil) den Punkt a und die isotonische Kontraktion (waagrechter gestrichelter Pfeil) den Punkt b. Zwischen a und b verläuft die Kurve der Unterstützungsmaxima, die der Vordehnung P zugeordnet ist. Die eingezeichneten Rechtecke entsprechen der Muskelarbeit bei drei Unterstützungskontraktionen mit unterschiedlicher Hublast

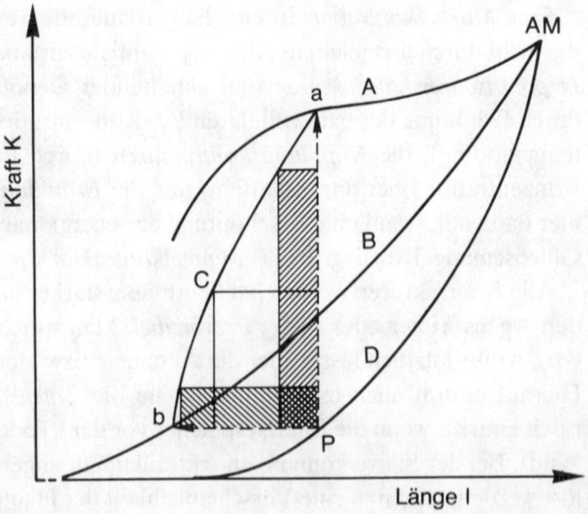

(Vordehnung) zunächst zu, erreicht bei einer mittleren Vordehnung ein Maximum, nimmt dann wieder ab und erreicht im Punkt der *„absoluten Muskelkraft"* (Punkt AM) den Wert Null. Auch bei isotonischen Kontraktionen beobachtet man ein ähnliches Verhalten. Die Kurve der **Unterstützungsmaxima** (Kurve C) liegt zwischen den beiden anderen Kurven, da sie beide Kontraktionsformen vereinigt.

Die **maximale Muskelkraft** entspricht dem größten Gewicht, das der Muskel gerade noch heben kann. Sie beträgt für die Wadenmuskulatur eines kräftigen jungen Mannes etwa 700 kg, für die Kaumuskulatur etwa 400 kg. Die auf den Querschnitt der Muskelfaser bezogene **absolute Muskelkraft** kann bis zu 10 kg/cm² betragen.

Die Rechtecke in Abb. 15–12 stellen als Produkt von Kraft- und Längenänderung ein Maß für die **Muskelarbeit** dar. Die drei eingezeichneten Rechtecke entsprechen der geleisteten Arbeit bei drei verschiedenen Unterstützungsverkürzungen, je eine mit geringer, mittlerer und großer Hublast. Man erkennt beim Flächenvergleich dieser Rechtecke, daß die geleistete Arbeit *bei einer mittleren Hublast ein Optimum erreicht.*

Die **Muskelleistung** ist das Produkt aus Muskelkraft und Verkürzungsgeschwindigkeit. Sie ist am größten bei einer mittleren Belastung und einer mittleren Verkürzungsgeschwindigkeit.

Die *Geschwindigkeit einer Muskelverkürzung* hängt von der Belastung ab. Ein unbelasteter Muskel verkürzt sich mit maximal möglicher Geschwindigkeit. Mit zunehmender Belastung nimmt die Kontraktionsgeschwindigkeit hyperbolisch ab und wird Null, wenn das Gewicht der maximalen Muskelkraft entspricht. Bei noch größerer Belastung wird der Muskel gedehnt.

Tonus, Kontraktur und Starre. Unter dem *Muskeltonus* versteht man die Grundspannung eines ruhenden, nicht willkürlich innervierten Muskels in situ. Sie wird beim Skeletmuskel vor allem durch einen schwachen, aber stetigen Erregungsstrom aufrechterhalten *(Reflextonus).* In geringem Ausmaß trägt auch die Formstabiltät der Zellen zum Muskeltonus bei *(zellulärer Tonus).*

Eine *Muskelkontraktur* ist eine längerdauernde, reversible Verkürzung eines Muskels, die nicht durch fortgeleitete Aktionspotentiale zustande kommt. Beispiele hierfür sind die *Depolarisationskontrakturen* (bei anhaltender Depolarisation der Muskelfasermembran durch Erhöhung der extrazellulären K^+-Konzentration, durch Säure-, Wärme- oder Kälteeinwirkung), die *Kopplungskontrakturen* (durch Erhöhung der intrazellulären Ca^{++}-Konzentration oder durch Coffein) und die *Ermüdungskontrakturen*. Letztere treten immer dann auf, wenn eine Erschöpfung der energiereichen Phosphate bei Sauerstoff- oder Glucosemangel vorliegt *(ATP-Mangelkontraktur)*.

Alle Kontrakturen werden bei übermäßig starker oder langer Einwirkung des auslösenden Agens früher oder später *irreversibel*. Man spricht dann von einer *Muskelstarre (Rigor)*, wofür letztlich fast immer die Abnahme bzw. der Verlust an ATP verantwortlich ist. Hierauf beruht auch in der Hauptsache die *Totenstarre (Rigor mortis)*, die besonders rasch eintritt, wenn die Energiespeicher vor dem Tode erschöpft sind (z. B. bei gehetztem Wild). Bei der Starre können am Aktinfilament angeheftete Querbrücken nicht mehr gelöst werden, wodurch eine Verschieblichkeit der Filamente gegeneinander ausgeschlossen ist. Die Totenstarre löst sich erst nach einer Zerstörung der kontraktilen Eiweißstrukturen.

Nach anstrengender und ungewohnter körperlicher Arbeit kann Muskelschmerz *(Muskelkater)* auftreten, den man früher auf Ermüdungskontrakturen zurückführte. Da diese Hypothese nicht bestätigt werden konnte, diskutiert man heute als Ursachen des Muskelkaters kolloid-chemische Veränderungen im Zellgefüge als Spätfolge einer Lactatazidose und/oder Mikroläsionen der Muskelfasern (Therapie: Wärmebehandlung und Massage).

15.1.5. Energetik der Muskelkontraktion

Energiespeicher und Energiegewinnung im Skeletmuskel. Die unmittelbare Energiequelle für die Muskelkontraktion ist die hydrolytische Spaltung des energiereichen **ATP** in ADP und Phosphat. Wegen des niedrigen ATP-Gehaltes im Muskel muß ATP bei Bedarf rasch nachgeliefert werden. Als direkter Energielieferant für den schnellen ATP-Aufbau dient das **Kreatinphosphat,** durch dessen Spaltung zu Kreatin und Phosphat große Energiemengen freigesetzt werden. In Muskelruhe wird Phosphat von ATP auf Kreatin übertragen, wodurch ein Kreatinphosphat-Vorrat angelegt wird. ATP und Kreatinphosphat zusammen stellen die Energiespeicher des Skeletmuskels dar.

Die Hauptenergie für die Synthese von ATP und Kreatinphosphat stammt aus dem *oxidativen* und dem *anaeroben Abbau* von *Glykogen* und *Glucose* zu CO_2 und Wasser bzw. zu Milchsäure. Ein Teil der Energie wird durch die *Oxidation von freien Fettsäuren* gewonnen. Der Gewinn an Energie beim anaeroben Abbau der Glucose ist gering (2 mol ATP pro mol Glucose), während der oxidative Abbau einen Nettogewinn von 38 mol ATP pro mol Glucose liefert.

Sauerstoff-Schuld. Bei längerer Belastung ist die Leistungsgrenze eines Skeletmuskels in situ durch die begrenzte Versorgung mit *Sauerstoff* über das Herz-Kreislauf-System gegeben. Der Muskel kann jedoch, vor allem zu Beginn einer Arbeit, auf Grund der ATP- und Kreatinphosphat-Spaltung sowie durch den anaeroben Abbau der Glucose auch dann begrenzt Arbeit leisten, wenn nicht in ausreichendem Maß Sauerstoff bereitgestellt wird. Er geht dabei eine sog. *Sauerstoff-Schuld* ein, die später abgetragen werden muß. *Die maximale O_2-Schuld beträgt 5 l O_2* für den gesamten Organismus. Da der Energiebedarf aller Muskeln im Körper bei stärkster Muskelarbeit einem O_2-Verbrauch von etwa 30 l/min entspricht, kann ohne O_2-Zufuhr bei stärkster Beanspruchung der gesamten Muskulatur nur 10 s lang Arbeit geleistet werden. Nach Beendigung der Muskelarbeit wird eine bestimmte O_2-Menge für die Oxidation der anaerob gebildeten Milchsäure und für die Resynthese der energiereichen Phosphate verbraucht. Hierdurch wird die vorher eingegangene O_2-Schuld beseitigt.

Grenzen der Muskelleistung und Ermüdung. Unter dem Aspekt der Energiebereitstellung lassen sich mehrere Leistungsbereiche mit fließenden Übergängen unterscheiden:
- *Kurzleistungen,*
- *kurze Mittelleistungen,*
- *lange Mittelleistungen,*
- *Dauerleistungen.*

Bei den **Kurzleistungen** sind im wesentlichen die intrazellulären *Vorräte an ATP und Kreatinphosphat* entscheidend. Bei einem maximalen Leistungseinsatz (z. B. bei einem 100-m-Lauf) reichen diese für die Energiebereitstellung in den ersten 10 s aus.

Bei **kurzen Mittelleistungen** bis ca. 1 min Dauer wird nach Anlaufen der Glykolyse ein Großteil der Energie durch den anaeroben Abbau der Glucose bereitgestellt. Die Leistungsfähigkeit der Muskulatur wird unter diesen Bedingungen durch die *Glykolyse-Kapazität* und die *Lactatazidose* limitiert. Der O_2-Transport durch den Kreislauf spielt für die Leistungsbegrenzung in diesem Fall nur eine geringe Rolle.

Bei **langen Mittelleistungen** bis zu 3 min Dauer gewinnt die aerobe Energiebereitstellung, d. h. die O_2-Nachlieferung, zunehmend an Bedeutung, so daß die Leistungsfähigkeit sowohl von der anaeroben als auch von der *aeroben Stoffwechselkapazität begrenzt wird.*

Bei **Dauerleistungen** mit einer Arbeitszeit von mehr als 3 min steht die *aerobe Energiebereitstellung* im Vordergrund, d. h. die Leistungsfähigkeit der Muskulatur wird durch die aerobe Stoffwechselkapazität, die *Glykogendepots* im Muskelgewebe sowie die Sauerstoff- und *Substratversorgung* des Muskels begrenzt. Für Dauerleistungen ist demnach die *Muskeldurchblutung* entscheidend. Lediglich bei stundenlanger Arbeit mittlerer Belastung (Intensität) wird die Arbeitszeit durch eine *Erschöpfung der Glykogenreserven* begrenzt.

Der größte Teil der O_2-Schuld wird unmittelbar nach Beendigung einer Muskelarbeit, d. h. am Beginn der Erholungsphase, abgetragen. Es ist daher zweckmäßig, bei schwerer Muskelarbeit *viele kurze Pausen* einzulegen; wenige lange Pausen haben keinen großen Erholungswert und sind demnach unzweckmäßig.

Bei anhaltenden Leistungen ermüdet der Muskel. Folgen sind zunächst eine *Leistungsabnahme* und schließlich der *Zwang zum Abbruch der Tätigkeit.* Die Ermüdung eines Muskels zeigt sich vor allem darin, daß
- die Hubhöhe vermindert,
- die Erschlaffungsphase verlängert und
- die Erschlaffung unvollständig wird (Kontraktionsrückstand).

Als Ursachen kommen eine Gewebsazidose durch die Anhäufung von Milchsäure und die Erschöpfung der energiereichen Phosphate im Muskelgewebe in Frage *(„periphere oder physische Ermüdung“)*. Beim länger beanspruchten Muskel in situ kommen noch andere Ursachen hinzu, die unter dem Begriff *„zentrale oder psychische Ermüdung“* zusammengefaßt werden („Ermüdung“ der motorischen Endplatte bzw. der zentralen Synapsen).

Durchblutung und O_2-Verbrauch der Skeletmuskulatur. Die *Ruhedurchblutung* des Skeletmuskels beträgt 0,02–0,04 ml · g^{-1} · min^{-1}. Bei *starker Arbeit* kann die Durchblutung bis auf einen Wert von 0,5 ml · g^{-1} · min^{-1} ansteigen. Der mittlere *O_2-Verbrauch in Ruhe* liegt bei etwa 0,003 ml · g^{-1} · min^{-1}; er kann bei *starker Belastung bis ca. 0,1 ml* · g^{-1} · min^{-1} ansteigen.

Wärmebildung bei der Muskelkontraktion. Der ruhende Muskel gibt als Zeichen eines basalen Stoffwechsels Wärme *(Ruhe-Wärme)* ab, die beim Warmblüter einen wesentlichen Anteil zu der Gesamtwärmeproduktion für die Erhaltung der Körpertemperatur (s. S. 448) beisteuert. Bei der Muskelzuckung erfolgt eine zusätzliche Wärmebildung in zwei Schüben als:
- *Initialwärme* und
- *Erholungswärme.*

Die **Initialwärme** setzt schon in der Latenzzeit ein und endet mit der Muskelerschlaffung. Man unterteilt diese Phase der zusätzlichen Wärmebildung in drei Teilphasen. Die *Aktivierungswärme* beginnt in der Latenzzeit als Zeichen einer frühzeitigen Energiebereitstellung (Erwärmung des Muskels um einige 10^{-3} °C), während die zweite Phase, die *Verkürzungswärme,* auf den Verkürzungsvorgang der kontraktilen Elemente zurückgeführt wird. Letztere nimmt mit ansteigender Verkürzung des Muskels zu, ist aber unabhängig von der Spannungsentwicklung. Bei der Erschlaffung eines belasteten Muskels tritt drittens eine *Erschlaffungswärme* auf. Sie entsteht nicht durch energieliefernde Prozesse, sondern ist Ausdruck von freiwerdender potentieller Energie. Bei der Erschlaffung unbelasteter Muskeln fehlt diese Phase der Wärmebildung.

Auch nach *Beendigung einer Kontraktion* besteht eine gesteigerte Wärmeproduktion, die als **Erholungswärme** bezeichnet wird. Sie entspricht quantitativ etwa der Initialwärme und ist Ausdruck der „Wiederaufladung“ des Speichers der energiereichen Phosphate. Etwa 10 % dieser Wärme entsteht durch anaerobe Stoffwechselprozesse, 90 % stammen aus dem oxidativen Stoffwechsel.

Bei *tetanischen Kontraktionen* findet sich während der gesamten Kontraktionsdauer eine zusätzliche Wärmebildung *(Erhaltungswärme),* die Zeichen der Stoffwechselprozesse für die Aufrechterhaltung einer Dauerkontraktion ist.

15.1.6. Tätigkeit der Muskeln im Körper

Motorische Einheit. Die Skeletmuskulatur wird von α-Motoneuronen (s. S. 508 ff.) versorgt. Von ihren Verzweigungen (Kollateralen) erfolgt die Innervation der einzelnen Muskelfasern. *Alle von einem bestimmten Motoneuron innervierten Muskelfasern und das zugehörige Neuron bilden eine motorische Einheit.* Die Zahl der Muskelfasern, die von einem einzigen Neuron innerviert werden, ist sehr unterschiedlich. Je *kleiner* die motorischen Einheiten eines Muskels sind, desto *feiner* können Bewegungen abgestuft werden. Bei den Augenmuskeln, die fein abgestufte und präzise Bewegungen durchführen müssen, werden nur wenige (3–10) Muskelfasern von einem α-Motoneuron innerviert, während bei der Beinmuskulatur mehr als 1 000 Muskelfasern von einem α-Motoneuron erregt werden.

Abstufung der Muskelkontraktion. Während die einzelne Muskelfaser bezüglich der Erregungsvorgänge dem Alles- oder- Nichts-Gesetz (s. S. 89) gehorcht, ist die Abstufung der

Kontraktion des gesamten Muskels durch verschiedene Faktoren beeinflußbar. Sowohl durch die *Zahl der aktivierten motorischen Einheiten* als auch durch *Variation der Impulsfrequenz* können die Kontraktionskraft, die Kontraktionsgeschwindigkeit oder die Hubhöhe eines Muskels abgestuft werden. Die zahlenmäßige Zunahme der motorischen Einheiten *(Rekrutierung motorischer Einheiten)* führt zu einer Verstärkung der Muskelkontraktion, wobei die Abstufungsmöglichkeiten mit der Zahl der motorischen Einheiten eines Muskels zunimmt. Eine Steigerung der Impulsfrequenz ermöglicht den Übergang in eine tetanische Kontraktion, wodurch die Kontraktionskraft wesentlich erhöht wird.

Elektromyographie. Die unterschiedliche Aktivierung motorischer Einheiten kann mit Hilfe der *Elektromyographie* untersucht werden. Bei diesem Verfahren lassen sich mit Nadelelektroden, die in den Muskel eingestochen sind, Aktionspotentiale einzelner motorischer Einheiten registrieren. Die Amplitude dieser Potentiale beträgt in der Regel 200−300 μV. Leitet man die Potentiale, die bei der Muskeltätigkeit auftreten, von der Hautoberfläche ab, erfaßt man Summenaktionspotentiale von vielen motorischen Einheiten *(Massenmyographie)*. Mit dieser Technik kann belegt werden, daß die Kraft der willkürlich bewegten Muskeln mit der Frequenz der Aktionspotentiale zunimmt. Das *Elektromyogramm* **(EMG)** ist in der Klinik für die Diagnose und Beurteilung von Muskelerkrankungen von Bedeutung.

Degeneration, Atrophie und Hypertrophie. Neben einer ausreichenden Durchblutung für eine adäquate Sauerstoff- und Substratversorgung bzw. für den Abtransport von Stoffwechselendprodukten ist für die Erhaltung der Funktionsfähigkeit des Muskels auch eine intakte Verbindung mit dem Zentralnervensystem notwendig. Wird der versorgende Nerv durchtrennt, so verfallen die zugehörigen Muskeln der *Degeneration,* in deren Verlauf die Muskelfasern schwinden und lediglich das Bindegewebe erhalten bleibt.

Eine Degeneration führt in den ersten Tagen und Wochen zu einer abnormen Erregbarkeit des Muskels (*Fibrillationen* durch irreguläre Kontraktionen einzelner Fasern). Nach einigen Wochen erlischt die Erregbarkeit vollständig.

Eine *Atrophie* tritt bei einem längerdauernden Nichtgebrauch von Muskeln (z. B. während eines langen Krankenlagers oder bei Gipsverbänden) auf. Sie äußert sich vor allem in einer *Substanzabnahme der einzelnen Muskelfasern.*

Bei der *Hypertrophie* handelt es sich um eine *Dickenzunahme der einzelnen Muskelfasern* infolge häufiger und starker Betätigung der betreffenden Muskelgruppen.

15.2. Glatte Muskulatur

Glatte Muskulatur, deren Fasern lichtmikroskopisch homogen erscheinen, findet sich in den inneren Organen und ist hauptsächlich auf die Aufrechterhaltung sowie langsame Veränderung von Dauerspannungen spezialisiert.

15.2.1. Feinbau des glatten Muskels

Die *glatte Muskelzelle* ist klein, spindelförmig und weist einen *zentralen Kern* auf. Die einzelnen Zellen sind 50–200 μm lang und 5–15 μm dick. Eine Querstreifung ist *nicht* erkennbar. Die Filamente, vor allem Aktinfilamente, liegen in Längsrichtung der Zellen, sind aber nicht regelmäßig angeordnet. Spindelförmige Verdichtungen im Zellinneren, die sog. *Befestigungsplatten,* an denen die Aktinfilamente verankert sind, gelten als Äquivalente der Z-Linien (s. S. 456) des quergestreiften Skeletmuskels. Die *Strukturproteine* haben einen quantitativ *kleineren Anteil* an der Zellmasse als beim quergestreiften Muskel. Das *sarkoplasmatische Retikulum* ist nur *schwach* ausgebildet. Die Zellen liegen häufig so eng aneinander, daß eine Erregung wegen der geringen Isolierung von einer auf andere Muskelfasern übergreifen kann.

15.2.2. Elektromechanische Kopplung

Beim glatten Muskel liegt prinzipiell ein ähnlicher Grundmechanismus der elektromechanischen Kopplung (s. S. 461) vor wie beim Skelet- oder Herzmuskel. Da jedoch das sarkoplasmatische Retikulum hier nur schwach ausgebildet ist, reicht dessen Ca^{++}-Bereitstellung allein nicht aus, um die intrazelluläre Ca^{++}-Konzentration so weit zu erhöhen, daß eine Kopplung eintreten kann. Als weitere *Ca^{++}-Quellen* kommen hier das *membrangebundene* und das *extrazelluläre Ca^{++}* hinzu, das während der Depolarisation in das Zellinnere diffundiert, wo es anschließend eine Kopplung auslöst.

Wie beim Herzmuskel kann der Ca^{++}-Einstrom durch bestimmte Pharmaka oder körpereigene Substanzen gesteigert (z. B. durch Ocytocin) oder vermindert (z. B. durch Papaverin) werden, wodurch die elektromechanische Kopplung entsprechend beeinflußt wird.

15.2.3. Neuro-muskuläre Erregungsübertragung am glatten Muskel

Die glatte Muskulatur wird ausschließlich vom *vegetativen Nervensystem* (s. S. 535 ff.) versorgt. Sie besitzt eine doppelte nervale Versorgung durch parasympathische und sympathische Nervenfasern, deren Aktivität im wesentlichen eine Modifikation einer bestehenden automatischen Tätigkeit oder eine Anpassung der Organtätigkeit an bestimmte Funktionszustände bewirkt. Die Fasern des vegetativen Nervensystems enden als feines Netz an der Muskelzelle oder in Eindellungen der Zelle. Die Nervenenden setzen ihre *Überträgersubstanz* (Sympathikus: Noradrenalin; Parasympathikus: Acetylcholin) an den Muskelfasern aus Speichern (Varikositäten) frei. Entlang einer Muskelzelle von etwa 100 μm treten 10 bis 30 solcher Varikositäten auf. Typische Endplattenstrukturen wie beim Skeletmuskel fehlen.

15.2.4. Typen glatter Muskulatur

Eine Einteilung der glatten Muskulatur erfolgt nach Maßgabe ihrer *Fähigkeit zur automatischen Erregungsbildung.* Man unterscheidet zwei Typen glatter Muskulatur:
– den *single-unit-Typ* und
– den *multi-unit-Typ.*

Single-unit-Typ. Einzelne Muskelzellen oder Zellgruppen dieses Typs *(viszeraler Typ)* sind zur automatischen Erregungsbildung befähigt, d. h. die Erregung entsteht autonom innerhalb des Muskelzellverbandes in sog. *Schrittmacherzellen,* die spontan depolarisiert werden. Muskelzellen dieses Typs benötigen zur mechanischen Tätigkeit deshalb keine Nervenimpulse. Die Erregung breitet sich von den Schrittmacherzellen über niederohmige Kontaktstellen (Nexus oder gap junctions) über den gesamten Zellverband aus. Muskelzellen des Single-unit-Typs, deren Ruhemembranpotential sehr instabil ist, kommen vor allem in der Wand von Hohlorganen (z. B. Magen, Darm, Harnblase, Ureter, Uterus) und Blutgefäßen vor.

Die einzelnen Muskelzellen des Single-unit-Typs kontrahieren sich fast *synchron;* sie verhalten sich wie eine große Einheit („single unit"). Die *Spontanaktivität,* die von meist multifokalen Ursprungsstellen ausgeht, *bleibt nach Denervierung erhalten* und liegt bei etwa einem Aktionspotential pro Sekunde. Sie kann durch hormonale und nervale Einflüsse modifiziert werden. Außerdem unterliegt sie typischen, rhythmischen Schwankungen, die zu rhythmischen Kontraktionen führen. Hierbei unterscheidet man den *Minuten-Rhythmus,* der in bestimmten Stoffwechselprozessen der Muskelzellen begründet ist, sowie den *Stunden-* und *Tagesrhythmus.*

Kontraktionen von Muskelfasern des Single-unit-Typs können auch durch rasche Dehnung ausgelöst werden, da diese zur Erniedrigung der Entladungsschwelle der Muskelzellen und damit zu einer Steigerung der Entladungsfrequenz führt. Folge dieser Steigerung ist eine Zunahme der Kontraktionskraft (Bedeutung für die *Autoregulation der Durchblutung* bestimmter Organe, s. S. 399).

Multi-unit-Typ. Der zweite Typ glatter Muskulatur findet sich hauptsächlich in Blutgefäßen, in der Iris und im Samenleiter. Bei Muskeln dieses Typs entsteht die Erregung nicht durch die Spontanaktiviät von Schrittmacherzellen, sondern die einzelnen Muskelzellen werden durch Fasern des *vegetativen Nervensystems* erregt, nachdem die Überträgerstoffe an die insgesamt erregbare Zellmembran diffundiert sind. Diese Eigenschaft der Membran steht im Gegensatz zu der quergestreifter Skeletmuskelfasern, die nur über bestimmte Stellen (motorische Endplatten) erregt werden können.

15.2.5. Mechanische Eigenschaften des glatten Muskels

Passive Dehnbarkeit des Muskels. Die Ruhedehnungskurve des glatten Muskels verläuft wesentlich flacher als die des Skeletmuskels. Dehnungsversuche zeigen, daß nach einem vorübergehenden Spannungsanstieg innerhalb einiger Sekunden bis Minuten die Spannung auf ein neues Gleichgewicht abfällt (s. Abb. 15–13). Dieses Verhalten ist auf die ausgeprägte *Plastizität* der glatten Muskulatur zurückzuführen, die ein „Nachgeben" nach einer Spannungsentwicklung bewirkt. Auf diese Weise kann z. B. in der Harnblase bei der Füllung eine zu starke Druckentwicklung verhindert werden.

Mechanische Eigenschaften des aktiven Muskels. Im allgemeinen erfolgen Kontraktion und Erschlaffung beim glatten Muskel langsam (innerhalb von Sekunden). Um eine tetanische Kontraktion zu erreichen, sind demnach nur Erregungen in relativ großen Zeitabständen erforderlich ($f < 1\ s^{-1}$). Entsprechend findet überall dort glatte Muskulatur, wo keine schnellen Bewegungen und keine große Spannungsentwicklung benötigt werden, sondern ein bestimmter Tonus über längere Zeit erforderlich ist (Muskulatur der Gefäße, des Magen-Darm-Traktes, der Pupille u. a.). Glatte Muskeln sind demnach besonders geeignet für ökonomische *Haltefunktionen,* zumal sie ausgesprochen niedrige ATP-Verbrauchsraten aufweisen. Die ATPase-Aktivität des Myosins ist entsprechend niedrig.

Tonus der glatten Muskulatur. Der Tonus der glatten Muskulatur kann
– *neurogen,*
– *myogen* und
– durch die *plastischen Eigenschaften* der Muskelzellen
aufrechterhalten werden.

Der **neurogene Tonus** wird durch ständig einlaufende Aktionspotentiale von vegetativen Nervenfasern ausgelöst, wobei eine Verschmelzung von Einzelzuckungen auftritt. Der neurogene Tonus ist für die tonische Dauerspannung der glatten Muskulatur vom *Multi-unit-Typ* verantwortlich.

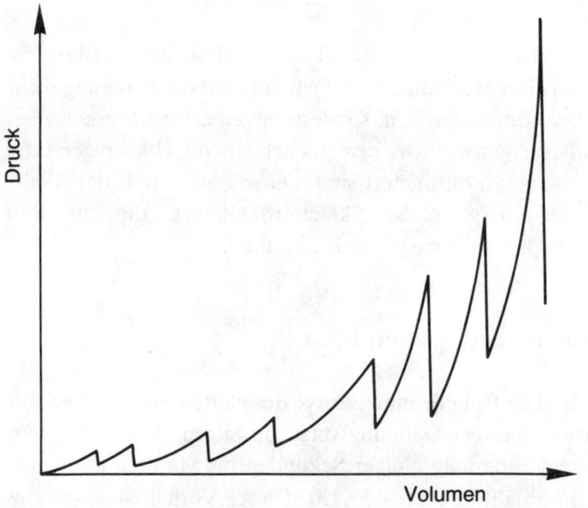

Abb. 15–13. Füllungskurve der isolierten Harnblase im Druck-Volumen-Diagramm. Bei jeder Füllungszunahme kommt es zunächst zu einem Druckanstieg und jeweils danach (wegen der Plastizität der glatten Muskulatur) zu einem Druckabfall auf ein neues Niveau

Der **myogene Tonus** entsteht durch die spontane Erregung der Muskelfasern vom *Single-unit-Typ*. Hierbei wird über rhythmische Entladungen der Schrittmacherzellen ein bestimmter Muskeltonus eingestellt.

Der **plastische Tonus** beruht auf den plastischen Eigenschaften des glatten Muskels, die auf Umordnungen im Bereich der Strukturproteine zurückzuführen sind. Die plastischen Eigenschaften können so ausgeprägt sein, daß ein gedehnter Muskel nach seiner Entdehnung nicht mehr spontan in seine Ausgangslänge zurückkehrt. Ein kontrahierter Muskel kann entsprechend ohne weitere aktive Tätigkeit in diesem Zustand verharren.

15.3. Myopathien

Als Myopathien werden *Erkrankungen und Funktionsstörungen der Muskulatur* bezeichnet, die auf Störungen in den Muskelfasern und nicht auf Läsionen des Nervensystems beruhen. Dabei können *strukturelle* Myopathien (z. B. Muskeldystrophien) von *funktionellen* Myopathien, die z. B. durch hormonelle Störungen oder Elektrolytverschiebungen bedingt sind, unterschieden werden.

15.3.1. Muskeldystrophien

Die *Muskeldystrophien* bilden eine Gruppe *genetisch bedingter, degenerativer Erkrankungen* der Skeletmuskulatur mit progredientem Verlauf. Bei den am häufigsten vorkommenden und zugleich bedeutsamsten Formen findet man stets einen *symmetrischen Befall,* insbesondere sind die Muskeln des Rumpfes sowie des Schulter- oder Beckenbereichs betroffen. Die häufigste Form ist die X-chromosomal, rezessiv vererbte *Muskeldystrophie Typ Duchenne,* die – dem geschlechtsgebunden rezessiven Erbgang entsprechend – nur beim männlichen Geschlecht auftritt. Die Krankheit beginnt meist im ersten bis zweiten Lebensjahr und schreitet rasch fort, der Tod tritt meist schon vor dem 20. Lebensjahr ein. Die Ätiologie dieser Erkrankung ist noch nicht geklärt, doch ist ein genetisch bedingter *Membrandefekt* mit Erhöhung der Membranpermeabilität wahrscheinlich. Durch die Membranstörung verarmen die Zellen an Proteinen, vor allem an muskelspezifischen Enzymen. Besonders stark ist die Kreatinphosphokinase in den Muskelzellen vermindert und im Plasma erhöht, so daß die Energiebereitstellung für die Kontraktion gestört ist. Daneben sind vermutlich Störungen der Mikrozirkulation an der Pathogenese beteiligt.

Da es sich um eine Erbkrankheit mit malignem Verlauf handelt, die durch klinisch gesunde, heterozygote Frauen übertragen wird, kommt der Erfassung der Konduktorinnen durch Bestimmung der Kreatinphosphokinase besondere Bedeutung zu.

15.3.2. Myotonien

Myotonien sind durch eine *verzögerte Muskelerschlaffung* gekennzeichnet, d. h. eine Kontraktion hält über die Dauer der auslösenden Erregung hinaus an. Myotone Reaktionen treten dabei sowohl bei willkürlichen Bewegungen als auch nach mechanischer oder elektrischer Muskelreizung auf. Die Serum-Kaliumwerte liegen in der Regel im oberen Normbereich oder sind leicht erhöht, Kaliumentzug schwächt die myotonische Reaktion ab, Kaliumgabe verstärkt sie. Wahrscheinlich ist eine *erhöhte Durchlässigkeit der Muskelfasermembran* für Kalium ursächlich an einer Myotonie beteiligt. Nach mehrfachem Bewegen der betroffenen Muskeln nimmt die myotone Reaktion ab.

Wichtige Formen der Myotonie sind

- die *Myotonia congenita* (THOMSEN),
- die *dystrophische Myotonie* (CURSCHMANN-STEINERT).

Die **Myotonia congenita** (THOMSEN) kommt bei beiden Geschlechtern vor und beginnt schon in der frühen Kindheit. Die myotonische Reaktion ist das einzige zu beobachtende Symptom. Die Enzymwerte sind normal. Aus dem Elektromyogramm (s. S. 471) wird deutlich, daß die Verzögerung der Muskelentspannung reflektorischer Natur und auf übererregbare Muskelspindeln zurückzuführen ist.

Die **dystrophische Myotonie** (CURSCHMANN-STEINERT), die zweithäufigste erbliche Myopathie, tritt meist in der Pubertät auf, Männer sind häufiger betroffen als Frauen. Die myotone Funktionsstörung ist – zumindest anfänglich – oft nur schwach ausgeprägt. Im Gegensatz zu den übrigen Myotonien treten jedoch dystrophische Prozesse auf. Das Myokard ist regelmäßig beteiligt. Mit hoher Wahrscheinlichkeit liegt eine Störung der Calcium-Rückresorption in die Vesikel des sarkoplasmatischen Retikulums vor. Neben der Muskelsymptomatik findet man zusätzlich endokrine Störungen. Weitere Symptome sind Linsentrübung (Katarakt), Innenohrschwerhörigkeit sowie Intelligenzstörung. Das Leiden ist meist langsam progredient, die Lebenserwartung herabgesetzt.

15.3.3. Myositiden

Muskelentzündungen (Myositiden) machen etwa 1/3 aller Myopathien aus. Die in ihrer Ätiologie sehr unterschiedlichen Erkrankungen gehen mit Schmerzen in den befallenen Muskeln, Muskelschwäche, Verkrampfungen, Atrophie und Kontraktur, Serumenzymerhöhungen und Veränderungen des Elektromyogramms einher. Man unterscheidet die *Polymyositisgruppe,* zu der auch die *Dermatomyositis* gerechnet wird, von *interstitiellen Herdmyositiden* und *granulomatösen Myositiden.*

Die **Polymyositis,** die meist zwischen dem 3. und 16. Lebensjahr auftritt und Frauen doppelt so häufig befällt wie Männer, ist klinisch durch eine Schwäche der proximalen Muskulatur mit Beginn im Bereich des Beckengürtels charakterisiert. Histologisch findet man eine interstitielle Entzündung und Muskelfasernekrosen mit Bindegewebsvermehrung. Im akuten Stadium sind u. a. die Kreatinphosphokinase, die Aldolase und die Lactatdehydrogenase im Serum erhöht. Die Ätiologie ist unbekannt, man rechnet die Polymyositis zu den Autoimmunkrankheiten. In letzter Zeit wird vermehrt als Ursache eine Virusinfektion diskutiert.

Bei der **Dermatomyositis** kommen zu den Symptomen der Polymyositis noch Hautveränderungen in Form von weinroten, flächenhaften, ödematösen Hautrötungen (Erythemen) sowie Hyper- und Depigmentierungen hinzu.

Besonders auffallend ist es, daß bei einem relativ hohen Prozentsatz der Patienten mit Polymyositis oder Dermatomyositis *maligne Tumoren* gefunden werden. (Bei Männern über 50 Jahren wurde in ca. 60 bis 70 % der Fälle eine bösartige Geschwulst als Ursache einer Dermatomyositis nachgewiesen).

Herdmyositiden treten meist als Begleiterkrankung bei generalisierten Infektionen auf, *granulomatöse Myositiden* findet man bei der Toxoplasmose sowie bei der Sarkoidose (Morbus BOECK, s. S. 61).

15.3.4. Myasthenien

Bei einer *Myasthenie* handelt es sich um eine Erkrankung, bei der die *Erregungsübertragung an der motorischen Endplatte gestört* ist. Die Folge ist eine abnorme Ermüdbarkeit einzelner oder aller Skeletmuskeln, wobei eine vollständige oder teilweise Erholung erst nach einer Ruhepause eintritt sowie eine besonders große Empfindlichkeit gegenüber stabilisierenden Muskelrelaxantien (s. S. 460) vorliegt. Die wichtigste Form ist die **Myasthenia gravis pseudoparalytica** (ERB). Die Krankheit beginnt oft subakut, selten akut, sie kann schubweise verlaufen oder über längere Zeit stationär bleiben. Typisch sind spontane Verschlechterungen und Remissionen.

Bei der Myasthenia gravis handelt es sich um eine *Autoimmunerkrankung,* bei der *Autoantikörper* gegen die *Acetylcholinrezeptoren* (Nicotinrezeptoren) *in der motorischen Endplatte* gebildet werden und dadurch die Wirkung des in den synaptischen Spalt ausgeschütteten Acetylcholins herabgesetzt ist. Außerdem gibt es auffällige Beziehungen zwischen Thymuserkrankungen (Thymustumoren, Thymushyperplasie) und der Myasthenia gravis.

Besonders auffallend ist die Schwäche der Augenmuskulatur. Daneben ist vielfach auch die Larynx- und Pharynxmuskulatur befallen, erst dann folgt die Muskulatur der Extremitäten, des Halses und des Rumpfes. Seit der Einführung der Therapie mit Cholinesterasehemmstoffen hat sich die Prognose entscheidend gebessert.

Symptomatische Myasthenien findet man bei Karzinomen, bei pharmakainduzierten Myasthenien, z. B. nach Gabe von Neomycin oder Streptomycin, sowie bei Autoimmunkrankheiten.

15.3.5. Myopathien bei endokrinen Störungen

Muskelsymptome bei Endokrinopathien treten bei Erkrankungen der Hypophyse, der Schilddrüse, der Nebenschilddrüse, der Nebennierenrinde sowie des endokrinen Pankreas auf.

Eine *Hyperthyreose* (bzw. Thyreotoxikose, s. S. 634) löst häufig eine Muskelschwäche und einen Muskelschwund aus. Die schmerzlose Erkrankung befällt am häufigsten die proximalen Streckmuskeln. Muskelbioptisch findet man eine Abnahme des intrazellulären Kalium- und eine Erhöhung des intrazellulären Natrium-Gehalts, eine Verminderung von Kreatin und Kreatinphosphat, von ATP sowie der Kreatinphosphokinase und von anderen Enzymen. Offensichtlich besteht eine erhöhte Durchlässigkeit der Muskelfasermembran.

Bei einer *Hypothyreose* ist – parallel mit der Schwere der Unterfunktion – die Muskelkontraktion und -erschlaffung verlangsamt. Man beobachtet eine Muskelschwäche sowie u. U. auch Muskelkrämpfe. Die Achillessehnenreflexzeit (s. S. 508) ist verlängert.

Im Rahmen eines *Hyperparathyreoidismus* (s. S. 637) treten leichte Muskelsymptome wie Myasthenie, Muskelschmerzen, Muskelschwund und verstärkte Eigenreflexe relativ frühzeitig auf. Beseitigt man die Nebenschilddrüsenüberfunktion durch Entfernung des Epithelkörperchenadenoms, das dieser in der Regel zugrundeliegt, bildet sich die Muskelschwäche rasch zurück. Die Pathogenese ist ungeklärt.

Beim *Morbus Cushing* (s. S. 646) sind Myopathien, vor allem im Bereich des Beckengürtels, häufig nachweisbar. Auf Grund von histochemischen Untersuchungen kann geschlossen werden, daß in einem Teil der Muskelfasern die Phosphorylasen abnehmen und daher Glykogen vermindert abgebaut wird.

Der *Morbus Addison* (s. S. 644) geht neben einer generalisierten Muskelschwäche nicht selten mit Muskelkrämpfen und z. T. ausgedehnten Verkürzungen von Sehnen und Fasziengewebe, besonders im Bereich des Abdomens und der Oberschenkel, einher. Auch beim *primären Hyperaldosteronismus* (Conn-Syndrom, s. S. 647) kommt es zu Muskelschwäche oder -lähmungen.

Diabetiker klagen häufig über Muskelkrämpfe, Muskeldruckschmerzhaftigkeit und subjektives Schwächegefühl. Doch ist die Existenz einer echten diabetischen Myopathie nicht gesichert.

15.4. Pathophysiologie des Bindegewebes

(Bau und Funktion des Bindegewebes wurden in Kap. 2. besprochen.)

15.4.1. Angeborene Störungen des Bindegewebes

Zu dieser Gruppe von Krankheiten mit genetisch bedingten Störungen des Bindegewebes gehören
- das *Marfan-Syndrom,*
- die *Ehlers-Danlos-Syndrome,*
- das *Pseudoxanthoma elasticum,*
- die *Osteogenesis imperfecta,*
- *Mucopolysaccharidosen.*

Beim autosomal dominant vererbten **Marfan-Syndrom** sind die *elastischen Fasern vermindert,* außerdem liegt eine *Synthesestörung* eines bestimmten *Kollagens* vor. Im Harn werden Hydroxyprolin-haltige Peptide sowie vermehrt Glykosaminoglykane ausgeschieden. Charakteristisch sind lange Extremitäten, Arachnodaktylie (Spinnenfingrigkeit), Trichterbrust, Überstreckbarkeit der Gelenke sowie Linsenschlottern durch Lockerung der die Linse haltenden Zonulafasern (s. S. 593). In 30–60% der Fälle findet man kardiovaskuläre Anomalien (z. B. Aortenaneurysma).

Den **Ehlers-Danlos-Syndromen** liegen *Störungen der Kollagensynthese und der Kollagenreifung* zugrunde. Klinisch findet man eine Hyperelastizität der Haut, Überdehnbarkeit der Gelenke sowie Blutungsneigung durch Gefäßfragilität.

Das **Pseudoxanthoma elasticum** kommt – rezessiv vererbt – vor allem bei Frauen vor. Das Leiden, dem eine *Störung* im Bereich *des elastischen Gewebes* zugrundeliegt, äußert sich in einer weichen, schlaffen, faltigen Haut, Augenhintergrundsveränderungen mit Sehstörungen, gastrointestinalen Blutungen und kardiovaskulären Symptomen.

Bei der **Osteogenesis imperfecta** handelt es sich um einen *Reifungsdefekt der kollagenen Fibrillen* vorwiegend im Knochen. Das führende Symptom sind Knochenbrüche, die bei minimalen Traumen oder spontan auftreten. Daneben findet man Schlottergelenke, dünne Haut und durchscheinende Skleren (s. S. 589).

Unter **Mucopolysaccharidosen** versteht man Erkrankungen, bei denen *Mucopolysaccharide in verschiedenen Geweben gespeichert* werden, da abbauende Enzyme fehlen. Häufig lassen sich Speicherzellen („Schaumzellen") nachweisen, in denen die Mucopolysaccharide angehäuft sind. Als klinische Symptome kommen Störungen des Längenwachstums der Knochen, Skeletdeformierungen, Behinderung der Gelenkbeweglichkeit, Hornhauttrübungen u.a. vor.

15.4.2. Erkrankungen des rheumatischen Formenkreises

Unter diesem Oberbegriff werden Erkrankungen zusammengefaßt, die sich vor allem *im Bereich der Gelenke* und der sie umgebenden *Weichteile* abspielen, bei denen es sich häufig aber auch um *Systemerkrankungen des Bindegewebes* handelt. Man unterscheidet
- entzündliche,
- degenerative,
- extraartikuläre

Formen (Tab. 15–1).

Rheumatisches Fieber. Das (akute) rheumatische Fieber (akuter Gelenkrheumatismus) ist eine 2–3 (und bis zu 5) Wochen nach einer Infektion mit β-hämolysierenden Streptokokken auftretende *Zweiterkrankung*, die zu entzündlichen Veränderungen vor allem an den großen Gelenken, am Herzen, der Haut und im Zentralnervensystem führt. Betroffen sind insbesondere Kinder und jüngere Erwachsene. Mit hoher Wahrscheinlichkeit liegt der Erkrankung eine *Autoimmunreaktion nach Sensibilisierung gegen bestimmte Streptokokkenantigene* zugrunde. So wurden immunologische Kreuzreaktionen zwischen einem Streptokokkenprotein und einem Gewebsantigen des Herzmuskels nachgewiesen. Da aber nur ein sehr kleiner Teil der Patienten, die einen Streptokokkeninfekt durchmachen, an rheumatischem Fieber erkranken, müssen für die Manifestation weitere Faktoren hinzukommen. Hierzu werden eine genetisch bedingte besondere Reaktionsbereitschaft des Immunsystems, Unterernährung, Übermüdung, klimatische Bedingungen usw. gerechnet. Als typische Gewebeveränderungen findet man beim rheumatischen Fieber Aschoff-Knötchen (s. S. 62), Bindegewebsnekrosen sowie eine Exsudation von Plasma und Leukozyten in das Bindegewebe.

Als wichtige klinische Symptome, die nebeneinander, aber auch einzeln auftreten können, sind
- *akute Polyarthritis*,
- *Karditis*,

Tab. 15–1. Erkrankungen des rheumatischen Formenkreises

I. Entzündlich rheumatische Erkrankungen
(Akutes) Rheumatisches Fieber (Streptokokkenrheumatismus)
Rheumatoide Arthritis (chronische Polyarthritis) mit ihren Sonderformen
Psoriasis-Arthritis (Polyarthritis psoriatica)
Spondylitis ankylosans (Spondylarthritis ankylopoetica, Morbus BECHTEREW)
Kollagenosen im engeren Sinne (pararheumatische Erkrankungen)
Lupus erythematodes disseminatus
Progressive Sklerodermie
Dermatomyositis
Panarteriitis nodosa
Infektarthritiden
II. Degenerativ rheumatische Erkrankungen
Arthrosis deformans
Mono-, Oligo-, Polyarthrosen
Fingergelenk-Polyarthrosen
Degenerative Veränderungen der Wirbelsäule
Chondrosen
Osteochondrosen
Spondylosen
Spondylarthrosen
III. Extraartikuläre Rheumaformen
Muskelrheumatismus
Bursitis
Tendinitis und Tendovaginitis
Panniculitis

- *Hauterscheinungen* (in Form verschiedener Erytheme, s. S. 704),
- *Chorea minor* (s. S. 519)

zu nennen. Am häufigsten ist die *akute Polyarthritis,* die bevorzugt die *großen Gelenke* befällt, vielfach von Gelenk zu Gelenk springt und meist ohne Folgen ausheilt. Weitaus gefährlicher ist die mit Rhythmusstörungen, Dyspnoe, wechselnden Herzgeräuschen u. a. einhergehende *Karditis,* da es hier meist zu bleibenden Schäden, vor allem an den Mitralklappen, kommt. Die *Chorea* (Veitstanz) mit ungewollten, zwecklosen Bewegungen (besonders der Arme und des Gesichts), Hypotonie und Affektlabilität findet man – nicht selten als einziges Symptom – fast nur bei Kindern.

Der Verlauf des rheumatischen Fiebers ist wechselnd, 95% der Fälle klingen in 3–6 Monaten ab. Die Rezidivgefahr ist um so größer, je jünger die Patienten sind. Mit jedem Rückfall steigt die Gefahr für das Herz. Aus diesem Grund ist die Rezidivprophylaxe während mehrerer Jahre mit einem Penicillinpräparat unerläßlich.

Rheumatoide Arthritis. Das im deutschen Sprachraum meist als (primär oder progredient) *chronische Polyarthritis* bezeichnete Krankheitsbild stellt die *häufigste chronisch entzündliche Systemerkrankung des Bindegewebes* dar. Etwa 2–5% der Bevölkerung sind davon betroffen. Die eigentliche *Krankheitsursache* ist *unbekannt,* das Zusammentreffen einer genetischen Disposition und eines infektiösen Agens wird diskutiert. Eine *Autoimmunpathogenese* gilt als weitgehend gesichert, doch sind die einzelnen Reaktionsabläufe z. T. noch hypothetisch. Die derzeitigen Vorstellungen sind vereinfacht in Abb. 15–14 dargestellt. Es wird angenommen, daß eine Noxe (z. B. Bakterien, Viren, Permeabilitäts- oder mechanische Störungen) zu entzündlichen Reaktionen, Zellschädigung und/oder Antigenfreisetzung führt. Letztere löst die Bildung humoraler Antikörper, insbesondere von Rheumafaktoren, d. h. von gegen Immunglobuline G gerichteten Anti-Antikörpern aus. (Hier ist anzumerken, daß jedoch nicht bei allen Patienten mit einer rheumatoiden Arthritis Rheumafaktoren gefunden werden.) Unter Beteiligung von Komplement bilden sich nunmehr aus Rheumafaktoren und IgG-Molekülen Immunkomplexe, die von Granulozyten und bestimmten Zellen der Synovia (Innenschicht der Gelenkkapsel) phagozytiert werden. Dadurch kommt es zu einer Freisetzung lysosomaler Enzyme sowie zu einer Proliferation der Synovia-Zellen und damit zu einer erneuten Ingangsetzung der entzündlichen Reaktion sowie der Zellschädigung (Circulus vitiosus). Neben den humoralen sind auch *zelluläre* Immunreaktionen an der Pathogenese beteiligt.

Die in *Schüben* verlaufende Erkrankung beginnt in der Regel schleichend mit einem *Prodromalstadium,* das durch Appetitlosigkeit, Gewichtsabnahme, Ermüdbarkeit, allgemeine Schwäche und manchmal Fieber gekennzeichnet ist. Entsprechend dem weiteren klinischen Verlauf kann nach Steinbrocker eine Einteilung in 4 Stadien vorgenommen werden: Im *Stadium I* treten meist symmetrische Schwellungen der kleinen und mittleren Gelenke mit schmerzhafter Bewegungshinderung und Morgensteifigkeit auf. Besonders häufig betroffen sind die Fingergrund- und mittelgelenke. Im *Stadium II* sind in der Regel auch die großen Gelenke befallen, die Patienten klagen neben Bewegungs- auch über Ruheschmerzen. Die Dauer der Morgensteifigkeit nimmt zu (3–4 Stunden). Die Funktion der Gelenke ist geringgradig eingeschränkt. Im *Stadium III* findet man ausgeprägte

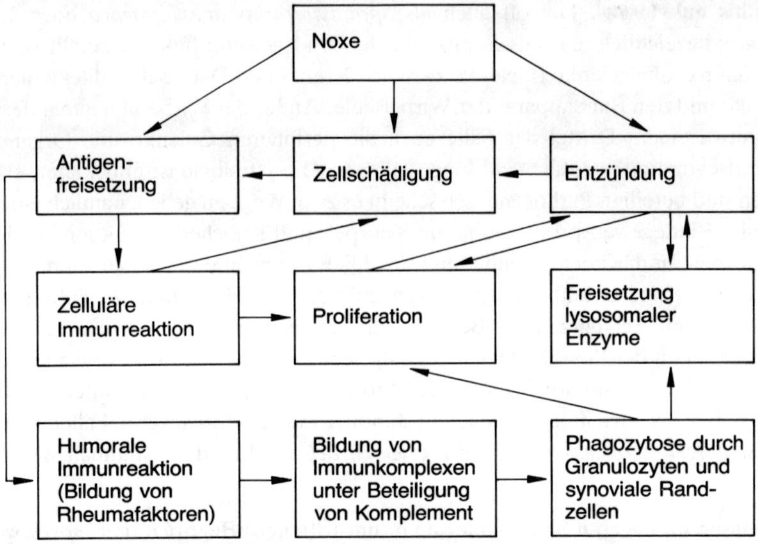

Abb. 15–14. (Hypothetische) Pathogenese der chronischen Polyarthritis

Gelenkschwellungen, Gelenkdeformationen mit Achsenabweichung und Subluxation (unvollständige Verrenkung). Die Morgensteifigkeit kann bis zu 5 Stunden anhalten, die Funktionsbehinderung ist verstärkt. Beim *Stadium IV* kommen als weiteres Symptom fibröse oder knöcherne Ankylosen (Gelenkversteifungen) hinzu, es besteht Invalidität und Pflegebedürftigkeit.

Da es sich bei der rheumatoiden Arthritis um eine Systemerkrankung des Bindegewebes handelt, können neben den Gelenken auch andere Organe betroffen sein. So lassen sich z. B. nicht selten pathologische Muskelveränderungen (Atrophie, Knötchenbildung), Augenerkrankungen und periphere Neuropathien nachweisen. Bei der malignen Verlaufsform kann es im Rahmen einer generalisierten Organmanifestation zu einer Immunvaskulitis (durch Immunvorgänge ausgelösten Gefäßentzündung) kommen.

Zu den Sonderformen der rheumatoiden Arthritis gehören
- die *juvenile rheumatoide Arthritis,*
- das *FELTY-Syndrom* mit Milzvergrößerung und Leukopenie sowie
- das *SJÖGREN-Syndrom* mit Mundtrockenheit, Schwellung der Tränen- und Speicheldrüsen sowie Keratokonjunktivitis (Entzündung der Horn- und Bindehaut des Auges).

Psoriasis-Arthritis. Die progredient destruierende Polyarthritis bei der Psoriasis (s. S. 705 f.) tritt teilweise parallel zur Hauterkrankung, teilweise vor oder nach dieser auf. Die Ätiologie ist bisher nicht geklärt, wahrscheinlich spielen genetische Faktoren eine wesentliche Rolle.

Grundsätzlich können alle Gelenke betroffen sein, doch findet man bevorzugt Manifestationen an sämtlichen Gelenken eines Strahls (eines Fingers oder einer Zehe). Bei längerem Verlauf besteht wie bei der chronischen Polyarthritis die Gefahr ausgeprägter Gelenkdeformationen. Subkutane Rheumaknoten und Rheumafaktoren fehlen.

Spondylitis ankylosans. Die oft auch als *Spondylarthritis ankylopoetica* oder *Morbus BECHTEREW* bezeichnete chronisch entzündliche Bindegewebsaffektion befällt vornehmlich die Sakroiliakalgelenke (Gelenke zwischen Kreuz- und Darmbein), die kleinen Wirbelgelenke und den Bandapparat der Wirbelsäule. Außer der Wirbelsäulenmanifestation sind in etwa einem Drittel der Fälle auch die peripheren Gelenke und Organe mitbeteiligt. Bevorzugt betroffen sind junge Männer. Die Ätiologie ist unbekannt, erbliche Faktoren sind beteiligt. Pathogenetisch scheint es zwei Wege zu geben, nämlich einmal eine primäre Bindegewebsproliferation mit Knorpel- und Knochendestruktion, an die sich eine Knorpel- und Knochenneubildung anschließt, zum anderen einen unmittelbaren Knorpel- und Knochenumbau. Die schleichend beginnende Erkrankung äußert sich im Frühstadium mit Schmerzen im Bereich der Lendenwirbelsäule, Druck- und Klopfschmerzhaftigkeit der Ileosakralgelenke infolge einer Ileosakralarthritis sowie Einschränkung der Wirbelsäulenbeweglichkeit. Der Prozeß schreitet meist von unten nach oben fort, doch kann er auch in jedem Stadium stationär werden. In schweren Fällen kommt es zur *vollständigen knöchernen Versteifung der Wirbelsäule* und der stammnahen Gelenke.

Kollagenosen im engeren Sinn. Unter dem (umstrittenen) Begriff *Kollagenosen* werden *Erkrankungen* zusammengefaßt, die zu *entzündlichen Reaktionen des Organismus mit* *morphologisch ähnlichen Läsionen* führen, ohne in Ätiologie und Pathogenese übereinzustimmen. Hierzu gehören

- der *Lupus erythematodes disseminatus (visceralis),*
- die *progressive Sklerodermie,*
- die *Dermatomyositis,*
- die *Panarteriitis.*

Beim **Lupus erythematodes** (LE) handelt es sich um ein Syndrom mit wechselnder klinischer Symptomatik, neben der Haut und den Gelenken sind auch innere Organe befallen. Die Krankheit tritt am häufigsten bei Frauen im gebärfähigen Alter auf. Sie gilt als gesicherte Autoimmunerkrankung.

Für die Erkennung eines Lupus erythematodes geeignet ist der Nachweis sog. *LE-Zellen,* d. h. von neutrophilen Leukozyten, die einen Antigen-Antikörper-Komplex aus Kernmaterial (Desoxyribonucleoprotein), antinukleären Antikörpern und Komplement phagozytierten. Diese Form der Nukleophagozytose ist für den LE weitgehend typisch und tritt sonst nur selten auf. Im Plasma von LE-Patienten lassen sich ferner zahlreiche andere antinukleäre Antikörper, z. B. gegen native DNA, nachweisen. Pathologisch-anatomisch besonders bedeutsam ist eine *Immunkomplexvaskulitis* (durch Immunkomplexe ausgelöste Gefäßentzündung), die kleine Arterien und Arteriolen, seltener Venen betrifft. Die Vaskulitis und die damit einhergehende Perivaskulitis (Entzündung in der Umgebung der Gefäße) führt – je nach Lokalisation – zu einer Arthritis, Periarthritis, Peri- und Myokarditis, Glomerulonephritis oder Enzephalitis usw.

Das Leiden beginnt meist akut mit hohem Fieber, Polyarthritis und *schmetterlingsförmigem Gesichtserythem,* doch sind die Haut- und Gelenkveränderungen nicht obligatorisch. Der weitere Verlauf ist dann im allgemeinen durch *spontane Remissionen und Azerbationen* (Verschlimmerungen) gekennzeichnet, doch gibt es auch rasch tödlich verlaufende Formen.

Der **progressiven Sklerodermie** liegt eine *subkutane, vaskuläre und submuköse Fibrosklerose,* d. h. eine starke Vermehrung und dichte Zusammenlagerung der kollagenen Fasern zugrunde. Frauen sind etwa doppelt so häufig betroffen wie Männer. Die Krankheitsursache ist unbekannt. Im Plasma treten vermehrt α_2-Makroglobulin und Immunglobulin A auf, ferner lassen sich antinukleäre Faktoren und vereinzelt Antikörper gegen Erythrozyten nachweisen.

Zu Beginn der Erkrankung entsprechen die Symptome oft denen eines Morbus Raynaud (s. S. 263). Später steht eine *Verhärtung und Starre der Haut und des Unterhautbindegewebes* im Vordergrund, die sich zunächst an den Händen und im Gesicht entwikkelt. Bei weiterer Ausdehnung des Prozesses kommt es zu *Kontrakturen* mit oft bizarren Stellungsanomalien der Finger und der Hände, zu einer mimischen Starre (Maskengesicht) und Mikrostomie (Mundverengung). Die Beteiligung innerer Organe ist nicht mit den Hautveränderungen korreliert. Besonders häufig ist der Gastrointestinaltrakt betroffen. Die sklerosierenden Veränderungen führen dabei zu einer Wandstarre vor allem im Bereich des unteren Ösophagus, des Magens und der oberen Dünndarmabschnitte mit Schluckbeschwerden, Passageverlangsamung, Malabsorption u. a. Seltener ist auch das Bindegewebe der Lunge, des Herzens, der Milz und der Nieren beteiligt. Die mittlere

Verlaufsdauer beträgt 7 Jahre. Haupttodesursachen sind Herzinsuffizienz, Lungenveränderungen und Nierenversagen.

Die **Dermatomyositis** wurde bereits unter 15.3.3 besprochen.

Die **Panarteriitis nodosa** (Periarteriitis nodosa) ist durch eine *generalisierte entzündliche Reaktion der mittleren und kleineren Arterien* mit ischämischen Nekrosen, Aneurysmabildung, Thrombosierung und Infiltrationen, die von der Media auf die Intima und die Adventitia (s. S. 228) übergreifen, charakterisiert. Männer erkranken etwa dreimal häufiger als Frauen. Bei etwa der Hälfte der Patienten findet man eine *chronische Infektion mit Hepatitis-B-Viren,* die *Arteriitis* ist dabei die *Folge* der *Ablagerung von Immunkomplexen* aus Virusmaterial und körpereigenen Antikörpern in der Gefäßwand. Ein anderer Teil der Fälle wird duch eine *Immunreaktion gegen Medikamente* hervorgerufen.

Die Krankheit beginnt vielfach schleichend, doch kann sie sich auch akut entwickeln. Die Symptomatik wechselt, je nachdem, welches Organ bevorzugt betroffen ist. Besonders häufig treten neben subfebrilen Temperaturen, Gewichtsabnahme sowie Müdigkeit, Gelenk- und Muskelschmerzen, Nervenentzündungen und vor allem Oberbauchschmerzen auf. Im fortgeschrittenen Stadium kann es zu Perikarditis, Myokardinsuffizienz, Herzinfarkt, Niereninsuffizienz, intestinalen Blutungen, Pankreatitis, Milz- und Niereninfarkt kommen. Die Prognose ist, von seltenen Ausnahmen abgesehen, schlecht. Der Tod tritt meist infolge Herz- oder Nierenversagens ein.

Infektarthritiden. Diese Arthritisformen entstehen im *Verlauf von infektiösen Krankheitsprozessen,* wobei die Erreger häufig im Gelenkpunktat nachgewiesen werden können. Typische Beispiele sind die *gonorrhoische, tuberkulöse und syphilitische Arthritis.*

Arthrosis deformans. Unter dieser Bezeichnung faßt man die *degenerativen Erkrankungen der peripheren Gelenke* zusammen. Es liegen ihnen *Abnutzungserscheinungen der Gelenkknorpel,* wie z. B. Auffaserung, lochartige Defekte, Verschmälerung, zugrunde. Der Gehalt des Knorpels an Chondroitin-4-sulfat nimmt ab, der an Keratinsulfat zu. Neben der Knorpeldegeneration findet man gleichzeitig *reaktive hypertrophische Veränderungen* in Form von knöchernen Randwülsten und einer Sklerosierung der Synovialzotten. Der Gelenkkopf kann dabei pilzähnlich deformiert werden. Als manifestationsfördernd wirken Überbelastung der Gelenkflächen, akute oder chronische Traumen, entzündliche Gelenkprozesse, Stoffwechselerkrankungen sowie Ruhigstellung. Je nach Lokalisation spricht man von *Coxarthrose* (Hüftgelenkarthrose), *Gonarthrose* (Kniegelenkarthrose) und *Omarthrose* (Schultergelenkarthrose).

Die *Coxarthrose* ist die am häufigsten vorkommende Arthrose der großen Gelenke. Man unterscheidet eine *primäre Coxarthrose,* wie sie regelmäßig bei adipösen Patienten vorkommt, von einer *sekundären,* deren häufigste Ursache eine angeborene Hüftdysplasie und Hüftsubluxation ist. Die *Gonarthrose tritt meist beidseitig auf und befällt bevorzugt übergewichtige Frauen.*

Neben den bisher genannten großen Gelenken können auch die *kleineren* und *mittleren* degenerativ verändert sein. Bei den *Polyarthrosen der kleinen Fingergelenke* ist besonders die Arthrose der *Fingerendgelenke (Heberden-Arthrose)* zu nennen, für die ein autosomal dominanter Vererbungsmodus nachgewiesen werden konnte.

Das *klinische Krankheitsbild* der Arthrosen ist anfänglich durch Steifigkeit und

Schmerzen nach längerer Belastung sowie bei Bewegungsbeginn, später durch stärkere, oft witterungsabhängige Schmerzen auch in Ruhe und nachts sowie durch Bewegungsbehinderungen gekennzeichnet.

Degenerative Veränderungen der Wirbelsäule. Die degenerativen Veränderungen der Wirbelsäule sind an den *Halbgelenken* (Wirbelkörper–Bandscheibe–Wirbelkörper) oder an den *Wirbelbogengelenken* lokalisiert. Sie werden durch Abnutzungserscheinungen infolge Überbelastung verursacht, hinzu kommt ein konstitutioneller Faktor.

Bandscheibenveränderungen bezeichnet man als **Chondrosen.** Sie beginnen mit einer Flüssigkeitsverarmung des inneren Gallertkernes *(Nucleus pulposus)*, wodurch die Elastizität und der Innendruck herabgesetzt werden. Der Faserknorpelring *(Anulus fibrosus)* lockert sich auf, es kann zu Einrissen und einer Ablösung von Teilen des Faserringes kommen. Dadurch besteht die Gefahr, daß sich der Gallertkern verlagert, verwölbt oder einklemmt sowie in die Zwischenwirbellöcher oder in den Rückenmarkskanal einbricht (Bandscheibenvorfall).

Degeneriert die knorpelige Abschlußplatte der Wirbelkörper, wodurch diese reaktiv sklerosiert, und wird durch diesen Prozeß sekundär die Bandscheibe zerstört, spricht man von einer **Osteochondrose.** Die den Arthrosen entsprechenden degenerativen Veränderungen an den Wirbelkörpern mit Osteophytenbildung in Form von Randzacken und Randwülsten dicht oberhalb der Wirbelkörperkante werden **Spondylosen,** Umbauvorgänge an den Zwischenwirbelgelenken **Spondylarthrosen** genannt.

Die *klinischen Symptome* sind Druck-, Klopf- und Stauchungsschmerz der geschädigten Wirbelsegmente. Verspannung der Muskulatur löst Schon- und Fehlstellungen aus. Bei heftigen, unkoordinierten Bewegungen, meist in ermüdetem Zustand, kann es zu einer Fixierung von Wirbelgelenken in einer solchen Fehlstellung und, bedingt durch eine Nervenkompression, zu plötzlichen, heftigen Schmerzen kommen (Schiefhals, Hexenschuß, s. u.). *Druck von prolabierten Gallertkernen auf Spinalnerven ruft Neuralgien, Parästhesien und Reflexausfälle hervor.* Besonders häufig betroffen sind auf Grund der anatomischen Verhältnisse und der besonderen Belastung die untere Halswirbelsäule und die Lendenwirbelsäule (*Zervikal-* und *Lumbalsyndrom*). Das häufigste Lumbalsyndrom ist die *Lumbalgie (Hexenschuß)*, oft begleitet von einer *Ischiasneuralgie.*

Nichtartikuläre Rheumaformen. Hierunter versteht man schmerzhafte, chronisch-entzündliche oder degenerative Veränderungen, die am extraartikulären Bindegewebe von Subkutis, Sehnen, Sehnenscheiden, Schleimbeuteln, Knochenhaut oder Muskeln auftreten. Dazu gehören u. a.

- schmerzhafte Muskelverhärtung *(Myogelose)*,
- Schleimbeutelentzündung *(Bursitis)*,
- Sehnen- und Sehnenscheidenentzündung *(Tendinitis, Tendovaginitis)*,
- Entzündung des Unterhautfettgewebes *(Pannikulitis)*.

16. Nervensystem

Das Nervensystem besteht aus dem *Zentralnervensystem,* zu dem das *Gehirn* und das *Rückenmark* gehören, sowie aus den *peripheren Nerven.* Während das Zentralnervensystem vor allem der Informationsverarbeitung und der Steuerung der Körperfunktionen dient, haben die Nerven die Aufgabe, Informationen in Form von Nervenimpulsen zum Zentrum oder zu den Erfolgsorganen zu leiten. In die Nervenbahnen sind vielfach *Ganglien,* d. h. periphere Ansammlungen von Nervenzellen, eingeschaltet, in denen eine Umschaltung von Nervenimpulsen erfolgt.

16.1. Anatomie des Rückenmarks und des peripheren Nervensystems

16.1.1. Allgemeiner Aufbau des Rückenmarks

Segmentale Gliederung. Das Rückenmark *(Medulla spinalis)* stellt einen 40–45 cm langen, fingerdicken Strang dar, der aus Nervengewebe besteht. Es durchzieht den Wirbelkanal vom *Foramen magnum* (Hinterhauptsloch) bis zur Höhe des 1.–2. Lendenwirbels (s. Abb. 16–1). In je einer Verdickung des Rückenmarks im oberen und unteren Bereich *(Intumescentia cervicalis* und *lumbalis)* liegen die Nervenzellen, die der Haut und der Muskulatur der oberen und unteren Extremitäten zugeordnet sind.

Aus dem Rückenmark treten seitlich die *Spinalnerven* aus, die durch Zwischenwirbelöffnungen den Wirbelkanal verlassen (s. Abb. 16–2). Die Zahl der Spinalnervenpaare entspricht mit einer Ausnahme im Halsbereich der Zahl der Wirbel. Es verlassen also jeweils 8 Halsnerven *(Nn. cervicales),* 12 Brustnerven *(Nn. thoracici),* 5 Lendennerven *(Nn. lumbales),* 5 Kreuzbeinnerven *(Nn. sacrales)* und 1–2 Steißbeinnerven den Wirbelkanal. *Jeder Rückenmarksabschnitt, aus dem ein Nervenpaar stammt, wird als Segment bezeichnet.* Die Numerierung dieser Segmente erfolgt jeweils nach der Nervenaustrittsstelle in der Wirbelsäule. Wie Abb. 16–1 zeigt, liegen im unteren Teil die Austrittsstellen aus dem Wirbelkanal tiefer als die zugehörigen Rückenmarkssegmente. Da das Rückenmark bereits in Höhe des 1.–2. Lendenwirbels endet, ziehen unterhalb dieser Stelle nur noch Nerven durch den Wirbelkanal, so daß man im Bereich der Lendenwirbel ohne Gefährdung des Rückenmarks eine *Lumbalpunktion* vornehmen kann.

Wurzeln der Spinalnerven. Die Nervenbahnen, die das Rückenmark verlassen, gruppieren sich zu Wurzelfäden *(Fila radicularia),* und schließen sich dann zu der vorderen und hinteren Wurzel *(Radix ventralis* und *dorsalis)* zusammen (s. Abb. 16–3). In der hinteren Wurzel befindet sich eine Anschwellung, die Nervenzellen enthält und dementsprechend als Spinalganglion *(Ganglion spinale)* bezeichnet wird. Beide Wurzeln vereinigen sich kurz hinter dem Ganglion und bilden damit einen Spinalnerv *(N. spinalis)*. Aus funktioneller Sicht ist hervorzuheben, daß die *hintere Wurzel* nur Nervenfasern enthält, die Impulse von der Peripherie zum Rückenmark leiten und daher als *afferente Bahnen* bezeichnet werden. Demgegenüber leiten die Fasern der *vorderen Wurzel* ausschließlich Nervenimpulse vom Rückenmark zur Peripherie; die vordere Wurzel führt also nur *efferente Bahnen*.

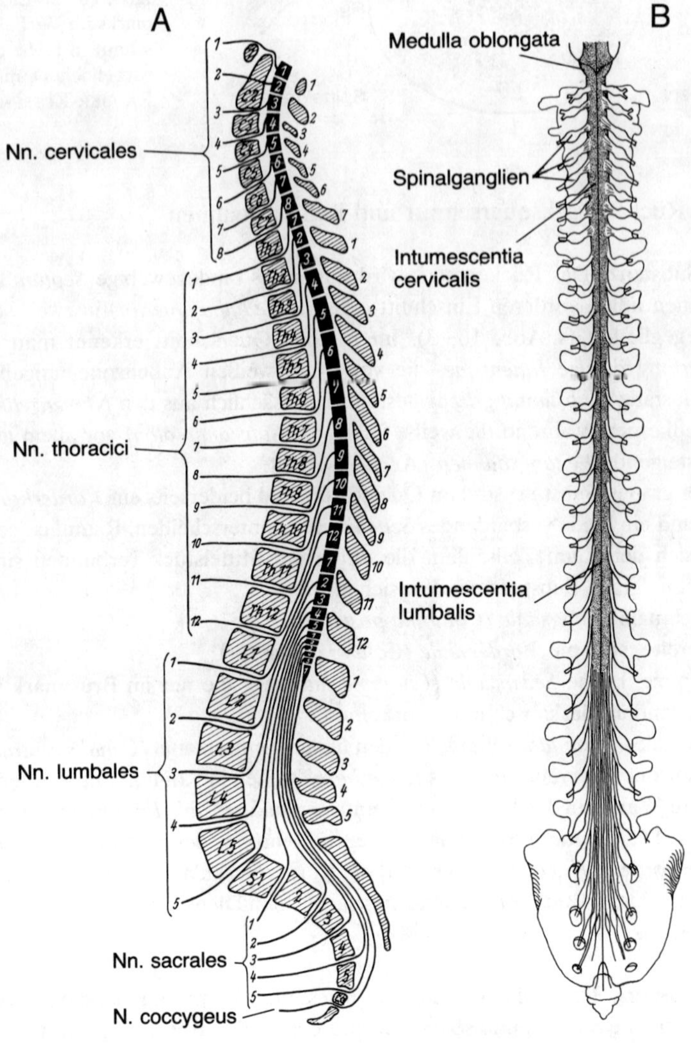

Abb. 16–1. Rückenmark und Wirbelsäule im Medianschnitt (A) und in Dorsalansicht (B). Die Bezeichnungen für die einzelnen Wirbel und Rückenmarkssegmente sind eingetragen

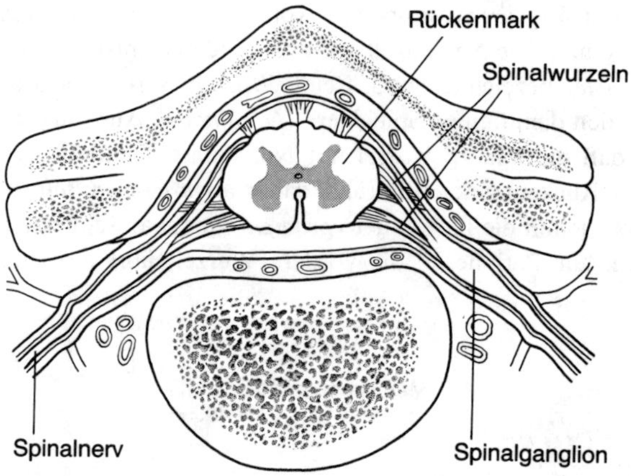

Abb. 16–2. Lage des Rückenmarks im Wirbelkanal (Querschnitt in Höhe der Zwischenwirbellöcher), modifiziert nach RAUBER-KOPSCH

16.1.2. Rückenmarksquerschnitt und Leitungsbahnen

Graue Substanz. Das Rückenmark wird durch das bindegewebige *Septum dorsale* und durch einen tiefen vorderen Einschnitt *(Fissura mediana anterior)* in zwei symmetrische Hälften gegliedert (s. Abb. 16–3). Im frischen Querschnitt erkennt man eine graue, *schmetterlingsförmige Innenzone,* die von einer weißen Außenzone umgeben ist. Die graue Substanz *(Substantia grisea)* besteht hauptsächlich aus den *Nervenzellkörpern* mit ihren Zellkernen, während die weiße Substanz *(Substantia alba)* vor allem aufsteigende oder absteigende *Leitungsbahnen (Axone)* enthält.

An der grauen Substanz sind im Querschnittsbild beiderseits ein *Vorderhorn,* ein *Hinterhorn* und ein beide verbindendes *Seitenhorn* zu unterscheiden. Räumlich gesehen handelt es sich dabei um Zellsäulen, die durch ein Mittelstück verbunden sind (s. Abb. 16–3).) Die graue Substanz gliedert sich also in

- eine schmale *Hintersäule (Columna posterior),*
- eine breite, stumpfe *Vordersäule (Columna anterior),*
- eine spitze, kleine *Seitensäule (Columna lateralis),* die nur im Brustmark und in den angrenzenden Markabschnitten vorkommt,
- ein zentrales *Verbindungsstück,* das den feinen Zentralkanal *(Canalis centralis)* enthält.

Die Neurone (Nervenzellen) des *Hinterhorns* stehen in Kontakt mit Axonen, die durch die hintere Wurzel in das Rückenmark eintreten und *sensible Impulse* von der Peripherie her leiten. Das *Vorderhorn* enthält dagegen Neurone, deren Axone das Rückenmark durch die vordere Wurzel verlassen und die Körpermuskulatur innervieren *(Motoaxone).* Die Neurone des *Seitenhorns* stehen hauptsächlich im Dienst des *vegetativen* (autonomen) *Nervensystems.*

Weiße Substanz. Die weiße Substanz des Rückenmarks wird durch Axone, die durch die hintere Wurzel eintreten, und solche, die aus der vorderen Wurzel austreten, beiderseits in *drei Bündel* gegliedert (s. Abb. 16–3). Auf diese Weise lassen sich in jeder Rückenmarkshälfte

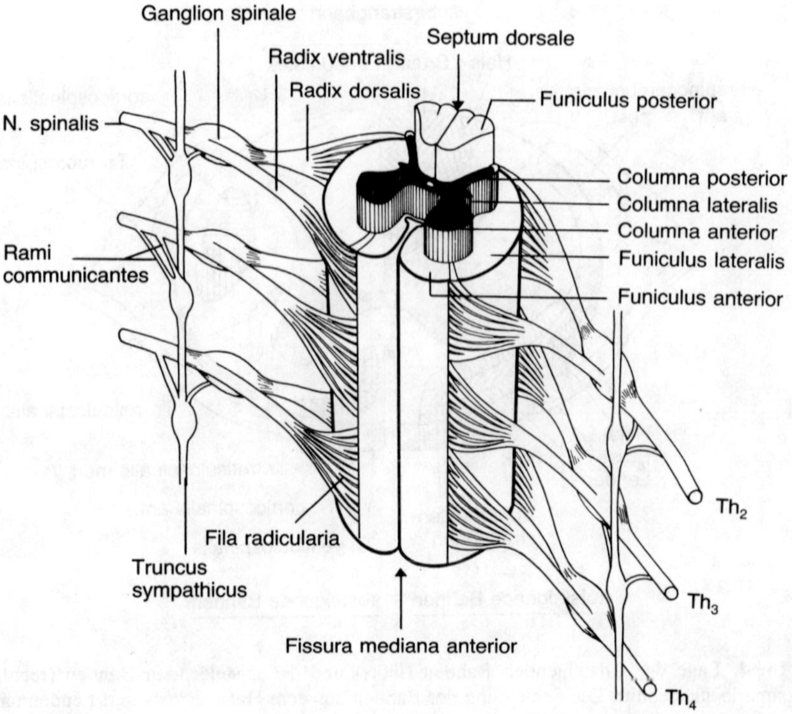

Abb. 16–3. Rückenmark und zugehörige Spinalnervenpaare im Thorakalbereich, nach ROHEN

– ein *Vorderstrang (Funiculus anterior),*
– ein *Seitenstrang (Funiculus lateralis),*
– ein *Hinterstrang (Funiculus posterior)*

abgrenzen. Innerhalb dieser Stränge sind die auf- und absteigenden Axone nach Maßgabe ihrer Funktion in Bündeln zusammengefaßt. Diese *Faserbündel,* die nicht scharf gegeneinander abgegrenzt sind, werden als *Tractus* bezeichnet und in der Regel nach Herkunft und Ziel ihres Verlaufs benannt. Sie sollen hier nur insoweit behandelt werden, als sie für das Verständnis der funktionellen Zusammenhänge von Bedeutung sind.

Aufsteigende Bahnen des Rückenmarks (s. Abb. 16–4, links), die *sensible Impulse* zum Gehirn leiten, verlaufen überwiegend im *Hinterstrang* und im *Vorderseitenstrang.* Die Axone des *Hinterstranges* entstammen der *hinteren Wurzel der gleichen Seite* (ipsilateral) und endigen in den *Hinterstrangkernen des verlängerten Rückenmarks (Medulla oblongata).* Der *Vorderseitenstrang* enthält Axone, die überwiegend in *Neuronen des Hinterhorns auf der Gegenseite* (contralateral) entspringen. Sie endigen in der *Formatio reticularis* des Hirnstamms *(Tr. spinoreticularis)* sowie im Thalamus *(Tr. spinothalamicus).* Außerdem ziehen aufsteigende Bahnen zum Kleinhirn *(Tr. spinocerebellaris anterior* und *posterior).* Innerhalb der einzelnen Faserbündel nehmen die Axone, die in bestimmten Segmenten hinzukommen, eine benachbarte Position zu den bereits vorhandenen Axonen ein. Auf diese Weise entsteht eine *Schichtung der Bahnen,* wie sie in Abb. 16–4 für den Hinterstrang und den Vorderseitenstrang schematisch dargestellt ist.

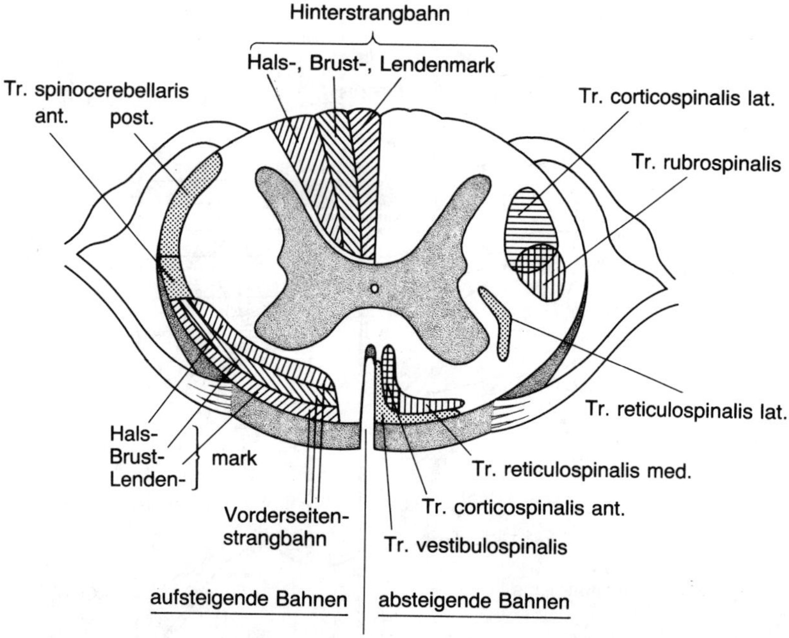

Abb. 16–4. Lage der aufsteigenden Bahnen (links) und der absteigenden Bahnen (rechts) im Rückenmarksquerschnitt. Die Schichtung der Bahnen aus dem Hals-, Brust- und Lendenmark ist für die Hinterstrangbahn und die Vorderseitenstrangbahn schematisch angegeben

Absteigende Bahnen des Rückenmarks (s. Abb. 16–4, rechts) leiten Impulse vom Gehirn zu den *Motoneuronen im Vorderhorn,* von wo aus nach Umschaltung die Skeletmuskulatur innerviert wird. Die wichtigsten dieser Bahnen sind, bezeichnet nach ihrer Herkunft,

- aus der Großhirnrinde der *Tr. corticospinalis lateralis* und der *Tr. corticospinalis anterior,*
- aus der Formatio reticularis der *Tr. reticulospinalis lateralis* und der *Tr. reticulospinalis medialis,*
- aus dem Nucleus ruber der *Tr. rubrospinalis,*
- aus den Vestibulariskernen der *Tr. vestibulospinalis.*

Die Bedeutung der absteigenden Bahnen für die Motorik wird im Zusammenhang mit der Funktion des pyramidalen und extrapyramidalen Systems (s. S. 516 ff.) erläutert.

16.1.3. Aufbau des peripheren Nervensystems

Spinalnerven. Die Spinalnerven teilen sich, nachdem sie den Wirbelkanal verlassen haben, in der Regel in jeweils *drei Äste* (s. Abb. 16–5):

- in einen *hinteren Ast,* der sensibel die wirbelsäulennahe Rückenhaut und motorisch einen Teil der Wirbelsäulenmuskulatur versorgt,

– in einen *vorderen Ast* für die sensible und motorische Versorgung des übrigen Rumpfes und der Gliedmaßen,
– in einen *Ast,* der das *sympathische* und das *somatische Nervensystem verbindet.*

Die vorderen Äste haben demnach das größte Verbreitungsgebiet. Sie zeigen eine charakteristische Tendenz, *Nervengeflechte* zu bilden, in die die Spinalnerven aus mehreren Rückenmarkssegmenten einmünden und aus denen die peripheren Nervenstränge neugeordnet hervorgehen.

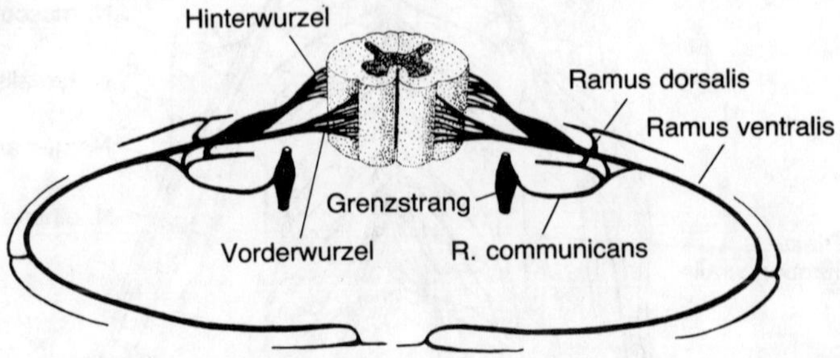

Abb. 16–5. Wurzeln und Äste eines Spinalnervenpaares, nach CLARA. Hinterer Ast: Ramus dorsalis; vorderer Ast: Ramus ventralis; Verbindungsast: Ramus communicans

Nervengeflechte und periphere Nerven. Die Spinalnerven aus dem Halsmark sowie dem Lenden- und Kreuzmark bilden drei große Nervengeflechte oder *Plexus* (s. Abb. 16–6):
– den *Plexus cervicalis* (Halsgeflechte aus den Segmenten C_1–C_4), dessen Nerven für die sensible Versorgung der Hals- und Schulterregion sowie für die motorische Innervation der tiefen Halsmuskeln und des Zwerchfells zuständig sind,
– den *Plexus brachialis* (Armgeflecht aus den Segmenten C_5–Th_1), aus dem neben einigen kleineren Ästen für die sensible und motorische Versorgung von Brust und Rücken die großen Armnerven hervorgehen,
– den *Plexus lumbosacralis* (Lenden-Kreuzgeflecht aus den Segmenten Th_{12}–S_4), aus dem die Nerven stammen, die Hüfte und Beine zu versorgen haben, unter ihnen der N. ischiadicus, der größte Nerv des Körpers.

Der Aufbau des peripheren somatischen Nervensystems mit den Plexus und den daraus hervorgehenden Nerven ist in Abb. 16–6 dargestellt. Daraus können auch die Bezeichnungen der wichtigsten Nerven entnommen werden. Die spezielle Anordnung des peripheren vegetativen Nervensystems wird im Zusammenhang mit dessen Funktionen in Abschnitt 16.5.1 erläutert.

16.2. Anatomie des Gehirns

16.2.1. Hirnstamm und Kleinhirn

Abschnitte des Gehirns. Das Gehirn des erwachsenen Menschen hat ein mittleres Gewicht von 1330 g. Es füllt, umgeben von den Hirnhäuten, die knöcherne Schädelkapsel

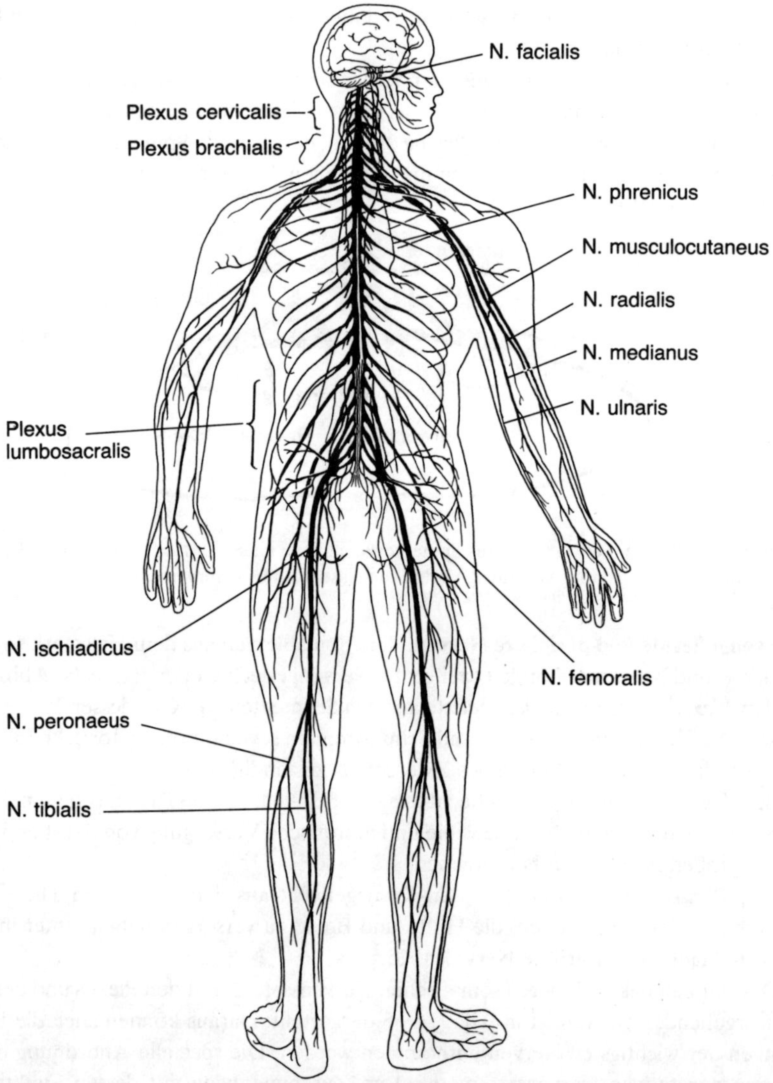

Abb. 16–6. Übersicht über das periphere somatische Nervensystem, Umzeichnung nach SCHÜTZ-ROTHSCHUH

aus (s. Abb. 16–7). Seine Unterfläche, die *Hirnbasis,* ruht auf den Knochen der Schädelbasis, während die konvexe Oberfläche der *Hemisphären* dem Schädeldach anliegt.

Die komplizierten Formverhältnisse des menschlichen Gehirns resultieren aus den Umbauvorgängen, die sich im Laufe der Evolution vollzogen haben. Nach entwicklungsgeschichtlichen Gesichtspunkten unterscheidet man folgende Hirnabschnitte, die in Abb. 16–8 an einem Medianschnitt dargestellt sind:

– das **Rhombencephalon** (Rautenhirn) mit *Medulla oblongata* (verlängertem Mark), *Pons* (Brücke) und dem manchmal hier eingeordneten *Cerebellum* (Kleinhirn),

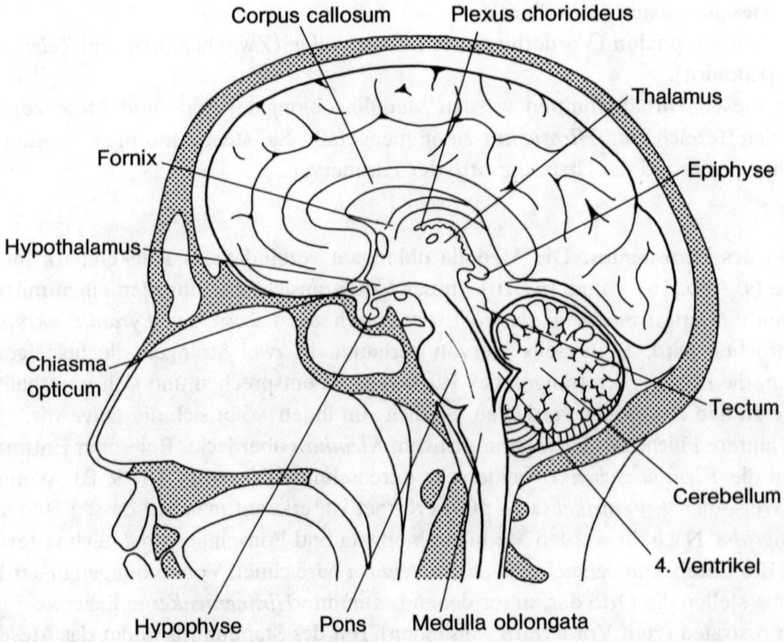

Abb. 16–7. Medianschnitt durch die Schädelhöhle, Lokalisation wichtiger Hirnteile

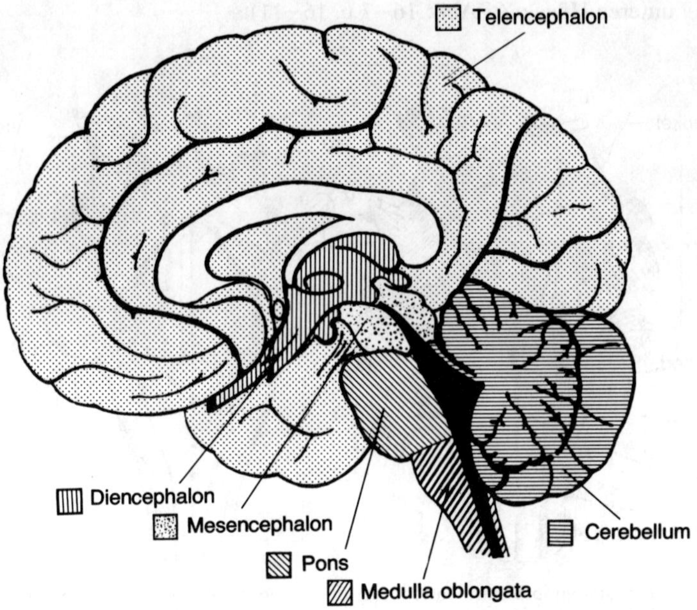

Abb. 16–8. Medianschnitt durch das Gehirn, Abgrenzung der Hirnabschnitte, nach WALDEYER

- das **Mesencephalon** (Mittelhirn),
- das **Prosencephalon** (Vorderhirn) mit *Diencephalon* (Zwischenhirn) und *Telencephalon* (Endhirn).

Von diesen Hirnabschnitten werden Medulla oblongata, Pons und Mesencephalon unter der Bezeichnung *Hirnstamm* zusammengefaßt. Sie stehen in enger funktioneller Beziehung und sind die Ursprungsorte der Hirnnerven.

Aufbau des Hirnstamms. Die **Medulla oblongata** verbindet das Rückenmark mit der **Brücke** (s. Abb. 16–9 und 16–10). In der Vorderansicht erkennt man einen mittleren Einschnitt *(Fissura mediana anterior),* der durch die Fasern der *Pyramidenkreuzung* unterbrochen wird. Beiderseits hiervon verlaufen in zwei Strängen die absteigenden Bahnen, die den Vordersträngen des Rückenmarks entsprechen und sich unterhalb der Brücke zu den *Pyramiden* verdicken. Seitlich von ihnen wölbt sich die *Olive* vor.

Die hintere Fläche des Hirnstamms ist vom *Kleinhirn* überdeckt. Bei seiner Entfernung werden die *Kleinhirnschenkel* beiderseits durchschnitten (s. Abb. 16–9, B). Wenn auf diese Weise der *4. Ventrikel* (s. S. 505) eröffnet ist, erkennt man auf dessen Boden die *Rautengrube.* Nach ihr werden Medulla oblongata und Pons, manchmal auch unter Einschluß des Cerebellum, gemeinsam als *Rautenhirn* bezeichnet. Vorwölbungen in der Rautengrube stellen die Orte dar, unter denen bestimmte *Hirnnervenkerne* liegen.

Den rostralen (zum Vorderhirn weisenden) Teil des Stammhirns bildet das **Mesencephalon.** Die Vorderseite des Mesencephalons nehmen die Hirnschenkel *(Crura cerebri,* s. Abb. 16–11) ein, in denen die absteigenden Großhirnbahnen verlaufen. An der Hinterseite des Mesencephalon liegt die Vierhügelplatte *(Lamina tecti)* mit je zwei oberen und zwei unteren Hügeln (s. Abb. 16–7 u. 16–11).

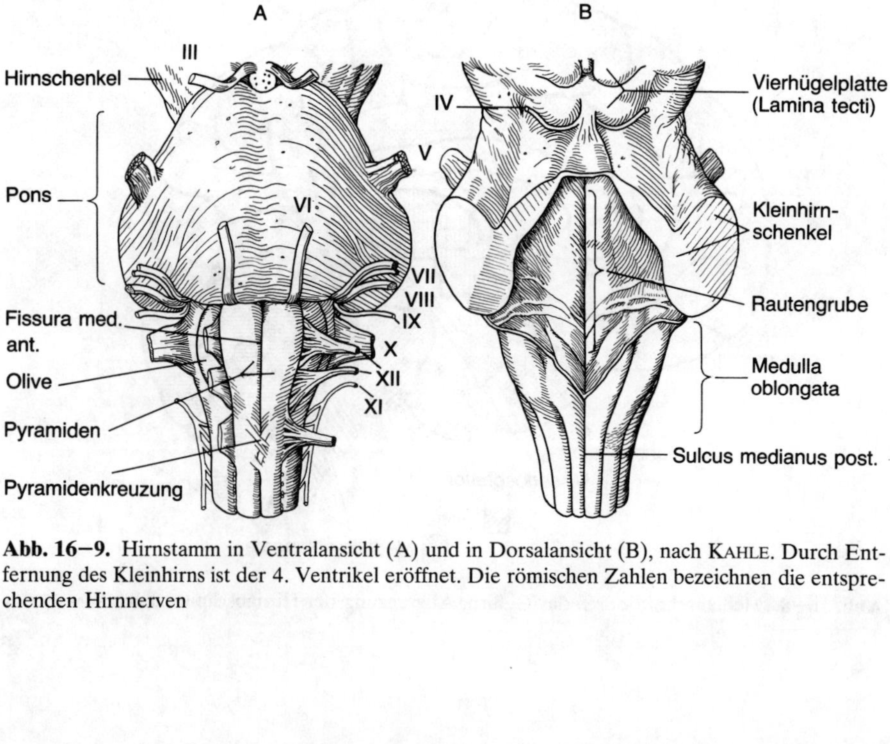

Abb. 16–9. Hirnstamm in Ventralansicht (A) und in Dorsalansicht (B), nach KAHLE. Durch Entfernung des Kleinhirns ist der 4. Ventrikel eröffnet. Die römischen Zahlen bezeichnen die entsprechenden Hirnnerven

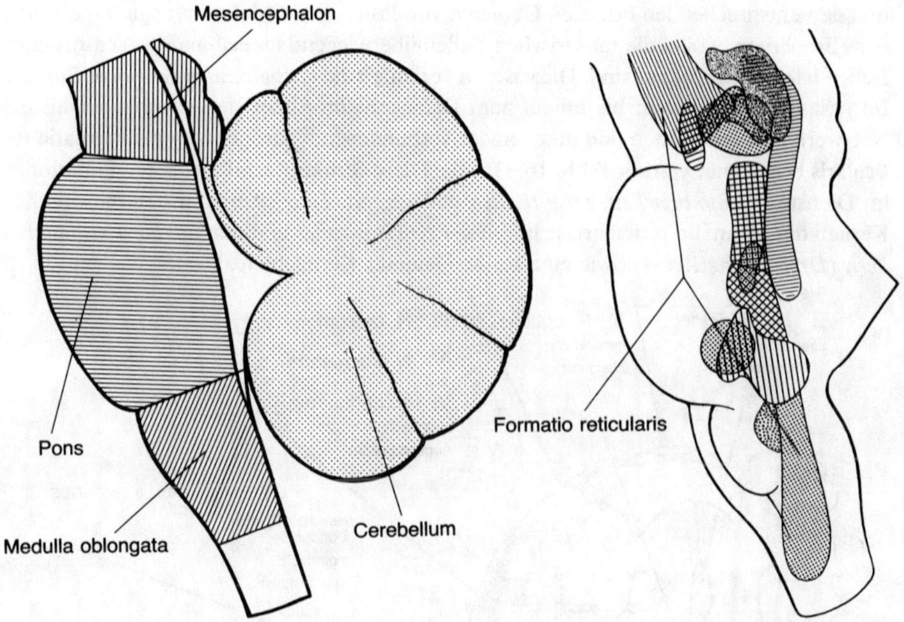

Abb. 16–10. Gliederung des Hirnstammes im Medianschnitt (A) und Ausdehnung der Formatio reticularis (B), nach OLSZEWSKI. Die Gebiete der Formatio reticularis sind schraffiert und punktiert gekennzeichnet

Der gesamte Hirnstamm besitzt eine gleichartige innere Gliederung. Die *absteigenden Bahnen* verlaufen jeweils im vorderen Sektor von den Hirnschenkeln des Mittelhirns über die Wülste der Brücke und die Pyramiden der Medulla oblongata bis in die Vorderstränge des Rückenmarks. Die *Kerngebiete,* d. h. Ansammlungen von Nervenzellen, finden sich dagegen im mittleren Gebiet des Mesencephalon, das als *Tegmentum* (Haube) bezeichnet wird (s. Abb. 16–11), und im hinteren Sektor der übrigen Stammhirngebiete. Im Tegmentum sind zwei wichtige Kerne des extrapyramidal-motorischen Systems (s. S. 517 f.), der *Nucleus ruber* und die *Substantia nigra* lokalisiert. Außerdem liegen im Tegmentum

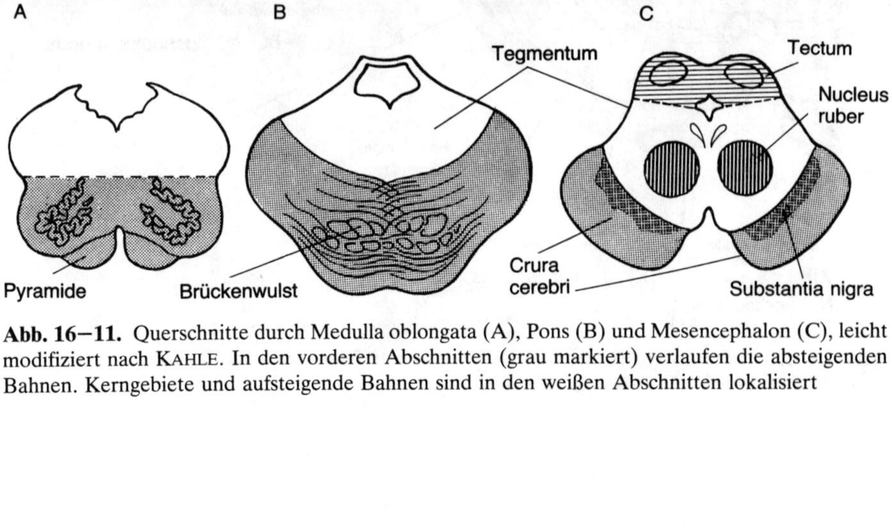

Abb. 16–11. Querschnitte durch Medulla oblongata (A), Pons (B) und Mesencephalon (C), leicht modifiziert nach KAHLE. In den vorderen Abschnitten (grau markiert) verlaufen die absteigenden Bahnen. Kerngebiete und aufsteigende Bahnen sind in den weißen Abschnitten lokalisiert

und den entsprechenden dorsalen Gebieten von Pons und Medulla oblongata die Kerne der Hirnnerven, wobei die motorischen Zellen überwiegend medial und die sensorischen Zellen lateral angeordnet sind. Dazwischen verlaufen die *aufsteigenden sensiblen Bahnen.* Im gesamten Hirnstamm bis hinauf zum Diencephalon findet sich darüber hinaus ein Netzwerk von verstreuten und miteinander verbundenen Neuronen, das als **Formatio reticularis** bezeichnet wird (s. Abb. 16−10, B). Diese Struktur erfüllt wichtige Funktionen im Dienste des *motorischen, sensorischen* und *vegetativen Systems.* Zu den motorischen Kernen der Formatio reticularis gehören der *Nucleus ruber* und der *laterale Vestibulariskern (Deiterssche Kern)* sowie eine Reihe kleinerer Kerngebiete.

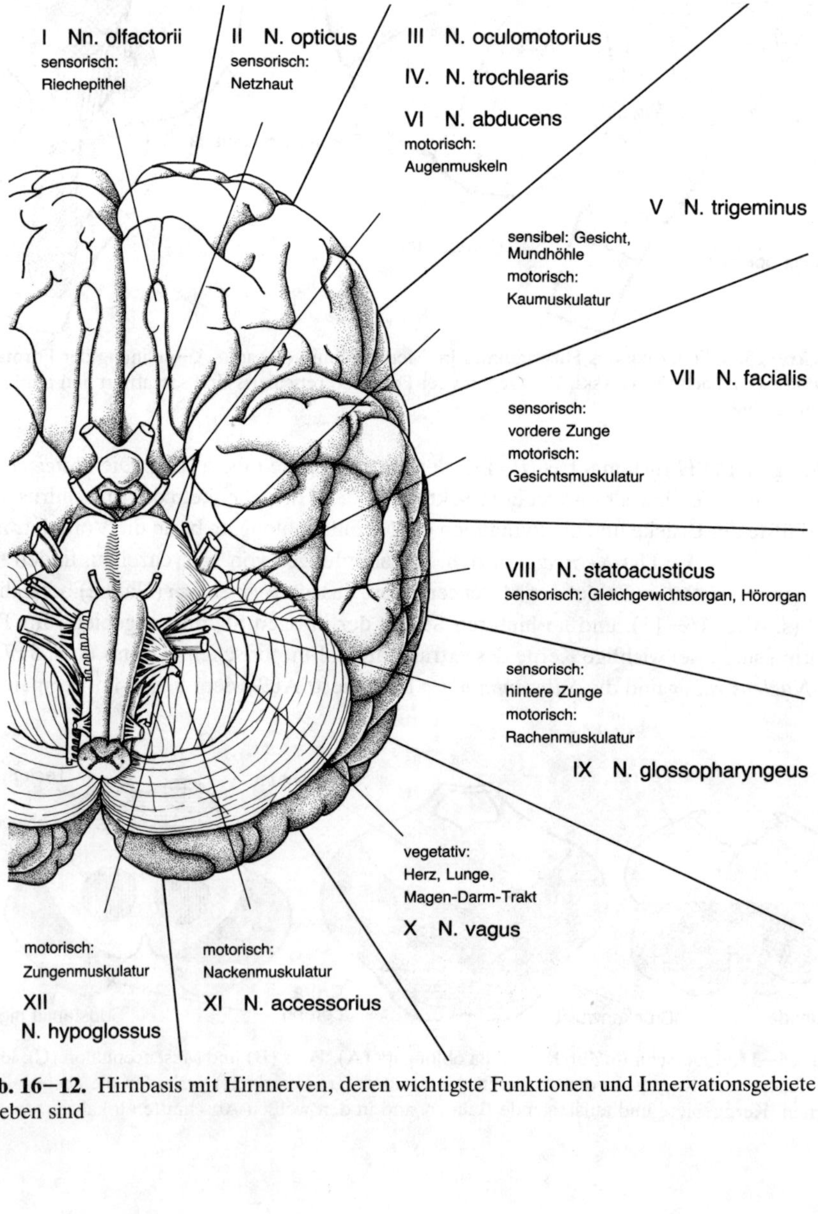

Abb. 16−12. Hirnbasis mit Hirnnerven, deren wichtigste Funktionen und Innervationsgebiete angegeben sind

Hirnnerven. An der Hirnbasis und im Bereich des Stammhirns treten *12 Hirnnervenpaare* aus (s. Abb. 16–12). Der I. und II. Hirnnerv sind dem Vorderhirn, die übrigen dem Stammhirn zugeordnet. Die Hirnnerven haben sehr verschiedenartige Funktionen zu erfüllen: Teils leiten sie *sensible Impulse* von den *niederen Sinnesorganen* aus dem Kopfbereich zum Zentralnervensystem, teils versorgen sie die *Kopf- und Halsmuskulatur* mit *motorischen Impulsen,* teils übertragen sie die Informationen aus den *höheren Sinnesorganen* in Form von *sensorischen Impulsen.*

Zu den rein sensorischen Nerven gehören die Riechnerven *(I, Fila olfactoria),* der Sehnerv *(II, N. opticus)* und der Gleichgewichts-Hörnerv *(VIII, N. statoacusticus).* Im Dienste der Motorik stehen die *Nerven III, IV* und *VI,* die die äußeren Augenmuskeln versorgen, sowie die *Nerven XI* und *XII.* Sowohl sensible bzw. sensorische als auch motorische Impulse leiten der Drillingsnerv *(V, N. trigeminus),* der Gesichtsnerv *(VII, N. facialis)* und der Geschmacksnerv *(IX, N. glossopharyngeus),* der außerdem noch vegetative Aufgaben zu erfüllen hat. Der X. Hirnnerv *(N. vagus)* schließlich innerviert als Hauptnerv des parasympathischen Systems die Brust- und einen großen Teil der Baucheingeweide. Er leitet dabei sowohl sensible Impulse von inneren Rezeptoren zum Zentrum als auch efferente Impulse, die Motorik und Sekretion beeinflussen, zu den inneren Organen. Eine Übersicht über die Lage, die Funktion und die wichtigsten Innervationsgebiete der Hirnnerven gibt Abb. 16–12.

Kleinhirn. Das Kleinhirn *(Cerebellum)* liegt in der hinteren Schädelgrube und wird durch eine häutige Lamelle *(Tentorium cerebelli)* von den Hinterhauptlappen des Großhirns getrennt (s. Abb. 16–7). Seine Vorderfläche bildet das *Dach des 4. Ventrikels.* Über die *Kleinhirnschenkel* steht es mit dem Mittelhirn, der Brücke und der Medulla oblongata in Verbindung.

Das Kleinhirn gliedert sich in einen unpaaren Mittelteil, der als **Wurm** *(Vermis cerebelli)* bezeichnet wird, und in die beiden **Kleinhirnhemisphären** (s. Abb. 16–13). Seine Oberfläche weist eine große Zahl schmaler, annähernd parallel verlaufender Windungen *(Folia cerebelli)* auf.

Den entwicklungsgeschichtlich ältesten Anteil des Kleinhirns bildet das **Archicerebellum,** das aus der *Lingula* und dem *Nodulus* mit dem *Flocculus* besteht (s. Abb. 16–13). Wegen seiner Faserverbindungen mit den Vestibulariskernen wird dieser Anteil auch als *Vestibulocerebellum* bezeichnet. Ein weiterer alter Bestandteil ist das **Palaeocerebellum,** zu dem größere Abschnitte des Wurms *(Lobus centralis, Culmen, Uvula* und *Pyramis)* gehören (s. Abb. 16–13). Da dieser Anteil mit aufsteigenden Bahnen aus dem Rückenmark verbunden ist, charakterisiert man ihn auch funktionell als *Spinocerebellum.*

Das entwicklungsgeschichtlich junge **Neocerebellum** wird durch die *Kleinhirnhemisphären* und durch den *Lobus medius des Wurms* repräsentiert. Dieser Anteil, der bei den Primaten besonders stark ausgeprägt ist, hat Verbindungen zur Großhirnrinde, die über die Brückenkerne verlaufen, und wird daher auch als *Pontocerebellum* bezeichnet. Er dient hauptsächlich der Feinabstimmung der willkürlichen Bewegungen.

Auf dem Querschnitt durch das Kleinhirn (s. Abb. 16–13, B) erkennt man eine oberflächliche *graue Rindenzone,* in der Nervenzellen lokalisiert sind, und eine darunter liegende *weiße Markzone,* die aus Leitungsbahnen gebildet wird. In der Tiefe des Marklagers befinden sich die Kleinhirnkerne: der *Nucleus fastigii* (Dachkern), der mit der Rinde des Wurms verbunden ist, der *Nucleus globosus* (Kugelkern) und der *Nucleus emboliformis* (Pfropfkern), an denen Fasern aus der Rinde des Grenzgebietes zwischen Wurm und Hemisphären enden, sowie der *Nucleus dentatus* (Zahnkern), der Impulse aus der Rinde der Kleinhirnhemisphären empfängt.

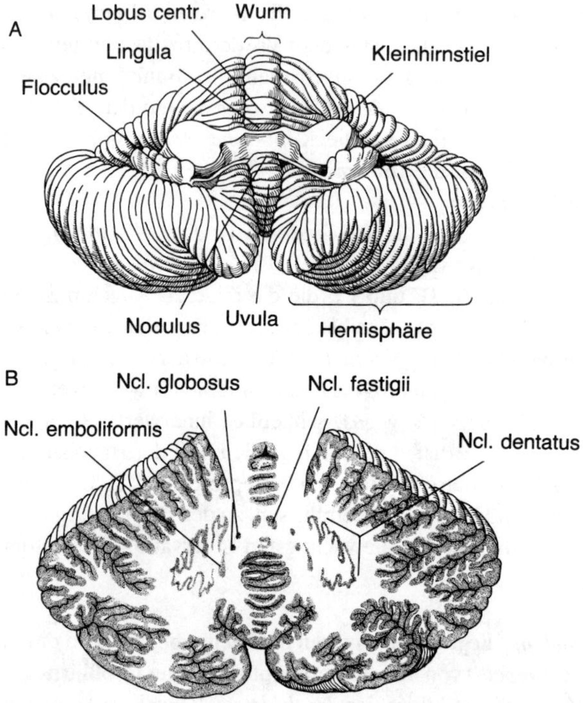

Abb. 16–13. Kleinhirn in Vorderansicht nach Abtrennung vom Hirnstamm (A) und im Querschnitt (B), nach KAHLE

16.2.2. Zwischenhirn

Das Zwischenhirn *(Diencephalon)* liegt unterhalb der beiden *Seitenventrikel* beiderseits des unpaaren *3. Ventrikels* (s. Abb. 16–14). Es gliedert sich in vier übereinander gelagerte Etagen: den *Epithalamus,* den *Thalamus (dorsalis),* den *Subthalamus* und den *Hypothalamus.*

Epithalamus. Der Epithalamus besteht aus der *Habenula,* einer Schaltstätte für Impulse der Riechbahn, und der *Epiphyse* (Zirbeldrüse). Die Epiphyse (s. Abb. 16–7) stellt einen kleinen zapfenförmigen Körper dar, der an der Hinterwand des 3. Ventrikels über der Vierhügelplatte lokalisiert ist. Sie ist bei niederen Vertebraten ein lichtempfindliches Organ. Beim Menschen soll die Epiphyse die Ausreifung der Genitalien bis zur Pubertät hemmen.

Thalamus. Der bilateral angelegte *Thalamus* (s. Abb. 16–14) stellt einen gegliederten Komplex verschiedener *Kerngruppen* dar, in denen die meisten Sinnesbahnen umgeschaltet werden. Die Kerne sind durch weiße Markblätter *(Laminae medullares)* voneinander getrennt. In grober Einteilung unterscheidet man eine *vordere, mediale, laterale* und *ventrale* Kerngruppe.

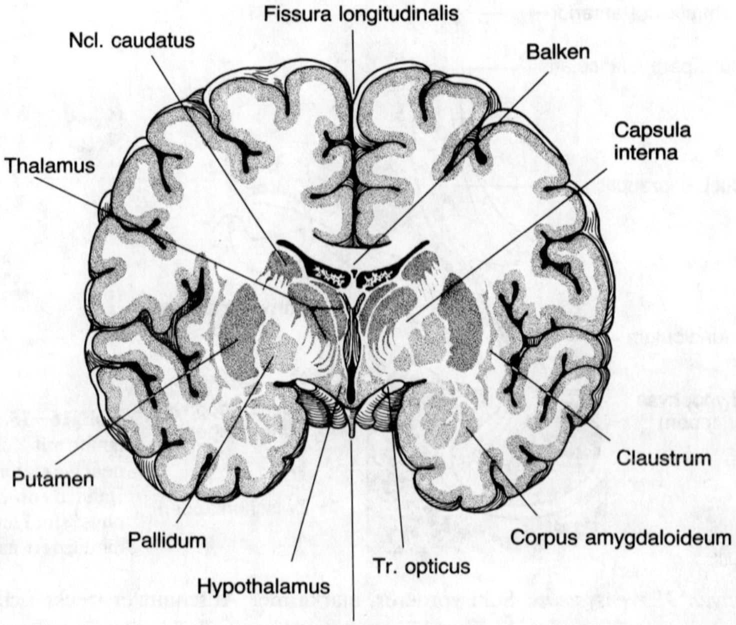

Abb. 16–14. Frontalschnitt durch das Gehirn (in Höhe des Corpus amygdaloideum), nach KAHLE

Die *aufsteigenden sensiblen Bahnen* werden hauptsächlich in den *ventralen* (bauchwärts gelegenen) und in den *medialen Kerngruppen* umgeschaltet. Im sog. *ventrobasalen Kern* enden die *spezifischen Sinnesbahnen,* während die *medialen Kerne* dem *unspezifischen sensiblen System* (s. S. 529 f.) zugerechnet werden. Ventral, etwas abgesondert, liegen die Kerngebiete des *Corpus geniculatum laterale,* einer Umschaltstelle der Sehbahn, und des *Corpus geniculatum mediale,* in dem die Hörbahn umgeschaltet wird. Von allen diesen Kerngebieten aus bestehen Faserverbindungen zur Großhirnrinde. Diese schräg zur Hirnrinde aufsteigenden Faserbündel werden zusammen als *Stabkranz (Radiatio thalami)* bezeichnet. Außerdem ist der Thalamus durch Nervenfasern mit dem Kleinhirn, dem Pallidum (s. u.), dem Striatum (s. S. 501) und dem Hypothalamus verbunden.

Subthalamus. Der Subthalamus ist zwischen Thalamus und Mittelhirnhaube lokalisiert. Er enthält Kerne des extrapyramidal-motorischen Systems, von denen dem *Corpus subthalamicum* und dem *Globus pallidus* die größte Bedeutung zukommen (s. Abb. 16–14). Der Globus pallidus, auch **Pallidum** genannt, ist durch die Fasermassen der inneren Kapsel *(Capsula interna)* von den übrigen grauen Bezirken abgetrennt. Er besitzt Verbindungen zum angrenzenden Putamen (s. u.), zum Thalamus, zum Corpus subthalamicum und zu weiter kaudal gelegenen Kernen.

Hypothalamus und Hypophyse. Der *Hypothalamus* (s. Abb. 16–15) bildet die unterste Etage und den Boden des Zwischenhirns. In ihm liegen die übergeordneten *Zentren des*

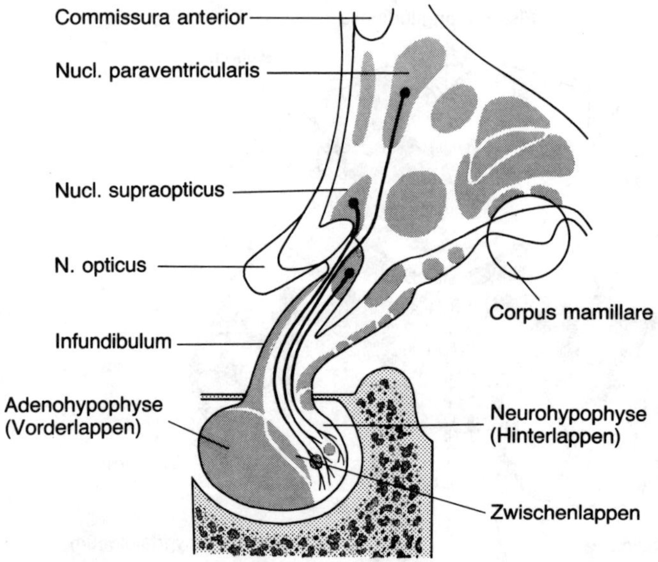

Abb. 16–15. Hypothalamus mit Kernen und neurosekretorischen Bahnen sowie Hypophyse (im Längsschnitt), modifiziert nach CLARA

vegetativen Nervensystems. Sein vorderer, markarmer Abschnitt erstreckt sich von der *Commissura anterior,* einer Faserverbindung zwischen den beiden Hemisphären, bis zum *Chiasma opticum,* der Kreuzung der Sehbahnen. In diesem Abschnitt liegen zwei großzellige Kerngebiete, der *Nucleus supraopticus* und der *Nucleus paraventricularis.* Im hinteren, markreichen Abschnitt finden sich kaudal zwei rundliche Wülste, die *Corpora mamillaria.*

Die *Hypophyse* (Hirnanhangsdrüse) ist über das *Infundibulum* (Hypophysenstiel) mit dem Hypothalamus verbunden (s. Abb. 16–15). Sie besteht aus zwei Abschnitten, der *Adenohypophyse (Vorderlappen)* und der *Neurohypophyse (Hinterlappen).* Die **Adenohypophyse** ist eine *endokrine Drüse,* die sich im Laufe der Entwicklung den Hirnstrukturen angelagert hat. Eine Beeinflussung ihrer Hormonsekretion erfolgt daher nicht auf dem Nervenwege, sondern über das Blutgefäßsystem, das den Hypothalamus mit der Adenohypophyse verbindet. Kapillaren des unteren Hypothalamusgebietes vereinigen sich zu den *Pfortadern* des Hypophysenstiels, die sich im Hypophysenvorderlappen erneut in ein Kapillarnetz aufspalten *(hypophysäres Pfortadersystem).*

Die **Neurohypophyse** stellt eine Ausstülpung des Zwischenhirnbodens dar. Über Nervenfasern, die hauptsächlich vom Nucleus supraopticus und vom Nucleus paraventricularis her den Hypophysenhinterlappen erreichen, werden Hormone, die in den Nervenzellen gebildet werden, in die Neurohypophyse transportiert *(Neurosekretion).*

16.2.3. Endhirn

Allgemeiner Aufbau. Den *Aufbau des Endhirns* erkennt man am deutlichsten in einem Frontalschnitt (s. Abb. 16–16). Den überwiegenden Anteil dieses Hirnabschnittes bilden die Wände der **Großhirnhemisphären,** die wie ein Mantel *(Pallium)* das Zwischenhirn und Teile des Stammhirns überdecken. Beide Hemisphären sind durch einen tiefen Einschnitt, die *Fissura longitudinalis cerebri*, voneinander getrennt. Die Oberfläche der Hemisphären wird durch *Sulci* (Furchen) und erhabene *Gyri* (Windungen) gegliedert. Im Frontalschnitt erkennt man, daß der *Sulcus lateralis* einen tiefen Einschnitt bildet, der sich zur *Fossa lateralis (Fossa Sylvii)* erweitert. An der inneren Fläche dieser Grube liegt die sog. *Insel.*

Auf der Schnittfläche läßt sich die *graue Substanz* der **Hirnrinde**(*Cortex)* und der **inneren Kerne** von der *weißen Substanz,* dem *Marklager,* unterscheiden. In der grauen Substanz sind – wie überall im Zentralnervensystem – die Nervenzellen lokalisiert, während die weiße Substanz von den Nervenfasern (Axonen) gebildet wird. Durch die weiße Substanz des Balkens *(Corpus callosum)* sind die beiden Hemisphären miteinander verbunden. Seinen Mittelteil bildet eine Platte dicht zusammenliegender Nervenfasern, welche zu gleichartigen Hirnteilen beider Seiten ziehen *(Kommissurenfasern)*. Eine ähnliche Verbindung stellt die *Commissura anterior* dar (s. Abb. 16–16).

Subkortikale Kerne. In der Tiefe der Hemisphäre liegt beiderseits ein großes graues Kerngebiet, das **Corpus striatum,** das durch die *Capsula interna* in zwei Abschnitte, den *Nucleus caudatus* und das *Putamen,* zerlegt wird (s. Abb. 16–16). Die Fasern, die durch die Capsula interna ziehen und die Großhirnrinde mit tieferen Hirnabschnitten verbinden, haben im Laufe der Entwicklung die beiden ursprünglich vereinigten Kernabschnitte des Corpus striatum voneinander getrennt. *Das Corpus striatum stellt die oberste subkortikale Schaltstelle des extrapyramidal-motorischen Systems dar.* Oft wird es mit dem funktionell zugeordneten Pallidum unter dem Begriff **Basalganglien** zusammengefaßt.

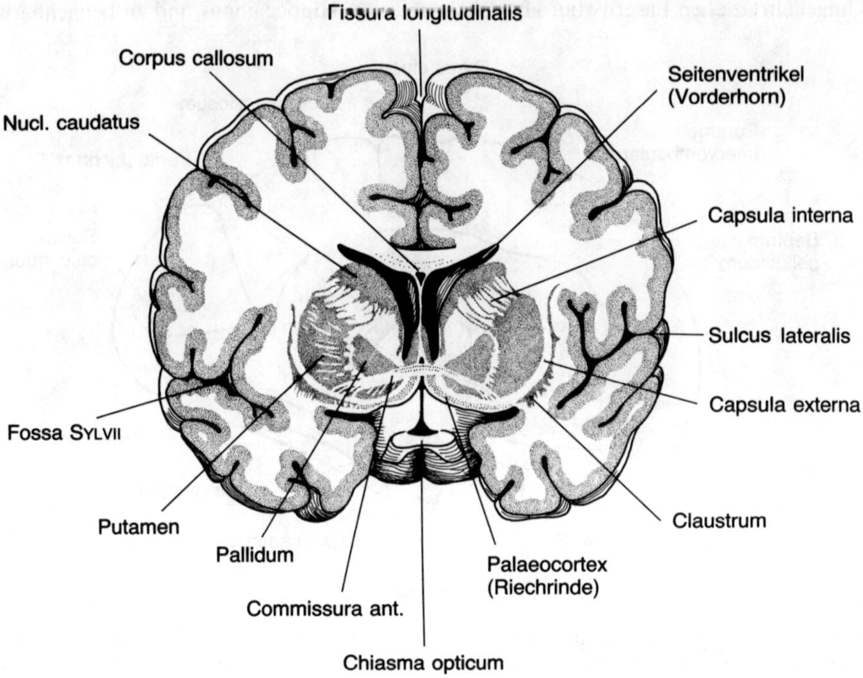

Abb. 16–16. Frontalschnitt durch das Gehirn (in Höhe der Commissura anterior), nach Kahle

An der lateralen Fläche des Putamens liegt ein schalenartiger Streifen grauer Substanz, das *Claustrum.* Entwicklungsgeschichtlich wird es dem *Palaeocortex* zugeordnet, der bei primitiven Säugern noch den überwiegenden Teil des Endhirns bildet. Beim Menschen ist der Palaeocortex auf einen kleinen Teil der Hirnbasis beschränkt (s. Abb. 16–16), der zusammen mit dem *Bulbus olfactorius* der Riechfunktion dient.

Ein weiterer Kern, das *Corpus amygdaloideum* (Mandelkern), findet sich an der medialen Fläche des Temporallappens. Er besteht aus einem Rindenanteil und einem in der Tiefe liegenden Kernanteil. Funktionell ist der Mandelkern dem *limbischen System* zugeordnet.

Limbisches System. Die Bezeichnung *„limbisches System"* stammt von der topographischen Lage zum Balken, den es wie ein Saum *(Limbus)* umgibt. Das limbische System ist deshalb im Medianschnitt nur unvollständig zu erkennen. Erst wenn man mit einem schrägen Schnitt den Hirnstamm etwa in der Mitte des Zwischenhirns abtrennt, wird die mediale Seite des Temporallappens mit den darüber liegenden Bezirken des limbischen Systems sichtbar (s. Abb. 16–17).

Während der Evolution entstand das limbische System aus einem alten Teil des Endhirns, dem *Archipallium,* das aus dem *Archicortex* und dessen Randbezirken, dem *Periarchicortex,* besteht. Zum Archicortex gehören der *Hippocampus* und der *Gyrus dentatus.* Vom Hippocampus verläuft eine Faserbahn, der *Fornix* (Gewölbe), bogenförmig zu Gebieten des Hypothalamus, vor allem zum Corpus mamillare (s. Abb. 16–15). Umgekehrt ziehen Fasern vom Hypothalamus zum Hippocampus und zu benachbarten

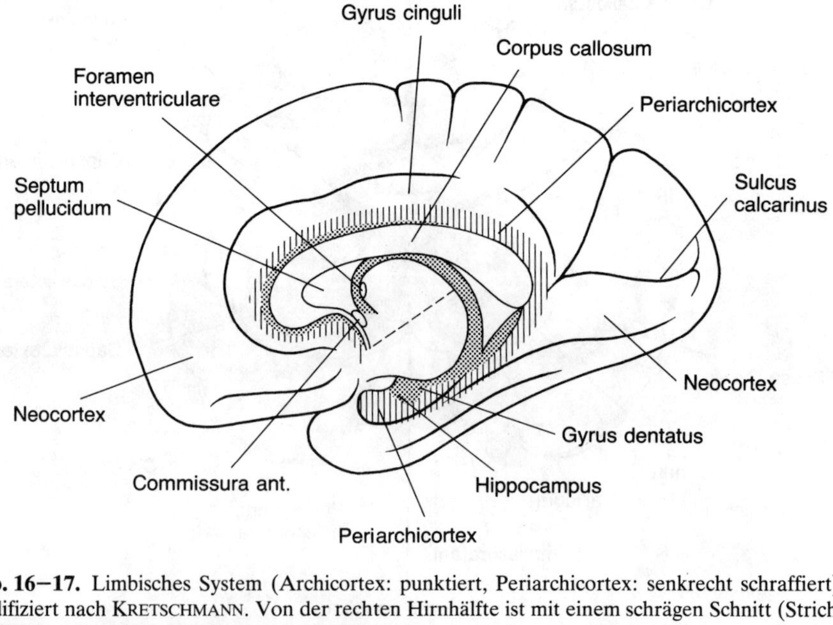

Abb. 16–17. Limbisches System (Archicortex: punktiert, Periarchicortex: senkrecht schraffiert), modifiziert nach KRETSCHMANN. Von der rechten Hirnhälfte ist mit einem schrägen Schnitt (Strichlinie) der kaudale Teil des Hirnstammes abgetragen, so daß die mediale Seite des Temporallappens mit Teilen des limbischen Systems sichtbar wird

Teilen des Periarchicortex. Die Rindenstrukturen des limbischen Systems bestehen nur aus *3 bis 4 Lagen von Neuronen,* während der Neocortex (s. u.) einen Aufbau aus 6 Schichten aufweist.

Im limbischen System werden *Erlebnisinhalte affektiv bewertet* und *emotionale Reaktionen* ausgelöst. Bei Reizung dieser Gebiete können Wut-, aber auch Lustreaktionen erzeugt werden. Außerdem lassen sich von hier aus u. a. die Funktionen von Herz, Darm und Gallenblase beeinflussen. Daher ist das limbische System auch als *viszerales Gehirn* bezeichnet worden.

Neocortex. Das *Neopallium* ist die entwicklungsgeschichtlich jüngste und beim Menschen die am stärksten entwickelte Hirnregion. Die Gliederung seiner an der Außenfläche gelegenen *Rinde (Neocortex)* wird im Frontalschnitt (s. Abb. 16−16) und in der Seitenansicht (s. Abb. 16−18) deutlich. Durch die Ausbildung von *Sulci* (Furchen) und *Gyri* (Windungen) ergibt sich eine erhebliche Vergrößerung der Hirnrinde. Nur ein Drittel der Rindenfläche liegt an der Oberfläche der Hemisphären, zwei Drittel befinden sich in der Tiefe der Furchen.

Die Hemisphären gliedern sich jeweils in vier Hirnlappen (s. Abb. 16−18): in den *Lobus frontalis* (Stirnlappen), den *Lobus parietalis* (Scheitellappen), den *Lobus temporalis* (Schläfenlappen) und den *Lobus occipitalis* (Hinterhauptslappen). Der **Frontallappen** reicht vom Stirnpol bis zum *Sulcus centralis.* In ihm liegen überwiegend die Rindenfelder für die primär motorischen Funktionen. Im *Gyrus praecentralis* und in den angrenzenden Regionen sowie in der benachbarten medialen Fläche, die durch die Fissura longitudinalis gebildet wird, sind die primär motorischen Rindenfelder lokalisiert. In der *Pars triangularis* der unteren Frontalwindung (Gyrus frontalis inferior) findet sich eine wichtige Schalt-

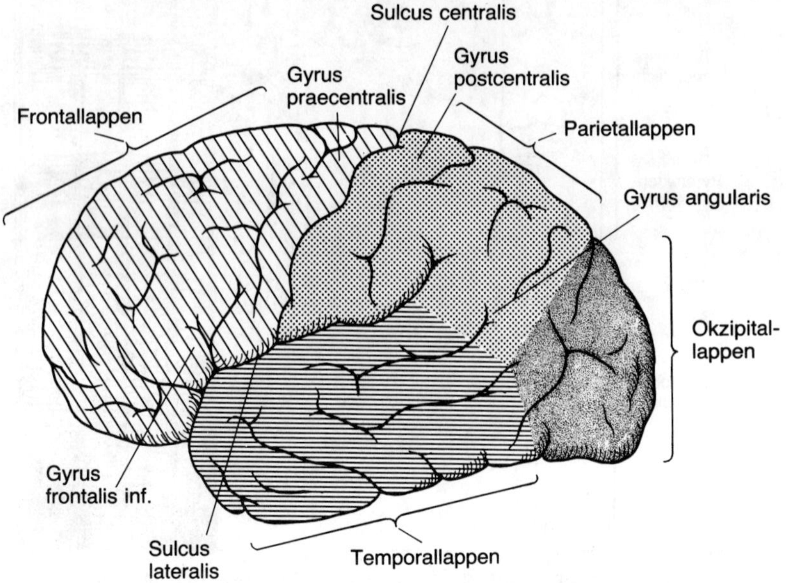

Abb. 16−18. Linke Hemisphäre in Seitenansicht, nach KAHLE. Die Hirnlappen sind durch unterschiedliche Schraffierung gekennzeichnet stätte für die Sprachfunktion (sog. *„Brocasches Sprachzentrum“*). Hinter dem Sulcus centralis liegt der **Parietallappen.** In seiner vordersten Windung, dem *Gyrus postcentralis,* und in den angrenzenden Regionen enden die sensiblen Bahnen. Diese Rindenfelder sind also primär für die somatische Sensibilität zuständig und werden daher auch als die Körperfühlsphäre bezeichnet. Im Bereich des *Gyrus angularis* findet sich eine Rindenregion, die für das optische Wortverständnis von Bedeutung ist (sog. „Lesezentrum“). Der **Temporallappen** unterhalb des *Sulcus lateralis* enthält an seiner Dorsalfläche zwei querverlaufende Windungen, die *Heschlschen Querwindungen,* in denen die Hörbahnen enden. In unmittelbarer Umgebung dieser akustischen Primärregion liegt die für das Sprachverständnis zuständige Rindenregion (Wernickesches Zentrum, „sensorisches Sprachzentrum“). Im **Okzipitallappen** verläuft an der medialen Fläche der *Sulcus calcarinus* (s. Abb. 16–17). In der Rindenregion, die den Sulcus calcarinus umgibt und am Pol ein wenig auf die Konvexität übergeht, enden die Sehbahnen. Hier ist also das primäre „Sehzentrum“ lokalisiert. In seiner Umgebung liegen die optischen Integrationsfelder.

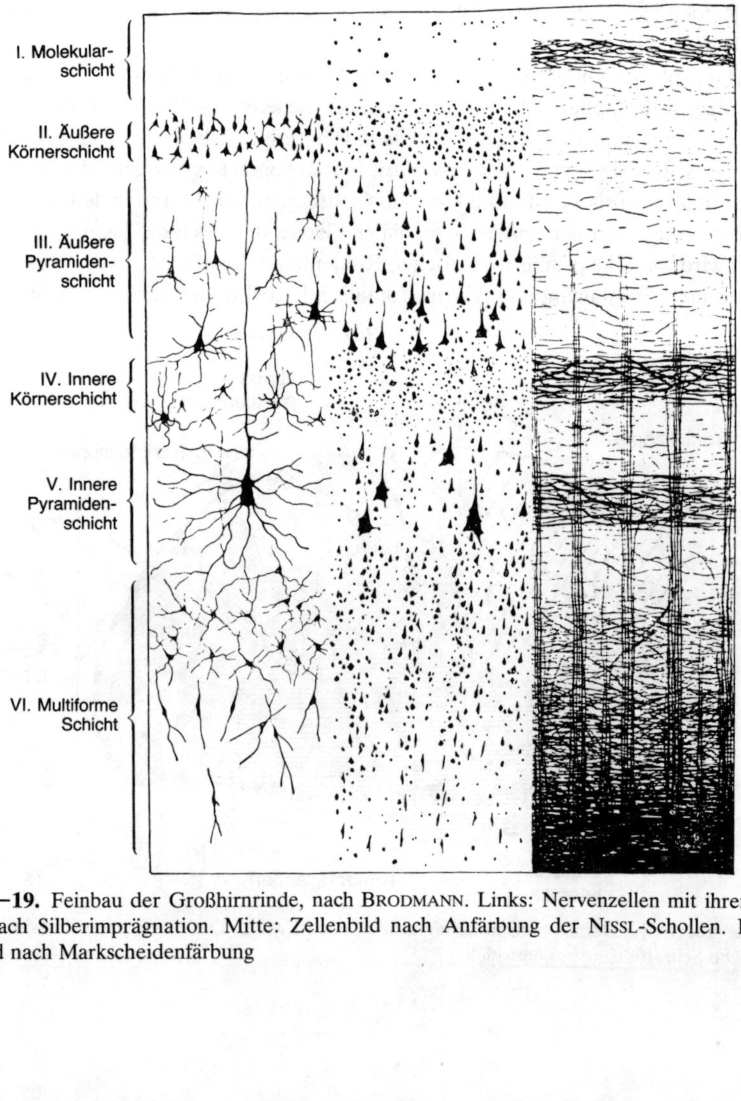

Abb. 16–19. Feinbau der Großhirnrinde, nach Brodmann. Links: Nervenzellen mit ihren Fortsätzen nach Silberimprägnation. Mitte: Zellenbild nach Anfärbung der Nissl-Schollen. Rechts: Faserbild nach Markscheidenfärbung

Die zur Hirnrinde aufsteigenden oder von hier absteigenden Nervenbahnen werden als **Projektionsfasern** bezeichnet. Daneben gibt es zahlreiche Bahnen, die auf längeren oder kürzeren Wegen verschiedene Rindenbezirke miteinander verbinden. Da sie der Informationsverarbeitung dienen, werden sie als **Assoziationsfasern** charakterisiert. Als interhemisphärische Assoziationsfasern sind auch die *Kommissurenfasern* (s. S. 501) anzusehen.

Die Rinde der Hemisphären gliedert sich in *6 Zellschichten,* die durch Silberimprägnation (Abb. 16–19, links), durch Zellfärbung (Abb. 16–19, Mitte) und in ihren Faserverbindungen durch Markscheidenfärbung (Abb. 16–19, rechts) dargestellt werden können. Von außen nach innen unterscheidet man die
- *molekulare Schicht I* (Lamina molecularis),
- *äußere Körnerschicht II* (Lamina granularis externa),
- *äußere Pyramidenschicht III* (Lamina pyramidalis),
- *innere Körnerschicht IV* (Lamina granularis interna),
- *innere Pyramidenschicht V* (Lamina ganglionaris) mit besonders großen Pyramidenzellen *(Betzschen Riesenzellen),*
- *Lamina multiformis VI a* und *VI b.*

16.2.4. Gefäß- und Liquorsystem

Arterielles Gefäßsystem. Das Gehirn wird beiderseits von zwei großen Arterien versorgt, der A. carotis interna und der A. vertebralis (s. Abb. 16–20). Die **A. carotis interna** gibt einen Verbindungsast *(A. communicans posterior)* und einen zum Plexus chorioideus (s. u.) ziehenden Ast *(A. chorioidea anterior)* ab und teilt sich dann in die beiden Endäste, die *A. cerebri anterior* und die *A. cerebri media.* Die beiden **Aa. vertebrales,** die von den *Aa. subclaviae* abgehen, vereinigen sich am Oberrand der Medulla oblongata zur unpaaren *A. basilaris.* Diese steigt an der Ventralseite der Brücke aufwärts und gabelt sich an deren Oberrand in die beiden *Aa. cerebri posteriores.* Durch die Aa. communicantes posteriores, die zu beiden Seiten die A. cerebri posterior mit der A. carotis interna verbinden, kommunizieren die Blutströme aus den Vertebralarterien und den Karotiden.

Liquorsystem. Das Zentralnervensystem ist allseitig von einer Flüssigkeit, dem *Liquor cerebrospinalis,* umgeben. Dieser füllt neben den äußeren Liquorräumen auch die inneren Hohlräume des Gehirns, die **Hirnventrikel** (s. Abb. 16–21), aus. Das Ventrikelsystem besteht aus *vier Ventrikeln,* den beiden Seitenventrikeln (1 und 2) der Endhirnhemisphären, dem 3. Ventrikel des Zwischenhirns und dem 4. Ventrikel des Rautenhirns. Die vier inneren Liquorräume sind untereinander verbunden und kommunizieren unterhalb des Kleinhirns mit den äußeren Liquorräumen.

Der Liquor cerebrospinalis wird im **Plexus chorioideus** gebildet (s. Abb. 16–21). Dabei handelt es sich um Konvolute von Gefäßzotten, die in bestimmten Wandregionen in die Ventrikel hineinragen. Derartige Plexus finden sich in den beiden Seitenventrikeln, am Dach des 3. Ventrikels und im 4. Ventrikel vor der Kleinhirnunterfläche.

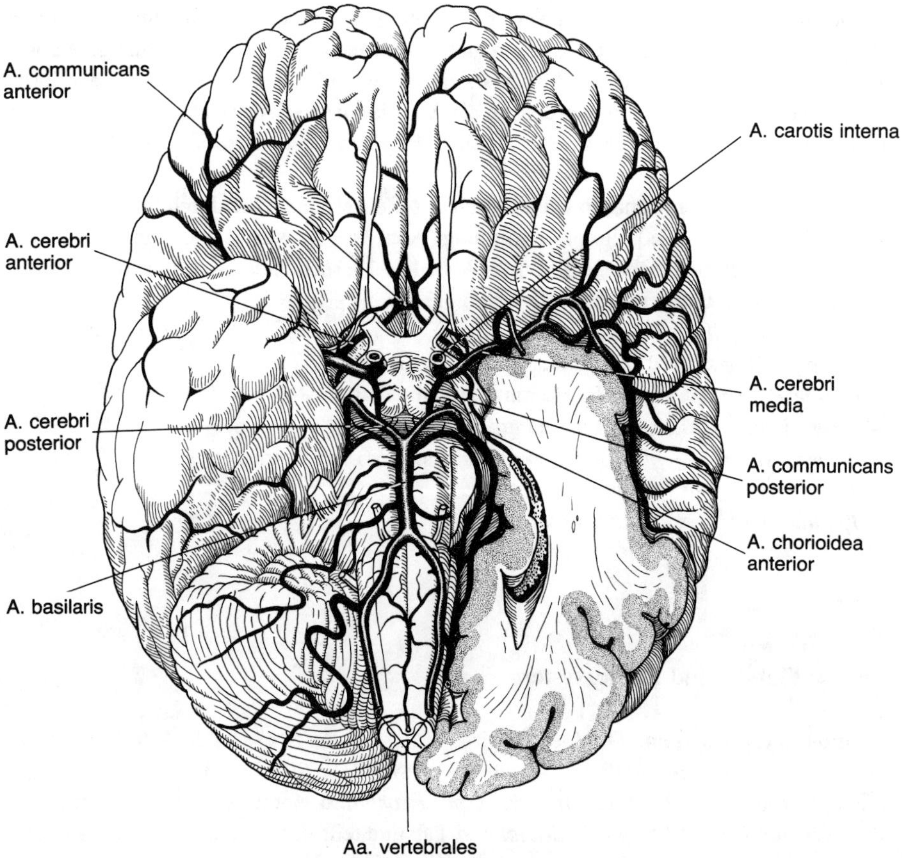

Abb. 16–20. Arterien der Hirnbasis, Umzeichnung nach KAHLE

16.3. Funktionen des motorischen Systems

Die vielfachen Aufgaben und Leistungen des Nervensystems lassen sich am besten erfassen, wenn man seine Funktionen in drei große Systeme gliedert:

1. Das *motorische System* steuert die willkürlichen Muskelbewegungen und paßt die Aktivität der Muskulatur den verschiedenen Umweltbedingungen an.
2. Das *sensorische System* hat die Aufgabe, Erregungen von den Sinnesorganen höheren Zentren zuzuleiten und zu bewußten Empfindungen und Wahrnehmungen zu verarbeiten.
3. Das *vegetative System* schließlich sorgt für eine Koordination in der Tätigkeit der inneren Organe, so daß ihre Funktionen der Aktivität und den Bedürfnissen des Gesamtorganismus zweckmäßig angepaßt werden.

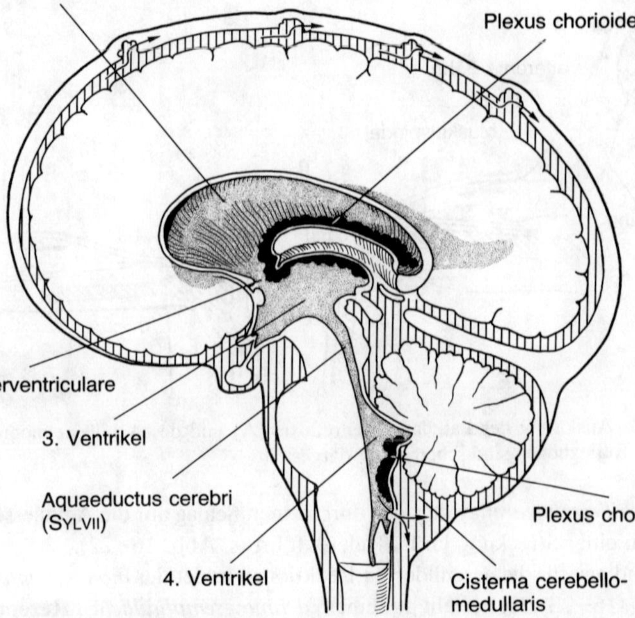

Abb. 16–21. Innere Liquorräume (grau) und äußere Liquorräume (senkrecht schraffiert), Umzeichnung nach KAHLE

Wenn eine solche Gliederung auch in mancher Hinsicht, insbesondere im Bereich der Informationsverarbeitung, Abgrenzungsschwierigkeiten bietet, so erleichtert sie doch die Übersicht über die komplizierten Zusammenhänge.

16.3.1. Spinale Motorik, Reflexe

Die gesamte Skeletmuskulatur steht unter der Kontrolle des Zentralnervensystems. Diese Kontrolle erfolgt teilweise bereits auf der Ebene des Rückenmarks durch *reflektorische Vorgänge.* Das Rückenmark besitzt also neben seiner Leitungsfunktion eine Eigenfunktion, die der Anpassung der Muskelaktivität an äußere Bedingungen dient.

Aufbau des monosynaptischen Reflexbogens. *Unter einem Reflex versteht man eine stets gleichbleibende (stereotype) Reaktion des Organismus auf einen bestimmten sensiblen Reiz.* Ein Beispiel hierfür stellt der sog. *Patellarsehnenreflex* (s. Abb. 16–22) dar, bei dem es nach einem Schlag auf die Sehne unterhalb der Patella (Kniescheibe) zu einer *kurzdauernden Kontraktion (Zuckung)* des M. quadriceps femoris (Strecker für das Kniegelenk) kommt. Die Muskelzuckung läßt sich bei übergeschlagenem Bein an einem Vorschnellen des Unterschenkels beobachten. Diese motorische Reaktion erfolgt unwillkürlich und zeigt bei wiederholter Auslösung stets den gleichen Verlauf. Ein weiteres Beispiel stellt

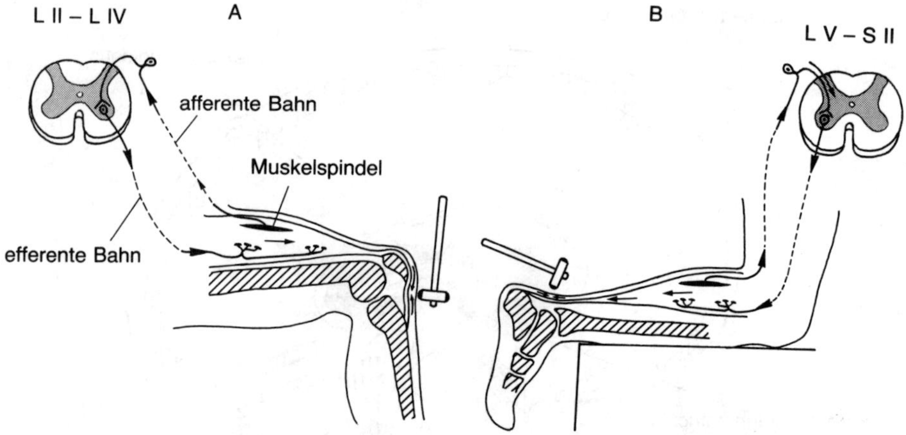

Abb. 16–22. Auslösung des Patellarsehnenreflexes (A) und des Achillessehnenreflexes (B). Die zugehörigen Reflexbögen sind schematisch dargestellt

der sog. *Achillessehnenreflex* dar, der durch einen Schlag auf die Achillessehne ausgelöst wird und zu einer Streckung im Fußgelenk führt (s. Abb. 16–22).

Die Grundlage für die geschilderten Reaktionen bildet der *monosynaptische Reflexbogen* (s. Abb. 16–23). Er besteht aus einem *dehnungsempfindlichen* **Rezeptor** im Muskel, einer **afferenten Nervenfaser,** einer **Synapse** (s. S. 98 ff.) im Vorderhorn des Rückenmarks, einer **efferenten Faser** und einem **Effektor,** dem Muskel. Erfolgt eine plötzliche Dehnung des Muskels, wie sie bei einem Schlag mit dem Reflexhammer auf die Sehne eintritt, so werden die *Dehnungsrezeptoren* im Muskel, die *Muskelspindeln,* gereizt. Als Folge davon wird in diesen eine größere Zahl von Erregungen gebildet, die über die afferente Bahn *(Ia-Faser)* durch die hintere Wurzel in das Rückenmark geleitet werden. An der motorischen Vorderhornzelle *(α-Motoneuron)* erfolgt die synaptische Umschaltung auf die efferente Bahn *(α-Motoaxon)*. Die Nervenimpulse erreichen schließlich nach Überleitung in den motorischen Endplatten die Muskelfasern und veranlassen diese zu einer Einzelzuckung.

Charakteristika des Eigenreflexes. Der geschilderte reflektorische Ablauf wird häufig als *propriozeptiver Reflex* oder als *Eigenreflex* bezeichnet, weil Rezeptor (Muskelspindeln) und Effektor (Muskelfasern) in demselben Organ (Muskel) lokalisiert sind. Charakteristisch für den Eigenreflex ist die *einmalige Umschaltung* der Reflexbahn an der motorischen Vorderhornzelle (monosynaptischer Reflex). Die Reflexantwort besteht in der Regel in einer *Einzelzuckung* des gedehnten Muskels. Da dieses reflektorische Verhalten bei *Streckmuskeln* besonders ausgeprägt ist, lassen sich Eigenreflexe überwiegend als *Extensorreflexe* charakterisieren. Ein weiteres Kennzeichen ist die *kurze Reflexzeit,* die sich aus dem kurzen Reflexweg und der nur einmaligen Umschaltung ergibt. Die Reflexzeit, d. h. die Zeit vom Beginn der sensiblen Reizung bis zum Aufreten der motorischen Reaktion, beträgt bei Eigenreflexen nur 20–50 ms. Charakteristisch für Eigenreflexe ist ferner, daß sie praktisch *unermüdbar* sind und die motorischen Reaktionen *unabhängig von der Stärke des auslösenden Reizes* ablaufen. (s. Tab. 16–1).

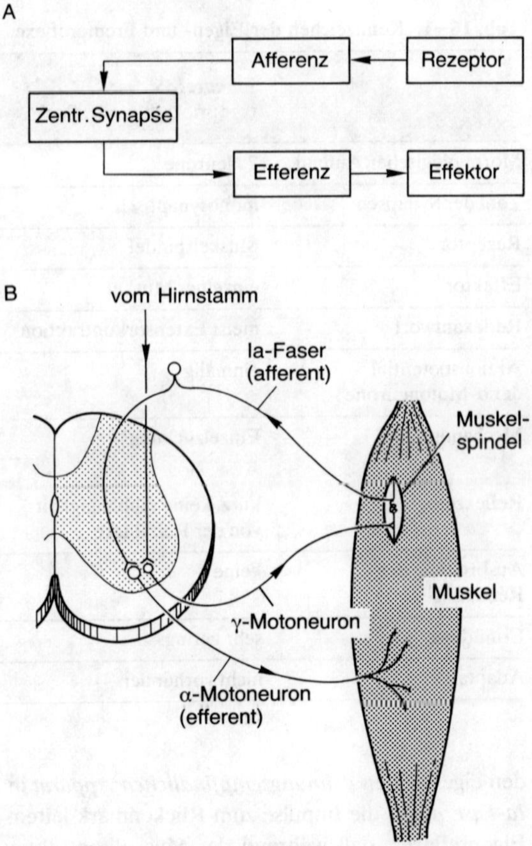

Abb. 16–23. Aufbau des monosynaptischen Reflexbogens.
A Reflexschema; B Reflexbahnen

Unter natürlichen Bedingungen erfolgt die Auslösung eines Eigenreflexes durch eine *plötzliche passive Dehnung* einer Muskelgruppe, z. B. beim Umknicken des Fußes. Mit der auf diese Weise ausgelösten reflektorischen Kontraktion versucht der Organismus, der Störung entgegenzuwirken, ohne daß hierbei das Bewußtsein eingeschaltet ist.

Hemmungsmechanismen des Eigenreflexes. Der geschilderte Ablauf des Eigenreflexes über den monosynaptischen Reflexbogen stellt nur das Grundschema der neuronalen Vorgänge dar. In Wirklichkeit ist noch eine Reihe weiterer Systeme an dem Reflexgeschehen beteiligt, die insbesondere für eine graduelle und zeitliche Begrenzung der motorischen Reaktion sorgen.

Zur Hemmung des Eigenreflexes trägt zunächst die *Entlastung der Muskelspindeln* während der Kontraktion bei. Jede **Muskelspindel** besteht aus einer bindegewebigen Hülle, die mehrere Muskelfasern einschließt (s. Abb. 16–24). Diese Muskelfasern, die wegen ihrer Lage im Inneren der Spindel als *intrafusale Muskelfasern* bezeichnet werden, haben die Aufgabe, bei willkürlichen und häufig auch bei unwillkürlichen Kontraktionen die Spindellänge der jeweiligen Muskellänge anzupassen. Die *efferente Innervation* der intrafusalen Muskelfasern erfolgt über γ-*Motoneurone,* die wie die α-Motoneurone im Vorderhorn des Rückenmarks lokalisiert sind. Der Mittelteil der intrafusalen Fasern enthält

Tab. 16–1. Kennzeichen der Eigen- und Fremdreflexe

	Eigenreflex (propriozeptiver Reflex)	**Fremdreflex** (extero- oder enterozeptiver Reflex)
Morphologischer Aufbau	2 Neurone	3 oder mehr Neurone
Zahl der Synapsen	monosynaptisch	polysynaptisch
Rezeptor	Muskelspindel	meist in der Haut
Effektor	einzelner Muskel	Gruppe mehrerer Muskeln
Reflexantwort	meist Extensorkontraktion	meist Flexorkontraktion
Aktionspotential der α-Motoneurone	einmalig	mehrfach
Mechanogramm	Einzelzuckung	tetanische Kontraktion, koordinierte Bewegung
Reflexzeit	kurz, keine Abhängigkeit von der Reizstärke	lang, Verkürzung mit zunehmender Reizstärke
Ausbreitung des Reizerfolges	keine	Ausbreitung mit zunehmender Reizstärke
Ermüdung	sehr gering	stark
Adaptation	nicht vorhanden	ausgeprägt

den eigentlichen *dehnungsempfindlichen Apparat* in Form von *spiraligen Endigungen der Ia-Fasern,* die die Impulse zum Rückenmark leiten. Es ist nun ein Charakteristikum des Eigenreflexes, daß während der Muskelkontraktion das *γ-Motoneuron gehemmt* wird. Die intrafusalen Muskelfasern erschlaffen, und damit wird der weitere afferente Zustrom von Impulsen aus den Muskelspindeln zum Reflexzentrum unterbrochen. Auf diese Weise führt die Kontraktion des Muskels selbst zur Einleitung der Erschlaffung.

Ein weiterer Hemmungsmechanismus wird über die **Sehnenrezeptoren** *(Golgi-Rezeptoren)* in Gang gesetzt (s. Abb. 16–24). In den Sehnen der Skeletmuskeln befinden sich *spannungsempfindliche Rezeptoren (Tensorezeptoren),* die sowohl bei passiver Dehnung als auch bei aktiver Kontraktion Impulsserien bilden. Diese Impulse werden über sogenannte *Ib-Fasern* zum Rückenmark geleitet und wirken über *hemmende Synapsen* auf das α-Motoneuron ein. Bei einer Reflexkontraktion werden also die *Golgi-Rezeptoren aktiviert* und damit die *α-Motoneurone gehemmt.* Dies führt zu einer autogenen Hemmung des Kontraktionsvorganges. Die Golgi-Hemmung hat die Aufgabe, eine zu starke Spannungsentwicklung zu verhindern und den Muskel vor Verletzungen zu schützen.

Eine Hemmung des Eigenreflexes erfolgt schließlich über die **Renshaw-Zellen** des Rückenmarks (s. S. 105). Diese Zellen werden über Kollateralen der α-Motoaxone während der Reflexkontraktion aktiviert und wirken rückläufig über *hemmende Synapsen* auf die α-Motoneurone ein (s. Abb. 16–24 u. 5-17, S. 105). Dieser Vorgang kann in Analogie zu ähnlichen Prozessen in der Regeltechnik als eine *Rückkopplungshemmung* bezeichnet werden.

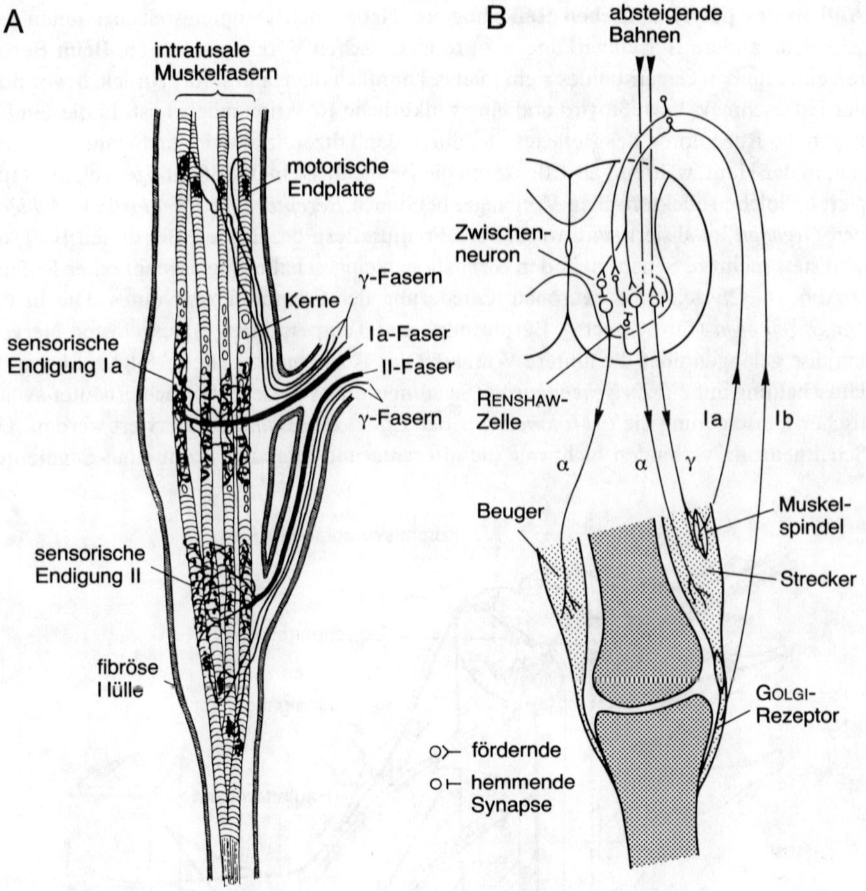

Abb. 16–24. A Bau der Muskelspindel; B Hemmungsvorgänge beim Streckreflex

Alle genannten Hemmungsmechanismen zusammen bewirken, daß im Anschluß an eine Reflexkontraktion die normale Grundinnervation des Muskels unterbrochen ist *(Innervationsstille)*. Erst nach etwa 100 ms tritt wieder eine verstärkte Innervation auf *(Erregungsrückschlag)*, die zu einer zweiten schwachen Muskelkontraktion führen kann. Sind unter pathologischen Bedingungen die Hemmungsmechanismen gestört, so kommt es nach einem Dehnungsreiz zu mehreren aufeinander folgenden, ungedämpften Reflexkontraktionen, die als *Klonus* bezeichnet werden.

Voraussetzung dafür, daß die Reflexkontraktion eines Streckmuskels zu einer Gelenkbewegung führen kann, ist die gleichzeitige *Erschlaffung der antagonistisch wirkenden Beugemuskulatur*. Mit der Aktivierung der α-Motoneurone für die Strecker müssen also gleichzeitig die α-Motoneurone für die Beuger gehemmt werden. Diese Hemmung erfolgt über *Zwischenneurone*, die in inhibitorischen Synapsen an den antagonistischen Motoneuronen enden (s. Abb. 16–24). Eine solche für die Gelenkbewegung notwendige wechselseitige Hemmung antagonistischer Motoneurone wird als *reziproke Hemmung* bezeichnet.

Aufbau des polysynaptischen Reflexbogens. Neben den Dehnungsreizen können verschiedene andere Reizeinwirkungen zu reflektorischen Vorgängen führen. Beim Berühren eines heißen Gegenstandes zieht man bekanntlich die Hand sofort zurück, bevor noch der Hitzeschmerz bewußt wird und eine willkürliche Reaktion möglich ist. In diesem Fall liegen die Rezeptoren des Reflexes, die durch den Hitzereiz aktivierten Schmerzrezeptoren, in der Haut, während als Effektoren die Beugemuskeln des Ellenbogengelenkes fungieren. Solche reflektorischen Vorgänge, bei denen *Rezeptor und Effektor in verschiedenen Organen* lokalisiert sind, werden als **Fremdreflexe** bezeichnet. Bei diesen Reflexen sind stets mehrere Synapsen in den Reflexbogen eingeschaltet (polysynaptischer Reflex).

Abb. 16–25 zeigt die neuronale Gliederung des Fremdreflexapparates. Die in den *Hautrezeptoren* (für Schmerz-, Berührungs- und Temperaturreize) ausgelösten Nervenimpulse gelangen über die hintere Wurzel in das Rückenmark. Hier erfolgt zunächst die Umschaltung auf ein *Zwischenneuron* (Schaltneuron), von dem aus nach erneuter synaptischer Umschaltung die α-*Motoneurone* der *Effektormuskulatur* innerviert werden. Die Schaltneurone verbinden nicht nur die afferente und efferente Bahn eines Segmentes,

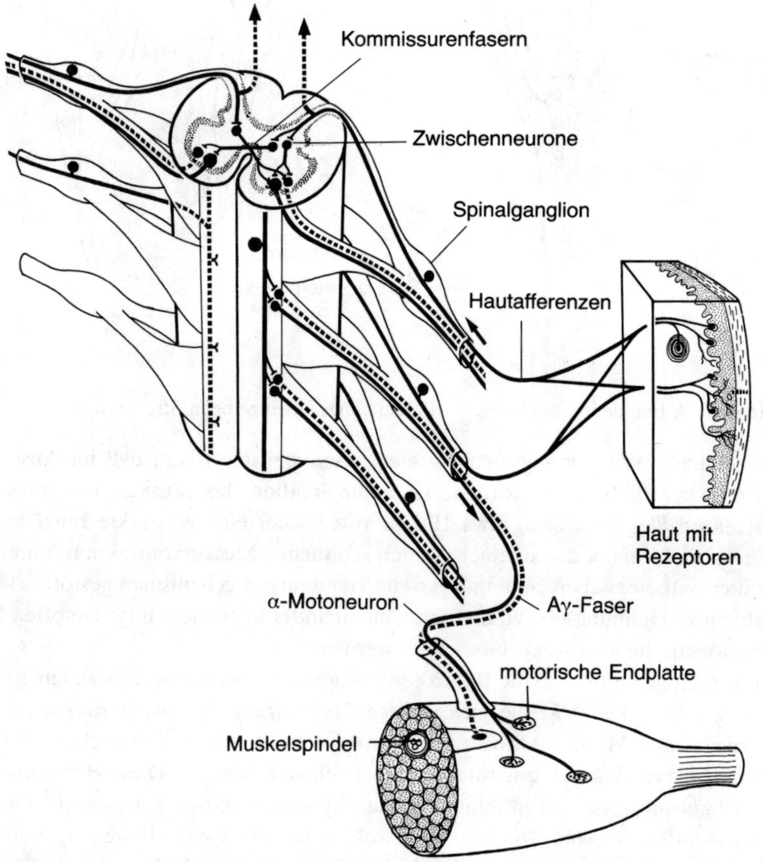

Abb. 16–25. Neuronale Gliederung des Fremdreflexapparates, nach ROHEN

sondern nehmen auch Verbindung zu den α-Motoneuronen *benachbarter Segmente* auf. Daher können bei Steigerung der Reizintensität auch *weitere Muskelgruppen* aktiviert werden. Schließlich besteht die Möglichkeit, daß über Kommissurenfasern das Reflexgeschehen auf die *Gegenseite* übergreift. Insgesamt resultiert eine biologisch zweckmäßige Einzelbewegung, an der in der Regel mehrere Muskelgruppen beteiligt sind.

Somatische und vegetative Fremdreflexe. Zu den vom Arzt häufig geprüften Fremdreflexen gehört der *Bauchdeckenreflex,* bei dem durch Bestreichen der Bauchhaut mit einem harten Gegenstand (Reizung von Berührungsrezeptoren) eine Kontraktion der Bauchmuskulatur ausgelöst wird. Ein weiteres Beispiel für einen diagnostisch wichtigen Reflex stellt der *Plantarreflex* dar: Die Reizung des lateralen Randes der Fußsohle führt zum Anziehen des Beines und zur Abwärtsbeugung *(Plantarflexion)* der Zehen. Diese Reaktion tritt jedoch nur bei normaler Funktion der Pyramidenbahn (s. S. 516) ein. Bei *gestörter Pyramidenbahnfunktion* und ebenso noch beim *Säugling* findet man stattdessen eine Aufwärtskrümmung *(Dorsalflexion)* der großen Zehe *(Babinskisches Zeichen).* Der eingangs geschilderte Anziehreflex ist ein typisches Beispiel für eine Gruppe von Fremdreflexen, die als *Schutzreflexe* bezeichnet werden. Zu den Schutzreflexen gehört u. a. auch der *Lidschlußreflex,* der durch Berührung der Hornhaut des Auges ausgelöst wird. Schließlich existiert eine große Zahl von Fremdreflexen, an denen das *vegetative Nervensystem* beteiligt ist, wie beispielsweise der *Pupillenreflex* (Verengung der Pupille bei Lichteinfall in das Auge). Zu dieser Gruppe gehören u. a. auch die *Sekretionsreflexe,* der *Hustenreflex,* der *Depressorreflex* (s. S. 252) und der *Hering-Breuer-Reflex* (s. S. 295 f.).

Charakteristika der Fremdreflexe. Im Gegensatz zum Eigenreflex besteht beim Fremdreflex die Reflexantwort in *längerdauernden Muskelkontraktionen (tetanische Kontraktionen).* Für die Kontrolle dieser längerdauernden Kontraktionen ist es notwendig, daß bei Fremdreflexen die *γ-Motoneurone gleichzeitig mit den α-Motoneuronen aktiviert* werden, so daß die Länge der Muskelspindeln der Muskellänge angepaßt bleibt. Wie bereits das geschilderte Beispiel des Anziehreflexes zeigt, ist an den somatischen Fremdreflexen überwiegend die *Beugemuskulatur* beteiligt *(Flexorreflexe).* Infolge der längeren Leitungswege und der mehrfachen Umschaltung ist die *Reflexzeit länger* als beim Eigenreflex (40–80 ms beim Plantarreflex, 70–180 ms beim Lidschlußreflex). Außerdem zeigt sich, daß die Reflexzeit bis zu einem gewissen Grad von der Reizintensität abhängt: *Mit Zunahme der Intensität nimmt die Reflexzeit* ab. Ebenso hat die Reizintensität einen Einfluß auf das Ausbreitungsgebiet der Reflexantwort: *Mit steigender Intensität* werden immer *mehr Muskelgruppen* in das Reflexgeschehen einbezogen. Charakteristisch ist auch die *schnelle Ermüdbarkeit* und die *Adaptation* der Fremdreflexe: Wiederholte gleichartige Reize werden von Mal zu Mal durch geringere Effektorreaktionen beantwortet. Schließlich zeigen die Fremdreflexe das Phänomen der *Summation unterschwelliger Reize.* Hierunter versteht man die Auslösung einer reflektorischen Reaktion durch ständige Wiederholung kleiner Reize, von denen jeder für sich nicht in der Lage ist, eine reflektorische Antwort hervorzurufen. Beispiele für eine derartige Reizsummation sind eine längerdauernde unterschwellige Reizung der Kehlkopfschleimhaut, die schließlich zu einem Hustenstoß führt, oder längeres Jucken in der Nasenschleimhaut, das sich zu einem überschwelligen Niesreiz summiert.

Bedeutung der motorischen Reflexe und Reflextonus. Eigen- und Fremdreflexe stellen *Grundmuster der motorischen Aktivität* dar, die in die Willkürbewegungen einbezogen sind, *ohne* daß das *Bewußtsein* eingeschaltet ist. Plötzlich auftretende *Störkräfte* werden durch reflektorische Reaktionen in ihrer Wirkung *gemindert.* Beispielsweise werden beim Abfangen eines Sprunges die Wadenmuskeln plötzlich gedehnt und dadurch reflektorisch zur Kontraktion veranlaßt. Reflexe dienen aber auch zur *Kontrolle und genauen Dosierung komplizierterer Bewegungsabläufe.* Der ständige Zufluß von *sensiblen Nervenimpulsen* aus den Muskelspindeln, der Haut und den Gelenken bildet dabei die Grundlage für die reflektorische Verarbeitung. Daher wird die Kontrolle der Bewegung auf der Ebene des Rückenmarks auch als **spinale Sensomotorik** bezeichnet.

Die zweite wichtige Aufgabe der spinalen Sensomotorik besteht in der Aufrechterhaltung der **reflektorischen Muskelspannung** *(Reflextonus).* Diese Spannung ist notwendig für die Fixierung der Gelenkstellungen und für die Arbeitsbereitschaft der Muskulatur. Für die Erfüllung dieser Aufgaben wird derselbe *Reflexbogen* in Anspruch genommen, über den auch der Eigenreflex abläuft. Denn nicht nur bei plötzlicher Dehnung, sondern auch *bei ruhendem Muskel* werden *ständig Erregungen* in den Muskelspindeln gebildet, die, über den Reflexbogen geleitet, die Muskelfasern in einem bestimmten Spannungszustand halten.

Damit die Muskelspindeln diese Aufgabe erfüllen können, muß die Länge der intrafusalen Muskelfasern (s. Abb. 16–24) durch Nervenimpulse der γ-*Motoneurone* laufend nachgestellt werden. Eine stärkere *Aktivierung des* γ-*Fasersystems* führt zu einer *Verkürzung der Muskelspindeln* und als Folge davon zu einer *verstärkten Bildung sensibler Impulse,* die auf dem Wege des Reflexbogens den *Muskeltonus erhöhen.* Über das γ-Fasersystem kann also der reflektorische Muskeltonus von höheren Zentren her beeinflußt werden.

16.3.2. Supraspinal-motorisches System

Willkürmotorik. Für die übergeordnete Kontrolle der Motorik, insbesondere der Willkürmotorik, sind bestimmte Strukturen des *Endhirns* zuständig. Eine wichtige Rolle spielen dabei die motorischen Rindengebiete des *Gyrus praecentralis* und der angrenzenden Regionen. Allerdings weiß man heute, daß der *Bewegungsantrieb* und der *Bewegungsplan* nicht von diesen Rindengebieten ausgeht. Über den Ursprungsort der Primärprozesse ist sehr wenig bekannt. Einige Befunde sprechen jedoch für eine Beteiligung des *limbischen Systems* (s. S. 502 f.) an diesem Antriebs- und Planungsprozeß. *Die motorischen Rindengebiete haben die Funktion von Schaltstätten,* in denen der Bewegungsplan in Impulsmuster zur Aktivierung der beteiligten Muskulatur umgesetzt wird. Diese Impulse leitet die *Pyramidenbahn,* die von der motorischen Rinde ausgeht, zu den Segmenten des Rückenmarks. Das parallel geschaltete *extrapyramidal-motorische System* hat dabei die Aufgabe, eine Feinabstimmung der Bewegungsabläufe vorzunehmen und die automatisierte Motorik zu kontrollieren.

Motorische Hirnrinde. Die Erregungen, die die Muskelaktivität steuern, werden in den *Pyramidenzellen* (Betzschen Riesenzellen, s. S. 505) der vorderen Zentralwindung (Gy-

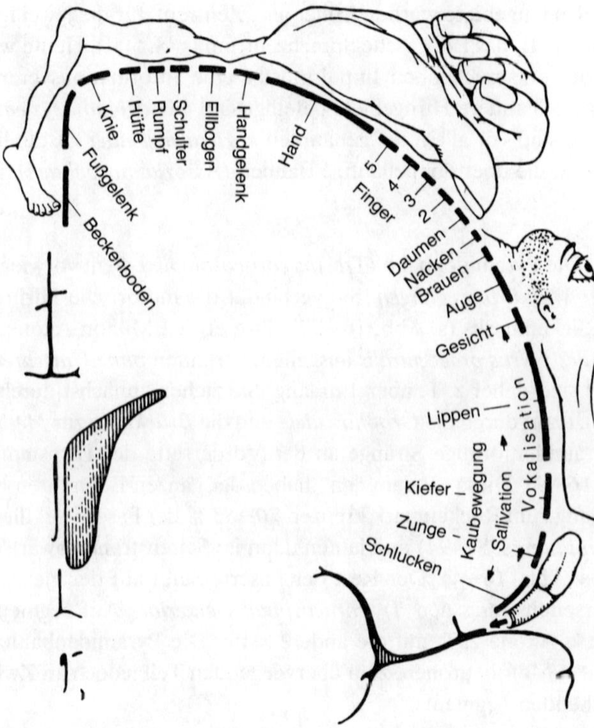

Abb. 16–26. Projektionsfelder auf der motorischen Großhirnrinde (im Frontalschnitt), nach PENFIELD und RASMUSSEN. Die Größe der eingezeichneten Körperregionen entspricht der Ausdehnung der jeweiligen zentralen motorischen Repräsentation

rus praecentralis) und der benachbarten Regionen gebildet. Wie Reizexperimente zeigen, ist dieses Rindengebiet in *Projektionsfelder* gegliedert, d. h. bestimmte Rindenfelder sind bestimmten Muskelgruppen der Körperperipherie zugeordnet. Eine solche Zuordnung von zentralen Strukturen zu den Gebieten der Körperperipherie wird ganz allgemein als *somatotopische Gliederung* oder als **Somatotopie** bezeichnet. Wie aus Abb. 16–26 hervorgeht, entspricht die Anordnung der motorischen Ursprungsfelder einem *auf dem Kopf stehenden Körperschema.* Die *größte kortikale Repräsentation* haben diejenigen Muskelgruppen, die zu besonders *fein differenzierten Bewegungen* befähigt sind. So zeigt Abb. 16–26, daß die Felder für die Sprach-, Gesichts- und Handmuskeln die größte Ausdehnung haben, während beispielsweise die Felder für die Rumpfmuskulatur nur klein und wenig gegliedert sind. Neben diesem motorischen Ursprungsgebiet an der Konvexität der Hemisphären (Feld I) findet sich ein *zweites motorisches Projektionsfeld (Feld II) in der Medianregion,* die durch die Fissura longitudinalis cerebri (s. Abb. 16–16) gebildet wird.

Andere Regionen der Hirnrinde sind überwiegend für die *Koordination von Bewegungen* und für die *Steuerung komplizierter Bewegungsabläufe,* wie Sprechen und Schreiben, zuständig. Diese Rindengebiete wurden früher als „Zentren“ für die jeweiligen Handlungen bezeichnet, wie z. B. das BROCAsche Sprachzentrum (s. S. 504). Heute weiß man, daß für die Bildung der entsprechenden Impulsmuster eine Informationsverarbeitung notwendig ist, an der auch andere Hirngebiete beteiligt sind *(Assoziationssystem)*. Für diesen Assoziationsprozeß sind vor allem die genannten *kortikalen Felder* zuständig, aber auch *Kerne des Thalamus,* die über doppelläufige Bahnen *(Assoziationsbahnen)* mit der Rinde verbunden sind.

Pyramidenbahn. Die Pyramidenbahn *(Tractus corticospinalis)* dient vorwiegend der Vermittlung *schneller Willkürbewegungen.* Sie verbindet die motorische Hirnrinde mit den Segmenten des Rückenmarks (s. Abb. 16−27). Ihre etwa 1 Million Axone, die von den *Pyramidenzellen des Gyrus praecentralis* ausgehen, verlaufen *ohne Unterbrechung* bis ins Rückenmark und sind daher z. T. über 1 m lang. Sie ziehen zunächst durch die *Capsula interna* (s. S. 501), dann durch die *Großhirnstiele* und die *Brücke* bis zur *Medulla oblongata,* wo sie als pyramidenförmige Stränge an der Vorderseite des Hirnstammes sichtbar werden (s. Abb. 16−9). Diese „Pyramiden“ haben der ganzen Bahn ihren Namen gegeben. Beim Übergang zum Rückenmark kreuzen *70−85 %* der Fasern auf die andere Seite *(Decussatio pyramidum,* s. S. 494) und laufen dann im Seitenstrang abwärts *(Tr. corticospinalis lateralis,* s. Abb. 16−4). Der Rest der Fasern bleibt auf der gleichen Seite und bildet im Vorderseitenstrang den *Tr. corticospinalis anterior.* Auf segmentaler Ebene kreuzen auch diese Axone z. T. auf die andere Seite. Die Pyramidenbahnaxone enden teils direkt an den α-Motoneuronen, zum überwiegenden Teil jedoch an Zwischenneuronen des entsprechenden Segments.

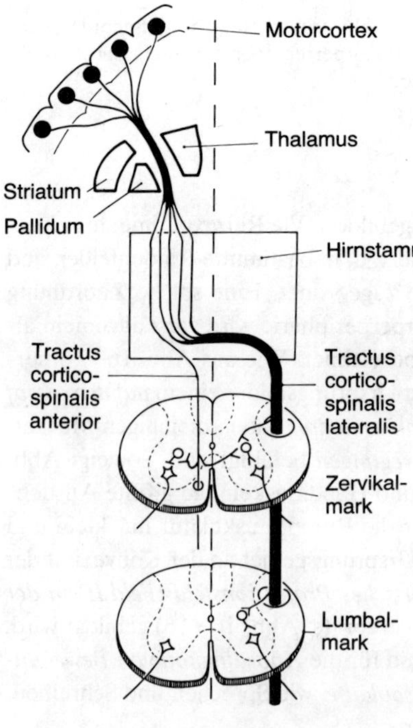

Abb. 16−27. Pyramidenbahn in schematischer Darstellung, nach SCHMIDT

Extrapyramidal-motorisches System. Neben dem Pyramidenbahnsystem ist eine zweite zentralnervöse Einrichtung, das *extrapyramidale System,* an der Steuerung der Motorik beteiligt. Seine Bahnen gehen vom **Motorcortex** und von anderen supraspinalen Zentren aus und erreichen nach mehrfacher Umschaltung das Rückenmark (s. Abb. 16–28). Die wichtigsten Umschaltstationen sind die **Basalganglien** *Striatum* und *Pallidum,* die **Mittelhirnkerne** *Nucleus niger* und *Nucleus ruber,* der *Olivenkern,* Teile der *Formatio reticularis,* die *Vestibulariskerne* sowie das *Kleinhirn.* Die vom Motorcortex und den Basalganglien abwärts ziehenden Axone enden in der *Formatio reticularis* des Hirnstammes und aktivieren hauptsächlich den *Tractus reticulospinalis lateralis* bzw. *medialis* (s. Abb. 16–4 u. 16–28) auf der Gegenseite. Weitere vom Hirnstamm absteigende Bahnen sind der *Tractus rubrospinalis,* der überwiegend vom Kleinhirn beeinflußt wird, und der *Tractus vestibulospinalis,* dessen Aktivierung vom Gleichgewichtsorgan her erfolgt.

Das extrapyramidal-motorische System hat die Aufgabe,
- *die Muskelaktivität bei zielgerichteten Bewegungen* (Zielmotorik) *zu koordinieren,*
- *automatisierte Bewegungsabläufe* (wie die Mitbewegung der Arme beim Gehen) *zu steuern,*
- *die Bewegungen an die äußeren Bedingungen anzupassen* und dabei für die Aufrechterhaltung des Gleichgewichts zu sorgen,
- *den Tonus der Muskulatur* und damit ihre Haltefunktion *zu kontrollieren.*

Dem **Kleinhirn** kommt in diesem System eine *koordinierende Funktion* zu. Es ist zu diesem Zweck im *Nebenschluß* mit den anderen motorischen Zentren verbunden und erhält Informationen aus praktisch allen Sinnesorganen. Über Kollateralen der Pyramidenbahn wird das Kleinhirn *im voraus* über Willkürbewegungen informiert, so daß es den Erregungsfluß des extrapyramidalen Systems rechtzeitig auf Grund der übrigen Informationen

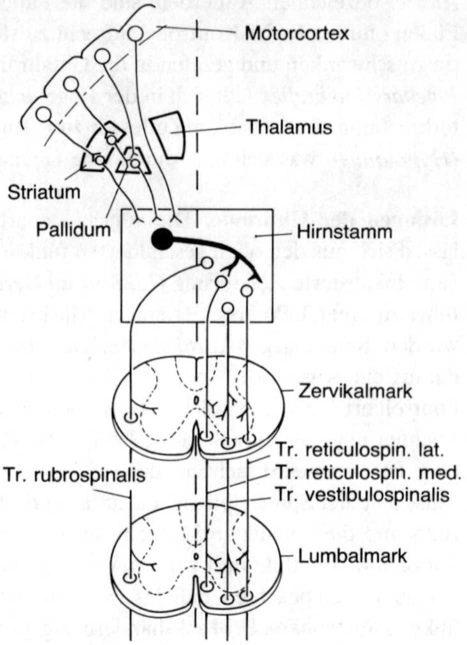

Abb. 16–28. Extrapyramidal-motorisches System in schematischer Darstellung, nach SCHMIDT

modifizieren kann. Außerdem erhält es laufend *Rückmeldungen* über willkürliche und unwillkürliche Bewegungen, so daß noch während der Aktion *Korrekturen* ausgeführt werden können. Damit ist das Kleinhirn insbesondere in der Lage, die *Feinabstimmung zielgerichteter Bewegungen* zu kontrollieren.

Die **Formatio reticularis** stellt das Integrationsgebiet für alle Einflüsse dar, die an der *Kontrolle des Muskeltonus* beteiligt sind. Die tonussteuernden Impulse werden von der Formatio reticularis über das erste Neuron des *γ-Fasersystems* zum Rückenmark geleitet und dort auf das zweite Neuron (γ-Motoneuron) umgeschaltet, das die intrafusalen Muskelfasern innerviert. Damit kann der Tonus des betreffenden Muskels den jeweiligen Bedingungen angepaßt werden (s. S. 513). An der Willkürmotorik ist also immer auch das extrapyramidale System beteiligt, insofern als die Innervation des γ-Fasersystems mit der des α-Fasersystems koordiniert erfolgen muß.

16.3.3. Störungen des motorischen Systems

Tabes dorsalis. Die Bedeutung des Eigenreflexbogens für die Kontrolle der Bewegungen und für die Aufrechterhaltung des Muskeltonus läßt das Krankheitsbild der *Tabes dorsalis,* einer Spätfolge der *syphilitischen Infektion,* erkennen. Bei der Tabes dorsalis gehen die *hinteren Wurzeln* und die *Hinterstränge* im Rückenmark zugrunde. Dadurch wird der Zustrom sensibler Impulse von den Muskelspindeln, der Haut und den Gelenken her unterbrochen. Obwohl die Innervation der Muskulatur über die Motoneurone intakt ist, kommt es infolge des Fehlens der sensiblen Kontrolle zu schweren *motorischen Störungen.* Die Bewegungen der Patienten sind *unkoordiniert* und *schießen häufig über das Ziel hinaus.* Eine solche Bewegungsstörung wird allgemein als *Ataxie,* in diesem Fall als *spinale Ataxie,* bezeichnet. Außerdem sind die Patienten nicht in der Lage, mit geschlossenen Füßen ohne optische Kontrolle aufrecht zu stehen. Beim Schließen der Augen beginnen sie zu schwanken und geraten in die Gefahr umzufallen *(Rombergsches Phänomen).* Der *Patellarsehnenreflex* läßt sich in der Regel *nicht* mehr *auslösen.* Außerdem führt die Unterbrechung des sensiblen Zuflusses zum Rückenmark zur Abnahme des Muskeltonus *(Hypotonus),* was sich u. a. durch eine Überstreckbarkeit der Gelenke nachweisen läßt.

Läsionen der Hirnrinde. Die verschiedenartigen Störungen des motorischen Systems lassen sich aus den oben geschilderten funktionalen Zusammenhängen zwanglos deuten. Eine lokalisierte Zerstörung *(Läsion)* im Bereich des *Motorcortex* (Gyrus praecentralis) führt zu einer **Lähmung** derjenigen Muskelgruppen, deren Projektionsfelder geschädigt wurden. Sind dagegen *kortikale Assoziationsfelder* von der Läsion betroffen, so resultiert daraus ein Ausfall der speziellen Koordinationsfähigkeit, die von dem jeweiligen Feld kontrolliert wird. Ein solches *Unvermögen, koordinierte Bewegungen auszuführen,* bezeichnet man als **Apraxie.** Eine Läsion der *Pars triangularis der unteren Frontalwindung* (sog. Brocasches Sprachzentrum, s. S. 504) oder der zugehörigen Bahnen führt beispielsweise zu einer Sprechapraxie, die als **motorische Aphasie** bezeichnet wird. Bei dieser Störung sind die beteiligten Muskeln nicht gelähmt; sie können jedoch nicht mehr für die Phonation (Lautbildung) koordiniert eingesetzt werden.

Dabei ist zu beachten, daß das „Sprachzentrum" bei Rechtshändern in der Regel in der linken Hemisphäre, bei Linkshändern dagegen häufig, jedoch nicht immer, in der rechten

Hemisphäre lokalisiert ist. Ein weiteres Beispiel für eine Apraxie stellt die **motorische Agraphie** dar, bei der die Koordinationsfähigkeit für die Schreibbewegungen fehlt, obwohl im übrigen Arm und Hand unbehindert bewegt werden können.

Kapsuläre Hemiplegie. Eine relativ häufige Ursache für motorische Störungen ist eine *massive Blutung* oder ein *Verschluß atherosklerotisch veränderter Gefäße* im Bereich der *Capsula interna.* Eine solche plötzlich auftretende Unterbrechung der zerebralen Sauerstoffversorgung, die vielfach zu lebensbedrohlichen Ausfallerscheinungen führt, wird als **Apoplexie** (Schlaganfall, Hirnschlag) bezeichnet. Bei einem apoplektischen Insult im Versorgungsgebiet der *A. cerebri media* (s. S. 505 f.) sind die absteigenden motorischen Bahnen, die in der inneren Kapsel dicht zusammengedrängt verlaufen, besonders stark betroffen. Die Folge ist zunächst eine *schlaffe Lähmung* der Muskulatur auf der *kontralateralen* Körperseite. Diese schlaffe Halbseitenlähmung (Hemiplegie) kann auf den Ausfall der (kreuzenden) Pyramidenbahn zurückgeführt werden. Nach diesem ersten Stadium kommt es dann jedoch – ebenfalls auf der *kontralateralen Seite* – zu einer Lähmungsform, die durch eine allgemeine *Erhöhung des Muskeltonus* charakterisiert ist. Eine solche **spastische Lähmung** äußert sich in einer *Fixierung der Gelenkstellung* und in einem erhöhten *Widerstand gegen passive Bewegungen.* Das gesamte Krankheitsbild kann also als *spastische Hemiplegie* gekennzeichnet werden. Die Ursache hierfür ist die *Unterbrechung von hemmenden Bahnen des extrapyramidalen Systems,* die in der Capsula interna in enger Nachbarschaft zur Pyramidenbahn verlaufen. Bei der kapsulären Hemiplegie sind also sowohl die *pyramidalen* als auch die *extrapyramidalen* absteigenden Bahnen von der Störung betroffen. Nach einiger Zeit kann eine *Restitution* der Zielmotorik eintreten, wobei jedoch manchmal nur noch grobe Massenbewegungen ausgeführt werden können.

Störungen der extrapyramidalen Motorik. Störungen im extrapyramidal-motorischen System können die Bewegungshäufigkeit positiv oder negativ beeinflussen, d. h. zu einer *Hyperkinese* (Bewegungsreichtum) oder zu einer *Hypokinese* (Bewegungsarmut) führen. Sie können aber auch den Tonus der Muskulatur verändern, so daß ein *Hyper-* oder ein *Hypotonus* resultiert. (Diese Bezeichnungen für die Tonusveränderungen dürfen nicht mit den ähnlich lautenden Benennungen der Blutdruckänderungen, Hyper- bzw. Hypotonie, verwechselt werden.) Schließlich beobachtet man auch Störungen des Bewegungsablaufes und der Koordination sowie Gleichgewichtsstörungen.

Eine *Degeneration der kleinzelligen Anteile des Striatums* führt zum Krankheitsbild der **Chorea.** Dabei fällt der hemmende Einfluß des Striatums auf das Pallidum und die Großhirnrinde fort, so daß eine Bewegungsunruhe mit kurzen, ruckartigen Bewegungen auftritt. Eine solche Hyperkinese ist oft mit einem Hypotonus der Muskulatur verbunden, so daß sich das Erscheinungsbild als *hyperkinetisch-hypotonisches Syndrom* zusammenfassen läßt.

Da das Striatum im Laufe der Entwicklung seine Funktion verhältnismäßig spät aufnimmt, findet man beim *Säugling* ein ähnliches Erscheinungsbild. Die Antriebe vom Pallidum und der Hirnrinde sind noch nicht gehemmt, was in einer Hyperkinese (Zappeln) mit gleichzeitigem Hypotonus (Muskelschlaffheit) zum Ausdruck kommt. Daher hat man den Säugling hinsichtlich seiner Motorik auch als ein „Pallidumwesen" bezeichnet.

Bei anderen Störungen im Bereich der Basalganglien und des Corpus subthalamicum beobachtet man Hyperkinesen, die auf bestimmte Bewegungen beschränkt sind. Beispiele hierfür sind die *Athetose* (wurmartige Bewegungen der Finger, Hände und Arme), der *Ballismus* (Schleuderbewegungen der Arme und Beine) und die stereotype Aktivierung einzelner Muskelgruppen (z. B. Gesichtszucken), die manchmal auch als *Tic* bezeichnet wird.

Eine Störung der extrapyramidalen Motorik liegt auch beim **Parkinson-Syndrom** (Schüttellähmung) vor, wobei jedoch die Symptomatik in einem gewissen Gegensatz zu der der oben geschilderten Krankheitsbilder steht. Das *Parkinson-Syndrom* ist durch eine *Hypokinese* (mimische Starre, Gang in kleinen Schritten) und durch einen *Rigor* (wächserne Starre = erhöhter Muskeltonus, unabhängig von der Gelenkstellung) charakterisiert. Bei passiven Gelenkbewegungen geben die Muskeln nicht gleichmäßig, sondern ruckartig nach *(Zahnradphänomen)*. Insgesamt können diese Störungen als *hypokinetisch-hypertonisches Syndrom* gekennzeichnet werden. Hinzu kommt noch ein *Ruhetremor,* d. h. ein fortgesetztes grobschlägiges Schütteln, von dem insbesondere die Hände (Pillendreherbewegungen) und der Kopf betroffen sind. Vielfach werden auch *vegetative Symptome* (vermehrter Speichel- und Tränenfluß) sowie *psychische Störungen* (erschwerte Entschlußfähigkeit, depressive Verstimmung u. a.) beobachtet.

Das Leiden beruht auf einem *Untergang von Nervenzellen* in den motorischen Kerngebieten des Hirnstammes bzw. der hemmenden Bahnen, die vom Nucleus niger (s. S. 517) zum Striatum (s. S. 501) ziehen und an ihren Endigungen die Transmittersubstanz *Dopamin* freisetzen.

Die *Ursachen* des Krankheitsbildes sind sehr unterschiedlich. Der ,,echten" Parkinson-Krankheit **(Morbus Parkinson)** liegt ein autosomal dominant, seltener rezessiv vererbtes Leiden zugrunde, das meist zwischen dem 40. und 60. Lebensjahr beginnt. Parkinson-Erkrankungen entstehen ferner als Folge von Enzephalitiden, Atherosklerose, Traumen, Tumoren oder Vergiftungen. Bei einer großen Zahl von Parkinson-Kranken ist die Ätiologie jedoch unbekannt (idiopathisches oder endogenes Parkinson-Syndrom).

Ein *funktionelles* Parkinson-Syndrom – ohne Untergang von Nervenzellen – kann als Nebenwirkung bei Einnahme einiger Psychopharmaka auftreten, das im Gegensatz zu den anderen Formen nach Absetzen des Medikaments im allgemeinen reversibel ist (medikamentöses Parkinson-Syndrom).

Allen diesen Erkrankungen mit Ausnahme des medikamentösen *Parkinson*-Syndroms, das durch Blockade von Dopamin-Rezeptoren entsteht, liegt ein *gemeinsamer biochemischer Defekt* zugrunde: *Die Verarmung bestimmter Hirngebiete, insbesondere der Hirnstammganglien, an Dopamin.* Die beobachteten Symptome sind Ausdruck des *gestörten Gleichgewichts* zwischen den neurohumoralen Überträgersubstanzen *Acetylcholin* und *Dopamin.*

Das Überwiegen der cholinergen Überträgersubstanz bedingt die Plus-Symptome, der Dopaminmangel die Minus-Symptome.

Die naheliegende Therapie mit Dopamin ist deshalb nicht möglich, weil dieses die Blut-Hirn-Schranke nicht überwinden kann. Dagegen bildet diese Schranke für *L-Dopa,* die dem Dopamin zugrunde liegende Aminosäure, kein Hindernis, so daß sie zu den Zellen gelangen und dort zu Dopamin decarboxyliert werden kann. Durch L-Dopa wird vor allem die Hypokinese (weniger stark der Rigor und der Tremor) günstig beeinflußt.

Störungen der Kleinhirntätigkeit wirken sich vor allem auf die Bewegungskoordination und auf den Muskeltonus aus. Bei zerebellaren Ausfällen beobachtet man insbesondere folgende Symptome:
- *Asynergie,* d. h. die Unfähigkeit zur korrekten Dosierung der Muskeltätigkeit, wobei es zur *Bewegungsdekompensation* (Auseinanderfallen der normalerweise gleichzeitig durchgeführten Bewegungen), zur *Dysmetrie* (zu kurzen oder überschießenden Bewegungen), zur *zerebellaren Ataxie* (kleinhirnbedingten Gangunsicherheit) oder zu einer *Adiadochokinese* (Unmöglichkeit, komplizierte Bewegungen schnell auszuführen) kommen kann;
- *Intentionstremor,* d. h. Zitterbewegungen, die nur bei der Zielbewegung auftreten und kurz vor dem Erreichen des Ziels ihr größtes Ausmaß erreichen;
- *Hypotonus,* d. h. eine Abnahme des Muskeltonus, die oft mit einer Schwäche und rascher Ermüdbarkeit der Muskulatur verbunden ist;
- *Nystagmus* (s. S. 584 f.) und *skandierende* (abgehackte) *Sprache.*

Alle diese Ausfallerscheinungen bei Kleinhirnschäden können durch andere Teile des Zentralnervensystems sehr gut *kompensiert* werden, so daß die Patienten oft ihren Tätigkeiten unbehindert nachgehen können. Erst bei genauer klinischer Untersuchung lassen sich dann die genannten Störungen nachweisen.

16.3.4. Epilepsien

Unter diesem *Oberbegriff* werden *verschiedene anfallartig auftretende, chronisch rezidivierende Krankheiten* zusammengefaßt, die auf einer *gesteigerten Erregbarkeit* (Übererregbarkeit) *zentraler Neurone* und damit einer *Erniedrigung der Krampfschwelle* im kortikalen und subkortikalen motorischen System beruhen und mit *abnormen motorischen Reaktionen* (tonischen, tonisch-klonischen Krämpfen, Zuckungen, Stereotypien) und/oder Bewußtseinsstörungen bzw. Bewußtseinsverlust sowie teilweise auch verstärkten vegetativen Reaktionen einhergehen.

Die Übererregbarkeit eines Neurons, die durch eine abnorme Instabilität des Membranpotentials mit Neigung zu Spontanentladungen charakterisiert ist, kann zahlreiche Ursachen haben: Beeinträchtigung der Na^+-K^+-Pumpe infolge Energiemangels (z. B. durch Hypoglykämie, Hypoxie, Enzyminhibitoren), Erniedrigung des Membranpotentials durch Elektrolytstörungen, Depolarisation der Zellmembran durch Erhöhung der Konzentration an exzitatorischen oder Erniedrigung der Konzentration an inhibitorischen Neurotransmittern oder Ausfall von inhibitorischen Synapsen.

Eine *Gruppe von übererregbaren* („epileptischen") *Neuronen* bildet einen *Fokus* („Schrittmacher", funktionelle epileptische Einheit). Das Besondere eines solchen Fokus ist, daß die beteiligten Neurone unter bestimmten Bedingungen (z. B. bei Erhöhung des pH-Wertes) sich *gleichzeitig* (synchron) *entladen.* Eine solche *Synchronisation* ist die *Voraussetzung für einen epileptischen Anfall.* Dieser wird klinisch manifest, wenn die (hypersynchrone) Aktivität sich auf andere Teile des Nervensystems ausbreitet, d. h. wenn die Erregung andere Hirnregionen erfaßt. Die Art des Krampfes und damit das Krankheitsbild (s. u.) hängen dabei naturgemäß auch von der Lokalisation des Fokus ab. Liegt dieser beispielsweise in der Formatio reticularis, so ist infolge einer beidseitigen *Aktivierung* auf- und absteigender Bahnen der *Anfall primär generalisiert.* Bei einem Herd in der Hirnrinde sind dagegen – zumindest zunächst – nur Neurone *einer Hemisphäre* betroffen, damit bleiben die Anfälle auf eine Körperhälfte begrenzt. Allerdings kann über eine starke Erregung der Formatio reticularis eine *sekundäre Generalisierung* eintreten.

Eine Einteilung der verschiedenen Epilepsieformen kann unter verschiedenen

Gesichtspunkten, z. B. nach der Anfallsform oder dem Elektroenzephalogramm-Befund, erfolgen. Tab. 16–2 enthält eine Zusammenstellung nach klinischen Gesichtspunkten.

Große Anfälle (Grand mal, Epilepsia maior). Beim großen Anfall werden *mehrere Phasen* unterschieden. Er beginnt häufig mit *Prodromalerscheinungen* verschiedener Dauer, zu denen Kopfschmerzen, Unwohlsein, Schwäche, Unruhe, Verstimmungen oder (selten) eine Steigerung der körperlichen Leistungsfähigkeit gehören. Unmittelbar vor dem Beginn des eigentlichen Anfalls tritt *fakultativ* die sog. *Aura* auf (optische und akustische Halluzinationen sowie fokal-motorische oder sensible Erscheinungen wie Zucken, Kribbeln usw.) Auf die Aura, die den Beginn einer epileptischen Entladung anzeigt, folgt die *tonische Krampfphase* mit dem allerdings nicht obligaten Initialschrei. Der Patient ist nunmehr bereits bewußtlos, er stürzt und kann sich dabei u. U. schwer verletzen. Zu diesem Zeitpunkt besteht auch die Gefahr schmerzhafter Zungenbißverletzungen. Sekunden bis Minuten danach geht der Anfall in die *klonische Phase* mit generalisierten Zuckungen über. Durch Mitbeteiligung der Zungenmuskulatur entsteht Schaum vor dem Mund, es kommt zu Urin- und seltener auch zu Stuhlabgang. Danach folgt ein tiefer, kurzer oder längerer *Terminalschlaf* mit tiefer Atmung, Blässe und Miosis (s. S. 599), aus dem der Patient nur langsam und stark benommen erwacht und über Kopfschmerzen und Muskelkater klagt.

Altersgebundene kleine Anfälle. Das Besondere an dieser Gruppe von Anfällen (altersgebundene Petits maux) ist *neben den typischen Erscheinungsbildern* die *Abhängigkeit ihres Auftretens von bestimmten Stadien der Hirnentwicklung* (s. Tab. 16–2).

Die **Propulsivanfälle** *(Propulsiv-Petit-mal, Blitz-Nick-Salaam- = BNS-Krämpfe)* äußern sich in abrupten („blitzartigen“) Zuckungen mit raschen, seltener langsamen Bewegungen des Rumpfes nach vorn und Überkreuzen der Arme (Salaam-Bewegung).

Die **myoklonisch-astatischen Anfälle** sind durch einen anfallsartigen Tonusverlust der Haltemuskulatur des Körpers, der zu einer Störung der Haltungskontrolle führt, gekennzeichnet.

Bei den **pyknoleptischen Absencen** *(Absence-Petit-mal)* findet man eine plötzlich beginnende und ebenso unvermittelt endende Bewußtseinsunterbrechung von durchschnittlich 5–10 Sekunden, wobei zusätzlich motorische oder vegetative Begleiterscheinungen, z. B. Rückwärtsbewegung des Kopfes und Aufwärtsdrehen der Augäpfel *(Retropulsiv-Petit-mal)* auftreten können. Nicht selten lassen die Kinder Gegenstände, die sie in den Händen halten, fallen, und setzen nach Beendigung des Anfalls ihre Handlungen, als ob nichts geschehen wäre, fort. Bei einer Aneinanderreihung zahlreicher Absencen spricht man von *Pyknolepsie.*

Die **myoklonischen Anfälle** *(Impulsiv-Petit-mal)* betreffen vor allem Arme und Schultergürtel, wobei die Arme ruckartig hochgeworfen und die Finger gespreizt werden. Übergänge zum Grand mal sind die Regel.

Absencen. Absencen sind – in reiner Form – Bewußtseinsstörungen *ohne motorische oder vegetative Symptome.* Sie können in jedem Lebensalter auftreten. Es handelt sich entweder um eigenständige Anfallsformen oder um rudimentäre Formen anderer Anfallstypen.

Tab. 16–2. Klassifikation der Epilepsieformen, modifiziert nach MATTHES

Große Anfälle		
Kleine Anfälle, altersgebunden	Propulsivanfälle (BNS-Krämpfe)	Säuglingsalter
	Myoklonisch-astatische Anfälle	Kleinkindesalter
	Pyknoleptische Absencen	Schulalter
	Myoklonische Anfälle (Impulsivanfälle)	Jugendalter
Kleine Anfälle, nicht altersgebunden	Absencen	
Neokortikal-fokale Anfälle		
Psychomotorische Anfälle		

Neokortikal-fokale Anfälle. Hierzu gehören *Anfallsformen, bei denen die pathologischen Entladungen von einem begrenzten Areal einer Großhirnhemisphäre ausgehen.*

Die bekannteste Form ist der **JACKSON-Anfall** *(JACKSON-Epilepsie)* mit motorischen, sensomotorischen oder sensiblen, sich ausbreitenden Halbseitenanfällen, die manchmal auf andere Gebiete übergreifen und in einem generalisierten Anfall enden können.

Bei den **Adversivkrämpfen** findet man Dreh-, Hebe- und Kreisbewegungen, die meist vom Entstehungsort weggerichtet sind. Der Anfall kann auf Augen und Kopf oder auch auf Rumpf und Extremitäten beschränkt sein.

Psychomotorische Anfälle (Dämmerattacken). Die psychomotorischen Anfälle gehören zu den *häufigsten Epilepsieformen* (ca. 25 % aller Epilepsien). Bei etwa zwei Drittel der Patienten werden sie durch eine Aura eingeleitet. Die *Anfallssymptome* sind außerordentlich *vielfältig.* Häufig beobachtet man *Automatismen,* z. B. Leck-, Schluck-, Kau- und Schmatzbewegungen oder stereotype Bewegungen der Arme bzw. Beine. Auch sprachliche Automatismen kommen vor. An *vegetativen Symptomen* sind vermehrter Speichelfluß, Schweißausbrüche, Pulsbeschleunigung und Blutdruckanstieg zu nennen. Das besondere Kennzeichen ist die *Konstanz in der Folge der Einzelsymptome.*

Status epilepticus. Ein Status epilepticus liegt vor, wenn die *Anfälle in so schneller Folge* sich häufen, daß eine *Restitution zwischenzeitlich nicht möglich ist.* Beim *Grand-mal-Status* (Status epilepticus im engeren Sinn) folgen die Anfälle im Abstand von weniger als einer Stunde (meist alle 5 bis 15 Minuten). Mit zunehmender Anfallszahl und Statusdauer vertieft sich das Koma. Auch bei optimaler Therapie beträgt die Letalität ca. 10 %.

Ein *Petit-mal-Status* tritt vor allem bei Patienten mit myoklonisch-astatischen Anfällen auf, der stunden-, tage- oder sogar wochenlang anhalten kann. Die Kinder scheinen dabei in einem Dämmerzustand zu sein, die Gesichtszüge sind schlaff, die Bewegungen unkoordiniert, sie erwecken den Eindruck einer abnormen Müdigkeit.

16.3.5. Multiple Sklerose

Die *multiple Sklerose* gehört zur Gruppe der *Entmarkungskrankheiten (demyelinisierenden Erkrankungen):* In zahlreichen, über das Gehirn und Rückenmark verstreuten perivenösen (um die Venen gelegenen) Herden kommt es zu einer manschettenförmigen *Lymphozyteninfiltration,* zum *Markscheidenzerfall* und nachfolgender *Gliawucherung* („Sklerose"). Die bei allen Rassen vorkommende Erkrankung tritt am häufigsten in Nordamerika und Europa auf (0,1–1 ‰), Frauen sind öfter betroffen als Männer. Das Manifestationsalter liegt meist zwischen dem 20. und 40. Lebensjahr. Die Krankheit verläuft *chronisch* und *schubweise.* Ihre Ätiologie ist unklar. Man diskutiert

- *Virusinfekte,* die im Kindesalter gutartig verliefen, später aber, nach langer Latenz, die Krankheit auslösen („slow-virus"-Infektionen),
- *Autoimmunreaktionen* (s. S. 166), evtl. als Folge der genannten Virusinfektionen,
- *Störungen in der Zellmembranstruktur* durch eine Diät, die zu wenig ungesättigte Fettsäuren enthält.

Die *Symptomatik* ist – der Zahl und der Lokalisation der Herde entsprechend – vielgestaltig. Man findet

- (schon im Frühstadium) *Hirnnervensymptome* (Sehschwäche, Gesichtsfeldausfall, evtl. Erblindung durch Herde im N. opticus, Doppeltsehen durch Augenmuskelparesen),
- *Kleinhirnsymptome* (Intentionstremor, skandierende Sprache und zerebellare Ataxie),
- *Pyramidenbahnsymptome* (spastische Paresen der Beine, pathologische Reflexe),
- *Hinterstrangsymptome* (Parästhesien, Sensibilitätsausfälle, Störungen der Tiefensensibilität, s. S. 563 f.),
- *vegetative Symptome* (Blasenentleerungsstörungen, Obstipation),
- *psychische Störungen* (Gedächtnisstörungen, Urteilsschwäche, subjektives Wohlbefinden trotz objektiv schlechten Zustandes u. a.).

Typisch ist die Flüchtigkeit (Rückbildungsfähigkeit) vieler Symptome und der *Wechsel von Verschlechterung und Besserung.*

16.4. Funktionen des sensorischen Systems

16.4.1. Afferente Nerven und aufsteigende Bahnen im Rückenmark

Innervationsgebiete. *Das sensorische System dient der Aufnahme, Weiterleitung und Verarbeitung von Informationen,* die den Organismus in Form physikalischer oder chemischer Reize erreichen. Reizempfänger sind die (physiologischen) **Rezeptoren** (s. S. 106 f.) in der Haut, den Muskeln und Gelenken, den inneren Organen sowie den höheren Sinnesorganen. Die Reizinformationen werden in eine *Folge von Nervenimpulsen* umgesetzt (kodiert) und auf dem Nervenweg zum Zentralnervensystem geleitet.

Die afferenten Nervenfasern von den Hautrezeptoren bilden, zu Bündeln zusammengefaßt, die **Hautnerven.** Wird bei einer Verletzung ein Hautnerv durchtrennt, dann können Hautreize (Druck, Schmerz, Temperatur) in einem scharf umgrenzten Hautareal nicht mehr wahrgenommen werden (s. Abb.16–29). Die *scharfe Begrenzung* ist durch die geringe Überlappung der Innervationsgebiete (Versorgungsgebiete) benachbarter Nerven bedingt.

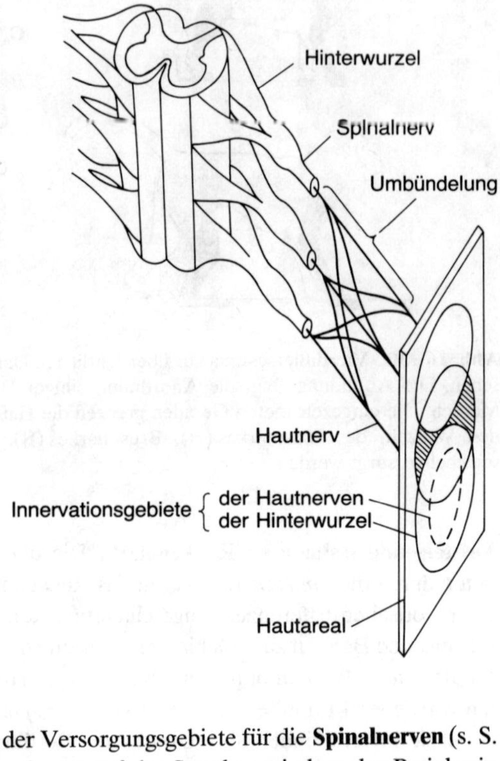

Abb. 16–29. Innervationsgebiete von Hautnerven (gestrichelter kleiner Kreis) und Spinalnerven (große Kreise) in schematischer Darstellung. Infolge Umbündelung überlappen sich die Versorgungsgebiete der Spinalnerven, so daß es z. B. bei Läsion der mittleren Hinterwurzel nur zu geringfügigen sensiblen Ausfällen (im schraffierten Gebiet) kommt

Weniger deutlich ist die Abgrenzung der Versorgungsgebiete für die **Spinalnerven** (s. S. 486 f.). Dies liegt daran, daß die Nervenfasern auf der Strecke zwischen der Peripherie und dem Rückenmark *umgebündelt* werden (s. Abb. 16–29). Jeder Spinalnerv enthält also Fasern, die mehrere benachbarte Hautareale versorgen, und umgekehrt laufen Fasern aus mehreren Spinalnerven in einem Hautnerven zusammen. Bei Läsion einer Hinterwurzel oder eines Spinalnerven kommt es daher nicht zu scharf begrenzten sensiblen Ausfällen, sondern eher zu einer *Verdünnung des Informationsflusses* aus dem zugehörigen Hautareal.

Das Innervationsgebiet eines Spinalnerven in der Haut wird als **Dermatom** bezeichnet. Die Dermatome sind auf der Körperoberfläche in der gleichen Reihenfolge angeordnet wie die entsprechenden Rückenmarkssegmente. Wie Abb. 16–30 zeigt, läßt sich der spezielle *Verlauf der Dermatomgrenzen* beim Menschen entwicklungsgeschichtlich aus der Anordnung der Dermatome beim Vierfüßler verstehen. Die eingezeichneten Geraden grenzen die Hautareale ab, die vom N. trigeminus ($\underline{V}$), von den Wurzeln des Halsmarkes (H), des Brustmarkes (B), des Lendenmarkes (L) und des Kreuzmarkes (K) sensibel versorgt werden.

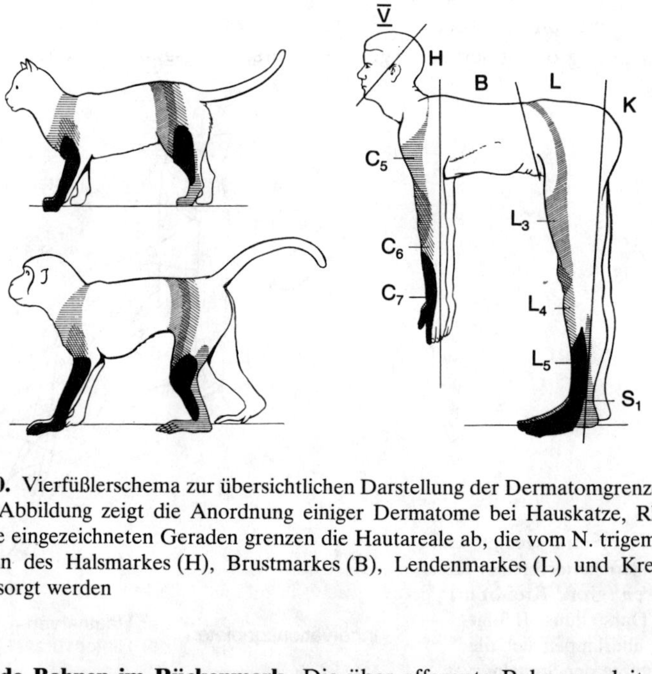

Abb. 16–30. Vierfüßlerschema zur übersichtlichen Darstellung der Dermatomgrenzen beim Menschen. Die Abbildung zeigt die Anordnung einiger Dermatome bei Hauskatze, Rhesusaffe und Mensch. Die eingezeichneten Geraden grenzen die Hautareale ab, die vom N. trigeminus ($\underline{V}$), von den Wurzeln des Halsmarkes (H), Brustmarkes (B), Lendenmarkes (L) und Kreuzmarkes (K) sensibel versorgt werden

Aufsteigende Bahnen im Rückenmark. Die über afferente Bahnen geleiteten Impulse treten durch die *hinteren Wurzeln* in das Rückenmark ein. Sie werden hier einerseits auf die motorischen Efferenzen umgeschaltet (s. Reflexe, S. 507 ff.), andererseits über lange aufsteigende Bahnen zum Gehirn geleitet. Im *Hinterstrang* (s. S. 489) ziehen Kollateralen der afferenten Bahnen ohne Umschaltung zum Hirnstamm (s. Abb. 16–31). Sie übertragen vorwiegend Impulse von den *Mechanorezeptoren* der Haut, Muskeln und Gelenken, wobei sie Informationen über Druck- und Berührungsreize von der Haut sowie über die Gelenkstellungen vermitteln. Im Vorderseitenstrang (s. S. 489) verlaufen Fasern, die nach der Umschaltung im Rückenmark auf die andere Seite kreuzen und zum Thalamus ziehen *(Tractus spinothalamicus)*. Diese übertragen vorwiegend Impulse von den

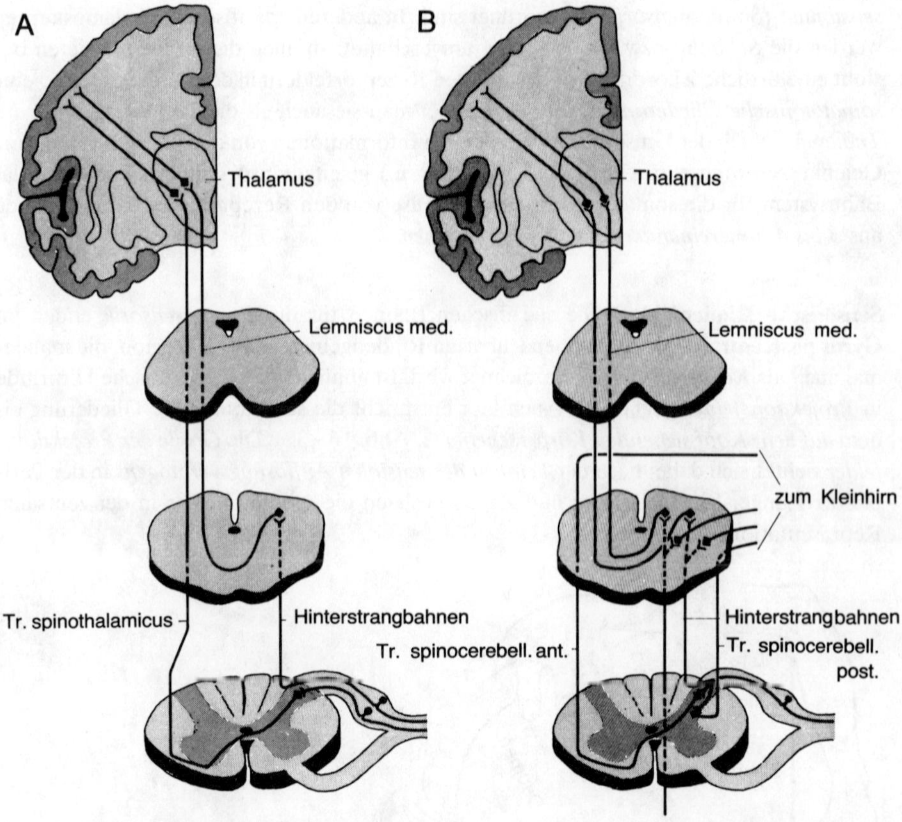

Abb. 16–31. Sensible Projektionsbahnen in schematischer Darstellung, nach CASPERS. Erregungen von der Haut werden vorwiegend von den Bahnen in A, solche von Muskeln und Gelenken überwiegend von den Bahnen in B geleitet

Schmerz- und *Temperaturrezeptoren.* Die Kleinhirnbahnen *(Tractus spinocerebellares anterior* und *posterior)*, deren Fasern nur z. T. im Rückenmark kreuzen, leiten Informationen von Mechanorezeptoren der Haut, Muskeln und Gelenken zum Cerebellum.

16.4.2. Zentrales sensorisches System

Projektionsbahnen. Die Bahnen des Hinterstranges werden in der *Medulla oblongata* umgeschaltet (s. Abb. 16–31), kreuzen auf die andere Seite und ziehen zusammen mit dem Tractus spinothalamicus durch die mediale Schleife (Lemniscus medialis). In den (lateral gelegenen) *spezifischen Kernen* des **Thalamus** erfolgt die letzte Umschaltung des aufsteigenden Bahnsystems. Die Bezeichnung „spezifisch" soll darauf hindeuten, daß diese Kerngebiete bestimmten Sinnesorganen, in diesem Fall den Rezeptoren der *Körper-*

sensibilität (Somatosensorik), zugeordnet sind. In anderen spezifischen Thalamuskernen werden die *Sehbahn* bzw. die *Hörbahn* umgeschaltet. In allen diesen Kerngebieten besteht eine örtliche Zuordnung zu bestimmten Rezeptorfeldern in der Peripherie, also eine *somatotopische Gliederung.* Daher bezeichnet man sie auch als die *Projektionskerne des Thalamus.* Nach der Umschaltung werden die Informationen von den Haut, Muskel- und Gelenkrezeptoren zum *Gyrus postcentralis* (s. u.) geleitet. Insgesamt besteht somit das Bahnsystem für die somatosensorischen Impulse von den Rezeptoren bis zur Hirnrinde aus *3 bis 4 hintereinandergeschalteten Neuronen.*

Sensorische Rindenfelder. Die spezifischen Bahnen für die *Somatosensorik* enden im **Gyrus postcentralis** und in den benachbarten Rindengebieten. Diese Region, die manchmal auch als *Körperfühlsphäre* bezeichnet wird, ist ähnlich wie die motorische Hirnrinde in *Projektionsfelder* gegliedert. Auch hier entspricht die somatotopische Gliederung einem *auf dem Kopf stehenden Körperschema* (s. Abb. 16–32). Die *Größe der Projektionsfelder* richtet sich dabei nach der *Feinheit des sensiblen Auflösungsvermögens* in der Peripherie. Zunge, Lippen, Finger und Zehen besitzen die größten Felder in der zentralen Repräsentation.

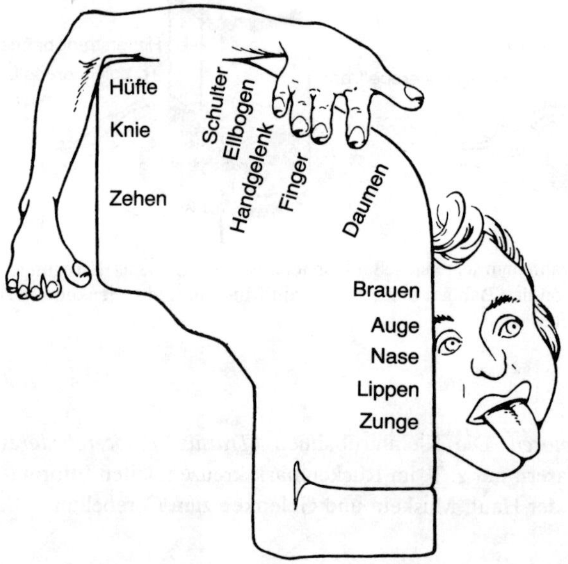

Abb. 16–32. Sensible Projektionsfelder auf dem Gyrus postcentralis, nach LANGLAY und CHARASKIN. Die Größe der eingezeichneten Körperregionen entspricht der jeweiligen Ausdehnung der zentralen sensiblen Repräsentation

Die Bahnen von den sog. *höheren Sinnesorganen* enden in Projektionsfeldern, die von der Körperfühlsphäre getrennt sind. So werden die Impulse der **Sehbahn** in die Region um die *Fissura calcarina (Area striata)* des Okzipitallappens und diejenigen der **Hörbahn** in die *HESCHLschen Querwindungen des Temporallappens* geleitet (s. Abb. 16–33). Weitere Projektionsfelder existieren für die Impulse von den *Geschmacks-* und *Geruchsrezeptoren.*

Der *Informationsverarbeitung* dienen die **sensorischen Assoziationsfelder.** Sie sind sowohl mit den zugehörigen Projektionsfeldern als auch mit bestimmten Kernen des

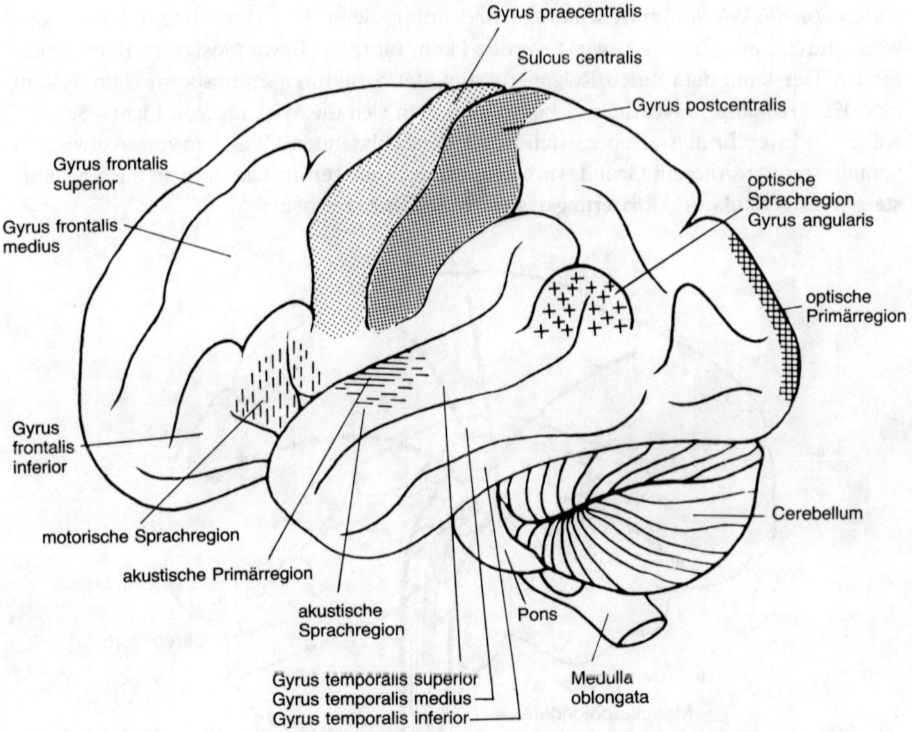

Abb. 16–33. Sensorische Rindenfelder in der linken Hemisphäre, nach KRETSCHMANN

Thalamus verbunden. Beispiele für solche Felder, denen eine wichtige Funktion bei der *bewußten Wahrnehmung* von Sinneseindrücken zukommt, sind (s. S. 504):

- das *akustische Assoziationsfeld,* das für das Sprachverständnis von Bedeutung ist *(WERNICKEsches Zentrum),*
- das *optische Assoziationsfeld* in der Umgebung der primären Sehrinde, das dem optischen Erkennungsvermögen dient,
- das *„Lesezentrum"*, d. h. das für das Schriftverständnis zuständige Feld *(Gyrus angularis).*

Unspezifisches sensorisches System. Das beschriebene spezifische sensorische System, dessen Bahnen in den Projektionsfeldern der Hirnrinde enden, dient vor allem der Orientierung über Zustände und Vorgänge in der Umwelt und innerhalb des Körpers. *Daneben hat ein zweites, unspezifisches System die Aufgabe, die Großhirnrinde insgesamt zu aktivieren.*

Impulse aus allen aufsteigenden spezifischen Sinnesbahnen werden zu diesem Zweck über Kollateralen der *Formatio reticularis* zugeleitet (s. Abb. 16–34). Die integrierten Erregungen gelangen dann in einem *aufsteigenden unspezifischen Sinneskanal* zu *medialen Thalamuskernen* und werden dann diffus auf die gesamte Hirnrinde verteilt. Dieser unspezifische Erregungsfluß ist für die *Aufrechterhaltung des Bewußtseins* und die *Be-*

wußtseinshelligkeit von entscheidender Bedeutung. Seine Unterbrechung, die beispielsweise durch eine *Narkose* bewirkt werden kann, führt zur Bewußtlosigkeit. Beim schlafenden Tier kann man durch Reizung bestimmter Strukturen im unspezifischen System eine *Weckreaktion* hervorrufen. Ebenso muß man sich die Wirkung von Licht-, Schall-, Kälte- und Berührungsreizen vorstellen, die den schlafenden Menschen zum Aufwachen veranlassen. Aus diesem Grund wird das unspezifische sensorische System auch als **aufsteigendes retikuläres Aktivierungssystem (ARAS)** bezeichnet.

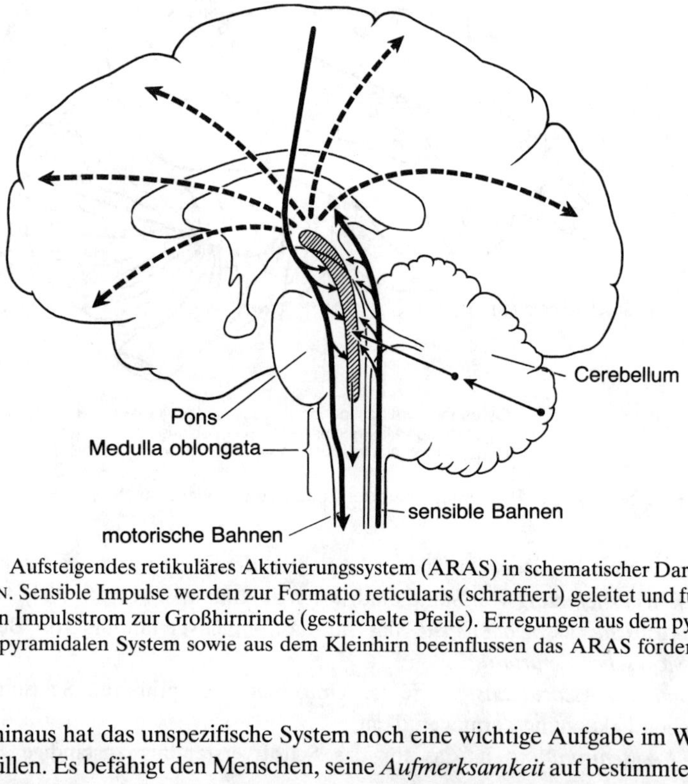

Abb. 16–34. Aufsteigendes retikuläres Aktivierungssystem (ARAS) in schematischer Darstellung, nach MAGOUN. Sensible Impulse werden zur Formatio reticularis (schraffiert) geleitet und führen zu einem diffusen Impulsstrom zur Großhirnrinde (gestrichelte Pfeile). Erregungen aus dem pyramidalen und extrapyramidalen System sowie aus dem Kleinhirn beeinflussen das ARAS fördernd oder hemmend

Darüber hinaus hat das unspezifische System noch eine wichtige Aufgabe im Wachzustand zu erfüllen. Es befähigt den Menschen, seine *Aufmerksamkeit* auf bestimmte äußere Erscheinungen zu richten, d. h. es findet eine *Selektion des Erregungsflusses* statt, wobei Informationen, auf die die Aufmerksamkeit nicht gerichtet ist, gedämpft werden. Wie diese Dämpfung bewirkt wird, ist noch unklar. Wahrscheinlich handelt es sich um hemmende und fördernde Einflüsse, die von *absteigenden kortikofugalen Bahnen* auf die aufsteigenden Bahnsysteme im Bereich des Thalamus und der Formatio reticularis ausgeübt werden.

Empfindungen und Wahrnehmungen, Affekte und Emotionen. Die psychischen Korrelate der Informationen, die laufend der Hirnrinde zugeleitet werden, sind die *Sinnesempfindungen.* Für das *bewußte Erkennen (Wahrnehmung)* von Sinneseindrücken ist zusätzlich eine Informationsverarbeitung in den *Assoziationssystemen* unter Mitwirkung des *aufsteigenden retikulären Aktivierungssystems* notwendig.

Die Sinnesempfindungen sind einerseits *objektbezogen* und werden andererseits *subjektiv bewertet.* Die erstgenannte Komponente der Sinnesempfindung dient dem Erkennen der *Reizeigenarten* und der *Reizlokalisation,* während die zweite Komponente die *affektive Einstellung* hierzu bestimmt und *Emotionen* auslöst. Man schreibt heute der Informationsverarbeitung im **limbischen System** (s. S. 502 f.) eine führende Rolle beim Zustandekommen der affektiven Reaktionen und Erlebnisse zu. Mitbestimmend sind dabei allerdings individuelle, erzieherische und soziologische Faktoren. Beispielsweise reagieren Tiere, die in völliger Isolierung aufwachsen und das Schmerzerlebnis nie im Kollektiv erfahren haben, rein reflektorisch und ohne emotionale Zeichen. *Offenbar prägen Erfahrung und Gedächtnis auch das Ausmaß der Affekte und Emotionen.*

Im Gegensatz zu den schnelleitenden, aufsteigenden sensorischen Bahnen leiten die Bahnen, die für die affektive Bewertung zuständig sind, Erregungen nur *langsam* und *über eine Vielzahl von Umschaltstellen.* Dies könnte die Ursache dafür sein, daß *Psychopharmaka* gerade diese Erlebniskomponente beeinflussen, während die objektbezogenen Wahrnehmungen nur wenig berührt werden.

16.4.3. Pathophysiologie des sensorischen Systems

Störungen der Schmerzempfindung. Bei *Schädigungen eines peripheren Nerven* kann in dessen Versorgungsgebiet die Sensibilität teilweise oder ganz ausfallen. Im Rahmen der *Wiederherstellung der Nervenfunktion* nach einer Schädigung *(Regeneration)* tritt gewöhnlich eine Phase verminderter Schmerzempfindlichkeit *(Hypalgesie)* und abnormer Schmerzempfindung *(Parästhesie)* auf. Mißempfindungen wie Kribbeln und Stechen bei „eingeschlafenen" Armen oder Beinen infolge gestörter Blutversorgung eines Nerven werden ebenfalls zu den Parästhesien gezählt. Bei Hautentzündungen oder beim „Sonnenbrand" erhöht sich oft in dem betroffenen Gebiet die Schmerzsensibilität *(Hyperalgesie).* Ein örtlich begrenzter Schmerz durch Reizung sensibler Nerven ohne nachweisbare Nervenerkrankung wird *Neuralgie* genannt.

Projizierter Schmerz. Bei heftiger mechanischer Reizung des am Ellenbogen oberflächlich verlaufenden N. ulnaris kommt es zu schwer beschreibbaren Mißempfindungen (Kribbeln, Stechen u. ä.) im Versorgungsgebiet dieses Nervs. Offenbar wird die am Ellenbogen ausgelöste nervale Aktivität vom Zentralnervensystem, also auch von unserem Bewußtsein, *in das Versorgungsgebiet projiziert,* von dem die Nervenimpulse normalerweise ausgehen. Hierbei handelt es sich um ein vergleichsweise harmloses Beispiel für eine

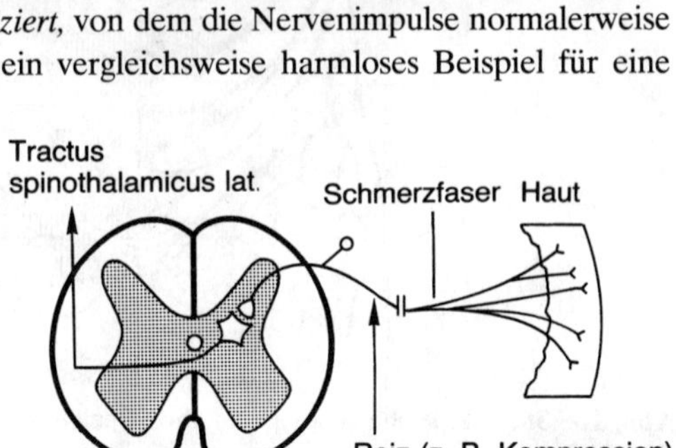

Abb. 16–35. Entstehung des projizierten Schmerzes. Das Zentralnervensystem projiziert die Empfindung bei Kompression eines Spinalnerven in sein peripheres Versorgungsgebiet

Schmerzprojektion, die in anderen Fällen auch klinisch von Bedeutung sein kann. In diesem Zusammenhang ist die *Kompression eines Spinalnervs* an der Eintrittsstelle in den Wirbelkanal durch die *Verlagerung einer geschädigten Bandscheibe,* das sog. **Bandscheibensyndrom,** zu erwähnen. Auch in diesem Fall wird die Schmerzempfindung in das Versorgungsgebiet des gereizten Spinalnervs *(Dermatoms)* projiziert (Abb. 16–35).

Übertragener Schmerz. Reizung von *Schmerzrezeptoren der Eingeweide* wird oft nicht oder nicht allein als Eingeweideschmerz, sondern auch als *Schmerz an der Körperoberfläche* empfunden. Eine solche Fehllokalisation wird als *übertragener Schmerz* bezeichnet. Die Übertragung erfolgt immer in den Abschnitt der Peripherie, der von *demselben Rückenmarksegment* wie das betroffene Organ versorgt wird (HEADsche Zone, s. Abb. 16–36). Ein typisches Beispiel sind *Herzschmerzen,* die *von der Brust und einem schmalen Streifen der linken Arminnenseite* zu kommen scheinen. Die *Zuordnung der Dermatome* zu bestimmten inneren Organen liefert in diesen Fällen eine wichtige diagnostische Hilfe.

Das Zustandekommen des übertragenen Schmerzes erläutert Abb. 16–37. Man erkennt hieraus, daß die Nervenimpulse von den Hautnerven und den Eingeweidenerven eines Rückenmarksegmentes zu *denselben Ursprungsneuronen* des aufsteigenden Tractus

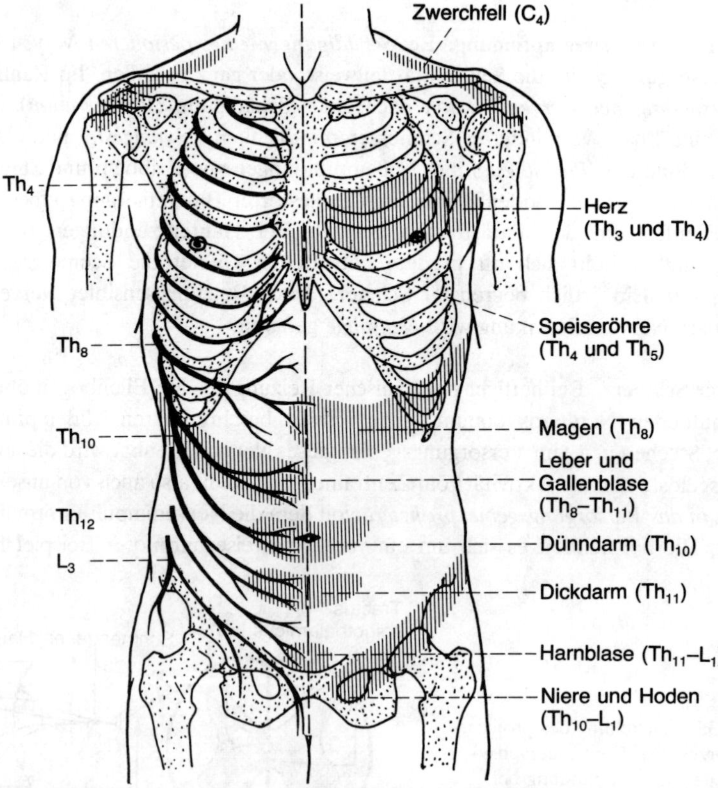

Abb. 16–36. HEADsche Zonen und ihre Beziehungen zu Organen und Spinalsegmenten, nach EWALD

spinothalamicus lateralis gelangen. Erregungen dieser Neurone werden als Schmerz der Peripherie interpretiert, weil diese Herkunft der Schmerzreize dem Organismus aus Erfahrung geläufig ist. Auch eine weitere Beobachtung bei schmerzhafter Erkrankung innerer Organe läßt sich aus der Konvergenz der sensiblen Bahnen im Rückenmark deuten: Bei diesen Erkrankungen findet man oft eine *Hyperpathie* (Überempfindlichkeit) der zugehörigen Dermatome. Dies beruht darauf, daß die Ursprungsneurone des Tractus spinothalamicus lateralis durch die einlaufenden Schmerzimpulse von dem inneren Organ bereits erregt sind. Schon wenige zusätzliche Impulse von der Haut, die normalerweise nicht als Schmerz interpretiert werden, führen dann im Zentrum zu der Empfindung eines Hautschmerzes.

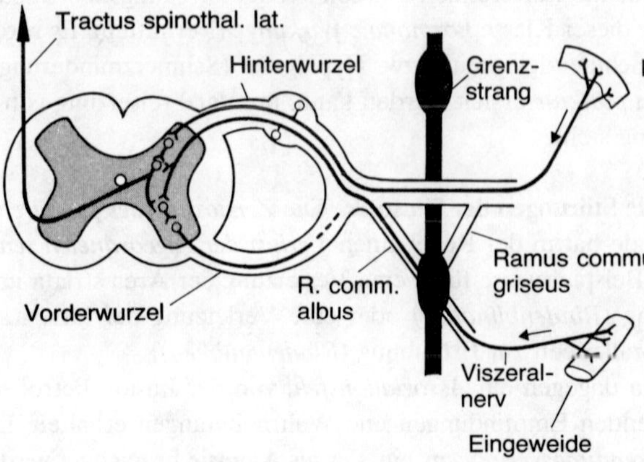

Abb. 16–37. Verschaltungen der Nervenbahnen, die den übertragenen Schmerz vermitteln, nach SCHMIDT. Die Schmerzafferenzen von Haut und Eingeweide enden im Rückenmark z. T. an denselben Neuronen des Tractus spinothalamicus lateralis

Muskeltonus und Muskelschmerz. *Reizung viszeraler und somatischer Schmerzrezeptoren führt zur Erhöhung des Muskeltonus,* in Extremfällen zu reflektorischen Dauerkontraktionen, d. h. *Muskelverspannungen.* Die Aktivierung der Motoneurone kommt dabei im entsprechenden Rückenmarkssegment und in funktionell zugehörigen Segmenten auf dem *Reflexweg* zustande (Abb. 16–42). Beispiele sind die Anspannung der *Bauchmuskeln* bei Schmerzzuständen in der Bauchhöhle und die Verspannung der *Hals-* und *Nackenmuskulatur* bei Kopfschmerzen.

Die *Zunahme des Muskeltonus* führt nun ihrerseits zu *Muskelschmerzen* und zur Überempfindlichkeit des Muskels. Als Ursache dürfte die *verminderte Muskeldurchblutung* mit der daraus resultierenden Anhäufung von Metaboliten eine Rolle spielen. Dieser Circulus vitiosus *(Eingeweideschmerz-Muskelverspannung-Muskelschmerz)* kann therapeutisch durch Entspannung der Muskulatur (Wärmebehandlung) unterbrochen werden, wenn es nicht gelingt, die primäre Schmerzursache auszuschalten.

Psychische Faktoren des Schmerzes. Zusätzlich zur Stärke des Schmerzreizes scheint für die Schmerzempfindung der Grad der Zuwendung eine große Rolle zu spielen. *Ablenkung der Aufmerksamkeit kann den Schmerz abschwächen,* in extremen Situationen (Kriegsverwundung, Unfallstreß) sogar aufheben. Es sind mehrere von der Hirnrinde und tieferen Strukturen *absteigende Leitungsbahnen* bekannt, deren experimentelle Aktivierung den Einstrom von Schmerzimpulsen zu den Schmerzkernen *hemmen* kann. Möglicherweise handelt es sich dabei um das neurophysiologische Korrelat für die psychische Beeinflussung des Schmerzerlebnisses. Da der Schmerz wie keine andere Sinnesempfindung von emotionalen Einflüssen abhängig ist, vermögen oft psychische Einwirkungen *(Suggestion, Hypnose, Gabe von Plazebos)* Schmerzzustände zu lindern.

Endorphine. In jüngster Zeit ist es gelungen, Substanzen im Zentralnervensystem nachzuweisen, die ähnlich wie Opiate die Schmerzempfindung hemmen. *Solche endogenen (körpereigenen) Opiate werden als Endorphine bezeichnet.* Dabei handelt es sich um Peptide, die mit spezifischen Opiatrezeptoren reagieren. Nach den bisherigen Befunden besitzen niedermolekulare *Pentapeptide,* sog. *Enkephaline,* eine *Neurotransmitterfunktion* bzw. eine modifizierende Funktion bei der Erregungsübertragung, während *längerkettige Peptide* dieser Klasse *hormonale Wirkungen* vermitteln. Es wird vermutet, daß die Analgesie (Schmerzlosigkeit) bzw. Hypalgesie (Schmerzminderung), die durch Anwendung der *Akupunktur* erzielt werden kann, mit der Freisetzung von Endorphinen im Zusammenhang steht.

Zentrale Störungen der Sensorik. Die *Zerstörung der primären Projektionsgebiete* in der Hirnrinde hat in der Regel einen *Verlust der zugeordneten sensorischen Funktionen* zur Folge. Beispielsweise führt eine Verletzung der Area striata im Okzipitallappen zur Erblindung *(Rindenblindheit)* oder eine Verletzung der HESCHLschen Querwindungen im Temporallappen zur Ertaubung *(Rindentaubheit).*

Wenn dagegen ein *Assoziationsfeld* von der Läsion betroffen ist, so bleiben die entsprechenden Empfindungen und Wahrnehmungen erhalten. Es tritt jedoch ein *Verlust des Erkennungsvermögens* ein, der als **Agnosie** bezeichnet wird. Die Bedeutung der Sinneseindrücke kann in diesem Fall von den Patienten nicht mehr erfaßt werden. Beispiele für derartige Agnosien sind:

- *Verlust des visuellen Erkennungsvermögens (Seelenblindheit)* bei Läsion des optischen Assoziationsfeldes in der Umgebung der Area striata, wobei visuelle Eindrücke zwar wahrgenommen, aber nicht erkannt werden,
- *Verlust des Sprachverständnisses (Seelentaubheit)* bei Läsion des akustischen Assoziationsfeldes (WERNICKEschen Zentrums), der auch einen Verlust des Sprechvermögens *(sensorische Aphasie)* zur Folge hat, obwohl die Innervation der Sprechmuskulatur intakt ist,
- *Verlust des taktilen* (durch den Tastsinn vermittelten) *Erkennungsvermögens (Stereoagnosie).*

Da die Assoziationsfelder vielfach miteinander verbunden sind, kommen bei größeren Verletzungen der Hirnrinde auch *kombinierte Agnosien* vor. In solchen Fällen treten in der Regel zusätzlich allgemeine *Denkstörungen* auf.

16.5. Funktionen des vegetativen Systems

Das vegetative Nervensystem reguliert und koordiniert die Funktionen der inneren Organe, so daß ihre Aktivität den jeweiligen Bedürfnissen des Gesamtorganismus zweckmäßig angepaßt wird. So unterliegen Herz-, Kreislauf- und Atmungsfunktionen, Verdauung, Stoffwechsel und Ausscheidung, Wärme- und Energiehaushalt sowie Fortpflanzung der ständigen Kontrolle durch das vegetative System. Da diese Funktionen gar nicht oder nur in geringem Maße willkürlich beeinflußt werden können, bezeichnet man das für die Regulation zuständige System auch als **autonomes Nervensystem.**

16.5.1. Aufbau des peripheren vegetativen Systems

Allgemeiner Aufbau. Die inneren Organe werden von zwei efferenten Fasersystemen versorgt, die man als **Sympathikus** und **Parasympathikus** bezeichnet. Die beiden Komponenten des efferenten vegetativen Systems bestehen jeweils aus *zwei Neuronen* (s. Abb. 16–38). Das erste Neuron leitet die Erregungen vom Zentralnervensystem (Rückenmark oder Hirnstamm) zu einem *vegetativen Ganglion,* in dem die Umschaltung auf das zweite, zum Erfolgsorgan (Effektor) ziehenden Neuron erfolgt. Wegen dieser Beziehung zur ganglionären Umschaltstätte wird das erste Neuron auch als *präganglionär,* das zweite als *postganglionär* bezeichnet. Trotz des prinzipiell gleichartigen Aufbaus weisen Sympathikus und Parasympathikus *charakteristische Unterschiede* auf, die sich auf die

- *Ursprünge der präganglionären Neurone* im Zentralnervensystem,
- *Lage der vegetativen Ganglien,*
- *chemischen Überträgerstoffe,*
- *Beeinflussung der Erfolgsorgane*

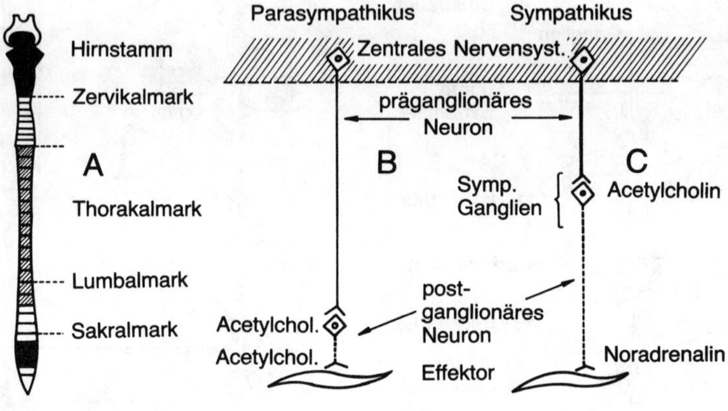

Abb. 16–38. Aufbau und Überträgersubstanzen des vegetativen Nervensystems in schematischer Darstellung, nach SCHMIDT. A Ursprünge der präganglionären Neurone von Parasympathikus (schwarz) und Sympathikus (schraffiert). B und C Unterschiedliche Lage der Ganglien von Parasympathikus und Sympathikus

beziehen. Die *Rückmeldungen* von den Eingeweiden zum Zentralnervensystem erfolgen über *viszerale Afferenzen.*

Peripherer Sympathikus. Die *Zellkörper der präganglionären sympathischen Fasern* liegen in den *Seitenhörnern des Brust- und oberen Lendenmarks.* Die Fasern verlassen das Rückenmark jeweils durch die *vordere Wurzel* und ziehen über den *Ramus communicans albus* zu dem benachbarten Ganglion (s. Abb. 16−39, A). Die *sympathischen Ganglien* sind beiderseits der Wirbelsäule segmental angeordnet und kettenförmig miteinander verbunden. Diese Ganglienanordnung bezeichnet man als den **Grenzstrang des Sympathikus.** Die Fasersysteme, die die Kopf- und Brustorgane versorgen, werden *in zwei Halsganglien und in den oberen Grenzstrangganglien umgeschaltet.* Dagegen ziehen die für die Versorgung der Bauch- und Beckenorgane zuständigen Fasern durch die Ganglien hindurch, um dann *in unpaaren Ganglien* (vor der Aorta) *umgeschaltet* zu werden. Es ist ein Charakteristikum des sympathischen Systems, daß die Umschaltstätten (Ganglien) stets *in der Nähe des Zentralnervensystems* liegen, so daß die präganglionären Fasern eine geringe, die postganglionären Fasern in der Regel eine erhebliche Länge besitzen.

Peripherer Parasympathikus. Die *Zellkörper der präganglionären parasympathischen Fasern* sind im *Stammhirn* und im *Sakralmark* (Kreuzmark) lokalisiert. Die Neurone aus

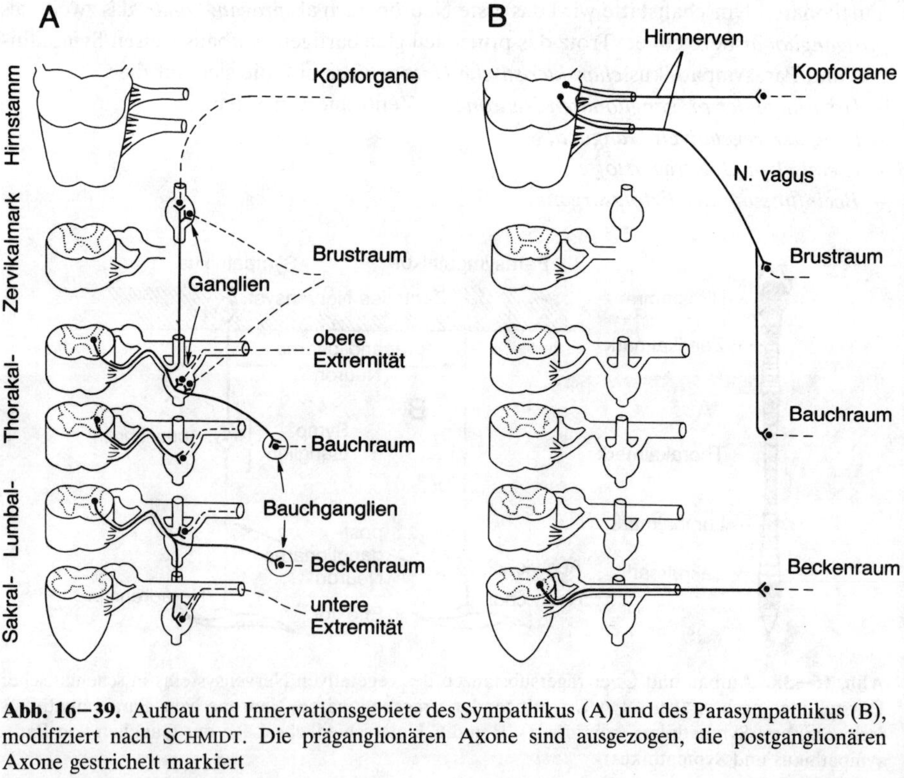

Abb. 16−39. Aufbau und Innervationsgebiete des Sympathikus (A) und des Parasympathikus (B), modifiziert nach SCHMIDT. Die präganglionären Axone sind ausgezogen, die postganglionären Axone gestrichelt markiert

diesen beiden weit voneinander entfernt liegenden Ursprungsgebieten werden als *bulbärer* und *sakraler Anteil* des parasympathischen Nervensystems bezeichnet. Die Fasern aus dem Hirnstamm verlaufen erstens in den *Hirnnerven III, V, VII und IX* zu den Kopforganen und zweitens im **N. vagus** zu den Brust- und Bauchorganen. Die Fasern aus dem Sakralmark versorgen vor allem die Beckenorgane. Die Umschaltung der Impulse von den präganglionären auf die postganglionären Neurone erfolgt in Ganglien, die *in der Nähe der Erfolgsorgane* oder in den Erfolgsorganen selbst lokalisiert sind. Im Gegensatz zum sympathischen System besitzt der Parasympathikus daher lange präganglionäre und kurze postganglionäre Fasern.

Viszerale Afferenzen. *Rezeptoren,* die Reize aus dem Körperinneren in afferente Nervenimpulse umsetzen, finden sich in den Eingeweiden des Brust-, Bauch- und Beckenraumes sowie in den Gefäßwänden. Diese Rezeptoren messen beispielsweise den *Druck* im arteriellen Gefäßsystem sowie den *Füllungszustand* der Venen, des Darmes und der Blase. Sie registrieren aber auch *chemische Reize,* wie die Partialdrucke der Atemgase und den pH-Wert des Blutes oder den Säuregrad des Mageninhaltes. Schließlich vermitteln sie *Schmerzreize* aus dem Eingeweidebereich. Die viszeralen Afferenzen treten wie die somatischen Afferenzen durch die *Hinterwurzeln* in das Rückenmark ein (s. Abb. 16–37). Eine Sonderstellung nehmen die afferenten Fasern des *N. vagus* ein, die einen großen Teil der sensiblen Impulse aus dem Brust- und Bauchraum direkt dem Hirnstamm zuleiten.

16.5.2. Cholinerge und adrenerge Erregungsübertragung

Erregungsübertragung in sympathischen Ganglien. Die *Erregungsübertragung von den präganglionären auf die postganglionären Neuronen* des Sympathikus wird durch **Acetylcholin** vermittelt (s. Abb. 16–38). Die Reaktion des Transmitters mit den Rezeptoren in der subsynaptischen Membran löst im nachgeschalteten Neuron eine *Depolarisation* aus *(EPSP,* s. S. 100). Sofern dabei die Erregungsschwelle überschritten wird, entsteht ein *Aktionspotential,* das über die postganglionäre Faser weitergeleitet wird. Die *Inaktivierung* des Acetylcholins erfolgt – wie in der motorischen Endplatte – unter der Einwirkung der *Acetylcholinesterase* (s. S. 460).

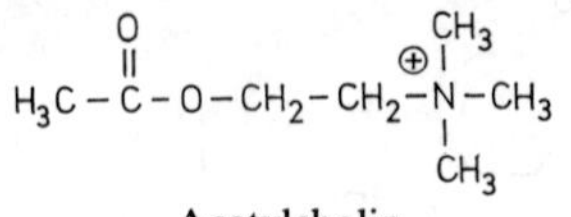

Acetylcholin

Die Rezeptoren, an denen Acetylcholin bei der Erregungsübertragung an den Ganglien angreift, werden als *Nicotin-Rezeptoren* bezeichnet, da Nicotin (in niedriger Dosierung) wie Acetylcholin eine Depolarisation der subsynaptischen Membran auslöst. Eine Blockade der Nicotin-Rezeptoren ist durch Nicotin in hoher Dosierung und einige quartäre Ammonium-Verbindungen (sog. Ganglienblocker) möglich.

Sympathische Erregungsübertragung auf die Erfolgsorgane. Die *Erregungsübertragung von den postganglionären Fasern des Sympathikus auf die jeweiligen Erfolgsorgane* wird durch **Noradrenalin** vermittelt (s. Abb. 16–40). Die Bildung von Noradrenalin in den synaptischen Nervenendigungen erfolgt durch Hydroxylierung der Aminosäure *Tyrosin* zu Dihydroxyphenylalanin *(Dopa)* und Decarboxylierung zu Dihydroxyphenylaethylamin *(Dopamin)*. Dieses wird in die *synaptischen Vesikel* aufgenommen und dort zu *Noradrenalin* hydroxyliert. Im Gegensatz zu den chromaffinen Zellen des Nebennierenmarks, in denen Noradrenalin weiter zu *Adrenalin* methyliert werden kann, fehlt in den synaptischen Nervenendigungen die N-Methyltransferase, die Noradrenalin in Adrenalin überführt. Daher ist Noradrenalin die alleinige Überträgersubstanz an den adrenergen Synapsen.

Bei einer Erregung der postganglionären sympathischen Nervenendigungen wird Noradrenalin unter *Mitwirkung von* Ca^{++} in den synaptischen Spalt abgegeben. Ein Teil davon reagiert mit den subsynaptischen *noradrenergen Rezeptoren,* was entweder zu einer *Depolarisation* oder zu einer *Hyperpolarisation* führen kann, so daß entweder eine Aktivierung oder eine Hemmung des Erfolgsorgans eintritt (s. u.). Ein anderer Teil des Transmitters wird bereits vor Erreichen der Rezeptoren wieder *rückresorbiert.*

Die *Inaktivierung* der freigesetzten Überträgersubstanz erfolgt vorwiegend durch *Wiederaufnahme* in die Nervenendigung bzw. z. T. auch durch *Abdiffusion.* Der Rest wird im

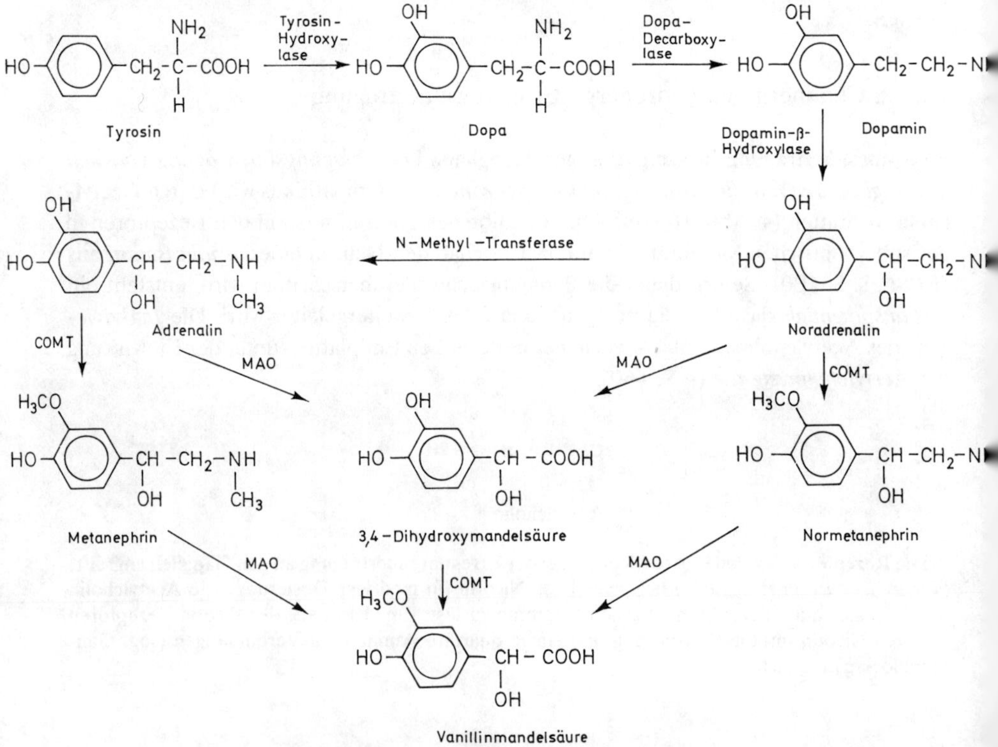

Abb. 16–40. Biosynthese und Abbau von Noradrenalin und Adrenalin

synaptischen Spalt durch Methylierung der m-ständigen OH-Gruppe mittels Catecholamin-O-methyltransferase *(COMT)* in das *unwirksame Normetanephrin* umgewandelt und dann weiter durch die Monaminoxidase *(MAO)* zu 3-Methoxy-4-hydroxymandelsäure *(Vanillinmandelsäure)* abgebaut. Diese wird durch die Niere ausgeschieden. Die im Gegensatz zur O-Methylierung langsam ablaufende primäre oxidative Desaminierung zu 3,4-Dihydroxymandelsäure ist nur für den intrazellulären Abbau der Catecholamine von Bedeutung.

In den Prozess der Erregungsübertragung von postganglionären sympathischen Neuronen auf die Erfolgsorgane können zahlreiche Substanzen eingreifen. Solche Substanzen, die die Wirkungen der Sympathikus-Aktivierung bzw. den Effekt von Noradrenalin und Adrenalin imitieren, bezeichnet man als **Sympathomimetika.** Dabei unterscheidet man zwischen *direkten Sympathomimetika,* die selbst mit den Rezeptoren in Wechselwirkung treten, und *indirekten Sympathomimetika,* die präsynaptisch die Freisetzung des Transmitters fördern bzw. die Wiederaufnahme in die präsynaptische Nervenendigung hemmen. Substanzen, die im Gegensatz dazu die Sympathikus-Wirkung blockieren, bezeichnet man als **Sympatholytika.**

Für das Verständnis der pharmakologischen Effekte ist es von besonderer Bedeutung, daß die adrenergen Rezeptoren nicht als einheitlich zu betrachten sind. Die unterschiedlichen Sympathikuswirkungen an den verschiedenen Erfolgsorganen lassen sich vielmehr nur deuten, wenn mehrere Typen synaptischer Rezeptoren angenommen werden. Danach muß man zwischen α- und **β-Rezeptoren** unterscheiden, von denen die letzteren

Tab. 16–3. Durch Erregung adrenerger Rezeptoren ausgelöste Wirkungen, nach MUSCHOLL

Organ	Rezeptortyp	Wirkung
Herz		
Sinusknoten	β_1	Herzfrequenz gesteigert
Vorhof- und Kammermuskulatur	β_1	Kontraktionskraft erhöht
Blutgefäße		
Hautgefäße	α	Kontraktion
Eingeweidegefäße	α	Kontraktion
Gefäße der Skeletmuskulatur		
Widerstandsgefäße	α	Kontraktion
	β_2	Erschlaffung
Kapazitätsgefäße	α	Kontraktion
Darmmuskulatur	α und β_1	Erschlaffung
Bronchialmuskulatur	β_2	Erschlaffung
Auge		
Dilatator pupillae	α	Kontraktion
Stoffwechsel		
Leber	α	Glykogenolyse
Skeletmuskel	β_2	Glykogenolyse
Fettgewebe	β_1	Lipolyse
Grundumsatz	β_1	Steigerung

nochmals in β_1- und β_2-*Rezeptoren* zu unterteilen sind. Die Wirkungen, die durch diese Rezeptortypen an verschiedenen Erfolgsorgangen vermittelt werden, sind in Tab. 16–3 zusammengefaßt.

An der glatten Muskulatur – mit Ausnahme der Darmmuskulatur – führt eine Erregung der α-*Rezeptoren* zu einer *Kontraktion,* während die Erregung der β-*Rezeptoren* eine *Erschlaffung* zur Folge hat. Am Herzen werden über die β_1-*Rezeptoren* vor allem *positiv chronotrope* und *inotrope Effekte* ausgelöst (s. S. 205 f.). Je nachdem, an welchen Rezeptoren ein Pharmakon angreift, unterscheidet man zwischen α- und β-*Sympathomimetika* bzw. zwischen α- und β-*Sympatholytika.*

Die unterschiedlichen Wirkungen von *Noradrenalin,* das hauptsächlich an den Endigungen der postganglionären sympathischen Fasern abgegeben wird, und von *Adrenalin,* das aus dem Nebennierenmark freigesetzt wird, läßt sich auf die unterschiedliche Reaktion mit sympathischen Rezeptoren zurückführen. Während Noradrenalin stärker mit α- und β_1-Rezeptoren reagiert, beeinflußt Adrenalin alle Rezeptortypen gleich stark. Das Isopropylderivat *Isoprenalin,* das in vivo nicht vorkommt, jedoch als Arzneistoff Verwendung findet, wirkt fast ausschließlich β-sympathomimetisch (s. Abb. 16–41).

Untersuchungen der letzten Jahre ergaben, daß neben postsynaptischen auch *präsynaptische* sympathische Rezeptoren existieren, deren Erregung die Noradrenalinfreisetzung beeinflußt. Und zwar führt eine Erregung präsynaptischer α-Rezeptoren zu einer *Hemmung,* eine Erregung präsynaptischer β-Rezeptoren zu einer *Steigerung* der Noradrenalinfreisetzung. Diese Mechanismen dienen wahrscheinlich zur Feinregulierung bei der Übertragung sympathischer Impulse.

Erregungsübertragung im parasympathischen System. *In den parasympathischen Ganglien wird die Erregungsübertragung vom prä- auf das postganglionäre Neuron durch Acetylcholin vermittelt. Ebenso wirkt Acetylcholin als Transmitter bei der Erregungsüberleitung vom postganglionären Neuron auf das jeweilige Erfolgsorgan.* Die *Freisetzung* des Transmitters aus den Vesikeln am Faserende erfolgt durch die einlaufenden Erregungen, wobei einströmende *Ca^{++}-Ionen* zur Aktivierung beitragen. Acetylcholin diffundiert durch den synaptischen Spalt und reagiert dann mit *cholinergen Membranrezeptoren* (sog. Muscarin-Rezeptoren) des Erfolgsorgans. Die Folge davon ist entweder eine *Depolarisation* (wie z. B. am Intestinaltrakt) oder eine *Hyperpolarisation* (wie z. B. am Herzmuskel). Nach dem Übertragungsprozeß wird Acetylcholin durch *hydrolytische Spaltung* (Acetylcholinesterase, s. S. 460) inaktiviert.

Die Erregungsübertragung auf die Erfolgsorgane läßt sich auf verschiedene Weise pharmakologisch beeinflussen. Substanzen, die die Wirkung des Transmitters *fördern* oder *imitieren,* werden als **Parasympathomimetika** bezeichnet. Dabei kann der fördernde Effekt auf zwei verschiedenen Wegen erzielt werden: Erstens werden Stoffe verwendet, die an die Stelle des natürlichen Transmitters treten. Zu diesen *direkten Parasympathomimetika* zählen *Carbachol* und *Pilocarpin.* Zweitens finden Substanzen Verwendung, die die Wirkung des Transmitters *indirekt durch Hemmung der Acetylcholinesterase* verstärken. Solche *indirekten Parasympathomimetika* sind die Carbaminsäure-Derivate *Neostigmin, Physostigmin* (Eserin) und *Pyridostigmin.* Während die Wirkung dieser Substanzen reversibel ist, rufen Stoffe aus der Gruppe der Phosphorsäureester (Alkylphosphate, z. B. E 605), die u. a. als Insektizide eingesetzt werden, eine weitgehend *irreversible Blockierung* der cholinergen Rezeptoren hervor.

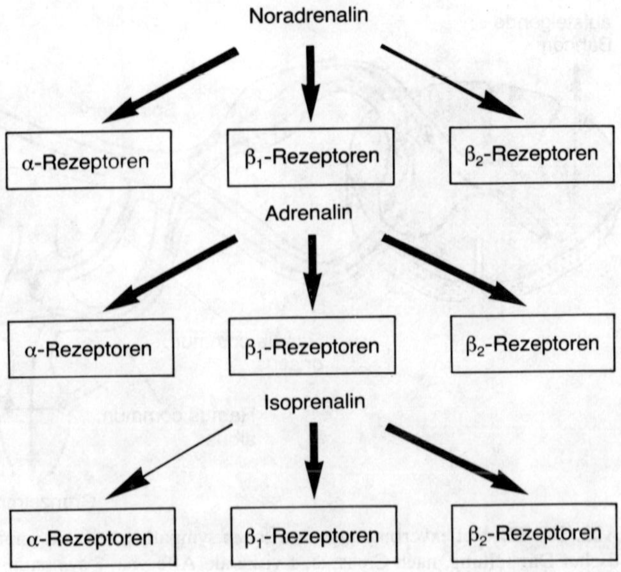

Abb. 16–41. Wirkungen von Noradrenalin, Adrenalin und Isoprenalin (Aludrin®) auf α-, β_1- und β_2-Rezeptoren. Die Wirkungsstärke ist durch die Dicke der Pfeile angedeutet

Substanzen, die die Erregungsübertragung vom postganglionären Neuron auf die Erfolgsorgane *hemmen,* werden als **Parasympatholytika** bezeichnet. Hierzu zählen die Alkaloide *Atropin, Homatropin* und *Scopolamin.* Sie besitzen eine hohe Affinität zu den *muscarinartigen Rezeptoren* der Erfolgsorgane und verdrängen daher das Acetylcholin, ohne das Membranpotential zu beeinflussen. Eine solche antagonisierende Wirkung durch Verdrängung eines natürlichen Reaktionspartners von seinem Rezeptor wird als *kompetitive Hemmung* bezeichnet.

16.5.3. Funktionen des zentralen vegetativen Systems

Vegetative Reflexe. Ähnlich wie im somatischen System zwischen afferenten und efferenten Neuronen in den Rückenmarksegmenten synaptische Verbindungen bestehen, sind auch die vegetativen Fasern Bestandteile von *segmentalen Reflexbögen* (s. Abb. 16–42). Im Gegensatz zum einfachsten somatischen Reflexbogen, dem des monosynaptischen Dehnungsreflexes, besitzt jedoch der *vegetative Reflexbogen mindestens drei Synapsen.* Die afferenten Neurone der vegetativen Reflexbögen leiten sowohl *somatische Impulse* (von den Hautrezeptoren) als auch *viszerale Impulse* (von den Eingeweiderezeptoren). Die Umschaltung auf die efferenten vegetativen Fasern erfolgt im *Seitenhorn des Rückenmarks.*

Auf Grund der in Abb. 16–42 dargestellten Verbindungen ergeben sich folgende Möglichkeiten für reflektorische Wirkungen:

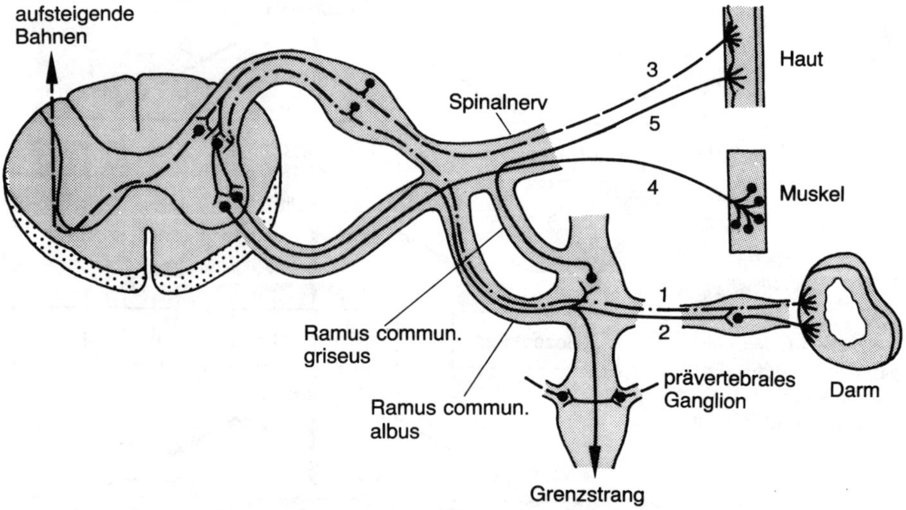

Abb. 16–42. Reflexverbindungen zwischen sympathischen und somatischen Neuronen in schematischer Darstellung, nach CASPERS; 1 viszerale Afferenz; 2 sympathisches Motoneuron; 3 sensibles somatisches Neuron; 4 somatisches Motoneuron; 5 sympathisches Motoneuron, das die Drüsen und glatten Muskeln der Haut versorgt

- *viszero-viszerale Reflexe* (Erregungen aus inneren Organen beeinflussen die motorischen und sekretorischen Funktionen des gereizten Organs),
- *viszero-motorische Reflexe* (Erregungen aus inneren Organen beeinflussen den Tonus der segmental zugeordneten Muskelgruppen; beispielsweise führt die Reizung abdominaler Organe zur Abwehrspannung der Bauchmuskulatur),
- *viszero-kutane Reflexe* (Erregungen aus inneren Organen beeinflussen die Weite der Hautgefäße und damit die Hautdurchblutung in zugeordneten Dermatomen; beispielsweise beobachtet man bei Gallenblasen- und Blinddarmreizungen eine Rötung der entsprechenden Hautareale),
- *kuti-viszerale Reflexe* (Erregungen von Hautrezeptoren beeinflussen die Funktionen von inneren Organen; beispielsweise können Wärmereize von der Bauchhaut her die Durchblutung im Bereich des Intestinaltraktes steigern: Wirkung von Wärmepackungen),
- *kuti-kutane Reflexe* (Erregungen von Hautrezeptoren her beeinflussen vegetative Funktionen der Haut; beispielsweise können die nach Hautreizung zu beobachtenden lokalen Gefäßreaktionen auf diesem Wege mit ausgelöst werden).

Medulläre Regulationszentren. Die Zentren, von denen die vegetativen Funktionen kontrolliert werden, sind in zwei voneinander getrennten Hirnteilen, in der *Medulla oblongata* und im *Hypothalamus,* lokalisiert. In der Medulla oblongata findet man am Boden des 4. Ventrikels die *kreislaufregulierenden Zentren,* die *Atmungszentren* für die Inspiration und Exspiration sowie die *Schluck-, Saug-, Husten-* und *Nieszentren.* Diese Zentren erhalten ihre Informationen von Chemorezeptoren sowie von Druck- und Dehnungsrezeptoren aus verschiedenen Körperregionen, wobei die Zuleitung über *viszerale Afferenzen* erfolgt. Weiterhin werden die Gaspartialdrucke und pH-Werte des Blutes in den Atmungs- und z. T. in den Kreislaufzentren selbst registriert. Auf Grund aller dieser Informationen entstehen dann die *Erregungsmuster,* die über die geschilderten efferenten sympathischen und parasympathischen Fasern an die inneren Organe gelangen und deren Funktionen der jeweiligen Gesamtsituation anpassen. Diese Regulationen sind im Zusammenhang mit den einzelnen Organfunktionen genauer dargestellt.

Hypothalamische Regulationszentren. Im *Hypothalamus* liegen wichtige übergeordnete Zentren für die Kontrolle der vegetativen Funktionen. Der Hypothalamus erhält afferente Impulse von den *aufsteigenden somatischen* und *viszeralen Bahnsystemen* sowie weitere Antriebe aus dem *Thalamus* und dem *limbischen System* (s. Abb. 16–43). Schließlich beeinflussen auch *Funktionsparameter des Blutes,* wie z. B. Temperatur, osmotische Konzentration und Glucose-Konzentration, die Aktivität bestimmter Hypothalamus-Gebiete. Alle diese Informationen werden *im Hypothalamus zusammengefaßt, verarbeitet und in Steuersignale für die vegetativen Funktionen umgesetzt.* Die Anweisungen an die Effektoren gelangen entweder in Form von Nervenimpulsen über *efferente vegetative Bahnsysteme* oder in Form von chemischen Informationsträgern über das *hormonale System* zu den Organen.

Auf diese Weise werden von bestimmten, jedoch nicht genau abgenzbaren Gebieten des Hypothalamus der *Wärmehaushalt* (s. S. 452 f.), der *Wasserhaushalt* (s. S. 407 f.) und viele *Stoffwechselprozesse* kontrolliert. Der Hypothalamus ist außerdem für die *übergeordnete Regulation des Kreislaufgeschehens* zuständig.

Hypothalamische Verhaltenssteuerung. Durch elektrische Reizung des Hypothalamus lassen sich bei Tieren charakteristische Verhaltensweisen auslösen. Diese Versuche zeigen, daß vom Hypothalamus *drei Grundmuster des elementaren Verhaltens* kontrolliert werden:

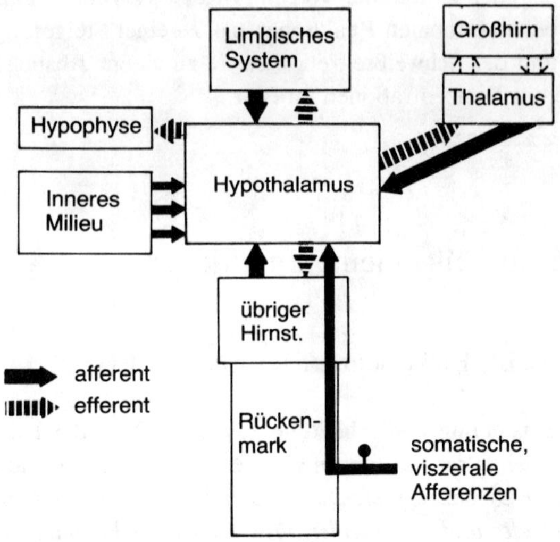

Abb. 16–43. Afferente und efferente Verbindungen des Hypothalamus in schematischer Darstellung, nach SCHMIDT

- *Abwehr-* und *Fluchtverhalten* (Reaktionen auf bedrohliche Situationen, die mit einer allgemeinen *Aktivierung des Sympathikus* gekoppelt sind),
- *nutritives Verhalten* (Steuerung der Nahrungs- und Flüssigkeitsaufnahme, verbunden mit einer allgemeinen *Aktivierung des Parasympathikus),*
- *reproduktives Verhalten* (Steuerung der Sexualfunktionen).

An jeder dieser Verhaltensweisen sind *somatische, vegetative* und *hormonale Reaktionen* beteiligt. Sie dienen insgesamt der Erhaltung des Individuums und der Art.

Auf Grund der genannten Reizversuche hat man angenommen, daß die Aktivierung des kaudalen Hypothalamus eine *ergotrope Reaktion* auslöst, d. h. das Leistungsvermögen und die Leistungsbereitschaft infolge einer *Erregung des Sympathikus* steigert. Demgegenüber sollte die Aktivierung des vorderen Hypothalamus eine *trophotrope Reaktion* hervorrufen, bei der die Verdauungs- und Restitutionsprozesse infolge einer *Erregung des Parasympathikus* gefördert werden. Heute weiß man, daß eine solche schematisierte lokale Zuordnung den komplexen neuronalen Verschaltungen im Hypothalamus nicht gerecht wird. Die Begriffe „ergotrop" und „trophotrop" eignen sich jedoch für die Beschreibung der beiden vegetativen Reaktionslagen, die der (körperlichen bzw. psychischen) Belastung und der (körperlichen bzw. psychischen) Ruhe zugeordnet sind.

Funktion des limbischen Systems. Im *limbischen System* (s. S. 502 f.), das dem Hypothalamus übergeordnet ist, werden Erlebnisinhalte affektiv bewertet und gespeichert *(affektives Gedächtnis).* Auf Grund dieser Informationen ist der Organismus in der Lage, die elementaren hypothalamischen Verhaltensmuster zu modifizieren und der jeweiligen Umweltsituation anzupassen. Beispielsweise kann die Erfahrung der unangenehmen Folgen eines Alkoholabusus das zukünftige „Trinkverhalten" modifizieren.

Das limbische System stellt darüber hinaus beim Tier diejenige Hirnstruktur dar, von der aus *Trieb-* und *Instinkthandlungen* gesteuert werden. Für den Menschen kommt diesem Gebiet eine besondere Bedeutung bei der Auslösung von *emotionalen Reaktionen* zu. Die enge Verbindung des limbischen Systems mit dem Hypothalamus macht es verständlich, daß Emotionen von einer Reihe *vegetativer Funktionen* begleitet sind. So kommt es bei emotionalen Reaktionen u.a. zu einer Steigerung der Herzfrequenz, des Blutdruckes und der Schweißsekretion sowie zu einem Anstieg der Catecholamin- und Glucocorticoid-Konzentrationen im Blut.

16.6. Allgemeine Funktionen und O_2-Versorgung des Gehirns

16.6.1. Elektroenzephalogramm (EEG)

Entstehung und Ableitung des EEG. Von der Kopfhaut der Schädeldecke lassen sich *Potentialschwankungen* ableiten, deren Aufzeichnung man als *Elektroenzephalogramm (EEG)* bezeichnet. Diese Potentialschwankungen entstehen durch die *Summation erregender und hemmender postsynaptischer Potentiale* in der Hirnrinde. Im EEG wird also die *extrazellulär abgeleitete, postsynaptische Aktivität kortikaler Neurone* aufgezeichnet, nicht jedoch die Aktivität von fortgeleiteten Impulsen.

Zur EEG-Registrierung werden Metallelektroden auf bestimmte Punkte der Schädeloberfläche aufgesetzt oder leitend aufgeklebt. Die Ableitung kann dabei auf zwei verschiedenen Wegen erfolgen (s. Abb. 16–44, A): in Form der

- *bipolaren Ableitung,* bei der die Potentialdifferenzen zwischen *zwei* sog. *differenten Elektroden* auf dem Schädel registriert werden, und der
- *unipolaren Ableitung,* bei der man die Potentialdifferenzen zwischen *einer differenten Elektrode* auf dem Schädel und *einer indifferenten* (potentialkonstanten) *Elektrode* (z. B. am Ohrläppchen) aufzeichnet.

Da die abgeleiteten EEG-Spannungen größenordnungsmäßig nur 1–100 µV betragen, ist in jedem Fall eine *elektronische Verstärkung* erforderlich, bevor die Aufzeichnung mit einem *direktschreibenden Registriergerät* erfolgen kann.

EEG-Wellen. Die im EEG vorkommenden Wellen zeigen erhebliche Variationen in Bezug auf ihre *Amplitude* und *Frequenz* (s. Abb. 16–44, B). EEG-Wellen werden nach Maßgabe der jeweiligen Frequenzbereiche empirisch unterteilt in

- α-Wellen mit 8–13 Hz (BERGER-Rhythmus),
- β-Wellen mit 14–30 Hz,
- δ-Wellen mit 0,5–3 Hz,
- ϑ-Wellen mit 4–7 Hz (Zwischenwellen).

Das Vorkommen dieser Wellen hängt von verschiedenen Faktoren, dem *Reifungsgrad des Gehirns* (s. u.), der *Aktivierung der Hirnrinde* sowie *pathologischen* und *pharmakologischen Einflüssen,* ab.

Bei *Säuglingen* und *Kleinkindern* findet man unregelmäßige Potentialschwankungen mit vorrangig niederfrequenten Wellen (δ- und ϑ-*Wellen*). Mit zunehmender Reifung des Gehirns treten an deren Stelle höherfrequente Potentialschwankungen (α- und β-*Wellen*). Beim Erwachsenen hängt die Frequenz der EEG-Wellen hauptsächlich von dem *Aktivierungszustand der Hirnrinde* ab. Dies wird durch die folgende Beobachtung belegt: Leitet man das EEG eines Erwachsenen ab, der physisch und psychisch *entspannt* ist und

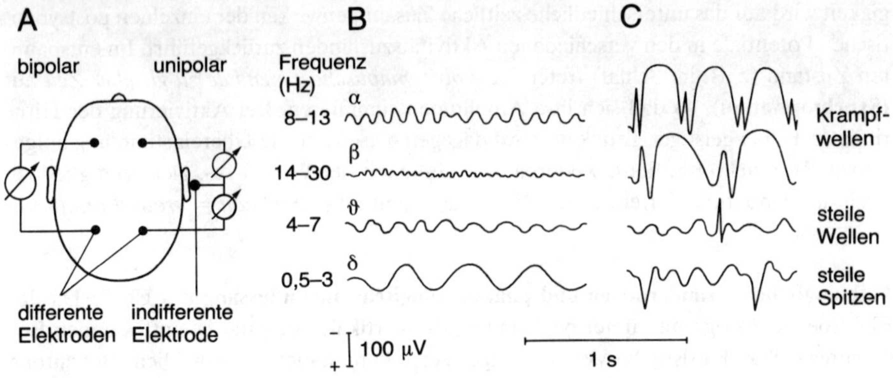

Abb. 16–44. EEG-Ableitungsschema (A), Einteilung der EEG-Wellen nach Frequenzen (B) und Krampfpotentiale, die insbesondere bei verschiedenen Epilepsieformen abgeleitet werden können (C)

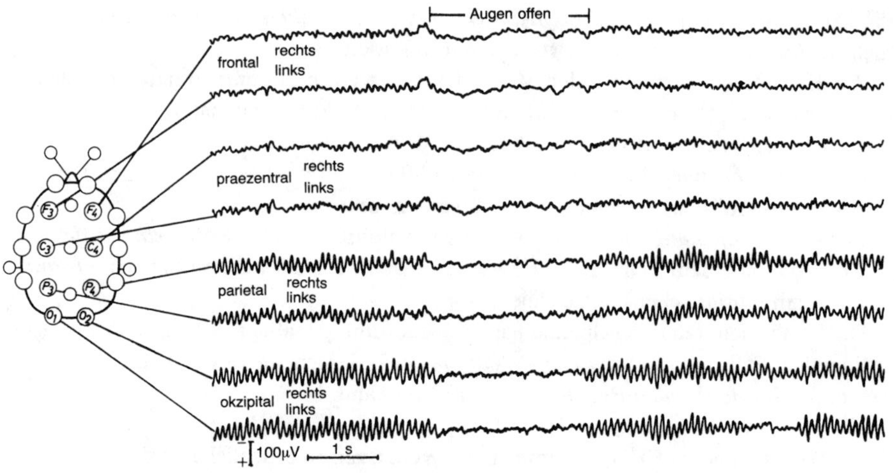

Abb. 16–45. EEG des ruhenden, wachen Menschen bei unipolarer Ableitung von acht Punkten der Schädeldecke, nach JUNG. Öffnen der Augen blockiert den α-Rhythmus

die *Augen geschlossen* hält, so beobachtet man hauptsächlich über dem Okzipitalgebiet *α-Wellen* mit größeren Amplituden (s. Abb. 16–45). Nach dem *Öffnen der Augen* wird dieser Rhythmus durch *β-Wellen* mit kleiner Amplitude ersetzt. Diese Veränderung wird offenbar durch den Zufluß sensorischer Impulse von der Retina zur Hirnrinde bewirkt. Ganz allgemein zeigt sich, daß bei einer Aktivierung der Hirnrinde durch Impulse des *aufsteigenden retikulären Systems* (ARAS, s. S. 530) die *β-Wellen* dominieren. Dieser Effekt läßt sich noch verstärken, wenn man den Probanden zu einer geistigen Anspannung (etwa zum Lösen einer Rechenaufgabe) veranlaßt. Umgekehrt beobachtet man bei vollständiger Entspannung im *Schlaf* (s. S. 548 f.) vor allem langsame δ- und *ϑ-Wellen.*

Die *niederfrequenten Wellen* besitzen in der Regel eine *große Amplitude,* während die *höherfrequenten Wellen* durch eine *kleine Amplitude* charakterisiert sind. Diese Abhängigkeit wird auf das unterschiedliche zeitliche Zusammenwirken der einzelnen postsynaptischen Potentiale in den verschiedenen Aktivitätszuständen zurückgeführt. Im entspannten Zustand (z. B. im Schlaf) treten *viele postsynaptische Potentiale zu gleicher Zeit* auf **(Synchronisation),** so daß sich ihre Amplituden summieren. Bei Aktivierung der Hirnrinde (z. B. bei geistiger Tätigkeit) wird dagegen diese zeitliche Übereinstimmung aufgehoben **(Desynchronisation),** wodurch die Häufigkeit der Wellen zu-, gleichzeitig jedoch auch die Amplitude der einzelnen Wellen abnimmt *(Weckreaktion = arousal reaction).*

Pathologische Veränderungen und pharmakologische Beeinflussung des EEG. Da das Elektroenzephalogramm unter bestimmten, die kortikale Aktivität beeinflussenden Bedingungen charakteristische Veränderungen zeigt, kommt ihm eine erhebliche Bedeutung in der *klinischen Diagnostik* zu. Insbesondere dient das EEG als Hilfsmittel bei der Diagnostik metabolisch und pharmakologisch bedingter Aktivitätsänderungen sowie bei der Tumor- und Krampfdiagnostik (s. Abb. 16–46).

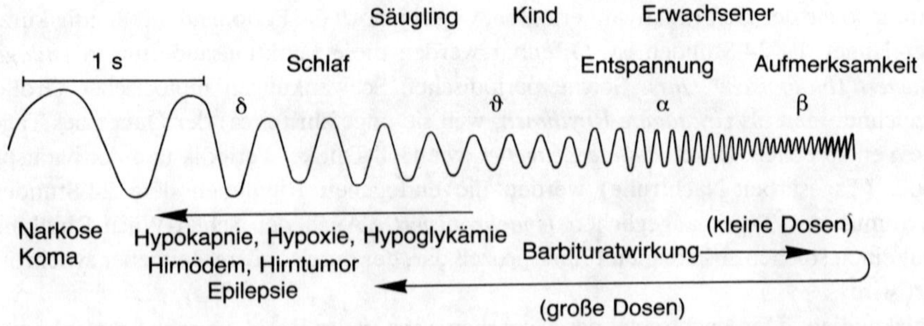

Abb. 16–46. Abhängigkeit der Frequenzen von EEG-Wellen von Lebensalter und zentraler Aktivität (oben) sowie Frequenzänderungen bei pathologischen Zuständen (unten)

Metabolische und pharmakologische Einwirkungen führen in vielen Fällen zu einer *Synchronisation* der EEG-Wellen. So beobachtet man ein gehäuftes Auftreten langsamer *ϑ-Wellen* bei *Hypokapnie* (Abnahme des CO_2-Partialdruckes), *Hypoxie* (Abnahme des O_2-Partialdruckes) und bei *Hypoglykämie* (Senkung des Blutzuckerspiegels). *Barbiturate* bewirken in kleiner Konzentration eine Frequenzzunahme, in hoher Konzentration jedoch und insbesondere bei Barbiturat-Vergiftungen eine Abnahme der EEG-Frequenz. Sehr langsame *δ-Wellen* treten regelmäßig in tiefer *Narkose* und im *Koma* (Bewußtlosigkeit) auf.

Raumfordernde Prozesse in der Schädelhöhle, die zu intrakraniellen Drucksteigerungen führen, bewirken ebenfalls eine Dominanz von δ- und *ϑ-Wellen* im EEG. Eine solche Veränderung beobachtet man beim *Hirnödem* (extra- und intrazellulären Flüssigkeitsansammlungen) beispielsweise nach einer Gehirnerschütterung. Aber auch der *Druck eines wachsenden Tumors auf das gesunde Gewebe* kann das Auftreten von langsamen Wellen in der Tumorumgebung verursachen. Das *Tumorgewebe* selbst ist jedoch *elektrisch inaktiv.* Auf Grund dieser Kriterien gelingt es in manchen Fällen, einen Tumor mit Hilfe des EEG genauer zu lokalisieren.

Zerebrale Krampfleiden gehen häufig mit charakteristischen EEG-Veränderungen einher. *Epileptische Krampfentladungen* sind durch besondere Steilheit der EEG-Wellen gekennzeichnet (s. Abb. 16–44, C), die man auf eine *Hypersynchronisation* zurückführt. Für eine bestimmte Form der jugendlichen Epilepsie ist das regelmäßige Auftreten großer Spitzen mit je einer nachfolgenden Welle *(Spike-and-Wave-Komplexe)* charakteristisch. Dabei werden im Gegensatz zum großen epileptischen Anfall keine motorischen Krämpfe, sondern vorübergehende Bewußtseinstrübungen, sog. *Absencen,* beobachtet (s. S. 522).

16.6.2. Schlafen und Wachen

Zirkadiane Rhythmen. Wie bei fast allen Lebenwesen treten beim Menschen *tagesrhythmische Schwankungen* der Organfunktionen auf. Auch bei Ausschaltung aller Umwelteinflüsse bleibt eine Periodik der Kreislauf- und Stoffwechselfunktionen, der Körpertemperatur sowie der Gehirnaktivität erhalten, wobei jedoch die Periodendauer häufig kürzer oder länger als 24 Stunden ist. Offenbar werden diese Funktionsänderungen *endogen gesteuert (biologische Uhr)*. Solche periodischen Schwankungen biologischer Größen bezeichnet man als *zirkadiane Rhythmen,* weil sie ungefähr (circa) der Dauer des Tages (dies) entsprechen. Durch *äußere Zeitgeber,* wie Hell-Dunkel-Periodik und Aktivitätsperiodik (Tagesarbeit-Nachtruhe) werden die endogenen Rhythmen dem 24 Stunden-Rhythmus des Tages angeglichen *(synchronisiert).* Auch der Schlaf-Wach-Rhythmus stellt einen solchen zirkadianen Primärprozeß dar, der durch äußere Zeitgeber synchronisiert wird.

Schlafstadien. Der Nachtschlaf des Menschen weist in der Regel typische Schwankungen der *Schlaftiefe* auf. Dies läßt sich dadurch nachweisen, daß in Abhängigkeit von der Schlafdauer unterschiedlich starke Reize eine *Weckreaktion* hervorrufen. Je tiefer der Schlaf, um so höher liegt die Weckschwelle. Die auf diese Weise bestimmte Kurve der Schlaftiefe (s. Abb. 16–47) zeigt bei einem Teil der Fälle einen *monophasischen Verlauf* (Kurve I), d. h. sie steigt nach dem Einschlafen steil an, um dann wieder abzufallen und in den frühen Morgenstunden in einen flachen Verlauf überzugehen. In anderen Fällen, insbesondere bei Großstadtbewohnern und unter Streßeinwirkung stehenden Menschen, findet man einen *biphasischen Schlaftyp* (Kurve II). Dabei nimmt die Schlaftiefe langsamer und in geringerem Grade zu, um nach einem vorübergehenden Abfall gegen Morgen erneut anzusteigen. Nach dem Erwachen besteht dann oft ein Gefühl mangelhafter Erholung.

Eine genauere Analyse des Schlafverlaufes ist mit Hilfe der *Elektroenzephalographie* (s. o.) möglich. Auf Grund der im Schlaf registrierten EEG-Kurven lassen sich *4 bis 5 Schlafstadien* unterscheiden. Dabei wird die Beobachtung ausgenutzt, daß mit zunehmender Schlaftiefe die Frequenz der EEG-Wellen abnimmt. Außerdem sind besondere Gruppierungen der Wellen *(Schlafspindeln)* für bestimmte Schlafstadien charakteristisch. Im *Tiefschlaf* beobachtet man regelmäßig langsame *δ-Wellen mit großer Amplitude* (Synchronisation). Wie Abb. 16–48 zeigt, werden im Verlauf einer Nacht *die einzelnen Schlafstadien mehrfach* (drei- bis fünfmal) *durchlaufen,* wobei die jeweils erreichte Schlaftiefe

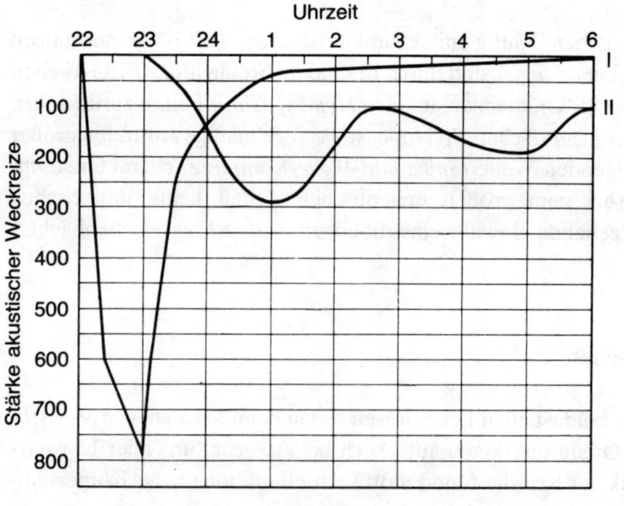

Abb. 16–47. Zeitlicher Verlauf der Schlaftiefe bei zwei verschiedenen Formen des Nachtschlafes. Als Maß für die Schlaftiefe dient die Stärke akustischer Reize (in relativen Einheiten), die zum Aufwecken notwendig sind

gegen Morgen abnimmt. Im gleichen Rhythmus weisen auch die *vegetativen Funktionen* (z. B. Herz- und Atmungsfrequenz) *phasische Veränderungen* auf.

Eine besondere Bedeutung innerhalb der Schlafrhythmen kommt den *Phasen der B-Stadien* (s. Abb. 16–48) zu. Während dieser Phasen treten *Salven schneller Augenbewegungen* auf, die abgekürzt als *REM* (von *Rapid Eye Movements*) bezeichnet werden. Der **REM-Schlaf** ist durch *starke hirnelektrische Aktivität* (hohe Frequenz und kleine Amplitude im EEG) charakterisiert, während andere Parameter dem *Tiefschlaf* entsprechen (minimaler Muskeltonus, hohe Weckschwelle). Daher werden die REM-Phasen, die im Mittel etwa 20 min dauern, auch als *paradoxer Schlaf* bezeichnet. Nach dem Aufwecken aus dem REM-Schlaf berichten Kinder und Erwachsene zu einem hohen Prozentsatz über Traumerlebnisse. Das *Auftreten von Träumen* liefert einen weiteren Hinweis auf die lebhafte Aktivität des Zentralnervensystems in diesen Schlafphasen.

Die übrigen Schlafstadien, in denen Träume weitaus seltener sind, charakterisiert man als **NREM-Schlaf** *(Non-REM-Schlaf)*. Als Synonyme hierfür werden häufig auch die Bezeichnungen *orthodoxer Schlaf* oder (wegen des Überwiegens langsamer EEG-Wellen) *Slow-Wave-Schlaf* verwendet.

Neuronale Grundlagen der Schlaf-Wach-Zustände. Über die neurophysiologischen Vorgänge, die dem Schlaf-Wach-Verhalten und dem Ablauf der Schlafphasen zugrunde

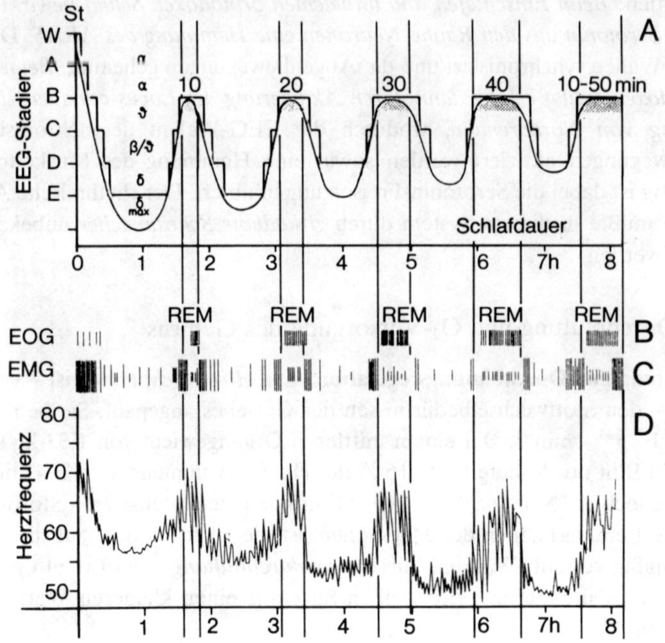

Abb. 16–48. Verlauf der Schlafstadien (klassifiziert nach EEG-Kriterien) und Veränderung einiger charakteristischer Funktionsgrößen während eines Nachtschlafes, nach JOVANOVIĆ. A EEG-Stadien; B Augenbewegungen (durch Striche markiert), die mit dem Elektrookulogramm (EOG) registriert werden können; REM Salven schneller Augenbewegungen; C Aktivität der Nackenmuskulatur, registriert mit dem Elektromyogramm (EMG); D Herzfrequenz (Herzaktionen pro Minute)

liegen, ist bisher noch wenig bekannt. Sicher handelt es sich beim Schlaf *nicht* um eine allgemeine Dämpfung zentralnervöser Funktionen. Ebenso unwahrscheinlich ist es, daß die komplexen physiologischen Veränderungen von einem einzigen Schlafzentrum aus gesteuert werden. Im letzten Jahrzehnt konnten jedoch im Tierexperiment Teilinformationen gewonnen werden, die zeigen, welche Hirnstrukturen und welche chemischen Transmitter an der Steuerung des Schlaf-Wach-Verhaltens beteiligt sind.

Als gesichert darf gelten, daß sensorische Impulse, die über das *aufsteigende retikuläre System* (ARAS, s. S. 530) geleitet werden, aktivierend wirken und damit für die *Aufrechterhaltung des Wachzustandes* von Bedeutung sind. Außerdem dürften bei der Schlafsteuerung zwei Kerngebiete in der Brücke, die median gelegenen *Raphe-Kerne* und der bilateral angeordnete *Locus coeruleus,* eine Rolle spielen. Durch Reizung der Raphe-Kerne läßt sich bei der Katze orthodoxer Schlaf auslösen, bei Reizung der Loci coerulei treten Phasen des REM-Schlafes auf.

Die Injektion von *Serotonin* (5-Hydroxytryptamin) in den 4. Ventrikel nahe der Brükke führt zum sofortigen Einschlafen des Versuchstieres. Für die Beteiligung von Serotonin an der natürlichen Steuerung des Schlafes spricht der Befund, daß Serotonin in den Neuronen vorkommt, die von den Raphe-Kernen ausgehen. Dagegen enthalten Axone, deren Zellkörper im Locus coeruleus liegen, große Mengen *Noradrenalin.*

Auf Grund dieser Befunde könnten die Schlafstadien auf folgenden Wegen hervorgerufen werden: *Beim Einschlafen und im leichten orthodoxen Schlaf bewirkt eine Freisetzung von Serotonin aus den Raphe-Neuronen eine Hemmung des ARAS.* Damit werden die EEG-Wellen synchronisiert und die Augenbewegungen gehemmt. *Beim Übergang in den paradoxen Schlaf erfolgt dann durch Aktivierung der Locus-coeruleus-Neurone eine Freisetzung von Noradrenalin,* wodurch die EEG-Wellen desynchronisiert und die Augenbewegungen aktiviert werden sowie eine Hemmung des Muskeltonus eintritt. Gleichzeitig ist dabei die Serotonin-Freisetzung inhibiert. Der rhythmische Ablauf dieser Vorgänge müßte in diesem System durch *zirkadiane Schrittmacher* unbekannter Natur gesteuert werden.

16.6.3. Durchblutung und O_2-Versorgung des Gehirns

Durchblutung und Durchblutungsregulation. Die *Hirndurchblutung* ist – wie in anderen Organen – den Stoffwechselbedürfnissen des Gewebes angepaßt. Sie beträgt im Mittel 0,5–0,6 ml · g^{-1} · min^{-1}. Bei einem mittleren Organgewicht von 1,33 kg strömen also etwa 0,75 l Blut pro Minute (d. h. 15 % des Herzzeitvolumens, s. S. 204) durch das Gehirn. Da jedoch die Nervenzellen in der Hirnrinde einen intensiveren Stoffwechsel besitzen als die Leitungsbahnen der Markzonen, ist die Durchblutung auf die Hirnregionen ungleichmäßig verteilt. Während die *Rindendurchblutung* etwa 1,0 ml · g^{-1} · min^{-1} beträgt, hat die Durchblutung der weißen Substanz einen kleineren Wert von etwa 0,2 ml · g^{-1} · min^{-1}.

Da Nervenzellen bereits bei einer kurzfristigen Mangelversorgung ihre Funktion einstellen, ist durch mehrere *Regulationsmechanismen* sichergestellt, daß das Hirngewebe jederzeit adäquat durchblutet wird. Im Gegensatz zu anderen Organen hat das vegetative Nervensystem nur einen geringen Einfluß auf die Weite und damit auf den Strömungswiderstand der Hirngefäße. Statt dessen sind *metabolische Faktoren* vorrangig an der

Regulation der Hirndurchblutung beteiligt. Den größten Einfluß besitzt der *CO_2-Partialdruck* P_{CO_2}, dessen *Anstieg (Hyperkapnie)* zu einer *Vasodilatation* und dessen *Abfall (Hypokapnie)* zu einer *Vasokonstriktion* führt. Daher kann eine längerdauernde Hyperventilation, die einen P_{CO_2}-Abfall bewirkt (s. S. 291), eine Mangeldurchblutung des Gehirns mit Bewußtseinstrübung zur Folge haben. Einen weiteren Regulationsfaktor stellt der *O_2-Partialdruck P_{O_2}* dar: Ein stärkerer *P_{O_2}-Abfall* löst eine *vasodilatatorische Reaktion* und damit eine Mehrdurchblutung des Hirngewebes aus. Ähnliche Wirkung hat ein *Anstieg der H^+-Konzentration* im perivaskulären Raum. Daneben dürften auch die *K^+*- und *Ca^{++}-Konzentrationen* an der zerebralen Durchblutungsregulation beteiligt sein. Schließlich sorgt eine *myogene Autoregulation* (s. S. 399) dafür, daß unabhängig vom arteriellen Blutdruck die Hirndurchblutung weitgehend konstant gehalten wird.

O_2-Versorgung, Ursachen und Folgen des O_2-Mangels. Der *O_2-Verbrauch* des Gehirngewebes beträgt im Mittel 35 ml · kg^{-1} · min^{-1}. Aus den genannten Gründen ist der *regionale O_2-Verbrauch* der *Hirnrinde* (mit etwa 90 ml · kg^{-1} · min^{-1}) sehr viel größer als der der *Markzonen* (mit etwa 10 ml · kg^{-1} · min^{-1}).

Unter pathologischen Bedingungen kann ein O_2-Mangel des Hirngewebes *(Gewebshypoxie)* folgende Ursachen haben:

- *Abfall des arteriellen O_2-Partialdruckes* (**arterielle Hypoxie** bei Lungenfunktionsstörungen und Aufenthalt in großen Höhen),
- *Mangeldurchblutung* (**ischämische Hypoxie,** wobei eine starke O_2-Entsättigung des Blutes und damit eine Reduktion des O_2-Partialdruckes an den venösen Kapillarenden eintritt),
- *Abnahme der Hb-Konzentration* (**anämische Hypoxie,** wobei ebenfalls der O_2-Partialdruck in den Gewebekapillaren stärker als normal absinkt).

Die Auswirkungen eines solchen O_2-Mangels sind nicht nur von dem *Grad der P_{O_2}-Reduktion* im Gewebe, sondern auch von der *Dauer der Mangelsituation* abhängig. Kurzdauernder O_2-Mangel hat zunächst nur *reversible Störungen der Zellfunktion* zur Folge, während eine längere Unterbrechung der O_2-Versorgung zu *irreversiblen Zellschäden* und schließlich zum *Zelltod* führt. Unter diesem Aspekt definiert man

- die **Lähmungszeit** als Zeitspanne von der Unterbrechung der O_2-Zufuhr bis zum vollständigen Erlöschen der Organfunktion *(Funktionserhaltungszeit),*
- die **Wiederbelebungszeit** als Zeitspanne von der Unterbrechung der O_2-Zufuhr bis zur irreversiblen Zellschädigung *(Strukturerhaltungszeit).*

Da die *Nervenzellen* besonders *vulnerabel,* d. h. gegenüber einwirkenden Noxen – wie etwa O_2-Mangel – besonders empfindlich sind, haben sie sehr kurze Lähmungs- und Wiederbelebungszeiten. Nach Unterbrechung der Blutzufuhr *(Ischämie)* tritt in etwa 10 s Bewußtseinsverlust ein; *die Lähmungszeit für die Hirnrinde beträgt also 10 s.* Nach einer Ischämiezeit von etwa 3 min treten die ersten irreparablen Schäden in der Hirnrinde und nach etwa 8 min endgültige Schädigungen in den Regulationszentren des Stammhirns ein. *Die Wiederbelebungszeit des Gehirns wird daher mit 8 min angegeben,* wobei jedoch zu berücksichtigen ist, daß auch vor Ablauf dieser Zeit bereits Teilfunktionen auf Dauer gestört sein können.

Obwohl das Gehirn die kürzeste Wiederbelebungszeit aller Organe besitzt, ist nach einem plötzlichen Herzstillstand eine erfolgreiche *Wiederbelebung des gesamten Organis-*

mus in der Regel nur innerhalb einer Zeitspanne von 4 min möglich. Der Grund hierfür ist darin zu suchen, daß nach dieser Zeit das *Herz* – auch wenn es seine Pumpfunktion wieder aufnimmt – infolge der durch den O_2-Mangel bewirkten Insuffizienz nicht mehr in der Lage ist, einen für die Hirndurchblutung ausreichenden arteriellen Mitteldruck zu erzeugen. *Unter der Voraussetzung einer normalen Körpertemperatur beträgt also die Wiederbelebungszeit für den gesamten Organismus etwa 4 min.* Da bei *Hypothermie* (gesenkter Körpertemperatur) der *O_2-Verbrauch der Gewebe erheblich reduziert* ist, sollen – insbesondere nach Unfällen im Wasser – Wiederbelebungsversuche über die genannte Zeit hinaus fortgesetzt werden.

17. Sinnesorgane

Die Sinnesorgane dienen der Aufnahme von Informationen über die Umwelt und die Vorgänge im Körperinneren. Diese Informationen, die in Form von *Sinnesreizen* die spezifischen Rezeptoren der Sinnesorgane erreichen, werden in eine *Folge von Nervenerregungen* umgesetzt und an das Zentralnervensystem weitergeleitet.

17.1. Grundbegriffe der Sinnesphysiologie

17.1.1. Modalität, Qualität und Quantität

Alle Sinneseindrücke, die durch ein bestimmtes Sinnesorgan vermittelt werden, ordnet man einer **Modalität (Sinn)** zu. Neben den fünf „klassischen" Sinnen (Gesichts-, Gehör-, Geruchs-, Geschmacks- und Tastsinn) gibt es noch eine Vielzahl weiterer Modalitäten, die Informationen über Zustände des Körperinneren liefern (z. B. über den Blutdruck oder den osmotischen Druck).

Die Modalitäten lassen sich jeweils in mehrere **Qualitäten** gliedern. Beim Gesichtssinn unterscheidet man z. B. die Qualitäten Helligkeit und Farbeindruck, beim Gehörsinn Tonhöhenqualitäten und beim Geschmackssinn die Qualitäten süß, sauer, salzig und bitter.

Die *Intensität* eines Sinneseindrucks wird als **Quantität** bezeichnet, z. B. Helligkeitsstufen beim Gesichtssinn und Lautstärken beim Gehörsinn.

Außer durch Modalität, Qualität und Quantität lassen sich die Sinneseindrücke noch durch zwei weitere Grunddimensionen charakterisieren: durch *Zeitlichkeit* und *Räumlichkeit.* Diese geben die zeitliche Festlegung und die räumliche Zuordnung eines Reizes aus der Umwelt oder dem Organismus wieder.

17.1.2. Objektive und subjektive Sinnesphysiologie

Während die *objektive Sinnesphysiologie* die physikalischen oder chemischen Vorgänge an den Sinnesorganen oder den zugehörigen Regionen des Zentralnervensystems beschreibt, behandelt die *subjektive Sinnesphysiologie* die Erlebniskomponenten, die durch Sinnesreize ausgelöst werden. Die subjektive Registrierung eines einfachen Sinnesreizes liefert einen *Sinneseindruck.* Ein Beispiel hierfür ist die Farbe Rot. Wenn diese Farbe Bestandteil eines Bildes ist, so stellt die Summe aller darin enthaltenen Sinneseindrücke eine *Sinnesempfindung* dar.

Bei einer Empfindung werden lediglich Sinneseindrücke *ohne Wertung* oder *Verknüpfung mit der Erfahrung* vermittelt. Erfährt die Empfindung eine Deutung durch Erfahrung oder Erlerntes, wird aus der Empfindung eine *Wahrnehmung.*

Illusionen sind Formen der Wahrnehmung, bei denen Empfindungen bzw. Sinneseindrücke falsch gedeutet werden. *Halluzinationen* sind Wahrnehmungen oder Erlebnisse (Wahrnehmungen in der Zeit), die *ohne* Sinnesreize oder Erregung der Sinnesorgane zustande kommen.

17.1.3. Reiz-Empfindungs-Relation

Spezifität der Rezeptoren. In den Sinnesorganen sind die Rezeptoren darauf spezialisiert, auf bestimmte Reize zu reagieren. Die Reizform, die mit geringstem Energieaufwand die spezifischen Rezeptoren erregt, wird **adäquater Reiz** genannt.

Die Sinnesrezeptoren können aber auch auf unspezifische Reize, sog. **inadäquate Reize**, reagieren. Alle Sinnesorgane lassen sich z. B. durch elektrischen Strom erregen, ein Schlag auf ein Auge löst durch eine starke Druckentwicklung eine Lichtempfindung aus („Sterne sehen").

Absolute Reizschwelle und Unterschiedsschwelle. Die *kleinste Reizstärke,* die an einem Rezeptor Aktionspotentiale auslöst bzw. zu einem Sinneseindruck führt, wird als *absolute Reizschwelle* (Minimalschwelle) bezeichnet. Die kleinste Änderung eines Reizes, die gerade eine Änderung des Sinneseindrucks hervorruft, nennt man *Unterschiedsschwelle.*

Die *Intensitäts-Unterschiedsschwelle* ist die kleinste Reizstärkenänderung, die zu einer Änderung der Empfindung führt. Nach der WEBERschen Regel nimmt dabei für einen begrenzten Gültigkeitsbereich die Unterschiedsschwelle ΔR mit zunehmender absoluter Reizstärke R zu ($\Delta R/R = const.$). Der kleinste Abstand zweier Reize, die gerade noch als getrennte Reizstellen wahrzunehmen sind, bezeichnet man als *Orts-Unterschiedsschwelle.* Weiterhin werden zwei aufeinanderfolgende Reize nur dann als getrennte Einzelreize empfunden, wenn eine gewisse *Zeit-Unterschiedsschwelle* überschritten wird.

WEBER-FECHNERsches Gesetz und STEVENSsche Potenzfunktion. Für bestimmte Modalitäten und für bestimmte Intensitätsbereiche besteht eine Proportionalität zwischen der Empfindungsstärke E und dem Logarithmus der Reizstärke R ($E = k \cdot \log R$; *WEBER-FECHNERsches Gesetz oder psychophysisches Grundgesetz).*

Einen weit größeren Anwendungsbereich als das WEBER-FECHNERsche Gesetz hat die *STEVENSsche Potenzfunktion.* Sie beschreibt für weite Intensitätsbereiche die Relation von Reiz und Empfindungsstärke. Hierbei ist die Empfindungsstärke E von der Potenz n der überschwelligen Reizstärke ($R - R_0$) abhängig: $E = k \cdot (R - R_0)^n$. R_0 bedeutet die Schwellenreizstärke.

Kontrast. Abrupte räumliche oder zeitliche Änderungen der Reizintensität werden gegenüber allmählichen Änderungen verstärkt empfunden. Dieses Phänomen bezeichnet man als *Kontrast.* So empfindet man an einer Grenzlinie zwischen einem hellen und dunklen Feld die dunkle Fläche als dunkler; die helle Fläche erscheint zusätzlich aufgehellt. Diese Überhöhung der Intensitätsdifferenz ist durch neuronale Schaltvorgänge (s. S. 603) bedingt.

Adaptation. Im Verlauf eines Dauerreizes kann nicht nur das Rezeptorpotential und damit die Impulsfrequenz des sensorischen Nerven kleiner werden, sondern auch die Intensität einer Empfindung abnehmen. Diesen *objektiven* und *subjektiven Anpassungsprozeß* nennt man *Adaptation.*

17.2. Somato-viszerale Sensibilität

Die Sinnesmodalitäten der Haut, der Schleimhäute, des Bewegungsapparates und der Eingeweide, d. h. die *Mechanorezeption,* die *Thermorezeption,* die *Tiefensensibilität* und die *Schmerzsensibilität,* werden unter dem Begriff **somato-viszerale Sensibilität** zusammengefaßt.

17.2.1. Mechanorezeption der Haut (Tastsinn)

In der Haut befinden sich verschiedene *mechanosensible Rezeptoren,* die an der Vermittlung der einzelnen Qualitäten der Mechanorezeption beteiligt sind.

Berührungsempfindung. Bei schwacher mechanischer Reizung der Haut tritt eine Berührungsempfindung auf. Als *Berührungsrezeptoren* der *unbehaarten Haut* dienen die **MEISSNERschen Tastkörperchen** (s. Abb. 17–1) in den Papillen der Lederhaut. In größter Dichte findet man sie am Handteller und an der Fußsohle. Es handelt sich um eiförmige Gebilde, die aus lamellenartig geschichteten Zellen aufgebaut sowie von einer dünnen Kapsel umgeben sind und in die ein oder mehrere Axone unter Verlust ihrer Myelinscheide eintreten. Jedes Axon endet mit einer kolbenförmigen Auftreibung, die als rezeptorischer Abschnitt gilt. In die Kapsel der Tastkörperchen strahlen kollagene Fasern ein, die von den basalen Epithelzellen ausgehen und jede mechanische Verformung der Hautoberfläche auf die Rezeptoren übertragen.

Die *Berührungsrezeptoren* in der *behaarten Haut* sind die **Nervengeflechte der Haarscheiden** *(Haarfollikel-Rezeptoren),* deren dünne afferente Nervenfasern ringförmig die Haarwurzeln umspinnen (s. Abb. 17–1).

Die rezeptorischen Enden sind von zwei Seiten her durch SCHWANNsche Zellen (s. S. 50 f.) eingefaßt, wodurch eine „sandwichartige“ Verpackung des Axons entsteht. Zwischen den beiden SCHWANNschen Zellen verbleibt ein seitlicher Spalt, der radiär zum Haarschaft steht. Bei Bewegungen des Haares wird auf die Nervenendigungen ein mechanischer Reiz ausgeübt, der eine Berührungsempfindung auslöst.

Die Berührungsrezeptoren *adaptieren mittelschnell* und übermitteln in erster Linie Informationen über zeitliche Änderungen eines Reizes. Sie werden deshalb auch als *Geschwindigkeitsdetektoren* (Differentialrezeptoren, s. S. 109) bezeichnet.

Druckempfindung. Eine *stärkere* mechanische Reizung der Haut führt zu einer Druckempfindung. Die Rezeptoren in der behaarten und unbehaarten Haut sind die **MERKEL-Zellen,** große, helle Epithelzellen, die mehrere fingerförmige Ausläufer aufweisen. Zu diesen Tastzellen zieht je eine Axonendigung. Der terminale Axonabschnitt verbreitert sich in unmittelbarer Nähe der Tastzelle zu einem sog. Tastmeniskus, der den MERKELschen Zellen dicht anliegt und mit diesen synaptisch verbunden ist. In der unbehaarten Haut liegen die MERKEL-Zellen gruppenweise in den basalen Schichten der Epidermis, in der behaarten Haut ragen sie in Form von sog. *Tastscheiben* punktförmig über die Hautoberfläche hinaus.

Die MERKEL-Zellen adaptieren bei Druckreizen nur langsam. Die Entladungsfrequenz der Rezeptoren ist proportional der Reizintensität. Diese Rezeptoren werden deshalb auch als *Intensitätsdetektoren* (Proportionalrezeptoren, s. S. 109) bezeichnet.

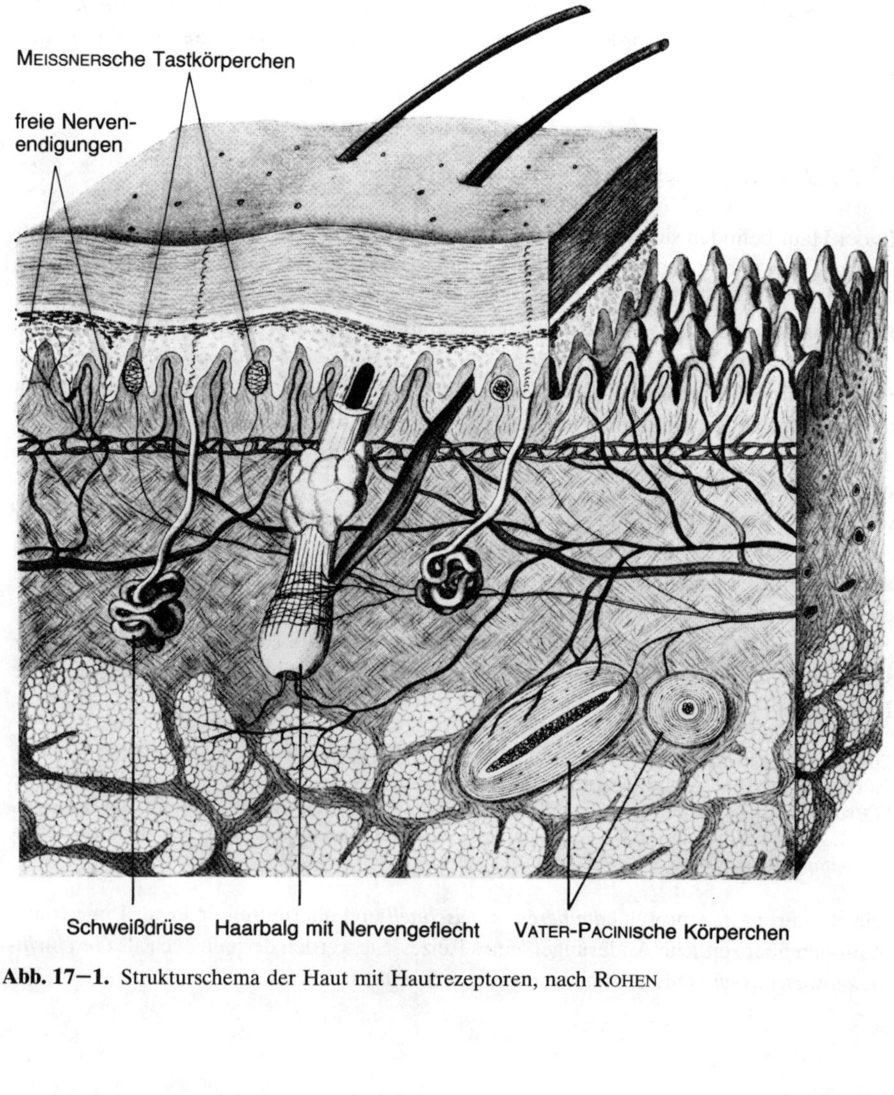

Abb. 17–1. Strukturschema der Haut mit Hautrezeptoren, nach ROHEN

Ruffini-Körperchen dienen in der behaarten Haut ebenfalls als langsam adaptierende Druckrezeptoren. In diesen, von einer Kapsel umgebenen Endorganen bilden die terminalen Axonverzweigungen knäuelartige Gebilde mit kolbigen Anschwellungen der Axonendigungen.

Vibrationsempfindung. Eine Vibrationsempfindung entsteht bei einer *periodischen* Erschütterung der Haut. Die schnell adaptierenden Fühler sind in diesem Fall *Beschleunigungsdetektoren,* deren histologisches Korrelat die **Vater-Pacinischen Lamellenkörperchen** der Subkutis sind (s. Abb. 17–1).

Sie sind die größten aller „eingekapselten" Nervenendigungen und können eine Länge von 3–4 mm und eine Dicke von 2 mm erreichen. Man findet sie in der Subkutis, im Periost, in Sehnen und Faszien sowie in Gelenkkapseln. Sie bestehen aus einer großen Zahl konzentrisch geschichteter *Lamellen,* die zwiebelschalenartig übereinander liegen und von einer *Kapsel* umgeben sind. Im Zentrum befindet sich der sog. *Innenkolben* mit dem *Axon.* Die markscheidenfreie Axonstrecke im Innenkolben stellt den rezeptorischen Abschnitt dar.

Jede Deformation des Vater-Pacinischen Körperchens wird durch die mit Flüssigkeit gefüllten Räume der Lamellenschicht übertragen und erregt bei einer überschwelligen Reizung die marklose Axonstrecke im Innenkolben.

Kitzelempfindung. Durch schwache Bewegungsreize (z. B. Insektenkrabbeln) wird eine Kitzelempfindung ausgelöst. Diese Qualität wird vermutlich durch mechanosensible *freie Nervenendigungen* in der Haut vermittelt.

Nervale Versorgung und Tastpunkte. Die Mechanorezeptoren für die Berührungs-, Druck- und Vibrationsempfindung werden von markhaltigen afferenten Nervenfasern der Gruppe Aβ (s. S. 97) versorgt. Die mechanosensiblen freien Nervenendigungen gehören zur Gruppe der C-Fasern (s. S. 97).

Druck- und Berührungsempfindungen lassen sich nur an bestimmten Punkten der Haut, an den sog. *Tastpunkten,* auslösen (s. Abb. 17–5). Diese kommen an den Fingerspitzen und an den Lippen sehr zahlreich, am Stamm relativ selten vor. Entsprechend sind die *räumlichen Unterschiedsschwellen,* d. h. die kleinsten Abstände, in denen zwei Reize gerade noch als getrennt empfunden werden, unterschiedlich groß. Bei gleichzeitig applizierten Reizen *(simultane Raumschwelle)* ist die räumliche Unterschiedsschwelle größer als bei hintereinander applizierten Reizen *(sukzessive Raumschwelle).*

17.2.2. Thermorezeption

Der Temperaturempfindung liegen zwei polare Qualitäten, die **Warm-** und **Kaltempfindung**, zugrunde. Zu einer anhaltenden Warmempfindung kommt es bei Hauttemperaturen über 40 °C, zu einer andauernden Kaltempfindung bei Hauttemperaturen unter 20 °C. In dem dazwischenliegenden Temperaturbereich werden lediglich Temperaturänderungen wahrgenommen. Dies weist auf eine weitgehende *Adaptation* der Temperaturempfindung in diesem Bereich hin. Die beiden Rezeptoren für Warm- und Kaltreize vermitteln nicht nur Empfindungen, sondern dienen außerdem – zusammen mit Temperaturfühlern im Hypothalamus und im Rückenmark – als Fühler im Dienste der Thermoregulation des Organismus (s. S. 452 f.).

Für das Auftreten einer Warm- und Kaltempfindung sind neben dem *Ausmaß der Temperaturänderung* auch die *Größe der Reizfläche,* die *Geschwindigkeit der Temperaturänderung* und die *Ausgangstemperatur* von Bedeutung. Langsame Abkühlung oder Erwärmung der Haut führen erst nach längerer Zeit zu einer Temperaturempfindung. Dabei tritt die Kaltempfindung um so rascher ein, je tiefer die Ausgangstemperatur ist. Ebenso wird der Wärmereiz um so schneller wahrgenommen, je höher die Ausgangstemperatur ist.

Kalt- und Warmrezeptoren. Appliziert man punktförmig Wärme- oder Kältereize auf die Haut, beobachtet man nur an bestimmten Punkten eine Temperaturempfindung. Diese Punkte sind von der Lage der Rezeptoren abhängig. *Kaltpunkte* sind dabei wesentlich zahlreicher als Warmpunkte. Insgesamt gesehen weisen die temperaturempfindlichen Punkte eine deutlich geringere Dichte als die Mechanorezeptoren auf, so daß ihre *Raumschwellen* relativ groß sind (s. Abb. 17–5).

Die *histologischen Korrelate* der Kalt- und Warmrezeptoren sind wahrscheinlich *freie Nervenendigungen,* wobei die Kaltrezeptoren vor allem in der Epidermis, die Warmrezeptoren im Korium liegen. Die Warmrezeptoren der Haut werden überwiegend durch C-Fasern afferent innerviert, während die Kaltrezeptoren teilweise auch von Aδ-Fasern versorgt werden.

Statische Temperaturempfindung. Die Kalt- und Warmrezeptoren reagieren auf *konstante Temperaturreize* mit der Bildung einer Folge von Nervenimpulsen. Dabei weisen die beiden Rezeptorarten eine unterschiedliche Empfindlichkeit in den verschiedenen Temperaturbereichen auf (s. Abb. 17–2). Während die Kaltrezeptoren vor allem im Bereich von 17 bis 36 °C (am stärksten bei etwa 28 °C) entladen, sind die Warmrezeptoren bei Temperaturen zwischen 40 und 47 °C (am stärksten bei 43 °C) aktiv. Da die Kalt- und Warmrezeptoren in Abhängigkeit von der Temperatur Erregungen bilden *(Proportionalfühler),* liefern sie ständig Informationen über die jeweilige Hauttemperatur (statische Temperaturempfindung).

Bei sehr starken Wärmereizen (z. B. in sehr heißem Badewasser) kommt es häufig zu einer *paradoxen Kaltempfindung,* da die Kaltrezeptoren, die normalerweise oberhalb 40 °C stumm sind, bei rascher Erwärmung auf über 45 °C temporär wieder entladen.

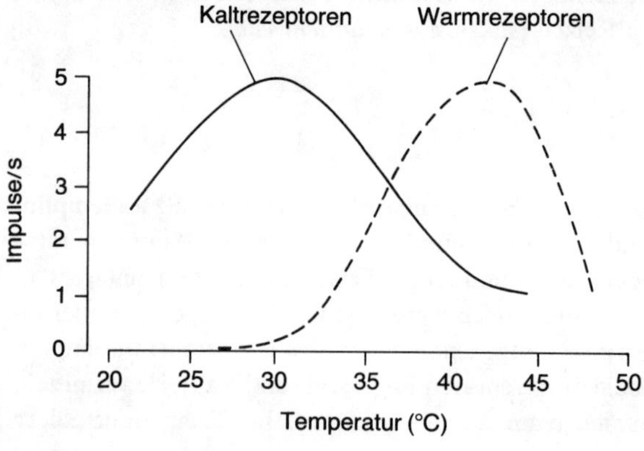

Abb. 17–2. Impulsfrequenz von Kalt- bzw. Warmrezeptoren in Abhängigkeit von der Hauttemperatur, nach KENSHALO

Eine *inadäquate Reizung* der Thermorezeptoren ist durch chemische Substanzen möglich. Menthol besitzt eine stark erregende Wirkung auf die Kaltrezeptoren, während intravenös injiziertes Calcium eine Warmempfindung hervorruft.

Dynamische Temperaturempfindung. Bei *Änderung der Hauttemperatur* zeigt sich, daß die Temperaturrezeptoren nicht nur als *Proportional-*, sondern auch als *Differentialfühler* fungieren. Wärmerezeptoren entladen bei einer plötzlichen Temperaturerhöhung überschießend und zeigen während der anschließenden Abkühlung auf die Ausgangstemperatur eine unterproportionale Abnahme der Entladungsfrequenz. Entsprechendes gilt in umgekehrter Richtung für die Kaltrezeptoren (s. Abb. 17–3). Die Bedeutung dieses Verhaltens ist darin zu sehen, daß Abkühlung und Erwärmung deutlicher empfunden werden als konstante Temperaturen (dynamische Temperaturempfindung).

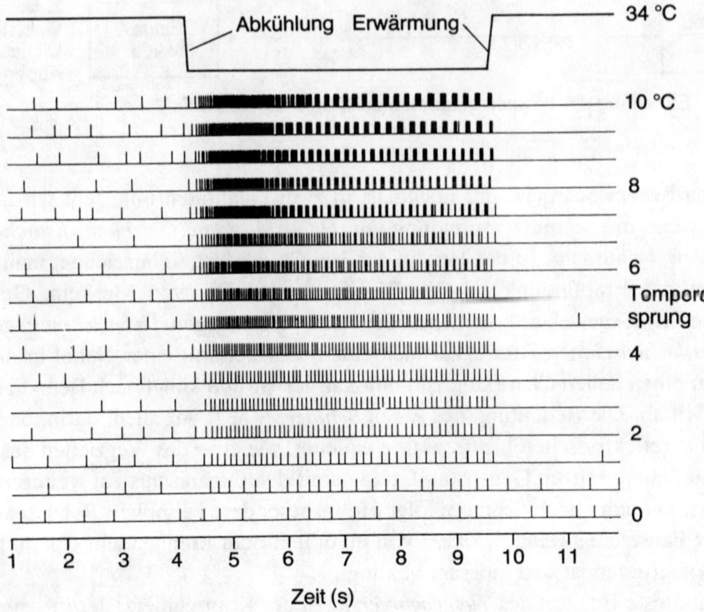

Abb. 17–3. Veränderungen der Impulsfrequenz eines Kaltrezeptors bei Abkühlung und Wiedererwärmung für verschieden große Temperatursprünge, nach DARIAN-SMITH

17.2.3. Schmerzsinn

Jeder Reiz mechanischer, thermischer, chemischer oder elektrischer Art kann *Schmerz* erzeugen, wenn die Reizstärke einen gewissen Schwellenwert überschreitet *(Nozizeption)*. Die biologische Bedeutung des Schmerzes liegt darin, daß er den Organismus über schädigende Einflüsse *(Noxen)* informiert.

Schmerzqualitäten. Schmerz läßt sich nach seinem Entstehungsort in *somatischen* und *viszeralen* Schmerz einteilen (s. Abb. 17–4).

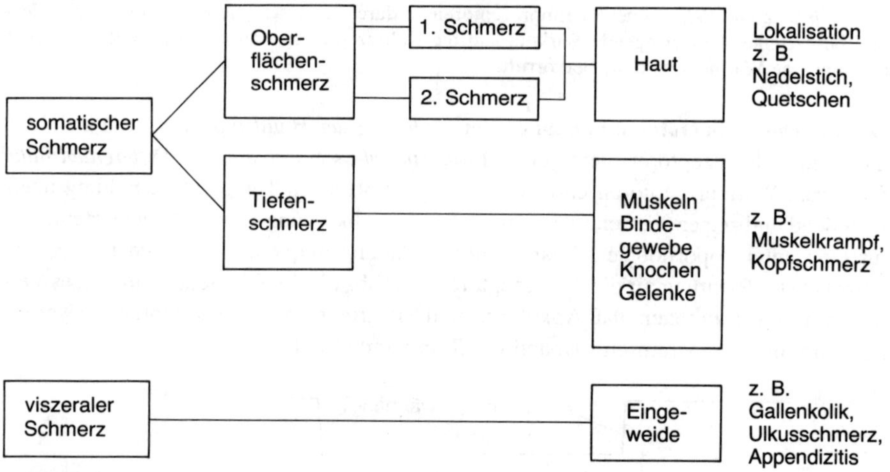

Abb. 17–4. Einteilung der Schmerzqualitäten nach ihrer Lokalisation

Von **somatischem Schmerz,** der nochmals in zwei Qualitäten unterteilt wird, spricht man dann, wenn die Schmerzempfindung von *Haut, Muskeln, Gelenken, Knochen* oder vom *Bindegewebe* ausgeht. Ist der Reiz in der *Haut* lokalisiert, so bezeichnet man die dadurch ausgelöste Empfindung als *Oberflächenschmerz.* Der von Muskeln, Gelenken, Knochen und Bindegeweben kommende Schmerz wird dagegen *Tiefenschmerz* genannt.

Der *Oberflächenschmerz,* der etwa nach einem Einstich mit einer Nadel in die Haut entsteht, hat einen hellen Charakter, ist gut lokalisierbar und klingt nach Beendigung des Reizes schnell ab. Die Bedeutung des *ersten Schmerzes* liegt vor allem darin, daß er gewöhnlich eine reflektorische Fluchtreaktion einleitet, wie etwa das Wegziehen des Beines beim Tritt auf einen spitzen Gegenstand, und damit den Organismus vor weiterem Schaden bewahrt. Diesem ersten Schmerz folgt oft, insbesondere bei hohen Reizintensitäten, nach kurzer Pause ein *zweiter Schmerz* von dumpfem oder brennendem Charakter, der schwer zu lokalisieren ist und langsam abklingt.

Das bekannteste Beispiel des *Tiefenschmerzes* ist der Kopfschmerz, der in seinen vielfältigen Manifestationen wohl die häufigste menschliche Schmerzform darstellt. Der Tiefenschmerz wird ebenfalls als dumpf empfunden, ist schwer lokalisierbar und neigt dazu, in die Umgebung auszustrahlen. Zweiter Schmerz und Tiefenschmerz sind vielfach von *affektiven* und *vegetativen Reaktionen* wie Unlust, Übelkeit, Schweißausbruch und Blutdruckabfall begleitet.

Der **viszerale** oder **Eingeweide-Schmerz** ähnelt in seinem dumpfen Charakter und in den begleitenden vegetativen Reaktionen dem Tiefenschmerz. Er tritt u. a. bei Dehnung der Bauchorgane, Spasmen der glatten Muskulatur, Mangeldurchblutung und entzündlichen Erkrankungen auf.

Schmerzrezeptoren (Nozirezeptoren). Die Vielfalt der schmerzhaften Reize hatte zunächst zu der Annahme geführt, daß es keine speziellen Schmerzrezeptoren gäbe, Schmerz vielmehr immer dann auftrete, wenn Druck- oder Temperaturrezeptoren über eine bestimmte Intensität hinaus gereizt würden. Dagegen spricht jedoch die Lokalisation der Reizpunkte auf der Haut (s. Abb. 17–5). Die Haut ist nämlich für Schmerzreize ebenso wie für Druck- und Temperaturreize nicht überall gleich empfindlich, sondern die Reizaufnahme ist auf ganz bestimmte Punkte beschränkt. Durchmustert man systematisch ein Hautareal, so findet man etwa zehnmal mehr *Schmerzpunkte* als Druck-, Kalt- oder Warmpunkte. Dieser Befund läßt sich nur so deuten, daß Schmerzrezeptoren in der Haut mit Rezeptoren für die anderen Sinnesqualitäten nicht identisch sind. Neuerdings wurde zusätzlich nachgewiesen, daß bestimmte *Schmerzrezeptoren* nur auf *mechanische Reize* (z. B. Nadelstich oder Quetschung), andere nur auf *Hitzereize* und wieder andere nur auf *chemische Reize* (z. B. Säureapplikation) ansprechen.

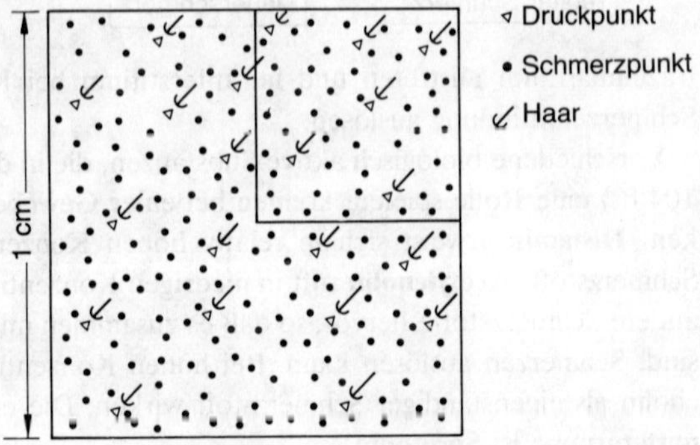

Abb. 17–5. Verteilung der Schmerz- und Druckpunkte auf einem Hautareal (Beugeseite des Unterarms), nach STRUGHOLD

Histologisch-anatomisch handelt es sich bei den Schmerzrezeptoren wohl ausschließlich um **freie Nervenendigungen.** Zahlreiche Befunde stützen diese Annahme. So wurde in ulzerösem Hautgewebe, in dem nur Schmerz und keine anderen Empfindungen ausgelöst werden konnten, nur freie Nervenendigungen gefunden. Die besonders schmerzempfindlichen Gewebe Hornhaut, Trommelfell und Zahnpulpa enthalten ebenfalls nur freie Nervenendigungen. Allerdings können freie Nervenendigungen auch andere Sinnesreize, z. B. mechanische und thermische Reize, perzipieren. Die *funktionelle Spezifität* ist wahrscheinlich an Differenzierungen im molekularen Bereich gebunden, die der licht- und elektronenoptischen Beobachtung nicht zugänglich sind.

Die **Innervation der Schmerzrezeptoren** beim somatischen Schmerz erfolgt über Aδ- (1. Schmerz) und C-Fasern (2. Schmerz, Tiefenschmerz), während die afferenten Fasern des viszeralen Schmerzes überwiegend den C-Fasern zugerechnet werden.

Adäquater Reiz. Der adäquate Reiz für eine Schmerzempfindung ist eine *Gewebeschädigung* oder eine *Störung des Gewebestoffwechsels* (s. Abb. 17–6). Dabei werden körpereigene Substanzen aus den geschädigten Zellen freigesetzt *(„Schmerzstoffe“)*, die zu einer Erregung der Schmerzrezeptoren führen.

Zu den wenig potenten „Schmerzstoffen“ zählen die *Wasserstoffionen.* Bei einer Erniedrigung des pH-Wertes unter 6 kommt es allmählich zu einer Schmerzempfindung, die bei einem weiteren Anstieg der H^+-Konzentration zunimmt. Eine ähnlich schwache Wirksamkeit haben auch *Kalium-Ionen,* die nach einer Gewebeschädigung aus dem In-

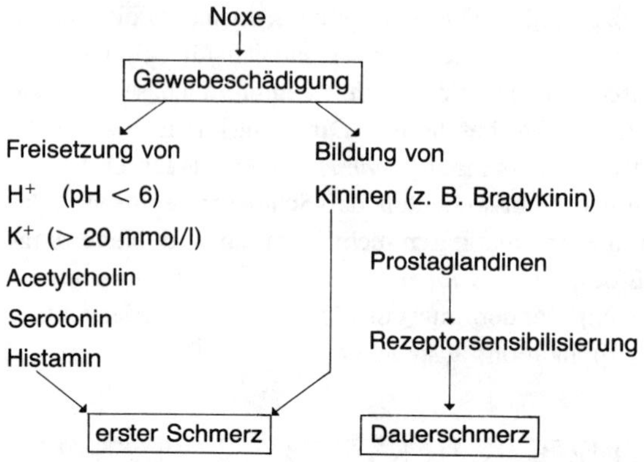

Abb. 17–6. Mediatoren, die nach Gewebeschädigung einen Schmerzreiz auslösen können

trazellularraum austreten und im Interstitium bei Konzentrationen > 20 mmol/l eine Schmerzempfindung auslösen.

Verschiedene biologisch aktive Substanzen, die in der Regel als *Neurotransmitter* (s. S. 104 ff.) eine Rolle spielen, können bei einer Gewebeschädigung als Schmerzstoffe wirken. **Histamin** erweist sich in relativ hohen Konzentrationen ($> 10^{-8}$ g/l) als starker Schmerzstoff. **Acetylcholin** ruft in niedrigen Konzentrationen eine „Sensibilisierung" für andere Schmerzstoffe hervor, so daß es zusammen mit Substanzen, die allein unwirksam sind, Schmerzen auslösen kann. Bei hohen Konzentrationen im Gewebe kann Acetylcholin als eigenständiger Schmerzstoff wirken. Die effektivste Substanz aus der Transmittergruppe ist **Serotonin.**

Die **Kinine** (s. S. 669 f.), insbesondere *Bradykinin,* gehören zu den stärksten schmerzerzeugenden Substanzen.

Jucken ist wahrscheinlich eine besondere Form der Schmerzempfindung, der vermutlich eine schwache Erregung sehr oberflächlicher, schmerzempfindlicher Nervenendigungen in der Haut zugrunde

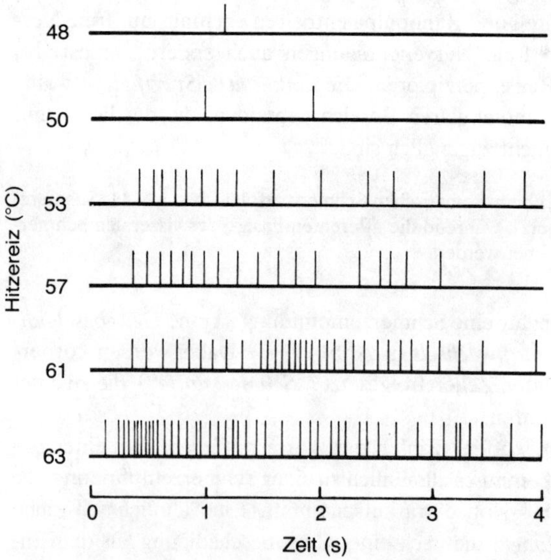

Abb. 17–7. Antwortverhalten eines Schmerzrezeptors (Hitzerezeptors) in Abhängigkeit von der Reizintensität (einwirkenden Temperatur), nach IGGO

liegt. Voraussetzung für das Auftreten einer Juckempfindung dürfte eine Freisetzung von *Histamin* sein.

Erregungsauslösung in den Schmerzrezeptoren. Mit Steigerung des Schmerzreizes nimmt die Zahl der Aktionspotentiale in den afferenten Nervenfasern zu. Abb. 17-7 zeigt als Beispiel hierfür die Ableitung der Aktionspotentiale, die in einem Hitzerezeptor, also einem speziellen Schmerzrezeptor, ausgelöst wurden. Man erkennt, daß bei einer Temperatur von 48 °C die Erregungsauslösung beginnt und die Impulsfrequenz mit steigender Temperatur zunimmt. Die Impulsfrequenz ändert sich praktisch nicht, solange der Reiz anhält. Die Schmerzrezeptoren zeigen somit **keine Adaptation.**

17.2.4. Tiefensensibilität

Die Orientierung über die *Stellung der Gliedmaßen* zueinander, die Wahrnehmung *passiver* und *aktiver Bewegungen der Gelenke* und die Feststellung des *Widerstandes,* gegen den eine Bewegung durchgeführt wird, faßt man unter dem Begriff *Tiefensensibilität* zusammen. Die dafür verantwortlichen Rezeptoren, die **Propriorezeptoren,** liegen in Muskeln, Muskelhüllen, Sehnen, Bändern und Gelenken.

Rezeptoren der Tiefensensibilität. Die Propriorezeptoren lassen sich in folgende Typen unterteilen: in
- *Muskelspindeln,*
- *Sehnenrezeptoren* (GOLGI-Organe),
- *Rezeptoren vom RUFFINI-Typ* in *Gelenkkapseln* und *Bändern.*

Der mikroskopische Aufbau der Muskelspindeln und der Rezeptoren vom RUFFINI-Typ wurde bereits auf S. 509 f. bzw. S. 557 dargestellt.

Die *Sehnenrezeptoren* sind – wie die Muskelspindeln – von einer Kapsel umgeben. Durch den Innenraum des Sehnenrezeptors verlaufen in Längsrichtung aufgelockerte Kollagenfasern, die von reichlichen Axonverzweigungen umwickelt werden. Letztere enden in knotenartigen Verdickungen. Wenn im Rahmen einer Muskelverkürzung die lockeren Kollagenfasern gestreckt werden, drücken diese auf die axonalen Knoten, wodurch ein Reiz auf die Nervenendigungen ausgeübt wird.

Die Propriorezeptoren registrieren Reize aus dem Körperinneren. Der *adäquate Reiz* ist in allen Fällen eine *mechanische Deformation.* Die Rezeptoren der Tiefensensibilität informieren nicht nur über das Ausmaß der Deformation, sondern auch über deren Geschwindigkeit *(Proportional-Differential-Fühler,* s. S. 109), wobei der Proportionalanteil sehr ausgeprägt ist. Sie *adaptieren* bei gleichbleibender Deformation *praktisch nicht.*

Qualitäten der Tiefensensibilität. Man unterteilt die Modalität Tiefensensibilität in drei Qualitäten: in den
- *Stellungssinn,*
- *Kraftsinn,*
- *Bewegungssinn.*

Der **Stellungssinn** orientiert über die Stellung der Gelenke zueinander. Information über die Winkelstellung der Gelenke gehen vor allem von den *Rezeptoren der Gelenkkapseln* und der *Bänder* aus. Durch Integration der über den Stellungssinn und das Labyrinth (s. S. 582 ff.) erhaltenen Informationen entsteht ein subjektiver Gesamteindruck von der Stellung des Körpers im Raum.

Für die Rezeption der **Kraftempfindung** sind in erster Linie die *Muskelspindeln* und die *Sehnenrezeptoren* verantwortlich. Die Information, die von diesen Rezeptoren ausgeht, erlaubt eine Abschätzung der Muskelkraft, die für eine Bewegung gegen einen Widerstand oder für eine bestimmte Gelenkeinstellung notwendig ist.

Der **Bewegungssinn** ermöglicht die Richtungs- und Geschwindigkeitswahrnehmung von Bewegungen auch ohne Kontrolle durch die Augen. Dies ist nicht nur bei passiven (von außen bewirkten), sondern auch bei aktiven Bewegungen möglich. Für die Vermittlung des Bewegungssinns sind vor allem die *Rezeptoren der Gelenkkapseln* und der *Bänder* zuständig.

17.3. Geschmackssinn

Die Sinneszellen für den Geschmackssinn befinden sich beim Erwachsenen vorwiegend auf dem *Zungenrücken,* der daneben auch noch die *Faden-Papillen* (Papillae filiformes) für die Tastempfindung trägt.

17.3.1. Mikroskopischer Aufbau der Sinneszellen

Gemeinsam mit *Stütz-* und *Basalzellen* bilden *Sinneszellen* die **Geschmacksknospen**. Diese sind insbesondere in das Epithel der wallförmigen Papillen *(Papillae vallatae),* aber auch in das der pilzförmigen Papillen *(Papillae fungiformes)* und das der Blätterpapillen *(Papillae foliatae)* eingesenkt (s. Abb. 17–8). Gelegentlich findet man vereinzelte Geschmacksknospen auch am weichen Gaumen, an der hinteren Rachenwand und am Kehldeckel.

Eine *Geschmacksknospe* besteht aus mehreren spindelförmigen Zellen, die schalenartig zusammenliegen und an ihrer Oberfläche ein kleines Grübchen, den *Geschmacks-Porus,* freilassen. In dieses ragen *Mikrovilli* der Sinneszellen hinein. Der Saum der Mikrovilli stellt den eigentlichen rezeptorischen Abschnitt der Sinneszellen dar. Durch die Mikrovilli wird die Oberfläche der Sinneszellen, die mit den Geschmacksstoffen in Verbindung kommt, stark vergrößert.

Zwischen den Papillen liegende *Drüsen* scheiden ein Sekret aus, welches die Geschmacksknospen umspült und aufgenommene Stoffe wieder auswäscht.

Geschmackszellen unterliegen einer ständigen Erneuerung. Jede Zelle wird nach einer kurzen Lebensdauer durch Abkömmlinge von sog. *Basalzellen* ersetzt. Zellen, die den Geschmacksporus mit ihrer Oberfläche nicht erreichen und somit auch keine Mikrovilli aufweisen, werden als *Stützzellen* bezeichnet.

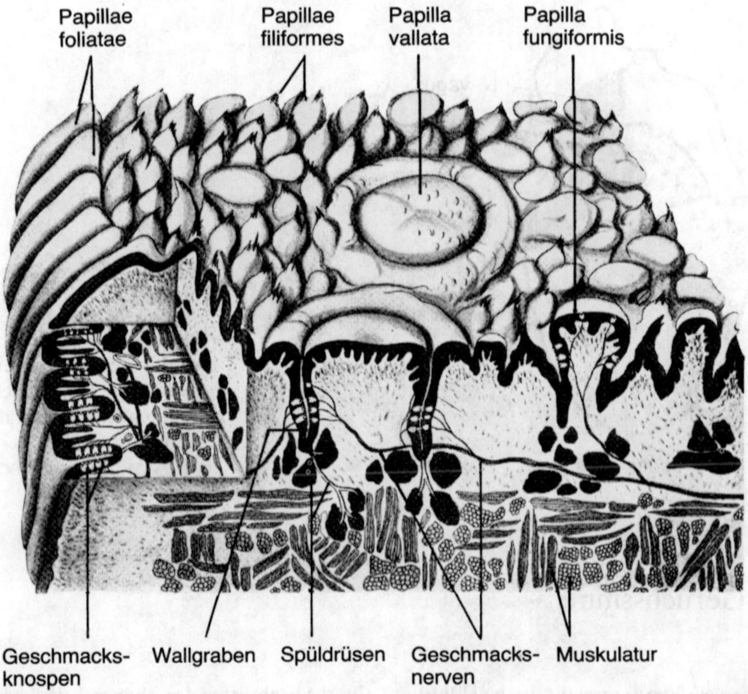

Abb. 17–8. Verteilung der Geschmackspapillen auf der Zunge, nach ROHEN

17.3.2. Qualitäten des Geschmackssinns

Die Geschmacksmodalität weist verschiedene Qualitäten auf: *süß, sauer, salzig* und *bitter*. Bei natürlichen Geschmacksreizen liegen in der Regel Mischempfindungen vor. Den vier Qualitäten entsprechen vermutlich vier spezifische *molekulare Rezeptoren (Akzeptoren)* in der Membran der Sinneszellen. Die Akzeptoren adsorbieren die Moleküle des jeweiligen Geschmacksstoffes und erfahren dabei eine *Konformationsänderung*. Diese Strukturänderung führt zu *Permeabilitätsänderungen* und zum Entstehen eines Rezeptorpotentials.

Für die einzelnen Geschmacksqualitäten bestehen typische regionale Unterschiede (s. Abb. 17–9): Maximale Empfindlichkeit für *süß* findet sich *an der Zungenspitze,* für *bitter am Zungengrund* und für die beiden anderen Qualitäten an den seitlichen Zungenrändern.

Die *biologische Bedeutung* des Geschmackssinns, der eine *ausgeprägte Adaptation* zeigt, liegt darin, daß über die Geschmackswahrnehmungen die aufgenommene Nahrung *kontrolliert* werden kann. Daneben dienen die Geschmacksrezeptoren der *Auslösung reflektorischer Vorgänge* im Bereich des oberen Gastrointestinaltraktes (Speichelsekrektion, kephalische Phase der Magensaftsekretion, Erbrechen und Würgereflex).

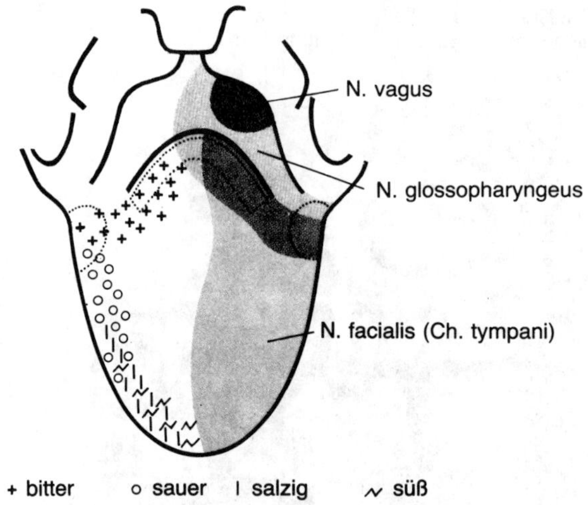

Abb. 17–9. Regionale Verteilung der Empfindlichkeit für verschiedene Geschmacksqualitäten (links) und afferente Innervation (rechts) der Zunge, nach ALTNER und BOECKH

17.4. Geruchssinn

Die *Nasenschleimhaut* dient als Auskleidung eines Abschnittes der oberen Luftwege nicht nur der Reinigung, Befeuchtung und Erwärmung der Atemluft, sondern ist auch *Sitz des Geruchsorgans.*

17.4.1. Anatomie des Nasenraumes

Makroskopische Anatomie. Der Nasenraum setzt sich aus der *äußeren Nase* und der *Nasenhöhle* zusammen.

An der **äußeren Nase** lassen sich *Nasenwurzel, Nasenrücken, Nasenspitze* und *Nasenflügel* unterscheiden.
Die Nase besteht aus knöchernen, knorpeligen und häutigen Anteilen. Das *knöcherne Gerüst der äußeren Nase* wird durch das *Nasenbein* gebildet, an das sich nach vorn die *Nasenknorpel* lückenlos aneinanderreihen. Die Nasenknorpel begrenzen die äußeren horizontal orientierten Zugänge *(Nares)* zur Nasenhöhle. Die äußere Form der Nase ist nicht nur kosmetisch bedeutsam, sondern beeinflußt auch den Luftstrom (s. Abb. 17–10).

Der *Naseneingang* wird durch lange, starre Haare (Vibrissae) versperrt, die die Aufgabe haben, Fremdkörper in der Inspirationsluft abzufangen. Im Bereich des *Nasenvorraums (Vestibulum nasi),* kommen Schweiß- und Talgdrüsen vor, die bei Sekretstauung zu Komedonen („Mitessern") werden und Anlaß zur Furunkelbildung geben können.

Die *Nasenhöhle* (Cavum nasi) beginnt hinter dem Schleimhautwulst und ist mit einer Schleimhaut ausgekleidet. Die *knöcherne Nasenhöhle* öffnet sich nach vorn zu einer birnenförmigen Öffnung im Gesichtsschädel *(Apertura piriformis,* s. Abb. 17–11) und geht dorsal mit paarig angelegten, ovalen, frontalgestellten Öffnungen, den **Choanen**, in den oberen Rachenraum *(Nasopharynx)* über. An der Bildung des *knöchernen Nasengerüstes* sind Oberkiefer *(Maxilla),* Siebbein *(Os ethmoidale),* Tränenbein *(Os lacrimale),* Nasenbein *(Os nasale)* und Keilbein *(Os sphenoidale)* beteiligt.

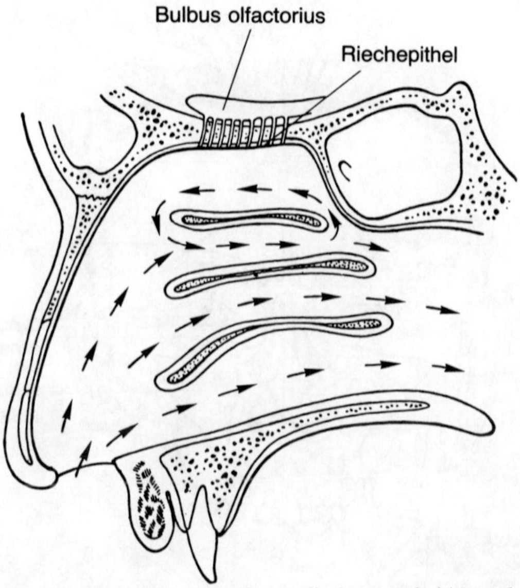

Abb. 17–10. Nase im Sagittalschnitt mit eingezeichneter Luftströmung

Die Nasenhöhle wird durch eine senkrecht gestellte knöcherne Platte, die Nasenscheidewand *(Septum nasi),* an die sich nach ventral einzelne Knorpelelemente anschließen, in zwei Hohlräume unterteilt. Eine Abweichung des Nasenseptums aus der Medianebene, die *Septumdeviation,* ist Ausdruck der physiologischen Asymmetrie des Schädels.

Der Boden der Nasenhöhle wird vom harten Gaumen, das Dach vom Nasenbein, Stirnbein und einer durchlöcherten Platte des Siebbeins gebildet; die seitliche Wand ist am kompliziertesten gebaut; sie besteht aus mosaikartig zusammengesetzten Anteilen des Oberkiefers, des Tränenbeins, einer papierdünnen Platte des Siebbeins, des Gaumenbeins und einem Fortsatz des Keilbeins.

Von dieser seitlichen Wand entspringen drei hakenförmig verlaufende Knochenspangen in das Innere der Nasenhöhle, die *Nasenmuscheln (Conchae nasales).* Die untere Muschel ist ein selbständiger Knochen. Die mittlere und die obere Muschel sind Teile des Siebbeins. Sie gliedern die Nasenhöhle in je drei *Nasengänge.* Da die Muscheln unter strömungstechnischen Aspekten günstig angeordnet sind, wird eine Wirbelbildung der Atemluft im Bereich der Nasenhöhle weitgehend vermieden. Die Hauptmasse der Atemluft strömt durch den unteren, breiten Teil der Nasenhöhle in den Schlund und von dort bei Ausatmung wieder zurück.

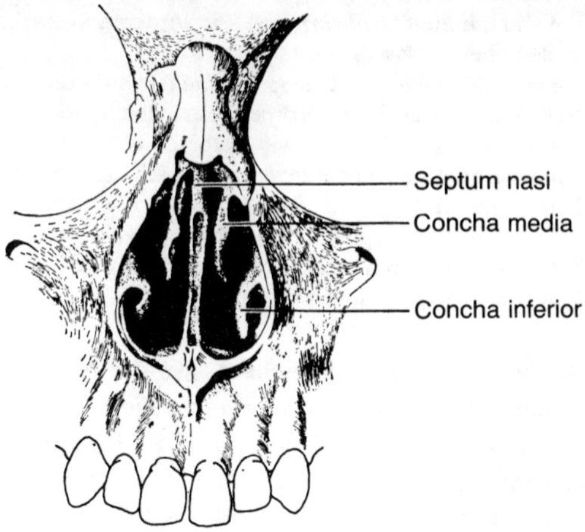

Abb. 17–11. Knöcherne Nasenhöhle in schematischer Darstellung

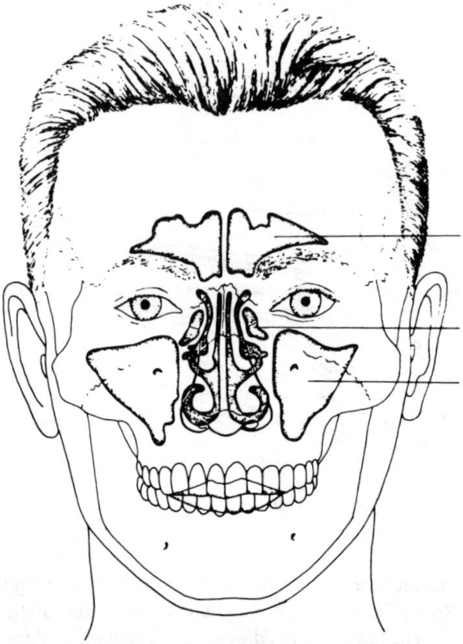

Abb. 17–12. Nasennebenhöhlen in schematischer Darstellung, nach STOFFT

Über Öffnungen im mittleren und oberen Nasengang, d. h. in den Gängen unter den entsprechenden Nasenmuscheln, steht die Nasenhöhle in Verbindung mit den **Nasennebenhöhlen** *(Sinus paranasales),* die paarig angelegt und ebenfalls mit Nasenschleimhaut ausgekleidet sind (s. Abb. 17–12). Die Formgebung der Sinus unterliegt starken individuellen Schwankungen; häufig finden sich Seitendifferenzen.

Die *Kieferhöhle (Sinus maxillaris)* ist die geräumigste Nasennebenhöhle. Sie grenzt oben mit einer dünnen Lamelle an die Augenhöhle, medial an die Nasenhöhle und unten an den harten Gaumen. Dadurch steht sie in enger topographischer Beziehung zu den Wurzeln der Mahlzähne.

Die *Stirnhöhle (Sinus frontalis)* ist dadurch, daß die Scheidewand zwischen rechter und linker Stirnhöhle häufig nicht median angeordnet ist, in ihren Ausmaßen sehr variabel. Sie ist der Augenhöhle *(Orbita)* und den Siebbeinzellen benachbart.

Das *Siebbeinlabyrinth (Sinus ethmoidales)* besteht aus etwa 10 kleineren Hohlräumen, den vorderen und hinteren *Siebbeinzellen.* Die vorderen Siebbeinzellen münden in den mittleren, die hinteren in den oberen Nasengang.

Die *Keilbeinhöhle (Sinus sphenoidalis)* wird durch ein Septum in zwei ungleich große Hälften geteilt und befindet sich im Körper des Keilbeins. Sie ist von außen am schwersten zugänglich und öffnet sich in eine Bucht, die eine Verbindung zum oberen Nasengang herstellt. Eine dünne Knochenlamelle trennt sie von der inneren Schädelbasis. Das Dach der Keilbeinhöhle bildet gleichzeitig eine knöcherne Grube, in der sich die Hypophyse befindet.

Die enge topographische Beziehung der Nasennebenhöhlen zueinander und die Verbindung mit dem Schädelinneren stellt eine Gefahr für eine Infektionsausbreitung mit der Möglichkeit endokranialer Komplikationen dar.

Aufbau der Nasenschleimhaut. An der Nasenschleimhaut unterscheidet man zwei Abschnitte, die *Regio respiratoria* und die *Regio olfactoria* (Riechepithel).

Das mehrreihige *Flimmerepithel* der **Regio respiratoria** bedeckt die beiden unteren Muscheln, den Boden der Nasenhöhle und den Teil der Nasenscheidewand, der den beiden unteren Muscheln gegenüberliegt. Es dient der Erwärmung, Befeuchtung und Reinigung der Atemluft. Das Flimmerepithel ist mit Kinozilien (s. S. 10 f.) besetzt, die einen Flimmerstrom zum Rachen bewirken. Der Reinigungsprozeß wird durch das Sekret kleiner *Schleimdrüsen* und der *Becherzellen* unterstützt.

Die Erwärmung der Atemluft auf Körpertemperatur wird durch geflechtartige venöse Gefäße unter der Nasenschleimhaut begünstigt. Im vorderen Bereich des Nasenseptums verdickt sich die Schleimhaut zu einem speziellen Schwellkörper *(Locus KIESSELBACHII)*, aus dem es zum spontanen Nasenbluten kommen kann.

Ist der Luftweg durch die Nase durch Anschwellung der Nasenschleimhaut oder durch maximale Abknickung des Nasenseptums verschlossen, so wird die Nasenatmung durch Mundatmung ersetzt. Da aber die durch den Mund eingeatmete Luft weder befeuchtet und gefiltert, noch auf die Körpertemperatur angewärmt werden kann, kommt es bei behinderter Nasenatmung zu chronisch entzündlichen Erkrankungen der Schleimhäute des Rachens, des Kehlkopfes und der tieferen Luftwege. Außerdem ist die Klangfarbe, die Klangfülle der Sprache verändert (nasale Sprache). Jede Schwellung der Nasenschleimhaut führt zu einer Beeinträchtigung des Geruchsvermögens.

Die Perzeption der Geruchsreize erfolgt in der **Regio olfactoria** (Riechschleimhaut), einem etwa 5 cm^2 großen Feld an der oberen Nasenmuschel und im oberen Teil des Nasenseptums. Das Riechepithel (s. Abb. 17–13) besteht aus drei Zelltypen:

- *Sinneszellen,*
- *Stützzellen,*
- *Basalzellen.*

Flimmerzellen und Becherzellen, wie sie in der Schleimhaut des Nasen-Rachen-Raumes vorkommen, fehlen. Die *Riechzellen* überragen die Oberfläche der Riechschleimhaut

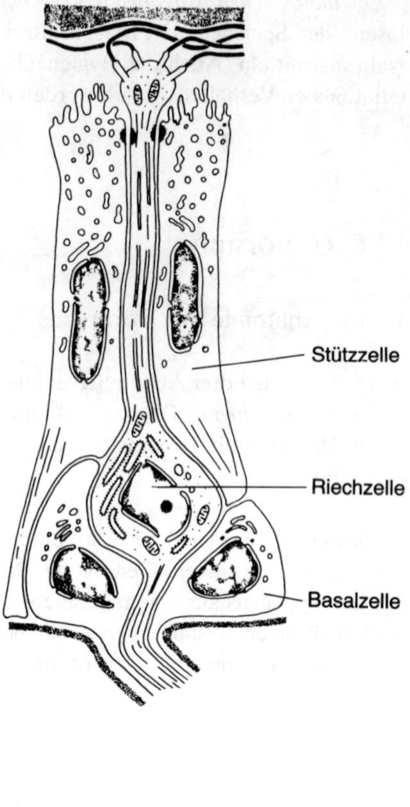

Abb. 17–13. Riechepithel in schematischer Darstellung, nach STOFFT

mit kleinen kölbchenartigen Verdickungen, von denen die sog. *Riechhaare* ausgehen. Diese Riechhaare sind im Inneren normalen Kinozilien ähnlich, zu aktiver Bewegung aber nicht mehr fähig.

17.4.2. Physiologie des Geruchssinns

Da der Luftstrom bei normaler Nasenatmung vorwiegend durch die beiden unteren Nasengänge zieht, gelangen Duftstoffe nur durch Diffusion zum Riechepithel. Lediglich beim „Schnüffeln“ („Schnuppern“) wird die Luft zum Riechepithel geleitet und damit die Geruchsleistung verbessert.

Eine Einteilung in **Qualitäten** ist beim Geruchssinn nicht ohne weiteres möglich. Aus diesem Grund werden die Empfindungen zu *Qualitätsklassen (Duftklassen)* zusammengefaßt (z. B. blumig, ätherisch, moschusartig, kampferartig, schweißig, faulig, stechend). Von bestimmten Substanzen sind nur sehr niedrige Konzentrationen notwendig, um eine *spezifische Geruchswahrnehmung* auszulösen *(Erkennungsschwelle)*. Die *Empfindungsschwelle,* d. h. die Feststellung eines unspezifischen Geruchs, liegt jedoch bei noch niedrigeren Konzentrationen. In manchen Fällen, z. B. bei Buttersäure (im Schweiß) oder bei Skatol (im Kot), ist bereits eine Konzentration von nur $10^{10}-10^{12}$ Molekülen/l ausreichend, um eine Geruchsempfindung auszulösen.

Bei längerer Einwirkung eines Riechstoffes in gleichbleibender Konzentration tritt eine *starke Adaptation* der Geruchsempfindung auf.

Die *biologischen Aufgaben* des Geruchssinns bestehen u. a. in der reflektorischen Auslösung der Speichel- und Magensaftsekretion sowie in der Warnung vor verdorbenen Nahrungsmitteln. Auch die Hygieneüberwachung, das Sexualverhalten und eine Reihe emotionaler Verhaltensweisen werden durch den Geruchssinn beeinflußt.

17.5. Gehörsinn

17.5.1. Anatomie des Hörorgans

Am Ohr werden drei Abschnitte unterschieden (s. Abb. 17–14):
- das *äußere Ohr* mit Ohrmuschel und Gehörgang,
- das *Mittelohr* mit Trommelfell, Gehörknöchelchenkette und Ohrtrompete,
- das *Innenohr.*

Äußeres Ohr. Zum äußeren Ohr, durch das der Schall aufgefangen wird, zählen die Ohrmuschel und der äußere Gehörgang. Die *Ohrmuschel (Auricula)* besteht mit Ausnahme des Ohrläppchens aus einem gefalteten Knorpel, der von Haut überzogen ist. Mit ihrer trichterförmigen Gestalt umgreift sie die Mündung des äußeren Gehörgangs, wobei dessen Anfangsteil von einer rinnenförmigen Fortsetzung des Ohrmuschelknorpels gebildet wird.

Der *äußere Gehörgang* (Meatus acusticus externus) ist etwa 3 cm lang und besteht aus zwei Teilen, dem äußeren knorpeligen und dem inneren knöchernen Teil. Er verläuft nicht gerade, sondern S-förmig gekrümmt. Vor der Trommelfellebene erweitert er sich grabenförmig nach unten. Im knorpeligen Anteil befinden sich die *Zeruminaldrüsen,* die das Ohrenschmalz absondern. Der knöcherne Teil des äußeren Gehörgangs bildet teilweise die Pfanne des Kiefergelenkes.

Mittelohr. Der äußere Gehörgang endet am Trommelfell. Zwischen diesem und dem Innenohr liegt ein schmaler, luftgefüllter Hohlraum, die Paukenhöhle, der zusammen mit der Ohrtrompete (s. u) die wesentlichen Hohlraumsysteme des Mittelohrs bildet (s. Abb. 17–14). In die seitliche Wand der *Paukenhöhle (Cavum tympani)* ist das *Trommelfell (Membrana tympani)* eingelassen. Infolge seines trichterförmigen Aufbaus steht es in zwei zueinander abgeknickten Ebenen schräg zur Senkrechten des Schädels. Zum überwiegenden Teil besteht es aus drei Schichten: Nach außen ist es von Haut, nach innen zum Mittelohr hin von Schleimhaut überzogen. Dazwischen liegt eine Schicht aus fibrösem Bindegewebe. In einem kleinen, vorne oben gelegenen Bezirk fehlt diese fibröse Zwischenschicht. Infolge seiner Beweglichkeit reagiert das Trommelfell auf kleinste Druckschwankungen mit Ein- und Auswärtsbewegungen.

Die dem Trommelfell gegenüberliegende mediale Wand der Paukenhöhle stellt im wesentlichen die knöcherne Wand des Innenohrs dar. In deren mittleren Abschnitt wölbt sich die basale Windung der Schnecke als *Promontorium* vor. Die knöcherne Grenze zwischen Mittel- und Innenohr ist an zwei Stellen unterbrochen. Am hinteren unteren Rand des Promontoriums liegt das *runde Fenster,* am hinteren oberen Rand das *ovale Fenster* (s. u.).

Das Dach der Paukenhöhle ist ein Teil der knöchernen Basis der mittleren Schädelgrube. Der ebenfalls knöcherne Boden bedeckt eine Auftreibung (Bulbus) der Vena jugularis interna. Die vordere Wand des Mittelohrraumes grenzt in ihrem unteren Teil an die

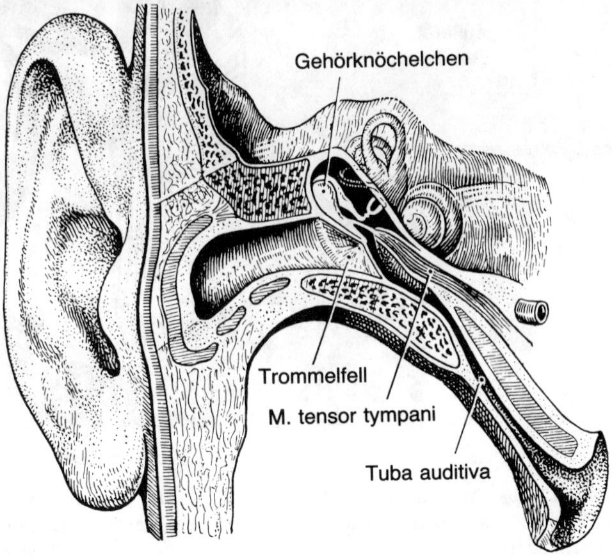

Abb. 17–14. Äußeres Ohr, Mittel- und Innenohr in schematischer Darstellung, nach Mörike, Betz und Mergenthaler

Arteria carotis interna, in ihren oberen Teil mündet die *Ohrtrompete* (Tuba auditiva). Diese verbindet das Mittelohr mit dem Rachenraum.

Durch eine Kopplung mit der Gaumensegelmuskulatur öffnet sich die Ohrtrompete bei jedem Schluckakt und sorgt auf diese Weise für den Druckausgleich in der Paukenhöhle und für eine Erneuerung der Luft im Mittelohr. Bei Störungen des Druckausgleichs kann das Trommelfell nicht normal schwingen, weil es infolge des in der Paukenhöhle herrschenden Unterdrucks nach innen gezogen und in seiner Beweglichkeit eingeschränkt wird.

Vom hinteren Anteil der Paukenhöhle gelangt man in das Hohlraumsystem des Warzenfortsatzes, die *Warzenfortsatzzellen.* Diese kleinen Hohlräume im Warzenfortsatz, einem Knochen, der sich hinter der Ohrmuschel tasten läßt, stehen in offener Verbindung mit dem Mittelohr.

Die Verbindung zwischen Trommelfell und dem Innenohr wird durch die *Gehörknöchelchenkette* hergestellt (s. Abb. 17–15). Sie besteht aus dem Hammer, dem Amboß und dem Steigbügel. Der lange Griff des *Hammers (Malleus)* reicht bis zum Zentrum des Trommelfells und ist mit diesem fest verwachsen. Der Hammerkopf bildet eine gelenkige Verbindung mit dem *Amboß (Incus),* an dessen langem Schenkel der *Steigbügel (Stapes)* ebenfalls gelenkig fixiert ist. Die Steigbügelschenkel ruhen auf der Fußplatte, die das

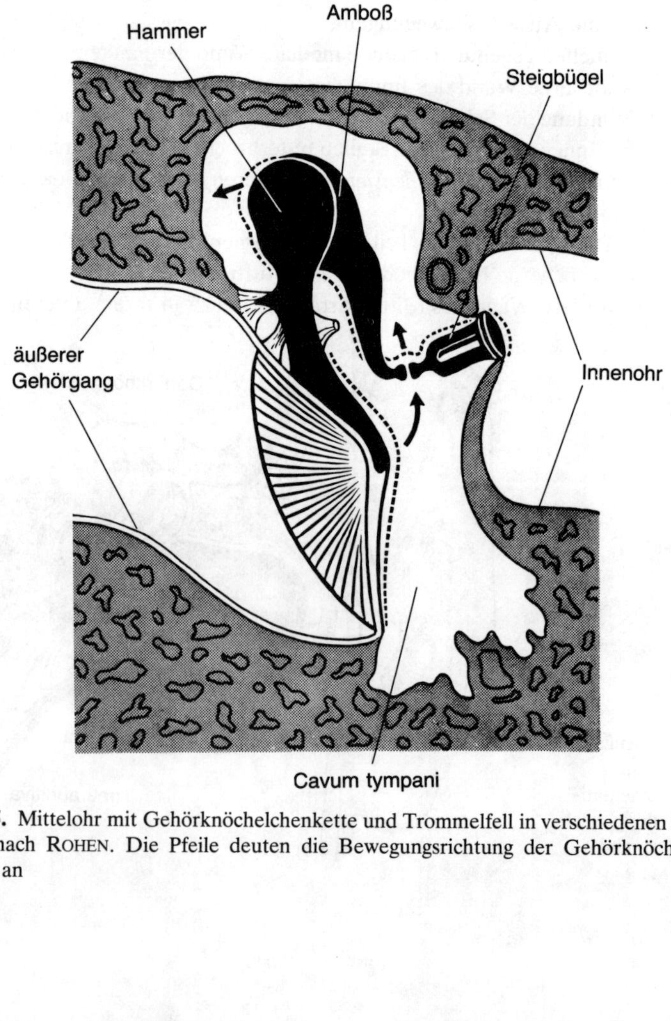

Abb. 17–15. Mittelohr mit Gehörknöchelchenkette und Trommelfell in verschiedenen Funktionsstellungen, nach ROHEN. Die Pfeile deuten die Bewegungsrichtung der Gehörknöchelchen bei Beschallung an

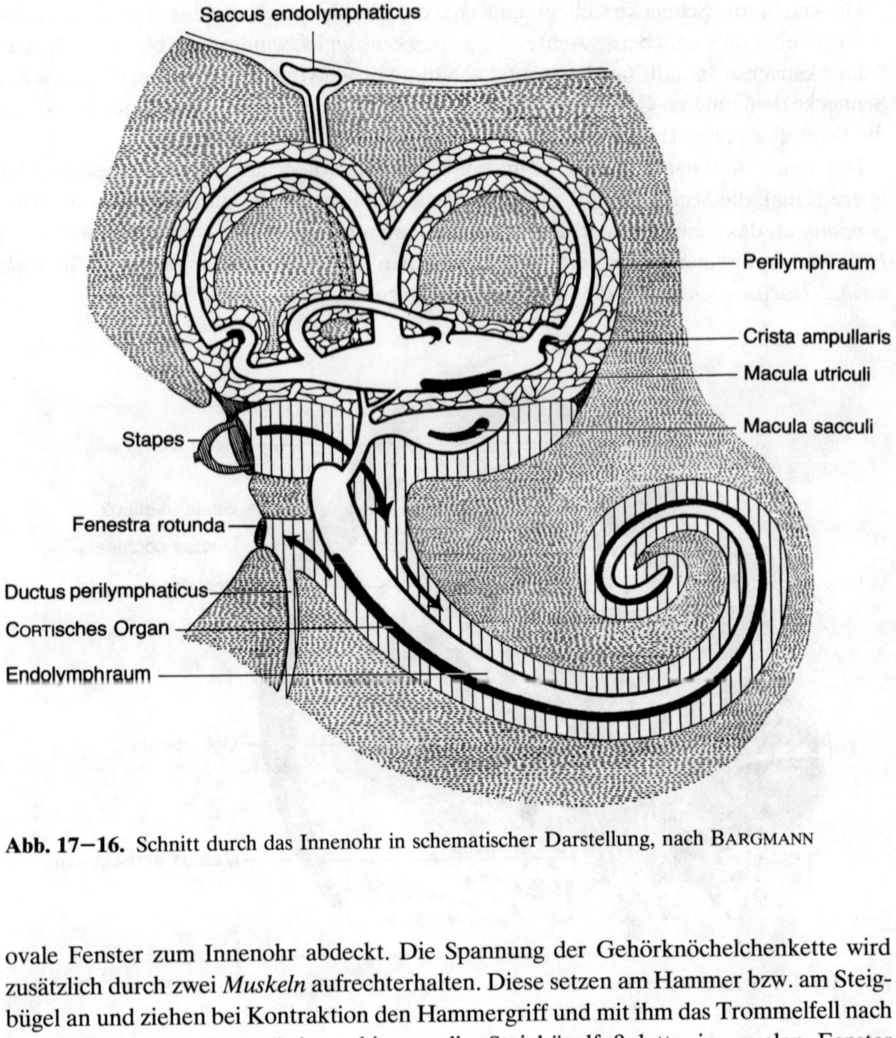

Abb. 17–16. Schnitt durch das Innenohr in schematischer Darstellung, nach BARGMANN

ovale Fenster zum Innenohr abdeckt. Die Spannung der Gehörknöchelchenkette wird zusätzlich durch zwei *Muskeln* aufrechterhalten. Diese setzen am Hammer bzw. am Steigbügel an und ziehen bei Kontraktion den Hammergriff und mit ihm das Trommelfell nach innen *(M. tensor tympani)* bzw. kippen die Steigbügelfußplatte im ovalen Fenster *(M. stapedius)*.

Innenohr. Das Innenohr liegt im Felsenbein. Umgeben von einer harten Knochenkapsel findet sich hier ein vielgestaltiges System aus Gängen und Hohlräumen, das als *Labyrinth* bezeichnet wird. In dieses *knöcherne Labyrinth* ist wie ein Ausguß *das häutige Labyrinth* eingelagert, das in einer Na^+-reichen Flüssigkeit, der *Perilymphe,* schwimmt. Im Innenraum des häutigen Labyrinths befindet sich eine anders zusammengesetzte (K^+-reiche) Flüssigkeit, die *Endolymphe.* Das häutige Labyrinth des Innenohrs enthält

- das *Hörorgan* in der *Schnecke (Cochlea),*
- das *Gleichgewichtsorgan* in zwei Bläschen *(Utriculus* und *Sacculus)* und drei *Bogengängen* (s. Abb. 17–16).

Die knöcherne Schnecke stellt einen Kanal dar, der sich zweieinhalbmal um eine kegelförmige, ebenfalls knöcherne Achse, die *Schneckenspindel,* windet (s. Abb. 17–17). Die Schneckenachse verläuft fast horizontal von hinten nach vorn außen, wobei die Basis der Schnecke dem inneren Gehörgang (knöchernen Kanal u. a. für den N. statoacusticus), die die Schneckenspitze (Helicotrema) den Mittelohrräumen zugewandt ist.

Der Innenraum der Schnecke ist in drei übereinanderliegende Kanäle gegliedert. Der obere Kanal, die *Scala vestibuli,* grenzt an das ovale Fenster, der untere Kanal, die *Scala tympani,* an das runde Fenster. Beide Kanäle sind mit Perilymphe gefüllt und stehen im *Helicotrema* miteinander in Verbindung. Zwischen diesen beiden Kanälen liegt die *Scala media (Ductus cochlearis),* die mit *Endolymphe* gefüllt ist (s. Abb. 17–17).

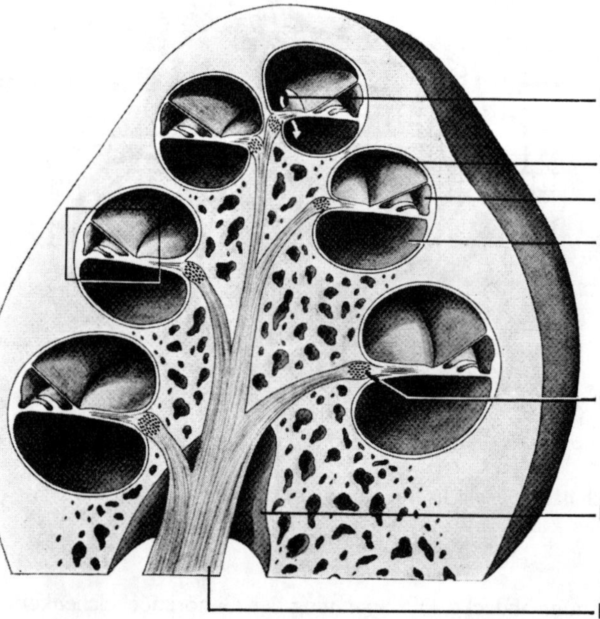

Abb. 17–17. Schnitt durch die Schnecke in Richtung ihrer Längsachse, nach ROHEN. Der Ausschnitt auf der linken Seite ist in Abb. 17–18 vergrößert dargestellt

Die Scala vestibuli und die Scala media werden durch die *REISSNERsche Membran* voneinander getrennt (s. Abb. 17–18). Den Boden der Scala media bildet die bindegewebige *Basilarmembran,* welche die Rezeptoren für den Gehörsinn, das *CORTIsche Organ* (s. u.), trägt. Die Basilarmembran ist Teil einer Trennmembran, die von der Schneckenachse zur Seitenwand der knöchernen Schnecke zieht. Sie entspringt von einer Knochenleiste der Schneckenspindel und ist in den oberen Windungen wesentlich breiter als in den Basalwindungen. An der seitlichen Wand über der Basilarmembran findet sich ein kapillarreiches Gewebe *(Stria vascularis),* das als stoffwechselaktives Gebiet für die Energieversorgung der Cochlea und die Zusammensetzung der Endolymphe eine wichtige Rolle spielt.

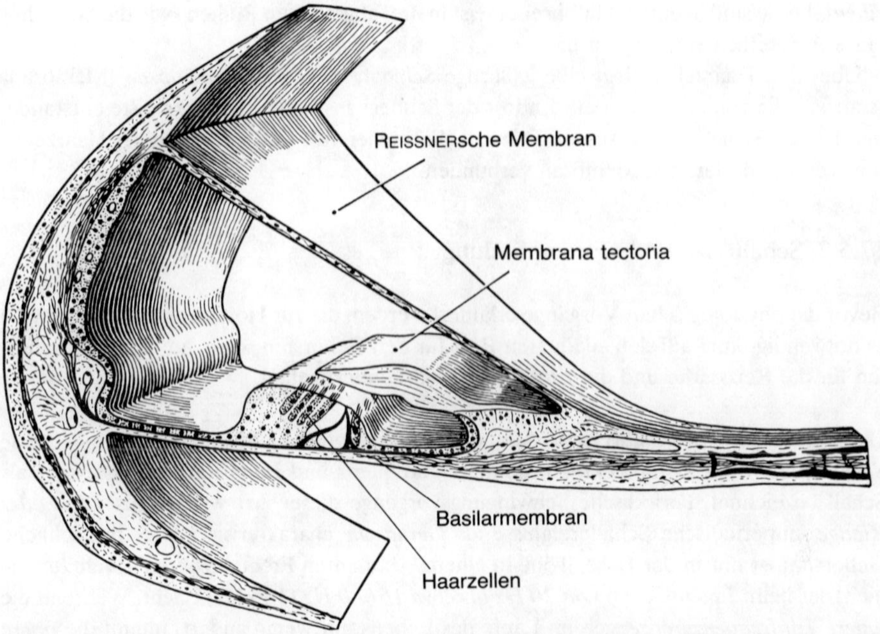

Abb. 17–18. Teil des häutigen Schneckenganges in dreidimensionaler Darstellung, nach Neubert

Mikroskopische Anatomie des Cortischen Organs. Das Cortische Organ besteht aus verschiedenen *Stützzellen* und den Rezeptorzellen, die als *innere* und *äußere Haarzellen* bezeichnet werden (s. Abb. 17–19). Die Haarzellen erstrecken sich von der Basalwindung bis zur Kuppelwindung. Die inneren Haarzellen bilden lediglich eine Reihe, während die äußeren Haarzellen in mehreren Reihen angeordnet sind. Die beiden Haarzelltypen sind durch einen Tunnel voneinander getrennt, der eine der Perilymphe ähnliche Flüssigkeit enthält. Die Haarzellen tragen an ihrer Oberfläche Sinneshärchen *(Stereo-*

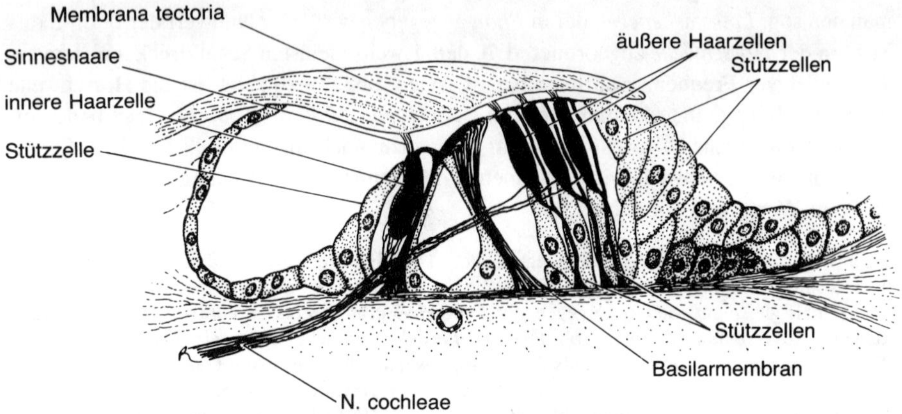

Abb. 17–19. Cortisches Organ in schematischer Darstellung, nach Tortora und Anagnostakos

zilien). Diese sind in einem Halbkreis, meist in drei abgestuften Reihen (wie die Sitzreihen eines Amphitheaters), angeordnet.

Über den Haarzellen liegt eine gallertige Schicht, die *Tektorialmembran* (Membrana tectoria), die von einer aus dem Endost der Schneckenspindel-Knochenleiste entstandenen Gewebeschicht ihren Ausgang nimmt. Wahrscheinlich sind die Zilien der Haarzellen mit dieser gallertartigen Membran verbunden.

17.5.2. Schallreize und Hörempfindung

Bevor die physiologischen Vorgänge erläutert werden, die zur Hörempfindung führen, ist es notwendig, kurz auf den adäquaten Reiz für den Gehörsinn sowie auf die Maßeinheiten für die Reizstärke und die Empfindungsstärke einzugehen.

Charakteristika von Schallreizen. Adäquate Reize für den Gehörsinn sind *longitudinale Schwingungen der Luftmoleküle* bestimmter Frequenz und Intensität, die man kurz als Schall bezeichnet. Periodische Schwingungsvorgänge dieser Art werden als *Töne oder Klänge,* unperiodische Schallereignisse als *Geräusche* charakterisiert. Der menschliche Gehörsinn ist nur in der Lage, Töne in einem bestimmten Frequenzbereich wahrzunehmen, der beim Jugendlichen *von 20 Hz bis etwa 16 000 Hz* (16 kHz) reicht. Während die *untere Tonfrequenzgrenze* sich im Laufe des Lebens nur wenig ändert, nimmt die *obere Tonfrequenzgrenze* mit zunehmendem Alter, insbesondere nach dem 40. Lebensjahr, regelmäßig ab. Dieses eingeschränkte Wahrnehmungsvermögen für hohe Töne in höherem Alter wird als *Presbyakusis* bezeichnet.

Schallstärke und Lautstärke. Die Hörbarkeit eines Schallereignisses hängt nicht nur von der Frequenz der Schwingungen, sondern auch von ihrer Intensität ab. Ein Maß für die *objektive Schallintensität* ist der *Schalldruckpegel,* der in Dezibel (dB) gemessen wird. Der Nullpunkt dieser logarithmischen Maßeinheit entspricht etwa einem Schalldruck, bei dem ein 1 000-Hz-Ton gerade wahrnehmbar ist.

Zur Beschreibung der *subjektiven Empfindungsstärke* eines Schallereignisses benutzt man den sog. *Lautstärkepegel,* der in *Phon* angegeben wird. Der Nullwert der Phon-Skala ist etwa der *Hörschwelle* zugeordnet, d. h. dem jeweils kleinsten Schalldruck, bei dem ein Ton beliebiger Frequenz wahrnehmbar ist. Wie Abb. 17–20 zeigt, ist die Hörschwelle frequenzabhängig; ihr *Minimum* liegt im Bereich *von 2 000 bis 4 000 Hz.* Dies bedeutet, daß das menschliche Hörorgan in diesem Frequenzbereich am empfindlichsten ist. Ausgehend von der Hörschwelle wird die zunehmende Lautstärkeempfindung durch ansteigende Phon-Werte gekennzeichnet.

Quantitativ ist die Phonskala so festgelegt, daß bei 1 000 Hz ihre Werte mit denen der Dezibelskala übereinstimmen. Ermittelt man nun diejenigen Schalldrucke, bei denen Töne verschiedener Frequenzen als gleichlaut wie ein vorgegebener 1 000 Hz-Vergleichston empfunden werden, so erhält man eine Kurvenschar, wie sie in Abb. 17–20 dargestellt ist. Solche *Kurven gleicher Lautstärke* werden *Isophone* genannt. Für die Lautstärkemessung verwendet man heute Geräte, in denen durch den Einbau von Frequenzfiltern der Frequenzgang des menschlichen Gehörs imitiert wird. Die auf diese Weise ermittelte Lautstärke gibt man meist in sog. *dB(A)-Werten* an, die näherungsweise mit den Phon-Werten übereinstimmen.

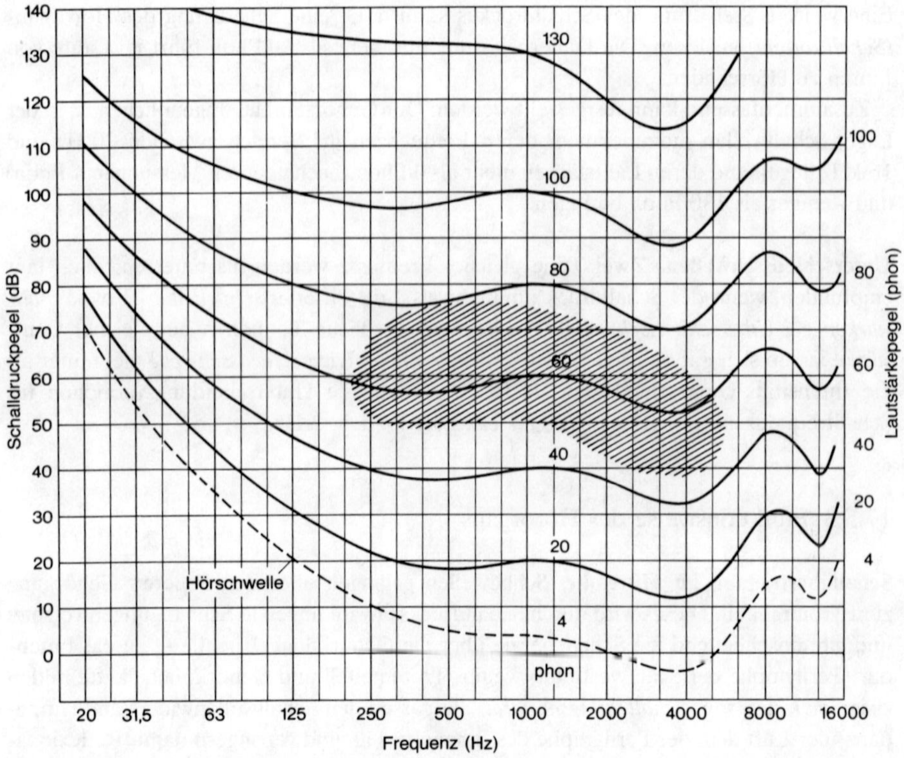

Abb. 17–20. Kurven gleicher Lautstärke (Isophone). Das schraffierte Feld kennzeichnet den Hauptsprachbereich

Einen Überblick über die Lautstärke bekannter Geräusche vermittelt Tab. 17–1. Steigt der Lautstärkepegel eines Schallereignisses bis auf etwa 130 Phon an (Düsenflugzeug, Gewehrschuß am Ohr des Schützen, Diskothekenmusik in Lautsprechernähe), stellt sich ein unangenehmes, z. T. schmerzhaftes Gefühl ein *(„Schmerzschwelle“* oder *Fühlgrenze).*

Tab. 17–1. Lautstärkepegel verschiedener Geräusche

Geräusche	Lautstärke in Phon bzw. dB(A)
mittlere Hörschwelle	4
Flüstersprache	10
Umgangssprache	50–70
Straßenlärm	70
Maschinenraum	90
Preßluftbohrer (2 m Entfernung)	100–120
Diskothekenlärm	100–125
Düsenflugzeug	130

Eine weitere Steigerung des Schalldruckes kann u. U. eine Schädigung des Hörorgans *(Schalltrauma)* auslösen. Die Dauerbelastung mit mehr als 90 Phon führt im Laufe von Jahren zu Hörschäden.

Zusammenfassend kann festgestellt werden: Der Gehörsinn des Jugendlichen ist in der Lage, Schallwellen aufzunehmen, deren Frequenzen im Bereich zwischen 20 Hz und 16 kHz liegen und deren Lautstärken mehr als 0 Phon (nach neueren Messungen 4 Phon) und weniger als 130 Phon betragen.

Unterschiedsschwellen. Zwei Töne gleicher Frequenz werden als unterschiedlich laut empfunden, wenn der Schalldruck um mehr als 1 dB differiert *(Intensitäts-* bzw. *Schallstärkepegel-Unterschiedsschwelle).* Auch unterschiedliche Tonhöhen bei gleicher Lautstärke lassen sich gut beurteilen, wobei die *Frequenz-Unterschiedsschwelle* viel feiner als die Intensitäts-Unterschiedsschwelle ist. Das minimale Unterscheidungsvermögen für Schallfrequenzen beträgt bei 1 000 Hz etwa 0,3 %, d. h. 3 Hz.

17.5.3. Funktionsweise des Hörorgans

Schallübertragung im Mittelohr. Schallwellen gelangen über den äußeren Gehörgang zum Trommelfell. Dieses wird durch Schalldruckschwankungen in Schwingungen versetzt und gibt anschließend die Schallenergie über die Gehörknöchelchenkette an das Innenohr (Perilymphe der Scala vestibuli) weiter. Trommelfell und Gehörknöchelkette bilden zusammen den sog. *Schalleitungsapparat.* Sie passen den Schallwellenwiderstand (Impedanz) der Luft dem der Perilymphe des Innenohres an und verringern damit Reflexionsverluste. Die *Impedanzanpassung* wird dadurch erreicht, daß der *Schalldruck bei der Übertragung im Mittelohr verstärkt* wird, da die Fläche des Trommelfells etwa 16 mal größer ist als die der Steigbügel-Fußplatte. Zum anderen weist der Hammergriff einen um den Faktor 1,3 längeren Hebelarm als der Amboßfortsatz auf, wodurch die Kraft verstärkt wird. Insgesamt resultiert hieraus eine *Druckverstärkung um den Faktor 20.*

Neben diesem Weg der Schallübertragung, der sogenannten *Luftleitung* (tympanalen Leitung), kann auch ein schwingender Körper (z. B. eine Stimmgabel), der auf den Schädelknochen aufgesetzt ist, eine Schallempfindung hervorrufen. Diese Empfindung entsteht durch Schwingungen des Schädelknochens (Zonen von Kompression und Dekompression), die auf das Innenohr übertragen werden *(Knochenleitung).* Außer für das Hören der eigenen Stimme und für bestimmte Untersuchungsverfahren kommt der Knochenleitung vermutlich keine größere Bedeutung zu.

Reizaufnahme im Innenohr. Bei Beschallung des Ohres überträgt die Stapes-Fußplatte über das ovale Fenster Schallenergie auf die Perilymphe in der Scala vestibuli. Wegen der Inkompressibilität der Innenohrflüssigkeit muß ein Druckausgleich über das runde Fenster erfolgen. Die Membran des runden Fensters bewegt sich dabei in umgekehrter Richtung wie die Stapes-Fußplatte. Da die Wände des Endolymphschlauches (Scala media) nicht starr sind, werden bei diesen mechanischen Vorgängen *die Scala media mit der Reissnerschen Membran und der Basilarmembran ausgelenkt.*

Schwingungen des ovalen Fensters erzeugen in der Perilymphe sog. *Wanderwellen,* die sich zum Helicotrema hin bewegen (s. Abb. 17–21). Während dieser Bewegung nimmt die Fortpflanzungsgeschwindigkeit jeder Welle laufend ab, weil die Basilarmembran zum Helicotrema hin breiter wird und dadurch eine größere Beweglichkeit erhält. Aus diesem Grunde nimmt auch die Amplitude der Wanderwelle, d. h. die Auslenkung der Basilarmembran, zunächst zu. Da jedoch während der Fortbewegung gleichzeitig ein Energieverlust eintritt, kommt es bald wieder zu einer Abnahme der Amplitude. Zwischen dem Ursprungsort der Welle am Stapes und dem Ort, an dem sie infolge Dämpfung verschwindet, bildet sich somit ein *Amplitudenmaximum* aus. An der Stelle dieses Amplitudenmaximums werden die Sinneszellen am stärksten erregt (s. u.). Da dieses Maximum für Wellen verschiedener Frequenzen an unterschiedlichen Orten der Basilarmembran entsteht (für hohe Frequenzen in Stapesnähe, für niedrige Frequenzen in der Nähe des Helicotremas), *sind unterschiedlichen Orten des Endolymphschlauches* (bzw. bestimmten Haarzellen) *definierte Frequenzen zugeordnet.* Diesen Vorgang, bei dem sich die Wanderwellen – nach Frequenzen geordnet – entmischen, bezeichnet man als **Frequenzdispersion.**

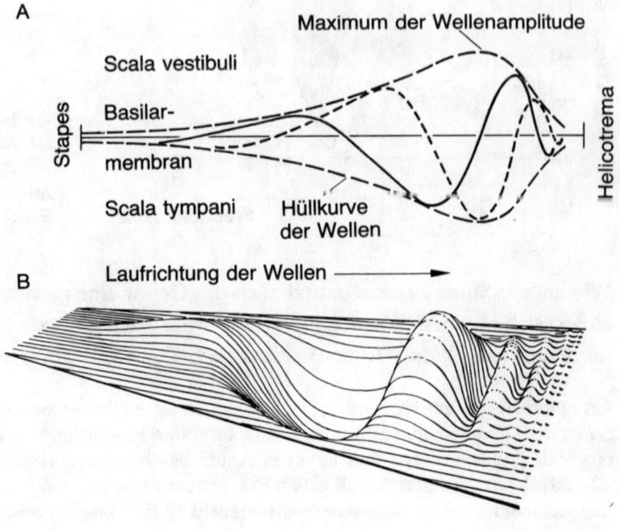

Abb. 17–21. Wanderwelle in schematischer Darstellung, nach KLINKE. A zwei Wellenbilder mit Hüllkurve; B räumliches Wellenbild

An der Stelle des Amplitudenmaximums kommt es zu einer Relativbewegung zwischen Basilarmembran und Tektorialmembran, wodurch die *Zilien der Haarzellen* ausgelenkt werden *(Scherbewegung).* Durch die Scherung der Zilien wird die *Reiztransduktion* ausgelöst. Voraussetzung hierfür ist, daß Potentialdifferenzen im Innenohr (sog. *Bestandspotentiale)* aufrechterhalten werden, die von einer gegenüber der Perilymphe ungleichen K^+- und Na^+-Verteilung in der Endolymphe und im CORTIschen Organ hervorgerufen werden. Eine Änderung der Bestandspotentiale löst bei Beschallung bzw. bei Scherung der Zilien eine Folge von *Aktionspotentialen* aus, die über die zugehörigen Nervenfasern weitergeleitet werden.

Die Information über die *Lautstärke* ist vor allem in der *Zahl* der Nervenimpulse verschlüsselt. Die Information über die *Tonhöhe* geht aus dem *rezeptorischen Ursprungsgebiet* der Nervenimpulse hervor, in dem das jeweilige Amplitudenmaximum auftritt.

Eine einzelne Nervenfaser des Hörnerven ist unter Vermittlung ihrer Rezeptoren dann am leichtesten zu erregen, wenn das Ohr mit der für diese Nervenfaser charakteristischen Frequenz beschallt wird. Wird das CORTIsche Organ mit Schwingungen anderer Frequenzen gereizt, so läßt sich diese Faser bei niedrigen Schalldruckpegeln nicht aktivieren. Erst bei höheren Schalldruckpegeln kann man Aktionspotentiale an dieser Faser ableiten. In Abb. 17–22 sind für zwei Einzelfasern des Hörnerven die Schwellenkurven *(Abstimm-* oder *tuning-Kurven)* in Abhängigkeit von der Reizfrequenz schematisch dargestellt, wobei jede Einzelfaser innerhalb des schraffierten Bereiches aktivierbar ist. Jede tuning-Kurve besteht aus einem schmalen Teil mit niedriger Schwelle und einer breiten Basis. Bei höheren Schalldruckpegeln wird deshalb bei einer bestimmten Frequenz nicht nur eine Faser erregt, sondern es kommt mit zunehmendem Schalldruckpegel zusätzlich noch zur Rekrutierung „benachbarter" Fasern (s. Abb. 17–22, doppelt schraffierter Bereich).

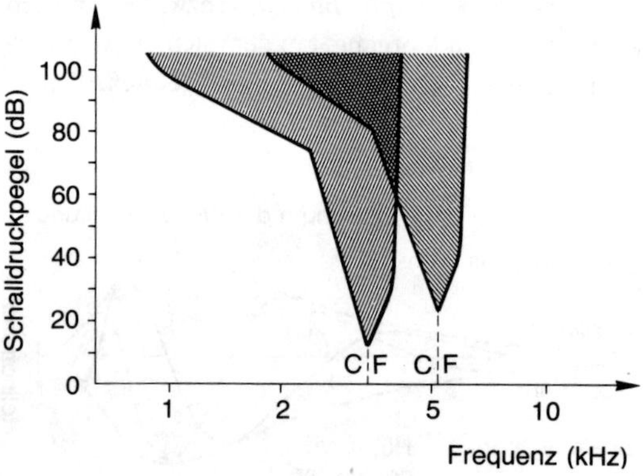

Abb. 17–22. Schematische Darstellung von tuning-Kurven zweier afferenter Fasern des Hörnerven mit verschiedenen charakteristischen Frequenzen (CF), nach KLINKE

Wie andere Sinnesorgane besitzt auch das Gehör eine gewisse *Adaptationsfähigkeit.* Dies äußert sich in einem Anstieg der Hörschwelle nach längerer Schalleinwirkung. Gleichzeitig nimmt jedoch das Unterscheidungsvermögen von Tonintensitätsänderungen zu.

Erregungsleitung zur Hörrinde. Die Haarzellen geben ihre Information an die *bipolaren Ganglienzellen des Ganglion spirale* weiter, dessen afferente Fasern im *N. cochleae* (Teil des N. statoacusticus, VIII) zum vorderen und hinteren Anteil des *Nucleus cochlearis* ziehen (s. Abb. 17–17 und 17–23). Vom vorderen Anteil gehen Fasern zum *Olivenkomplex* der gleichen und der gegenüberliegenden Seite (erstmalige Vergleichsmöglichkeit für akustische Signale, die auf beide Ohren einwirken). Die nächste Station ist der *laterale Schleifenkern,* der sowohl Informationen vom Olivenkomplex als auch vom hinteren Teil des Nucleus cochlearis erhält. Nach erneuter Umschaltung im *Colliculus inferior* und im *Corpus geniculatum mediale* erreicht die Hörbahn die *primäre Hörrinde* im Temporallappen *(HESCHLsche Querwindung).* Die Hörbahn besteht somit aus mindestens 5–6 Neuronen.

Akustische Richtungswahrnehmung. Für die akustische Richtungswahrnehmung bei fixierter Kopfstellung ist *beidohriges* (binaurales) *Hören* Voraussetzung. Schallwellen, die von einer seitlichen Schallquelle ausgehen, erreichen das etwas entferntere Ohr später *(Laufzeitunterschied)* und weisen eine geringere Intensität *(Pegeldifferenz)* auf. Abweichungen der Schallquelle um etwa 3° von der Mittellinie – entsprechend einer Laufzeitdifferenz von $3 \cdot 10^{-5}$ s – können sicher registriert werden. Eine Entscheidung darüber, ob eine Schallquelle hinter oder vor dem Kopf liegt, ist mit Hilfe der Ohrmuscheln möglich, da diese eine Schalldämmung für Schallereignisse hinter dem Ohr bewirken.

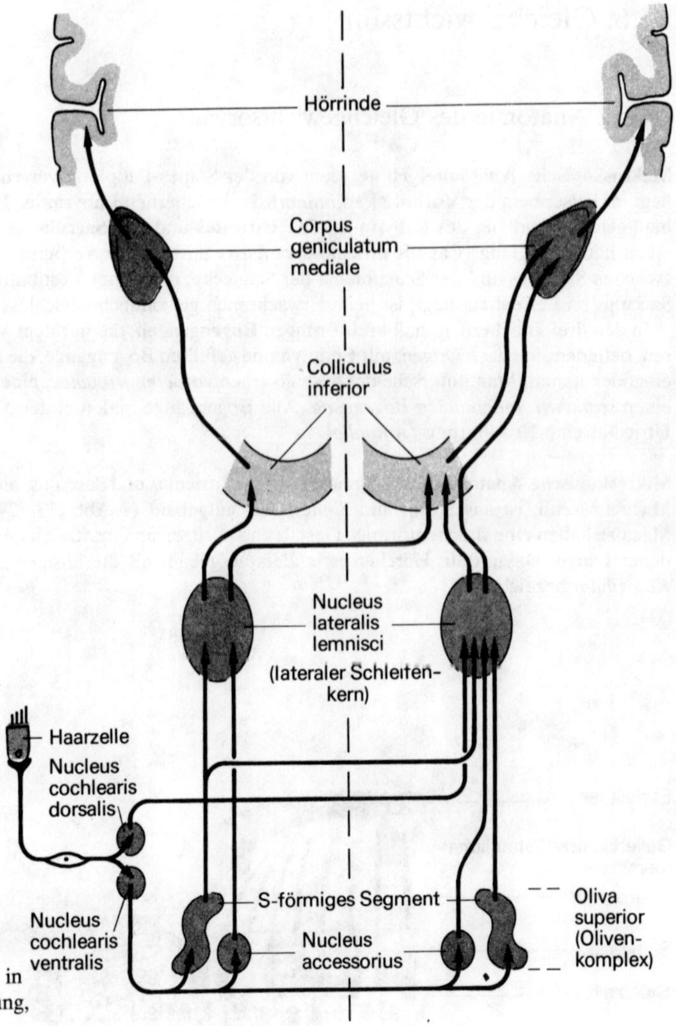

Abb. 17–23. Hörbahn in schematischer Darstellung, nach KLINKE

Genügen die Laufzeit- und die Schalldruckdifferenz nicht für eine exakte Richtungsbestimmung, wird unbewußt der Kopf gedreht, um den Einfallswinkel des Schalls zu verändern. Dabei läßt sich feststellen, in welcher Drehrichtung der Schall lauter bzw. leiser wird.

Akustische Entfernungswahrnehmung. Für die akustische Entfernungswahrnehmung wird die Erfahrung ausgenutzt. Die Lautstärke eines Schallereignisses nimmt annähernd *mit dem Quadrat der Entfernung* ab. Außerdem ändert sich mit zunehmender Entfernung der Schallquelle das *Frequenzspektrum* des Schalls, da die hohen Frequenzen stärker als die tiefen gedämpft werden. Je weniger hohe Frequenzanteile im Schallspektrum enthalten sind, um so weiter entfernt wird die Schallquelle lokalisiert (vgl. Donnergrollen).

17.6. Gleichgewichtssinn

17.6.1. Anatomie des Gleichgewichtsorgans

Makroskopische Anatomie. Hinter dem von der Stapes-Fußplatte verschlossenen ovalen Fenster liegt im Felsenbein der Vorhof *(Vestibulum)* des knöchernen Labyrinths. Dieser enthält die beiden häutigen Bestandteile des Labyrinths, den **Utriculus** und den **Sacculus** (s. Abb. 17−16), die über einen häutigen Gang (Canalis utriculo-saccularis) miteinander verbunden sind. Eine Verbindung zwischen Sacculus und der Scala media der Schnecke, die – vom Vestibulum ausgehend – vor dem Sacculus im Felsenbein liegt, ist beim Erwachsenen gewöhnlich verschlossen.

In den drei knöchernen, halbkreisförmigen **Bogengängen**, die mit dem Vestibulum kommunizieren, befinden sich die *häutigen,* mit Endolymphe gefüllten Bogengänge, die annähernd senkrecht zueinander stehen. Man unterscheidet deshalb einen *vorderen frontalen,* einen *hinteren sagittalen* und einen *seitlichen horizontalen Bogengang.* Alle Bogengänge bilden in der Nähe des Übergangs zum Utriculus eine Erweiterung *(Ampulla).*

Mikroskopische Anatomie. Das Sinnesepithel in Utriculus und Sacculus, die **Macula utriculi** und die **Macula sacculi**, ist aus Stütz- und *Sinneszellen* aufgebaut (s. Abb. 17−24). Die Sinneszellen der Maculae haben eine flaschenförmige Gestalt und besitzen an ihrer freien Oberfläche *Zilien* verschiedener Länge. Das größte Härchen ist anders aufgebaut als die übrigen *Stereozilien* und wird als *Kinozilium* bezeichnet.

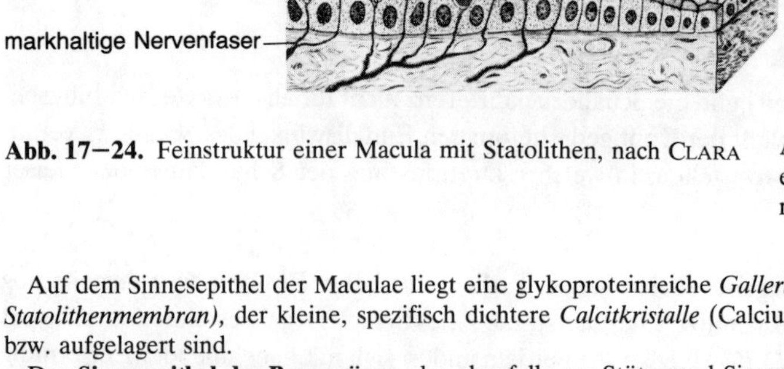

Abb. 17−24. Feinstruktur einer Macula mit Statolithen, nach CLARA

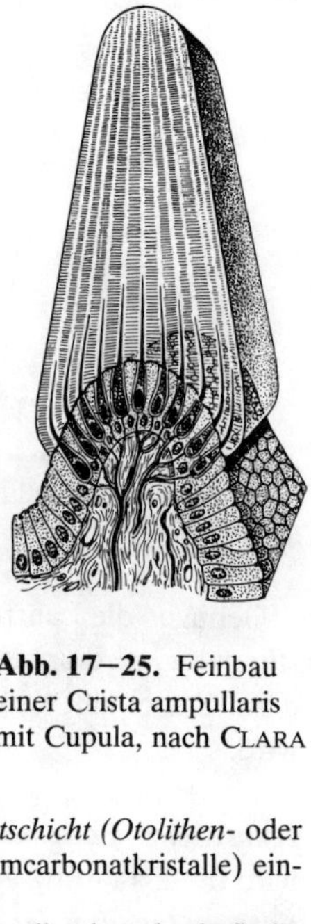

Abb. 17−25. Feinbau einer Crista ampullaris mit Cupula, nach CLARA

Auf dem Sinnesepithel der Maculae liegt eine glykoproteinreiche *Gallertschicht (Otolithen-* oder *Statolithenmembran),* der kleine, spezifisch dichtere *Calcitkristalle* (Calciumcarbonatkristalle) ein- bzw. aufgelagert sind.

Das **Sinnesepithel der Bogengänge**, das ebenfalls aus Stütz- und Sinneszellen besteht, befindet sich im Bereich der Bogengangsampullen auf einer Knochenleiste (Crista ampullaris). Die relativ langen *Zilien* der Sinneszellen ragen in eine auslenkbare Gallertmasse, die *Cupula* (s. Abb. 17−25), hinein.

17.6.2. Funktion des Vestibularapparates

Funktionsweise der Maculaorgane. Bei einer **Linearbeschleunigung** *(Translationsbeschleunigung)* wirken auf Endolymphe und Otolithenmembran wegen ihrer unterschiedlichen Dichte verschiedene Kräfte ein. Als Folge davon verschiebt sich die Otolithenmembran etwas über dem Sinnesepithel. Die daraus resultierende *Auslenkung der Zilien* stellt den *adäquaten Reiz* für die Haarzellen dar. *Der wichtigste äußere Reiz für die Maculaorgane ist die Gravitationsbeschleunigung (Schwerkraft).* Da die Macula utriculi an der Unterfläche des Utriculus fast horizontal liegt, werden ihre Sinneszellen vor allem durch *Horizontalbeschleunigung* erregt. Die Macula sacculi ist senkrecht an der Vorderwand des Sacculus befestigt, so daß die zugehörigen Sinneszellen im wesentlichen auf *Vertikalbeschleunigung* reagieren.

Der sensible Nerv *(N. vestibularis,* Anteil des N. statoacusticus, VIII), der die erwähnten Veränderungen dem Zentralnervensystem übermittelt, besitzt eine *Ruheaktivität,* d. h. auch ohne Scherung der Zilien laufen über den afferenten Nerven Impulse zum Gehirn (10–40 Impulse/s). Werden nun die Zilien in Richtung auf das Kinozilium geschert, so erfolgt eine stärkere Aktivierung der sensiblen Nervenfasern, bei Scherung in die andere Richtung tritt eine Verminderung der Ruheaktivität ein. Durch die beschriebene Veränderung der Ruheaktivität des sensiblen Nerven wird der Organismus ständig über die *Kopfstellung im Raum* sowie über *Beschleunigungen* bzw. *Verzögerungen* in der *horizontalen* (z. B. Geschwindigkeitsänderungen im Auto) oder in der *senkrechten Bewegungsrichtung* (z. B. Geschwindigkeitsänderungen im Fahrstuhl) informiert.

Funktionsweise der Bogengangsorgane. Der Bogengangsapparat arbeitet nach dem Prinzip des Trägheitskompasses. Eine **Drehbeschleunigung** *(Rotationsbeschleunigung)* in der Ebene eines Bogenganges führt zu einem Zurückbleiben der trägen Endolymphe gegenüber der Bogengangsdrehung. Daraus resultiert eine Relativbewegung der Endolymphe in Gegenrichtung zur Kopfdrehung, wodurch es zu einer Auslenkung der Cupula aus der Ruhelage und damit zu einer Scherung der Zilien kommt (s. Abb. 17–26). Auf diese

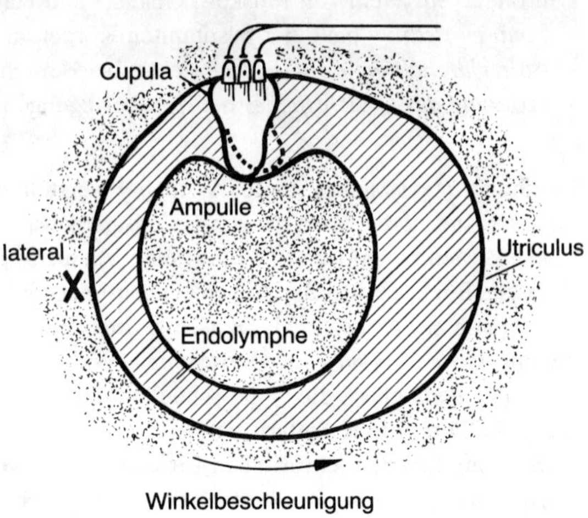

Abb. 17–26. Schema des linken horizontalen Bogenganges von oben gesehen, nach KLINKE. Winkelbeschleunigung in Pfeilrichtung oder Erwärmung bei X führen zu einer Cupula-Auslenkung

Weise werden in den Sinneszellen Erregungen ausgelöst, die das Zentralnervensystem über jede Änderung einer Drehbewegung des Kopfes informieren.

Bei einer längerdauernden Bewegung mit konstanter Drehgeschwindigkeit kehrt die Cupula nach der initialen Auslenkung langsam wieder in ihre Ruhelage zurück, weil die anfänglich zurückbleibende Endolymphe nun der Drehbewegung folgt. Erst ein schnelles Abstoppen der Drehbewegung führt wieder zu einer Cupulaauslenkung in der vorherigen Drehrichtung des Kopfes

Endolymphströmungen können auch *kalorisch* durch lokale Erwärmung oder Abkühlung einzelner Bogengangsabschnitte ausgelöst werden (s. Abb. 17–26), da mit der Erwärmung oder Abkühlung eine Änderung des spezifischen Gewichts der Endolymphe verbunden ist. Die erwärmte Endolymphe strömt in einem vertikal stehenden Bogengang (z. B. im lateralen Bogengang bei Rückneigung des Kopfes um 60° nach hinten) nach oben, wodurch eine Cupulaauslenkung ausgelöst wird. Die *kalorische Reizung des lateralen Bogenganges* findet bei einer klinischen Prüfung des Bogengangsapparates, bei welcher der äußere Gehörgang mit kaltem oder warmem Wasser gespült wird, Anwendung.

Erregungsleitung in vestibulären Bahnen. Die Rezeptoren des Gleichgewichtssinnes geben ihre Information an die bipolaren Ganglienzellen des *Ganglion vestibulare,* das am Grunde des inneren Gehörgangs liegt, weiter. Die zentralen Fortsätze der bipolaren Ganglienzellen bilden den *Nervus vestibularis,* der zusammen mit dem Hörnerv als *N. statoacusticus* in die mittlere Schädelgrube zieht. Die Fasern des N. vestibularis enden vorwiegend im Gebiet der *Vestibulariskerne in der Medulla oblongata.* Zu diesen ziehen auch Fasern von Rezeptoren der Muskeln und Gelenke des Halses, die Informationen über die Stellung des Kopfes zum Rumpf vermitteln. Weiterhin gehen von ihnen efferente Nervenfasern *(sekundäre Vestibularisbahnen)* aus, die zur Erhaltung des Gleichgewichts erforderliche Reflexe ermöglichen. Die Vestibulariskerne beider Seiten sind durch Nervenfasern miteinander verbunden.

Die *sekundären Vestibularisbahnen* stellen Verbindungen zum Rückenmark (Tractus vestibulospinalis), zur Formatio reticularis, zum Kleinhirn, zu den Kerngebieten der Augenmuskeln und über den Thalamus zur hinteren Zentralwindung her. Einige Fasern, die zum Hypothalamus ziehen, spielen für das Auftreten von Bewegungskrankheiten (s. u.) eine Rolle.

Informationen vom Vestibularapparat dienen zusammen mit den Erregungen, die dem Zentralnervensystem von Muskel-, Gelenk- und Hautrezeptoren zufließen, zur

- *Tonuseinstellung* bei einer bestimmten Körperhaltung *(Haltereflexe),*
- *Aufrechterhaltung des Gleichgewichtes* bei Bewegungen *(Stellreflexe),*
- *Fixierung des Gesichtsfeldes* bei Kopfbewegungen (s. u.).

Vestibulärer Nystagmus. Unter *Nystagmus* versteht man eine *reflektorische Einstellbewegung der Augen,* die durch das präzise Zusammenspiel von Vestibularapparat und Augenmuskelkernen bewirkt wird. Rotiert eine Versuchsperson langsam auf einem Drehstuhl, bleibt die Blickrichtung der Augen zunächst gegenüber der Drehbewegung zurück *(langsame Phase des Nystagmus).* Danach springt die Blickrichtung ruckartig in die Normalstellung *(schnelle Phase des Nystagmus).* Während die langsame Phase des Nystagmus vestibulär bedingt ist, stellt die schnelle Phase eine reflektorische Korrekturbewegung durch die Formatio reticularis dar.

Der Sinn dieser reflektorischen Einstellung der Augen liegt in der *Sicherung der optischen Orientierung im Raum,* die trotz ständiger Stellungsveränderung von Körper und

Kopf gewährleistet bleiben soll. Das unbewußte Nachstellen der Blickrichtung in der schnellen Phase und die nachfolgende Augenbewegung entgegen der Bewegungsrichtung lassen die Umgebung stets in Ruhe erscheinen. Durch die funktionelle Auswertung der Information, die von dem Bogengangsapparat, dem Otolithenapparat und den Muskel-, Gelenk- und Hautrezeptoren dem Zentralnervensystem zugeleitet werden, wird die Fähigkeit zur Orientierung im Raum erweitert.

Neben dem vestibulären Nystagmus gibt es noch zwei weitere physiologische Nystagmusformen:
- den *optokinetischen Nystagmus* („Eisenbahnnystagmus") und
- den *halsreflektorischen Nystagmus.*

Der optokinetische Nystagmus wird allein durch das visuelle System gesteuert und ermöglicht es, Gegenstände, die sich relativ zum Körper bewegen (z. B. Verkehrszeichen aus dem fahrenden Auto), über eine längere Zeit auf der Netzhaut scharf abzubilden. Der halsreflektorische Nystagmus wird durch Stellungsänderungen des Kopfes gegen den Rumpf ausgelöst und läßt sich nur bei völligem Ausfall des Vestibularapparates nachweisen.

Vestibuläre Störungen. Bei unphysiologischen und ungewohnten Erregungen des Vestibularapparates (z. B. im Auto, Flugzeug oder Schiff) kommt es zu Unwohlsein, Schwindel, Schweißausbrüchen und Erbrechen. Die Ursache für das Auftreten dieser *Bewegungskrankheiten (Kinetosen)* liegt vor allem darin, daß von verschiedenen Rezeptoren (z. B. Auge und Vestibularapparat) diskordante Informationen zum Zentralnervensystem gelangen. Die genannten vegetativen Reaktionen werden über den Hypothalamus ausgelöst.

Bei *Störungen* im peripheren Vestibularapparat, in den Vestibulariskernen oder im Kleinhirn treten *pathologische Nystagmen* auf. Eine wichtige Form ist der sog. bewegungsunabhängige Spontan-Nystagmus. Man unterscheidet hierbei den Pendel- und den Kipp-Nystagmus. (Die physiologischen Nystagmusarten haben die Form eines Ruck-Nystagmus.) Pathologische Nystagmen kommen seltener auch bei krankhaften Prozessen des Großhirns im Bereich des visuellen Systems vor.

Der *akute, einseitige Labyrinthausfall* führt zu langanhaltendem Drehschwindel mit Fallneigung zur erkrankten Seite sowie zu Spontannystagmus zur gesunden Seite. Es treten außerdem Richtungsabweichungen bei Bewegungen sowie Übelkeit, Schweißausbrüche und Erbrechen auf. Der *chronische Ausfall eines Labyrinthes* kann symptomlos bleiben, wenn eine Kompensation durch optische Orientierung eintritt. Bei fehlender visueller Orientierung (z. B. im Dunkeln) zeigen sich jedoch Gleichgewichts- und Bewegungsstörungen.

Beim sog. *MENIÈREschen Symptomenkomplex* treten anfallsweise Drehschwindel, Übelkeit, Erbrechen, Ohrensausen, Innenohrschwerhörigkeit und Nystagmus auf. Als Ursache kommen bestimmte Erkrankungen des Labyrinths und Durchblutungsstörungen des Innenohrs in Frage.

17.7. Stimme und Sprache

17.7.1. Anatomie des Kehlkopfes

Dem *Kehlkopf (Larynx)*, der für die Stimmbildung zuständig ist, liegt ein *knorpeliges Skelet* mit *Bändern* zugrunde. Das Kehlkopfskelet trägt *Muskeln* und ist zum größten Teil mit *Schleimhaut* ausgekleidet.

Kehlkopfskelet. Das Kehlkopfskelet setzt sich aus fünf Knorpeln zusammen, die z. T. gelenkig miteinander verbunden sind (s. Abb. 11–27). Der Ringknorpel *(Cartilago cricoidea)*, der das Kehlkopfskelet trägt, ähnelt einem Siegelring. Auf ihm ruht der *Schildknorpel (Cartilago thyreoidea)*. Dieser besteht aus zwei Knorpelplatten, deren Zusammenschluß vorn den „Adamsapfel" bildet. Auf der Platte des Ringknorpels sitzen die beiden *Stell-* oder *Gießbeckenknorpel (Cartilagines arytaenoideae)* gelenkig auf. Der Zugang zum Kehlkopf *(Aditus laryngis)* kann durch den *Kehldeckel (Epiglottis)* verschlossen werden.

Das Wachstum der Kehlkopfknorpel ist geschlechtsspezifisch und hormonell gesteuert. Vom 5. Lebensjahr bis zur Pubertät sistiert das Wachstum des Kehlkopfes. In der Pubertät folgt ein ausgeprägter Wachstumsschub, der sich in einer Größenzunahme der Stimmbänder (s. u.) und Veränderung der Stimmritze im Stimmbruch (Mutieren der Stimme) äußert.

Kehlkopfbänder. Zwischen den einzelnen Kehlkopfknorpeln befindet sich *elastisches Bindegewebe*, das besonders zwischen Ring- und Schildknorpel ausgeprägt ist *(Conus elasticus)* und sich nach oben in das *Ligamentum vocale (Stimmband)*, den oberen freien Rand des Conus elasticus, fortsetzt. Das Ligamentum vocale erstreckt sich von einem Fortsatz des Stellknorpels nach vorne bis zum Schildknorpel und begrenzt die Stimmritze (s. u.). Im Stimmband verläuft ferner der *M. vocalis*. Der stimmbildende Teil des Kehlkopfs wird auch als *Glottis* bezeichnet.

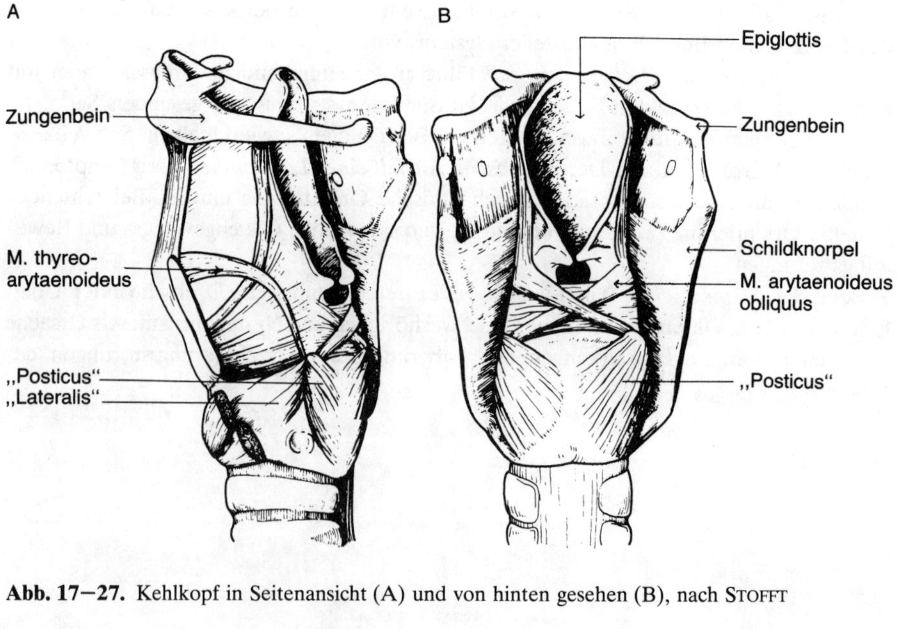

Abb. 17–27. Kehlkopf in Seitenansicht (A) und von hinten gesehen (B), nach STOFFT

Muskulatur und Schleimhaut des Kehlkopfes. Die Ein- und Ausatmungsluft muß den Spaltraum zwischen den beiden Stimmbändern, den man als *Stimmritze* (s. Abb. 17–28) bezeichnet, passieren. Verkürzung des paarigen Muskels, der sich vom Ringknorpel bis zum Stellknorpel erstreckt *(„Lateralis“)*, und von denen, die die Stellknorpel miteinander verbinden, führt zu einer *Verengung der Stimmritze.* Der einzige Muskel, der die *Stimmritze erweitert,* ist der sog. *„Posticus“*, der bei normaler Atmung die Stimmritze weit offen hält (s. Abb. 17–27).

Die *Schleimhaut* des Kehlkopfes weist in verschiedenen Abschnitten einen unterschiedlichen Bau auf. Die orale Seite der Epiglottis und die Stimmbänder sind von einem unverhornten Plattenepithel überzogen. In den übrigen Bereichen findet sich ein mehrreihiges Flimmerepithel mit Becherzellen (Respirationsepithel). Da das Respirationsepithel im Bereich des Larynx einem lockeren, gefäßreichen, mit zahlreichen Drüsen durchsetzten Bindegewebe aufliegt, besteht bei entzündlich-allergischen Reaktionen durch die Entwicklung eines Larynxödems Erstickungsgefahr. Ein Luftröhrenschnitt *(Tracheotomie)* ist in diesem Fall lebensrettend.

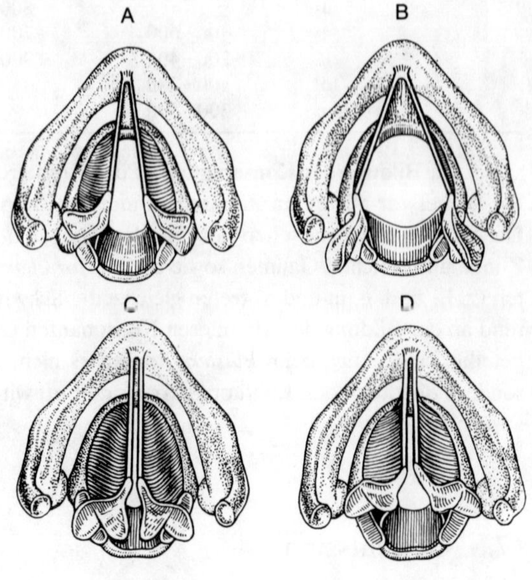

Abb. 17–28. Kehlkopfbilder von oben gesehen in schematischer Darstellung, nach PERNKOPF. Stellung der Stimmbänder bei ruhiger Atmung (A), forcierter Atmung (B), Phonation (C) und Flüstersprache (D)

17.7.2. Stimm- und Lautbildung

Phonation. Bei der Phonation *(Stimmbildung)* werden die Stimmbänder durch den Luftstrom aus der Lunge in Schwingungen versetzt. Die Frequenz der Schwingungen (Höhe des Grundtones) kann dabei durch Änderung der Form und der Spannung der Stimmlippen, die Lautstärke über eine Variation der Stärke des Luftstromes verändert werden. Die *Tonhöhe der Vokale* ist auf diese Weise festgelegt, während die *Klangfarbe* von der Form des sog. *Ansatzrohres* (s. u.) abhängt.

Artikulation. Voraussetzung für die Artikulation *(Lautbildung)* ist eine große Variabilität in der Form des *Ansatzrohres* (Mund- und Nasenhöhle, Rachen) und die Fähigkeit zum Abschluß der verschiedenen Abschnitte gegeneinander. Der Mundraum kann durch bestimmte Wangen- und Zungenstellungen unterschiedliche Konfigurationen annehmen. Die Luftsäule im Ansatzrohr besitzt bei diesen unterschiedlichen Formen jeweils verschiedene Eigenfrequenzen, so daß durch *Resonanzbildung* charakteristische Obertöne *(Formanten)* entstehen.

Die durch Phonation im Kehlkopf erzeugten *Grundfrequenzen* der Schwingungen sind bei gleicher Tonhöhe für alle **Vokale** gleich (100–130 Hz beim Mann, 200–300 Hz bei der Frau). Eine Differenzierung der Vokale wird erst durch die unterschiedlichen Formanten möglich, d. h. *der Klangcharakter jedes Vokals wird durch die Formanten bestimmt.* Ihre Frequenzen liegen zwischen 200 und 4000 Hz (s. Tab. 17–2).

Tab. 17–2. Frequenzbereiche der Formanten von Vokalen in der deutschen Sprache (angegeben in Hz)

/a/		800–1100	
/e/	400–600	1700–1900	2200–2600
/i/	200–400	1900–2100	300–3200
/o/	400–700		
/u/	300–500		

Bei der Bildung der **Konsonanten** ist das Ansatzrohr stärker verengt als bei den Vokalen, wobei vor allem den Zahnreihen und den Lippen eine große Bedeutung zukommt. Die Konsonanten entstehen bei *Unterbrechungen des Luftstromes* durch Lippen, Zähne, Zunge und weichen Gaumen sowie durch *Turbulenzen.* Bei den stimmhaften Konsonanten (z. B. b, d, g, m und n) treten gleichzeitig Schwingungen der Stimmbänder auf, während an der Bildung der stimmlosen Konsonanten (z. B. f, p, t, k) die Stimmbänder nicht beteiligt sind. Auch beim *Flüstern* kommt es nicht zu Schwingungen der Stimmbänder, sondern die durch den Kehlkopf strömende Luft wird für die Artikulation im Ansatzrohr ausgenutzt.

17.8. Gesichtssinn

Im Auge (s. Abb. 17–29) werden mit Hilfe des optischen Systems *(dioptrischen Apparates)* Objekte der Umwelt auf der Netzhaut abgebildet. Zu den *bildentwerfenden Abschnitten* des Auges gehören die *Hornhaut* und die *Linse* als brechende Medien. Der *bildaufnehmende Teil* ist die *Netzhaut.* In ihr werden die physikalischen Reize (elektromagnetische Wellen des Wellenlängenbereichs von etwa 400–700 nm) mit Hilfe photochemischer Prozesse in Erregungen umgewandelt, die ihrerseits über den *Sehnerven* bzw. die *Sehbahn* in das Sehzentrum im Hinterhauptslappen des Großhirns weitergeleitet werden.

17.8.1. Anatomie des Auges

Der **Augapfel** (Bulbus oculi) hat – sieht man von der stärkeren Krümmung der Hornhaut ab – eine nahezu kugelförmige Gestalt. Seine Wand besteht aus drei Hauptschichten (s. Abb. 17–29):

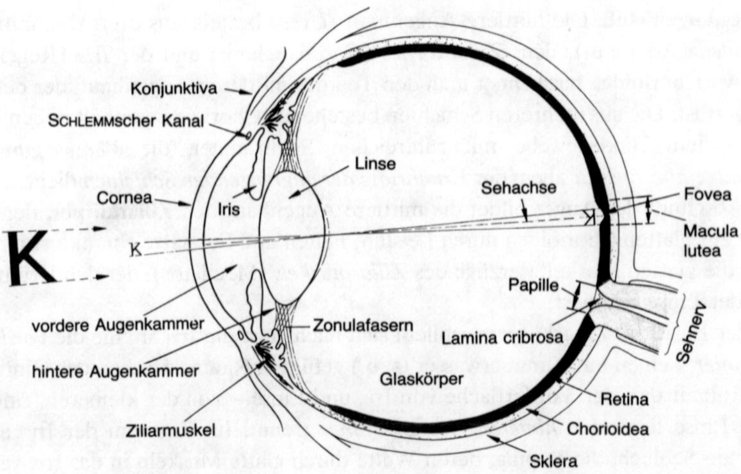

Abb. 17–29. Horizontalschnitt durch das rechte Auge in schematischer Darstellung, nach GRÜSSER

– der *äußeren Augenhaut* (Tunica externa),
– der *mittleren Augenhaut* (Tunica media),
– der *inneren Augenhaut* (Tunica interna).

Die beiden äußeren Hüllen sind mesenchymaler Herkunft; die innere Schicht entwickelt sich aus einem vorgeschobenen Teil des Zwischenhirns, der sog. Augenblase.

Der *Augapfelinhalt* (Kern des Bulbus) setzt sich aus drei hintereinandergeschalteten *lichtdurchlässigen Medien,* dem *Kammerwasser,* der *Linse* und dem *Glaskörper*, zusammen.

Äußere Augenhaut. Die äußere Augenhaut besteht aus der derben, undurchsichtigen *Sklera* (Lederhaut) und der durchsichtigen *Cornea* (Hornhaut). Die weiße *Sklera* ist eine dicke, vorwiegend aus kollagenen Fasern aufgebaute, dehnungsfeste *Bindegewebskapsel,* die – unterstützt durch den Augeninnendruck (s. S. 600) – die Form des Bulbus aufrechterhält. In ihrem vorderen Abschnitt ist sie von der *Bindehaut* (s. S. 595) überzogen.

Der von der Bindehaut nicht bedeckte vordere Abschnitt des Augapfels enthält die durchsichtige *Cornea.* Sie ist wie ein Uhrglas in die Sklera eingelassen und hat wie diese eine derbe Konsistenz. Das *Stroma* der Hornhaut besteht aus *kollagenen Fasern,* die in Form sich überkreuzender Lamellen angeordnet sind. Die regelmäßige Anordnung der kollagenen Fasern, die in eine Mucoprotein-reiche Kittsubstanz eingelagert sind, und das Fehlen von Blutgefäßen bedingen die Durchsichtigkeit des Gewebes. Das Stroma ist beiderseits von Epithel überzogen. Das *vordere Hornhautepithel* besteht aus einem *unverhornten, geschichteten Plattenepithel.* Das *hintere Hornhautepithel* (Hornhautendothel) überzieht als *einschichtiges Plattenepithel* die der vorderen Augenkammer zugewandte Seite der Cornea. An der Grenze der Sklera zur Cornea verläuft ein ringförmig erweitertes Blutgefäß, der sog. *SCHLEMMsche Kanal,* das mit dem Venensystem des Augapfels in Verbindung steht und den *Abfluß des Kammerwassers* ermöglicht (s. S. 600).

Die Hornhaut wird durch Diffusion aus dem Kammerwasser, der Tränenflüssigkeit (s. S. 595) und den arteriellen Gefäßen am Hornhautrand ernährt.

Mittlere Augenhaut. Die mittlere Augenhaut *(Uvea)* besteht aus drei Abschnitten: der *Chorioidea* (Aderhaut), dem *Ziliarkörper* (Corpus ciliare) und der *Iris* (Regenbogenhaut). Als **Chorioidea** bezeichnet man den Teil der mittleren Augenhaut, der der Sklera angelagert ist. Die aus mehreren Schichten bestehende Chorioidea enthält neben lamellär angeordnetem Bindegewebe mit zahlreichen Spalträumen die *Verzweigungen der Aderhautgefäße,* die vor allem der *Ernährung der angrenzenden Schichten* dienen. Im vorderen Abschnitt des Auges bildet die mittlere Augenhaut den **Ziliarkörper,** der im Gegensatz zur glatten Chorioidea durch Leisten, Falten und Fortsätze charakterisiert ist. Er enthält die glatten Muskelfaserzüge des *Ziliarmuskels* (M. ciliaris), der den Krümmungsradius der Linse reguliert.

An der Basis des Ziliarkörpers schließt sich nach vorn die **Iris** an, die die *vordere Augenkammer* – einen mit Kammerwasser (s. u.) gefüllten Raum zwischen der Hinterfläche der Hornhaut und der Vorderfläche von Iris und Linse – von der kleineren, ringförmig um die Linse liegenden *hinteren Augenkammer* trennt. Im Zentrum der Iris liegt das kreisrunde Sehloch, die **Pupille,** deren Weite durch glatte Muskeln in der Iris verändert werden kann. Der Pupillenrand ruht auf der Vorderfläche der Linse. Die Iris besteht größtenteils aus lockerem, zartem Bindegewebe *(Irisstroma),* dessen Hinterfläche mit Pigmentepithel und dem pigmentierten Abschnitt der Retina (s. u.) überzogen ist. Die Regenbogenhaut enthält zwei glatte Muskeln, den *M. sphincter pupillae* und den *M. dilatator pupillae,* für die reflektorische Weitenänderung der Pupille bei unterschiedlichem Lichteinfall (s. S. 599 f.).

Die Farbe der Iris, die „Augenfarbe", hängt vom Melaningehalt des Irisstromas ab. Bei einer blauen Iris sind praktisch keine, bei grünlicher bis brauner Färbung der Regenbogenhaut reichlich Pigmentzellen vorhanden.

Als **Kammerwinkel** wird die Stelle bezeichnet, an der die Vorderfläche der Irisbasis mit der Sklera unmittelbar vor deren Übergang in die Hornhaut zusammentrifft. Hier finden sich *Spalträume* (FONTANAsche Räume), durch die das Kammerwasser aus der vorderen Augenkammer in den SCHLEMMschen Kanal abfließen kann.

Innere Augenhaut. Die innere Augenhaut (s. Abb. 17–30) setzt sich aus zwei Blättern zusammen, dem *Pigmentepithel* und der *Netzhaut.* Das **Pigmentepithel** ist ein *einschichtiges, isoprismatisches Epithel,* dessen Zellausstülpungen zwischen die Rezeptorzellen der Retina eindringen. Die Hauptfunktion dieses Epithels ist die Ernährung der Rezeptorzellen.

Die **Netzhaut (Retina)** enthält in ihrem *hinteren Abschnitt* (Pars optica) die *lichtempfindlichen Rezeptoren,* in ihrem *vorderen Abschnitt* (Pars caeca) *Pigmentepithel.* Die Grenze zwischen beiden Retinaabschnitten verläuft am hinteren Rand des Ziliarkörpers in einer gezackten Linie (Ora serrata).

Der lichtempfindliche Teil der Retina ist aus drei Zellschichten aufgebaut:
- dem *Stratum neuroepitheliale* (Schicht der Photorezeptoren),
- dem *Stratum ganglionare retinae* (Schicht bipolarer Nervenzellen),
- dem *Stratum ganglionare nervi optici* (Schicht großer Neurone, deren Axone den N. opticus bilden).

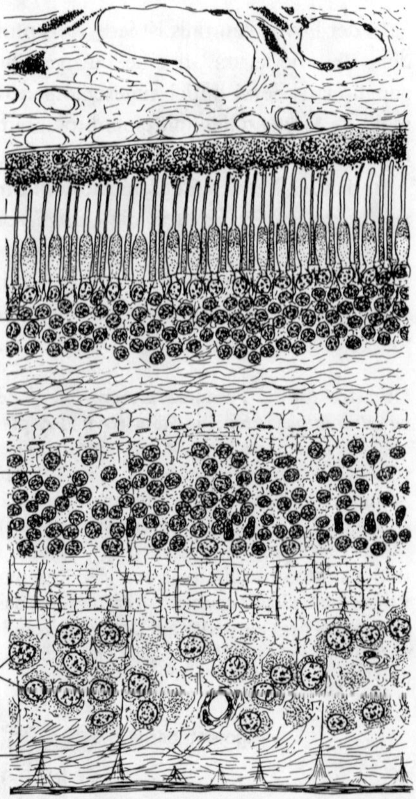

Abb. 17–30. Schichten der Netzhaut, nach BUCHER (senkrechter Schnitt durch die Retina und einen Teil der Chorioidea)

Die Zellen des **Stratum neuroepitheliale** sind *primäre Sinneszellen.* Die lichtempfindlichen Sinneszellen, die *Stäbchen* und *Zapfen* (s. u.), befinden sich in der äußersten, an das Pigmentepithel grenzenden Zone der Retina, d. h. sie sind von der Seite des Lichteinfalls abgekehrt und von Nervenzellen und Nervenfasern überlagert *(Inversion der Retina).* Die Zellkerne der Rezeptoren bilden die sog. *äußere Körnerschicht.* Das Licht muß demnach erst alle übrigen Schichten der Netzhaut durchdringen, bevor es die Rezeptoren erreicht.

Das Sinnesepithel enthält etwa 6 Mio. *Zapfen* und annähernd 120 Mio. *Stäbchen.* In der *Macula lutea* (s. u.), insbesondere in der *Fovea centralis*, ist die Retina stark verdünnt und enthält ausschließlich Zapfen, die nur noch von einer dünnen Gewebeschicht überdeckt werden, so daß das einfallende Licht einen unmittelbaren Zutritt zu den Sinneszellen hat. In der Umgebung der Fovea centralis kommt auf zwei Stäbchen ein Zapfen. Peripherwärts nimmt die Zahl der Zapfen ab, im äußeren Bereich der Retina überwiegen die Stäbchen. An der Austrittsstelle des Sehnerven aus dem Augapfel, der *Papilla nervi optici,* fehlen die Sinneszellen („blinder Fleck“, s. S. 609 f.).

Im **Stratum ganglionare retinae** liegen *bipolare Schaltzellen,* die synaptischen Kontakt mit den Rezeptorzellen aufnehmen. Weiterhin ziehen Axone dieser Zellen zu den großen Neuronen des Stratum ganglionare nervi optici (s. u.). Die Zellkerne der bipolaren Ganglienzellen liegen in der sog. *inneren Körnerschicht.* In dieser Schicht liegen ferner *Horizontalzellen* und *amakrine Zellen,* die man als *Assoziationszellen* zusammenfaßt, sowie Gliazellen.

In der Fovea centralis ist jede Rezeptorzelle mit einer bipolaren Ganglienzelle verbunden, die wiederum an eine einzige, ihr allein zugehörige Ganglienzelle des Stratum ganglionare nervi optici angeschlossen ist. Dagegen sind in der übrigen Netzhaut stets mehrere Sinneszellen mit einer bipolaren Nervenzelle und wiederum mehrere dieser Zellen mit einer Zelle des Stratum ganglionare nervi optici verbunden (s. Abb. 17–31).

In dieser obersten Zellschicht, dem **Stratum ganglionare nervi optici**, findet man *zahlreiche große Nervenzellen,* die *Ganglienzellen des Sehnerven* (N. opticus). Sie liegen von allen Zellen am weitesten glaskörperwärts. Die Neuriten dieser Zellen (3. Neuron) ziehen als marklose Nervenfasern zu einer Sammelstelle etwa 3–4 mm nasal vom hinteren Augenpol, der *Papilla nervi optici.* Nach dem Durchtritt durch die siebartig unterbrochene Sklera (Area cribrosa sclerae) werden die Nervenfasern von einer Markscheide umhüllt.

Ultrastruktur der Photorezeptoren. Die in der äußersten Schicht der Netzhaut sklerawärts gelegenen Photorezeptoren, die **Stäbchen** und **Zapfen,** weisen weitgehend den gleichen Bau auf. Sie bestehen aus einem *Außenglied,* das sich zwischen die langen Zellausstülpungen des Pigmentepithels schiebt, und einem *Innenglied* (s. Abb. 17–31). Beide Abschnitte sind durch ein dünnes, exzentrisch gelegenes *Verbindungsstück* miteinander verbunden. Das Verbindungsstück weist eine dem Kinozilium (s. S. 10 f.) vergleichbare Substruktur auf.

Das **Innenglied** der Stäbchen ist schlanker als das bauchig erweiterte Innenglied der Zapfen. Es stellt das „Stoffwechselzentrum" der Rezeptorzelle dar und enthält zahlreiche Mitochondrien und Ribosomen. Glaskörperwärts verjüngt sich das Innenglied zu einem Axon. Der Zellkern der Photorezeptoren liegt entweder am Übergang vom Innenglied zum Axon oder im Axon selbst. Als Besonderheit weisen viele Axone eine eingestülpte präsynaptische Membran (invaginierte Synapse) auf.

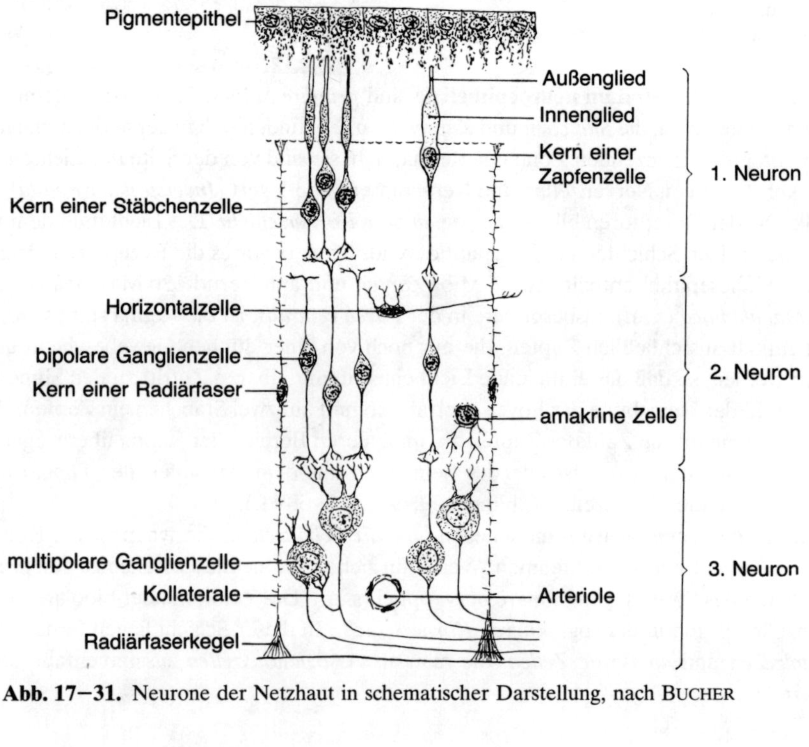

Abb. 17–31. Neurone der Netzhaut in schematischer Darstellung, nach Bucher

Das **Außenglied** ist der *rezeptive Abschnitt* der primären Sinneszellen. Es ist etwa 30 µm lang und 2 µm dick und besteht aus Protein-Lipid-Doppellamellen in Form von Querscheiben (Stäbchen) oder von Membraneinfaltungen (Zapfen). In diese Strukturen sind die Sehfarbstoffe (s. S. 600 f.) eingelagert.

Linse und Glaskörper (s. Abb. 17–29). Die bikonvexe *Linse,* deren Vorderfläche etwas schwächer gekrümmt ist als ihre Hinterfläche, ist durch einen Kranz von Aufhängebändern, den *Zonulafasern,* am Ziliarkörper aufgespannt. Sie ist von einer elastischen *Linsenkapsel* umgeben, in die die Zonulafasern einstrahlen. Unter der Linsenkapsel liegt an der Vorderseite der Linse das einschichtige kubische *Linsenepithel.* Aus dem Epithel der Hinterwand entstehen während der Entwicklung die Linsenfasern, die sich lamellenartig aufeinanderlagern und die Hauptmasse der Linse bilden. Die Linse ist gefäß- und nervenfrei.

Der gallertartige *Glaskörper* (Corpus vitreum), der weitgehend zellfrei ist, füllt den größten Teil des Augeninnenraumes aus. Er besteht zu 98–99 % aus Wasser, das an Proteoglykane gebunden ist. Der Glaskörper besitzt ein feines fibrilläres Gerüstwerk, das ihn in seiner natürlichen Lage hält. Geringgradige Glaskörpertrübungen („mouches volantes") finden sich in fast jedem Auge.

Augenhintergrund (s. Abb. 17–32). Der Augenhintergrund, der durch die brechenden Medien des Auges hindurch mit einem Augenspiegel direkt beobachtet werden kann, ist rötlich-orange gefärbt. In der nasalen Hälfte liegt die *Papilla nervi optici,* in der sich alle Nervenfasern der Netzhaut sammeln und den Bulbus verlassen. In der Papille zweigt sich die Arteria centralis retinae in mehrere Äste auf, und die Venen vereinigen sich zur Vena

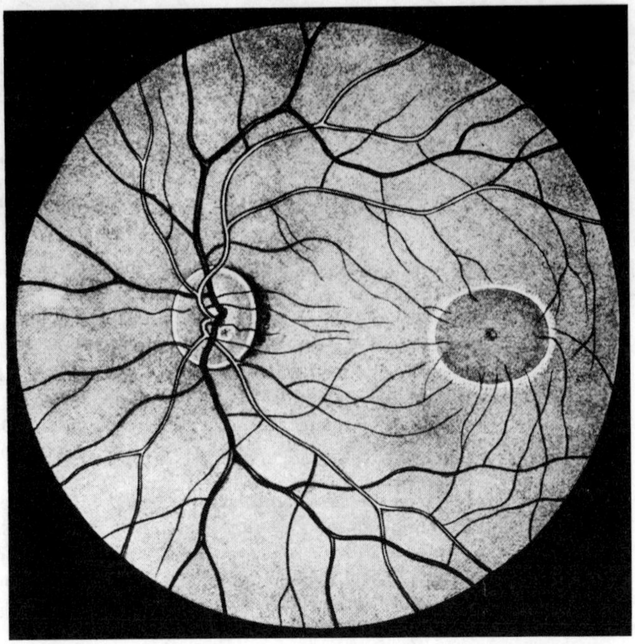

Abb. 17–32. Augenhintergrund eines rechten Auges im umgekehrten Spiegelbild, nach SIEGRIST. Links: Papilla nervi optici mit Arteria (hell) und Vena centralis retinae (dunkel); rechts: Macula lutea mit Fovea centralis

centralis retinae. Zahlreiche Gefäßäste ziehen zur *Macula lutea,* dem zentralen Bezirk des schärfsten Sehens (s. S. 602). In ihrem Zentrum liegt die *Fovea centralis,* eine kleine Grube, in der die optische Achse den Augenhintergrund trifft.

Augenmuskeln (s. Abb. 17–33). Der im Fettgewebe der *Orbita* (Augenhöhle) eingebettete Augapfel ist nach allen Richtungen beweglich. Diese Bewegungen werden durch *sechs äußere quergestreifte Augenmuskeln* ermöglicht, die größtenteils in der Tiefe der Orbita von einem Sehnenring entspringen und sich dann zu einem pyramidenförmigen Muskelkegel formieren.

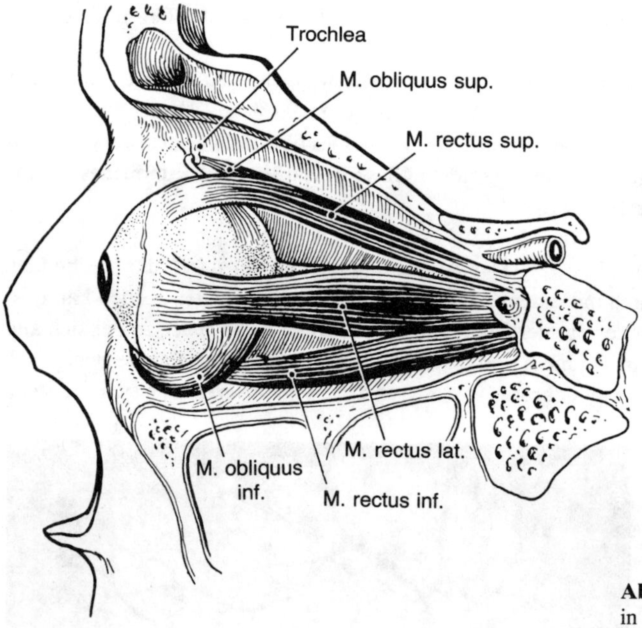

Abb. 17–33. Augenmuskeln in Seitenansicht

Nach funktionellen Gesichtspunkten lassen sich *drei Gruppen* unterscheiden:

- Der *M. rectus medialis* und *M. rectus lateralis* ermöglichen Bewegungen des Bulbus um eine vertikale Achse (Drehung nach innen = *Adduktion* bzw. nach außen = *Abduktion).*
- Der *M. rectus superior* und *M. rectus inferior* sind vor allem für die Bewegungen des Bulbus um eine horizontale Achse verantwortlich (*Hebung* bzw. *Senkung* des Bulbus).

  Wegen des leicht schrägen Verlaufes der beiden Muskeln sind sie keine reinen Bulbus-Heber bzw. -Senker, sondern bewirken gleichzeitig eine Adduktion und Drehung des Bulbus um eine sagittale Achse nach innen (M. rectus superior) bzw. eine Adduktion und Drehung nach außen (M. rectus inferior).
- Der *M. obliquus superior* und *M. obliquus inferior* bewirken eine Drehung um eine sagittale Achse nach innen *(Innenrotation)* mit gleichzeitiger Abduktion und Senkung bzw. eine Drehung um eine sagittale Achse nach außen *(Außenrotation)* mit gleichzeitiger Abduktion und Hebung.

Während der M. rectus lateralis vom 6. Hirnnerven (N. abducens) und der M. obliquus superior vom 4. Hirnnerven (N. trochlearis) versorgt werden, erfolgt die Innervation der übrigen vier äußeren Augenmuskeln durch den 3. Hirnnerven (N. oculomotorius).

Hilfs- und Schutzeinrichtungen des Auges. Sie dienen im wesentlichen der Erhaltung der Funktionsfähigkeit des Auges, insbesondere der Hornhaut. Zu den Hilfs- und Schutzeinrichtungen gehören

- die *Augenlider,*
- die *Bindehaut,*
- der *Tränenapparat.*

Der in das Fettgewebe der Orbita eingebettete Augapfel ist von den **Augenlidern** bedeckt. Das Ober- und Unterlid, welche die Lidspalte begrenzen, sind durch eine schalenförmige *Bindegewebsplatte (Tarsus)* versteift. In die Lidplatte eingelagert sind *Talgdrüsen* (Glandulae tarsales oder MEIBOMsche Drüsen), die den Lidrand einfetten. Außen sind die Augenlider durch das mehrschichtige, verhornte Plattenepithel der Haut bedeckt. Von der vorderen Lidkante gehen in mehreren Reihen die *Augenwimpern (Cilia)* ab. In die Haarbälge der Zilien münden holokrine und apokrine Drüsen; letztere zeigen relativ häufig Entzündungen, die als „Gerstenkorn" *(Hordeolum)* bezeichnet werden. Die *Subkutis* der Augenlider ist fettfrei und sehr locker, wodurch Ödeme hier leicht zu erkennen sind.

Die *Augenbraue (Supercilium)* markiert den Oberrand der Orbita und verhindert ein Abfließen von Stirnschweiß in den Lidspalt.

Die Innenwand der Augenlider wird von der **Augenbindehaut,** der *Konjunktiva,* ausgekleidet, deren unverhorntes mehrschichtiges Plattenepithel an der oberen bzw. unteren Umschlagfalte auf die Vorderfläche des Bulbus übergeht und auf diesem bis zum Rand der Hornhaut reicht.

Entzündungen der Bindehaut *(Konjunktivitis)* oder Fremdkörperreizungen gehen häufig mit einer Rötung und Schwellung sowie mit einer gesteigerten Sekretion einher, wobei zahlreiche Blutgefäßschlingen sichtbar werden („konjunktivale Injektion").

Zum **Tränenapparat** gehören

- die *Tränendrüse,*
- die *ableitenden Tränenwege.*

Die *Tränendrüse* ist eine zusammengesetzte tubuläre Drüse, die mit mehreren Ausführungsgängen im äußeren Augenwinkel in die obere Umschlagfalte einmündet. Ihr Sekret, die *Tränenflüssigkeit,* eine eiweißarme, farblose Flüssigkeit mit salzigem Geschmack, dient der *Reinigung, Befeuchtung* und *Ernährung* der Hornhaut. Sie wird durch den Lidschlag über die gesamte Hornhaut verteilt und gelangt in den sog. Tränensee am medialen Lidwinkel.

Der Tränenabfluß erfolgt am medialen Lidwinkel über die beiden *Tränenkanälchen (Canaliculi lacrimales),* die sich vereinigen und in den *Tränensack* (Saccus lacrimalis) einmünden. Von hier erfolgt der Tränenabfluß über den *Tränennasengang (Ductus nasolacrimalis)* zu einer unter der unteren Nasenmuschel gelegenen Öffnung in der *Nasenhöhle.* Ein Großteil der Tränenflüssigkeit, die wegen ihres Enzymgehalts einen wirksamen Infektionsschutz bietet, geht durch Verdunstung in die Luft über.

17.8.2. Abbildendes System, Pupillenreaktionen und intraokulärer Druck

Dioptrik. Das abbildende System des Auges (dioptrischer Apparat) entwirft auf der Netzhaut ein *reelles, umgekehrtes* und *verkleinertes Bild* der betrachteten Gegenstände (s. Abb. 17–29). Dieser Effekt kommt durch *Brechung der Lichtstrahlen* an den gekrümmten Flächen zustande, die Medien unterschiedlicher optischer Dichte voneinander trennen (s. Tab. 17–3). Da sich im vorderen Augenabschnitt mehrere Flächen mit dieser Eigenschaft befinden, erfolgt die Abbildung durch ein zusammengesetztes optisches System, dem man eine (vordere) *Brennweite von 17 mm* zuordnen kann. Die *Brechkraft* eines optischen Systems wird in *Dioptrien* (dpt), d. h. durch den reziproken Wert der in Metern gemessenen Brennweite angegeben:

$$\text{Brechkraft (dpt)} = \frac{1}{\text{Brennweite (m)}}$$

Die *Gesamtbrechkraft* des dioptrischen Apparates im menschlichen Augen beträgt 1/0,017 = *59 dpt.*

Den größten Beitrag zu dieser Gesamtbrechkraft leistet die Übergangsfläche Luft–Hornhaut, die wie eine starke Sammellinse von 43 dpt wirkt. Diese Eigenschaft ist auf die relativ starke Krümmung der Hornhaut und die unterschiedlichen Brechungsindices von Luft und Hornhaut zurückzuführen (s. Tab. 17–3). Auf die vordere und hintere Linsenfläche entfallen in Akkommodationsruhe (s. u.) zusammen 16 dpt. Die operative Entfernung der Linse *(Aphakie* = Linsenlosigkeit) beim Vorliegen von Linsentrübungen *(„Grauer Star“* oder *Katarakt)* bewirkt demnach eine Minderung der Brechkraft um 16 dpt, die durch eine starke Sammellinse korrigiert werden muß.

Tab. 17–3. Durchschnittliche Brechungsindices der Medien im dioptrischen Apparat des Auges

Medium	Brechungsindex
Luft	1,00
Hornhaut	1,38
Kammerwasser	1,34
Linsenkern	1,41
Glaskörper	1,34

Akkommodation. Der optische Apparat des Auges ist in der Lage, unterschiedlich weit entfernte Gegenstände scharf auf der Netzhaut abzubilden (s. Abb. 17–34). Dies wird durch *Veränderungen der Brechkraft* infolge einer *Formänderung der Linse* erreicht, wobei sich vor allem der Krümmungsradius der vorderen Linsenfläche verändert.

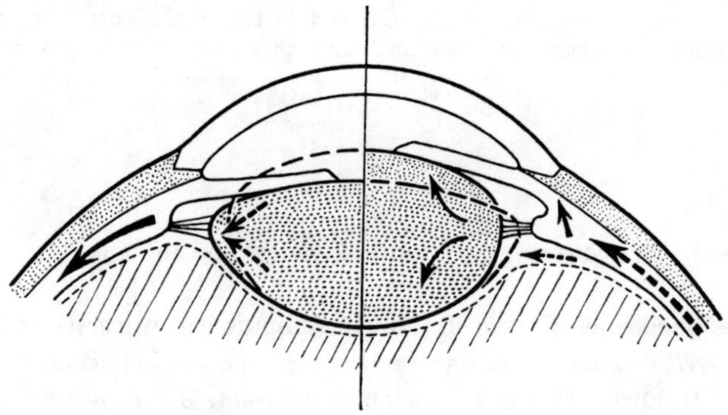

Abb. 17–34. Schema zur Erläuterung der Akkommodation, nach MÖRIKE, BETZ und MERGENTHALER. Links: Fernakkommodation (Akkommodationsruhe); rechts: Nahakkommodation. Die ausgezogenen Pfeile geben die Zugrichtung der aktiven elastischen bzw. kontraktilen Elemente, die gestrichelten die der passiven Bewegungsvorgänge an

Bei **Fernakkommodation** (Akkommodationsruhe) ist der Ziliarmuskel *nicht kontrahiert,* d. h. die Zonulafasern sind gespannt. Die Spannung der Zonulafasern wird auf die Linsenkapsel übertragen, wodurch *die elastische Linse abgeflacht wird.* Bei Überschreiten einer Gegenstandsweite von mindestens 5 m ist das Auge praktisch in Akkommodationsruhe. Bei **Nahakkommodation,** d. h. beim Betrachten von Gegenständen in einer Entfernung kleiner als 5 m, *kontrahiert* sich der ringförmige Ziliarmuskel und entlastet dadurch die Zonulafasern, so daß die Linse infolge ihrer Eigenelastizität mehr die Form einer Kugel annimmt und dadurch ihre Brechkraft erhöht. Die maximale Nahakkommodation erlaubt bei Jugendlichen eine scharfe Abbildung von Gegenständen, die sich etwa 10 cm vor dem Auge befinden (sog. *Nahpunktsabstand*). Dies entspricht einer Gesamtbrechkraft des Auges von etwa 69 *dpt.*

Der Kontraktionszustand des Ziliarmuskels und damit die Brechkraft der Linse wird vor allem durch *parasympathische Nervenfasern* aus dem *N. oculomotorius* kontrolliert. Der adäquate Reiz zur Änderung der Brechkraft der Linse ist eine unscharfe Abbildung auf der Netzhaut.

Die *Differenz der Brechkräfte des Auges bei Einstellung auf den Nah- und auf den Fernpunkt* bezeichnet man als **Akkommodationsbreite.** (Der Fernpunkt, d. h. der entfernteste Punkt, der scharf auf der Netzhaut abgebildet wird, liegt für den Normalsichtigen im Unendlichen.) Beim Jugendlichen beträgt die Akkommodationsbreite etwa 10 dpt. Die Elastizität der Linse nimmt mit zunehmendem Alter ab, wodurch eine progrediente Verringerung der Akkommodationsfähigkeit der Linse bzw. der Akkommodationsbreite eintritt *(Alterssichtigkeit* oder *Presbyopie*). Aus Abb. 17–35 ist ersichtlich, daß bei Personen, die älter als 60 Jahre sind, nur noch eine geringfügige Akkommodation möglich ist. Ältere, im übrigen normalsichtige (emmetrope) Personen benötigen deshalb zum scharfen Sehen naher Gegenstände und zum Lesen eine Brille mit Sammellinsen.

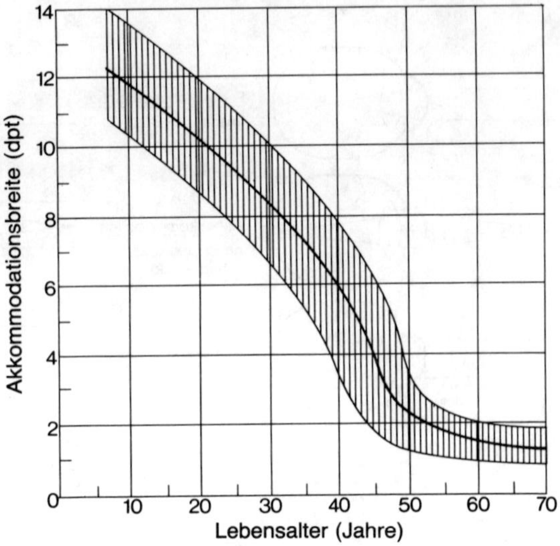

Abb. 17–35. Akkommodationsbreite (Mittelwerte mit Standardabweichungen) in Abhängigkeit vom Lebensalter, nach GRAFF

Refraktionsanomalien. Unter Refraktionsanomalien versteht man pathologische Veränderungen des brechenden Systems im Auge, die zu einer unscharfen Abbildung auf der Retina führen. Im wesentlichen unterscheidet man dabei drei Formen,

- den *Astigmatismus,*
- die *Myopie* und
- die *Hyperopie.*

Beim **Astigmatismus** handelt es sich um eine Fehlsichtigkeit, bei der eine der brechenden Flächen, insbesondere die Hornhautvorderfläche, *ungleichmäßig gekrümmt* ist. Bereits beim Normalsichtigen weist die Hornhaut in vertikaler Richtung eine etwas stärkere Krümmung als in horizontaler Richtung auf, die jedoch durch entgegengesetzte Unterschiede in der Linsenkrümmung weitgehend kompensiert wird. Bestehen stärkere Differenzen der Hornhautkrümmung in verschiedenen Ebenen, so wird ein kreisrunder Gegenstand auf der Retina elliptisch verzerrt abgebildet. Ein solcher *Astigmatismus* erfordert eine Korrektur durch ein *zylindrisch geschliffenes Brillenglas.* Bei einer völlig ungleichmäßigen Verkrümmung der Hornhaut *(irregulärer Astigmatismus),* wie sie häufig durch Narbenbildung nach Verletzungen entsteht, ist eine Korrektur durch *Haftschalen* möglich.

Bei der **Myopie** (Kurzsichtigkeit) liegt meist eine *Verlängerung des Augenbulbus* oder seltener eine *verstärkte Brechkraft des dioptrischen Apparates* vor. Als Folge davon vereinigen sich die Strahlen bei fernakkommodiertem Auge bereits im Glaskörper, so daß auf der Retina ein unscharfes Bild entsteht (s. Abb. 17–36, A). Nahe Gegenstände können jedoch bei entsprechender Akkommodation auf der Netzhaut scharf abgebildet werden. Der Kurzsichtige benötigt für die Betrachtung *entfernter Gegenstände* eine Brille mit einer (konkav geschliffenen) *Zerstreuungslinse,* die die Brechkraft des dioptrischen Apparates reduziert und dadurch die Bildebene auf die Netzhaut verlagert.

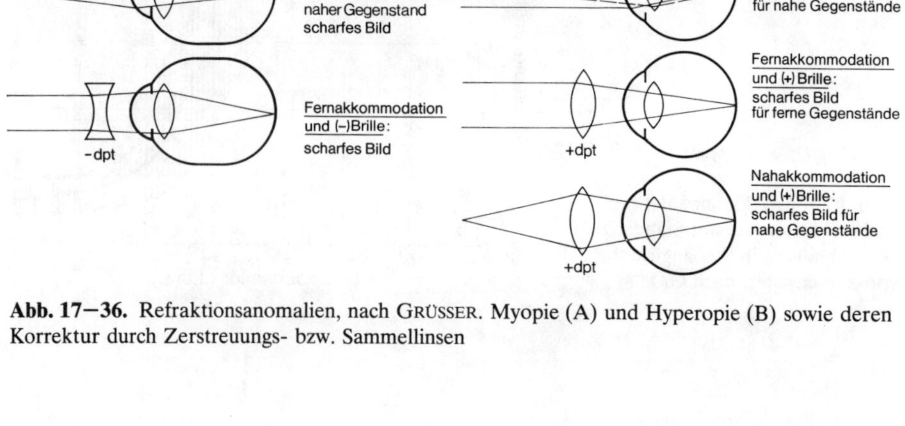

Abb. 17–36. Refraktionsanomalien, nach GRÜSSER. Myopie (A) und Hyperopie (B) sowie deren Korrektur durch Zerstreuungs- bzw. Sammellinsen

Die **Hyperopie** (Weitsichtigkeit, Übersichtigkeit) wird durch einen *relativ zu kurzen Augenbulbus* oder weniger häufig durch eine zu *geringe Brechkraft des dioptrischen Systems* verursacht. Da bei Fernakkommodation die Bildebene in diesem Fall hinter der Retina liegt, ist wiederum das Netzhautbild unscharf (s. Abb. 17–36, B). Um entfernte Gegenstände trotzdem scharf erkennen zu können, muß der Weitsichtige ständig akkommodieren. Für die Fixierung naher Gegenstände reicht die Brechkraft seines dioptrischen Apparates nicht aus, so daß der *Nahpunkt weiter vom Auge entfernt* ist als beim Normalsichtigen. Zur Korrektur dieser Fehlsichtigkeit ist eine Brille mit einer (konvex geschliffenen) *Sammellinse* erforderlich. Damit wird eine scharfe Abbildung entfernter Gegenstände ohne Akkommodation und gleichzeitig eine Verlagerung des Nahpunktes auf das Auge zu, d. h. die scharfe Abbildung naher Gegenstände, erreicht.

Optische Fehler. Das abbildende System des Auges weist bereits beim Normalsichtigen optische Fehler auf, die jedoch bei der Bildaufnahme und der nachfolgenden neuronalen Verarbeitung kompensiert werden und daher nicht korrekturbedürftig sind. Hierzu zählen

- die *sphärische Aberration* und
- die *chromatische Aberration.*

Die Hornhautoberfläche und die Linse haben im Randbereich eine kürzere Brennweite als im zentralen Bereich um die optische Achse. Ein auf der optischen Achse gelegener Objektpunkt erzeugt daher auf der Retina einen Zerstreuungskreis, dessen Durchmesser weitgehend von der Weite der Blendenöffnung (Pupillenweite) abhängt. Man bezeichnet diesen optischen Abbildungsfehler als **sphärische Aberration.**

Bei der Abbildung mit nicht monochromatischem, d. h. mit mehrfarbigem Licht wird durch den dioptrischen Apparat kurzwelliges Licht stärker gebrochen als langwelliges. Hierdurch entstehen an den Begrenzungslinien des Bildes Farbsäume **(chromatische Aberration)**.

Pupillenreaktionen. Normalerweise sind beide Pupillen rund und gleich weit. Die Pupillenweite hängt von der Intensität des einfallenden Lichtes ab und wird – wie die Brechkraft der Linse – reflektorisch gesteuert. Die Weite der Pupillenöffnung kann beim Jugendlichen zwischen 1,5 mm und 8,0 mm, der relative Lichteinfall in das Auge demnach um den Faktor 30 variieren. Im Alter sinkt die maximal mögliche Pupillenweite deutlich ab.

Die Pupillen sind um so weiter, je geringer die Leuchtdichte der Umgebung ist. Jede Zunahme des in das Auge einfallenden Lichtstromes ruft eine Verengung der Pupille hervor, wodurch gleichzeitig die *Tiefenschärfe* der Abbildung zunimmt (vgl. Abnahme der Blendenweite beim Fotoapparat). Die Latenzzeit für diese Lichtreaktion ist relativ groß (mittlerer Wert 0,20–0,25 s). Für die maximale Pupillenverengung beim Übergang von Dunkelheit zu heller Beleuchtung werden Zeiten von etwa 4–5 min benötigt. Die Pupillenerweiterung beim Übergang in die Dunkelheit verläuft noch langsamer.

Bei Belichtung eines Auges reagiert sowohl die Pupille desselben Auges *(direkte Lichtreaktion)* als auch indirekt die Pupille des anderen, nicht belichteten Auges mit einer Verengung *(konsensuelle Lichtreaktion)*. Außerdem verengen sich die Pupillen auf Grund der Mitinnervation durch den N. oculomotorius bei der Nahakkommodation, da dieser Nerv gleichzeitig für die Pupillenverengung, für die Nahakkommodation und für die Konvergenz der Augäpfel *(Konvergenzreaktion)* verantwortlich ist.

Die Pupillenreaktionen werden durch zwei glatte Muskeln in der Iris bewirkt, den *M. sphincter* und den *M. dilatator pupillae.* Durch Kontraktion des M. sphincter pupillae wird die Pupille enger **(Miosis).** Dieser Muskel wird durch *parasympathische Nervenfa-*

sern, die aus dem Kerngebiet des *N. oculomotorius* im Hirnstamm kommen und im *Ganglion ciliare* hinter dem Bulbus umgeschaltet werden, innerviert. Eine Kontraktion des *M. dilatator pupillae* führt zu einer Erweiterung der Pupille **(Mydriasis).** Der M. dilatator pupillae wird durch *sympathische Nervenfasern* innerviert, die den *unteren Halssegmenten* des Rückenmarkes entstammen und im *Ganglion cervicale superius* umgeschaltet werden. Eine allgemeine Aktivierung des Sympathikus, z. B. bei Schreckreaktionen, führt häufig zu einer starken Pupillenerweiterung.

Parasympatholytika (z. B. Atropin) können eine Pupillenerweiterung (Verwendung als Mydriatikum), *Parasympathomimetika* (z. B. Pilocarpin) eine Pupillenverengung hervorrufen (Verwendung als Miotikum).

Ein *Ausfall der direkten oder konsensuellen Lichtreaktion* der Pupille bei erhaltener Konvergenzreaktion wird *reflektorische Pupillenstarre* genannt. *Fallen sowohl die direkte und die konsensuelle Lichtreaktion als auch die Konvergenzreaktion* aus, so spricht man von einer *absoluten Pupillenstarre.* Ursache ist gewöhnlich eine Störung im Kerngebiet des N. oculomotorius.

Augeninnendruck. Neben der festen Sklera ist die Konstanz des Augeninnendruckes für die Aufrechterhaltung der äußeren Form des Auges verantwortlich. Der Augeninnendruck hängt vor allem von der Menge des kontinuierlich gebildeten und abfließenden **Kammerwassers** ab, das vom *Epithel des Ziliarkörpers* durch aktive und passive Transportprozesse abgesondert wird. Von der hinteren Augenkammer fließt das Kammerwasser durch die Pupillenöffnung in die vordere Augenkammer. Von hier aus gelangt es über den Kammerwinkel in den *Schlemmschen Kanal* (s. Abb. 17–29) und fließt dann in kleine Venen ab. Ein Abfluß durch den Schlemmschen Kanal ist besonders dann gewährleistet, wenn die Pupille verengt ist und damit den Kammerwinkel nicht einengt. Die treibende Kraft für den Kammerwasserstrom ist ein hydrostatisches Druckgefälle.

Der *intraokulare Druck,* der beim gesunden Auge 10–22 mm Hg beträgt, ist konstant, wenn die Menge des durch den Schlemmschen Kanal abgeleiteten Kammerwassers der pro Zeiteinheit gebildeten Kammerwassermenge (etwa 2 µl/min) entspricht. Dieser Fluß führt zu einer mehrmaligen Erneuerung des Kammerwassers während eines Tages.

Eine pathologische Steigerung des Augeninnendrucks, der verschiedene Ursachen zugrunde liegen können, wird **Glaukom** oder *„Grüner Star"* genannt. Meist kann die Innendrucksteigerung auf eine *Abflußbehinderung* bei normaler Kammerwasserproduktion zurückgeführt werden. Seltener ist eine starke Erhöhung der Kammerwasserproduktion bei normalen Abflußverhältnissen. Symptome des akuten Glaukomanfalls sind vor allem Sehstörungen und quälende Schmerzen. Längere Erhöhung des Augeninnendruckes kann letztlich zum Erblinden durch eine Druckatrophie des Sehnerven führen.

17.8.3. Funktion der Retina, Sehschärfe und Kontrast

Sehfarbstoffe (s. Abb. 17–37). Der signalaufnehmende Abschnitt der Netzhaut ist – wie schon beschrieben – die Schicht der *Photorezeptoren.* Der rezeptive Abschnitt dieser Rezeptoren ist das jeweilige Außenglied. In die Lipiddoppelschicht dieser Außenglieder sind

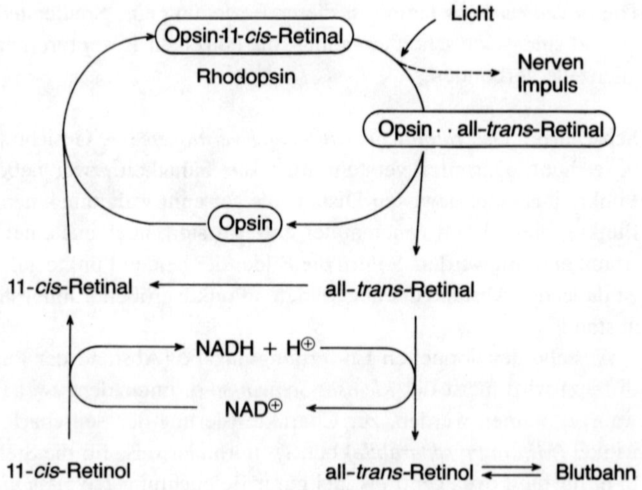

Abb. 17–37. Zerfall von Rhodopsin durch Lichteinwirkung und Resynthesevorgänge, nach KARLSON

die sog. Sehfarbstoffe *(Photopigmente)* eingelagert, die die Umwandlung von Lichtreizen in neuronale Impulse vermitteln. Die Sehfarbstoffe sind photosensitive Verbindungen, die bei Lichtabsorption ihre chemische Struktur ändern.

Das photosensitive Pigment der *Stäbchen* ist **Rhodopsin** *(Sehpurpur)*. Es besteht aus einem Glykoprotein, dem *Opsin,* und einem Farbstoff, dem *11-cis-Retinal.* Retinal ist ein Aldehyd des Alkohols *Retinol (Vitamin A)*. Absorption von Photonen verursacht eine Umlagerung des Retinals, wobei die 11-cis-Form in die all-trans-Form umgewandelt wird. Der hierdurch eingeleitete mehrstufige *Zerfall des Sehpupurs* löst – unter Mitwirkung von Ca^{++} – ein Rezeptorpotential aus (s. u.).

Die *Resynthese* des Sehpupurs aus 11-cis-Retinal und Opsin erfolgt unter Mitwirkung von Stoffwechselprozessen, wobei dem Pigmentepithel entscheidende Bedeutung zukommt. 11-cis-Retinal kann u. a. aus dem all-trans-Retinal durch eine *Isomerase* im Pigmentepithel entstehen.

Die Photopigmente der *Zapfen* des menschlichen Auges sind weniger gut untersucht. Den verschiedenen Zapfentypen werden unterschiedliche Sehfarbstoffe zugeordnet.

Reiztransduktion und Signalverarbeitung. Die *Photorezeptoren der Retina,* die im Dunkeln ein niedriges Ruhemembranpotential (von −20 bis −40 mV) aufweisen, antworten auf eine Belichtung mit einer *Hyperpolarisation* (s. S. 107). Diese Hyperpolarisation (Rezeptorpotential) entsteht durch die *Abnahme der Na^+-Leitfähigkeit* der Membran. Wie diese Membranvorgänge mit dem Abbau der Sehfarbstoffe gekoppelt sind, ist bis heute weitgehend unbekannt.

Wenn das Rezeptorpotential eine bestimmte Größe erreicht hat, entsteht eine *Folge von Aktionspotentialen.* Diese nehmen zunächst an einer *komplexen neuronalen Signalverarbeitung* in der Netzhaut teil, wobei sich die Signale auch quer zur Hauptflußrichtung der Impulse über Assoziationszellen ausbreiten, und werden schließlich auf die *Ganglienzellen,* d. h. die *Fasern des N. opticus,* übertragen. Wegen der geringen Zahl der Ganglienzellen konvergieren dabei die Erregungen vieler Rezeptoren auf wenige Nervenfasern.

Die *Fovea centralis* nimmt in dieser Beziehung eine Sonderstellung ein, denn in diesem Gebiet sind – wie schon erwähnt – die einzelnen Rezeptoren mit jeweils nur einer Ganglienzelle verbunden.

Sehschärfe. Das *räumliche Auflösungsvermögen* des Gesichtssinns wird als *Sehschärfe* bezeichnet. Darunter versteht man die Fähigkeit, zwei nebeneinanderliegende helle Punkte aus einer gewissen Distanz als getrennt wahrzunehmen. Normalerweise können Punkte, die 1,5 mm voneinander entfernt sind, noch aus einer Distanz von 5 m als getrennt erkannt werden. Sofern die Bilder der beiden Punkte auf die Fovea centralis fallen, ist dabei der Abstand der abgebildeten Punkte größenordnungsmäßig gleich dem Zapfenabstand.

Anstelle der doppelten Entfernungsangabe (Abstand der Punkte und Beobachtungsdistanz) wird meist der *kleinste Sehwinkel* α, unter dem zwei Punkte noch als getrennt wahrgenommen werden, zur Charakterisierung der Sehschärfe verwendet. Dieser Sehwinkel *(Minimum separabile)* beträgt normalerweise für die Stelle des schärfsten Sehens, d. h. für die Fovea centralis, bei guter Beleuchtung *1 Winkelminute* (1/60 Winkelgrad).

Die *Sehschärfe für das foveale Sehen* wird als **Visus** (V) bezeichnet und ist durch die Beziehung

$$V = 1/\alpha \text{ [Winkelminuten}^{-1}\text{]}$$

definiert. Der Arzt bestimmt den Visus für das Entfernungssehen mit *normierten* Sehtafeln, die in der Regel aus 5 m Entfernung abzulesen sind. Werden dabei infolge unscharfer Abbildung auf der Retina lediglich Buchstaben erkannt, die doppelt so groß sind wie die normalerweise lesbaren, so beträgt der Visuswert nach der genannten Definition V = 1/2.

Die Sehschärfe nimmt von der Fovea centralis zur Netzhautperipherie infolge des zunehmenden Abstandes der Rezeptoren ab.

Zeitliches Auflösungsvermögen. Folgen zwei oder mehrere Lichtreize schnell aufeinander, so können sie zu einem kontinuierlichen Empfindungsablauf verschmelzen. Die niedrigste Reizfrequenz, bei der eine solche Verschmelzung stattfindet, wird *Verschmelzungs-* oder *Fusionsfrequenz* genannt. Wegen der Trägheit der Netzhautrezeptoren bei schwacher Beleuchtung ist es möglich, während einer Filmvorführung mit einer Bildfolge von 20 Bildern pro Sekunde einen flimmerfreien Bewegungseindruck zu gewinnen, während bei Tageslicht hierfür eine Folge von 60 Bildern pro Sekunde erforderlich ist. Die Verschmelzungsfrequenz variiert nicht nur mit der Leuchtdichte, sondern auch mit der Größe der beleuchteten Fläche und der Wellenlänge des Lichtes.

Kontraste. Betrachtet man ein graues Feld auf weißem Untergrund, so erscheint es dunkler als ein Feld des gleichen Grautones auf schwarzem Untergrund (s. Abb. 17–38). Die Eigenschaften der Umgebung beeinflussen also die subjektive Helligkeitswahrnehmung bei gleicher Intensität des physikalischen Reizes. Diese Beeinflussung der Empfindungsstärke *durch die Umgebung* wird als **Simultankontrast** bezeichnet. Außerdem beobachtet man bei längerer Fixierung der grauen Kreise in Abb. 17–38 (aus 50 cm Entfernung) eine aufgehellte Randzone in den jeweils helleren Gebieten *(simultaner Grenzkontrast).*

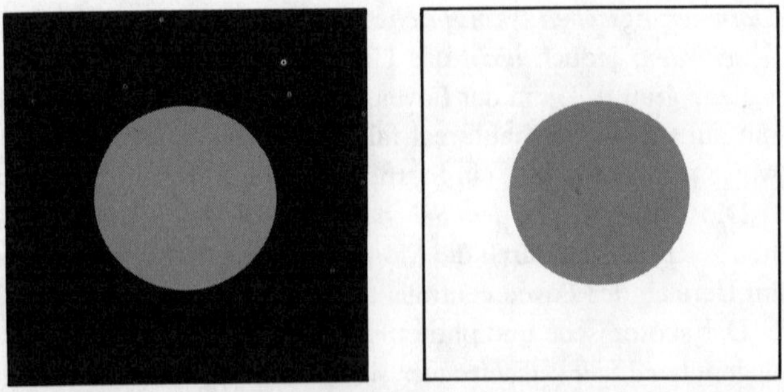

Abb. 17–38. Schema zur Demonstration des Simultankontrastes

Die Kontrastphänomene lassen sich durch die neurophysiologischen Reaktionen von sog. *rezeptiven Feldern* in der Retina deuten. Unter einem rezeptiven Feld versteht man ein kleines Netzhautareal, das jeweils *einer retinalen Ganglienzelle und damit einer Sehnervenfaser funktionell zugeordnet* ist. Wird das Zentrum eines rezeptiven Feldes belichtet, so kann entweder in bestimmten Fällen die Impulszahl in der zugehörigen Ganglienzelle ansteigen *(On-Neuron)* oder in anderen Fällen absinken *(Off-Neuron)*. Wird nun gleichzeitig mit dem Zentrum auch die Peripherie der Felder belichtet, dann nimmt die Impulszahl der On-Neurone ab und die der Off-Neurone zu. Aus diesen Befunden geht hervor, daß die Kontrastphänomene auf die *neuronale Organisation in der Retina* zurückzuführen sind. Bzgl. der Einzelheiten wird auf die Lehrbücher der Neuro- und Sinnesphysiologie verwiesen.

Die Hell-Dunkel-Empfindung ist nicht nur von den Umgebungsbedingungen, sondern auch von der Belichtung der Netzhaut *in der vorausgegangenen Zeitspanne* abhängig. Dies läßt sich an Hand der Abb. 17–39 demonstrieren. Betrachtet man das schwarze Muster etwa 30 Sekunden lang mit einem Auge und fixiert danach den Mittelpunkt des benachbarten Kreises, so nimmt man ein kurzdauerndes Nachbild wahr, in dem die zuvor dunklen Partien hell und die vorher hellen Partien dunkel erscheinen. Die Ursache für diesen sog. **Sukzessivkontrast** ist darin zu suchen, daß Netzhautareale, die längerdauernd hell belichtet sind, unempfindlicher werden und solche, die für eine längere Zeit wenig Licht erhalten, ihre Empfindlichkeit steigern *(Lokaladaptation)*. Dieser Adaptationszustand bleibt auch nach dem Verschwinden der Reizmuster noch für eine kurze Zeitspanne erhalten.

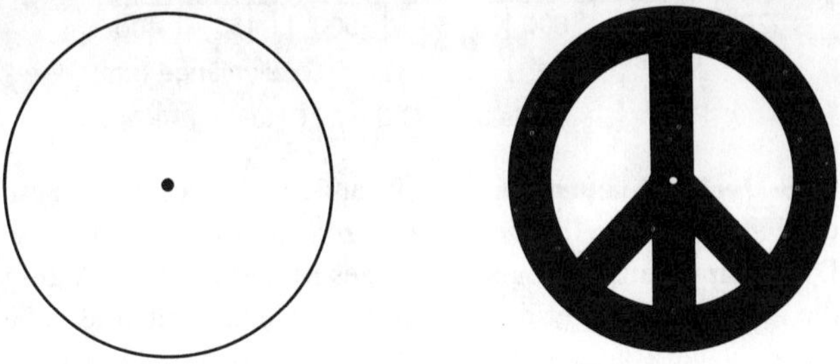

Abb. 17–39. Schema zur Demonstration des Sukzessivkontrastes (Beobachtung des Nachbildes)

17.8.4. Hell-Dunkel-Adaptation und Farbensehen

Skotopisches und photopisches Sehen. Den beiden Formen der Retinarezeptoren sind unterschiedliche Funktionen des Gesichtssinnes zugeordnet. Die *Stäbchen vermitteln das*

Dämmerungssehen (skotopisches Sehen), das zwar die Wahrnehmung von *Helligkeitsunterschieden,* jedoch *nicht* das Unterscheiden von Farben ermöglicht („Nachts sind alle Katzen grau"). Da in der Fovea centralis keine Stäbchen vorkommen, sind Lichtpunkte, die auf dieses Netzhautareal fallen, in der Dämmerung nicht wahrnehmbar. Beispielsweise „verschwindet" ein Stern, sobald man ihn am Nachthimmel genau fixiert.

Die *Zapfen dienen dem Sehen bei Tageslicht (photopisches Sehen).* Das photopische Sehen zeichnet sich durch die Möglichkeit zur *Farbunterscheidung,* durch *große Sehschärfe* im Bereich der Fovea centralis und *hohe Kontrastempfindlichkeit* aus.

Das skotopische und photopische Sehen weisen eine unterschiedliche Empfindlichkeit gegenüber *Licht verschiedener Wellenlängen* auf. Wird unter den Bedingungen des skotopischen Sehens dem Auge verschiedenfarbiges Licht von schwacher, jedoch konstanter Intensität dargeboten, so erscheint es farblos; die einzelnen Farben erzeugen aber einen unterschiedlichen Helligkeitseindruck. Wie Abb. 17–40 zeigt, liegt das *Empfindlichkeitsmaximum für das skotopische Sehen im blaugrünen Spektralbereich (507 nm).* Bei *photopischem Tageslichtsehen* ist dagegen das *Empfindlichkeitsmaximum in den gründgelben Spektralbereich (555 nm)* verlagert. Diese Unterschiede in der spektralen Empfindlichkeit der beiden Systeme sind die Ursache dafür, daß farbige Gegenstände, die im Tageslicht gleiche Helligkeit besitzen, in der Dämmerung verschieden hell erscheinen: Die blaue Farbe wirkt in der Dämmerung heller, während die rote Farbe beinahe als schwarz empfunden wird.

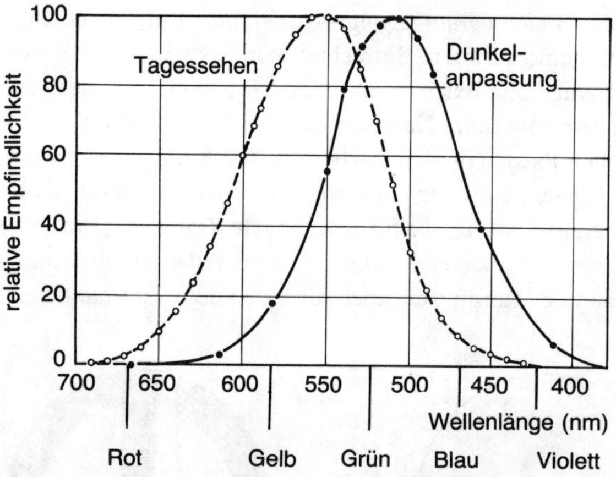

Abb. 17–40. Skotopische und photopische Helligkeitskurve

Hell-Dunkel-Adaptation. Wie die anderen Sinnesorgane besitzt auch das visuelle System die Fähigkeit zur *Adaptation,* d. h. zur Anpassung an unterschiedliche Reizintensitäten. Das Adaptationsvermögen des Auges ist besonders stark ausgeprägt, benötigt jedoch für die Anpassung an geringe Leuchtdichten eine verhältnismäßig lange Zeit. Tritt man aus einem hellen Raum nachts ins Freie, so werden die Gegenstände der Umgebung nur allmählich in ihren Konturen sichtbar **(Dunkeladaptation).** Quantitativ wird dieser Vorgang durch die *Dunkeladaptationskurve* beschrieben, in der die Schwellenreizstärke (geringste noch erkennbare Leuchtdichte) in Abhängigkeit von der Adaptationszeit angegeben ist. Wie Abb. 17–41 zeigt, setzt sich die Adaptationskurve aus zwei Anteilen zusammen, die durch einen Knick *(Kohlrauschschen Knick)* voneinander getrennt sind. Der erste Teil gibt vorrangig die *Adaptation des Zapfenapparates* (Steigerung der Lichtempfindlichkeit um den Faktor 500) wieder, die nach etwa 8 min abgeschlossen ist. Der zweite Teil wird ausschließlich durch die *Adaptation der Stäbchen* bestimmt, die sehr viel langsamer erfolgt (Abschluß erst nach etwa 30 min) und zu einer weiteren Steigerung der Lichtempfindlichkeit um den Faktor 2 000 führt. Insgesamt nimmt die Empfindlichkeit des visuellen Systems bei der Dunkeladaptation um etwa 6 Zehnerpotenzen zu.

Ist die Adaptationsfähigkeit der Stäbchen ausgefallen (gestrichelte Kurve in Abb. 17–41), so spricht man von einer **Hemeralopie** (sog. *Nachtblindheit)*. Eine solche Störung, bei der die Orientierung in der Dämmerung stark behindert ist, kann als Folge von angeborenen oder erworbenen Erkrankungen auftreten. Als Ursachen für eine erworbene Hemeralopie kommen in erster Linie ein *Vitamin-A-Mangel* (s. S. 314), seltener eine Degeneration des Pigmentepithels oder eine Atrophie des Sehnerven in Frage.

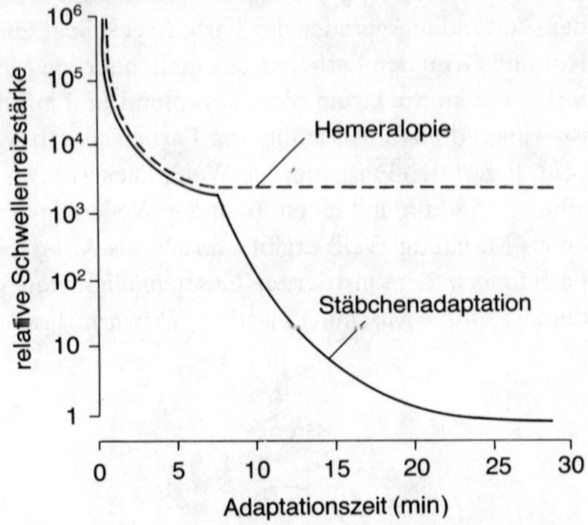

Abb. 17–41. Dunkeladaptationskurve für das gesunde Auge und bei Hemeralopie

Im Gegensatz zur Dunkeladaptation laufen die Anpassungsprozesse beim Übergang von dunkler zu heller Umgebung **(Helladaptation)** verhältnismäßig schnell ab. Bei plötzlichem starkem Lichteinfall in das dunkeladaptierte Auge tritt zunächst eine vorübergehende *Blendung* ein, bei der das visuelle Wahrnehmungsvermögen für Formen aufgehoben oder stark eingeschränkt ist. Danach paßt sich die Empfindlichkeit des reizaufnehmenden Apparates innerhalb von 15–60 Sekunden der neuen Umgebungshelligkeit an.

Phänomenologie des Farbensehens. Die Möglichkeit zur Farbenwahrnehmung beruht auf dem Differenzierungsvermögen des visuellen Systems gegenüber elektromagnetischen Wellen unterschiedlicher Wellenlänge. Im sichtbaren Spektralgebiet können etwa 300 verschiedene Spektralfarben, sog. *Farbtöne,* voneinander unterschieden werden. Neben der Wellenlänge des Lichtes bestimmt die *Beimischung von unbunten Reizen,* d. h. von verschiedenen Graustufen zwischen Weiß und Schwarz, den Farbeindruck. So entsteht beispielsweise aus spektralem Rot durch Beimischung von Schwarz der Farbeindruck Braun oder durch Beimischung von Weiß der Farbeindruck Rosa. Je weniger unbunte Reize der Spektralfarbe zugemischt sind, um so stärker ist die *Sättigung* des Farbeindruckes. Durch Variation der Sättigung kann jedem Farbton eine größere Zahl hellerer oder dunklerer Farbschattierungen zugeordnet werden, die man als *Farbarten* bezeichnet. Berücksichtigt man außerdem das Differenzierungsvermögen hinsichtlich der Lichtintensität, so ergibt sich, daß das visuelle System $6 \cdot 10^5$ *Farbvalenzen* unterscheiden kann.

Farben, die durch das visuelle System wahrgenommen werden, sind in der Regel keine reinen Spektralfarben, sondern entstehen durch **additive Farbmischung.** Dabei handelt es sich um einen neurophysiologischen Prozeß, bei dem Licht verschiedener Wellenlängen, das auf dieselbe Netzhautstelle fällt, zu einem einheitlichen Farbeindruck verarbeitet wird. Das Ergebnis von solchen additiven Farbmischungen läßt sich am besten mit Hilfe eines sog. *Farbdreiecks* verdeutlichen (s. Abb. 17–42). Auf zwei Seiten des Dreiecks sind die (gesättigten) Spektralfarben – geordnet nach ihrer Wellenlänge – aufgetragen. Die Eckpunkte bilden die Farben *Violett, Grün* und *Rot.* Das Dreieck ist so gestaltet, daß bei der additiven Mischung von zwei beliebigen Farbtönen eine Mischfarbe entsteht, die auf der Verbindungsgeraden im Farbdreieck liegt. Beispielsweise ergibt die Mischung von Rot und Grün den Farbeindruck Gelb oder die Mischung von Rot und Blau eine Purpurfarbe, die im Spektrum nicht vorkommt und auf der Basis des Farbdreiecks angeordnet ist. Eine additive Mischung von Farben, deren Verbindungsgerade durch den Punkt E geht, liefert den Farbeindruck Weiß. Dies ist etwa der Fall, wenn man ein Gelb der Wellenlänge 580 nm mit einem Blau der Wellenlänge 480 nm mischt. Solche Spektralfarben, deren Mischung Weiß ergibt, werden als *Komplementärfarben* bezeichnet. Aus den am Farbdreieck demonstrierten Gesetzmäßigkeiten geht hervor, daß sich alle Farbarten durch additive Mischung aus den *„Primärfarben“ Blau, Grün* und *Rot* herstellen lassen.

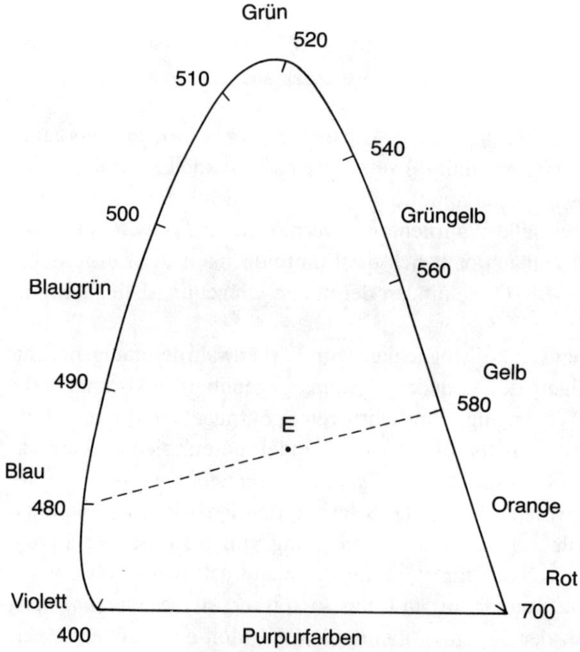

Abb. 17–42. Farbdreieck (Normfarbtafel nach DIN 5033). E = Weißpunkt. Die gestrichelte Gerade verbindet zwei Komplementärfarben, deren additive Mischung Weiß ergibt. Weitere Erläuterungen s. Text

Die **subtraktive Farbmischung** stellt einen von der geschilderten visuellen Farbintegration streng zu unterscheidenden physikalischen Prozeß dar. Fällt weißes Licht durch ein blaues und ein gelbes Farbfilter, so entsteht dahinter die (subtraktive) Mischfarbe Grün, weil der Gelbanteil des Lichtes von dem blauen Filter und der Blauanteil von dem gelben Filter absorbiert werden. Lediglich die Grünkomponente kann beide Filter passieren. Auf diese Weise entsteht der Effekt einer Farbmischung, die der Maler auf seiner Palette vornimmt.

Theorien des Farbensehens. Von den verschiedenen – seit Beginn des 19. Jahrhunderts entwickelten – Theorien des Farbensehens haben sich zwei einander ergänzende theoretische Deutungen behaupten können:

– die *trichromatische Theorie des Farbensehens* und
– die *Gegenfarbentheorie.*

Nach der **trichromatischen Theorie des Farbensehens** *(Dreifarbentheorie)* von Young und Helmholtz werden im Zapfenapparat der Retina *drei farbempfindliche Systeme* angenommen. Jeder der drei Zapfentypen hat ein Empfindlichkeitsmaximum für Licht einer bestimmten Wellenlänge. Das differenzierte Unterscheidungsvermögen für eine große Zahl von Farbtönen kommt nun dadurch zustande, daß die Rezeptortypen bei farbiger Belichtung in unterschiedlichem Maß aktiviert werden. Bei der Verarbeitung der drei Signalanteile ergibt sich daraus schließlich der jeweilige Farbeindruck. Für die Gültigkeit dieser Theorie spricht, daß

– *drei Primärfarben* für die Erzeugung aller Farbtöne ausreichen,
– bisher *drei photolabile Pigmente* (mit den Absorptionsmaxima bei 455, 535 und 570 nm) in der Retina nachgewiesen werden konnten und
– die abgeleiteten *Rezeptorpotentiale* auf *drei verschiedene Zapfentypen* schließen lassen.

Die **Gegenfarbentheorie** von Hering geht von *zwei Farbpaaren, Rot-Grün* und *Blau-Gelb* aus, die durch ein *Schwarz-Weiß-Paar* ergänzt werden. Für jedes dieser Paare von sog. Gegenfarben fordert die Theorie *antagonistische Prozesse* bei der neuronalen Verarbeitung in der Netzhaut und in den Umschaltstellen der Sehbahn. Dabei löst eine der Farben eines Gegenfarbenpaares eine *Erregung* aus, während die andere eine *Hemmung* hervorruft. Gestützt wird diese Theorie vor allem durch die Phänomene der *farbigen Nachbilder:* Wird ein farbiger Gegenstand hoher Leuchtdichte für 20−30 s betrachtet, so erscheint einige Sekunden danach – gegen einen weißen Hintergrund gesehen – ein Nachbild in der jeweiligen Gegenfarbe *(farbiger Sukzessivkontrast).*

Eine Kombination der beiden Theorien wurde bereits 1911 durch von Kries in Form der **Zonentheorie** vorgeschlagen, nach der die beiden Theorien *auf verschiedenen Stufen des visuellen Systems* Gültigkeit besitzen. Während sich die Vorgänge auf der *Rezeptorebene* nach der *trichromatischen Theorie* deuten lassen, ist auf die *neuronalen Prozesse* in der Retina und den nachfolgenden Umschaltstellen die *Theorie der Gegenfarben* anwendbar, d. h. die Gültigkeit der beiden Theorien wird jeweils auf eine bestimmte *„Zone“* des visuellen Systems eingeschränkt.

Störungen des Farbsinnes. Farbsinnstörungen sind in der Regel angeboren, wobei gewöhnlich beide Augen betroffen sind. Sie finden sich bei etwa 8 % aller Männer, jedoch nur bei etwa 0,4 % der Frauen. Die Farbanomalien werden *rezessiv geschlechtsgebunden* vererbt, wobei die Frauen als Konduktorinnen fungieren.

Man unterscheidet drei verschiedene Störungen des Farbsehens:
- die *Dichromasien,*
- die *anomalen Trichromasien* und
- die *Achromasie.*

Bei der **Dichromasie** handelt es sich um eine partielle Farbenblindheit, bei der – entsprechend der YOUNG-HELMHOLTZschen Theorie – eine der drei Rezeptorenarten ausgefallen ist. Die sog. *Dichromaten* („Zweifarbenseher"), können in zwei Gruppen unterteilt werden: Den Patienten der ersten Gruppe fehlt das *Rot-Grün-Unterscheidungsvermögen.* Hierzu gehören die *Protanopie* („Rotblindheit") und die *Deuteranopie* („Grünblindheit"). Bei der *Protanopie* fehlt die Farbempfindung für *Rot,* so daß das Spektrum im langwelligen Bereich verkürzt ist. Protanope verwechseln Rot, Gelb, Orange und Grün miteinander; Violett deuten sie als Blau, Dunkelrot als Schwarz. Die „Fehlfarbe" der *Deuteranopen* ist *Grün.* Die Verwechslungsfarben sind praktisch die gleichen wie beim Protanopen mit der Ausnahme, daß eine Differenzierung zwischen Dunkelrot und Schwarz möglich ist. Die zweite Gruppe der Dichromaten besitzt kein *Gelb-Blau-Unterscheidungsvermögen.* Bei dieser sehr seltenen Störung, der *Tritanopie,* wird das Spektrum zwischen 565 und 575 nm als unbunt empfunden.

Die häufigsten Farbsinnstörungen sind die **anomalen Trichromasien.** Es handelt sich dabei im Prinzip um ähnliche Störungen wie bei der Dichromasie, nur daß die Beeinträchtigung der jeweiligen Rezeptorfunktion geringer sind. Man spricht deshalb auch von einer *Farbschwäche.* Der *Protanomale* weist eine *herabgesetzte Rotempfindlichkeit,* der *Deuteranomale* eine *verminderte Grünempfindlichkeit,* der *Tritanomale* (sehr selten!) eine *Empfindungsschwäche für Blau und Gelb* auf. (Farbenverwechslungen können bei anomalen Trichromaten insbesondere unter ungünstigen Beleuchtungsbedingungen vorkommen.)

Bei der **Achromasie** *(totalen Farbblindheit, Monochromasie)* werden anstelle von Farbtönen nur unterschiedlich helle Graustufen wahrgenommen. Häufig ist dieses Leiden mit einer Lichtscheu *(Photophobie)* und verringerter Sehschärfe verbunden.

17.8.5. Gesichtsfeld, zentrale Sehbahn und räumliches Sehen

Gesichtsfeld. Als *Gesichtsfeld* bezeichnet man den gesamten Umweltbereich, der von einem unbewegten Auge, d. h. bei Fixierung eines zentralen Punktes, erfaßt wird. Dieses monokulare Gesichtsfeld wird durch die *Ausdehung der Retina,* die *Eigenschaften des dioptrischen Apparates* und die *äußeren anatomischen Begrenzungen* (Nase und Augenbrauen) limitiert. Wie Abb. 17–43 zeigt, ist das Gesichtsfeld (ausgezogene Linie) nach oben hin und in nasaler Richtung leicht eingeschränkt. Beim *Farbensehen* wird nur ein kleinerer Umweltbereich erfaßt, weil zur Netzhautperipherie hin die Zahl der Zapfen abnimmt. (In Abb. 17–43 sind die Wahrnehmungsgrenzen für Blau gestrichelt, für Rot strichpunktiert und für Grün punktiert eingezeichnet.) Beim binokularen Fixieren desselben Punktes überschneiden sich die Gesichtsfelder der beiden Augen mit Ausnahme der temporalen Bereiche.

Zentrale Sehbahn. Die gebündelten Axone der großen Ganglienzellen der Netzhaut bilden den *Nervus opticus,* der einer Leitungsbahn des Gehirns entspricht, da entwicklungs-

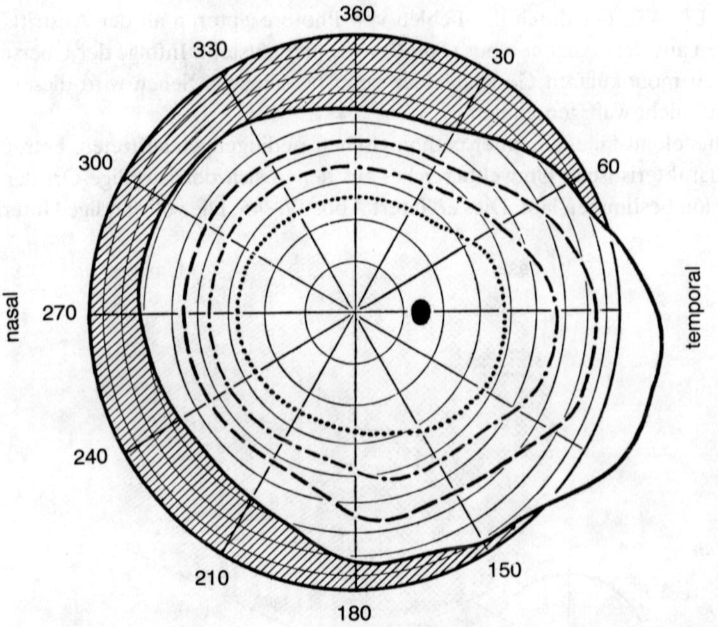

Abb. 17–43. Gesichtsfeld des rechten Auges. Grenzen des Gesichtsfeldes (ausgezogene Linie), der Blauwahrnehmung (gestrichelt), der Rotwahrnehmung (strich-punktiert) und der Grünwahrnehmung (punktiert). Schwarzes Feld = blinder Fleck

geschichtlich die Retina einen nach außen verlagerten Hirnteil darstellt. Fasern aus der Netzhautperipherie liegen gewöhnlich an der Oberfläche, die der zentralen Retina im Inneren des Sehnerven. Am Boden des Zwischenhirns bilden die beiden Nn. optici die Sehnervenkreuzung *(Chiasma opticum)*. An dieser Stelle kreuzen die Fasern der inneren (nasalen) Netzhauthälfte zur Gegenseite und bilden mit den ungekreuzten Fasern der äußeren (temporalen) Netzhauthälften den *Tractus opticus* (s. Abb. 17–44).

Etwa 2/3 der Fasern des Tractus opticus enden im *Corpus geniculatum laterale,* der ersten zentralen Schaltstelle der Sehbahn. Hier werden die Erregungen auf weitere Neurone übertragen, deren Axone als Sehstrahlung *(Radiatio optica, GRATIOLETsche Sehstrahlung)* zur primären Sehrinde *(Area striata)* beiderseits der *Fissura calcarina* im Okzipitalhirn (s. S. 504) ziehen. Von dort aus bestehen weitere Verbindungen zur sekundären Sehrinde in der *Area occipitalis* und der *Area praeoccipitalis.* Die restlichen Fasern des Tractus opticus verlaufen zu den oberen Vierhügeln *(Colliculi superiores)* und zur *prätektalen Region* des Hirnstamms. Diese beiden Bahnverbindungen dienen als afferente Bahnen für den Pupillen- und den Akkommodationsreflex (s. S. 599 f. bzw. 596 f.).

Gesichtsfeldausfälle. Ausfälle im Gesichtsfeld werden als **Skotome** bezeichnet. Sie sind entweder durch eine *Schädigung der Netzhaut oder der Sehbahn* (s. o.) bedingt. Im monokularen Gesichtsfeld findet sich als „physiologisches Skotom" der sog. *blinde Fleck*

(s. Abb. 17−43), der durch das Fehlen von Photorezeptoren an der Austrittsstelle des Sehnerven aus dem Augenbulbus *(Papilla n. optici)* entsteht. Infolge der Überschneidung der beiden monokularen Gesichtsfelder beim beidäugigen Sehen wird dieser Gesichtsfeldausfall nicht wahrgenommen.

Gesichtsfeldausfälle, die unter pathologischen Bedingungen auftreten, betreffen in der Regel charakteristische Umweltbereiche, aus denen sich der jeweilige Ort der ursächlichen Läsion bestimmen läßt. Dies erläutert Abb. 17−45. Die vollständige Unterbrechung

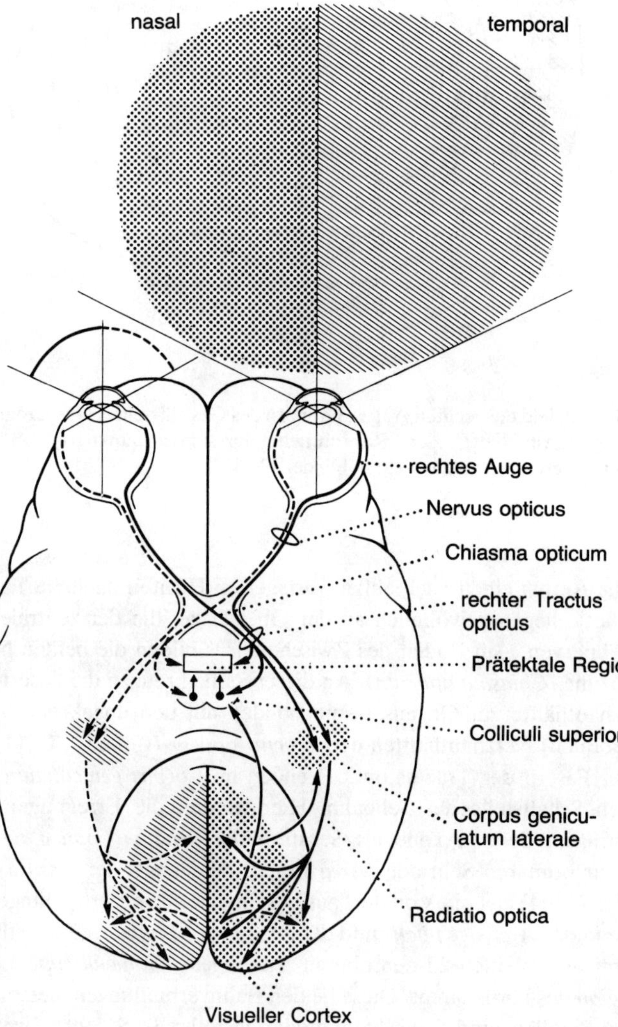

Abb. 17−44. Sehbahn in schematischer Darstellung, nach GRÜSSER. Für das rechte Auge ist das Gesichtsfeld, unterteilt in eine nasale (punktierte) und eine temporale (schraffierte) Hälfte, eingezeichnet, deren zentrale Projektionen in gleicher Weise markiert sind. Außerdem erkennt man auf der rechten Seite die efferenten Verbindungen zwischen Sehrinde und subkortikalen Gebieten des Nervus opticus führt zu einer *totalen Erblindung des betreffenden Auges* (A). Ist das Chiasma opticum von einer Läsion betroffen, wie dies durch die Druckwirkung eines wachsenden Hypophysentumors verursacht werden kann, so ist meist die Erregungsleitung in den medialen, kreuzenden Sehnervenfasern unterbrochen, so daß die lateralen Gesichtsfeldhälften ausfallen (B). Eine solche Störung bezeichnet man als *bitemporale Hemianopsie.* Eine Läsion der lateralen Fasern im Chiasma opticum führt zu einer nasalen Hemianopsie (C). Bei der Zerstörung eines Tractus opticus resultiert ein halbseitiger Ausfall in beiden Gesichtsfeldern auf derselben Seite, der als *homonyme Hemianopsie* bezeichnet wird (D). Ist die Sehbahn oberhalb des Corpus geniculatum laterale teilweise

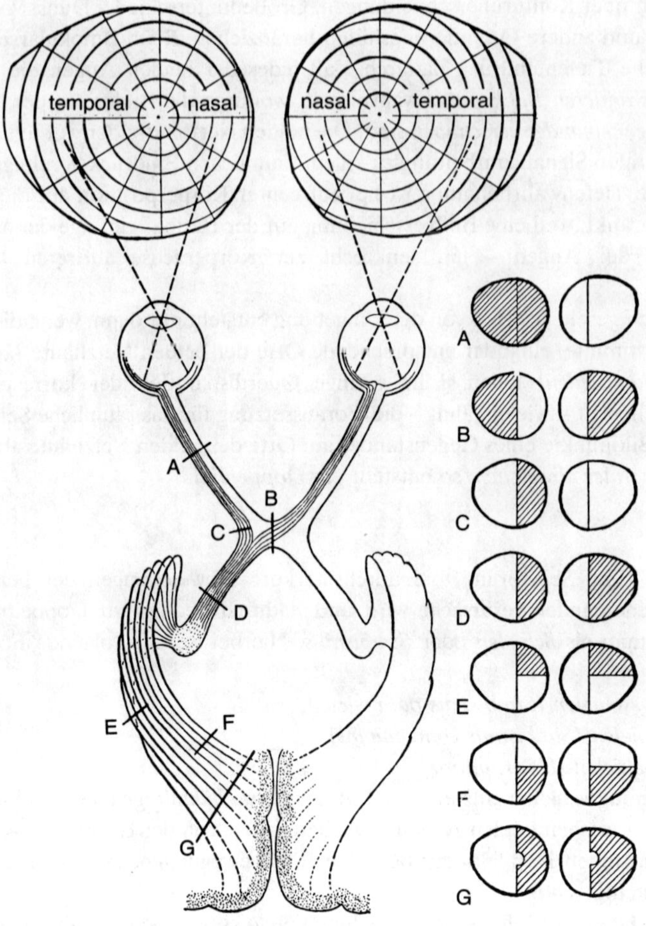

Abb. 17–45. Gesichtsfeldausfälle bei Läsionen an verschiedenen Stellen der Sehbahn, nach HOMANS. Die ausgefallenen Gebiete sind in den rechten Gesichtsfeldschemata durch Schraffierung gekennzeichnet. A linksseitige Erblindung; B bitemporale Hemianopsie; C linksseitige nasale Hemianopsie; D homonyme Hemianopsie rechts; E und F Quadranten-Hemianopsie; G homonyme Hemianopsie rechts mit fovealer Aussparung

unterbrochen, so treten häufig quadrantenförmige Ausfälle in beiden Gesichtsfeldern auf, die man entsprechend als *Quadranten-Hemianopsie* charakterisiert (E und F). Eine weitergehende Zerstörung der Sehstrahlung oder die einseitige Läsion der Sehrinde hat eine *homonyme Hemianopsie* zur Folge, wobei *das foveale Sehen in der Regel erhalten bleibt* (G).

Räumliches Sehen. Das beidäugige Sehen *(Binokularsehen)* ermöglicht es, einen *räumlichen Tiefeneindruck* zu gewinnen und *Entfernungen* abzuschätzen. Zwar ist auch der Einäugige in der Lage, die Tiefe des Raumes wahrzunehmen; er muß jedoch hierzu seine Erfahrungen über Konturüberschneidungen, Größenunterschiede, Dunst vor fernen Gegenständen und andere Orientierungshilfen heranziehen. Beim Binokularsehen entsteht der räumliche Tiefeneindruck dadurch, daß jedes der beiden Augen die Umwelt aus einem *etwas anderen Blickwinkel* wahrnimmt, wodurch die Bilder auf der Netzhaut *geringfügig gegeneinander verschoben* sind. Die beiden Netzhautbilder werden anschließend bei der zentralen Signalverarbeitung zu einem räumlichen Eindruck vereinigt *(binokulare Fusion)*. Die Tiefenwahrnehmung ist bei aufrechter Körperposition auf die Horizontalebene beschränkt, weil eine Bildverschiebung auf der Retina – infolge der anatomischen Anordnung der Augen – nur senkrecht zur Körperachse auftreten kann *(Querdisparation)*.

Ein einfach gesehenes Bild von der Umgebung entsteht nur dann, wenn die Bildpunkte auf ganz bestimmte, einander entsprechende Orte der beiden Netzhäute *(korrespondierende Netzhautstellen)* fallen. Eine geringe Querdisparation der korrespondierenden Netzhautstellen ist – wie erwähnt – die Voraussetzung für das räumliche Sehen. Werden jedoch die Bildpunkte eines Gegenstandes auf Orte der beiden Netzhäute abgebildet, die *stark voneinander abweichen*, so entsteht ein *Doppelbild.*

Strabismus. Eine Sehstörung, die durch stärkere Abweichungen der beiden Augenachsen gegeneinander verursacht wird und dadurch bedingt zu Doppelbildern führt, bezeichnet man als *Schielen* oder *Strabismus*. Hierbei werden folgende Formen unterschieden:

- *Lähmungsschielen (Strabismus paralyticus),*
- *Begleitschielen (Strabismus concomitans),*
- *latentes Schielen (Heterophorie).*

Das **Lähmungsschielen** entsteht durch *Augenmuskellähmungen*, die zu einer Änderung des Winkels zwischen beiden Augen in Abhängigkeit von der Blickrichtung führen. Gewöhnlich entstehen Doppelbilder bei allen Blickbewegungen, an denen die gelähmten Muskeln beteiligt sind.

Begleitschielen tritt infolge der Kopplung von Akkommodation und Konvergenz bei *starker Hyperopie* als *Einwärtsschielen* (Strabismus convergens), bei *starker Myopie* als *Auswärtsschielen* (Strabismus divergens) auf.

Beim Begleitschielen können die beiden Augen abwechselnd die Führung bei der Fixation übernehmen, wobei zur Vermeidung von Doppelbildern jeweils das Bild des nicht führenden Auges unterdrückt wird. Es besteht jedoch auch die Möglichkeit, daß ein Auge bei der Fixation allein dominiert. In diesem Fall können die bildunterdrückenden Hemmungsprozesse des anderen Auges allmählich irreversibel werden und u. U. einen totalen Verlust der Sehkraft *(Schiel-Amblyopie)* herbeiführen. Eine solche Amblyopie kann durch frühzeitige Behandlung des Schielens im Vorschulalter vermieden werden.

Das **latente Schielen**, d. h. die Neigung zum Schielen, wird gewöhnlich beim binokularen Sehen verborgen gehalten und tritt erst bei starker Konvergenz, bei Ermüdung oder unter Alkoholeinfluß hervor.

18. Endokrines System

18.1. Aufgaben und Wirkungsweise der Hormone

18.1.1. Hormone als Informationsträger

Aufgaben des endokrinen Systems. Für die Koordination der Funktionen aller Körperzellen stehen dem Organismus zwei Kommunikationssysteme zur Verfügung, das *Nervensystem* und das *endokrine System.* Das **Nervensystem** kann man mit einer komplizierten technischen Einrichtung vergleichen, in der Informationen auf dem *Leitungswege* übertragen und verarbeitet werden. Die Nachrichten werden, verschlüsselt als eine Folge von Nervenimpulsen, über die Nervenbahnen geleitet und lösen an dem Erfolgsorgan bestimmte Reaktionen aus. Das **endokrine System** kann demgegenüber mit einem *„drahtlosen" Kommunikationssystem* verglichen werden. Der Inhalt der Nachrichten ist dabei in der chemischen Struktur hochspezialisierter Substanzen verschlüsselt, die auf dem Blutweg die Körperzellen erreichen und sie zu bestimmten Reaktionen veranlassen. Derartige *chemische Informationsträger,* die von *endokrinen (innersekretorischen) Drüsen* abgegeben werden, bezeichnet man als **Hormone.**

Während das Nervensystem vorrangig der schnellen und gezielten Informationsübertragung dient, ist das *endokrine System hauptsächlich für die längerdauernde und globale Steuerung der Zellfunktionen* zuständig. Diese Aufgabe erfordert eine *ständige, dem wechselnden Bedarf angepaßte Bildung der Hormone* in speziellen Geweben, eine *kontrollierte Abgabe an das Blut* und eine *gesteuerte Inaktivierung.*

Bildungsorte der Hormone. Die meisten Hormone werden in *epithelialen Drüsen* gebildet, die ihr Sekret direkt in die Blutbahn abgeben und daher als **endokrine Drüsen** bezeichnet werden. In manchen Fällen sind jedoch *Bildungsorte* und *Abgabeorte* nicht identisch. So erfolgt beispielsweise die Bildung einiger Hormone, die von der Hypophyse gespeichert und abgegeben werden, im benachbarten Hypothalamus.

Abgaberate der Hormone. Einige Hormone werden *nach Bedarf* in Abhängigkeit von der Stoffwechselsituation des Organismus oder als Antwort auf bestimmte innere bzw. äußere Reize abgegeben. Hierzu zählen beispielsweise Adiuretin, Aldosteron, Adrenalin und Noradrenalin. Bei einer zweiten Gruppe, zu der die Glucocorticoide gehören, erfolgt die Sekretion in einem *24-Stunden-Rhythmus.* In anderen Fällen, wie bei den weiblichen Sexualhormonen, variiert die Abgaberate in *länger dauernden Rhythmen.* Bei einer weiteren Gruppe von Hormonen wird schließlich die Sekretion und damit die Konzentration im Blut weitgehend *konstant gehalten.* Ein typischer Vertreter dieser Gruppe ist das Thyroxin.

Wirkungsmechanismen der Hormone. Die physiologischen Wirkungen der Hormone werden durch Primärreaktionen in den Zellen der Erfolgsorgane ausgelöst. Man kennt heute zwei Arten derartiger Primärreaktionen, durch die die biochemischen Prozesse in den Zellen fördernd oder hemmend beeinflußt werden können,
– *die Aktivierung des Adenylat-Zyklase-Systems,*
– *die Induktion von Enzymen und anderen Proteinen.*

Bestimmte Hormone, wie z. B. Adrenalin und Glucagon, reagieren mit einem spezifischen *„Hormonrezeptor"* in der Zellmembran, wodurch eine **Aktivierung der Adenylat-Zyklase** bewirkt wird (s. Abb. 18–1, A). Dieses Enzym fördert die Umwandlung von Adenosinmonophosphat (AMP) in *cyclo-AMP*. Das cyclo-AMP hat die Funktion eines

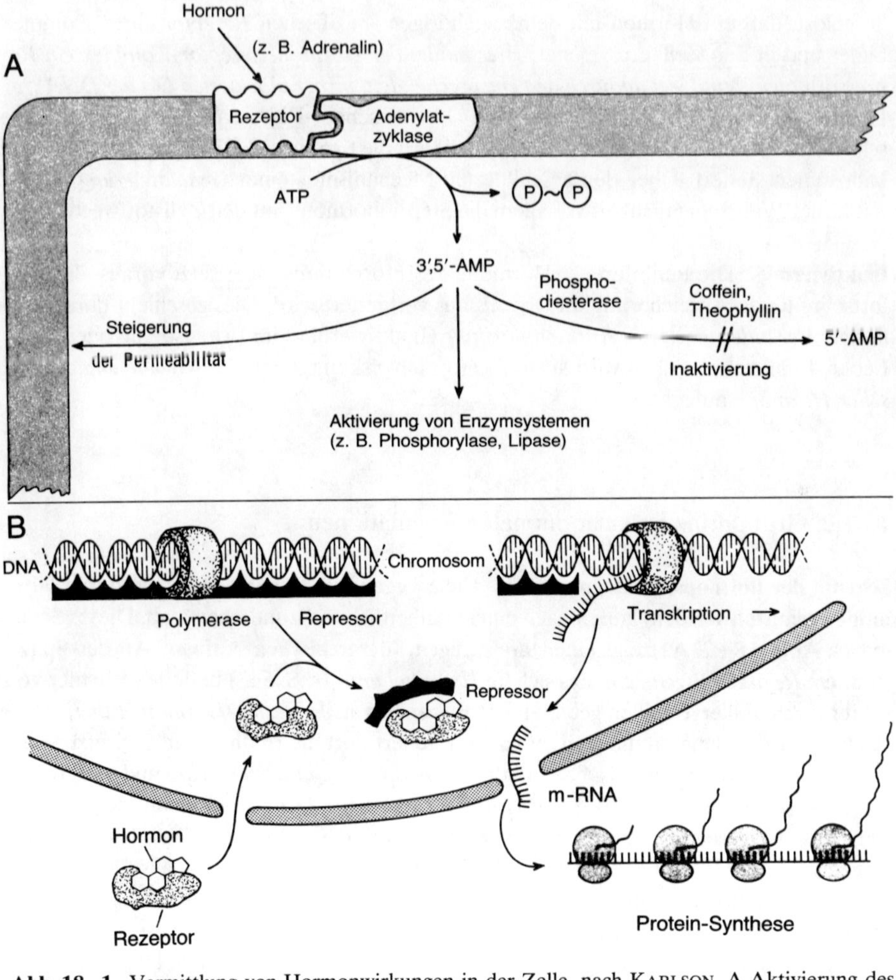

Abb. 18–1. Vermittlung von Hormonwirkungen in der Zelle, nach KARLSON. A Aktivierung des Adenylat-Zyklase-Systems; B Induktion von Enzymen. Der Hormon-Rezeptor-Komplex bindet einen Repressor der chromosomalen DNA, so daß das Gen transkribiert werden kann; die gebildete messenger-RNA steuert am Polysom die Synthese des entsprechenden Enzyms

zweiten Boten *(second messenger)*, d. h. es überträgt die Hormonwirkung auf andere Systeme der Zelle. Cyclo-AMP kann beispielsweise die *Transportsysteme in der Zellmembran beeinflussen* oder auch *Enzymsysteme* und damit bestimmte Zellstoffwechselwege *aktivieren.*

Da cyclo-AMP durch die Phosphodiesterase rasch zu AMP abgebaut wird, hat es nur eine begrenzte Wirkungsdauer. Stoffe, die die Phosphodiesterase hemmen, wie beispielsweise *Coffein* und *Theophyllin,* können jedoch die Einwirkungszeit des zweiten Boten erheblich verlängern. Daraus erklärt sich auch, daß unter dem Einfluß von Coffein die stimulierende Wirkung von Adrenalin länger anhält.

Eine zweite Möglichkeit der Primärreaktion von Hormonen besteht in der **Induktion von Enzymen und anderen Proteinen** (s. Abb. 18−1, B). Diese Induktion wird dadurch ausgelöst, daß ein Hormon mit dem zugehörigen spezifischen *Rezeptor* einen Komplex bildet und in den Zellkern gelangt. *Hier bindet der Hormon-Rezeptor-Komplex ein Repressormolekül und legt dadurch den entsprechenden, bisher blockierten Ort der DNA frei.* Es kann nun auf dem üblichen Wege (s. S. 23) messenger-RNA synthetisiert werden, die schließlich nach Ausschleusung aus dem Zellkern die Synthese des Enzymproteins an den Ribosomen steuert. Über den geschilderten Mechanismus einer *Genaktivierung* wirken mit hoher Wahrscheinlichkeit vor allem die Steroidhormone auf den Zellstoffwechsel ein.

Inaktivierung. Die Funktion der Hormone als Informationsträger setzt voraus, daß ihre fortschreitende Anreicherung im Organismus verhindert wird. Dies geschieht durch *chemische Veränderungen der Hormonmoleküle* (Inaktivierung) im Erfolgsorgan oder in der Leber. In manchen Fällen wird auch die Hormonwirkung durch die Abgabe *antagonistischer Hormone* aufgehoben.

18.1.2. Grundprinzip der hormonalen Regulationen

Schema der hormonalen Regulationen. Viele vegetative Regulationen, die durch Hormone vermittelt werden, laufen nach einem einheitlichen Grundschema ab. Dieses Schema (s. Abb. 18−2, A) zeigt einen **dreistufigen, hierarchischen Aufbau:** An der Spitze steht ein *Regulationszentrum,* das sich im *Hypothalamus* (s. S. 543) befindet. Ein hier von sekretorischen Nervenzellen gebildetes Hormon, das als *Releasing-Hormon (Liberin)* bezeichnet wird, gelangt in die *Hypophyse* und steuert dort die Bildung und Freisetzung eines zweiten Hormons. Dieses beeinflußt eine *periphere endokrine Drüse* und wird daher als *glandotropes* oder kurz als *tropes Hormon* bezeichnet. Das daraufhin aus der peripheren Drüse freigesetzte dritte Hormon verteilt sich mit dem Blutstrom über den gesamten Organismus und löst schließlich in den Zellen eine spezifische Reaktion aus. Solche Hormone, die unmittelbar auf das Erfolgsorgan einwirken, bezeichnet man als *effektorische Hormone.*

In einigen Fällen unterliegt die Konzentration des effektorischen Hormons einer **zentralen Kontrolle.** Wie in Abb. 18−2, A dargestellt, erfolgt diese Kontrolle über einen *humoralen Rückmeldekreis:* Ein Anstieg der Hormonkonzentration im Blut, der in den entsprechenden Hypothalamuszentren registriert wird, führt beispielsweise zu einer ver-

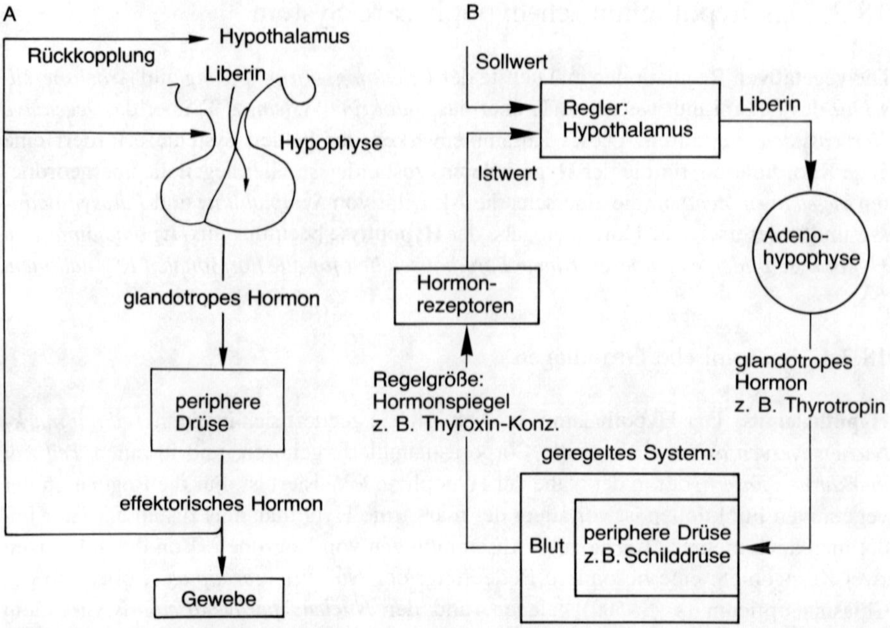

Abb. 18−2. A Hormonaler Regelkreis mit dreistufigem hierarchischen Aufbau; B Zugehöriges Regelkreisschema für das Beispiel der Thyroxin-Regulation

minderten Abgabe des Releasing-Hormons. Möglicherweise wird auch die Ausschüttung des Hypophysen-Hormons direkt gehemmt. In beiden Fällen resultiert daraus eine Abnahme der Hormonsekretion in der peripheren Drüse, so daß der angestiegene Hormonspiegel (syn. Hormonkonzentration) wieder absinkt. In der Sprache der Regeltechnik (s. u.) wird ein solcher Prozeß als *negative Rückkopplung* (negative feedback) bezeichnet.

Es muß jedoch bereits an dieser Stelle erwähnt werden, daß das skizzierte Grundschema der endokrinen Regulation nicht durchgängig gültig ist. Weder der dreistufige Aufbau der Hormonkette noch die negative Rückkopplung sind in allen Fällen realisiert. Als allgemeine Orientierungshilfe kann jedoch das Schema der Abb. 18−2, A nützlich sein.

Hormone als Glieder von Regelkreisen. In der Terminologie der Regeltechnik läßt sich ein Regelkreis, bei dem die Hormonkonzentration (z. B. Thyroxin-Konzentration) konstant gehalten werden soll, auch folgendermaßen beschreiben (s. Abb. 18−2, B): Der Hormonspiegel im Blut *(Regelgröße)* wird von Hormonrezeptoren *(Fühler)* laufend überwacht. Eine Abweichung des Istwertes von dem vorgegebenen Sollwert veranlaßt das zuständige Hypothalamuszentrum *(Regler)* zu einer korrigierenden Information, die unter Vermittlung des Releasing-Hormons und des glandotropen Hormons an die peripheren Hormondrüsen *(Stellglied)* weitergeleitet wird. Diese Drüse korrigiert daraufhin ihre Hormonabgabe an das Blut *(geregeltes System)*, wodurch sich der Hormonspiegel wieder auf den Sollwert einstellt. *Hormone können also in einem endokrinen Regelprozeß entweder als Stellglieder oder als Regelgröße beteiligt sein.*

18.2. Das hypothalamisch-hypophysäre System

Die vegetativen Regulationen im Dienste der *Erhaltung, Fortpflanzung* und *Arbeitsbereitschaft* des Organismus werden z. T. über das *endokrine System,* z. T. über das *vegetative Nervensystem* vermittelt. Dieses Zusammenwirken der beiden Systeme erfordert eine enge Koordination, für die der **Hypothalamus** zuständig ist. Hier liegen die übergeordneten *vegetativen Zentren,* die einerseits die Aktivität von *Sympathikus* und *Parasympathikus* und andererseits die Hormonabgabe der **Hypophyse** beeinflussen. *Hypothalamus und Hypophyse bilden eine übergeordnete Funktionseinheit für alle hormonalen Regulationen.*

18.2.1. Anatomische Grundlagen

Hypothalamus. Der Hypothalamus (s. Abb. 18–3) gliedert sich in einen *Teil mit markreichen Nervenfasern,* zu dem die Corpora mamillaria gehören, und in einen *Teil mit markarmen Fasern,* der in der Nähe der Hypophyse lokalisiert ist. Für die Regulation der vegetativen Funktionen ist vor allem der markarme Hypothalamus zuständig. Hier findet man auch mehrere **Kerne,** also Ansammlungen von Neuronen. Von ihnen besitzen zwei Kerngebiete eine besondere Bedeutung: der *Nucleus supraopticus*, oberhalb des Chiasma opticum (s. S. 500) gelegen, und der *Nucleus paraventricularis*, der dem 3. Hirnventrikel benachbart ist. Von beiden Kernen ziehen *markarme Nervenfasern zum Hinterlappen der Hypophyse.* Ein in den Neuronen gebildetes **Neurosekret,** das Hormone bzw. deren Vorstufen enthält, wird auf dem Weg über diese Nervenfasern zur Hypophyse transportiert.

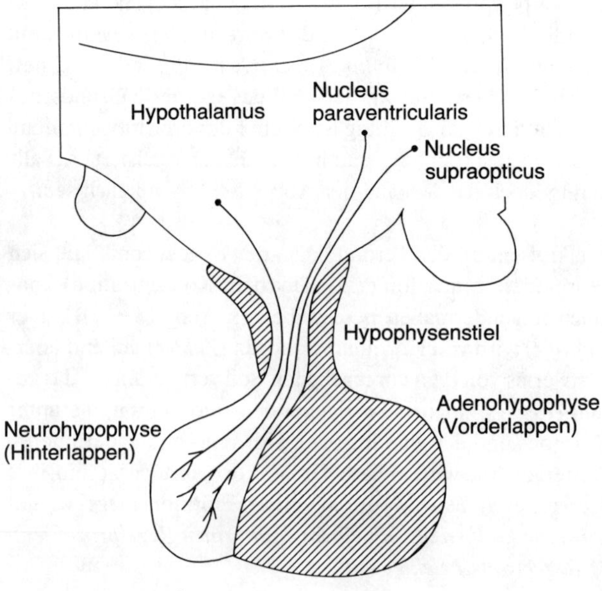

Abb. 18–3. Nervenbahnen von den Hypothalamuskernen zur Neurohypophyse in schematischer Darstellung

Hypophyse. Die *Hypophyse (Hirnanhangsdrüse)* ist ein nur 0,5 g schweres Organ, das in einer Nische der knöchernen Schädelbasis, der *Sella turcica* (Türkensattel), eingebettet liegt. Sie ist über den *Hypophysenstiel (Infundibulum)* mit dem Hypothalamus verbunden (s. Abb. 16–15 u. 18–3). Die Hypophyse gliedert sich in zwei Hauptanteile, den **Hinterlappen,** der auch als **Neurohypophyse** bezeichnet wird, und den **Vorderlappen,** den man wegen seines drüsigen Aufbaus **Adenohypophyse** nennt. Die Neurohypophyse ist entwicklungsgeschichtlich aus dem *neuralen Ektoderm* (Anlage des Nervensystems) hervorgegangen. Hieraus erklärt sich die Tatsache, daß die Neurohypophyse von Nervenbahnen durchzogen wird, die aus Kerngebieten des Hypothalamus stammen. Die Adenohypophyse dagegen hat sich im Laufe der Entwicklung aus dem *oralen Ektoderm* (embryonalen Mundbucht) gebildet und weist dementsprechend keine morphologischen Beziehungen zum Hypothalamus auf. Zwischen dem Vorder- und dem Hinterlappen der Hypophyse läßt sich noch ein schmaler *Zwischenlappen (Pars intermedia)* mit zahlreichen kleinen Zysten abgrenzen.

Das **histologische Bild** der Hypophysenanteile ist durch ihre entwicklungsgeschichtliche Herkunft geprägt. Die *Neurohypophyse* besteht aus einem Gliagewebe, das von *marklosen Nervenfasern* (s. o.) und *Gefäßen* durchzogen wird. Die *Adenohypophyse* dagegen ist aus *Epithelzellen* aufgebaut, die, zu größeren Verbänden zusammengefaßt, von weiten Kapillaren umgeben sind. Man unterscheidet nach Zellaufbau und Anfärbbarkeit mehrere Zelltypen, die mit den Buchstaben des griechischen Alphabetes gekennzeichnet werden *(α-, β-, γ-, δ-, ε-, η-Zellen).* Jede Zellart scheint für die Produktion und Speicherung bestimmter Vorderlappen-Hormone zuständig zu sein.

18.2.2. Hormone der Neurohypophyse

Adiuretin. Von der *Neurohypophyse* werden *zwei Hormone* abgegeben, die beide direkt auf periphere Organe einwirken. In diesem Fall ist also keine periphere Drüse in den hormonalen Regelkreis eingeschaltet. Eines der beiden Hinterlappen-Hormone wird wegen seiner Wirkung auf die Nierenfunktion als *Adiuretin* (**ADH** = *A*nti*d*iuretisches *H*ormon) bezeichnet (s. Abb. 18–4). Es ist mit dem *Vasopressin* identisch; diese Bezeichnung ist darauf zurückzuführen, daß das Hormon in höheren, nicht mehr physiologischen Dosen die Kontraktion aller glatten Muskeln erhöht und dadurch blutdrucksteigernd wirkt. In seiner **chemischen Zusammensetzung** stellt Adiuretin ein zyklisches *Oktapeptid* dar.

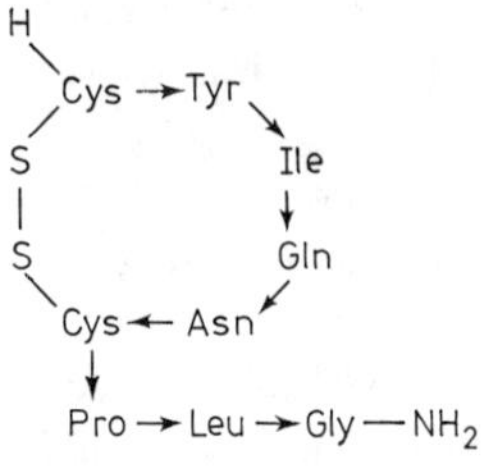

Ocytocin

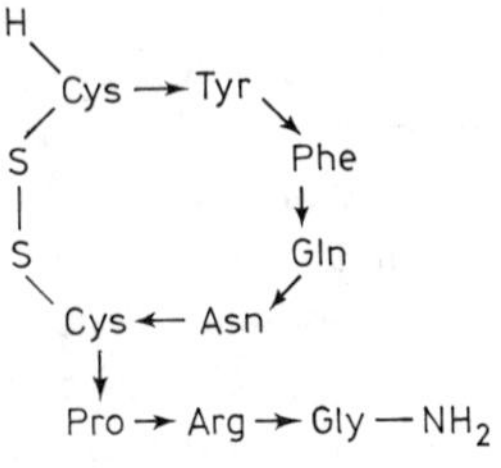

Adiuretin

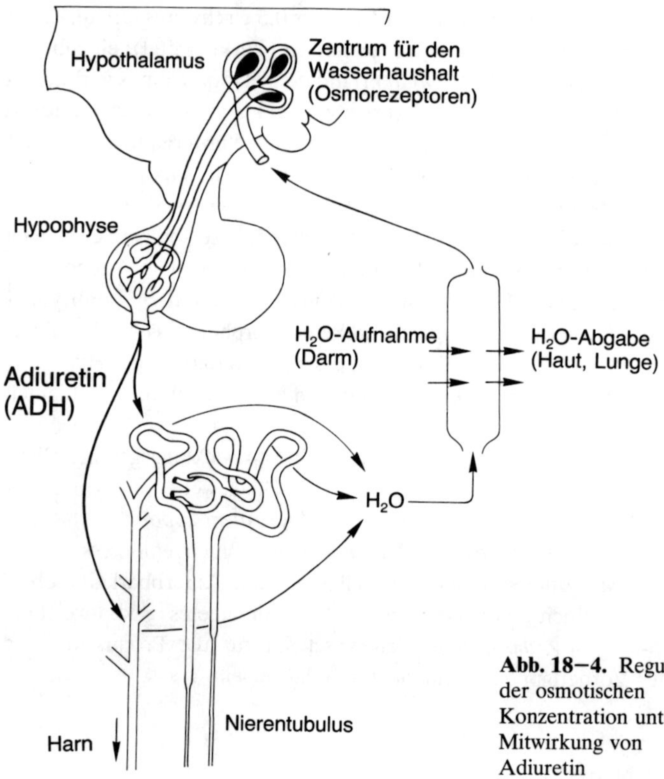

Abb. 18–4. Regulation der osmotischen Konzentration unter Mitwirkung von Adiuretin

Adiuretin wird in hypothalamischen Kerngebieten, im Nucleus supraopticus und im Nucleus paraventricularis, gebildet und auf dem Nervenwege – gebunden an ein Polypeptid (Neurophysin) – in die Neurohypophyse transportiert (Neurosekretion, s. S. 50). Das in der Neurohypophyse gespeicherte Hormon kann bei Bedarf stoßartig an das Blut abgegeben werden.

Die **Aufgabe des Adiuretins** besteht darin, die **Harnkonzentrierung** in der Niere zu fördern. Die Konzentrierung erfolgt im Tubulusapparat des Nephrons (s. S. 402), das von dem abfiltrierten Primärharn durchflossen wird. Adiuretin, das ausschließlich am *distalen Tubulus* und am *Sammelrohr* angreift, erweitert wahrscheinlich die Poren der Zellmembran, so daß der osmotische Wassertransport aus den Harnkanälchen in das Blut erleichtert wird. Unter dem Einfluß des Adiuretins werden auf diese Weise täglich 15 bis 30 l Wasser rückresorbiert.

Die **Kontrolle** über den Erfolg der Hormonwirkung erfolgt über physiologische *Rezeptoren* in den Vorhöfen des Herzens, *die das Blutvolumen registrieren,* und über Rezeptoren, die laufend den osmotischen Druck des Blutes überwachen. Derartige *Osmorezeptoren,* die im Hypothalamusgebiet nachgewiesen werden konnten, sprechen bereits auf eine Zunahme des osmotischen Druckes um 1 % an und lösen daraufhin eine verstärkte Adiuretin-Ausschüttung aus.

Ocytocin. Das zweite Hormon der Neurohypophyse ist das *Ocytocin* (s. Abb. 18–5). Chemisch unterscheidet es sich vom Adiuretin nur in zwei Aminosäuren: Anstelle von Arginin enthält es Leucin, anstelle von Phenylalanin steht Isoleucin.

Wie das antidiuretische Hormon wird Ocytocin *im Hypothalamus gebildet* und gelangt *auf dem Nervenwege in den Hypophysenhinterlappen.* Die wesentliche physiologische **Funktion von Ocytocin** besteht darin, die *glatte Uterusmuskulatur am Ende der Schwangerschaft zu rhythmischer Kontraktion* zu veranlassen. Dabei wird der Zeitpunkt des Kontraktionsbeginns, d. h. der **Wehenauslösung,** wahrscheinlich durch die Konzentration der *weiblichen Sexualhormone* bestimmt. Die Empfindlichkeit der Uterusmuskulatur gegenüber Ocytocin nimmt nämlich gegen Ende der Schwangerschaft mit steigendem Oestrogen-Gestagen-Quotienten (s. S. 663) zu. Die *Rückmeldung* über die Ocytocin-Wirkung erfolgt *auf dem Nervenwege.*

Eine weitere Funktion kommt dem Ocytocin bei der *Milchabgabe aus der Brustdrüse* zu (s. Abb. 18–5). Das Saugen an der laktierenden Brust löst auf dem Nervenwege eine Mehrproduktion und Ausschüttung von Ocytocin aus, das dann die Auspressung der Milch fördert.

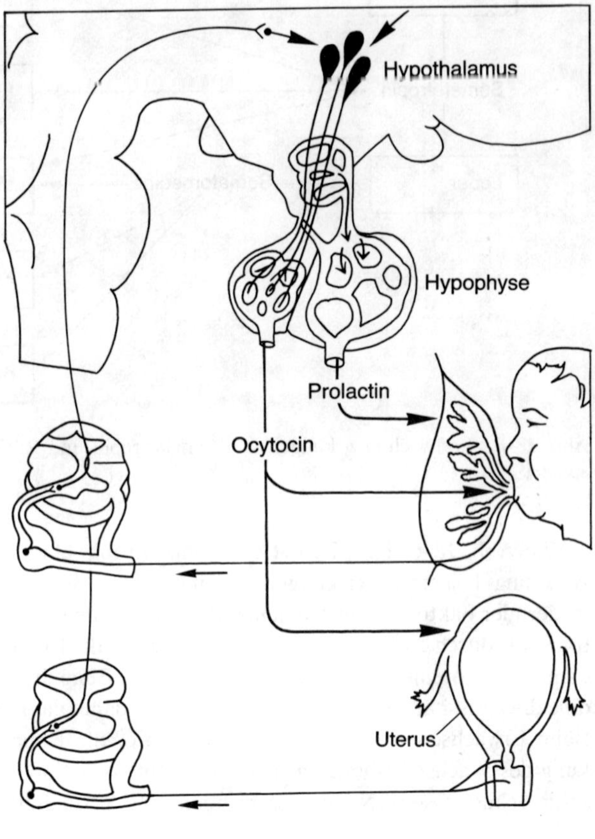

Abb. 18–5. Abgabe und Angriffsorte von Ocytocin und Prolactin sowie Rückmeldekreis für die Ocytocin-Wirkungen, modifiziert nach NETTER. Ocytocin fördert die Kontraktion der Uterusmuskulatur und die Milchabgabe aus der Brustdrüse, Prolactin die Milchproduktion (Laktogenese)

18.2.3. Hormone der Adenohypophyse

Somatotropin. Vom Hypophysenvorderlappen werden neben einer Reihe glandotroper Hormone einige Hormone abgegeben, die *effektorisch* wirken, d. h. direkt Gewebereaktionen hervorrufen (s. Tab. 18–1). Hierzu gehört das Wachstumshormon (*Somatotropin,* **STH** = *S*omato*t*ropes *H*ormon). Chemisch handelt es sich um ein Protein mit dem Molekulargewicht 27100, das aus 245 Aminosäuren besteht. Seine Wirksamkeit ist streng artspezifisch, so daß etwa aus Rinderhypophysen gewonnenes Somatotropin beim Menschen wirkungslos bleibt.

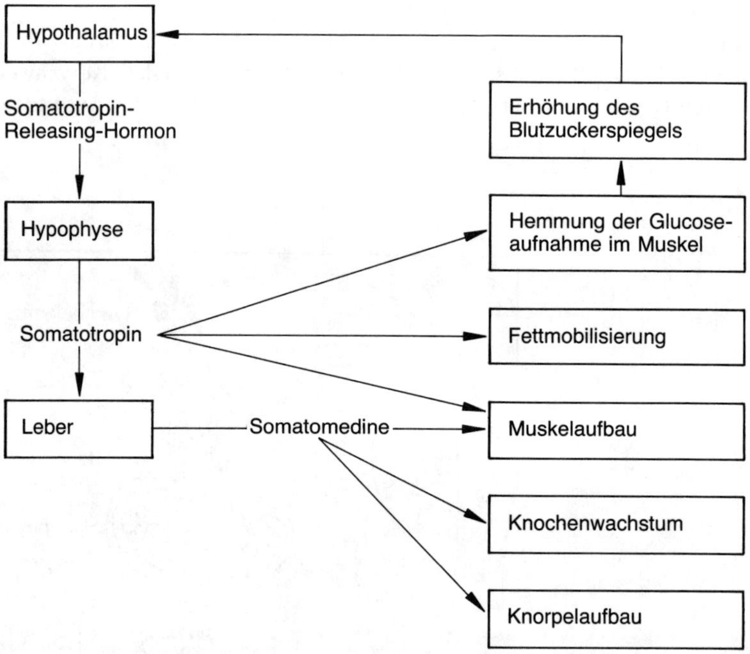

Abb. 18–6. Stoffwechselwirkungen von Somatotropin und Rückmeldekreis für den Blutzuckerspiegel

Wie Abb. 18–6 zeigt, besitzt das Somatotropin ein sehr breites Wirkungsspektrum. Allerdings löst es die Wirkungen z. T. nicht selbst, sondern über die Bildung wachstumsfördernder Faktoren, der *Somatomedine,* aus. Somatotropin steigert den Aminosäurentransport durch die Zellmembran und stimuliert die Bildung von Ribonucleinsäuren und damit die Proteinsynthese **(anabole Wirkung).** Beim Jugendlichen erhöhen Somatomedine die Aktivität des Epiphysenknorpels und damit das **Längenwachstum des Knochens.** Beim Erwachsenen fördern sie das appositionelle Knochenwachstum. Die volle Wirkung des Wachstumshormons bzw. der Somatomedine wird nur erreicht, wenn gleichzeitig Schilddrüsen-, Nebennierenrinden- und Sexualhormone in physiologischen Konzentrationen vorhanden sind. Umgekehrt ist der wachstumsfördernde Effekt dieser Hormone beim Fehlen von Somatotropin herabgesetzt. Somatotropin mobilisiert außerdem das *Depotfett,* setzt Fettsäuren frei und steigert die **Fettverbrennung.** Neben weiteren Wirkungen hat es schließlich einen Einfluß auf den **Glucosehaushalt.** Die *Glucoseaufnahme in bestimmte Zellen wird gehemmt,* so daß unter der Einwirkung des Somatotropins der Blutzuckerspiegel ansteigt, dessen Höhe an das entsprechende Zentrum im Hypothalamus rückgemeldet wird (s. Blutzuckerregulation, s. S. 652 ff.).

Melanotropin. Ein weiteres effektorisches Hormon der Adenohypophyse ist das *Melanotropin* (**MSH** = *M*elanozyten*s*timulierendes *H*ormon). Es fördert die *Ausbreitung der Pigmentgranula* in der Haut und z. T. die *Melaninproduktion.* Für den Menschen scheint es von untergeordneter Bedeutung zu sein. Das Melanotropin steht in Beziehung zum *Corticotropin (ACTH),* was darin zum Ausdruck kommt, daß die Ausschüttung der beiden Hormone in gleichartiger Weise geregelt ist. Bei einer ACTH-Überproduktion, z. B. bei *Morbus Addison* (s. S. 644 f.), tritt daher eine besonders starke Pigmentierung der Haut auf.

Tab. 18–1. Effektorische Hormone

Bezeichnung	**Abk.**	**Synonyma**	**Chem. Aufbau**	**Abgabe durch**	**Hauptwirkungen**
Adiuretin	ADH	Vasopressin	Octapeptid	Neurohypophyse	Wasserretention
Ocytocin		Oxytocin	Octapeptid	Neurohypophyse	Uteruskontraktion, Milchauspressung
Somatotropin	STH	Somatotropes Hormon, Wachstumshormon	Protein	Adenohypophyse	Knochenwachstum, Proteinsynthese, Lipolyse, Hemmung der Glucoseaufnahme
Melanotropin	MSH	Melanozytenstimulierendes Hormon	Polypeptid	Adenohypophyse	Hautpigmentierung
Prolactin	PRL (LTH)	Lactotropes Hormon	Protein	Adenohypophyse	Milchproduktion
Thyroxin	T_4	Tetrajodthyronin	Aminosäurenderivate	Schilddrüse	Stoffwechselsteigerung, Wachstumsförderung
Trijodthyronin	T_3				
Calcitonin		Thyreocalcitonin	Polypeptid	Schilddrüse	Senkung des Ca^{++}-Spiegels, Erhöhung des Phosphatspiegels
Parathormon	PTH	Parathyrin	Polypeptid	Nebenschilddrüsen	Erhöhung des Ca^{++}-Spiegels
Glucocorticoide (Cortisol)			Steroide	Nebennierenrinde (Zona fasciculata)	Gluconeogenese, Proteolyse, Lipolyse, Entzündungshemmung

Tab. 18–1. Effektorische Hormone (Fortsetzung)

Bezeichnung	Abk.	Synonyma	Chem. Aufbau	Abgabe durch	Hauptwirkungen
Mineralo-corticoide (Aldosteron)			Steroide	Nebennieren-rinde (Zona glomerulosa)	Na^+-Retention, K^+-Ausscheidung, Wasserretention
Androgene (Testosteron)			Steroide	Testes (Zwischenzellen)	Wachstum der männlichen Sexualorgane, Proteinsynthese
Oestrogene (Oestradiol)			Steroide	Ovar (Follikelepithel), Plazenta	Wachstum der weiblichen Sexualorgane, Proliferation der Uterusschleimhaut
Gestagene (Progesteron)			Steroide	Ovar (Gelbkörper), Plazenta	Umwandlung der Uterusschleimhaut zur Sekretionsphase, Temperatursteigerung (0,4°C)
Adrenalin	(A)	Epinephrin	Aminosäure-derivat	Nebennieren-mark	Förderung der Herzaktion, Glykogenolyse, Stimulation des ZNS
Noradrenalin	(NA)	Arterenol	Aminosäure-derivat	Nebennieren-mark	Blutdrucksteigerung
Insulin			Polypeptid	Inselorgan, B-Zellen (Pankreas)	Glucoseaufnahme und -oxidation, Glykogenaufbau (Senkung des Blut-Glucosespiegels)
Glucagon	HGF	Hyperglykämischer Faktor	Polypeptid	Inselorgan, A-Zellen (Pankreas)	Glykogenolyse, Gluconeogenese (Anhebung des Blut-Glucosespiegels)

Prolactin. Dieses Hormon ist ein Protein, das aus 198 Aminosäuren aufgebaut ist. *Prolactin* (**LTH** = *L*acto*t*ropes *H*ormon) stimuliert u. a. die *Milchproduktion (Laktopoese)* in der Brustdrüse (s. Abb. 18–5). Die dem Prolactin früher zugeschriebene Wirkung auf die weiblichen Keimdrüsen besteht jedenfalls beim Menschen nicht. Daher wird es heute zu den effektorischen Hormonen gerechnet.

Glandotrope Hormone der Adenohypophyse. Alle weiteren Hormone des Hypophysenvorderlappens haben die Aufgabe, die Hormonausschüttung peripherer Drüsen zu steuern. Eine Übersicht über die glandotropen Hormone gibt Abb. 18–7. Es bewirken: das **Thyreotropin (TSH)** die Abgabe von Schilddrüsenhormonen, das **Corticotropin (ACTH)** die Abgabe von Nebennierenrindenhormonen, das **Follikelstimulierende Hormon (FSH)** und das **Luteinisierungshormon (LH)** die Abgabe der Sexualhormone (s. Tab. 18–2). Die beiden letztgenannten Hormone werden unter dem Begriff *Gonadotropine* zusammengefaßt.

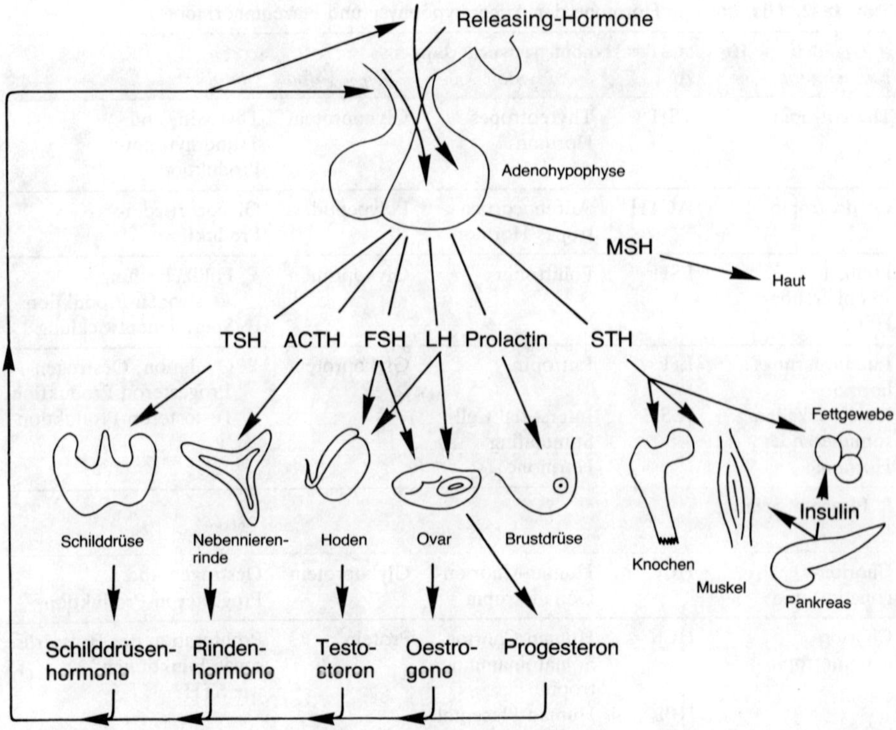

Abb. 18–7. Übersicht über die Hypophysenvorderlappen-Hormone und die von ihnen beeinflußten Organe, modifiziert nach NETTER. TSH Thyreotropin, ACTH Corticotropin, FSH Follikelstimulierendes Hormon, LH Luteinisierungshormon, STH Somatotropin, MSH Melanotropin

Da die glandotropen Hormone und die von ihnen beeinflußten effektorischen Hormone Glieder von zusammenhängenden Regelkreisen sind, ist es zweckmäßig, sie bei der weiteren Darstellung auch gemeinsam mit diesen zu behandeln und dabei jeweils die Leistungen des Gesamtsystems in den Vordergrund zu stellen.

18.2.4. Steuerung der Hormonabgabe der Adenohypophyse

Pfortadersystem. Obwohl die funktionelle Beziehung zwischen Hypothalamus und Adenohypophyse schon lange Zeit bekannt war, erschien es zunächst völlig rätselhaft, auf welchem Wege die Ausschüttung eines Hormons aus dem Hypophysenvorderlappen von den Hypothalamuszentren her beeinflußt werden könnte. Wie bereits festgestellt, ist dies nicht über Nervenbahnen möglich, weil solche Verbindungen nicht bestehen. Erst 1937 gelang es HARRIS, auf diese Frage eine Antwort zu finden.

Die Grundlage hierfür gibt Abb. 18–8, in der die *kapillären und venösen Strombahnen im Hypothalamus-Hypophysen-Bereich* schematisch dargestellt sind. Man erkennt, daß

Tab. 18–2. Glandotrope Hormone der Adenohypophyse und Plazentahormone

Bezeichnung	*Abk.*	*Synonyma*	*Chem. Aufbau*	*stimuliert*
A Glandotrope Hormone des Hypophysenvorderlappens				
Thyreotropin	TSH	Thyreotropes Hormon	Glykoprotein	Thyroxin- und Trijodthyronin-Produktion
Corticotropin	ACTH	Adrenocorticotropes Hormon	Polypeptid	Glucocorticoid-Produktion
Follikel-stimulierendes Hormon	FSH	Follitropin	Glykoprotein	♀ Follikelreifung, Oestrogen-Produktion ♂ Spermienentwicklung
Luteinisierungs-hormon = Zwischenzellen-stimulierendes Hormon	LH = ICSH	Lutropin Interstitial Cell Stimulating Hormone	Glykoprotein	♀ Ovulation, Oestrogen-, Progesteron-Produktion ♂ Testosteron-Produktion
B Plazentahormone				
Chorion-gonadotropin	HCG	Human-Chorion-Gonadotropin	Glykoprotein	Oestrogen und Progesteron-Produktion
Chorion-mammotropin	HCS = HPL	Human-Chorion-Somatomammotropin Human-Placental-Lactogen	Protein	Proliferation der Brustdrüse sowie Funktionen wie STH

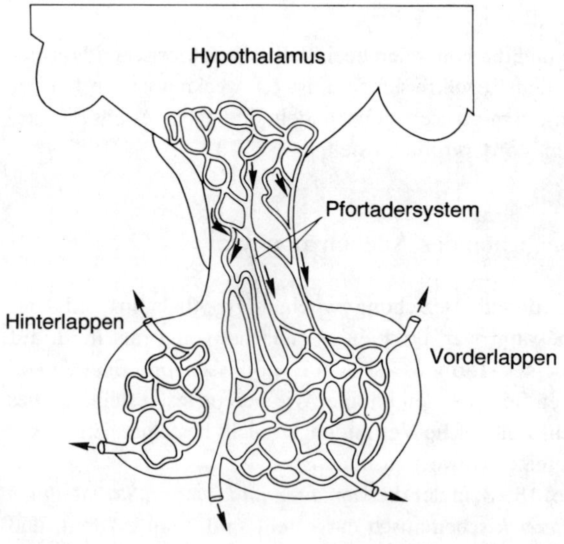

Abb. 18–8. Kapilläre und venöse Strombahnen im Hypothalamus-Hypophysen-Gebiet. Über das Pfortadersystem können Releasing-Hormone und Release-Inhibiting-Hormone aus dem Hypothalamus in die Adenohypophyse gelangen

die *Kapillaren des unteren Hypothalamus und des Hypophysenstiels* in ein sog. *Pfortadersystem* münden, das sich *im Hypophysenvorderlappen zu einem zweiten Kapillarnetz verzweigt.* Der Blutstrom folgt der Pfeilrichtung. Es darf als gesichert gelten, daß Hormone, die im Hypothalamus gebildet werden, auf diesem Wege in den Hypophysenvorderlappen gelangen und dort die Abgabe der Vorderlappenhormone bewirken können.

Releasing-Hormone und Release-Inhibiting-Hormone. Die Produktion und Freisetzung der glandotropen Hormone wird von einer Reihe von Hormonen, die aus der hypophysiotropen Zone des Hypothalamus stammen, gefördert oder gehemmt. Fördernd wirken die sog. Releasing-Hormone (Liberine), hemmend die sog. Release-Inhibiting-Hormone (Statine). Diese früher als ,,Faktoren" bezeichneten Hormone, die jeweils eine bestimmte Funktion der Adenohypophyse steuern, sind in Tabelle 18-3 zusammengestellt. In den meisten Fällen ist die Strukturaufklärung der bisher bekannten 7 Releasing-Hormone und 3 Release-Inhibiting-Hormone gelungen. Es handelt sich um Oligopeptide mit verhältnismäßig wenigen (3–14) Aminsosäuren.

Tabelle 18–3. Hormone für die Steuerung der Adenohypophysen-Funktion

A. Releasing-Hormone (Liberine)			
Bezeichnung	*Abk.*	*Synonyma*	*setzt frei*
Somatotropin-Releasing-Hormon	GRH (GH-RH)	Somatoliberin Growth Hormone-Releasing-Hormon	Somatotropin (STH)
Melanotropin-Releasing-Hormon	MRH (MSH-RH)	Melanoliberin	Melanotropin (MSH)
Prolactin-Releasing-Hormon	PRH (LTH-RH)	Prolactoliberin	Prolactin (PRL)
Thyreotropin-Releasing-Hormon	TRH	Thyroliberin	Thyreotropin (TSH)
Corticotropin-Releasing-Hormon	CRH	Corticoliberin	Corticotropin (ACTH)
FSH/LH-Releasing-Hormon	FRH (FSH/LH-RH)	Gonadoliberin	FSH + LH (ICSH)
LH (ICSH)-Releasing-Hormon	LRH (LH-RH)	Luliberin	LH (ICSH)
B. Release-Inhibiting-Hormone (Statine)			
Bezeichnung	*Abk.*	*Synonyma*	*hemmt Freisetzung von*
Somatotropin-Release-Inhibiting-Hormon	GIH (GH-IH)	Somatostatin	Somatotropin (STH)
Melanotropin-Release-Inhibiting-Hormon	MIH (MSH-IH)	Melanostatin	Melanotropin (MSH)
Prolactin-Release-Inhibiting-Hormon	PIH (PRL-IH)	Prolactostatin	Prolactin (LTH)

18.2.5. Störungen des hypothalamisch-neurohypophysären Systems

Diabetes insipidus. Eine *mangelnde Produktion* oder *Ausschüttung von Adiuretin* führt zum Krankheitsbild des *Diabetes insipidus centralis* (= neurohormonalis). Als Ursache kommen Hirn- oder Hypophysentumoren, Hypophysektomie (operative Hypophysenentfernung) oder entzündliche Erkrankungen (z. B. Hirnhautentzündung), seltener angeborene, erbliche Störungen der Adiuretinbildung in Frage. Bei etwa 50% der Patienten ist die Ursache unbekannt *(idiopathischer Diabetes insipidus).*

Infolge der *verringerten Rückresorption von Wasser* in den Tubuli der Niere werden große Mengen (in der Regel 4–12 l/Tag, in Extremfällen bis zu 40 l/Tag) eines *stark verdünnten Urins* (Dichte < 1,008 g/ml) ausgeschieden. Der Wasserverlust und der dadurch bedingte Anstieg der Plasmaosmolarität rufen ein starkes Durstgefühl hervor: Das verlorene Wasser muß durch vermehrtes Trinken (Polydipsie) ersetzt werden, da der Patient andernfalls rasch in eine hypertone Dehydratation (s. S. 427) geraten würde.

Vom zentralen Diabetes insipidus ist der *renale Diabetes insipidus* zu unterscheiden. Bei dieser Form ist nicht die Adiuretin-Bildung bzw. -Ausschüttung gestört, sondern die Ansprechbarkeit der Nierentubuli entweder wegen eines rezessiv X-chromosomal vererbten Defekts oder wegen einer tubulären Schädigung.

18.2.6. Funktionsstörungen der Adenohypophyse

Hypophysenvorderlappeninsuffizienz. Bei diesem auch *Hypopituitarismus* genannten Krankheitsbild handelt es sich um eine *verminderte Ausschüttung von Hypophysenvorderlappenhormonen.* Als Ursachen sind Tumoren, Entzündungen, regressive Veränderungen (z. B. bei Durchblutungsstörungen), Entwicklungsstörungen und Traumen zu nennen.

Tritt die Insuffizienz *akut*, z. B. im Zusammenhang mit einem Trauma oder einer Operation auf, ist klinisch vor allem die durch den *Corticotropin-Mangel* bedingte Nebennierenrindeninsuffizienz, die bei gleichzeitigem Adiuretin-Mangel mit einem Diabetes insipidus einhergehen kann, von Bedeutung. Bei *langsamer Entwicklung* des Krankheitsbildes, z. B. infolge eines Hypophysenadenoms oder einer ischämischen Nekrose der Hypophyse bei einer mit schwerem Blutverlust verlaufenden Geburt (sog. SHEEHAN-Syndrom), fallen in der Regel zuerst das *Somatotropin* und die *Gonadotropine* aus. Bei Kindern sistiert das Wachstum und die intellektuelle Entwicklung. Bei Frauen tritt eine Amenorrhoe (s. S. 689) auf, beim Mann werden die Hoden kleiner, Libido und Potenz gehen verloren. Die sekundäre Geschlechtsbehaarung verschwindet, die Haut wird dünn, weiß, faltig und trocken. Später kommen durch den Thyrotropin- und Corticotropin-Mangel Symptome einer (sekundären) Hypothyreose (s. S. 634) und Nebennierenrindeninsuffizienz (s. S. 645) hinzu.

Hypophysärer Minderwuchs. Der hypophysäre Minderwuchs beruht auf einem *Mangel an Somatotropin.* In ausgeprägter Form entsteht ein *Zwergwuchs,* bei dem die Körperproportionen erhalten bleiben. (Von Zwergen spricht man, wenn nach Beendigung der Wachstumsperiode die Körpergröße unter 140 cm liegt.) Die Ursache ist vielfach nicht zu ermitteln; auffallend ist aber, daß man nicht selten Hinweise auf ein *Geburtstrauma* findet. Das erklärt auch, warum vielfach kein isolierter Somatotropinmangel, sondern eine allgemeine Hypophysenvorderlappeninsuffizienz mit geringer Ausprägung sonstiger Hormonmangel-Symptome besteht.

Hypophysärer Riesenwuchs (Gigantismus). Dieses übersteigerte, ebenfalls zu einem *proportionierten* Körperbau führende Wachstum tritt auf, wenn vor der Pubertät *zu viel Somatotropin* gebildet wird. Zu diesem Zeitpunkt sind die Epiphysenfugen noch nicht geschlossen, die Knochen können also noch in die Länge wachsen. Die Ursache ist eine diffuse Hyperplasie bestimmter Zellen der Adenohypophyse oder ein Hypophysenadenom. Neben dem gesteigerten Wachstum beobachtet man häufig eine verminderte Leistungsfähigkeit, Infektanfälligkeit und Hypogenitalismus als Ausdruck der Störung anderer Hypophysenfunktionen durch den Tumor.

Akromegalie. Der Akromegalie (des Erwachsenen) liegen die gleichen pathologischen Veränderungen des Hypophysenvorderlappens wie dem hypophysären Riesenwuchs zugrunde. Im Unterschied zum Gigantismus kommt es aber infolge des Epiphysenschlusses zu einem periostalen, appositionellen Knochenwachstum mit Bildung von Exostosen (Knochenauswüchsen), zu einer Vergrößerung der Akren, die dem Patienten ein typisches Aussehen verleiht, zu einer Verdickung der Zunge, der Lippen und der Haut sowie zu einer Vergrößerung der inneren Organe, z. B. des Herzens (Kardiomegalie) und der Leber (Hepatomegalie). Bei etwa 40% der Fälle findet man eine gestörte Glucosetoleranz oder einen manifesten (hypophysären) Diabetes mellitus (s. S. 655), bei etwa 50% eine Struma (s. S. 633). Die ebenfalls zu beobachtende Abnahme von Libido und Potenz sowie das Auftreten einer Amenorrhoe sind die Folgen der gestörten Gonadotropinsekretion.

18.3. Schilddrüse und Schilddrüsenhormone

18.3.1. Anatomie der Schilddrüse

Lage, Form und Größe der Schilddrüse. Die *Schilddrüse (Glandula thyreoidea)* umschließt mit *zwei Seitenlappen* und *einem schmalen Mittellappen* (Isthmus) hufeisenförmig die Luftröhre (Trachea) dicht unterhalb des Schildknorpels (s. Abb. 18–9, A). In der Regel ist der rechte Seitenlappen etwas stärker ausgebildet als der linke. In wenigstens 15% der Fälle findet man außerdem, vorn vor dem Schildknorpel liegend, einen *Pyramidenlappen.* Die Schilddrüse ist von einer Kapsel umgeben und auf der Trachea verschieblich. Ihr Gewicht beträgt beim Erwachsenen 25–30 g.

Mikroskopische Anatomie der Schilddrüse. Die Schilddrüse wird durch gefäßhaltige Bindegewebssepten in verschieden große *Läppchenbezirke* gegliedert. Das Drüsengewebe besteht aus unregelmäßig gestalteten Bläschen, **Follikeln,** deren Wandung von einem geschlossenen einschichtigen Epithel gebildet wird. Im Inneren befindet sich eine homogene Masse, das **Kolloid,** in dem die Schilddrüsenhormone enthalten sind (s. Abb. 18–9, B).

An der *Hormonbildung und -speicherung* sind die Epithelzellen und das Kolloid der Follikel beteiligt. Die im Kolloid in einer Speicherform abgelagerten Hormone stehen bei

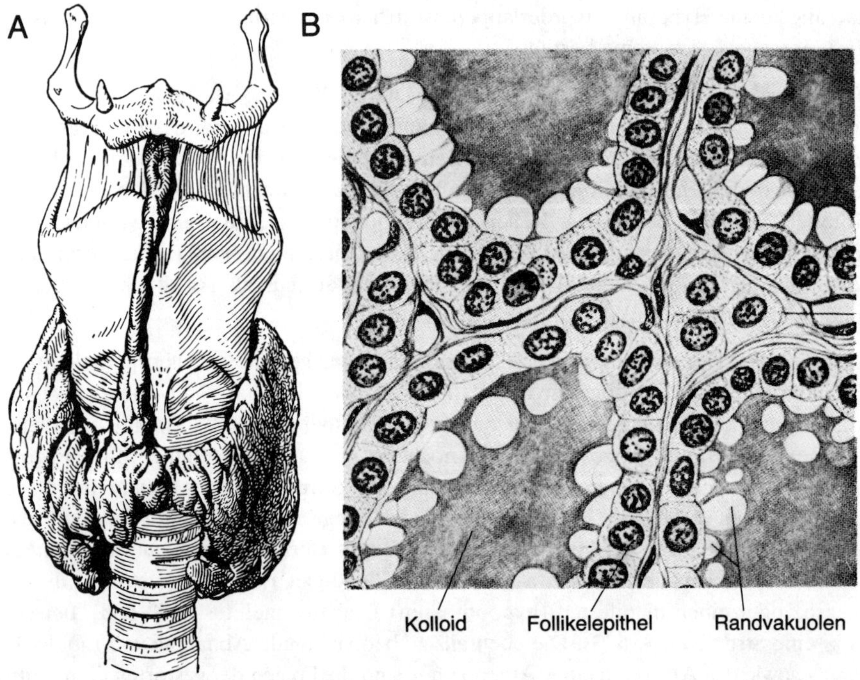

Abb. 18–9. A Schilddrüse (mit Pyramidenlappen) in Vorderansicht, nach BENNINGHOFF-GOERTTLER. B Schilddrüsenfollikel, nach BARGMANN

Bedarf zur sofortigen Ausschüttung zur Verfügung. Dabei werden nach einer *Verflüssigung des Kolloids* die Hormone zunächst in die Epithelzellen aufgenommen und von dort an den Blutstrom der benachbarten Kapillaren abgegeben.

18.3.2. Schilddrüsenhormone

Von der Schilddrüse werden zwei stoffwechselsteuernde Hormone, *Thyroxin* und *Trijodthyronin,* sowie ein die Ca^{++}-Konzentration beeinflussendes Hormon, das *Calcitonin* (Thyrocalcitonin), abgegeben. Das letztere wird im Zusammenhang mit der Ca^{++}-Regulation behandelt (s. S. 636).

Chemischer Aufbau und Biosynthese. Die beiden Hormone leiten sich von der Aminosäure *Tyrosin* ab. **Thyroxin (T_4)** ist das *Tetrajodthyronin,* wobei sich die Jodatome in 3,3′,5,5′-Stellung befinden. **Trijodthyronin (T_3)** enthält drei Jodatome in der 3,3′,5-Stellung.

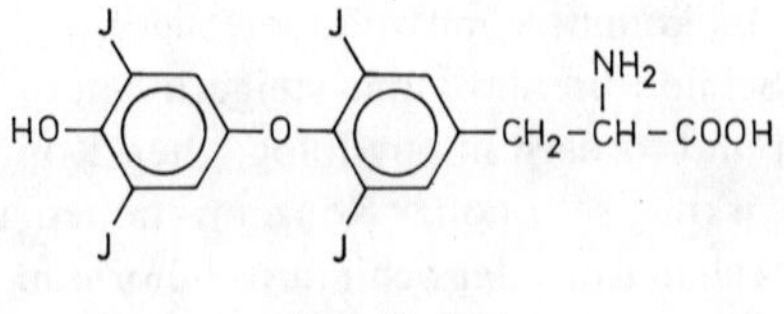

Thyroxin (T_4)

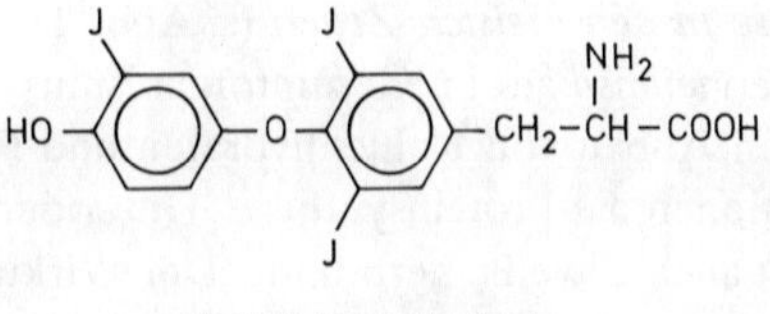

Trijodthyronin (T_3)

Die **Biosynthese** erfolgt in den Follikeln. *Jodid-Ionen* werden aus dem Blut von den Epithelzellen *gegen ein Konzentrationsgefälle* aufgenommen und hier zu freiem Jod enzymatisch oxidiert. Das Jod wird sodann in die Tyrosinreste eines Proteins eingeführt (s. Abb. 18–10). Es entsteht *Monojodtyrosin* (MJT) und *Dijodtyrosin* (DJT), aus denen sich die Protein- gebundenen jodierten *Thyronine* bilden. Das die Hormone enthaltende Protein wird als *Thyreoglobulin* bezeichnet und stellt die *Speicherform der Schilddrüsenhormone* im Kolloid dar. Bei Bedarf können daraus durch proteolytische Spaltung die Hormone Thyroxin bzw. Trijodthyronin freigesetzt werden.

Die Biosynthese der beiden stoffwechselaktiven Schilddrüsenhormone ist von einer *ausreichenden Jodzufuhr* mit der Nahrung abhängig. *Daher zählt Jod zu den lebensnotwendigen Spurenelementen.* Wenn zu wenig Jod in der Nahrung, speziell im Trinkwasser und im Speisesalz enthalten ist, können nicht nur Störungen der Funktion, sondern auch morphologische Veränderungen der Schilddrüse eintreten (s. u.).

Biologische Wirkungen. *Die Funktion des Thyroxins und des fünfmal stärker wirksamen Trijodthyronins besteht vor allem in einer Beschleunigung der oxidativen Stoffwechselpro-*

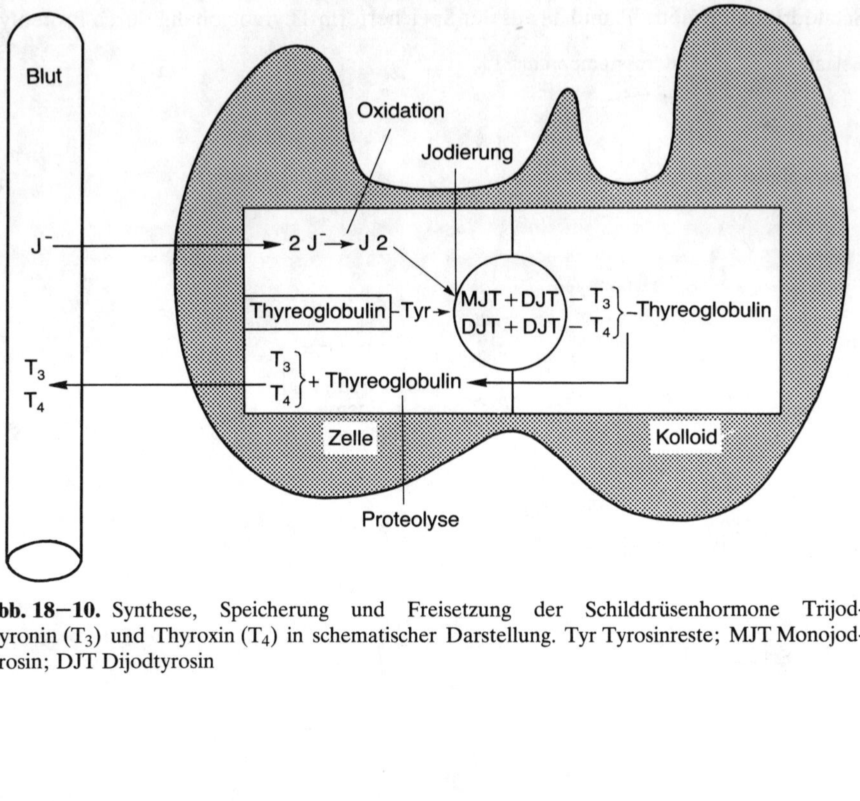

Abb. 18–10. Synthese, Speicherung und Freisetzung der Schilddrüsenhormone Trijodthyronin (T_3) und Thyroxin (T_4) in schematischer Darstellung. Tyr Tyrosinreste; MJT Monojodtyrosin; DJT Dijodtyrosin

zesse in den meisten Zellen (s. Abb. 18−11). Es kommt somit zu einer *Steigerung des Energieumsatzes* im Gesamtorganismus. Die Schilddrüsenhormone steigern den oxidativen Abbau von Kohlenhydraten und Fetten und fördern in physiologischen Konzentrationen die Proteinsynthese. Unter der Einwirkung sehr hoher Konzentrationen werden auch Eiweiße verbrannt. Der Wirkungsmechanismus der Schilddrüsenhormone ist hierbei noch nicht in allen Punkten geklärt. Es konnte jedoch sicher nachgewiesen werden, daß unter der Einwirkung dieser Hormone die *Aktivität zahlreicher Enzyme, insbesondere in den Mitochondrien, gesteigert ist.* Unter dem Einfluß unphysiologisch *hoher Konzentrationen* der Schilddrüsenhormone kommt es möglicherweise auch zu einer *Entkopplung der oxidativen Phosphorylierung,* so daß bei steigendem Sauerstoffverbrauch weniger energiereiches Phosphat gebildet wird.

Eine weitere Wirkung der Schilddrüsenhormone ist für den wachsenden Organismus von Bedeutung. *Physiologische Konzentrationen der Hormone sind Vorbedingung für ein normales Längenwachstum sowie für die normale Entwicklung der Organanlagen und Organe, insbesondere der Knochen und des Gehirns.*

Regulation der Hormonkonzentrationen. Die Blutkonzentrationen von Thyroxin und Trijodthyronin werden durch ein *Regelzentrum im Hypothalamus* kontrolliert (s. Abb. 18–11). Ein Abfall der Konzentrationen bewirkt die verstärkte Abgabe von **Thyreotropin-Releasing-Hormon** (TRH, Thyroliberin), das seinerseits die Ausschüttung von Thyreotropin in der Adenohypophyse stimuliert. **Thyreotropin (TSH =** *T*hyreoidea*s*timulierendes *H*ormon), ein artspezifisches *Glykoprotein* mit einem Molekulargewicht von etwa 25 000, fördert die Jodaufnahme in der Schilddrüse, aktiviert die Jodierung von Tyrosin und die Kondensation zu Tri- bzw. Tetrajodthyronin. Außerdem setzt TSH die Schilddrüsenhormone T_4 und T_3 aus der Speicherform Thyreoglobulin durch Proteolyse

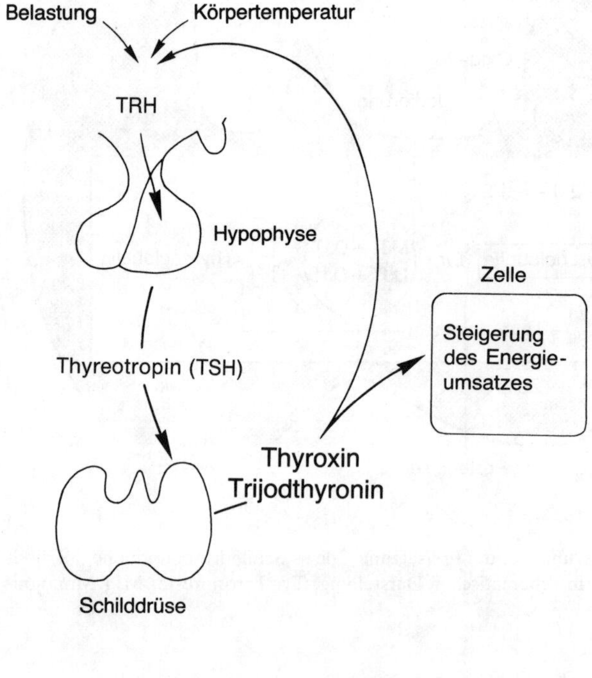

Abb. 18−11. Regelkreis und Wirkung der Schilddrüsenhormone

frei und bewirkt ihre Ausschüttung in die Blutbahn. Dabei beträgt der *Anteil des Thyroxins* an den freigesetzten Hormonen in der Regel etwa *90–95%*, der des *Trijodthyronins* nur *5–10%*.

Im zirkulierenden Blut sind T_4 und T_3 an Plasmaproteine, an Albumin und ein spezifisches α-Globulin, gebunden. Die (im Vergleich zu T_3) stärkere Eiweißbindung von T_4 hat zur Folge, daß die Wirkung von T_4 langsamer einsetzt und länger andauert (biologische Halbwertszeit 6 Tage), als dies bei T_3 der Fall ist (biologische Halbwertszeit 1,5 Tage).

In die geschilderte Regulation der Hormonkonzentrationen können noch weitere Faktoren, wie der *Belastungszustand* und die *Körpertemperatur*, modifizierend eingreifen (s. Abb. 18−11). Kältereiz, psychische und physische Belastungen erhöhen den Sollwert des Regelkreises, Wärmereiz und Ruhe senken ihn.

18.3.3. Störungen der Schilddrüsenfunktion

Hypothyreose. Die verschiedenen Formen der Hypothyreose (Schilddrüsenunterfunktion), von denen

- der *endemische Kretinismus,*
- der *sporadische Kretinismus* und
- das *Myxödem*

genannt seien, beruhen auf einem Mangel an Jod bzw. Schilddrüsenhormonen.

Der **endemische Kretinismus** tritt in Gebieten auf, in denen das *Trinkwasser zu wenig Jod* enthält und die insgesamt pro Tag mit der Nahrung aufgenommene Jodmenge zu gering ist, z. B. in Alpentälern. Bei der betroffenen Bevölkerung entwickelt sich dadurch häufig eine Schilddrüsenhyperplasie *(Struma)*. Diese beruht darauf, daß infolge des Jodmangels zu wenig Schilddrüsenhormone gebildet werden können und dadurch über den hormonellen Regelkreis vermehrt Thyrotropin ausgeschüttet wird, das die Schilddrüse zu einem vermehrten Wachstum anregt. Werden Frauen mit einem solchen Jodmangelkropf, der sämtliches Jod sofort speichert, schwanger, entwickelt sich beim Feten eine Jod- und Schilddrüsenhormonmangelsituation, die eine *irreversible, allgemeine Entwicklungsstörung* zur Folge hat. Nach der Geburt sieht man bei den Kindern, die als *Kretins* bezeichnet werden, eine Retardierung des körperlichen Wachstums und der geistigen Entwicklung. Der Körperbau bleibt gedrungen und plump *(disproportionierter Minderwuchs),* Hände und Füße wirken tatzenhaft, die Lippen sind wulstig, die Zunge ist übergroß, das Gesicht faltig, die Haut trocken und schuppig. In ca. 50% der Fälle besteht Taubheit. Die Kretins sind antriebsarm und debil (geistesschwach).

Seit die Ursache des endemischen Kretinismus bekannt ist und eine *Jodprophylaxe* in den gefährdeten Gebieten mit jodiertem Speisesalz durchgeführt wird, beobachtet man dieses Krankheitsbild kaum noch.

Beim **sporadischen Kretinismus** liegt ein *genetisch bedingter Defekt* der Schilddrüsenhormonsynthese vor, der unbehandelt zu den oben genannten Entwicklungsstörungen führt. Werden jedoch den davon betroffenen Kindern *rechtzeitig* nach der Geburt in ausreichender Menge Schilddrüsenhormone zugeführt, entwickeln sie sich geistig und körperlich *normal.* (Beim endemischen Kretinismus ist dagegen eine solche Behandlung nicht erfolgreich.)

Die (primäre) *Hypothyreose des Erwachsenen* wird, sofern sie in stärkerem Ausmaß auftritt, infolge der eigentümlichen Verdickung und Schwellung der Haut als **Myxödem** bezeichnet. Die Hypothyreose ist durch eine Herabsetzung des Grundumsatzes (Basisstoffwechsels, s. S. 443), erniedrigte Körpertemperatur und Herzfrequenz sowie verminderte geistige Beweglichkeit gekennzeichnet. Häufig sind die Patienten kälteempfindlich, schläfrig, obstipiert und übergewichtig. Haare und Nägel brechen leicht, es besteht Libido- und Potenzverlust. Die Jodspeicherungsfähigkeit der Schilddrüse ist verringert und im Gegensatz zur *(sekundären) hypophysär bedingten Hypothyreose* durch Gabe von Thyreotropin nicht zu steigern. Ursache der primären Hyothyreose können operative Eingriffe (ausgedehnte Schilddrüsenoperationen) oder eine Erniedrigung der Schilddrüsenhormonproduktion auf Grund einer Autoimmunerkrankung sein.

Hyperthyreose. Bei einer Hyperthyreose (Schilddrüsenüberfunktion) ist die *Ausschüttung von Trijodthyronin und Thyroxin gesteigert* und dadurch der Basisstoffwechsel, die Körpertemperatur, das Herzzeitvolumen und die Herzfrequenz erhöht, die Erregbarkeit heraufgesetzt. Die Patienten leiden unter Herzklopfen, Unrast, Gedankenjagen und Schlaflosigkeit. Sie schwitzen leicht und weisen einen feinschlägigen Tremor auf. Häufig kommt es auch zu Durchfall.

Trotz gemeinsamer Symptomatik muß streng zwischen einem
- *toxischen Adenom* und
- *Morbus Basedow*

als Ursache einer Hyperthyreose unterschieden werden.

Beim **autonomen Adenom** bzw. bei **multiplen „heißen" Knoten** der Schilddrüse handelt es sich um ein *lokalisiertes, tumorartiges Wachstum* von Teilen der Schilddrüse, die nicht mehr der hypothalamisch-hypophysären Steuerung unterliegen, sondern *autonom* vermehrt Schilddrüsenhormone produzieren und in die Blutbahn abgeben. Im Unterschied zur *Basedow*schen Erkrankung fehlen Augensymptome.

Beim **Morbus Basedow** liegt eine Hyperthyreose mit einer *diffusen Vergrößerung* der Schilddrüse *(Struma)* vor. Zusätzlich zu den obengenannten Symptomen kommt es zu einem meist beidseitigen, selten einseitigen Hervortreten der Augäpfel *(Exophthalmus)*. Als *Ursache* dieser Erkrankung wurden von B-Lymphozyten gebildete *Thyreoidea-stimulierende Immunglobuline* (TSI) gefunden. Bei diesen handelt es sich um *agonistisch wirkende Antikörper*, die Thyreotropin von dessen Bindungsstellen in der Membran der Schilddrüsenzellen (Thyreozyten) verdrängen und eine *langanhaltende Schilddrüsenstimulation* hervorrufen. Der Morbus Basedow ist somit als eine Autoimmunerkrankung anzusehen. Eines der Immunglobuline ist der sog. *Long Acting Thyreoid Stimulator* (LATS).

Der negative Rückkopplungsmechanismus ist im Gegensatz zum autonomen Adenom intakt: Durch die erhöhten T_3- und T_4-Blutspiegel wird die hypophysäre Thyreotropin-Sekretion unterdrückt. Doch führt die Abnahme der Thyreotropin-Sekretion nicht zu einer Erniedrigung der Schilddrüsenhormon-Sekretion, da die Schilddrüse auch ohne Thyreotropin durch TSI stimuliert wird.

Eine direkte Korrelation der Augensymptome mit dem TSI-Titer im Blut konnte bisher nicht nachgewiesen werden. Auch erscheint die vielfach postulierte Bildung eines *Exophthalmus-produzierenden Faktors* (EPF) in der Hypophyse neuerdings sehr fraglich.

18.4. Nebenschilddrüsen und Regulation des Calcium- und Phosphat-Haushaltes

18.4.1. Anatomie der Nebenschilddrüsen

Die *Nebenschilddrüsen* (syn. *Epithelkörperchen, Glandulae parathyreoideae*) sind etwa weizenkorngroße Organe, die an der Rückseite der Schilddrüse liegen. Meist findet man vier – zwei obere und zwei untere – Epithelkörperchen. Ihr Gewicht beträgt zusammen nur ca. 150 mg.

Die Nebenschilddrüsen sind von einer zarten Bindegewebskapsel umschlossen und bestehen aus Epithelzellen, die durch zwischengelagertes Fett- und Bindegewebe zu Epithelsträngen geordnet sind. Das Gewebe ist von einem dichten Kapillarnetz durchsetzt. Im Epithel unterscheidet man
- *kleine dunkle Hauptzellen,*
- *große wasserhelle Hauptzellen,*
- *eosinophile Zellen.*

Die Hormonproduktion erfolgt in den Hauptzellen.

18.4.2. Parathormon und Calcitonin

Aufbau und Wirkungen des Parathormons. Das in den Nebenschilddrüsen produzierte, lebenswichtige *Parathormon* (*Parathyrin,* **PTH**) ist ein Polypeptid mit einem Molekulargewicht von 8600. Neben Parathormon selbst sind auch noch einige seiner Bruchstücke biologisch wirksam.

Die Aufgabe des Parathormons besteht in der Regulation des Calcium- und Phosphat-Haushaltes. Unter physiologischen Bedingungen sorgt das Parathormon dafür, daß die Plasmakonzentration von Calcium bei 2,5 mmol/l und die von Phosphat bei 1 mmol/l konstant gehalten werden.

Das Hormon hat drei Angriffspunkte (s. Abb. 18−12). Am *Intestinaltrakt* fördert es ähnlich, jedoch nicht so intensiv wie Vitamin D, die Resorption des Calciums. An den *Nierentubuli* hemmt es primär die Rückresorption des Phosphats, so daß die Phosphatausscheidung gesteigert wird. Außerdem fördert es wahrscheinlich die Rückresorption des Calciums, wobei allerdings der Calciumspiegel des Blutes erst einige Zeit nach der erhöhten Phosphatausscheidung ansteigt. Ein dritter Angriffspunkt ist die *Knochenmatrix,* aus der unter der Einwirkung des Parathormons Calcium und Phosphat mobilisiert werden. *Die Gesamtwirkung des Parathormons besteht also in einer Konzentrationsanhebung des ionisierten Calciums im Blutplasma und in einer Senkung des Phosphatspiegels um den gleichen Faktor.* Die Produktion und Ausschüttung des Parathormons wird hauptsächlich in Abhängigkeit von der *Konzentration des ionisierten Calciums* gesteuert.

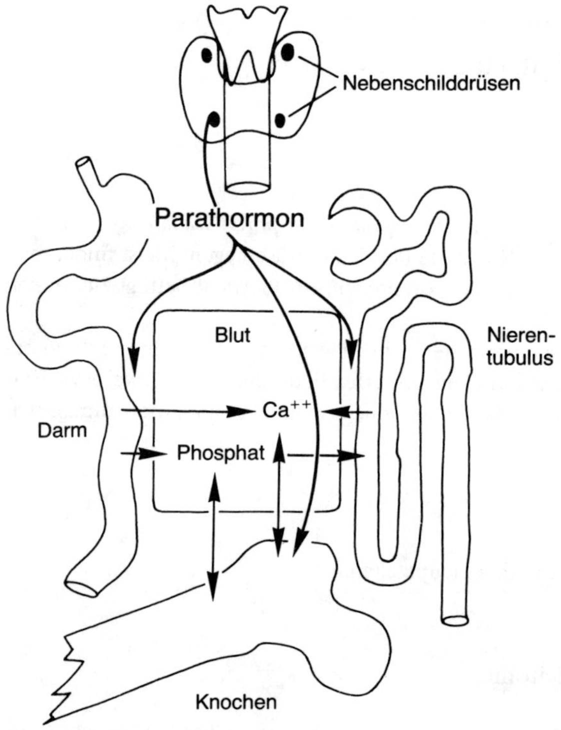

Abb. 18–12. Wirkungen des Parathormons in schematischer Darstellung

Aufbau und Wirkung von Calcitonin. An der Regulation des Calcium-Phosphat-Haushaltes ist ferner das in der Schilddrüse gebildete *Calcitonin (Thyrocalcitonin)* beteiligt. Es handelt sich hierbei um ein Polypeptid mit einem Molekulargewicht von 8 700, das u. a. aus Schweineschilddrüsen in reiner Form gewonnen werden kann.

Calcitonin ist ein partieller Antagonist des Parathormons. Da es die Freisetzung von Ca^{++} und Phosphat aus dem Knochen hemmt und gleichzeitig deren Einbau in den Knochen fördert, senkt es schnell die Ca^{++}-Konzentration des Blutes. Die Parathormon-Wirkungen an der Niere werden jedoch von Calcitonin nur zum Teil antagonisiert. Die Regulation der Calcitonin-Abgabe erfolgt im Zusammenwirken mit dem Ca^{++}-Parathormon-Regelkreis.

18.4.3. Störungen der Nebenschilddrüsenfunktion

Hypoparathyreoidismus. Dieses Krankheitsbild beruht auf einem *Parathormonmangel.* Die Ursache der seltenen *idiopathischen Form (primärer Hypoparathyreoidismus)* ist ungeklärt, die wesentlich häufigere *sekundäre Form* ist die Folge von ausgedehnten Schilddrüsenoperationen, bei denen die Nebenschilddrüsen teilweise oder ganz mitentfernt wurden oder deren Blutversorgung geschädigt wurde. Der Parathormonmangel bedingt eine *Hypocalcämie* und eine *Hyperphosphatämie* infolge der verringerten Calcium-

Resorption und -Mobilisation und der erniedrigten renalen Phosphatausscheidung. Die Folge der Hypocalcämie wiederum ist eine als **Tetanie** – in diesem Fall parathyreoprive Tetanie – bezeichnete *Übererregbarkeit des gesamten Nervensystems,* die sich in (anfallsweise auftretenden) Krämpfen der quergestreiften Muskulatur und Parästhesien (sensiblen Mißempfindungen) äußert.

Die neuromuskuläre Erregbarkeit ist der Kalium-, Hydrogencarbonat- und Phosphationen-Konzentration direkt und der Calcium-, Magnesium- und Wasserstoffionen-Konzentration im Blutplasma umgekehrt proportional:

$$k = \frac{[K^+] \cdot [HCO_3^-] \cdot [HPO_4^{--}]}{[Ca^{++}] \cdot [Mg^{++}] \cdot [H^+]} \qquad k = \text{Maß für die Erregbarkeit}$$

Eine Erniedrigung der Ca^{++}-Konzentration (und auch der H^+-Konzentration) führt somit zu einer Übererregbarkeit.

In typischer Weise sind die Extremitäten betroffen. Es kommt zu einer *tonischen Kontraktion* der Hand- und Fußmuskulatur (z. B. „Pfötchenstellung" der Hände); man spricht von Karpopedalspasmen. Der Gesichtsausdruck ist gespannt. Bei Kindern bedeutet ein *Laryngospasmus* (Stimmritzenkrampf) akute Lebensgefahr. Vor allem bei der idiopathischen Form können als weitere Symptome eine Ernährungsstörung des Ektoderms (trockene und spröde Haut, büschelweiser Haarausfall, leicht splitternde Nägel) und psychische Veränderungen (Störungen der Affektivität) hinzukommen.

Hyperparathyreoidismus. Als Hyperparathyreoidismus werden sämtliche Formen einer *Nebenschilddrüsenüberfunktion* bezeichnet. Der *autonomen* (primären) *Form*, die mit einer Hypercalcämie und einer Hypophosphatämie einhergeht, liegt meist ein *Nebenschilddrüsenadenom* mit erhöhter Parathormonausschüttung zugrunde. Die Symptome dieses Krankheitsbildes ergeben sich vorrangig aus der Hypercalcämie (Hypercalcämie-Syndrom).

Man beobachtet neben *Adynamie* (Kraftlosigkeit), *Nykturie* und *Polyurie* häufig *Nierensteinkoliken* infolge der Bildung von Calciumphosphat-Steinen, seltener eine *Nephrocalcinose* (Calcium-Niederschläge in den Nierenpapillen) oder *Knochenerkrankungen.* Als Begleitsymptome können ferner Zwölffingerdarmgeschwüre, Pankreatitis (s. S. 390) und Hyperurikämie (s. S. 329) auftreten.

Beim *regulativen* (sekundären) *Hyperparathyreoidismus* versucht der Organismus, durch vermehrte Ausschüttung von Parathormon einen infolge einer anderen Erkrankung, z. B. einer Rachitis (s. S. 315) oder einer chronischen Niereninsuffizienz, erhöhten Phosphat- und erniedrigten Calcium-Blutspiegel wieder anzuheben. Eine spezifische Symptomatik ist nicht vorhanden.

18.5. Nebennierenrinde und Corticoide

18.5.1. Anatomie der Nebenierenrinde

Makroskopische Anatomie der Nebennieren. Die *Nebennieren* sind zwei kleine, pyramidenförmige Drüsen, die jeweils den oberen Polen der beiden Nieren locker aufsitzen (s. Abb. 18–13). Ihr Gewicht beträgt zusammen durchschnittlich 10 g. Ihre Oberfläche ist gefurcht und erscheint goldgelb gefärbt. Die Nebennieren besitzen eine *besonders reiche Gefäßversorgung.* Drei zuführende Arterien verzweigen sich in bis zu 50 Arteriolen, während das venöse Blut über eine einzige Vene abgeführt wird. Die nervale Versorgung der Nebennieren erfolgt über Fasern des vegetativen Nervensystems. *Sympathische Fasern* ziehen nach ihrem Austritt aus dem Rückenmark über die *Nn. splanchnici* und die Nervengeflechte der Bauchhöhle zum größten Teil *ohne Umschaltung zum Nebennierenmark.* Nur diejenigen sympathischen Fasern, die für die Versorgung der Gefäßmuskulatur zuständig sind, werden im *Ganglion coeliacum* umgeschaltet.

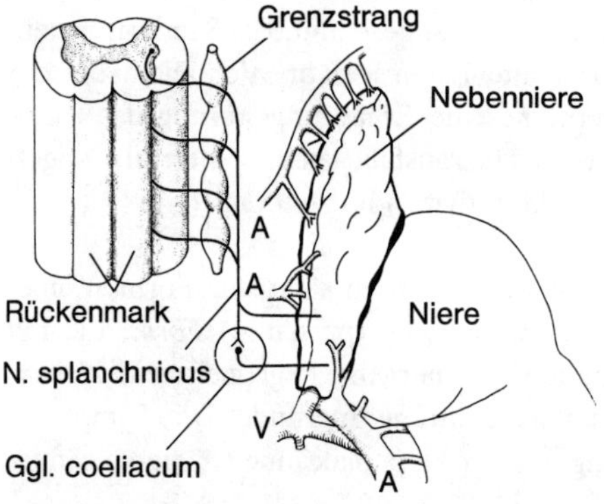

Abb. 18–13. Nebenniere mit ihrer Gefäß- und Nervenversorgung (A = Arterie, V = Vene)

Mikroskopische Anatomie der Nebennierenrinde. Die Nebennieren bestehen wie die Hypophyse aus zwei entwicklungsgeschichtlich, baulich und funktionell verschiedenen Teilen, der Rinde und der Marksubstanz. Die *Nebennierenrinde* hat sich aus einer Epithelwucherung des Mesoderms entwickelt. Sie enthält 80 % der Nebennierensubstanz und gliedert sich histologisch in drei Zonen, die fließend ineinander übergehen (s. Abb. 18–14):
- die *Zona glomerulosa,*
- die *Zona fasciculata,*
- die *Zona reticularis.*

Die **Zona glomerulosa,** die äußerste schmale Rindenzone, besteht aus Ballen und Strängen von kleinen Zellen mit dunklen Kernen. Die mittlere **Zona fasciculata** ist der breiteste Rindenabschnitt. In ihr sind die Zellen in radiären Strängen angeordnet. Auffallend ist ihr hoher Gehalt an Lipiden (insbesondere an Cholesterin) und an *Vitamin C,* der bei Synthese der Rindenhormone abnimmt. In der marknahen **Zona reticularis** bilden die

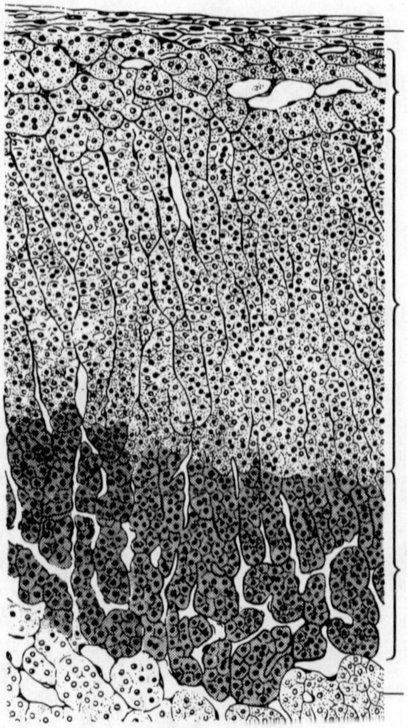

Abb. 18–14. Schnitt durch die Nebennierenrinde mit Abgrenzung der Rindenzonen

Zellen, die reichlich Pigmentgranula enthalten, einen lockeren netzartigen Verband. Die jeweilige Breite der drei Zonen variiert mit dem Lebensalter und kann sich auch unter dem Einfluß funktioneller Belastungen (Stress) verändern.

18.5.2. Glucocorticoide

Chemischer Aufbau und Biosynthese. Die *Zona fasciculata* produziert die *Glucocorticoide,* die an der Regulation des Glucose-Haushaltes und an der Hemmung entzündlicher Reaktionen beteiligt sind. Der wirksamste Vertreter dieser Gruppe ist **Cortisol** *(Hydrocortison),* daneben wird in kleineren Mengen *Cortison* und *Corticosteron* gebildet. Chemisch handelt es sich um *Steroide* mit einer β-ständigen Ketolseitenkette an C_{17} und einem α, β-ungesättigten Keton im Ring A. Cortisol besitzt zusätzlich eine 17 α-Hydroxylgruppe.

Die *Biosynthese* der Glucocorticoide beginnt mit der Oxidation von *Cholesterin* über *Pregnenolon* zu *Progesteron.* Unter der Einwirkung von Oxigenasen entstehen hieraus die Hydroxyverbindungen. Wird die Hydroxylgruppe zuerst an C_{21} eingeführt, so kommt es zur Bildung von *Corticosteron.* Eine weitere Hydroxylierung an C_{17} ist in diesem Fall nicht mehr möglich. Beginnt jedoch die Hydroxylierung an C_{17}, dann kann eine zweite Hydroxylgruppe an C_{21} angelagert werden, wodurch *Cortisol* entsteht.

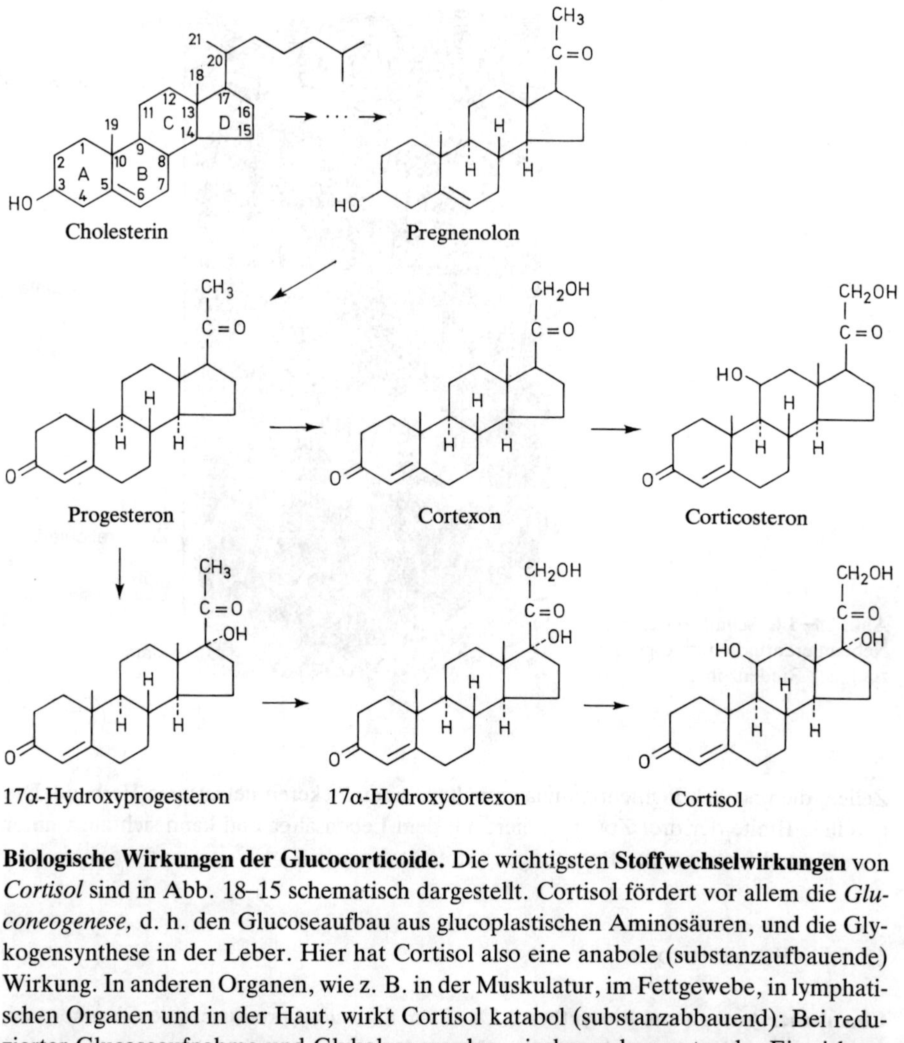

Biologische Wirkungen der Glucocorticoide. Die wichtigsten **Stoffwechselwirkungen** von *Cortisol* sind in Abb. 18–15 schematisch dargestellt. Cortisol fördert vor allem die *Gluconeogenese,* d. h. den Glucoseaufbau aus glucoplastischen Aminosäuren, und die Glykogensynthese in der Leber. Hier hat Cortisol also eine anabole (substanzaufbauende) Wirkung. In anderen Organen, wie z. B. in der Muskulatur, im Fettgewebe, in lymphatischen Organen und in der Haut, wirkt Cortisol katabol (substanzabbauend): Bei reduzierter Glucoseaufnahme und Glykolyse werden – insbesondere unter der Einwirkung erhöhter Cortisolkonzentrationen – Proteine abgebaut *(Proteolyse),* wodurch die freigesetzten Aminosäuren z. T. für die Gluconeogenese zur Verfügung stehen. Im Fettgewebe ist die Anwesenheit von Cortisol Voraussetzung für die Steigerung des Fettabbaus *(Lipolyse)* durch Adrenalin. Eine solche Funktion, bei der die Anwesenheit eines Hormons für die Effektivität eines anderen notwendig ist, bezeichnet man als *permissive Wirkung.*

Eine weitere, medizinisch besonders wichtige Funktion der Glucocorticoide besteht darin, die *mesenchymalen Gewebsreaktionen,* also auch *Entzündungen,* zu *hemmen.* Dies geschieht durch **Hemmung der Abwehrmechanismen,** des *Leukozytenaustritts* aus dem Gefäßsystem, der *Leukozytenphagozytose,* der *Bakteriolyse* und teilweise auch der *Antikörperbildung* (Immunsuppression). Außerdem unterdrücken die Glucocorticoide

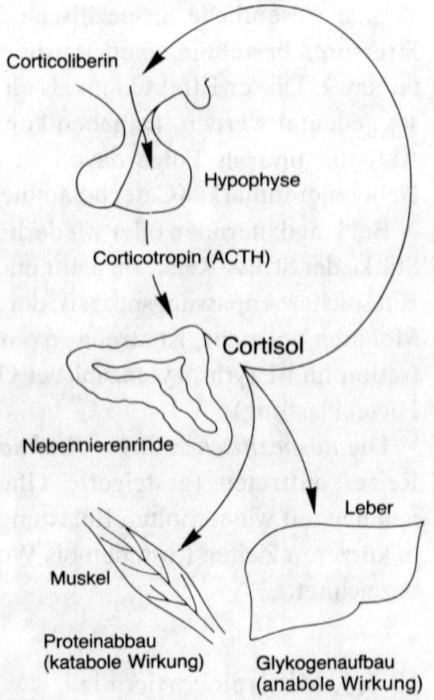

Abb. 18–15. Stoffwechselwirkungen von Cortisol und Regulation der Cortisol-Konzentration

die *Gewebsreize*, die als Folge der Antigen-Antikörper-Reaktion oder als Folge von Toxineinwirkungen auftreten. Aus diesem Grund werden Cortisol und seine Derivate bei akuten rheumatischen Erkrankungen, allergischen Reaktionen und anderen Krankheiten therapeutisch eingesetzt. Diese sinnvolle entzündungshemmende Wirkung kann jedoch in das Gegenteil umschlagen, wenn bei Regulationsstörungen oder zu hohen Therapiedosen die natürliche Infektabwehr zu stark gehemmt wird.

Regulation der Hormonkonzentrationen. Die Glucocorticoide gehören zu den Hormonen, deren Konzentrationen in einem Regelkreis kontrolliert werden. Die *geregelte Größe* ist in diesem Fall der *Hormonspiegel im Blutplasma.* Dabei ist zu berücksichtigen, daß etwa 80 % des Plasma-Cortisols an ein α-Globulin *(Transcortin)* gebunden und etwa 10 % an die Erythrozytenmembran adsorbiert sind, so daß nur 10 % in freier, biologisch aktiver Form vorliegen.

Bei einer *Abnahme der freien Cortisol-Konzentration* wird im *Hypothalamus* das **Corticotropin-Releasing-Hormon** (CRH, Corticoliberin) abgegeben, das über das Pfortadersystem in die *Adenohypophyse* gelangt und hier die Freisetzung von **Adrenocorticotropem Hormon** (ACTH, Corticotropin) bewirkt. ACTH seinerseits stimuliert in den Nebennieren die *Ausschüttung der Glucocorticoide.*

Stress und Adaptation. Es ist das Verdienst von SELYE, erkannt zu haben, daß der Organismus auf ganz verschiedenartige Reize in einer stets *gleichartigen Reaktionsweise* antwortet. Als auslösende Ursachen für diese Reaktion kommen in Frage: Infektionen, Verletzungen, Kälte- oder Hitzebelastungen, Hypoxie, Narkose, Hypoglykämie, starke Schallreize sowie alle Reize mit emotionaler Beteiligung. Man bezeichnet den als Folge solcher Belastungen auftretenden Reizzustand als **Stress** und den jeweils auslösenden Reiz als **Stressor.**

Eine wesentliche unspezifische Reaktion des Organismus auf die Einwirkung von Stressoren besteht in einem Anstieg der Glucocorticoid-Konzentrationen („Alarmreaktionen"). Dieser Effekt kann als eine *Sollwertverstellung* des Glucocorticoid-Regelkreises gedeutet werden. Daneben kommt es im Stress zu einer gesteigerten Sympathikus-Aktivität und als Folge davon zu einer verstärkten Ausschüttung der Hormone des Nebennierenmarks (Catecholamine, s. S. 647 ff.).

Bei langdauernden oder wiederholten Einwirkungen des gleichen Stressors nimmt die Stärke der Stress-Reaktion mehr und mehr ab, es tritt eine physiologische *Adaptation* ein. Ein solcher Anpassungsprozeß, der sich im Zeitraum von einigen Tagen bis zu mehreren Monaten vollzieht, ist streng *stressorspezifisch* (z. B. Anstieg der Hämoglobinkonzentration und Erythrozytenzahl bei O_2-Mangel oder Zunahme der Schweißsekretion bei Hitzebelastung).

Die *unspezifischen Stress-Reaktionen,* die unabhängig von der Art des einwirkenden Reizes auftreten (gesteigerte Glucocorticoid-Abgabe, Catecholamin-Ausschüttung), nehmen mit wiederholten Belastungen ebenfalls ab. Dieser Anpassungsprozeß, der sich in kürzeren Zeiten (Stunden bis Wochen) vollzieht, wird als *Habituation* (Gewöhnung) bezeichnet.

18.5.3. Mineralocorticoide

Chemischer Aufbau. Die zweite Gruppe der Nebennierenrindenhormone bilden die *Mineralocorticoide,* die vorrangig in der *Zona glomerulosa* produziert werden. Der wichtigste Vertreter dieser Gruppe ist das **Aldosteron.** In chemischer Hinsicht handelt es sich um ein *Steroid,* das sich vom Corticosteron dadurch unterscheidet, daß die Methylgruppe an C_{18} zur Aldehydgruppe oxidiert ist. Die Aldehydgruppe bildet mit der Hydroxylgruppe an C_{11} leicht ein Cyclo-*Halbacetal.*

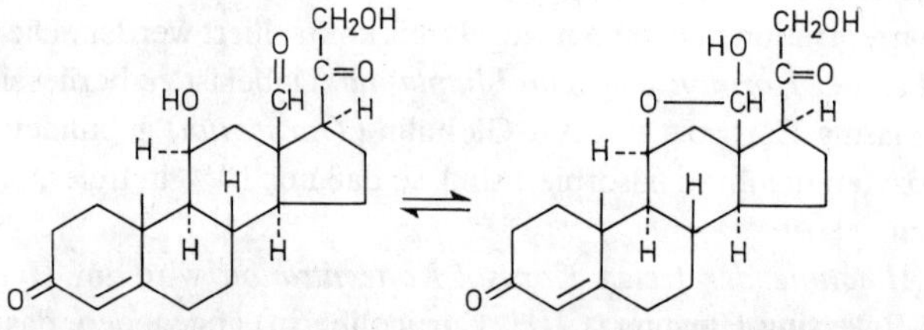

Aldosteron (offene Form) Aldosteron (Halbacetalform)

Biologische Wirkungen von Aldosteron. *Die Mineralocorticoide, speziell das Aldosteron, sind an der Regulation des Elektrolyt- und Wasserhaushaltes beteiligt* (s. Abb. 18–16). Aldosteron steigert über eine Enzyminduktion die Konzentration energieliefernder Phosphate, die speziell für den aktiven Natriumtransport in den Nierentubuli benötigt werden. Aldosteron bewirkt dadurch eine verstärkte *Natriumrückresorption* in der Niere, womit – osmotisch bedingt – auch eine *Wasserrückresorption* verbunden ist. Außerdem fördert es die *Kalium-* und die *Wasserstoffionen-Ausscheidung.* Ganz ähnlich sind die Wirkungen des Aldosterons auf den Wasser- und Ionentransport im *Darm* sowie in den *Speichel-* und *Schweißdrüsen.*

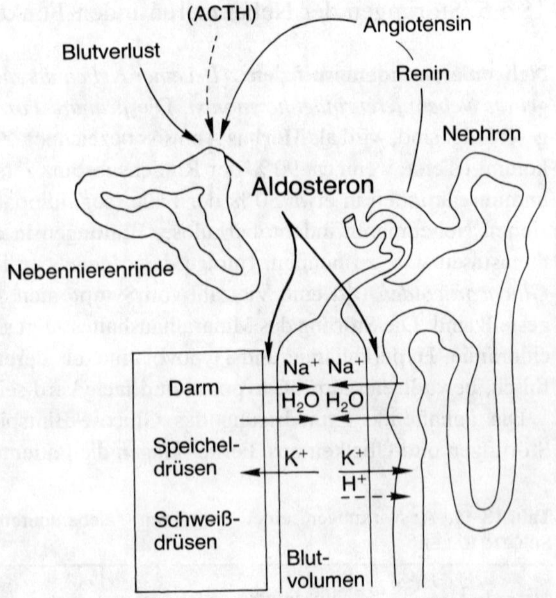

Abb. 18–16. Wirkungen von Aldosteron und Einflüsse auf die Hormonfreisetzung

Regulationsmechanismen. Die Produktion und die Abgabe von Aldosteron werden von mehreren Faktoren geregelt, unter denen *Natrium-Mangel* und *Abnahme des Blutvolumens* besonders wirksame Reize darstellen. Bei Natrium-Mangel und Abnahme der Nierendurchblutung wird in den *juxtaglomerulären Zellen* der Niere *Renin* freigesetzt, das über Zwischenstufen die Bildung von *Angiotensin II* und *Angiotensin III* veranlaßt (s. S. 409). Angiotensin II und Angiotensin III wirken ihrerseits stimulierend auf die Produktion und die Ausschüttung von Aldosteron. Es handelt sich also um einen geschlossenen *Regelkreis,* in dem die *Natrium-Konzentration* die *Regelgröße* darstellt. Daneben können noch weitere Faktoren stimulierend eingreifen. Bei *Blutverlusten* kann die Aldosteron-Ausschüttung auch von Volumenrezeptoren her ausgelöst werden.

Das auf die Nebenniere einwirkende Hormon aus dem Hypophysenvorderlappen, das Corticotropin (ACTH), beeinflußt die Aldosteron-Produktion und -Abgabe normalerweise kaum. Wohl aber kann unter pathologischen Bedingungen eine gesteigerte Aldosteron-Produktion durch eine verstärkte ACTH-Ausschüttung hervorgerufen werden.

18.5.4. Androgene der Nebennierenrinde

In der *Zona reticularis* der Nebennierenrinde werden *Androgene* gebildet. Es handelt sich dabei um C_{19}-Corticosteroide, insbesondere um Dehydroepiandrosteron (DEHA) und Androstendion (s. S. 657 f.). Diese männlichen Geschlechtshormone der Nebennierenrinde, die bei Männern und Frauen vorkommen, sind unter physiologischen Bedingungen von geringer funktioneller Bedeutung.

18.5.5. Störungen der Nebennierenrinden-Funktion

Nebennierenrindeninsuffizienz. *Bei einer Nebennierenrindeninsuffizienz besteht ein Mangel an Nebennierenrindenhormonen.* Die *primäre Form*, bei der die Nebennieren selbst geschädigt sind, wird als **Morbus Addison** bezeichnet. Zu (manifesten) Funktionsausfällen kommt es erst, wenn ca. 90 % der Rindensubstanz zerstört sind. Als Ursache sind Autoimmunreaktionen in etwa 50 % der Fälle (sog. idiopathische Nebennierenrindeninsuffizienz), Nebennierenrindentuberkulose, Blutungen in die Nebennierenrinde, Karzinommetastasen u. a. zu nennen. Infolge des *Mangels* an lebensnotwendigen *Mineralo-* und *Glucocorticoiden* tritt eine Vielzahl von Symptomen auf, die in Tab. 18−4 zusammengestellt sind. Die Störung des Mineralhaushaltes zeigt sich in einer Hyponatriämie, Hypochlorämie, Hyperkaliämie und Hypovolämie, als deren Folge die Patienten müde, apathisch, bewußtseinsgetrübt, hypoton und tachykard sein können.

Die anhaltende Erniedrigung des Glucose-Blutspiegels löst u. a. Angst, zerebrale Störungen und Übelkeit aus. Ferner klagen die Patienten über Schweißausbrüche, Herz-

Tab. 18−4. Auswirkungen einer (primären) Nebennierenrindeninsuffizienz, modifiziert nach Siegenthaler

Mangel an	führt infolge	zu
Mineralocorticoiden	Hyponatriämie und Hypochlorämie	Müdigkeit, Schwäche, Übelkeit, Erbrechen
	Hyperkaliämie	Muskelkrämpfen, Lähmungen, Arrhythmien
	Azidose	Hyperventilation, Bewußtseinsstörung, Koma
	hypotoner, extrazellulärer Dehydratation	Tachykardie, Hypotonie, Neigung zu orthostatischen Kollapszuständen
	intrazellulärer Hydratation	Kopfschmerzen, Apathie, Verwirrtheit
Glucocorticoiden	Störung des Kohlenhydratstoffwechsels (Hypoglykämie)	Hunger, zerebraler Dysfunktion, Angst, Schweißausbruch, Übelkeit, Tachykardie, Bewußtseinsstörung, Koma
	Störung des Eiweiß- und Fettstoffwechsels	Gewichtsverlust
	Störung des hämatopoetischen Systems	normozytärer Anämie, Leukopenie, Eosinophilie, Lymphozytose
	verminderter Stimulation der Magenschleimhaut	verringerter oder fehlender Salzsäureproduktion
	vermehrter Ausschüttung von MSH	verstärkter Pigmentierung von Haut und Schleimhäuten
	zentralnervöser Störungen	psychischen Störungen
Androgenen		Schwächezustand, Muskelschwund, Impotenz

klopfen. Gewichtsabnahme und Muskelschwäche. Erst in einem fortgeschrittenen Stadium findet man die *typische bronzeartige, grau-braune Verfärbung der Haut,* die auf einer gesteigerten Ausschüttung von MSH zusammen mit ACTH infolge des aktivierten Rückkopplungs-Mechanismus beruht. Durch Infektionskrankheiten, insbesondere Magen-Darm-Infektionen, sind die Patienten hochgradig gefährdet, da sich bei einem zusätzlichen Wasser- und Elektrolytverlust (z. B. durch Brechdurchfälle) rasch eine schwere und, sofern keine Substitution in Form von Elektrolytinfusionen erfolgt, lebensbedrohliche Exsikkose (s. S. 427) entwickelt.

Die *sekundäre Form* der Nebennierenrindeninsuffizienz ist die Folge einer *verringerten ACTH-Ausschüttung* wegen einer Hypothalamus- und/oder Hypophysenvorderlappeninsuffizienz (s. S. 628). Da die Mineralocorticoid-Produktion von der ACTH-Sekretion weitgehend unabhängig ist, fehlen bei der sekundären NNR-Insuffizienz die Mineralstoffwechselstörungen. Auch kommt es nicht zu einer gesteigerten, sondern zu einer verringerten Melaninablagerung, weil neben ACTH auch MSH vermindert gebildet wird. Das Krankheitsbild ist somit vor allem durch *Glucocorticoid-Mangel* (Hypocortisolismus) geprägt.

Adrenogenitales Syndrom (AGS). *Beim adrenogenitalen Syndrom handelt es sich um ein durch Überproduktion von Androgenen* in der Nebennierenrinde gekennzeichnetes Krankheitsbild, das in zwei Formen – angeboren und erworben – vorkommt.

Das *angeborene,* autosomal rezessiv vererbte adrenogenitale Syndrom beruht auf *Enzymdefekten der Nebennierenrinde,* unter denen eine Störung der 21-Hydroxylase am häufigsten ist. Daneben sind noch Defekte der 11β-Hydroxylase und der 3β-Dehydrogenase von Bedeutung. Infolge dieser Enzymstörung (s. Abb. 18–17) ist die Nebennierenrinde nicht oder nur unzulänglich in der Lage, *Cortisol* sowie *Corticosteron* und *Aldosteron* zu bilden. Der negative Cortisol-Rückkopplungsmechanismus zum Hypothalamus

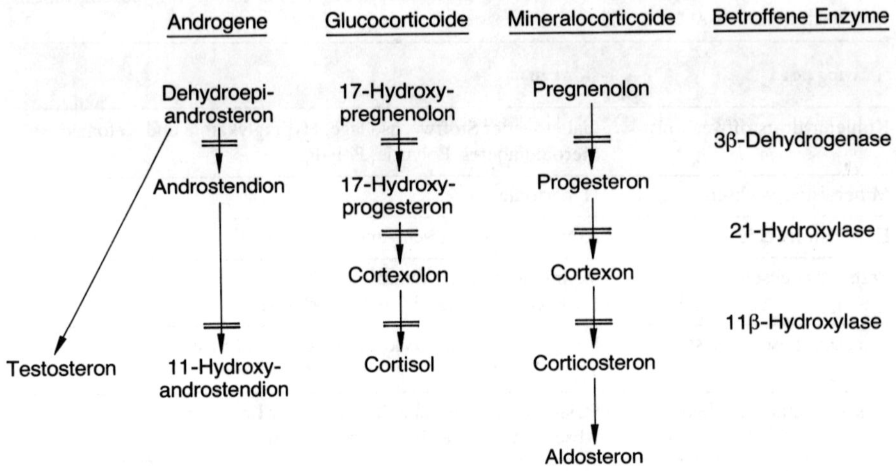

Abb. 18–17. Lokalisation der Enzymdefekte im Steroidstoffwechsel bei adrenogenitalem Syndrom, nach SCHETTLER. Doppelstriche kennzeichnen die gehemmten Syntheseschritte

bzw. zur Hypophyse ist dadurch gestört, und als Folge davon steigt die Produktion von ACTH und – unter Ausbildung einer Nebennierenrindenhyperplasie – von *Androgenen* an.

Bei *Mädchen* beobachtet man *Virilisierungserscheinungen* (Vermännlichung des äußeren Genitale, virile Behaarung, männlicher Körperbau u. a.). Bei *Knaben* kommt es zu einer vorzeitigen Ausbildung der sekundären Geschlechtsmerkmale *(Pseudopubertas praecox)* ohne adäquate Entwicklung der Keimdrüsen, da der erhöhte Androgenblutspiegel die Gonadotropinausschüttung hemmt. Auch die Spermatogenese fehlt. Bei beiden Geschlechtern tritt nach auffallend schnellem Wachstum in den ersten Lebensjahren infolge des vorzeitigen Epiphysenschlusses ein frühzeitiger Wachstumsstillstand ein. Eine wirksame Therapie besteht in der Dauersubstitution mit Cortisol.

Das *erworbene adrenogenitale Syndrom* ist durch Tumoren der Nebennierenrinde, die vermehrt Androgene bilden (Adenome, Karzinome), bedingt.

Differentialdiagnostisch kann die erworbene von der angeborenen Form durch den fehlenden Abfall der 17-Ketosteroide nach Gabe von Cortisol unterschieden werden.

Hypercortisolismus (CUSHING-Syndrom). Das *CUSHING-Syndrom ist die Folge einer überhöhten Bildung von Glucocorticoiden, insbesondere von Cortisol.*

Beim adrenal bedingten, *primären CUSHING-Syndrom* liegen *gutartige* oder *bösartige Nebennierenrindentumoren,* bei den *sekundären Formen* meist *Störungen des hypothalamisch-hypophysären Systems* mit vermehrter Freisetzung von Corticoliberin (Verstellung des Sollwertes) oder seltener ACTH-produzierende Tumoren vor.

Charakteristisch für das CUSHING-Syndrom sind das ausdruckslose, runde, dunkelrot verfärbte „Vollmond"-Gesicht sowie die Stammfettsucht. Weitere wichtige Symptome sind in Tab. 18–5 zusammengestellt.

Tab. 18–5. Auswirkungen einer vermehrten Cortisolproduktion beim CUSHING-Syndrom, modifiziert nach SIEGENTHALER

Störung des	führt zu
Kohlenhydratstoffwechsels	diabetogener Stoffwechsellage, Hyperglykämie und Ketoazidose, Steroiddiabetes, Polyurie, Polydipsie
Mineralstoffwechsels	Hypertonie
Eiweißstoffwechsels	Adynamie, Muskelschwund
Fettstoffwechsels	Vollmondgesicht, Stammfettsucht, Hypercholesterinämie, Atherosklerose
hämatopoetischen Systems	Polyglobulie, Leukozytose, Lympho- und Eosinopenie, Thrombozytose
mesenchymalen Systems	Striae rubrae (rotblaue Streifen in der Bauchhaut), Abschwächung der Immunreaktionen
Zentralnervensystems	psychischen Störungen mit Aggressionen und/oder depressiver Verstimmung

Hyperaldosteronismus. *Der Hyperaldosteronismus ist,* wie schon aus dem Namen hervorgeht, *durch eine vermehrte Bildung von Aldosteron gekennzeichnet.* Wie beim Hypercortisolismus unterscheidet man beim Hyperaldosteronismus eine primäre (= adrenale) und eine sekundäre (= extraadrenale) Form.

Die Ursache des *primären Hyperaldosteronismus* **(CONN-Syndrom)** ist in ca. 2/3 der Fälle ein *aldosteronproduzierendes Nebennierenrindenadenom,* in ca. 1/4 der Fälle eine Nebennierenrindenhyperplasie unklarer Genese *(idiopathischer Hyperaldosteronismus).* Die wichtigsten Symptome sind – bedingt durch den Kaliumverlust – Muskelschwäche, Adynamie, Müdigkeit, Polyurie, Nykturie und Parästhesien sowie – bedingt durch die Hypernatriämie – Hypertonie, Kopfschmerzen, Sehstörungen und tetanische Erscheinungen.

Beim *sekundären Hyperaldosteronismus* handelt es sich nicht um eine endokrine Erkrankung im engeren Sinn. Die vermehrte Aldosteronproduktion beruht vielmehr in diesem Fall auf einer *Aktivierung des Renin-Angiotensin-Aldosteron-Systems* infolge eines erniedrigten Plasmavolumens bzw. renalen Plasmaflusses (z. B. bei nephrotischem Syndrom, Leberzirrhose u. a.).

18.6. Nebennierenmark und Catecholamine

18.6.1. Mikroskopische Anatomie des Nebennierenmarks

Das *Nebennierenmark* ist entwicklungsgeschichtlich aus dem Ektoderm hervorgegangen und steht *in enger Beziehung zum Sympathikus.* Die *Markzellen,* die einen locker strukturierten, bläschenförmigen Zellkern besitzen, bilden Gruppierungen, die in ein Netz weitlumiger Kapillaren und Venen eingelagert sind. Es ist ein Charakteristikum dieser Zellen, daß sie sich mit oxidierenden Chromsalzen braun anfärben lassen. Sie werden daher als *chromaffine Zellen* bezeichnet.

Bei Behandlung mit Jodaten lassen sich *zwei Typen von Markzellen* unterscheiden: Die sich dunkel färbenden Zellen produzieren *Noradrenalin,* die hell bleibenden *Adrenalin.* Die hormonbildenden Zellen sind als modifizierte sympathische Nervenzellen aufzufassen. Sie werden daher auch vom ersten Neuron des Sympathikus (also von präganglionären Fasern) innerviert (s. S. 638).

18.6.2. Adrenalin und Noradrenalin

Chemischer Aufbau und Biosynthese. In den Markzellen werden die **Catecholamine** *Adrenalin* (Epinephrin) und *Noradrenalin* (Arterenol) gebildet. Wie schon auf S. 538 erwähnt, erfolgt bei der Biosynthese die Hydroxylierung von Tyrosin zu *Dopa* (Dihydroxyphenylalanin) und danach die Decarboxylierung zu *Dopamin* (Dihydroxyphenylaethylamin). Die anschließende Hydroxylierung führt schließlich zum Noradrenalin, das unter dem Einfluß der N-Methyltransferase in *Adrenalin* übergeführt werden kann (s. Abb. 16–40, S. 538).

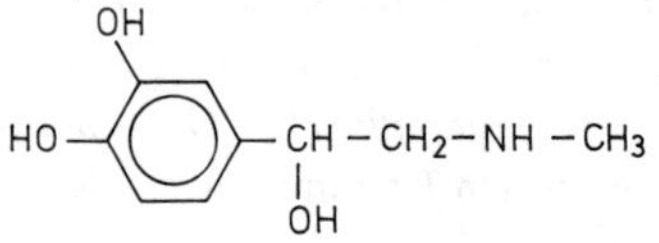

Adrenalin

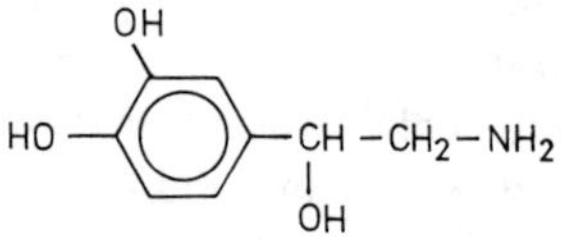

Noradrenalin

Das Verhältnis von Adrenalin zu Noradrenalin im ausgeschütteten Hormongemisch variiert in Abhängigkeit vom Lebensalter und von anderen Faktoren. Beim Erwachsenen beträgt der *Adrenalin-Anteil* in der Regel *70–90%*.

Biologische Wirkungen. Die Catecholamine sind einerseits wegen ihres Wirkungsmodus als *Hormone* zu betrachten; andererseits stellt vorrangig Noradrenalin gleichzeitig die *Überträgersubstanz des Sympathikus auf das Erfolgsorgan* dar. Für das Verständnis der Catecholamin-Wirkung ist daher die Kenntnis der Sympathikus-Funktionen wichtig. Aus diesem Grunde wurden die biologischen Wirkungen im Zusammenhang mit dem vegetativen Nervensystem behandelt (s. S. 538 ff.). An dieser Stelle sollen nur die Unterschiede in der Wirkungsweise von Adrenalin und Noradrenalin aufgezeigt werden.

Die Hauptwirkungen der Catecholamine sind in Abb. 18–18 schematisch dargestellt. Beide Hormone beeinflussen in erster Linie das Herz-Kreislauf-System. Während jedoch beim *Adrenalin* die positive Wirkung auf das *Herzzeitvolumen* überwiegt, steht beim *Noradrenalin* die Wirkung auf den *peripheren Gefäßwiderstand* im Vordergrund. Daher steigert vor allem Noradrenalin den systolischen und den diastolischen Blutdruck. Adrenalin hat dagegen den weitaus größeren Einfluß auf die Erweiterung der Bronchien und auf die Hemmung der Magen-Darm-Motilität. Von besonderer Bedeutung sind die *Stoffwechselwirkungen des Adrenalins.* Neben einer allgemeinen Umsatzsteigerung fördert es über cyclo-AMP-Erhöhung und dadurch bedingte Phosphorylase-Aktivierung den Glykogenabbau *(Glykogenolyse)* in der Leber und im Muskel, wodurch die Blut-Glucosekonzentration erhöht wird (s. S. 652 ff.).

Steuerung der Hormonabgabe. Die Abgabe der Catecholamine aus dem Nebennierenmark steht unter der Kontrolle der *vegetativen Zentren im Hypothalamus und im Stammhirn.* Die Sekretion ist unter Ruhebedingungen gering und steigt erst bei körperlichen und psychischen Belastungen an. Bei einer *„ergotropen“ Reaktionslage* (s. S. 544) werden durch *Aktivierung des Sympathikus* diejenigen Anpassungsprozesse ausgelöst, die zu einer erhöhten Leistungsbereitschaft und Leistungsfähigkeit des Organismus führen. Hierbei fungieren Adrenalin und Noradrenalin als Informationsvermittler insbesondere für die Kreislaufregulationen. Die Abgabe der beiden Hormone erfolgt differenziert in Anpassung an die jeweilige Belastungssituation: *Blutdruck-Senkung steigert in erster Linie die Noradrenalin-Ausschüttung, Blutzuckerabfall erhöht vorrangig die Adrenalin-Abgabe.*

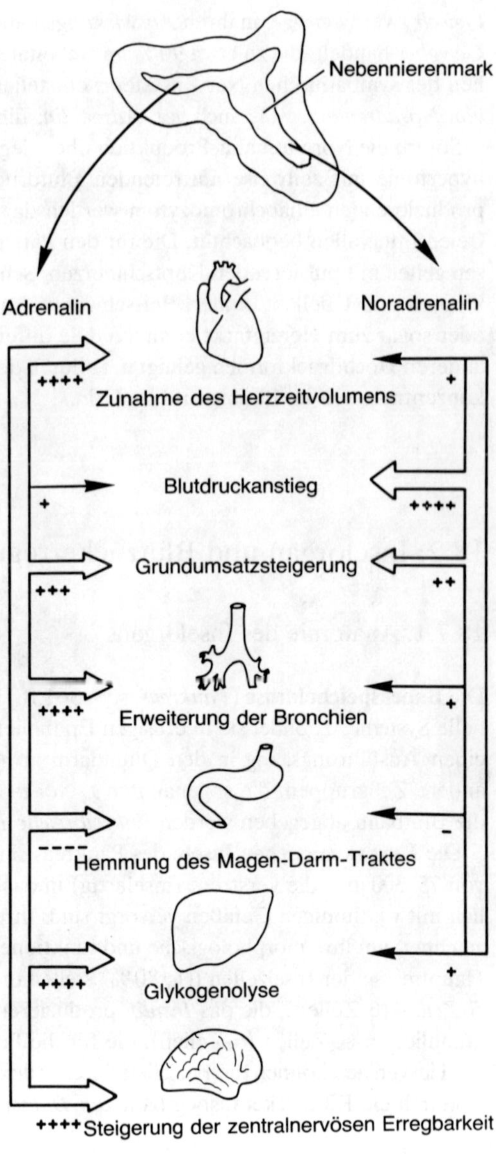

Abb. 18–18. Unterschiede in der Wirkung von Adrenalin und Noradrenalin, nach NETTER. Stärke der Förderung (+) oder Hemmung (–) ist durch die Pfeildicke symbolisiert

18.6.3. Störungen der Nebennierenmark-Funktion

Eine Unterfunktion des Nebennierenmarks ist wegen der Bildung von Noradrenalin an den Nervenendigungen des gesamten sympathischen Nervensystems nicht bekannt. Klinisch bedeutsam, aber verhältnismäßig selten sind dagegen Überfunktionszustände des Nebennierenmarks infolge von **Phäochromozytomen,** bei denen es sich (meist) um *histo-*

logisch zwar *gutartige,* in ihren *Auswirkungen* aber *gefährliche Tumoren des chromaffinen Gewebes* handelt, die zu etwa 90 % im Nebennierenmark und zu etwa 10 % in den Ganglien des sympathischen Nervensystems entstehen und zu einer *vermehrten Ausschüttung von Noradrenalin,* z. T. auch von *Adrenalin,* führen.

Sofern die Noradrenalin-Produktion überwiegt, ist das führende Symptom eine Dauerhypertonie mit zeitweise auftretenden Blutdruckspitzen. Beim vorwiegend Adrenalin-produzierenden Phäochromozytom werden dagegen Hochdruckkrisen mit symptomenfreien Intervallen beobachtet. Die für den Patienten sehr unangenehmen Hochdruckkrisen gehen mit pulsierenden Kopfschmerzen, Schweißausbrüchen, Angstzuständen, Herzklopfen und Übelkeit einher. Bei schweren Anfällen kann es zu einer Angina pectoris oder sogar zum Herzinfarkt kommen. Die differentialdiagnostische Unterscheidung von anderen Hochdruckformen gelingt u. a. durch den Nachweis der erhöhten Catecholaminkonzentrationen im Plasma und im Urin.

18.7. Inselorgan und Blutzuckerregulation

18.7.1. Anatomie des Inselorgans

Die **Bauchspeicheldrüse** (*Pankreas,* s. S. 361 ff.) vereinigt in sich zwei gesonderte funktionelle Systeme: 1. bildet sie in drüsigen Epithelien den Pankreassaft und sondert ihn über einen Ausführungsgang in den Dünndarm ab *(exkretorische Funktion),* 2. produzieren andere Zellgruppen, die sogenannten *LANGERHANSschen Inseln,* Hormone, die direkt an die Blutbahn abgegeben werden *(inkretorische Funktion).*

Die **LANGERHANSschen Inseln** des Pankreas sind Zellverbände mit einem Durchmesser von 75–300 μm, die verstreut (inselartig) in das Pankreasgewebe eingelagert und reichlich mit weitlumigen Gefäßen versorgt sind. Ihre Gesamtheit wird oft als *Inselorgan* bezeichnet, um ihre morphologische und funktionelle Eigenständigkeit hervorzuheben. Die Hauptmasse der Inselzellen (ca. 80 %) stellen die schwach anfärbbaren und daher hellen *B-Zellen* (β-Zellen), die das *Insulin* produzieren. Den kleineren Anteil bilden die stark granulierten A-Zellen (α-Zellen), die für die Produktion des *Glucagons* zuständig sind. Im Tierversuch können die B-Zellen durch Alloxan-Behandlung selektiv zerstört werden, wodurch ein Blutzuckeranstieg *(Alloxan-Diabetes)* hervorgerufen wird.

18.7.2. Insulin

Insulin ist ein Polypeptid, das aus *zwei* Peptidketten aufgebaut ist. Die A-Kette (Anfangsglied Glykokoll) mit 21 Aminosäuren und die B-Kette (Anfangsglied Phenylalanin) mit 30 Aminosäuren sind durch Disulfidbrücken verknüpft.

Die Insuline verschiedener Tierarten unterscheiden sich nur geringfügig in ihrer Aminosäurensequenz, ihre biologische Wirkung – auch beim Menschen – ist identisch.

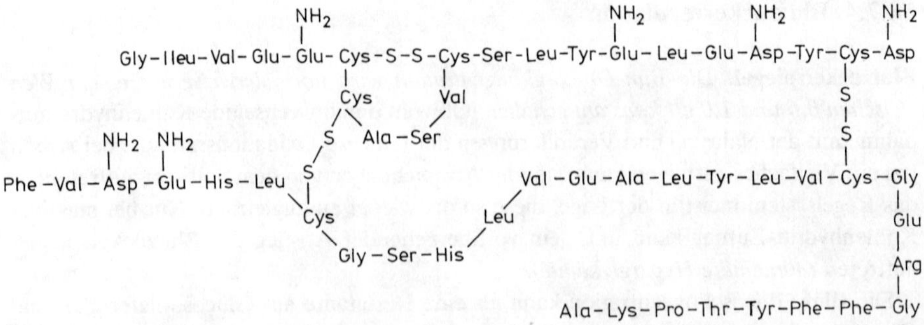

Aminosäurensequenz des Rinderinsulins, nach SANGER und Mitarbeitern

Biologische Wirkungen. Das lebenswichtige *Insulin,* das in den B-Zellen des Inselorgans gebildet wird, hat die Aufgabe, die Verwertung der auf dem Blutweg antransportierten Glucose zu verbessern. Dies geschieht dadurch, daß sowohl der *Transport der Glucose durch muskuläre Zellmembranen* als auch der *oxidative Glucose-Abbau* (wahrscheinlich durch Induktion des Enzyms Glucokinase) gesteigert wird. Außerdem fördert Insulin die *Glykogenbildung* in der Leber und im Muskel sowie die *Eiweiß- und Fettbildung* aus Kohlenhydraten *(anabole Wirkung).* Insgesamt haben alle diese Vorgänge den Effekt, daß *der Glucoseblutspiegel unter dem Einfluß des Insulins gesenkt wird.*

Schließlich ist Insulin für den *Fettstoffwechsel* von Bedeutung: Im Fettgewebe und in der Leber fördert es die Aufnahme freier Fettsäuren, die dann in Form von Triglyceriden (Depotfett) gespeichert werden. Dadurch, daß Insulin der Fettmobilisierung und dem Fettabbau entgegenwirkt, verhindert es das Auftreten von Ketonkörpern, die bei Insulin-Mangel (s. S. 656) im Blut nachweisbar sind.

18.7.3. Glucagon

Chemischer Aufbau. *Glucagon* ist wie Insulin ein *Polypeptid* (Molekulargewicht ca. 3 500). Es besteht allerdings nur aus einer Kette mit 29 Aminosäuren, deren Sequenz bekannt ist. Auch die Synthese ist bereits gelungen.

Biologische Wirkungen. Das in den A-Zellen des Inselorgans gebildete *Glucagon* stellt im Hinblick auf die Blut-Glucosekonzentration einen *Gegenspieler zum Insulin* dar. Wie Adrenalin steigert Glucagon durch Aktivierung der Adenylatzyklase den Glykogenabbau (Glykogenolyse) in der Leber. Außerdem fördert es die *Gluconeogenese* aus Laktat, so daß insgesamt der Blutzuckerspiegel erhöht wird. Den Abbau von Muskel-Glykogen fördert Glucagon im Gegensatz zu Adrenalin nicht.

Auf den *Fettstoffwechsel* hat Glucagon eine zweifache Wirkung: Einerseits steigert es die Fettsäureoxidation in der Leber, andererseits fördert es die Speicherung von Fettsäuren in Form von Triglyceriden. Zusammenfassend lassen sich seine Funktionen folgendermaßen beschreiben: *Glucagon liefert Glucose, wenn sie benötigt wird, und erlaubt einen Verbrauch von Fettsäuren, sofern dies möglich ist.*

18.7.4. Blutzuckerregulation

Blutzuckerspiegel. *Die Blut-Glucosekonzentration wird normalerweise auf einem Wert zwischen 0,6 und 1,0 g/l konstant gehalten.* Obwohl durch wechselnde Kohlenhydrataufnahme mit der Nahrung und Veränderungen der Glucose-Oxidationsrate, die bei Arbeit um ein Vielfaches ansteigen kann, ständig Abweichungen von dem Sollwert auftreten, ist das Regelsystem meist in der Lage, diese sofort wieder auszugleichen. Nur bei massiver Kohlenhydrat-Zufuhr kann u. U. ein vorübergehender Anstieg des Blutzuckerspiegels auftreten *(alimentäre Hyperglykämie).*

Die Blut-Glucosekonzentration kann als eine Resultante aus Glucose-liefernden und Glucose-verbrauchenden Vorgängen im Organismus aufgefaßt werden:

Glucosezufuhr
Glykogenabbau
Galaktose } *-Umbau*
Fructose
Gluconeogenese
} → *Blut-Glucose* → { *Oxidation*, *Glykogenaufbau*, *Fettbildung*

Durch Aktivierung oder Hemmung der einzelnen, vorwiegend hormonal gesteuerten Vorgänge wird das System auf dem vorgegebenen Sollwert des Blutzuckerspiegels konstant gehalten.

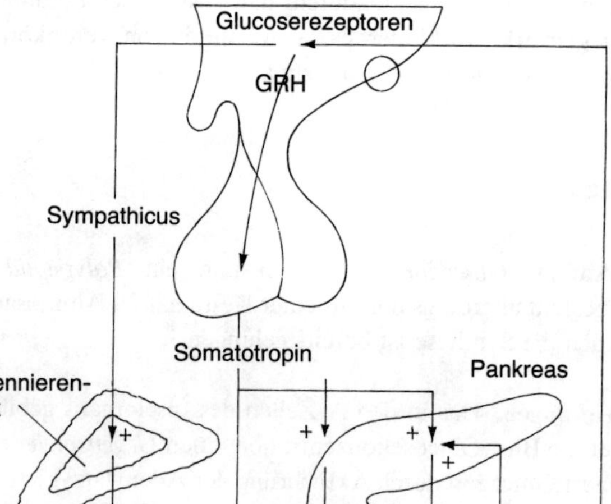

Abb. 18–19. Hormonale Regulation der Blut-Glucosekonzentration in schematischer Darstellung. Hormonwirkungen, die zu einem Anstieg des Blutzuckerspiegels führen, sind durch +, solche die einen Abfall hervorrufen, mit – gekennzeichnet

Hormonale Regulation des Blutzuckerspiegels. Eine wesentliche Funktion bei der Blutzuckerregulation kommt dem *Insulin* zu. Steigt die Glucosekonzentration im Blut (etwa nach Nahrungsaufnahme) an, so wird Insulin in verstärktem Maße ausgeschüttet und damit der erhöhte Blutzuckerwert wieder auf den Sollwert zurückgeführt. Man nimmt an, daß die Glucosekonzentration im *Pankreas* selbst gemessen und von hier aus auch die Sekretionsrate der B-Zellen gesteuert wird (s. Abb. 18–19).

Daneben sind *Adrenalin, Glucagon* und *Somatotropin* an der Blutzuckerregulation beteiligt. Diese drei Gegenspieler des Insulins werden vermehrt freigesetzt, wenn die Blut-Glucosekonzentration unter den Normwert absinkt, wodurch ein Konzentrationsanstieg eingeleitet wird. Die Ausschüttung von Adrenalin, Glucagon und Somatotropin erfolgt unter der Kontrolle des *Hypothalamus,* in dem die Senkung des Glucosespiegels von hypothetischen Glucoserezeptoren registriert wird. Für die ebenfalls blutzuckerwirksamen Hormone *Cortisol* und *Thyroxin* konnte eine Beteiligung am Regulationsprozeß nicht nachgewiesen werden.

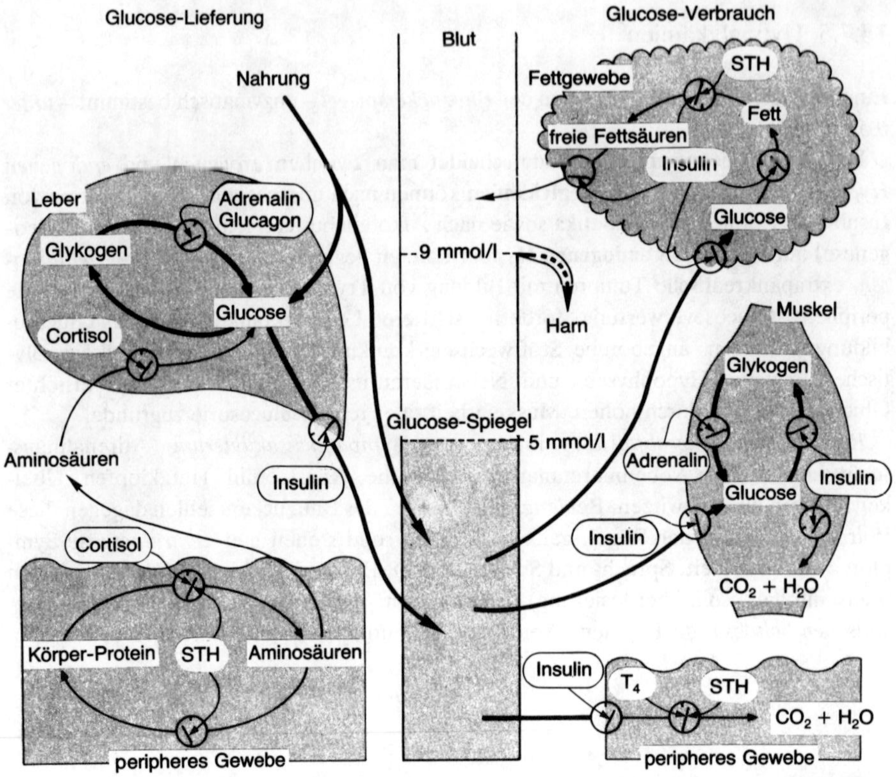

Abb. 18–20. Schema zur Veranschaulichung der hormonalen Einflüsse auf den Blutzuckerspiegel, nach KARLSON. Links sind die Glucose-liefernden, rechts die Glucose-verbrauchenden Prozesse dargestellt. Die Hormonwirkungen sind als Steuereinrichtungen von Ventilen symbolisiert, die bestimmte Stoffwechselwege eröffnen bzw. verschließen (STH = Somatotropin, T_4 = Thyroxin)

Abb. 18–20 zeigt in einer Übersicht noch einmal die *Angriffspunkte* der verschiedenen die Blut-Glucosekonzentration beeinflussenden Hormone. Die Förderung oder Hemmung der entsprechenden Transport- bzw. Stoffwechselwege sind durch Ventile veranschaulicht, die von den Hormonen geöffnet oder geschlossen werden.

Man erkennt, daß die Senkung des Blutzuckerspiegels vor allem durch *Insulin* bewirkt wird. Eine Erhöhung des Spiegels erfolgt dagegen in erster Linie unter dem Einfluß von *Adrenalin* und *Glucagon* durch die Freisetzung von Glucose aus den Depots. Die Kennzeichnung von Adrenalin und Glucagon als Insulin-Antagonisten bezieht sich allein auf die Richtung, in der sie den Blutzuckerspiegel beeinflussen. Im Hinblick auf den Gewebestoffwechsel sind diese beiden Hormone eher als Insulin-Synergisten anzusehen, insofern als sie durch Freisetzung der Glucose erst die Voraussetzung für ihre gesteigerte Verwertung schaffen. *Somatotropin* und *Cortisol* erhöhen ebenfalls die Glucosekonzentration des Blutes. Das Schema der Abb. 18–20 läßt erkennen, daß die genannten Hormone nicht nur der Regulation des Blutzuckerspiegels dienen, sondern den Stoffwechsel auch in verschiedene Bahnen lenken können.

18.7.5. Hypoglykämien

Eine Hypoglykämie liegt vor, wenn der *Blutzuckerspiegel* – enzymatisch bestimmt – *unter 0,5 g/l* absinkt.

Der Ätiologie entsprechend unterscheidet man zwischen *exogenen* und *endogenen Hypoglykämien.* **Exogene Hypoglykämien** können nach unsachgemäßer Medikation von Insulin oder oralen Antidiabetika sowie nach Alkoholabusus (Hemmung der Gluconeogenese) auftreten. Den **endogenen Hypoglykämien** liegen insulinbildende *Inselzelltumoren,* extrapankreatische Tumoren mit Bildung von Tryptophanabbauprodukten, die die periphere Glucoseverwertung fördern, schwere Lebererkrankungen mit Glucosebildungsstörungen, angeborene Stoffwechselerkrankungen mit Defekten glykogenolytischer Enzyme, Hypophysen- und Nebennierenrindenunterfunktion sowie erhöhter Glucoseverbrauch durch höhere Muskelarbeit oder renale Glucosurie zugrunde.

Rascher Blutzuckerabfall führt infolge einer *Sympathicusaktivierung* (Adrenalinausschüttung aus dem Nebennierenmark!) zu Unruhe, Angstgefühl, Herzklopfen, Übelkeit, Zittern und Schwitzen. Bei *langsamem Abfall* des Blutzuckers fehlen dagegen diese Warnsymptome in der Regel, ganz im Vordergrund stehen hier *zentralnervöse* Symptome (Verwirrtheit, Sprach- und Sehstörungen). Bei sehr niedrigen Blutzuckerwerten (meist infolge Insulinüberdosierung) kommt es zum *hypoglykämischen Koma (hypoglykämischen Schock)* mit Pupillenerweiterung, Inkontinenz, Muskelstörungen usw.

18.7.6. Diabetes mellitus

Der *Diabetes mellitus* ist die *häufigste* und zugleich *bedeutsamste Stoffwechselstörung*. In der Bundesrepublik Deutschland sind davon 2–3% der Bevölkerung betroffen. Dieses Leiden beruht auf einem *absoluten* oder *relativen Insulinmangel*. Ein **absoluter Insulinmangel** liegt vor, wenn die Bauchspeicheldrüse nicht mehr in der Lage ist, Insulin zu sezernieren, ein **relativer Insulinmangel** ist gegeben, wenn die Insulinproduktion den Erfordernissen nicht mehr angepaßt werden kann und daraus eine ständige Erhöhung des Blutzuckerspiegels resultiert. *Ursächlich* ist der Diabetes mellitus meist durch einen im einzelnen noch nicht geklärten, wahrscheinlich *multifaktoriellen genetischen Defekt* bedingt. Für die Auslösung eines Diabetes sind außerdem *diabetogene Faktoren* von Bedeutung, die diesen zwar nicht verursachen, seine Manifestation aber fördern können. Hierzu gehören Fettsucht, Infektionen und Schwangerschaft.

Neben dem *genetisch bedingten (primären)* Diabetes mellitus gibt es *sekundäre Formen* mit geklärter Ätiologie, z. B. nach Pankreatektomie (operativer Entfernung des Pankreas), bei Phäochromozytom (s. S. 649 f.), CUSHING-Syndrom (s. S. 646), Hypophysentumoren usw.

Stoffwechselstörungen durch Insulinmangel. Die charakteristischen Störungen des Kohlenhydrat-, Fett- und Eiweißstoffwechsels bei Insulinmangel sind in Tab. 18–6 zusammengestellt. Die *mangelhafte Glucoseverwertung* in den Zellen infolge verringerter Membranpermeabilität für Glucose sowie die Steigerung der Gluconeogenese in der Leber führen zur *Hyperglykämie* und bei Überschreiten der Nierenschwelle für Glucose zur

Tab. 18–6. Auswirkungen eines Diabetes mellitus

Störung des	führt zu	mit den Symptomen
Kohlenhydratstoffwechsels infolge mangelhafter Glucoseverwertung, erhöhter Glucoseneubildung und gesteigerten Glykogenabbaus	Hyperglykämie, Glucosurie	Polyurie, Polydipsie, Pruritus genitalis, Exsikkose
Fettstoffwechsels infolge Hemmung der Lipidsynthese, gesteigerter Lipolyse und vermehrter Ketonkörperbildung	Hyperlipidämie, Hyperketonämie, Ketonurie, Ketoazidose	Übelkeit, Brechreiz, Gewichtsabnahme, Acetongeruch der Ausatmungsluft
Eiweißstoffwechsels infolge erhöhten Eiweißabbaus, gesteigerter Glucoseneubildung, verringerter Eiweißneubildung	Hyperglykämie, Glucosurie, Aminoazidurie, Reststickstoffanstieg im Blut	Kraftlosigkeit, Gewichtsabnahme, Muskelschwund

Glucosurie. Die *gesteigerte Lipolyse* in der Leber sowie im Muskel- und Fettgewebe bewirkt einen *Anstieg der freien Fettsäuren* im Plasma. In schweren Fällen treten *Ketonkörper* im Blut infolge verstärkten Abbaus von Fettsäuren und begrenzter Endoxidation von Acetyl-CoA im Citratzyklus auf. Es wird vermehrt Acetacetyl-CoA gebildet, über die Zwischenstufe β-Hydroxy-β-methyl-glutaryl-CoA entsteht *Acetacetat,* das durch Reduktion in β-*Hydroxybutyrat* und durch Decarboxylierung in *Aceton* übergeht. (Acetacetat, β-Hydroxybutyrat und Aceton werden – chemisch nicht korrekt – als „Ketonkörper" bezeichnet). Die Ketogenese wird durch den Abbau sog. *ketogener Aminosäuren,* d. h. von Aminosäuren, aus denen Ketonkörper entstehen können, verstärkt. Durch das erhöhte Fettsäureangebot in der Leber nimmt ferner die Bildung von *Cholesterin* und *triglyceridreichen Lipoproteinen* und damit der Lipoproteingehalt des Blutes zu. Außerdem ist der *Eiweißabbau,* vor allem in der Muskulatur, *gesteigert.*

Bei der schwersten Form der akuten diabetischen Stoffwechselentgleisung, dem **Coma diabeticum,** besteht eine *extreme Glucoseverwertungsstörung.* Durch die Bildung größerer Mengen von Ketonkörpern entwickelt sich eine *Ketoazidose.* Da die Säuren in Form ihrer Natrium- oder Kaliumsalze ausgeschieden werden, tritt ein *Verlust* an diesen *Kationen* ein. Die Glucoseausscheidung im Urin löst darüber hinaus eine *osmotische Diurese* mit Wasserverlust aus. Das Coma diabeticum ist somit durch Azidose, Elektrolytverschiebungen, Dehydratation und Minderdurchblutung des Gehirns mit Hypoxie bedingt.

Es entwickelt sich meist allmählich über ein Prodromalstadium mit Appetitlosigkeit, Übelkeit, Erbrechen, Muskelschwäche und Schläfrigkeit sowie Durst, Polydipsie und Polyurie. Im Koma selbst erscheinen Haut, Schleimhäute und Zunge trocken, die Augenbulbi sind weich, die Atmung ist vertieft und verlangsamt (KUSSMAULsche Atmung, s. S. 301), die Ausatmungsluft riecht nach Aceton.

Juveniler und Erwachsenen-Diabetes. Unter klinischen Gesichtspunkten ist es üblich, beim genetisch bedingten Diabetes zwischen dem *juvenilen* und dem *Erwachsenen-Diabetes* (früher Altersdiabetes) zu unterscheiden. Beim jugendlichen Diabetiker nimmt der *Insulinmangel rasch* zu, bis schließlich überhaupt kein Insulin mehr sezerniert wird. Daher ist eine Insulinsubstitution unumgänglich. Beim Erwachsenen-Diabetes ist die *Progredienz* dagegen wesentlich *langsamer*, auch besteht meist nur ein *relatives Insulin-Defizit.*

Diabetes-Stadien. Ein *latenter Diabetes* liegt vor, wenn unter Standardbedingungen noch normale, unter Belastungssituationen (z. B. Schwangerschaft) aber erhöhte Blutzuckerwerte gefunden werden.

Der *subklinische* oder *asymptomatische Diabetes* ist dadurch gekennzeichnet, daß bei nicht sicher erhöhten Nüchternblutzuckerwerten die Glucosetoleranz eindeutig pathologisch ist.

Der *manifeste Diabetes* schließlich ist durch Hyperglykämie und Glucosurie gekennzeichnet.

Diabetes-Folgen. Als Folgen eines Diabetes mellitus sind vor allem *Gefäßerkrankungen* zu nennen, die trotz ausreichender Therapie entstehen und häufig zu einem ungünstigen Krankheitsverlauf führen.

Die **diabetische Mikroangiopathie** tritt vor allem an der *Niere* und der *Netzhaut* auf. Die Kapillarveränderungen an der Niere bewirken eine Sklerose der Glomerulumkapillaren *(Glomerulosklerose)* mit zunehmend eingeschränkter Nierenfunktion. Die Netzhautschädigung *(Retinopathie)* äußert sich in Mikroaneurysmen (kleinsten Aussackungen) der Netzhautgefäße, aus denen es zu Blutungen in den Glaskörper kommen kann. Einige Patienten erblinden. Die Faktoren, die eine Mikroangiopathie auslösen, sind noch unbekannt.

Die **diabetische Makroangiopathie** entspricht der *Atherosklerose* (s. S. 264 f.) des Nichtdiabetikers. Sie tritt allerdings stärker, früher und häufiger als diese auf. Als fördernde Faktoren sind hier das insbesondere bei Erwachsenen-Diabetikern häufig zu beobachtende Übergewicht, ferner die vielfach mit einem Diabetes mellitus vergesellschafteten Hyperlipoproteinämien zu erwähnen. Als Folge dieser Gefäßerkrankung treten beim Diabetiker gehäuft Herzinfarkte, arterielle Verschlußkrankheiten oder Apoplexien (s. S. 519) infolge einer Zerebralsklerose auf.

Als weitere Diabetes-Folgen kommen *Hauterkrankungen* (z. B. Ekzeme, Furunkulose) sowie Leber- und Gallenwegserkrankungen vor.

Für die Therapie des Diabetes mellitus stehen drei Möglichkeiten zur Verfügung:
1. Diät
2. Orale Antidiabetika (Sulfonylharnstoffe)
3. Insulinsubstitution.

Diätetische Maßnahmen sind grundsätzlich bei jedem Diabetiker zuerst angezeigt. Viele Erwachsenen-Diabetiker, bei denen orale Antidiabetika eingesetzt werden, könnten ausschließlich mit Diät behandelt werden. Nur wenn damit kein voller Erfolg zu erzielen ist, muß eine Medikation vorgenommen werden. Beim juvenilen Diabetiker kommt, wie schon erwähnt, wegen des absoluten Insulinmangels nur eine Substitutionstherapie mit Insulin in Betracht.

18.8. Sexualhormone

Die Sexualhormone dienen der Arterhaltung, sind jedoch für das einzelne Individuum nicht lebensnotwendig. Von beiden Geschlechtern werden sowohl männliche als auch weibliche Sexualhormone, allerdings in unterschiedlichen Mengen, gebildet.

18.8.1. Männliche Sexualhormone

Chemischer Aufbau und Wirkungen der Androgene. Die natürlichen Androgene sind C_{19}-Steroide. Die Bildung des wichtigsten männlichen Sexualhormons, des **Testosteron,** erfolgt in den LEYDIGschen Zwischenzellen der Hoden (s. S. 673) u. a. über die Zwischenstufen Progesteron und Androstendion. Testosteron wird nach neueren Untersuchungen in den Erfolgsorganen, z. B. der Prostata und den Samenbläschen, in die eigentliche Wirkform, das *5α-Dihydrotestosteron,* umgewandelt. Der Abbau in der Leber erfolgt über Androstendion und Androstandion zu Androsteron, Aetiocholandion und Aetiocholanolon.

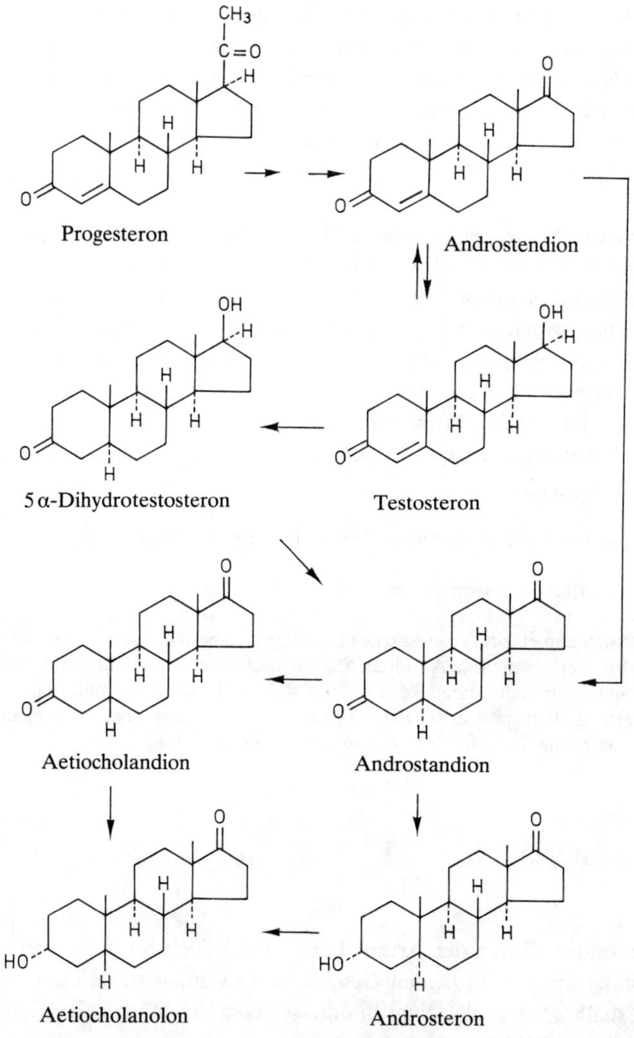

Testosteron (bzw. sein 5 α-Dihydro-Derivat) prägt die *sekundären männlichen Geschlechtsmerkmale (androgene Wirkung)* und stimuliert in Nebenhoden, Samenblasen und Prostata die Bildung derjenigen Substanzen (Fructose, Citronensäure und Phosphatase), die für die *Vitalität der Spermien* notwendig sind (s. Abb. 18–21). Es erhöht die *Libido* und die *Potentia coeundi* des Mannes. Außerdem fördert Testosteron den *Eiweißaufbau* (anabole Wirkung) sowie den *Abschluß des Knochenwachstums* in der Pubertät. Die androgene und die anabole Wirkung sind z. T. voneinander unabhängige Leistungen des Hormons.

Androsteron, das beim Abbau des Testosteron in der Leber entsteht, hat eine schwächer androgene Wirkung. Die *Nebennierenrinden-Androgene,* die in der *Zona reticularis* (s. S. 643) gebildet werden, sind biologisch von geringer Bedeutung.

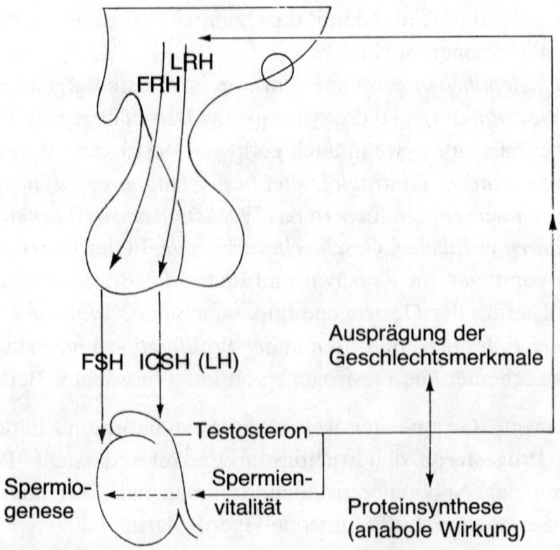

Abb. 18–21. Wirkungen von Testosteron und Regulation der Hormonabgabe. ICSH Zwischenzellenstimulierendes Hormon, FSH Follikelstimulierendes Hormon, LRH und FRH Releasing-Hormone

Regulation der Testosteron-Abgabe. Die Produktion und Abgabe von Testosteron wird über einen Regelkreis von einem Hypothalamuszentrum aus kontrolliert (Abb. 18–21). Das hier gebildete *LH (ICSH)-Releasing-Hormon* (LRH, Luliberin) löst in der Adenohypophyse die Ausschüttung des *Zwischenzellenstimulierenden Hormons* (*ICSH* = Interstitial Cell Stimulating Hormone, Lutropin) aus, das seinerseits die Testosteron-Abgabe stimuliert. Bei Anstieg der Testosteron-Konzentration im Blut wird über den geschilderten Rückmeldekreis die Produktion in den Zwischenzellen gedrosselt. Ein zweites Hormon aus der Adenohypophyse *FSH* (s. S. 624 f.) fördert die Spermienentwicklung in den Tubuli contorti des Hodens.

18.8.2. Weibliche Sexualhormone

Die Bildungsstätten der weiblichen Sexualhormone sind die Ovarien (s. S. 681 ff.). *Unter dem Einfluß der Gonadotropine werden in den Follikelepithelzellen Oestrogene und im Corpus luteum Gestagene gebildet.*

Oestrogene. Die *Oestrogene* unterscheiden sich von den anderen Steroidhormonen grundsätzlich durch ihren *aromatischen Ring A.* An der phenolischen Hydroxylgruppe in

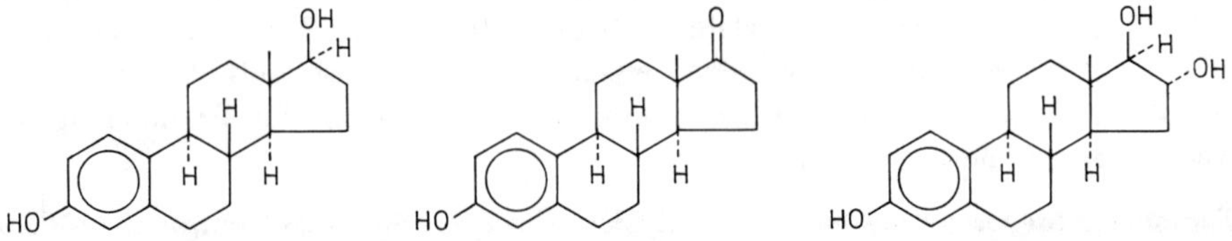

Oestradiol Oestron Oestriol

3-Stellung ist eine Salzbildung und damit die chemische Abtrennung der Oestrogene von den übrigen Sexualhormonen möglich.

Das in den *Follikelepithelien* gebildete Hormon ist **Oestradiol,** das in der Leber durch Dehydrierung in *Oestron,* durch Hydroxylierung in *Oestriol* übergeht. Diese beiden Metabolite besitzen ebenfalls eine – wenn auch geringe – oestrogene Wirkung.

Oestrogene, also vor allem Oestradiol, sind in der Hauptsache Wuchsstoffe, die auf die Geschlechtsorgane einwirken. Sie fördern das *Wachstum der weiblichen Sexualorgane* und prägen die *sekundären weiblichen Geschlechtsmerkmale.* In der Pubertät bewirken sie den Schluß der Epiphysenfugen im Knochen und damit die *Beendigung des Längenwachstums.* Unter dem Einfluß der Oestrogene findet auch der *Aufbau der Uterusschleimhaut* und die *Bildung der Endometriumdrüsen in der Proliferationsphase* statt. Für das Sexualverhalten der Frau scheinen die Oestrogene von untergeordneter Bedeutung zu sein.

Gestagene. Die zweite Gruppe der weiblichen Sexualhormone bilden die *Gestagene,* unter denen das **Progesteron** den wichtigsten Vertreter darstellt. Progesteron ist als Pregnanderivat mit den Nebennierenrindenhormonen nahe verwandt. Vom Cortexon unterscheidet es sich nur durch die fehlende Hydroxylgruppe an C_{21}.

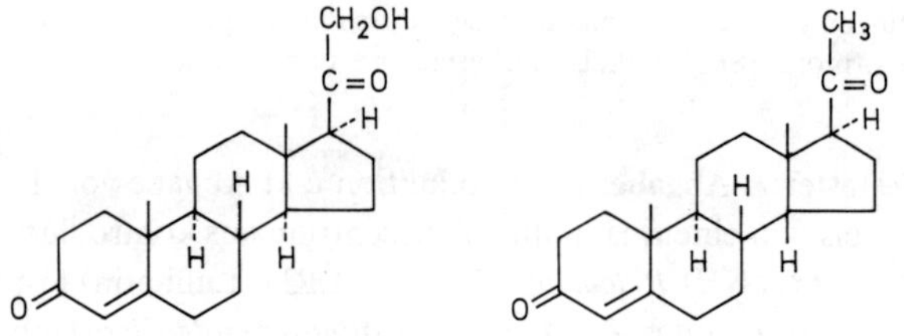

Cortexon Progesteron

In der zweiten Zyklushälfte werden vom *Corpus luteum* täglich etwa 20 mg Progesteron gebildet. Während der Schwangerschaft (s. S. 690 ff.) kann die Progesteron-Produktion, die in diesem Fall vorwiegend in der *Plazenta* erfolgt, bis auf 250 mg täglich ansteigen. Progesteron wird in der Leber schnell inaktiviert und als *Pregnandiol-Glucuronid* im Harn ausgeschieden. Die biologische Halbwertszeit beträgt nur etwa 30 min.

Funktionell ist Progesteron vor allem für die zyklischen Veränderungen des Uterus von Bedeutung. Zusammen mit den Oestrogenen wandelt es in der zweiten Zyklushälfte das Endometrium der Proliferationsphase zu dem der *Sekretionsphase* um, wobei gleichzeitig Glykogen in die Zellen eingelagert wird. Außerdem nimmt die Motilität der Uterusmuskulatur und ihre Ansprechbarkeit auf Ocytocin ebenso wie die *Schleimbildung in der Cervix uteri* ab. In der Brustdrüse fördert Progesteron die Aussprossung von Alveolen. Schließlich steigt unter seinem Einfluß die *Atmung,* die *Herzfrequenz* und die *Körpertemperatur* an. Die morgendliche Kerntemperatur ist *in der zweiten Zyklushälfte um 0,3–0,5 °C höher* als in der ersten Hälfte (s. S. 448). Regelmäßige Temperaturmessungen erlauben daher eine Aussage über den Verlauf des Progesteronspiegels und damit über den *Zeitpunkt des Ovulationstermins (Methode nach* Knaus-Ogino zur Bestimmung der fruchtbaren und unfruchtbaren Tage).

Hormonale Steuerung des mensuellen Zyklus. Ein übergeordnetes Zentrum, von dem aus die Steuerung der zyklischen Vorgänge in den Ovarien und im Uterus erfolgt, wird in einer *Hypothalamusregion oberhalb des N. supraopticus* angenommen. Diese Zone registriert einerseits die Konzentrationen der Sexualhormone und empfängt andererseits Informationen von höheren Zentren. Die Ankopplung an komplexere zentralnervöse Funktionen kommt beispielsweise darin zum Ausdruck, daß der menstruelle (mensuelle) Zyklus durch psychische Faktoren beeinflußt werden kann.

Das rhythmisch arbeitende (rhythmogene) Hypothalamuszentrum steuert über das *FSH/LH-Releasing-Hormon* (FRH, Gonadoliberin) und das *LH-Releasing-Hormon* (LRH, Luliberin) die Abgabe der gonadotropen Hormone aus der Adenohypophyse (Abb. 18–22). Die beiden Gonadotropine, die in genau abgestimmter Zeitfolge freigesetzt werden, haben ganz bestimmte Steuerfunktionen zu erfüllen. Das *Follikelstimulierende Hormon* (*FSH,* Follitropin) fördert das Wachstum und die Reifung des Follikels und bereitet die Oestrogenbildung vor. Das *Luteinisierungshormon* (*LH,* Lutropin), das mit dem Zwischenzellenstimulierenden Hormon ICSH identisch ist, stimuliert die *Eireifung,* induziert den *Follikelsprung* und die *Bildung des Gelbkörpers.* Außerdem fördert es die Oestrogen- und Progesteron-Sekretion.

Abb. 18–23 (oben) zeigt, wie sich in einem mensuellen Zyklus die *Gonadotropin-Konzentrationen* im Blut zeitlich verändern. In Abhängigkeit davon erfolgt die *Follikelreifung,* die *Ovulation* und die *Gelbkörperbildung im Ovar,* die in der zweiten Zeile schematisch dargestellt sind. Diese Vorgänge steuern ihrerseits die *Oestradiol- und Progesteron-Konzentrationen* (dritte Zeile), unter deren Einwirkung sich die *zyklischen Veränderungen an der Uterusschleimhaut* (vierte Zeile) vollziehen.

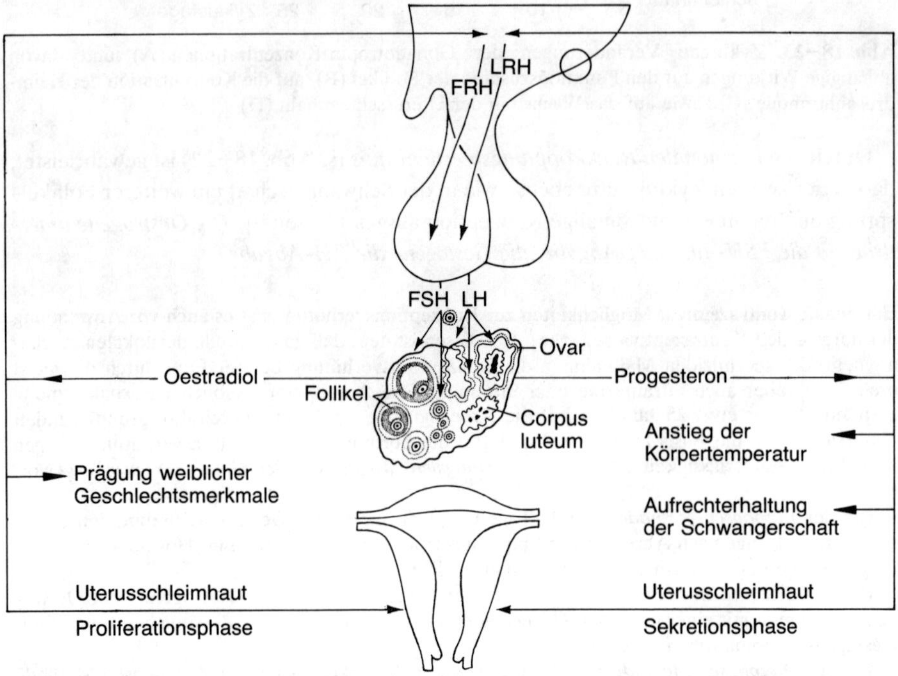

Abb. 18–22. Wirkungen der weiblichen Sexualhormone und Regulation der Hormonabgabe. FSH Follikelstimulierendes Hormon, LH Luteinisierungshormon, FRH und LRH Releasing-Hormone

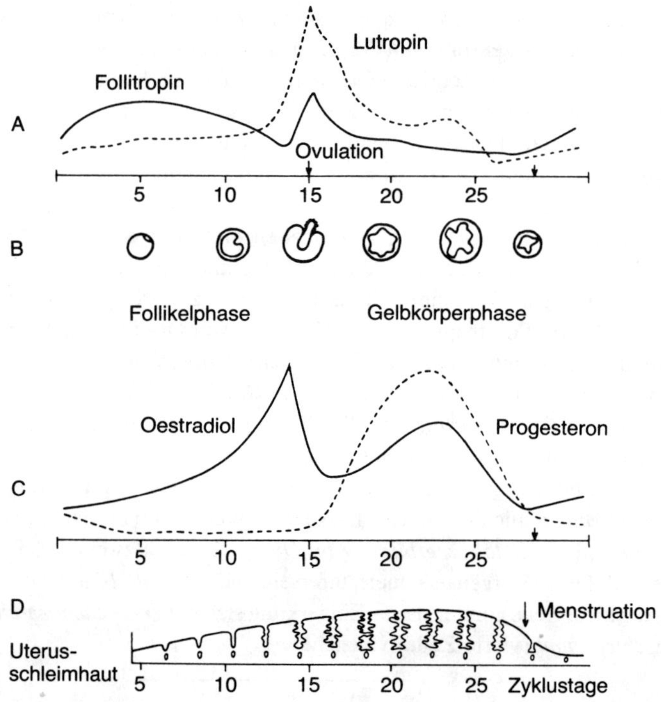

Abb. 18–23. Zyklische Veränderungen der Gonadotropin-Konzentrationen (A) und davon abhängige Wirkungen auf den Funktionszustand der Follikel (B), auf die Konzentration der Keimdrüsenhormone (C) sowie auf das Wachstum der Uterusschleimhaut (D)

Durch den *hormonalen Rückkopplungsmechanismus* (s. Abb. 18–22) ist gewährleistet, daß in der zweiten Zyklushälfte ebenso wie in der Schwangerschaft ein weiterer Follikelsprung und damit eine nochmalige Konzeption ausgeschlossen ist. *Die Oestrogene unterdrücken die FSH- und LH-Abgabe, die Gestagene die LH-Abgabe.*

Hormonale Kontrazeptiva. Möglichkeiten zur Konzeptionsverhütung hat es auch vor Anwendung der hormonalen Kontrazeptiva gegeben. Bei diesen ist neu, daß an die Stelle der lokalen mechanischen oder spermiziden Maßnahmen die Konzeptionsverhütung bei der Frau durch die meist orale, z. T. aber auch intrauterine oder intramuskuläre Applikation weiblicher Sexualhormone getreten ist. Vor etwa 25 Jahren schuf die Arbeitsgruppe um Pincus durch ihre grundlegenden Untersuchungen die Basis für die heutige Form der hormonalen Konzeptionsverhütung. Wegen ihrer hohen Zuverlässigkeit ist diese zur *wichtigsten Möglichkeit der Geburtenkontrolle* geworden.

Bei der *Einphasen-Methode* wird 21 Tage lang eine Oestrogen-Gestagen-Kombination eingenommen. 3–4 Tage nach Absetzen des Präparates tritt eine Abbruchblutung (Hormonentzugsblutung) ein, die ungefähr einer Menstruation entspricht.

Bei der *Zweiphasen-Methode* werden in der ersten Zyklusphase nur Oestrogene oder Oestrogene zusammen mit einer niedrigen Gestagendosis, in der zweiten Phase die üblichen Oestrogen-Gestagen-Kombinationen gegeben.

Bei der *Dreiphasen-Methode* sind die Präparate noch stärker als bei der Zweiphasen-Methode dem weiblichen Zyklus angepaßt. Entsprechend dem Hormonspiegelverlauf während eines Zyklus enthalten die Präparate für die ersten sechs Tage nach Beginn der Regelblutung eine niedrige

Oestrogen- und Gestagendosis, für die anschließenden 5 Tage eine erhöhte Oestrogen- und Gestagenmenge und für die restlichen 10 Tage eine wieder auf den ursprünglichen Wert erniedrigte Oestrogen- sowie eine nochmals gesteigerte Gestagendosis.

Unter der sog. *Minipille* versteht man niedrig dosierte reine Gestagenpräparate.

Neben den genannten Präparaten werden *gestagenhaltige Intrauterinspiralen,* die über längere Zeit kleine Gestagenmengen abgeben, als Kontrazeptiva eingesetzt. Bei der sog. *Dreimonatsspritze* wird ein Depot-Gestagen im Abstand von 3 Monaten intramuskulär appliziert. Bei der *postkoitalen Kontrazeption* („Pille danach") werden post cohabitationem fünf Tage lang hohe Oestrogendosen angewandt. Dieses Verfahren eignet sich wegen der schweren Nebenwirkungen jedoch nicht als Routinemethode, sondern ist auf besondere Fälle beschränkt.

Die Einphasenpräparate

- unterdrücken die Ovulation durch einen antigonadotropen Effekt, der sich durch Gonadotropinbestimmungen eindeutig nachweisen läßt,
- verhindern, selbst wenn noch eine Ovulation stattfinden sollte, die Einnistung des Eis (es unterbleibt die volle sekretorische Umwandlung des Endometriums) und
- hemmen das Penetrationsvermögen der Spermien durch Erhöhung der Viskosität des Zervixschleims.

Zweiphasenpräparate *ohne* Gestagen in der ersten Phase wirken vorwiegend als Ovulationshemmer. Da die Einwirkung auf den Zervixschleim entfällt, sind sie nicht so zuverlässig wie die Einphasenpräparate. Die neueren Zweiphasenpräparate mit Gestagen in der ersten Phase sowie die Dreiphasenpräparate entsprechen in ihrer Zuverlässigkeit annähernd den Einphasenpräparaten.

Die kontrazeptive Wirkung der „Minipille" beruht vorwiegend auf der Viskositätserhöhung des Zervixschleims, die Ovulation ist nicht gehemmt. Die Versagerrate (Pearl Index) liegt daher erheblich höher als bei den Ein- bzw. Zweiphasenpräparaten.

Der Pearl Index ist definiert als die Zahl der Schwangerschaften („Versagerrate") bezogen auf 100 empfängnisfähige Frauenjahre.

Hormonale Steuerung von Schwangerschaft, Geburt und Laktation. Wenn eine Befruchtung des Eies stattgefunden hat, gräbt es sich mit Hilfe proteolytischer Enzyme in das Endometrium ein und wächst zum Embryo heran. Die Ernährung des Embryos erfolgt über die Plazenta, die gleichzeitig eine hormonale Steuerfunktion übernimmt. Für diese Aufgabe sind zwei Hormone zuständig: *Choriongonadotropin* (*HCG* = Human-Chorion-Gonadotropin), das vorwiegend in den ersten Schwangerschaftsmonaten gebildet wird, und *Chorionmammotropin* (*HCS* = Human-Chorion-Somatomammotropin, *HPL* = Human-Placental-Lactogen), das u. a. die Brustdrüse beeinflußt.

Unter dem Einfluß der Plazentahormone kommt es zu einer Vergrößerung des Corpus luteum, das im ersten Monat einen großen Teil des Ovars einnimmt. Die Oestrogen- und Progesteronspiegel bleiben hoch. Daher wird das Endometrium nicht abgestoßen; die Menstruation bleibt aus. Gegen Ende des ersten Schwangerschaftsmonats bildet sich das Corpus luteum zurück. Zu diesem Zeitpunkt hat die Plazenta selbst die Oestrogen- und Progesteronbildung aufgenommen, die für die Erhaltung der Schwangerschaft erforderlich ist.

Die *Auslösung des Geburtsvorganges* erfolgt nach neueren Untersuchungen wahrscheinlich auf einem komplizierten Weg. Am Ende der Schwangerschaft nimmt die fetale *Cortisolsekretion* zu, wodurch in der Plazenta die Oestrogenproduktion ansteigt. Mit der Erhöhung des Oestrogen-Progesteron-Quotienten im mütterlichen Blut kommt es zur Freisetzung von *Prostaglandin E und* $F_{2\alpha}$ (s. S. 666 f.), die ihrerseits die Empfindlichkeit der Uterusmuskulatur gegenüber Ocytocin steigern. Unter der kontraktionsfördernden Wirkung des *Ocytocin* (s. S. 621) setzt dann die Wehentätigkeit ein.

Die *Laktation* (Milchproduktion und -sekretion der Brustdrüse) wird ebenfalls hormonal gesteuert. Während der Schwangerschaft bilden sich unter dem Einfluß der erhöhten Oestrogen- und Gestagenspiegel sowie unter Mitwirkung von Chorionmammotropin die distalen Alveolen und Lobuli der Brustdrüse aus. Die nach der Geburt einsetzende Milchproduktion wird durch Prolactin stimuliert (s. S. 624). Die Milchfreisetzung schließlich erfolgt, ausgelöst durch den Saugreiz, unter Vermittlung von Ocytocin.

18.9. Gewebshormone

Als *Gewebshormone* bezeichnet man Substanzen, die an bestimmten Geweben *spezifische Wirkungen* hervorrufen, jedoch nicht in endokrinen Organen, sondern *in spezialisierten Zellen* gebildet werden. Der Begriff ist heute problematisch geworden, weil sich Wirkstoffe, die man zu den Gewebshormonen rechnen kann, wie die Liberine (Releasing-Hormone), als Glieder hormonaler Regelkreise erwiesen haben. Andere Stoffe, wie Acetylcholin und Catecholamine, früher ebenfalls dieser Gruppe zugerechnet, werden heute allgemein als Neurotransmitter bzw. als Hormone des Nebennierenmarks charakterisiert. Nach der obigen Definition sind den Gewebshormonen zuzuordnen:

- die *gastrointestinalen Hormone* (s. S. 343),
- *Erythropoetin* (s. S. 125) und
- die *Mediatoren.*

Da die beiden erstgenannten Gruppen bereits an anderer Stelle dargestellt wurden, wird im Folgenden nur noch die letztgenannte Gruppe behandelt.

Mediatoren oder *Mediatorstoffe* sind Substanzen, die aus Zellen bzw. Zellverbänden freigesetzt werden und *unmittelbar auf benachbarte Zellen einwirken.* Ein Transport der Mediatoren auf dem Blutweg zu entfernten Effektorzellen ist zwar möglich, wegen ihrer schnellen Inaktivierung jedoch von untergeordneter Bedeutung. Zu den Mediatoren in diesem Sinne gehören

- *Histamin,*
- *Serotonin,*
- die *Prostaglandine* und
- die *Kinine.*

18.9.1. Histamin

Histamin ist als Decarboxylierungsprodukt der Aminosäure Histidin bei Pflanzen und Tieren weit verbreitet. Auch im menschlichen Organismus kommt es in allen Geweben vor. Die höchsten Histaminkonzentrationen findet man in den Lungen, der Haut und im Magen-Darm-Kanal. Histamin wird in den sog. Mastzellen und in den basophilen Leukozyten in biologisch inaktiver Form, an Heparin und ein basisches Protein gebunden, gespeichert, aus der es

- bei *Überempfindlichkeitsreaktionen* (s. S. 162 ff.),
- durch *chemische Substanzen* (Histaminliberatoren) oder

– durch *Zerstörung von Zellen* (z. B. bei Verletzungen)
in Freiheit gesetzt wird.

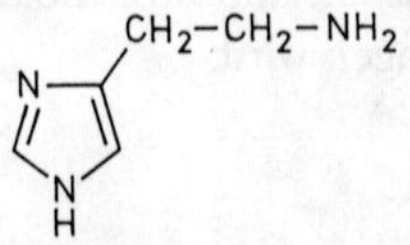

Histamin

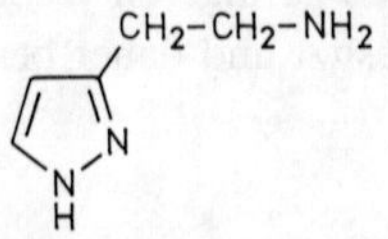

Betazol (Betazol „*Lilly*")

In der experimentellen Forschung wird als hochwirksamer Histaminliberator ein Kondensationsprodukt von p-Methoxyphenylaethyl-methylamin mit Formaldehyd (Substanz 48/80) verwendet.

Der Abbau von freiem Histamin erfolgt sehr rasch durch oxidative Desaminierung mittels Histaminase, einer Diaminoxidase, durch enzymatische Acetylierung der NH_2-Gruppe, Methylierung der NH-Gruppe im Imidazolring und Oxidation des Methylhistamins mittels Monoaminoxidase.

Histamin greift an *zwei verschiedenen Rezeptoren* an, die als H_1- und H_2-Rezeptoren bezeichnet werden.

Erregung der *H_1-Rezeptoren* ruft eine
– Vasodilatation an den Arteriolen und eine Vasokonstriktion der Pulmonalgefäße,
– Erhöhung der Kapillarpermeabilität, so daß Plasma ins Gewebe austreten kann, sowie
– Kontraktion der Bronchial-, Darm- und Uterusmuskulatur
hervor.

Erregung der *H_2-Rezeptoren* führt zu
– Dilatation der Pulmonalgefäße,
– Tachykardie und
– Steigerung der Drüsensekretion, insbesondere in der Magenschleimhaut (s. S. 342).

Gelangt Histamin in die Haut, z. B. bei Insektenstichen oder bei Kontakt mit Brennesselhaaren, entsteht infolge der Kapillarerweiterung eine schmerzhafte Rötung oder infolge gesteigerter Kapillarpermeabilität eine juckende Quaddel. Besondere Bedeutung kommt dem Histamin bei *allergischen Reaktionen vom Soforttyp* (s. S. 163 f.) zu. Die auslösenden Antigene reagieren mit den an Mastzellen fixierten IgE-Antikörpern und setzen dadurch aus diesen Zellen Histamin frei, wodurch ein *anaphylaktischer Schock*, eine allergische *Urtikaria* oder ein *Ödem* hervorgerufen werden kann. Auch beim Endotoxinschock, bei Entzündungen und Verbrennungen findet man eine Degranulierung der Mastzellen und eine erhöhte Histaminkonzentration im Blut. Ein Tumor der Mastzellen *(Mastozytom)* oder eine Vermehrung der Mastzellen in Blut und Gewebe *(Mastozytose)* können durch verstärkte Histaminfreisetzung eine anfallsweise auftretende Hautrötung *(Flush)*, eine starke Urtikaria und in schweren Fällen Ödeme sowie Bronchospasmus hervorrufen.

Eine therapeutische Bedeutung besitzt Histamin nicht; dagegen kann es zu *diagnostischen Zwecken* bei fehlender Salzsäureproduktion der Magenschleimhaut verwendet werden. Sofern die Magendrüsen noch zur Salzsäurebildung in der Lage sind, können sie durch subkutane Histamininjektionen zur Salzsäureausschüttung angeregt werden. Bleibt auch nach der Histamininjektion die Salzsäureausschüttung aus, spricht man von *histaminrefraktärer Anazidität.* Diese ist ein entscheidendes Kriterium für die perniziöse

Anämie (s. S. 142). Noch besser als Histamin ist das Histaminanalogon *Betazol* (Betazol „Lilly") als Diagnostikum geeignet, da es eine ähnliche sekretionssteigernde Wirkung, aber einen wesentlich geringeren vasodilatatorischen und bronchokonstriktorischen Effekt als Histamin besitzt und daher besser vertragen wird.

18.9.2. Serotonin

Serotonin, 5-Hydroxy-tryptamin, entsteht durch Decarboxylierung der Aminosäure 5-Hydroxy-tryptophan und kommt wie Histamin ubiquitär in pflanzlichen und tierischen Geweben vor. Besonders reichlich ist es in den *enterochromaffinen Zellen* der Dünndarmschleimhaut, in *Thrombozyten* und in manchen *Hirngebieten* (Hypothalamus, Mittelhirn) enthalten. Durch die Monoaminoxidase wird es oxidativ zu 5-Hydroxy-indolylessigsäure desaminiert und als solche ausgeschieden.

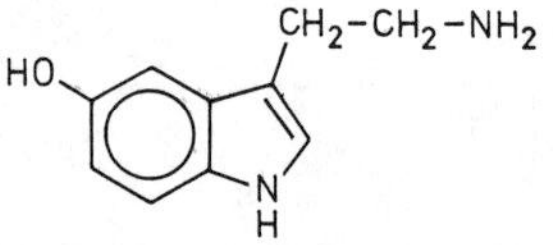

Serotonin

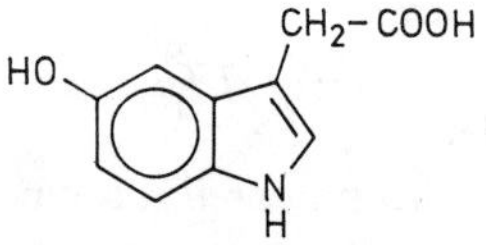

5-Hydroxy-indolyl-essigsäure

Serotonin *kontrahiert durch direkten Angriff an der glatten Muskulatur* Gefäße, Bronchien, Darm und Uterus. Bei Blutungen wird es infolge des Thrombozytenzerfalls frei und fördert die Blutstillung durch Gefäßkontraktion. Im Zentralnervensystem wirkt Serotonin mit hoher Wahrscheinlichkeit als *Neurotransmitter* (s. S. 106).

Eine maligne Wucherung der enterochromaffinen Zellen im Dünndarm, das sog. *Karzinoid,* führt zu einer vermehrten Serotoninfreisetzung und ruft dadurch ein charakteristisches Krankheitsbild *(Karzinoidsyndrom)* mit folgenden funktionellen Störungen und morphologischen Veränderungen hervor: Diarrhöen mit kolikartigen Leibschmerzen, Bronchospasmus, Oligurie, Ödeme und Endokardfibrose mit Klappenverdickung. Eine anfallsweise auftretende Rötung des Gesichts, des Halses und dann des Oberkörpers (Flush) ist wahrscheinlich nicht auf die Serotoninwirkung, sondern auf die Freisetzung von Kallikrein aus dem Tumorgewebe und die dadurch ausgelöste Bradykininbildung (s. u.) zurückzuführen.

18.9.3. Prostaglandine

Die Prostaglandine, die zunächst irrtümlich als ein Sekret der Prostata angesehen wurden und daher ihren Namen erhielten, kommen in *allen Organen* vor. Es handelt sich dabei

Prostansäure

Prostaglandin E_2

um *zyklisierte, ungesättigte Fettsäuren,* deren Grundskelet die *Prostansäure,* eine C_{20}-Säure mit einem Cyclopentanring, ist.

Die verschiedenen Gruppen der Prostaglandine (E, F, A, B) unterscheiden sich durch die Zahl und die Stellung der Sauerstoffatome bzw. durch die Lage der Doppelbindung am Cyclopentanring.

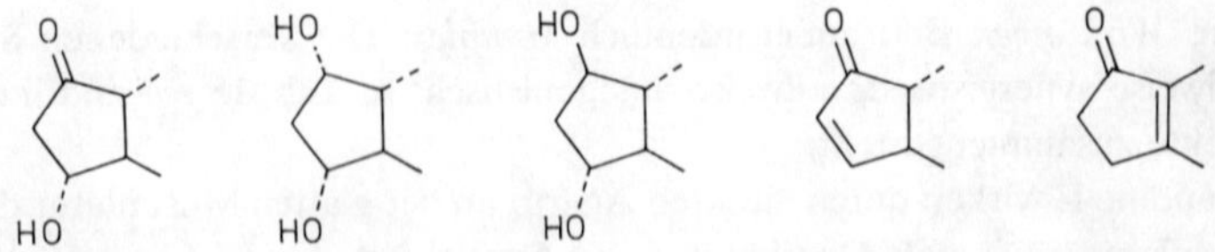

PG E PG F_α PG F_β PG A PG B

Die Bezeichnung α und β kennzeichnet die Stellung der OH-Gruppe an C−9.

Die Prostaglandine werden im Organismus mittels eines mikrosomalen Enzymsystems, der sog. *Prostaglandin-Synthetase,* aus *mehrfach ungesättigten C_{20}-Säuren,* insbesondere der *Arachidonsäure* (s. S. 308) und der *Homo-γ-linolensäure,* gebildet. Die Säuren kommen nur in geringer Menge frei vor, der größte Teil ist in die Phopholipide der Zellmembranen eingebaut. Die Abspaltung erfolgt durch *Phopholipase A,* deren Aktivierung wahrscheinlich der limitierende Schritt in der Prostaglandinbiosynthese ist.

Als *Zwischenstufen* bei der Prostaglandinsynthese treten hochwirksame, jedoch instabile *Endoperoxide* mit sehr kurzer biologischer Halbwertszeit auf. Die Bildung erfolgt mit Hilfe einer *Cyclo-Oxygenase.* Außer für die Prostaglandine sind die Endoperoxide auch Ausgangsprodukte für *Thromboxan A_2,* eine stark *thrombozytenaggregierende Substanz,* und dessen Gegenspieler, das *Prostacyclin* (PG X), das *thrombozytenaggregationshemmend* wirkt und vermutlich am Schutz intakter Gefäße gegen Thrombenanlagerung entscheidend beteiligt ist. In Abb. 18−24 ist die Synthese der genannten Substanzen schematisch dargestellt.

Die *Freisetzung* der Prostaglandine wird durch Nervenreizung, verschiedene Mediatorstoffe (z. B. Histamin) oder gastrointestinale Hormone (z. B. Gastrin) ausgelöst. Auch Noradrenalin setzt Prostaglandine frei, die ihrerseits die Noradrenalinliberation aus adrenergen Neuronen hemmen.

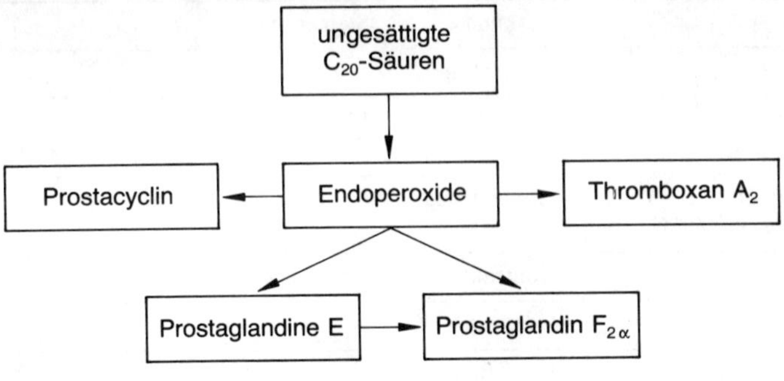

Abb. 18−24. Schematische Darstellung der Synthese biologisch aktiver Substanzen aus mehrfach ungesättigten C_{20}-Säuren

Die *Prostaglandin-Inaktivierung* erfolgt sehr rasch durch verschiedene Enzyme, insbesondere durch die *15-Hydroxyprostaglandindehydrogenase* und die *Δ 13-Reduktase.* Die höchste PG-Dehydrogenaseaktivität liegt in der Lunge, der Milz und den Nieren, die höchste Reduktaseaktivität im Fettgewebe vor. (Bereits nach einer einzigen Lungenpassage sind Prostaglandine nicht mehr im Blut nachweisbar.)

Die wichtigsten natürlich vorkommenden Prostaglandine sind PG E_1, PG E_2 und PG F_2. Ihre *Wirkungen* sind außerordentlich *komplex.* Die verschiedenen Substanzen wirken teilweise synergistisch, teilweise antagonistisch. In Tab. 18–7 sind ihre wesentlichen Effekte zusammengestellt.

Prostaglandine E wirken durch direkten Angriff an der glatten Muskulatur der Gefäße blutdrucksenkend, die renale Durchblutung wird gesteigert. An der Längsmuskulatur des Gastrointestinaltrakts führen sowohl PG E als auch PG $F_{2\alpha}$ zu einer Kontraktion, während die Ringmuskulatur durch PG E erschlafft und durch PG $F_{2\alpha}$ kontrahiert wird. PG E dilatieren die Bronchial- und Trachealmuskulatur, PG $F_{2\alpha}$ wirkt bronchokonstriktorisch.

Tab. 18–7. Wirkungen von Prostaglandinen, Thromboxan A_2 und Prostacyclin, nach KARLSON, GEROK, GROSS

	PG E	**PG $F_{2\alpha}$**	**Thromboxan**	**Prostacyclin**
Sympatho-adrenerge Impulse	Verminderung	Steigerung		
Venentonus		Steigerung		
Herzminutenvolumen	—	Steigerung		
Arterientonus	Verminderung	—	Steigerung	Verminderung
Renale Durchblutung	Steigerung	—		
ADH-Wirkung am distalen Tubulus	Hemmung	—		
Reninfreisetzung	Steigerung	Verminderung		
Pressorische Effekte von Angiotensin und Noradrenalin	Abschwächung	Verstärkung		
Blutdruck	Senkung	Steigerung		
Na-Transport	Steigerung	—		
Gastrointestinale Längsmuskulatur	Kontraktion	Kontraktion		
Gastrointestinale Sphinktermuskulatur	Erschlaffung	Kontraktion		
Uterusmuskulatur	Kontraktion	Kontraktion		
Magensaftsekretion	Hemmung	—		
Lipolyse	Hemmung	—		
Thrombozytenaggregation			Steigerung	Verminderung

Beide Prostaglandin-Typen kontrahieren die Muskulatur des Uterus während der gesamten Schwangerschaft. Mit höheren Prostaglandin-Dosen ist daher jederzeit ein *Schwangerschaftsabbruch* möglich. Bereits erwähnt wurde die Sensibilisierung der Schmerzrezeptoren (s. S. 562). Möglicherweise durch Hemmung der Adenylatzyklase hemmen PG E die Lipolyse, die Magensaftsekretion und die Adiuretin-Wirkung am distalen Tubulus der Niere.

Trotz der zahlreichen genannten Wirkungen ist die *physiologische Bedeutung* der Prostaglandine noch weitgehend *unbekannt.* Nur ihre Beteiligung an entzündlichen Prozessen erscheint ausreichend gesichert.

18.9.4. Kinine

Kinine sind biologisch aktive Peptide, die im Blutplasma aus einem α_2-Globulin, dem *Kininogen,* gebildet werden. Die Spaltung von Kininogen erfolgt durch Proteasen, die man als *Kallikreine* bezeichnet. Deren inaktive Vorstufen, die *Kallikreinogene* (Präkallikreine), kommen in verschiedenen Organen, z. B. im Pankreas und in der Darmschleimhaut, sowie im Blutplasma vor. Die Aktivierung wird wahrscheinlich beim Pankreas-Kallikreinogen durch *Trypsin* (s. S. 364 f.), beim Plasma-Kallikreinogen durch den *Hageman-Faktor des Blutgerinnungssystems* (s. S. 173) bewirkt.

Bei der *enzymatischen Spaltung von Kininogen* entsteht zunächst ein Peptid aus 11 Aminosäuren. Aus diesem wird dann unter der Einwirkung einer Aminopeptidase durch Abspaltung des N-terminalen Methionins zunächst das Dekapeptid *Kallidin* und schließlich durch Abspaltung von Lysin das Nonapeptid *Bradykinin* mit der Aminosäuresequenz

Arg- Pro- Pro- Gly- Phe- Ser- Pro- Phe- Arg

gebildet. Der *Abbau* der biologisch wirksamen Kinine (Kallidin und Bradykinin) erfolgt in den Geweben und im Blut innerhalb von Minuten durch spezifische Peptidasen *(Kininasen).*

Die Kinine sind außerordentlich wirksame Verbindungen, die zwar keine physiologische, wohl aber *pathophysiologische Bedeutung* besitzen. Sie
- erhöhen das Herzzeitvolumen,
- bewirken eine periphere Vasodilatation und senken dadurch den Blutdruck,
- steigern die Kapillarpermeabilität und können dadurch zu Ödemen führen,
- haben eine starke bronchokonstriktorische Wirkung und
- können die glatte Muskulatur des Darmes sowohl konstriktorisch als auch relaxierend beeinflussen.

Man nimmt an, daß Kinine an einer Reihe von pathologischen Zuständen beteiligt sind, ohne daß in allen Fällen sichere Beweise dafür vorliegen. Auf die Bedeutung der Kallikreinfreisetzung und der dadurch bedingten Bildung von Bradykinin für die Pathogenese des *Flush* beim Karzinoidsyndrom wurde bereits hingewiesen. Weiterhin können Kinine als Mediatoren für die Erregung von Schmerzrezeptoren und damit als *Schmerzauslöser* wirken (s. S. 562). Insbesondere werden die Schmerzanfälle bei Gicht auf die lokale

Kininbildung in den Gelenken infolge Uratablagerung zurückgeführt. Ferner nimmt man an, daß der *Schock bei schwerer Pankreatitis* durch Kallikreinfreisetzung aus dem zerstörten Pankreasgewebe verursacht wird. Die Beteiligung des Kininsystems an anderen Schockformen ist noch nicht gesichert. Schließlich sollen Kinine beim *lokalen Entzündungsvorgang* an der Auslösung der charakteristischen Symptome (Mehrdurchblutung, Ödembildung und Schmerz) mitwirken.

Inhibitor des Kallikreins und anderer Proteasen (wie z. B. Trypsin, Chymotrypsin und Plasmin) ist ein aus 58 Aminosäuren bestehendes Polypeptid, das *Aprotinin* (Trasylol®). Da es infolge dieser Wirkung die Kininbildung hemmt, wird es u. a. zur Prophylaxe und Therapie verschiedener Schockformen sowie bei Fettembolie therapeutisch eingesetzt.

19. Fortpflanzungsorgane und Schwangerschaft

Die Fortpflanzungsorgane des Menschen, die weiblichen und männlichen Geschlechtsorgane, entwickeln sich aus einer gemeinsamen Urogenitalanlage. Die *Keimdrüsen* oder *Gonaden produzieren Sexualhormone* (s. S. 657 ff.) und *Keimzellen* (Geschlechtszellen), die in den Geschlechtswegen transportiert werden. *Geschlechtsdrüsen bilden Sekrete,* welche die Vereinigung der Keimzellen begünstigen. Die *äußeren Geschlechtsorgane* dienen der *geschlechtlichen Vereinigung* (Kohabitation oder Koitus).

19.1. Bau und Funktion der männlichen Geschlechtsorgane

Sowohl beim männlichen als auch beim weiblichen Geschlecht unterscheidet man *innere* und *äußere Geschlechtsorgane.* Zu den **inneren männlichen Geschlechtsorganen** rechnet man Hoden *(Testis),* Nebenhoden *(Epididymis),* Samenleiter *(Ductus deferens)* sowie die Geschlechtsdrüsen, zu denen die Vorsteherdrüse *(Prostata),* die Bläschendrüsen *(Vesiculae seminales)* und die COWPERschen Drüsen *(Glandulae bulbo-urethrales)* gehören (s. Abb. 19–1).

Das männliche Glied *(Penis),* in dem Harn- und Samenweg gemeinsam verlaufen (Harn-Samenröhre), und der Hodensack *(Skrotum)* werden als **äußere männliche Geschlechtsorgane** zusammengefaßt (s. Abb. 19–1).

19.1.1. Testes

Der geschlechtsreife, paarig angelegte *Hoden* ist ein ellipsoides Organ (durchschnittlicher Längsdurchmesser etwa 5 cm) von praller Konsistenz. Beide Hoden liegen im *Hodensack,* wobei der linke Hoden gewöhnlich etwas tiefer steht als der rechte. Am hinteren Rand des Hodens, im Bereich des sog. *Mediastinum testis,* treten mit dem *Samenstrang* (s. S. 676) Gefäße, Nerven sowie der Samenleiter (s. S. 676) ein bzw. aus (s. Abb. 19–2).

Feinbau des Hodens. Der Hoden wird von einer derben Bindegewebskapsel *(Tunica albuginea)* umschlossen. Von dieser ziehen *Bindegewebssepten* radiär auf das Mediastinum testis zu (s. Abb. 19–2). Diese Scheidewände unterteilen den Hoden in 200–250 pyramidenförmige Läppchen, die *Lobuli testis,* deren Basis der Organkapsel entspricht. In den meist durchbrochenen Bindegewebssepten verlaufen Nerven sowie Blut- und Lymphgefäße.

Die Hodenläppchen enthalten mehrere, vielfach gewundene **Hodenkanälchen** *(Tubuli contorti seminiferi)*, die wiederum in ein Gerüstwerk aus feinfaserigem Bindegewebe *(Stroma)* eingebettet sind. Im gestreckten Zustand ist jedes dieser Kanälchen etwa 30–70 cm lang. Die Gesamtlänge der rund 500–800 Tubuli eines geschlechtsreifen Hodens wird auf 250–300 m geschätzt. Gegen das Mediastinum testis fließen die häufig anastomosierenden Hodenkanälchen zusammen, werden schmaler und strecken sich. Im Mediastinum münden sie in das Hodennetz *(Rete testis)*, ein Hohlraumsystem mit weiten, miteinander verbundenen Kanälchen, von denen die *Ductuli efferentes* (s. S. 676) und damit die ableitenden Samenwege ausgehen.

Die Hodenkanälchen werden vom umgebenden Bindegewebe durch eine *Basalmembran* getrennt. Ihre Wand besteht aus zylindrischen Zellen *(Stützzellen* oder *SERTOLI-Zellen)*, zwischen denen Samenbildungszellen (s. Abb. 19–3) eingelagert sind. Die **Stützzellen** oder **SERTOLI-Zellen** sitzen der Basalmembran auf und erstrecken sich bis zum Lumen. Sie sind leicht an ihrem ovalen, hellen (chromatinarmen) Kern mit großem

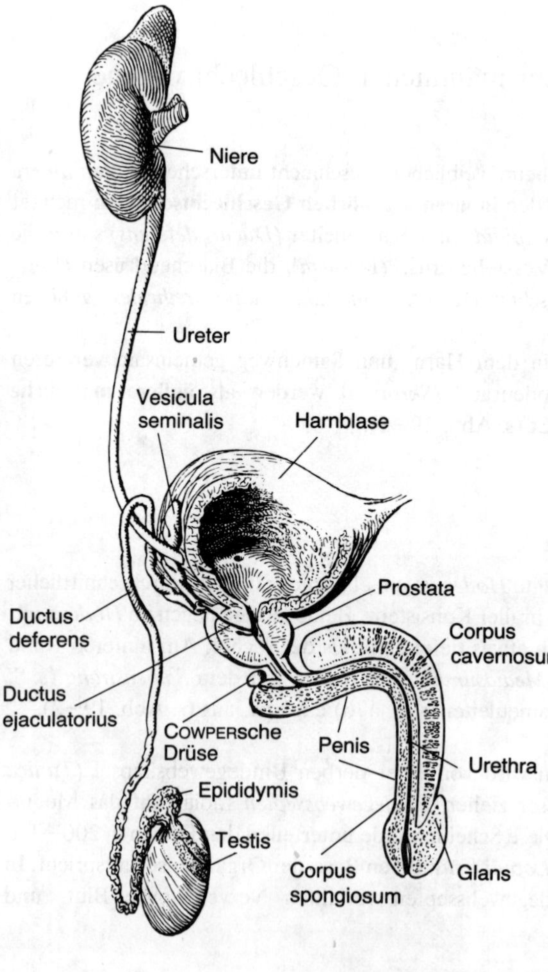

Abb. 19–1. Männliche Harn- und Geschlechtsorgane, nach BENNINGHOFF-GOERTTLER

Nucleolus zu erkennen. Man schreibt den SERTOLI-Zellen eine *Nährfunktion* für die heranreifenden Keimzellen zu.

Zwischen den Hodenkanälchen an den Blutgefäßen des Zwischengewebes liegen Gruppen epithelartig aneinandergelagerter Zellen, die man als **Zwischenzellen** oder **LEYDIG-Zellen** bezeichnet. Sie produzieren die *männlichen Geschlechtshormone* (s. S. 657 ff.), in geringer Menge wahrscheinlich auch weibliche Geschlechtshormone.

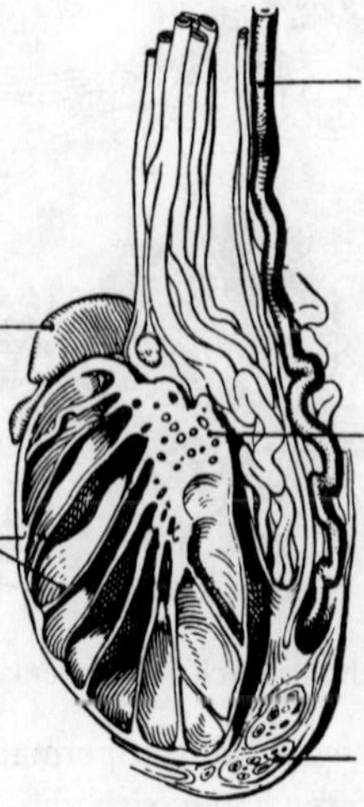

Abb. 19–2. Längsschnitt durch den Hoden, nach BENNINGHOFF-GOERTTLER (Hodenkanälchen sind entfernt)

Spermienbildung (Spermatogenese). In den Hodenkanälchen beginnt mit der Pubertät die *Samenbildung*. Sie läuft in vier Schritten ab, wobei die Zellen von der Tubulusperipherie zum Tubuluslumen wandern (s. Abb. 19–3):

- *Vermehrungsperiode,*
- *Wachstumsperiode,*
- *Reifungsperiode,*
- *Umbildungsperiode* (Spermatohistogenese).

Wandständig an der Basalmembran liegen mittelgroße Zellen mit einem runden Kern. Sie stellen die Stammzellen *(Spermatogonien)* dar. Diese können sich zeitlebens mitotisch teilen, wobei immer wieder Spermatogonien entstehen **(Vermehrungsperiode).** Jeweils eine der hierbei entstehenden Zellen tritt in die Wachstumsperiode ein, die andere teilt sich erneut.

Während der **Wachstumsperiode** wachsen Spermatogonien bis auf etwa die doppelte Größe heran. Die hierdurch entstandenen *Spermatozyten I. Ordnung* sind die auffälligsten Zellen des Hodenparenchyms. Sie sind in den Samenkanälchen gewöhnlich in großer Zahl vorhanden und liegen in mehreren Schichten übereinander.

In der nachfolgenden **Reifungsperiode** entstehen während der 1. Reifeteilung (s. S. 21 ff.) aus jedem Spermatozyten I. Ordnung *Spermatozyten II. Ordnung (Präspermatiden),* die sich weiter in je zwei *Spermatiden* (2. Reifeteilung) teilen. Neben den reifen Samenzellen sind diese die kleinsten Zellen im Samenkanälchen.

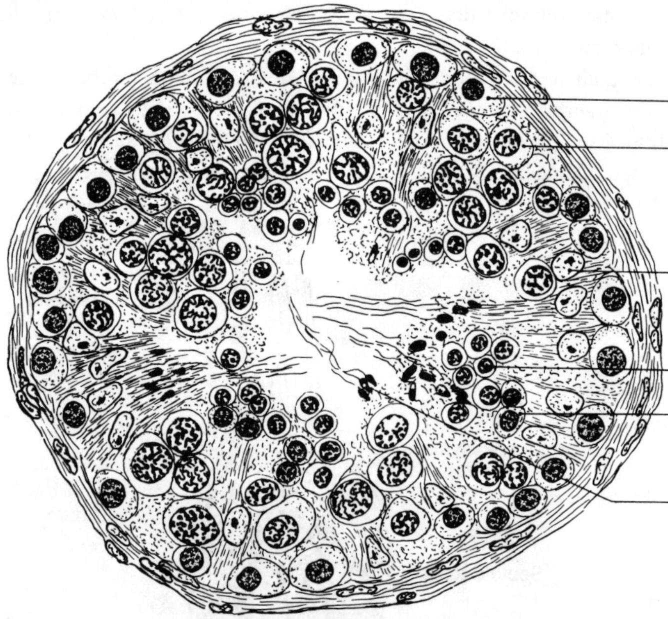

Abb. 19–3. Querschnitt durch ein Hodenkanälchen, nach BUCHER

In der **Umbildungsperiode** (Spermatohistogenese, Spermiogenese oder Differenzierungsperiode) differenzieren sich die Spermatiden zu befruchtungsfähigen *Spermien (Spermatozoen),* ohne sich weiter zu teilen. Während dieses Umbaus liegen sie in Gruppen an den Spitzen der SERTOLI-Zellen.

Nach den verschiedenen Differenzierungsschritten erfolgt die Ablösung der Spermien aus dem Verband des Keimepithels, die sog. *Spermiation.* Nach der Spermiation gelangen die Spermien passiv über das Rete testis und die Ductuli efferentes in den Nebenhoden, wo sie weiteren Reifungsvorgängen unterliegen, die u. a. ihre Form, ihren Stoffwechsel und ihre Beweglichkeit betreffen.

Beim Menschen dauert die Entwicklung eines Spermiums aus einer Spermatogonie etwa 74 Tage. Hinzu kommen weitere 7–14 Tage für die Nebenhodenpassage, so daß von der Teilung der Spermatogonie bis zum Auftreten des ausgereiften Spermiums im Ejakulat ca. 80 bis 90 Tage vergehen.

Morphologie des Spermiums. Die ausgereiften Samenzellen sind von ungefähr stecknadelartigem Aussehen und haben eine Länge von etwa 60 μm. Man unterscheidet folgende Abschnitte:

- *Kopf,*
- *Hals,*
- *Mittelstück,*
- *Schwanz.*

Der **Kopf** der Spermiums ist etwa 4 μm lang. In einer Ebene ist er ovoid, in der dazu senkrechten jedoch keilförmig abgeflacht (s. Abb. 19–4). Er enthält den *Zellkern* mit dem haploiden Chromosomensatz.

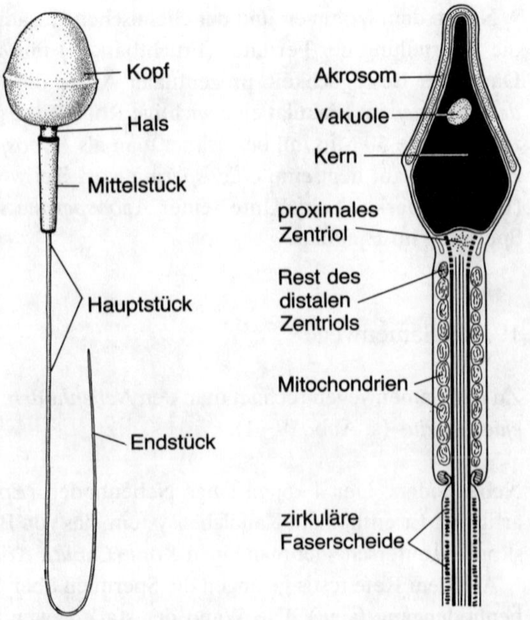

Abb. 19–4. Menschliches Spermium, nach BUCHER. A Gesamtansicht; B Längsschnitt durch Kopf, Hals, Mittelstück und Hauptstück des Schwanzes

Die vorderen zwei Drittel des Kerns werden von der *Kopfkappe (Akrosom)* bedeckt, die ein Produkt des GOLGI-Apparates darstellt. Sie enthält Enzyme, mit deren Hilfe das Spermium in die weibliche Eizelle eindringen kann. Kern und Akrosom werden – wie alle Anteile der Samenzelle – von einer Zellmembran eng umschlossen.

An den Kopfabschnitt der Samenzelle schließt sich ein kurzer **Hals** von etwa 0,5 µm Länge an, durch den der Kopf und das Mittelstück beweglich miteinander verbunden sind. Im Halsabschnitt finden sich die beiden *Zentriolen* der Samenzelle. Das größere, ringförmige, sog. distale Zentriol bildet den *Achsenfaden (Axonema)* der Samenzelle, der das Mittelstück und den Schwanz durchzieht. Der submikroskopische Bau des Achsenfadens entspricht dem eines Flimmerhaares.

Das anschließende **Mittelstück** mißt ungefähr 7 µm und ist mit einem Durchmesser von 1 µm relativ dick. Es enthält zahlreiche Mitochondrien in spiraliger Anordnung.

Am **Schwanz** unterscheidet man ein etwa 40 µm langes *Hauptstück,* in welchem der Achsenfaden von einer Plasmahülle umgeben ist, und ein 10 µm langes *Endstück* ohne Plasmahülle.

Sperma. Das Sperma setzt sich aus den Spermien, Frühformen der Spermatogenese, Epithelien sowie Samenflüssigkeit zusammen. Letztere besteht hauptsächlich aus den Sekreten der Nebenhoden, der Samenblase und der Prostata (s. u.).

Das frisch gewonnene Sperma ist milchigtrüb, opaleszent, von weiß-gelblicher Farbe und weist einen charakteristischen Geruch auf (pH = 7–8). Die durchschnittliche Ejakulatmenge beträgt 2–6 ml. 1 ml Ejakulat enthält normalerweise >40 Mio. Spermien *(Normospermie),* von denen regelmäßig bis zu 15% nicht voll ausgereift, überaltert oder mißgestaltet sind.

Neben dem Volumen und der chemischen Zusammensetzung des Ejakulates spielt für die Beurteilung der Fertilität (Fruchtbarkeit) die *biologische Wertigkeit* (z. B. Art und Dauer der Beweglichkeit, prozentualer Anteil der beweglichen Spermien) und die *Zahl der Spermien* im Ejakulat eine wichtige Rolle. Eine geringe Verminderung der Spermienzahl auf 30–50 Mio./ml bezeichnet man als *Hypospermie*. Sinkt die Spermienzahl unter 20 Mio./ml ab, liegt eine *Oligospermie* vor. Bei weniger als 5–10 Mio./ml tritt *Sterilität* (Unfruchtbarkeit) ein. Unter einer *Azoospermie* versteht man das völlige Fehlen von Spermien im Ejakulat.

19.1.2. Samenwege

Zu den Samenwegen rechnet man den *Nebenhoden*, den *Ductus deferens* und den *Ductus ejaculatorius* (s. Abb. 19–1).

Nebenhoden. Der 4–5 cm lange Nebenhoden *(Epididymis)* sitzt dem Hoden schweifartig auf. Er enthält ein Kanälchensystem, das von Bindegewebe umschlossen ist. Makroskopisch unterscheidet man einen *Kopf (Caput)*, *Körper (Corpus)* und *Schwanz (Cauda)*.

Aus dem Rete testis gelangen die Spermien über 10–20 **Ductuli efferentes** in den Nebenhodengang (s. u.). Die Wand der stark gewundenen, in gestrecktem Zustand etwa 20 cm langen Ductuli efferentes besteht aus einem teilweise *mehrreihigen Zylinderepithel*, an dessen Oberfläche Kinozilien zu finden sind, und aus niedrigeren, *einschichtigen Zellen*. Die hohen Flimmerzellen erzeugen einen Flüssigkeitsstrom, der die noch bewegungslosen Spermien in den Nebenhodengang befördert. Die niedrigen isoprismatischen Epithelien sind hauptsächlich zur Resorptions- und zur Sekretionsleistung befähigt. Die Wandung ist von einer spärlichen Schicht glatter Muskelzellen umgeben.

Der **Nebenhodengang** (Ductus epididymidis), der wichtigste *Samenspeicher*, ist ebenfalls außerordentlich stark gewunden. Im gestreckten Zustand mißt er etwa 4–5 m. Er reicht vom Nebenhodenkopf bis zum -schwanz. Seine Lichtung nimmt von etwa 150 µm bis auf 400 µm zu. Er wird von einem *zweireihigen hochprismatischen Epithel* ausgekleidet, das *Stereozilien* trägt und von einer dünnen Lage glatter Muskelzellen umgeben ist, die dem Transport der Spermien dienen.

Ductus deferens und Ductus ejaculatorius. Am Ende des Nebenhodenschwanzes geht der Nebenhodengang ohne scharfe Grenze in den **Ductus deferens** (Samenleiter) über. Er ist 50–60 cm lang und verläuft – gemeinsam mit Gefäßen und Nerven – im *Samenstrang (Funiculus spermaticus)* durch den Leistenkanal in den Bauchraum. Er zieht dann an der Wand des kleinen Beckens entlang, erreicht die seitliche Wand der Harnblase und legt sich danach dem Blasengrund an. Am Ende erweitert er sich *(Ampulla)* und nimmt die Mündung der Samenblase (s. u.) auf. Das etwa 2 cm lange, verengte Endstück von der Einmündung des Ausführungsganges der Samenblase bis zur Mündung in die an dieser Stelle vom Prostata-Gewebe umgebene Harnröhre wird **Ductus ejaculatorius** (Spritzkanälchen) genannt.

Den Hauptanteil der Wand des Samenleiters stellt eine starke Muskelschicht dar, weshalb sich der Samenleiter relativ hart anfühlt. Die Kontraktion der Muskulatur übt zuerst eine Saugwirkung auf den Inhalt des Nebenhodenganges aus. Durch anschließende kräftigere Kontraktionen wird nach Erhöhung des Innendruckes der Inhalt in die Harnröhre ausgepreßt („Saug-Druck-Wirkung"). Die *Schleimhaut* weist ein *zweireihiges prismatisches Epithel* auf, das in seinem Anfangsteil *Stereozilien* trägt.

19.1.3. Geschlechtsdrüsen

Vesicula seminalis. Die *Samenblase (Bläschendrüse)* ist eine etwa 10 cm lange, gefaltete Drüse. Das paarig angelegte Organ liegt an der Hinterwand der Blase seitlich von der Erweiterung *(Ampulla)* des Samenleiters (s. Abb. 19–1). Ihr Ausführungsgang mündet, wie erwähnt, innerhalb der Prostata in den Samenleiter.

Die Wand der Samenblase enthält eine dünne Muskelschicht und ein einschichtiges bis mehrreihiges prismatisches Epithel. Schleimhautleisten unterteilen die Schleimhautoberfläche in zahlreiche Kammern und Nischen, so daß die sezernierende Oberfläche stark vergrößert wird.

Die beiden Samenblasen bilden ein visköses, gelatinöses, schwach alkalisches Sekret (pH 7,3), das die Hauptmasse der Samenflüssigkeit liefert. Es enthält reichlich Fructose für den Betriebsstoffwechsel der Spermien.

Prostata und Prostataadenom. Die unpaare Vorsteherdrüse ist kastaniengroß und liegt zwischen Harnblasengrund und Beckenbodenmuskulatur (s. Abb. 19–1). Das als derbes Gebilde vom Mastdarm aus zu tastende Organ wird von der Harnröhre (Pars prostatica urethrae) und den beiden Ductuli ejaculatorii durchbohrt.

Die Prostata besteht aus 30–50 verzweigten tubulo-alveolären Drüsen, die mit 15–30 Ausführungsgängen im Bereich des sog. *Samenhügels (Colliculus seminalis,* s. Abb. 12–22, S. 414) in die Urethra einmünden und ein dünnflüssiges, trübes Sekret produzieren, das den charakteristischen Spermageruch aufweist. Es reagiert schwach alkalisch und enthält reichlich saure Phosphatase. Zwischen den einzelnen Drüsen verlaufen starke Züge glatter Muskulatur, die bei der Ejakulation das Sekret auspressen.

In höherem Alter (ca. ab dem 55.–60. Lebensjahr) beginnen die im Prostatabereich neben der Harnröhre gelegenen sog. paraurethralen Drüsen zu wuchern, wodurch das eigentliche Prostatagewebe nach außen verdrängt und zu einer dünnen Gewebsschicht zusammengedrückt wird. Die früher (fälschlich) als Prostatahypertrophie, heute als *Prostataadenom* oder benigne noduläre Hyperplasie bezeichnete tumoröse Veränderung ist bei 75–100 % aller Männer über 65 Jahren nachweisbar, führt jedoch nur in etwa 30–40 % zu manifesten Beschwerden.

Nach den Symptomen unterscheidet man drei Stadien: Im Stadium I ist die Stärke des Harnstrahls deutlich abgeschwächt, der Miktionsbeginn verzögert. Der Patient klagt über häufiges Wasserlassen am Tag und während der Nacht. Im Stadium II besteht bei weiter gesteigerter Miktionsfrequenz schon kurz nach dem Wasserlassen das Gefühl, daß die Blase nicht völlig entleert werden konnte. Es kommt zur Restharnbildung. Im Stadium III liegt Harnverhaltung bei imperativem Harndrang vor.

Glandulae bulbo-urethrales. Die paarigen, etwa erbsengroßen *Glandulae bulbo-urethrales* oder *Cowperschen Drüsen* liegen im Bindegewebe oder in der Muskulatur des Beckenbodens und münden mit je einem Ausführungsgang in die Harnröhre (s. Abb. 19–1). Die verzweigten, tubulo-alveolären Drüsen liefern ein schleimhaltiges, schwach alkalisches Sekret, das bereits vor der eigentlichen Ejakulation in die Harnröhre abgegeben wird.

19.1.4. Äußere männliche Geschlechtsorgane und Harnröhre

Penis. Am Penis, dem männlichen Kopulationsorgan, unterscheidet man zwei Anteile: Die im Bereich der unteren Schambeinäste befestigte *Peniswurzel* (Radix penis) und den *Penisschaft* (Corpus penis), der unter der Schambeinfuge (Symphyse) hervortritt und mit der *Eichel* (Glans penis) endet. Der Penis ist von einer dehnbaren Haut überzogen, die in Form einer Duplikatur *(Praeputium* oder *Vorhaut)* die Eichel bedeckt. Wesentliche Anteile des Penis bestehen aus zwei *Schwellkörpern,* dem oberen **Corpus cavernosum penis,** das der Erektion dient, und dem an der Unterseite befestigten **Corpus spongiosum penis,** das die Harn-Samenröhre führt und mit der Glans penis endigt (s. Abb. 19–1).

Das Corpus cavernosum penis wird von einem Schwammwerk aus kollagenen und elastischen Fasern sowie glatten Muskelzellen gebildet. Neben diesem schwammartigen Gerüstwerk finden sich vielgestaltige, mit Endothel ausgekleidete Hohlräume, sog. Kavernen, die im erschlafften Glied mehr oder weniger leere Spalträume darstellen. Im erigierten Glied sind sie dagegen prall mit Blut gefüllt und weisen einen Durchmesser von 1–3 mm auf. Die Kavernen werden von Arterien mit speziellen Verschlußmechanismen gespeist.

Die Füllung der Bluträume des Corpus spongiosum penis führt nur zu einer mäßigen Schwellung, dadurch ist der Spermatransport durch die Harn-Samenröhre im erigierten Zustand möglich.

Harnröhre. Die männliche Harnröhre *(Urethra)* ist 20–25 cm lang. Ihr erster Abschnitt, die *Pars prostatica,* reicht von der Harnblase bis zum Austritt aus der Prostata. Sie tritt dann durch eine Muskelplatte zwischen den Schambeinästen (Diaphragma urogenitale) und besitzt hier ihre engste Stelle *(Pars membranacea).* Der letzte und zugleich mit etwa 15 cm längste Teil ist die vom Corpus spongiosum penis umgebene *Pars spongiosa.*

Die Schleimhaut der Urethra weist im Anfangsteil bis zur Pars prostatica ein Übergangsepithel auf, das von einem mehrreihigen und mehrschichtigen Zylinderepithel abgelöst wird. An ihrem Ende im Bereich der Penisspitze findet sich ein unverhorntes mehrschichtiges Plattenepithel, das an der äußeren Harnröhrenmündung in das Epithel der Glans übergeht.

Skrotum. Das Skrotum (Hodensack) ist eine *beutelartige Hauttasche,* die Hoden und Nebenhoden enthält. Sie entsteht durch Zusammenwachsen der embryonalen Geschlechtswülste. Ihre Haut ist pigmentiert und besitzt Talg-, Schweiß- sowie Duftdrüsen. Das nahezu fettfreie Unterhautbindegewebe enthält – als Besonderheit – eine Schicht glatter Muskelzellen, bei deren Kontraktion die Skrotalhaut gefaltet wird. Durch diese Oberflächenverkleinerung kann die Wärmeabstrahlung an die Umgebung eingeschränkt werden.

Descensus testis. Vom Beginn des 3. Schwangerschaftsmonats an „wandern" die Hoden aus der Lendengegend, wo sie ursprünglich angelegt wurden, nach unten. Am Ende der Fetalentwicklung sind sie in der Regel im Skrotum zu tasten (Reifezeichen des männlichen Neugeborenen!). Der Descensus wird durch Hormone (z. B. Gonadotropine) gesteuert.

Durch die Lage im Skrotum werden die Hoden der intraabdominalen Körperwärme entzogen, die 2–5 °C über der des Hodensackes liegt. Dies ist von großer Bedeutung, da bei normaler Körpertemperatur die Bildung der Samenzellen unterdrückt ist.

Wenn der Descensus unvollständig bleibt oder an eine atypische Stelle erfolgt, liegt ein **Kryptorchismus** vor. Man unterscheidet folgende Formen:
- Bauchhoden (Retentio testis abdominalis),
- Leistenhoden (Retentio testis inguinalis),
- atypische Lage des Hodens (Dystopia testis).

19.1.5. Störungen der männlichen Sexualfunktion

Testesunterfunktion. Bei einer *Hodenunterfunktion (Hypogonadismus)* sind die *Spermatogenese* und/oder die *Androgenbildung* gestört.

Die *primäre Testesinsuffizienz* beruht auf einer *Störung in den Testes selbst.* Da durch den fehlenden Rückkopplungsmechanismus über die mangelhafte Androgenproduktion vermehrt Gonadotropine aus der Hypophyse ausgeschüttet werden, liegt ein *hypergonadotroper Hypogonadismus* (zu kleine Gonaden trotz verstärkter Gonadotropinausschüttung) vor. Bei den *sekundären* Formen ist das Hypothalamus-Hypophysen-System nicht intakt, es werden *zu wenig Gonadotropine* gebildet *(hypogonadotroper Hypogonadismus).*

Eine *primäre Testesinsuffizienz* findet man beim *Klinefelter-Syndrom* (s. S. 70), bei *Anorchie* (angeborenem Fehlen der Hoden), *Kastration* und *Hodenentzündungen.* Eine *sekundäre* Testesinsuffizienz entwickelt sich bei einer *Hypophysenvorderlappeninsuffizienz* (s. S. 628) oder beim *adrenogenitalen Syndrom* (s. S. 645 f.).

Tritt die Testesinsuffizienz vor der Pubertät auf, sind die Patienten wegen lange offenbleibender Epiphysenfugen großwüchsig, der Stimmbruch bleibt aus, die Haut ist zart und dünn, die Schambehaarung fehlt, die Testes sind deutlich zu klein, die Prostata ist kaum tastbar. Bei erst im Erwachsenenalter auftretenden Androgenmangel sind der Körperbau und die Stimmlage normal, die übrigen Symptome ähneln denen der präpuberalen Form.

Testesüberfunktion. Eine *doppelseitige Überfunktion* beruht auf einer durch *hypothalamisch-hypophysäre Prozesse* ausgelösten *Pubertas praecox* (vorzeitiger Pubertät).

Eine *einseitige* übermäßige Androgenbildung in den Testes wird meist durch *hormonaktive Hodentumoren* hervorgerufen.

Klimakterium virile. Während es bei der *Frau* im Klimakterium (s. S. 689 f.) sowohl zu einer *Involution der Keimdrüsen* mit Abfall der Oestrogenproduktion in den Ovarien als auch zu einem *Verlust der Fortpflanzungsfähigkeit* kommt, tritt beim *Mann* ausschließlich eine *Altersinvolution der Hoden* mit Rückgang der Testosteronproduktion in den Leydigschen Zwischenzellen auf. Die *Fortpflanzungsfähigkeit* (Potentia generandi) bleibt dagegen bis ins hohe Alter *erhalten.*

Als *organisch faßbare Veränderungen* an den Keimdrüsen sind die Abnahme der Zahl der Leydigschen Zwischenzellen, der herabgesetzte Fructosegehalt des Spermas, die verringerte Hodenkonsistenz sowie die erniedrigte Spermienmotilität zu nennen. Als *psy-*

chisch-organische Symptome findet man gelegentlich neben einem Nachlassen der Spannkraft und der Potentia coeundi (Fähigkeit zum Beischlaf) gesteigerte Erregbarkeit, Tachykardie, Kreislauf- und Schlafstörungen sowie Konzentrations- und Gedächtnisschwäche.

19.2. Bau und Funktion der weiblichen Geschlechtsorgane

Wie beim männlichen unterscheidet man auch beim weiblichen Geschlecht innere und äußere Geschlechtsorgane (s. Abb. 19–5). Zu den **inneren weiblichen Geschlechtsorga-**

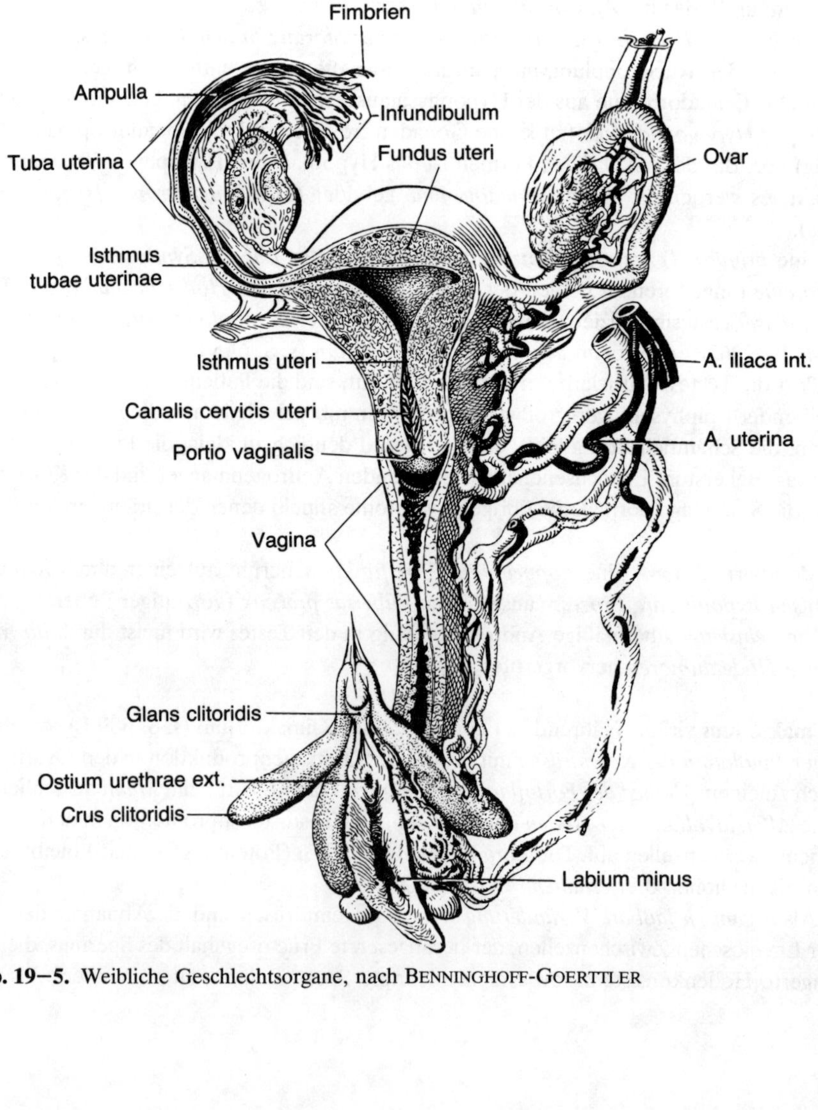

Abb. 19–5. Weibliche Geschlechtsorgane, nach BENNINGHOFF-GOERTTLER

nen zählen die *Eierstöcke (Ovarien),* die *Eileiter (Tubae uterinae),* die *Gebärmutter (Uterus)* und die *Scheide (Vagina),* die alle im kleinen Becken liegen.

Zu den **äußeren weiblichen Geschlechtsorganen (Vulva)** zählen die *großen Schamlippen (Labia maiora),* die *kleinen Schamlippen (Labia minora),* der Kitzler *(Clitoris)* sowie die großen und kleinen *Vorhofdrüsen.* Im Bereich des Scheidenvorhofs (Vestibulum vaginae) liegen noch *Vorhofschwellkörper* (Bulbi vestibuli).

19.2.1. Ovarien

Die paarig angelegten, flach-ovalen *Eierstöcke* der geschlechtsreifen Frau sind etwa pflaumengroß und etwa 10 g schwer. Sie liegen am seitlichen Eingang des kleinen Beckens und sind von einer Duplikatur des Bauchfells umgeben. Durch elastische Bänder, die glatte Muskulatur enthalten, werden sie in ihrer Lage fixiert.

Feinbau des Ovars (s. Abb. 19–6). Das Ovar besteht aus einem *bindegewebigen Grundgerüst* (Stroma), das von einer *Faserschicht* umgeben ist. Diese wiederum wird von einem modifizierten Bauchfellepithel, dem *Keimepithel,* bedeckt.

Man unterscheidet gewöhnlich eine *Rinden-* und eine *Markzone.* Die Rindenzone besitzt ein charakteristisches zellreiches Bindegewebe, in dem sich *Follikel* (s. u.) in verschiedenen Reifestadien sowie – im fortpflanzungsfähigen Alter – *Gelbkörper* befinden. Die Markzone enthält, eingelagert in lockeres, faseriges Bindegewebe, Nerven und Gefäße.

Eizellbildung (Oogenese), Follikelreifung und Eisprung (Ovulation). Aufgabe der Ovarien ist – neben der Bildung von weiblichen Sexualhormonen – die Bereitstellung von befruchtungsfähigen *Eizellen.* Die Eizellbildung verläuft in drei Schritten:

- *Vermehrungsperiode,*
- *Wachstumsperiode* und
- *Reifungsperiode.*

Nach der Besiedlung der Ovaranlage durch Urkeimzellen entstehen aus diesen *Oogonien,* die den Spermatogonien des Mannes entsprechen. In der **Vermehrungsperiode,** die bis zur Geburt abgeschlossen ist, durchlaufen die Oogonien eine Reihe von mitotischen Zellteilungen.

Schon während der pränatalen Entwicklung differenzieren sich einige Oogonien zu den weitaus größeren *primären Oozyten* (Oozyten I. Ordnung). Viele von ihnen gehen bereits vor der Geburt zugrunde. Die überlebenden vergrößern sich stark **(Wachstumsperiode)**, treten nach Replikation der DNA in die 1. Reifeteilung (s. S. 21 ff.) ein und verharren in einem Ruhestadium zwischen Pro- und Metaphase, das sie frühestens mit der Pubertät verlassen. Einige von ihnen können ca. 40 Jahre in diesem Stadium verbleiben.

Die primäre Oozyte wird zunächst von einer Schicht von *Follikelepithelzellen,* die den SERTOLI-Zellen des Hodens entsprechen, in Form eines platten einschichtigen Epithels umgeben. Auf diese Weise entsteht ein **Primärfollikel**. Mit dem Einsetzen der Pubertät beginnt eine Reihe von Primärfollikeln mit jedem *Ovarialzyklus* zu reifen. Die Oozyte nimmt an Größe zu, die sie umgebenden Follikelepithelzellen werden kubisch bis hochprismatisch und schließlich mehrschichtig: Es bildet sich ein **Sekundärfollikel** mit einem Durchmesser von 150–200 μm (s. Abb. 19–7), in dem sich die Oozyte gegen das Follikelepithel durch eine *Cuticula (Membrana pellucida,* s. S. 5) abgrenzt.

Im weiteren Verlauf der Entwicklung vermehren sich die Follikelepithelzellen. Schließlich treten im Follikelepithel flüssigkeitsgefüllte Spalträume auf, die zusammenfließen und eine *Follikelhöhle* bilden, mit deren Größenzunahme die Oozyte eine exzentrische Lage bekommt. Follikelepithelzellen, die in die Follikelhöhle hineinragen und die Eizelle umgeben, bilden den sog. *Cumulus oophorus.* Man bezeichnet dieses Entwicklungsstadium als **Tertiär- oder Bläschenfollikel** (Durchmesser 5–8 mm).

Aus dem Tertiärfollikel entsteht schließlich ein **sprungreifer Tertiärfollikel (Graafscher Follikel)**. In diesem Stadium setzt die Oozyte ihre 1. Reifeteilung fort: Es entstehen zwei unterschiedlich große Tochterzellen, von denen die eine praktisch das gesamte Zytoplasma enthält und *sekundäre Oozyte* (Oozyte II. Ordnung) genannt wird. Die andere Zelle wird zum *Polkörperchen.*

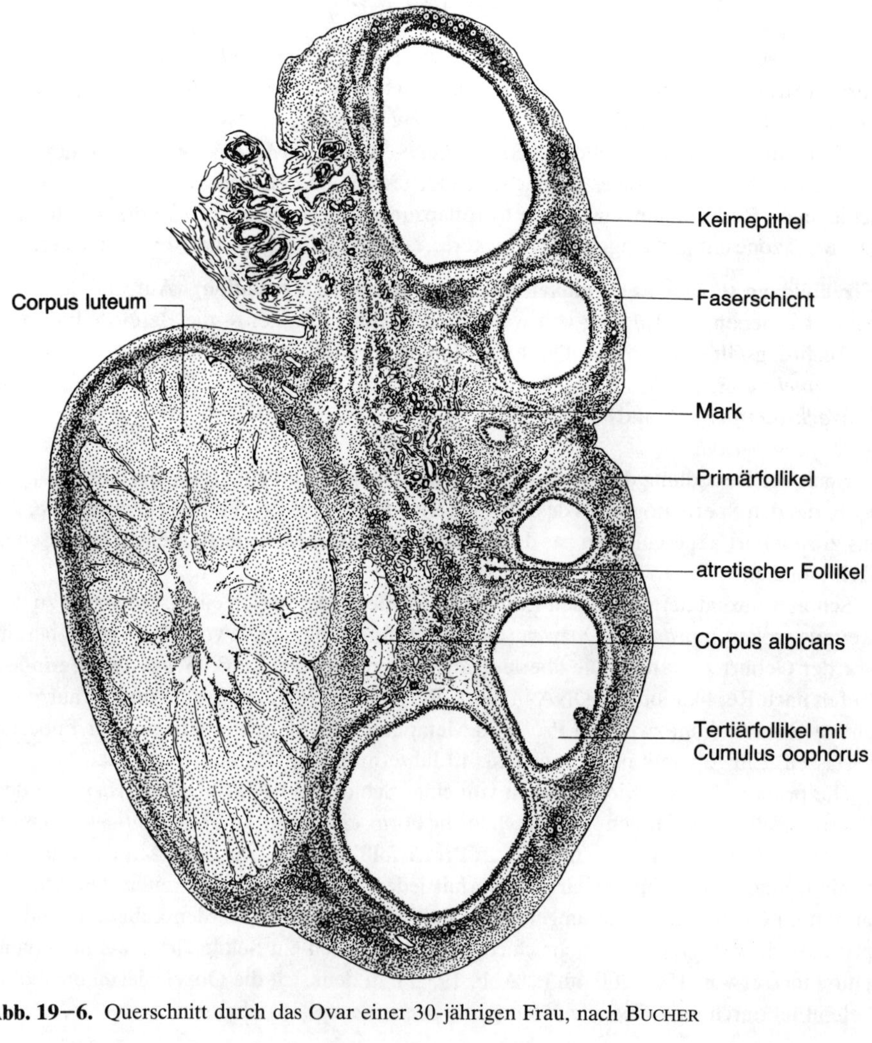

Abb. 19–6. Querschnitt durch das Ovar einer 30-jährigen Frau, nach Bucher

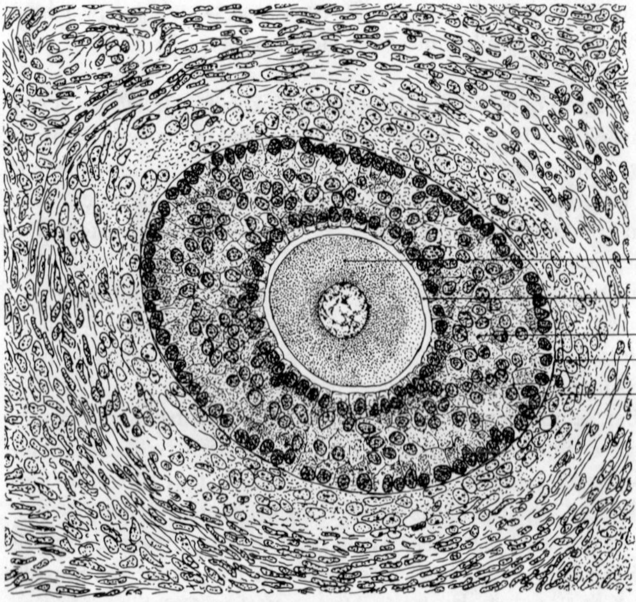

Abb. 19–7. Sekundärfollikel aus einem menschlichen Ovar, nach Bucher

Während die 2. Reifeteilung beginnt, wird unter dem zunehmenden Flüssigkeitsdruck im Graafschen Follikel (Durchmesser bis zu 2,5 cm) das Gewebe zwischen diesem und der Oberfläche des Ovars zunehmend dünner (Druckatrophie), bis es schließlich an der dünnsten Stelle einreißt *(Follikelsprung)*. Die Oozyte wird hierbei aus dem Ovar ausgestoßen und gewöhnlich vom anliegenden Ende des Eileiters (s. S. 684) aufgenommen. Dieser Vorgang, den man als **Ovulation** bezeichnet, spielt sich spontan alle 4 Wochen in der Mitte des monatlichen Zyklus ab.

Die 2. Reifeteilung wird nur vollendet, wenn die sekundäre Oozyte befruchtet wird. Im anderen Fall degeneriert sie ungefähr 24 Stunden nach der Ovulation. Im Falle einer Befruchtung entsteht aus der sekundären Oozyte ein *reifes Ei (Ovum)* und ein weiteres *Polkörperchen.*

Während der Fetalperiode entstehen etwa 5–6 Mio. Oogonien bzw. Primärfollikel, von denen in den ersten Lebenswochen nur noch etwa 1–2 Mio. in beiden Ovarien überleben. Bis zur Pubertät gehen die meisten Primärfollikel ebenfalls zugrunde *(Follikelatresie)*. Mit Beginn der Pubertät treten einige der verbleibenden ca. 40000 Primärfollikel in die weitere Entwicklung zum Sekundärfollikel ein, während andere später nachfolgen. Die Zahl der Primärfollikel, die im zeugungsfähigen Alter zum reifen Tertiärfollikel werden können, beläuft sich auf etwa 400 bis 500. Im reifen Ovar kann man alle Stadien von Follikeln und auch deren narbige Reste nach Follikelatresie erkennen.

Mit fortschreitender Follikelreifung differenziert sich das anliegende Bindegewebe zur *Theca folliculi* (s. Abb. 19–7). Eine innere, zell- und gefäßreiche Schicht *(Theca interna)*, die durch eine Basalmembran (Glashaut) vom Follikelepithel getrennt ist, bildet *Oestro-*

gene. Die nach außen sich anschließende Schicht, die *Theca externa,* besteht hauptsächlich aus Bindegewebsfasern und erfüllt vor allem mechanische Aufgaben.

Gelbkörper-Bildung. Nach dem Follikelsprung fällt die zurückbleibende Höhle in sich zusammen. Im Inneren entsteht ein Blutgerinnsel (Thrombus), und in die verbleibenden Follikelepithelien wachsen Blutgefäße ein. Die Follikelepithelien lagern anschließend Lipide, insbesondere Cholesterinester (Vorstufen für die Steroidbiosynthese) ein, wodurch 3–4 Tage nach dem Follikelsprung der *Gelbkörper (Corpus luteum)* entsteht. Die Follikelepithelzellen werden jetzt *Granulosaluteinzellen* genannt. Auch die Thekazellen lagern verstärkt Lipide ein. Durch diese Luteinisierung der Thekazellen entstehen *Thekaluteinzellen.* Die Granulosaluteinzellen und die Thekaluteinzellen produzieren – stimuliert durch Lutropin (Luteinisierendes Hormon, LH) des Hypophysenvorderlappens (s. S. 624 f.) – *Progesteron,* den Hauptvertreter der Gestagene.

Wird die Eizelle nicht befruchtet, entsteht ein **Corpus luteum menstruationis**, dessen Rückbildung etwa 10 Tage nach der Ovulation beginnt. Es entsteht schließlich eine bindegewebige Narbe *(Corpus albicans).* Während nach 2 Monaten der Gelbkörper verschwunden ist, können größere Corpora albicantia jahrelang erkennbar bleiben.

Findet eine Befruchtung statt, wird die Rückbildung des Gelbkörpers verhindert. Es entwickelt sich unter Einwirkung von Choriogonadotropin ein **Corpus luteum graviditatis**. Durch Volumenzunahme der Granulosaluteinzellen entstehen Gelbkörper mit einem mittleren Durchmesser von 2–4 cm. Nach dem 4. Schwangerschaftsmonat bildet sich das Corpus luteum graviditatis allmählich zurück, da die Plazenta (Mutterkuchen) die Synthese des Progesterons weitgehend übernimmt.

19.2.2. Eileiter (Tuba uterina)

Die paarig angelegten *Eileiter* (s. Abb. 19–5) sind durchschnittlich 10–17 cm lang und dienen der *Eiaufnahme* nach dem Follikelsprung. Außerdem findet in ihnen die *Befruchtung* des Eies und der *Transport* des Keimes zur Gebärmutter (Uterus) statt. Die Tuben liegen in einer Duplikatur des Bauchfells und öffnen sich an ihrem abdominalen Ende trichterförmig in die Bauchhöhle. Diese Öffnung *(Infundibulum)* endet mit 1–2 cm langen Fransen *(Fimbrien).* Auf das Infundibulum folgt uteruswärts eine Erweiterung, die sog. *Ampulla.* In Uterusnähe verengt sich der Eileiter *(Isthmus),* er verläuft dann innerhalb der Uteruswandung und mündet jeweils mit einem Ostium in den oberen Ecken der Uterushöhle.

Die Wand der Eileiter besteht, abgesehen von der Bauchfellduplikatur, aus zwei Schichten, einer Schleimhautschicht *(Tunica mucosa)* und einer Schicht aus glatter Muskulatur *(Tunica muscularis).* Die Schleimhaut trägt ein einschichtiges prismatisches Epithel, das vor allem aus Flimmerzellen und Drüsenzellen besteht. Im Bereich der Ampulla zeigt die Schleimhaut verästelte Falten, die nach einer Entzündung verklebt sein können. Verwachsungen in diesem Bereich sind häufig Ursachen für *Unfruchtbarkeit* oder *Eileiterschwangerschaften.* In der ersten Zyklushälfte überwiegen Flimmerzellen mit Kinozilien, die einen uteruswärts gerichteten Flüssigkeitsstrom bedingen. Während der zweiten Zyklushälfte nach der Ovulation dominieren Drüsenzellen, deren Sekret der Ernährung des Keimes während der Tubenpassage dient. Die scherengitterartig angeordnete Muskelschicht dient der Bewegung von Ei (s. u.) und Tubensekret.

Für den Eitransport ist neben dem Flimmerstrom der Kinozilien die Peristaltik der Tubenmuskulatur verantwortlich. Das Ei wird meist schon in der Ampulla befruchtet und benötigt für den Weg durch die Tube 4–5 Tage.

19.2.3. Uterus

Die Gebärmutter (s. Abb. 19–5) dient während der Schwangerschaft als Fruchthalter. Ihre Schleimhaut bereitet sich zyklisch auf die Einnistung *(Nidation)* des Keimes vor und beteiligt sich am Aufbau des Mutterkuchens *(Plazenta)*. Die Uterusmuskulatur paßt sich der Vergrößerung der Frucht an und dient am Ende der Schwangerschaft als Austreibungsorgan.

Makroskopische Anatomie des Uterus. Der geschlechtsreife, birnenförmige, etwa 7–8 cm lange Uterus liegt – nach vorne geneigt *(Anteversio)* und geknickt *(Anteflexio)* – hinter und zum Teil über der Harnblase. Der verdickte Teil ist nach vorn oben, der verdünnte Teil nach vorn unten gebogen. Die oberen 2/3 des Uterus werden dem *Körper* **(Corpus uteri),** das untere Drittel dem *Gebärmutterhals* **(Cervix uteri)** zugerechnet.

Der Teil des Corpus uteri, der die Einmündung der beiden Eileiter überragt, wird *Kuppe* oder *Fundus uteri* genannt. Den Übergang zwischen Corpus und Cervix uteri bildet die etwa 6 mm lange *Uterusenge,* der *Isthmus uteri* oder „*innere Muttermund*". Ein Teil der Zervix, die sog. *Portio vaginalis* oder kurz „*Portio*", ragt in die Scheide. Der nicht in die Scheide reichende Zervixabschnitt wird als *Portio supravaginalis* bezeichnet. Der die Uterushöhle (Cavum uteri) und Vagina verbindende *Zervikalkanal* mündet am *äußeren Muttermund* in die Scheide. Die Gesamtlänge von Zervikalkanal und Cavum uteri beträgt 6–7 cm.

Unter der *Adnexe* versteht man die *Anhangsgebilde des Uterus* (Eierstöcke und Eileiter).

Wandaufbau des Uterus. In der je nach Alter und Funktionszustand bis zu 2 cm dicken Uteruswand werden drei Schichten unterschieden:
- der *Peritonealüberzug (Perimetrium),*
- der *Wandanteil aus glatter Muskulatur (Myometrium) und*
- die *Schleimhaut (Endometrium).*

Den Hauptteil der Uteruswand bildet das **Myometrium,** das aus durchflochtenen Bündeln glatter Muskelzellen aufgebaut ist. Es ist im Bereich des Fundus und des oberen Korpusabschnittes stark ausgeprägt, während Isthmus und Zervix weniger glatte Muskulatur enthalten.

Der gravide Uterus nimmt – dem Wachstum des Feten entsprechend – stark an Größe zu. Das Myometrium wird hierbei „entfaltet" und dünner. Die einzelnen glatten Muskelzellen vergrößern sich bis zum Zweifachen ihres Durchmessers und bis zum Zehnfachen ihrer ursprünglichen Länge. Das Gewicht der Gebärmutter steigt dabei von ca. 70 g auf 1000–1200 g an.

Das **Endometrium,** die Uterusschleimhaut, sitzt der Muskulatur unmittelbar auf. Sie trägt ein einschichtiges hochprismatisches Epithel mit zeitweisem Kinozilienbesatz und enthält schlauchförmige Drüsen, deren Ausbildung zyklusabhängig ist. Man unterscheidet zwei Endometriumschichten, die etwa 1 mm dicke *Lamina basalis* (oder kurz „Basalis"), die bei der Menstruation nicht abgestoßen wird, und die bis 8 mm hohe *Lamina functionalis* (oder kurz „Funktionalis"). Letztere nimmt an den Zyklusveränderungen des Endometriums (s. u.) teil.

Menstruationszyklus. Im fortpflanzungsfähigen Alter laufen im Endometrium *periodische Veränderungen* ab, die auf *zyklische Veränderungen im Ovar* (Ovarialzyklus) zurückzuführen sind (s. Abb. 19–8).

Die durch die Hormone des Ovars (s. S. 659 ff.) induzierten Veränderungen beginnen mit der *Menarche* (ersten Regelblutung) mit zunächst unvollständigen, anovulatorischen Zyklen (Zyklen mit Menstruation, aber ohne Ovulation) und enden gewöhnlich zwischen dem 45. und 50. Lebensjahr. Der im Mittel 28 Tage dauernde Zyklus wird in drei Phasen eingeteilt:
- die *Desquamations-Reparationphase* (1.–4. Tag),
- die *Proliferationsphase* (5.–14. Tag) und
- die *Sekretionsphase* (15.–28. Tag).

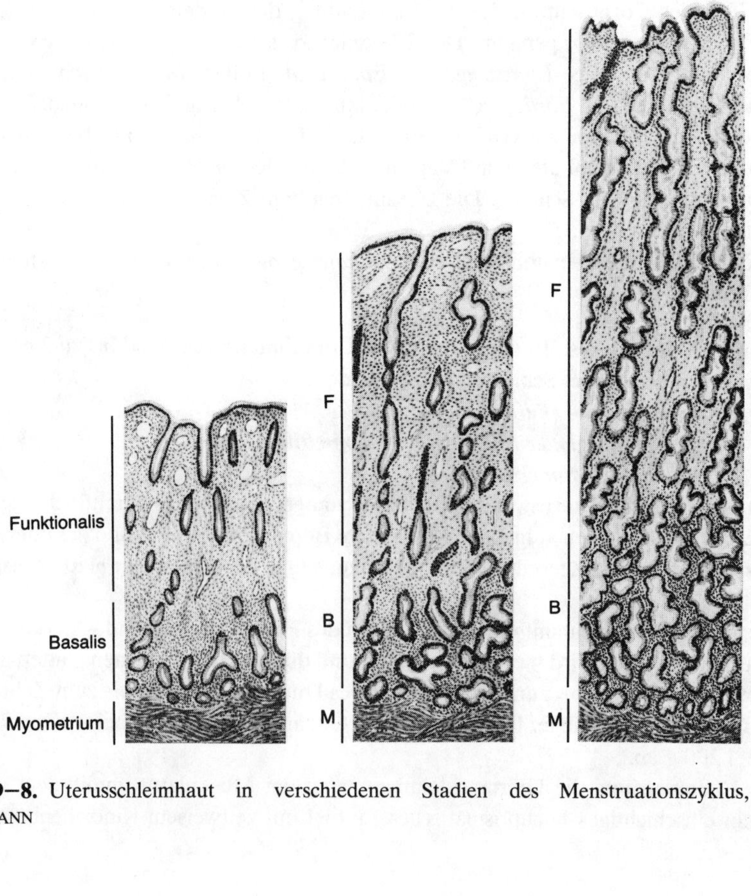

Abb. 19–8. Uterusschleimhaut in verschiedenen Stadien des Menstruationszyklus, nach Bargmann

Die Rückbildung des Gelbkörpers des vorangegangenen Zyklus ruft am 26. und 27. Tag eine Kontraktion der spiralig verlaufenden Arterien in der Funktionalis hervor. Hieraus resultiert zunächst eine Minderdurchblutung dieser Schleimhautschicht und später eine ischämische Schädigung des Gewebes. Strömt bei schwächer werdender Gefäßkontraktion wieder reichlich Blut ein, kommt es im Bereich dieser Arterien zu *Blutaustritten* ins Gewebe bzw. in die Uterushöhle. Schließlich führt die Schädigung der Funktionalis zur Ausstoßung von Schleimhautfetzen, die mit Blut vermischt sind *(Menstruation, Menses).*

Als 1. Tag des neuen Menstruationszyklus gilt der Tag, an dem die Menstruationsblutung einsetzt. Die Blutgerinnung ist während dieser **Desquamationsphase** herabgesetzt. An deren Ende regenerieren Epithel und Bindegewebe – ausgehend von der Basalis –, die Wunde wird geschlossen **(Reparationsphase).**

In der nun beginnenden **Proliferationsphase** erfolgt der Wiederaufbau der Funktionalis. Infolge der Oestrogen-Blutspiegelerhöhung sprossen neue Gefäße ein, und mit zunehmender Dicke des Endometriums entstehen wieder langgestreckte Drüsen, die später leicht geschlängelt verlaufen. Das Gewebe wird aufgelockert.

Nach dem Follikelsprung setzt die **Sekretionsphase** ein. Dabei wird die Uterusschleimhaut unter dem Einfluß von Oestrogenen und insbesondere von Progesteron zu einem sekretionsfähigen, für die Einbettung des Keimes geeigneten Epithel umgebaut. Gegen Ende der Sekretionsphase sind die Drüsen stark geschlängelt und enthalten ein schleimiges Sekret, das Bindegewebe ist aufgelockert. In dieser Phase ist die Schleimhaut stark durchblutet und erreicht eine Höhe von 6–8 mm. Die Zellen des bindegewebigen Stromas vergrößern sich und enthalten reichlich Glykogen. Gegen Ende der Sekretionsphase kann das Oberflächenepithel stellenweise einen Flimmerbesatz aufweisen. Unterbleibt eine Befruchtung, löst die Rückbildung des Gelbkörpers die nächste Regelblutung aus.

Die *Schleimhaut der Cervix uteri* nimmt nur wenig an den beschriebenen zyklischen Veränderungen teil. Bedeutsam ist aber, daß sich im Verlaufe des Zyklus die *Konsistenz des Zervixschleimes ändert.* Kurz vor der Ovulation tritt als Zeichen einer *Oestrogenwirkung* eine *Verflüssigung* des Schleimes ein, die zur Zeit der Ovulation ihren Höhepunkt erreicht. Der Schleim wird „spinnbar", d. h. er läßt sich zu langen Fäden ausziehen und ist für Spermien leicht durchgängig. Unter dem *Einfluß von Progesteron* wird der *Schleim* in der 2. Zyklusphase wieder *zähflüssiger* und behindert die Spermienpassage.

19.2.4. Vagina

Die Scheide (s. Abb. 19–5) ist ein 8–12 cm langer, elastischer, bindegewebiger, muskulärer Schlauch. Sein blindes Ende umgibt als *Scheidengewölbe* ringförmig die Portio vaginalis der Cervix uteri. Die Scheidenwand ist nur etwa 3 mm dick und besteht aus einer *Schleimhaut* und einer *Muskelschicht.*

Die Schleimhaut trägt ein mehrschichtiges unverhorntes, glykogenreiches Plattenepithel ohne Drüsen. Das Sekret der Scheide stammt aus Drüsen der Cervix uteri und aus abgestoßenen Epithelzellen. Aus dem Glykogen dieser abgeschilferten Zellen entsteht durch Milchsäurebakterien Milchsäure, die eine saure Reaktion in der Vagina (pH = 4) hervorruft. Das saure Milieu schützt gegen aufsteigende Krankheitskeime.

Auch die Vaginalschleimhaut unterliegt zyklischen Veränderungen, die jedoch wesentlich schwächer sind als die des Endometriums. Nach einer Methode von PAPANICOLAOU gefärbte *Scheidenabstriche* dienen der *zytologischen Diagnostik, Zervixabstriche* der Krebsvorsorgeuntersuchung.

Die Muskelschicht der Scheide ist nur schwach entwickelt und von Bindegewebe durchsetzt. Die glatten Muskelfasern weisen eine spiralige Anordnung mit scherengitterartigen Überkreuzungen auf.

19.2.5. Äußere weibliche Geschlechtsorgane und Harnröhre

Schamlippen. Die *großen Schamlippen* (Labia maiora) überdecken den Scheidenvorhof (Vestibulum vaginae). Sie entsprechen dem Hodensack des Mannes, enthalten reichlich Fettgewebe und sind pigmentiert. Ihre Behaarung geht in den *Schamberg* (Mons pubis) über. Schamberg und große Schamlippen enthalten Talg-, Schweiß- und Duftdrüsen.

Die *kleinen Schamlippen* (Labia minora) werden erst beim Spreizen der großen Labien sichtbar. Sie sind fettgewebsfreie, haarlose *Hautfalten,* die innen von einem mehrschichtigen unverhornten Plattenepithel bedeckt sind und zahlreiche Talgdrüsen enthalten. An der Außenseite weisen die kleinen Schamlippen ein leicht verhorntes mehrschichtiges Plattenepithel auf.

Clitoris. Der Kitzler (s. Abb. 19–5) entspricht bis zu einem gewissen Grad dem Penis. Er entsteht aus der Verschmelzung der beiden Crura clitoridis und stellt einen 3–4 cm langen erektilen *Schwellkörper* dar, dessen Schleimhaut reichlich mit sensiblen Nervenendigungen versorgt ist und der in seinem Bau dem Corpus cavernosum penis gleicht.

Urethra. Etwa 2–3 cm hinter dem Kitzler mündet die weibliche Harnröhre in den Scheidenvorhof. Sie ist nur 3–5 cm lang und verläuft zwischen Symphyse und vorderer Scheidenwand. Das Lumen der Urethra ist durch Längsfalten, die durch Venennetze hervorgerufen werden, eingeengt. Das Epithel der Urethra ist im blasennahen Anteil ein Übergangsepithel (s. S. 30), im mittleren Abschnitt ein mehrreihiges prismatisches Epithel und im Endabschnitt ein mehrschichtiges unverhorntes Plattenepithel. Die Muskelschicht besteht aus glatter Muskulatur, die in Schraubenwindungen die Harnröhre umfaßt. Am Beginn der Harnröhre verdicken sich die Fasern der glatten Muskulatur zu einem inneren Schließmuskel (Sphincter internus). Zusätzlich wird die Muskelschicht der Urethra von quergestreiften Muskelfasern des Beckenbodens umfaßt, die den äußeren, willkürlichen Schließmuskel (Spincter externus) bilden.

19.2.6. Störungen der weiblichen Sexualfunktion

Ovarialinsuffizienz. *Funktionsstörungen des Ovars* sind relativ *häufig* und hinsichtlich ihrer Ätiologie noch wesentlich vielschichtiger als die der Testes. Naturgemäß können die *Ursachen der Störung* sowohl *im Hypothalamus-Hypophysen-System* als auch in den *Ovarien* selbst liegen.

Wichtige Symptome der Ovarialinsuffizienz sind *Störungen der Monatsblutung* und/oder *Sterilität.* Dabei kann es zu einer Änderung des *Blutungsrhythmus (Rhythmusanomalien)* oder der *Blutungsstärke (Typusanomalien)* sowie zum *Ausbleiben der Blutung (Amenorrhoe)* kommen (s. Tab. 19–1). Bei einer *Polymenorrhoe* liegen anovulatorische Zyklen (s. S. 686) vor, oder die Gelbkörperphase ist verkürzt. Die Ursache einer *Oligomenorrhoe* ist eine Follikelpersistenz oder eine verlängerte Follikelreifungsphase. Eine *Hypomenorrhoe* besteht nicht selten bei psychischen Störungen. Der *Hypermenorrhoe* liegt dagegen meist eine verminderte Kontraktionsfähigkeit des Myometriums (s. S. 685) zugrunde.

Tab. 19–1. Formen von Zyklusanomalien

Art der Zyklusstörung	Charakteristika
Rhythmusanomalien	
Polymenorrhoe	Intervall zwischen 2 Regelblutungen < 25 Tage
Oligomenorrhoe	Intervall zwischen 2 Regelblutungen > 31 Tage
Typusanomalien	
Hypomenorrhoe	zu schwache und zu kurze Regelblutung
Hypermenorrhoe	abnorm starke Regelblutung
Menorrhagie	Regelblutung mit einer Dauer von mehr als 7 und weniger als 14 Tagen
Metrorrhagie	außerhalb des Zyklus auftretende Blutung
Amenorrhoe	fehlende Regelblutung
primäre Amenorrhoe	nach vollendetem 18. Lebensjahr fehlende Menarche (s. S. 686)
sekundäre Amenorrhoe	Ausbleiben der Regelblutung mehr als 90 Tage nach der letzten Menstruation ohne Gravidität

Außer den Zyklusveränderungen beobachtet man bei der Ovarialinsuffizienz häufig *Virilisierungserscheinungen* mit Hirsutismus (verstärkter Behaarung) und Atrophie der Mammae sowie Durchblutungsstörungen. Liegt eine fehlende oder fehlerhafte Eierstockanlage *(Ovarialagenie, -dysgenie)* vor, so ist bei der Geburt das äußere Genitale normal, die Pubertät mit der Entwicklung der sekundären weiblichen Geschlechtsmerkmale bleibt jedoch aus. Sofern präpubertär die Funktion der Ovarien zum Erliegen kommt, bleibt die körperliche Entwicklung auf der kindlichen Stufe stehen. Da die Epiphysenfugen aber lange offenbleiben, werden die Patientinnen ausgesprochen groß.

Als STEIN-LEVENTHAL-Syndrom bezeichnet man ein Krankheitsbild, bei dem es zu einer polyzystischen Umwandlung (Entstehung zahlreicher Zysten) der Ovarien mit Amenorrhoe, Hirsutismus und Adipositas kommt.

Klimakterium. Während des Klimakteriums (Wechseljahre) stellen die weiblichen Keimdrüsen ihre Funktion ein. Diese erlischt im Mittel mit 49 ± 3 Jahren. Zunächst werden die Menstruationsblutungen unregelmäßiger und schwächer, Ovulationen und Gelbkörperbildung bleiben aus. Entsprechend dem steilen Abfall der Oestrogen- und Progesteronspiegel im Blut steigt für einige Jahre die Gonadotropinausschüttung stark an. Als **Menopause** wird der Zeitpunkt der letzten Blutung bezeichnet. Klimakterische Beschwerden äußern sich u. a. in Hitzewallungen, Leistungsschwäche, Angstgefühlen, depressiver Verstimmung und Schwindel.

19.3. Schwangerschaft

19.3.1. Befruchtung, Nidation und Plazentation

Befruchtung. Durch die *Ejakulation* (reflektorische Sperma-Abgabe beim Orgasmus des Mannes) gelangen die Spermien in das Scheidengewölbe. Für die nun beginnende *Wanderung der Spermien zur Eizelle* stellt der Zervixschleim eine physiologische Barriere dar, die nur im Zeitintervall um die Ovulation (periovulatorisch) passiert werden kann. Ist diese Barriere überwunden, so bewegen sich die Spermien gegen den Sekretstrom von Uterus und Tuben *(positive Rheotaxis).* Die durchschnittliche Wanderungsgeschwindigkeit der 1–2 Tage befruchtungsfähigen Samenfäden beträgt etwa 3 mm/min, so daß der Weg vom Muttermund bis zur Ampulle des Eileiters in etwa 40–60 min zurückgelegt wird. Erst während dieser Wanderung erlangen die Spermien ihre Befruchtungsfähigkeit *(Kapazitation).*

Von den 200–300 Mio. Spermien des Ejakulats erreichen nur 300–500 die Tubenampulle (s. S. 684 f.), wo normalerweise die Befruchtung stattfindet. Bei Kontakt eines Spermiums mit den die Eizelle umgebenden Schichten werden aus der Akrosomenkappe (s. S. 675) drei Enzyme *(Hyaluronidase, Corona-Penetrating Enzyme* und *Akrosin)* abgegeben, die die Eihüllen an der Kontaktstelle zerstören. Ein Spermium dringt auf diese Weise in die umgebenden Schichten ein *(Imprägnation)* und heftet sich schließlich an die Oozytenoberfläche an (s. Abb. 19–9). Nach Verschmelzung der Zellmembranen von beiden Gameten wird die 2. Reifeteilung der Eizelle beendet.

In diesem Stadium liegt der haploide Chromosomensatz der Eizelle im sog. *weiblichen Vorkern,* während der Kern im Kopf des Spermiums, der ebenfalls einen haploiden Chromosomensatz trägt, den *männlichen Vorkern* bildet. Nach Reduplikation der Chromosomensätze kommt es zur *Verschmelzung der beiden Vorkerne (Syngamie).* Die 23 mütterlichen und 23 väterlichen Chromosomen ordnen sich auf einer Teilungsspindel an und werden – wie bei einer mitotischen Teilung – am Zentromer aufgespalten (s. S. 19). Aus der befruchteten Eizelle *(Zygote)* entstehen schließlich zwei Tochterzellen mit je 46 Chromosomen. Mit der Syngamie ist auch das *genetische Geschlecht* des neuen Organismus determiniert: Die Befruchtung durch ein Spermium mit einem X-Chromosom führt zur Entwicklung eines weiblichen (XX), mit einem Y-Chromosom zur Entwicklung eines männlichen (XY) Embryos.

Während der Passage des Keimes durch den Eileiter finden bereits weitere Furchungsteilungen statt (s. Abb. 19–9). Vom Zeitpunkt der Befruchtung an ist nach etwa 30 Stunden das geschilderte Zweizellen-Stadium, nach 40–50 Stunden das Vierzellen-Stadium

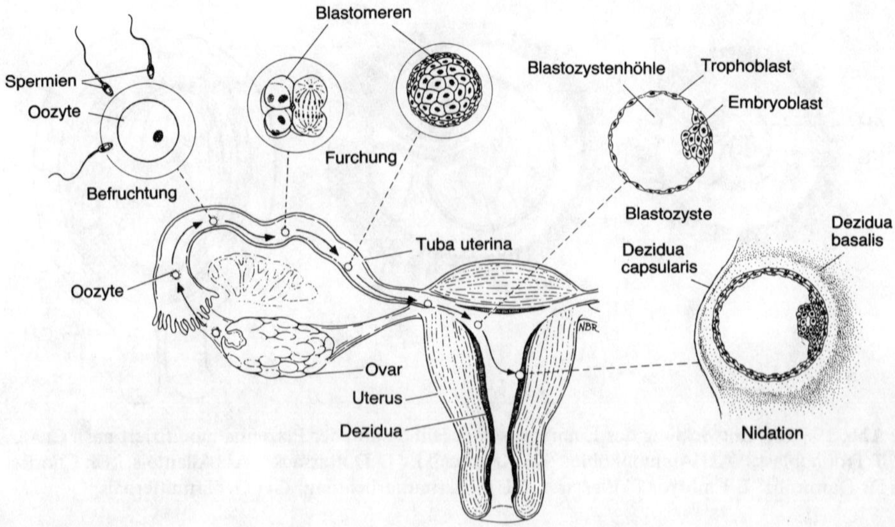

Abb. 19–9. Befruchtung, Keimentwicklung und Nidation des Keimes, nach TORTORA und ANAGNOSTAKOS

und nach etwa 3 Tagen das Morula-Stadium mit 12–16 Blastomeren erreicht. Etwa am 4. Tag nach der Befruchtung tritt der Keim in das Uteruslumen ein. Hier entsteht nach *Differenzierung in Trophoblast und Embryoblast* die *Blastozyste* (s. S. 27 f.), die sich am 6. Entwicklungstag an der Uterusschleimhaut festsetzt.

Nidation. Die *Nidation* (Einnistung) der Blastozyste in das Endometrium erfolgt in der Regel *im oberen Drittel der hinteren Uteruswand.* Unterstützt durch die Wirkung proteolytischer Enzyme dringt der **Trophoblast** in die Uterusschleimhaut ein, deren zerstörte Gewebeteile für die Ernährung des Keimes verwendet werden. Nach der Nidation vergrößern sich die Stromazellen der Uterusschleimhaut unter Einlagerung von Lipiden und Glykogen. Von diesem Zeitpunkt an wird die Funktionalis des Endometriums als *Dezidua* bezeichnet.

Plazentation. Um die Ernährung des wachsenden Keims sicherzustellen, muß der Trophoblast seine Oberfläche vergrößern. Zahlreiche *Fortsätze* (Zotten) dringen in die Dezidua ein und werden danach mit Bindegewebe und embryonalen Gefäßen gefüllt (s. Abb. 19–10). In diesem Stadium sind die Zotten nur noch von einem zweischichtigen Epithel überzogen. Der Trophoblast ist dadurch zum **Chorion** geworden, das zunächst den Keimling vollständig umgibt. Die *Chorionzotten* stehen in direktem Kontakt mit dem *Blut aus eröffneten mütterlichen Gefäßen,* das – angetrieben von der arteriovenösen Druckdifferenz – an den Zotten vorbeifließt. Die *Ernährung des Keimlings* erfolgt von diesem Zeitpunkt an *aus dem mütterlichen Blut.* Im Laufe der Entwicklung reduziert sich das Chorion auf den Bereich um die Nabelschnur und bildet hier zusammen mit der zugehörigen Dezidua die *Plazenta.* In den übrigen Abschnitten entsteht aus dem Chorion eine *dünne glatte Haut,* die das Amnion überzieht.

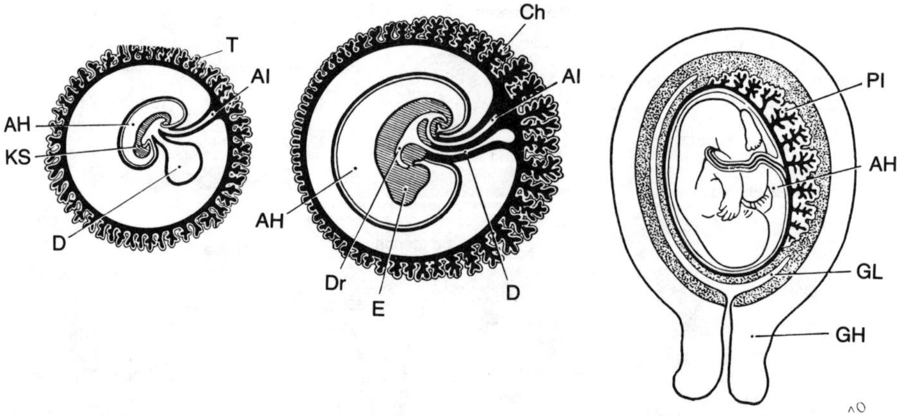

Abb. 19–10. Entwicklung des Embryos, seiner Hüllen und der Plazenta, modifiziert nach CLARA. T Trophoblast; AH Amnionhöhle; KS Keimschild; D Dottersack; AL Allantois; Ch Chorion; Dr Darmrohr; E Embryo; Pl Plazenta; GL Gebärmutterlichtung; GH Gebärmutterhals

19.3.2. Bau und Funktion der Plazenta

Bau der Plazenta (s. Abb. 19–11). Die *reife Plazenta* (nach dem 3. Schwangerschaftsmonat) ist ein scheibenförmiges Organ mit einem Durchmesser von ca. 20 cm, einer Dikke von 2–3 cm und einem Gewicht von etwa 500 g. An der dem Feten zugewandten Seite setzt die *Nabelschnur* an.

Der **mütterliche Anteil** der Plazenta wird von einer bindegewebigen *Basalplatte* begrenzt, die die Stelle des hier verlorengegangenen Drüsengewebes einnimmt. Von der Basalplatte erheben sich zahlreiche *Septen,* die den Plazentarraum in 15–30 Lappen *(Kotyledonen)* unvollständig unterteilen. Den **fetalen Anteil** schließt die sog. *Chorionplatte* ab, von der aus sich *Zottenstämmchen* mit kleineren *Zotten* in den Raum der Kotyledonen erstrecken. Die Zotten sind vielfach mit der Basalplatte und den Septen verbunden und tragen dadurch zur Verfestigung der Verbindung zwischen mütterlichem und fetalem Anteil bei.

Das **mütterliche Blut** strömt über die *uteroplazentaren Arterien* in die schmalen Spalten zwischen den Zotten, die als *intervillöse Räume* bezeichnet werden (Fassungsvermögen ca. 200 ml). Angetrieben von einem Druckgefälle von 75 mm Hg, bewegt sich das Blut zwischen den Zotten zu den sog. *Randsinus* der Basalplatte und gelangt über *plazentouterine Venen* wieder in den mütterlichen Kreislauf. Durch diesen Transport wird das Blut in den intervillösen Räumen etwa 3 bis 4 mal pro Minute erneuert.

Das (sauerstoffarme) **fetale Blut** fließt über *zwei Nabelschnurarterien* in die Gefäße der Zottenbäume, passiert die *Zottenkapillaren,* wird in kleineren Venen der Chorionplatte gesammelt und strömt durch die *Nabelschnurvene* zurück zum Feten.

Plazentafunktion. Die Plazenta dient vor allem dem *Stoffaustausch zwischen dem mütterlichen und fetalen Blut* und damit der Ernährung des Feten und der Ausscheidung seiner

Stoffwechselendprodukte. Die dünne Gewebeschicht, die den intervillösen Raum vom Lumen der Zottenkapillaren trennt und kurz als **Plazentaschranke** bezeichnet wird, begünstigt diesen Austausch. O_2 und *Nährstoffe* werden vom fetalen Kapillarblut aufgenommen, CO_2 und andere *Stoffwechselendprodukte* an das mütterliche Blut abgegeben. Daneben ist die Plazentaschranke durchgängig für *Elektrolyte, Antikörper* (z. B. IgG), *Viren* (z. B. Röteln- und Masernviren) und – wie man heute weiß – auch für verschiedene *Medikamente* (z. B. Sedativa und Barbiturate), die die Frucht schädigen können.

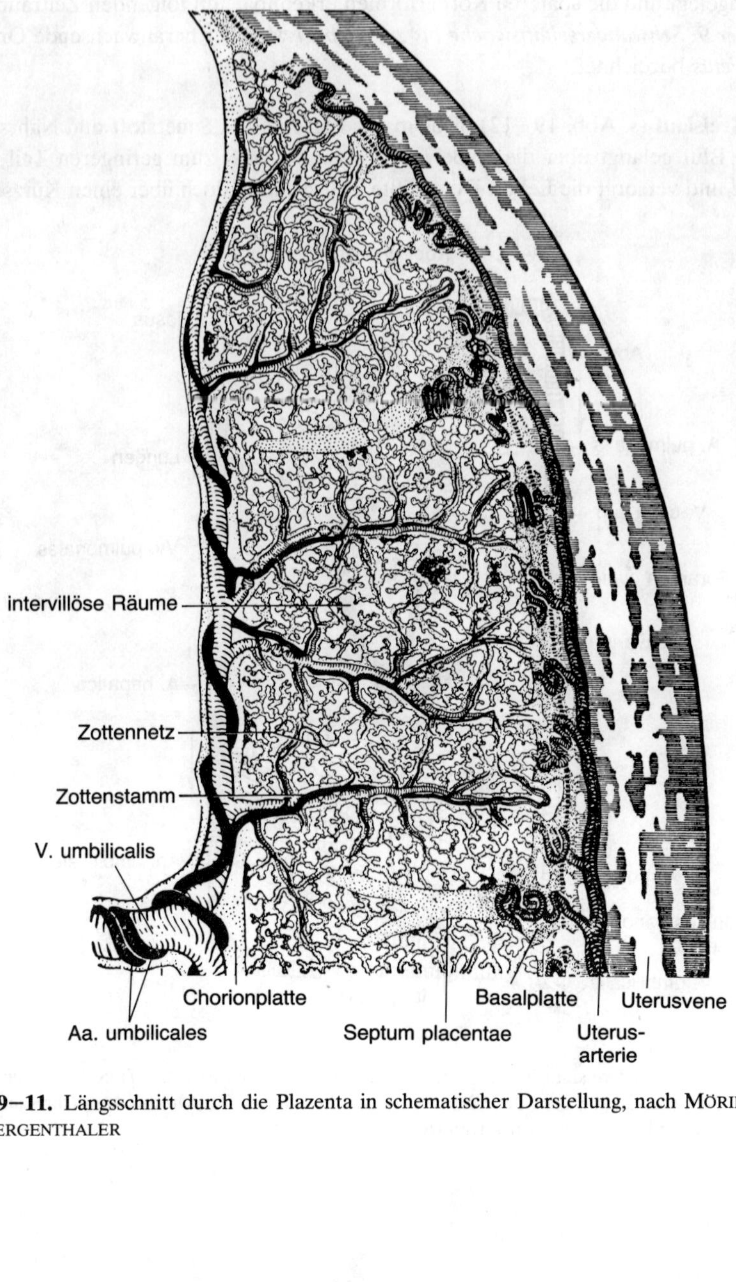

Abb. 19–11. Längsschnitt durch die Plazenta in schematischer Darstellung, nach MÖRIKE, BETZ und MERGENTHALER

Eine zweite Funktion der Plazenta besteht in der *Produktion von Hormonen,* die für den Schwangerschaftsablauf von Bedeutung sind. Hierzu zählen *Oestrogene* und *Progesteron* sowie *Choriogonadotropin* und *Choriomammotropin* (s. S. 663).

19.3.3. Fetale Funktionen und Entwicklungsbedingungen des Feten

Während der Ausbildung der Plazenta sind die wichtigsten Organsysteme des Embryos bereits angelegt und die späteren Körperformen erkennbar. Im folgenden Zeitraum *vom Beginn der 9. Schwangerschaftswoche bis zur Geburt* wird der heranwachsende Organismus als *Fetus* bezeichnet.

Fetaler Kreislauf (s. Abb. 19–12). Das in der Plazenta mit Sauerstoff und Nährstoffen beladene Blut gelangt über die Nabelvene *(V. umbilicalis)* zum geringeren Teil in die V. portae und versorgt die Leber. Der größte Teil strömt jedoch über einen Kurzschluß-

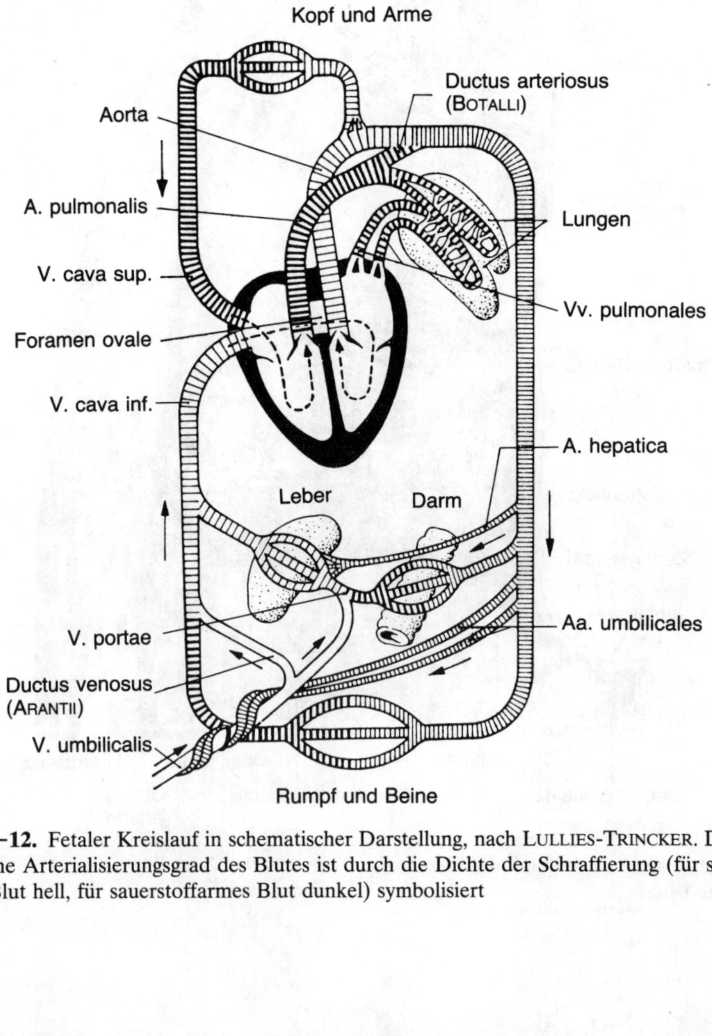

Abb. 19–12. Fetaler Kreislauf in schematischer Darstellung, nach Lullies-Trincker. Der unterschiedliche Arterialisierungsgrad des Blutes ist durch die Dichte der Schraffierung (für sauerstoffreiches Blut hell, für sauerstoffarmes Blut dunkel) symbolisiert

weg, den *Ductus venosus* ARANTII, direkt in die untere Hohlvene (V. cava inferior) und von dort in das rechte Herz. Es gelangt dann über eine Öffnung der Vorhofscheidewand *(Foramen ovale)* – unter Umgehung des Gefäßsystems der noch funktionslosen Lunge – sofort in die Aorta. Auf diese Weise wird insbesondere dem Kopf und den Armen sauerstoffreiches Blut zugeführt.

Das venosierte (sauerstoffarme) Blut aus den oberen Körperpartien fließt über die obere Hohlvene (V. cava superior) in das rechte Herz und wird aus strömungstechnischen Gründen am Foramen ovale vorbei in die A. pulmonalis geleitet. Von hier gelangt es über einen weiteren Kurzschlußweg, den *Ductus arteriosus* BOTALLI, in die Aorta. Da der Ductus arteriosus erst *hinter* dem Abgang der Arterien für die obere Körperhälfte in die Aorta einmündet, wird das Gemisch aus arterialisiertem (sauerstoffreichem) und venosiertem (sauerstoffarmem) Blut nur der unteren Körperhälfte zugeleitet. Für diese besteht also eine schlechtere Versorgungssituation als für die obere Körperhälfte. Ein großer Teil des Mischblutes aus der unteren Aorta strömt schließlich über die beiden Nabelarterien *(Aa. umbilicales)* zurück zur Plazenta.

Nach der Geburt erfolgt mit dem ersten Atemzug des Neugeborenen die Umstellung auf die neuen Kreislaufverhältnisse und der sekundäre Verschluß der fetalen Umgehungswege. Bleiben diese auf der intrauterinen Entwicklungsstufe erhalten (offenes Foramen ovale, offener Ductus arteriosus BOTALLI), so treten erhebliche Störungen der Herz-Kreislauf-Funktion auf (s. S. 220).

Entwicklung des Feten. Die Fetalperiode ist durch ein schnelles Längenwachstum und rasche Gewichtszunahme der Frucht ausgezeichnet. Dem Alter des Feten (meist in Lunarmonaten zu 28 Tagen angegeben) läßt sich jeweils eine bestimmte Längenangabe, entweder die *Scheitel-Steiß-Länge* oder die *Scheitel-Fersen-Länge,* zuordnen (s. Tab. 19–2).

Im *3. Monat* nimmt der Kopf des Feten noch etwa die Hälfte der Scheitel-Steiß-Länge ein; die anfangs nach außen gerichteten Augen verlagern sich auf die Ventralseite. Im *4. und 5. Monat* beträgt die Kopflänge nur noch 1/3 der Scheitel-Steiß-Länge. Die Bewegungen des Feten sind von der 20. Schwangerschaftswoche an für die Mutter deutlich wahrnehmbar. Mit Beginn der *28. Schwangerschaftswoche* ist die Frucht auch außerhalb

Tab. 19–2. Längenwachstum und Gewichtsentwicklung in der Fetalperiode. (Für den Lunarmonat wird jeweils die Zeit von 28 Tagen zugrunde gelegt.)

Schwangerschaftsalter (Wochen)	(Lunarmonate)	mittlere Scheitel-Fersen-Länge (cm)	Gewicht (g)
8–12	3	9 (3 · 3)	10– 45
13–16	4	16 (4 · 4)	60– 200
17–20	5	25 (5 · 5)	250– 450
21–24	6	30 (6 · 5)	500– 820
25–28	7	35 (7 · 5)	900–1300
29–32	8	40 (8 · 5)	1400–2100
33–36	9	45 (9 · 5)	2200–2900
37–40	10	50 (10 · 5)	3000–3400

des Uterus lebensfähig. Am *Ende der Schwangerschaft* nimmt die Kopflänge 25 % der Scheitel-Steiß-Länge ein; der Kopfumfang übertrifft jedoch den Umfang aller anderen Körperpartien und ist damit die limitierende Größe beim Durchtritt des Kindes durch den Geburtskanal.

Fruchthüllen und Fruchtwasser. Der Fetus ist in utero von *drei Fruchthüllen* oder *Eihäuten* umgeben, die nach der Geburt des Kindes zusammen mit der Plazenta als *Nachgeburt* ausgestoßen werden. Es sind dies das *Amnion* mit einem gefäßreichen Bindegewebe, das *Chorion* (s. S. 691) und die *Dezidua.* Während die beiden erstgenannten Hüllen aus fetalem Gewebe bestehen, gehört die Dezidua zum mütterlichen Gewebe. Die drei Fruchthüllen hängen zusammen und bilden die Wand der *Fruchtblase,* die Frucht und Fruchtwasser umschließt.

Das *Fruchtwasser (Liquor amnii),* das den Feten in der Fruchtblase umgibt, wird vor allem vom Amnionepithel (s. S. 27) produziert. Es stellt eine klare bis milchig trübe Flüssigkeit dar. Gegen Ende der Schwangerschaft wird das Fruchtwasser durch *Talgdrüsensekrete* aus der Haut des Feten (Vermixflocken), durch *abgeschilferte Epithelien* und geringe Mengen an *Mekonium* (Stuhl des Feten) stärker getrübt. Das Fruchtwasser bietet dem Feten ein *adäquates physiologisches Milieu, schützt* ihn *bei Stößen,* gewährt ihm *Bewegungs- und Entwicklungsfreiheit* und trägt als *„hydrostatischer Keil“* zur Erweiterung des Geburtskanals bei.

Größenzunahme des Uterus in der Fetalperiode. Im Laufe des 3. Schwangerschaftsmonats ist der Uterus etwa faustgroß und erreicht mit dem Fundus gerade die Höhe der Symphyse. Die weitere Größenzunahme des Uterus erlaubt eine *Bestimmung der Schwangerschaftsdauer* (s. Abb. 19–13). Am Ende des 6. Monats steht der Fundus uteri in Nabelhöhe. Zu beachten ist jedoch, daß in den letzten 4 Wochen der Schwangerschaft der Fundus uteri, der im 9. Lunarmonat den Rippenbogen erreicht, etwa um 2–3 Querfingerbreiten absinkt und dann etwa an der gleichen Stelle zu finden ist wie am Ende des 8. Lunarmonats. Diese sog. Senkung hängt damit zusammen, daß etwa 1 Monat vor der Geburt der vorangehende Kindesteil etwas tiefertritt.

19.3.4. Geburt

Die *Dauer der Schwangerschaft* (Gravidität) beträgt – vom Tag der Konzeption an gerechnet – durchschnittlich 266 ± 3 Tage. Meist erfolgt jedoch die *Berechnung vom ersten Tag der letzten Menstruation.* Man erhält dann einen Durchschnittswert von 282 Tagen (40 Wochen, 10 Lunarmonaten, 9 Kalendermonaten). Die Berechnung des Geburtstermins über den Zeitpunkt des Beginns der letzten Menstruation wird deshalb vorgezogen, weil meist der genaue Konzeptionstermin nicht bekannt ist. In dem Zeitraum zwei Wochen vor bzw. zwei Wochen nach dem 282. Schwangerschaftstag erfolgen ungefähr 75 % aller Geburten.

Die Geburt beginnt mit dem Einsetzen einer regelmäßigen Wehentätigkeit (Kontraktionen der Uterusmuskulatur) und ist ca. zwei Stunden nach Ausstoßung der Plazenta beendet.

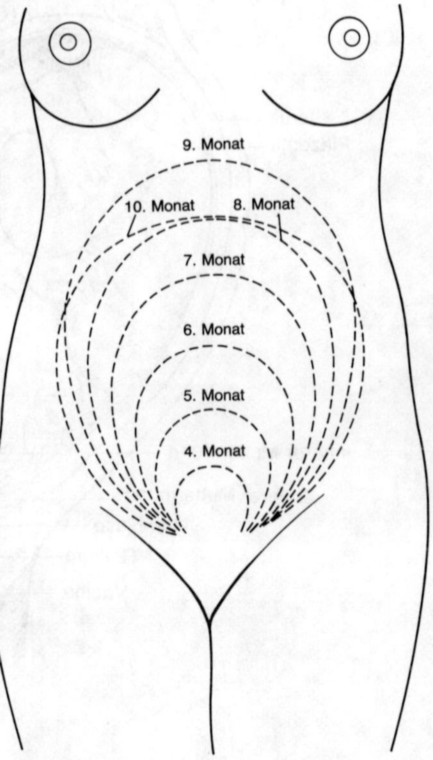

Abb. 19–13. Größe des Uterus in Abhängigkeit von der Schwangerschaftsdauer

Geburtsverlauf. Der Geburtsverlauf wird in drei Phasen eingeteilt, in die

- *Eröffnungsperiode,*
- *Austreibungsperiode* und
- *Nachgeburtsperiode.*

Die **Eröffnungsperiode,** der weitaus längste Teil der Geburt (10–12 Stunden bei Erstgebärenden, 6–8 Stunden bei Mehrgebärenden im Mittel), fängt mit den *ersten regelmäßigen Wehen* an und ist mit der *völligen Eröffnung des äußeren Muttermundes* abgeschlossen. Die bis zu diesem Zeitpunkt dem Verschluß dienenden Weichteile des Gebärmutterhalses, der Scheide und des Beckenbodens werden in dieser Phase zum sog. Weichteilansatzrohr umgestaltet. Der Kopf tritt in den Beckeneingang ein. (In 96% aller Schwangerschaften ist der Kopf der Frucht – der Kindesteil mit dem größten Umfang – der führende Teil; man spricht von einer Schädellage, s. Abb. 19–14. Bei Beckenendlagen, die zu ca. 3% vorkommen, liegt der Kopf im Uterusfundus, das Beckenende im unteren Uterinsegment. In ca. 1% aller Schwangerschaften liegt eine Querlage des Kindes vor.) Hat sich der Muttermund etwas geöffnet, wird der untere Pol der Fruchtblase in den Zervikalkanal gepreßt und wölbt sich schließlich in die Scheide vor. Erfolgt das Zerreißen der Fruchtblase nach vollständiger Eröffnung des Muttermundes, spricht man von „rechtzeitigem" Blasensprung.

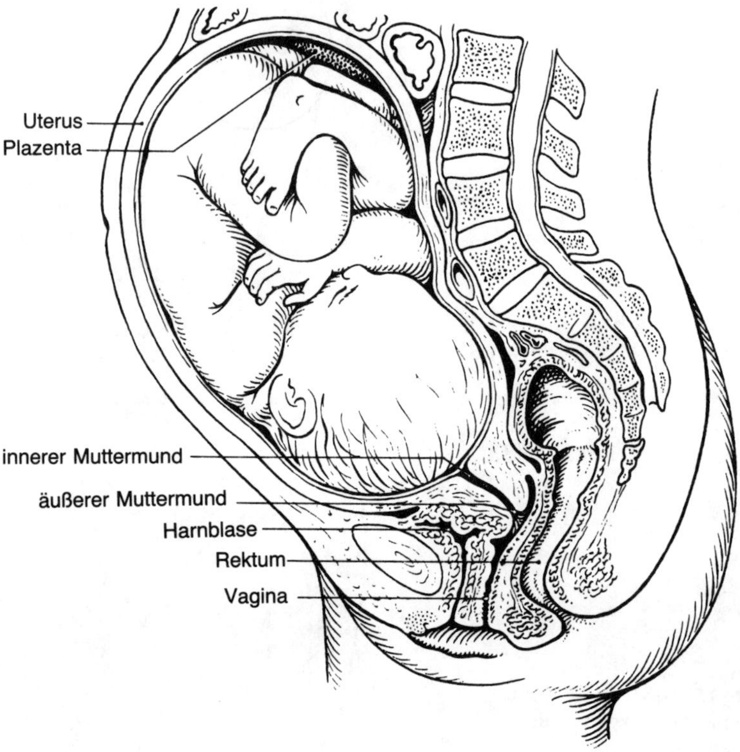

Abb. 19–14. Lage des Kindes (Schädellage) vor Eintritt der Geburt, nach LEONHARDT

Die **Austreibungsphase** ist die Geburtsperiode zwischen der vollständigen Eröffnung des äußeren Muttermundes und der Geburt des Kindes. Die Wehentätigkeit erreicht in dieser Zeit ihr Maximum, die Abstände zwischen den einzelnen Wehen betragen nur noch etwa 3–5 Minuten. Die Dauer der Austreibungsperiode ist bei Erstgebärenden mit durchschnittlich 30–40 Minuten, bei Mehrgebärenden mit 20–30 Minuten anzusetzen. Die Geburtsarbeit wird in dieser Periode nicht mehr allein durch die Gebärmutter, sondern zusätzlich auch durch die Bauchmuskulatur (Mitpressen der Mutter) geleistet.

Auf die Geburt des Kopfes (bei Schädellage) folgen schnell die „Entwicklung" der Schultern und die Geburt des restlichen Körpers. Die Nabelschnur, die das Neugeborene noch mit der ungeborenen Plazenta verbindet, wird anschließend unterbunden und durchtrennt. Im Blut des Neugeborenen kommt es dadurch zu einer Azidose und Hyperkapnie, die das Atemzentrum aktivieren. Es folgt der „erste Schrei", und das Neugeborene beginnt zu atmen. Gleichzeitig wird der fetale auf den postfetalen Kreislauf umgestellt (s. S. 694 f.).

Als **Nachgeburtsperiode** wird die Zeit nach der Geburt des Kindes bis zur Ausstoßung der Plazenta und der Eihäute bezeichnet. Für die Ablösung der Plazenta sind überwiegend die sog. Nachgeburtswehen bzw. Kontraktionen des Myometriums verantwortlich. Etwa 30 Minuten nach der Geburt des Kindes sollte die Nachgeburtsperiode abgeschlossen sein.

Die Lösung der Plazenta erfolgt in der lockeren Deziduaschicht, wodurch ein Teil der mütterlichen Dezidua auf der Plazenta verbleibt. Durch das erste Abheben eines Teils der Plazenta entsteht ein retroplazentares Hämatom, das möglicherweise die weitere Ablösung begünstigt. Für die rasche (primäre) Blutstillung im Bereich der durch die Plazentalösung entstehenden Schleimhautwunde ist die Dauerkontraktion der Uterusmuskulatur entscheidend (Abklemmung der mütterlichen Gefäße). Die endgültige Blutstillung erfolgt durch lokale Thrombosierungsvorgänge.

20. Haut

Die Haut ist ein lebenswichtiges Organ, das die äußere Oberfläche des Organismus und damit die Schranke zwischen Umwelt und innerem Milieu bildet. Die Haut

- schützt die Gewebe gegen mechanische, chemische oder physikalische Schädigungen sowie gegen das Eindringen von Mikroorganismen,
- verhindert eine zu starke Austrocknung, läßt andererseits aber eine gewisse physiologische Wasserverdunstung zu (Perspiratio insensibilis),
- wirkt durch Verengung oder Erweiterung der Hautgefäße sowie durch Verdunstung des Schweißes als Wärmeregulator,
- unterstützt in geringem Umfang durch die Schweißsekretion die Nierentätigkeit und
- vermittelt als Sinnesorgan durch ihre zahlreichen Rezeptoren Druck-, Temperatur- und Schmerzreize (s. S. 557 ff.).

20.1. Aufbau der Haut

Die Haut besteht aus

- einem ektodermalen Anteil, der *Epidermis* (Oberhaut) mit deren Anhangsgebilden (Drüsen, Haare, Nägel) und
- einem bindegewebigen Anteil, dem *Korium* (Lederhaut).

Epidermis und Korium zusammen werden als *Kutis* bezeichnet (s. Abb. 20–1). Unter der Kutis befindet sich die *Subkutis* (Unterhautgewebe, Tela subcutanea), in die das Korium ohne scharfe Grenze übergeht und die die Kutis mit ihrer Unterlage verbindet.

20.1.1. Epidermis

Die *Epidermis* besteht aus einem *mehrschichtigen, verhornenden Plattenepithel* mit einer Dicke von 0,5–5 mm, das am stärksten an den mechanisch besonders beanspruchten Stellen (Handflächen, Fußsohlen) ausgebildet ist. Die Verankerung mit dem Korium, durch das die gefäßfreie Epidermis auch ernährt wird, erfolgt durch kegelförmige *Papillen* sowie durch Drüsen und Haarbälge. An behaarten Stellen weist die Epidermisoberfläche eine durch *Furchen,* in denen die Haare stehen, bedingte *Felderung* auf (Felderhaut). An den unbehaarten Flächen der Hand und des Fußes findet man anstelle der rhombischen Felder ca. 0,5 mm breite *Leisten* (Leistenhaut), deren Muster (Bogen, Schleifen, Wirbel) genetisch festgelegt ist und daher zur Identifizierung von Personen herangezogen werden kann (Fingerabdrücke).

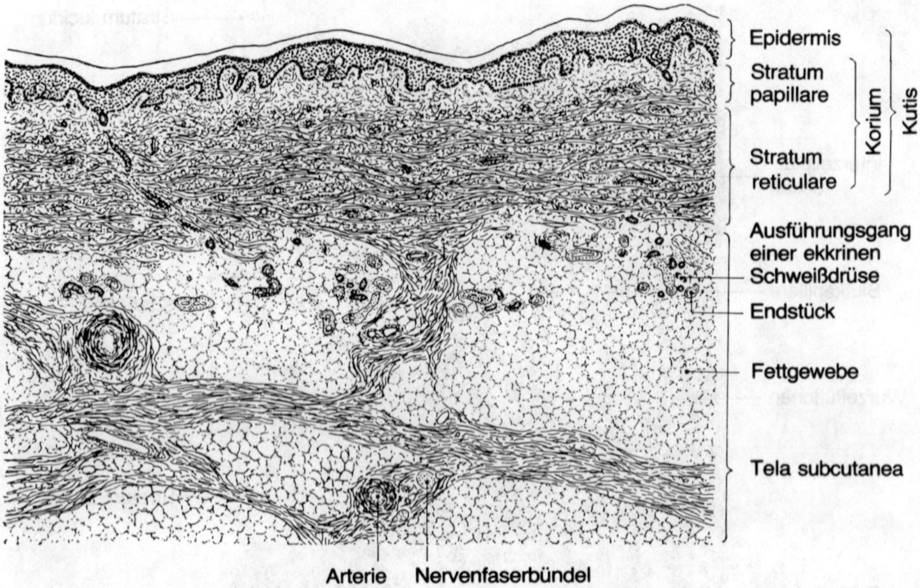

Abb. 20–1. Senkrechter Schnitt durch die Oberfläche der Hohlhand, nach BUCHER

Epidermisschichten. Von außen nach innen werden histologisch folgende Epidermisschichten unterschieden (s. Abb. 20–2): Das

- *Stratum corneum* (Hornschicht),
- *Stratum lucidum* (Keratohyalinschicht, nur in der Leistenhaut vorhanden),
- *Stratum granulosum* (Körnerschicht) und
- *Stratum germinativum* (Keimschicht), das nochmals in ein *Stratum spinosum* (Stachelzellschicht) und ein *Stratum basale* (Basalschicht) unterteilbar ist.

Das **Stratum corneum** besteht aus *abgeplatteten, vollständig verhornten, kernlosen Zellen,* die an der Oberfläche ständig in Form kleiner Schüppchen abschilfern. Auf die Hornschicht folgt in der Leistenhaut das aus stark lichtbrechenden Zellen aufgebaute **Stratum lucidum.** Das **Stratum granulosum** umfaßt nur *2–5 Lagen flacher Zellen* mit kleinen Zellkernen. In den 4–8 Schichten des **Stratum spinosum** sind die polygonalen Zellen durch Desmosomen (s. S. 6) miteinander verknüpft, eine weitere Verfestigung des Zellverbandes wird durch Tonofibrillen erreicht. Die (hauptsächliche) *Regeneration* der Epidermis erfolgt im **Stratum basale,** einer Schicht zylindrischer Zellen mit ovoiden Kernen, die durch Zytoplasmafortsätze („Wurzelfüßchen") das Epithel mit dem Korium verbinden. Außer bei der Regeneration spielt das Stratum basale eine bedeutsame Rolle bei der Synthese und Speicherung des Hautpigments *Melanin,* das in Melanozyten aus Tyrosin mittels Tyrosinase über L-Dopa und Dopachinon gebildet wird.

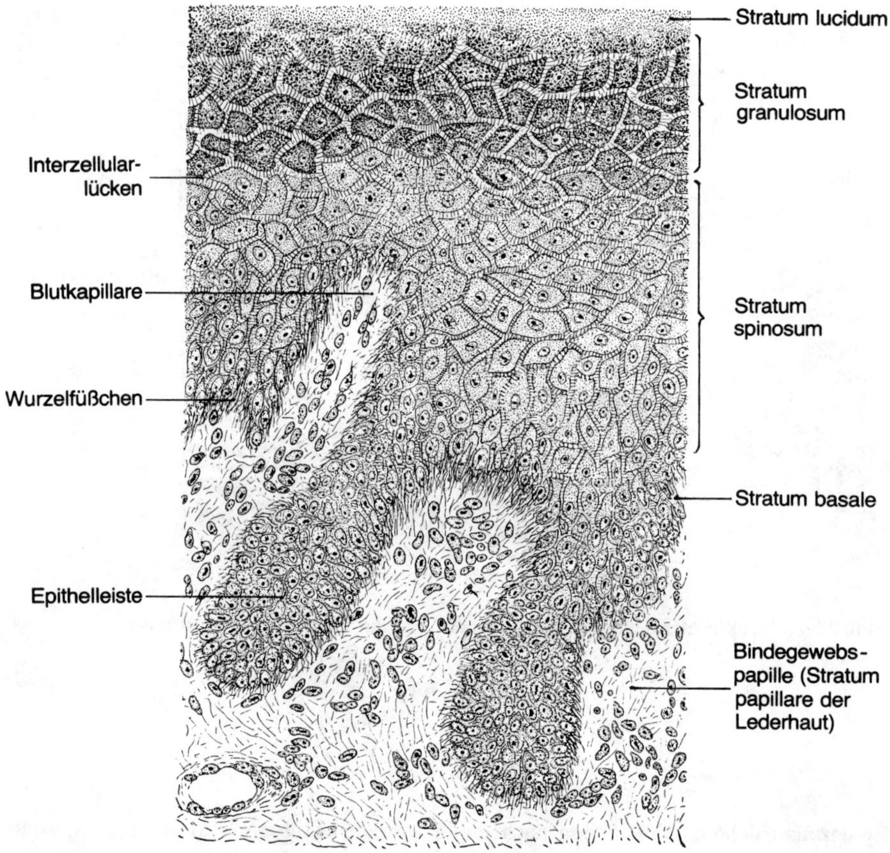

Abb. 20–2. Ausschnitt aus der Epidermis einer menschlichen Fingerbeere, nach BUCHER

20.1.2. Korium und Subkutis

Die Lederhaut, aus der bei Tieren durch Gerbung Leder hergestellt werden kann, wird durch das *Stratum papillare* und das *Stratum reticulare* gebildet.

Das **Stratum papillare** ist *reich an feinen Fibrillen sowie an Zellen* (Histiozyten, Mastzellen) und Kapillaren. In den Papillen findet man ferner Nervenfasern mit ihren rezeptorischen Endapparaten (s. S. 555 ff.).

Das *zellarme* **Stratum reticulare** besteht aus *kräftigen,* miteinander verflochtenen *Kollagenfaserbündeln,* zwischen denen – ebenfalls netzartig verknüpft – *elastische Fasern* liegen, die die Elastizität der Haut gewährleisten.

Die Lederhaut geht ohne scharfe Grenze in die **Subkutis**, ein lockeres, lamellär gebautes Bindegewebe, über, in das mehr oder weniger reichlich Fettgewebe (Panniculus adiposus) in Form von Läppchen eingelagert ist. Das subkutane Fettgewebe dient vor allem dem Kälteschutz und stellt außerdem einen Energiespeicher dar. Spezielle Gebilde der Subkutis sind die *Schleimbeutel,* die insbesondere dort vorkommen, wo die Haut gegen eine harte Unterlage gedrückt wird (Ellbogen, Kniescheibe usw.)

20.1.3. Anhangsorgane der Haut

Zu den Anhangsorganen der Haut gehören die
- *Talgdrüsen,*
- *Schweißdrüsen,*
- *Duftdrüsen,*
- *Haare* und
- *Nägel.*

Die meisten **Talgdrüsen** entstammen dem Epithel der Haaranlagen und werden daher als *Haarbalgdrüsen* bezeichnet. Nicht an Haare gebundene, *freie* Talgdrüsen kommen an der Nasenöffnung, am Lippenrot sowie im Genitalbereich vor. Die Talgdrüsen bestehen aus *großen, polygonalen Zellen,* die zunächst zahlreiche Fetttröpfchen enthalten und dann völlig zu Talg zerfallen. Dieser wird in die Haartasche entleert, gelangt von dort auf die Oberfläche der Haut und überzieht diese und die Haare mit einer schützenden Fettschicht. Die Funktion der Talgdrüsen, die durch androgene Hormone gesteigert wird, ist dermatologisch von großer Bedeutung: Patienten mit einer Talgüberproduktion *(Seborrhoiker)* leiden z. T. an ganz anderen Hauterkrankungen und müssen auch anders behandelt werden als Patienten mit einer zu geringen Talgabsonderung *(Sebostatiker).*

Die über die ganze Körperoberfläche verteilten **Schweißdrüsen** – man schätzt ihre Gesamtzahl auf etwa 2 Millionen – setzen sich aus einem sezernierenden, aufgeknäuelten Endstück (Knäueldrüsen) und einem Ausführungsgang zusammen, der das Korium und die Epidermis senkrecht zur Oberfläche korkzieherartig durchsetzt. Das saure Sekret dieser Drüsen, der Schweiß, enthält neben verschiedenen Ionen bzw. Salzen Aminosäuren, Harnstoff, Milchsäure, Brenztraubensäure, Serin, Cholin, Acetylcholin und Histamin.

Die **Duftdrüsen** kommen beim Menschen nur in der Achselhöhle, im äußeren Gehörgang, im Brustwarzenhof, den Augenlidern und im Genitalbereich vor. Sie produzieren ein fetthaltiges, alkalisches Sekret und sind bei Frauen wesentlich stärker entwickelt als bei Männern. Die Drüsensekretion beginnt in der Pubertät und nimmt am Ende der Keimdrüsentätigkeit stark ab.

Die **Haare** sind biegsame und zugfeste *Hornfäden* mit einer Dicke von 5–200 µm. Der aus der Haut herausragende Teil des Haares wird als *Haarschaft,* der in der Haut befindliche Teil als *Haarwurzel* bezeichnet. Diese steckt in einer Einsenkung des Oberflächenepithels, der *Haartasche,* und ist an ihrem unteren Ende, wo sie der für die Ernährung verantwortlichen *Haarpapille* aufsitzt, zur *Haarzwiebel* verdickt, die undifferenzierte Matrixzellen und Melanozyten enthält und von der aus das Haar täglich etwa 0,4 mm wächst. Eine *Glatzenbildung* beruht auf einer vollständigen *Atrophie der Papillen,* das *Ergrauen* der Haare auf mangelnder Pigmentbildung oder auf Lufteinschlüssen.

Die **Nägel** sind leicht gebogene *Hornplatten,* die den Rücken der Finger- und Zehenendglieder bedecken und als Schutzorgane sowie als Widerlager der Tastballen dienen (s. Abb. 20–3). Die *Nagelplatte* liegt dem *Nagelbett* auf und ist hufeisenförmig vom *Na-*

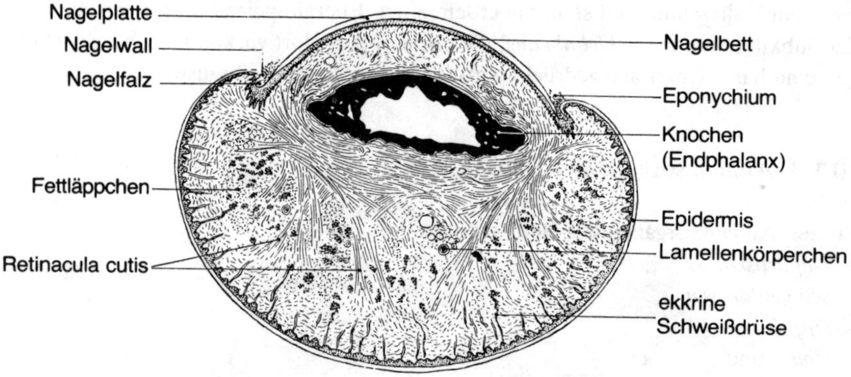

Abb. 20–3. Querschnitt durch ein Fingerendglied, nach BUCHER

gelwall umgeben. Die seitlichen Nagelränder sind in den *Nagelfalz,* die *Nagelwurzel* in die *Nageltasche* eingelassen. In der Tiefe der Tasche und im Bereich der weißlichen Zone am hinteren Nagelrand (Lunula) befindet sich die *Nagelmatrix,* das die Nagelplatte bildende Epithel. Ist die Matrix zerstört, wächst der Nagel nicht mehr nach. Durch Bindegewebsbündel sind die Nägel unverschieblich mit dem Periost des Knochens verbunden.

20.2. Pathologische Hautveränderungen

Für die Diagnose einer Hauterkrankung und für die sich daraus ergebenden therapeutischen Maßnahmen ist das Erkennen der klinisch wahrnehmbaren Hautveränderungen, der *Effloreszenzen,* unerläßlich. Man unterscheidet dabei *Primär-* und *Sekundäreffloreszenzen.*

Primäreffloreszenzen. Hierzu werden gerechnet

- der Fleck *(macula),* die Quaddel *(urtica),* das Knötchen *(papula),* der Knoten *(tuber, nodus),* das Bläschen *(vesicula),* die Blase *(bulla)* und die Pustel *(pustula).*

Flecke sind umschriebene Farbveränderungen der Haut, die z. B. durch Gefäßerweiterung (Erythem), Blutaustritte ins Gewebe (Petechien, Blutergüsse), Pigmentveränderungen in der Basalschicht (Sommersprossen) oder Depigmentierung (Vitiligo) entstehen können.

Als *Quaddeln* werden durch umschriebene Ödeme hervorgerufene, über das Hautniveau vorspringende Erhebungen von hellroter bis weißlicher Farbe bezeichnet. Beim Krankheitsbild der *Urticaria* (Nesselsucht) treten zahlreiche, stark juckende Quaddeln auf.

Knötchen (Papeln) entstehen durch lokalisierte Verdickung der Epidermis und/oder Zellvermehrung im Korium. Sie sind als stecknadelkopf- bis linsengroße Erhebungen zu tasten. Eine häufige Form der Papel ist das Ekzemknötchen, die Primäreffloreszenz des Ekzems.

Der *Knoten* ist der Papel ähnlich, unterscheidet sich aber von dieser dadurch, daß er wesentlich größer ist und nur narbig abheilt.

Unter *Bläschen* werden stecknadelkopf- bis erbsgroße, mit Flüssigkeit gefüllte ein- oder mehrkammrige Hohlräume verstanden, die intraepithelial oder subepithelial gelegen sein können.

Blasen entsprechen den letztgenannten Effloreszenzen, sind jedoch größer und in der Regel einkammrig.

Als *Pusteln* bezeichnet man *eitergefüllte* Bläschen, die meist auf entzündlich veränderter Haut oder auf einem Haarfollikel sitzen.

Sekundäreffloreszenzen. Dazu gehören

- die Schuppe *(squama),* die Kruste *(crusta),* die Erosion *(erosio),* das Geschwür *(ulcus),* die Schrunde *(Rhagade),* die Atrophie und die Narbe *(cicatrix,* s. S. 57).

Schuppen bestehen aus abschilfernden Massen des Stratum corneum. Sie kommen bei zahlreichen Hautkrankeiten, bei denen die Hornbildung vermehrt oder pathologisch verändert ist, z. B. bei der Psoriasis (s. u.), vor.

Krusten bilden sich durch Eintrocknen von Exsudat, Eiter, Blut oder Medikamenten. Meist bedecken sie darunter liegende Hautveränderungen, z. B. Erosionen oder Ulzera.

Erosionen sind oberflächliche, *innerhalb* der Epidermis liegende Hautdefekte. Die Heilung erfolgt *ohne* Narbenbildung.

Beim *Geschwür* dagegen liegt ein tiefgreifender Substanzverlust der Haut vor, wobei neben der Epidermis auch das Korium mit dem Papillarkörper und den Anhangsgebilden zerstört ist. Die Heilung geht daher stets unter Narbenbildung vor sich.

Schrunden sind Hauteinrisse in Form strichartiger Vertiefungen. Sie treten an besonders beanspruchten, spröd gewordenen Hautstellen, z. B. an der Hohlhand, im Mundwinkel oder in den Zehenzwischenräumen, auf.

Bei der *Atrophie* kommt es zu einer Verschmälerung aller Hautschichten, die Zahl der Talg- und Schweißdrüsen ist vermindert, die Haare fehlen, die Haut ist runzelig und läßt sich leicht von der Unterlage abheben.

20.3. Hautkrankheiten

Eine Darstellung auch nur der wichtigsten Hautkrankheiten *(Dermatosen) würde den Rahmen dieses Buches sprengen. Es können daher nur exemplarisch einige typische Hauterkrankungen kurz erläutert werden.*

20.3.1. Psoriasis vulgaris

Die *Psoriasis vulgaris* (Schuppenflechte), eine erythemato-squamöse Dermatose, ist ein vermutlich *multifaktorielles Erbleiden,* das zusätzlich von Umweltfaktoren wesentlich beeinflußt wird. Als Primäreffloreszenzen treten in der Regel schubweise lebhaft rote, mit weißlichen Schuppen bedeckte Flecke auf, die sich vergrößern und zusammenfließen, während gleichzeitig neue Herde hervortreten. Beim Versuch, die Schuppen vollständig zu entfernen, kommt es zu einer punktförmigen Blutung („blutiger Tau", AUSPITZsches-Zeichen). Die narbenlose Rückbildung der Herde kann unter De- oder Hyperpigmentierung vor sich gehen. Besonders häufig sind die Ellbogen, die Streckseiten der Kniee, der behaarte Kopf sowie die Nägel befallen. In etwa 1,5 % der Fälle ist die Psoriasis mit einer Arthritis deformans der kleinen Fingergelenke und anderer Gelenke kombiniert (Psoriasis arthropathica, s. S. 482).

20.3.2. Ekzeme

Die Gruppe der *Ekzeme* wird – je nach dermatologischer Schule etwas unterschiedlich – in bestimmte Unterformen gegliedert. Besonders gebräuchlich ist die Unterteilung in das
- vulgäre,
- (mikrobiell-) seborrhoische und
- endogene

Ekzem.

Vulgäres Ekzem. Das *Ekzema vulgare* ist durch schubweise auftretende Hauterscheinungen, die Zeichen für eine entzündliche Reaktion der Epidermis und des Koriums sind, gekennzeichnet. Neben- und nacheinander findet man Erytheme, Papeln und Bläschen, denen Krusten- und Schuppenbildung folgen können. Bei längerer Dauer des Ekzems kommt es zur *Lichenifikation,* worunter man eine Vergröberung der Oberhautfelderung mit Kutisverbreiterung versteht.

Als *Ursache des vulgären Ekzems* kommen längeranhaltende Schädigungen durch im einzelnen unterschwellige Reize, z. B. durch verdünnte Alkalien, Gips, Zement, organische Lösungsmittel u. a., in Frage. Man spricht dann von einer *Abnutzungsdermatose.* Der *Kontaktdermatitis* liegt dagegen eine Sensibilisierung der Epidermis gegen eine bestimmte Noxe zugrunde (z. B. Heftpflaster-Dermatitis).

Seborrhoisches Ekzem. Beim *seborrhoischen Ekzem* findet man meist scharf begrenzte, runde oder ovale, schuppende Erytheme; Knötchen treten kaum, Bläschen niemals auf. Bevorzugte Lokalisationen sind der behaarte Kopf, die Hautpartie über dem Brustbein, die Schweißrinne des Rückens, die Achselhöhlen und die Leistengegend. Ursächlich sind allergisierende Stoffwechselprodukte von Mikroorganismen, insbesondere von Staphylococcus aureus, anzusehen.

Endogenes Ekzem. Das *endogene Ekzem* ist im Gegensatz zum *konditionellen* Ekzema vulgare eine *konstitutionelle,* d. h. genotypisch fixierte Hauterkrankung, die meist mit dem endogenen Gesichtsekzem der Säuglinge, dem *Milchschorf,* beginnt, in der zweiten Phase beim Heranwachsenden in das *Ekzema flexurarum* (Ellbeugen- und Kniekehlenekzem) mit lichenifizierten Herden in den Beugen der großen Gelenke und in der dritten Phase im Erwachsenenalter in ein *pruriginöses Stadium* (Prurigoekzem = juckender Ausschlag) übergeht. Synchron oder alternierend hierzu kann der Patient an Asthma bronchiale oder an einer vasomotorischen Rhinopathie (Nasenerkrankung) leiden. Vom 5. Lebensjahrzehnt an tritt meist eine entscheidende Besserung ein. Außer den Hauterscheinungen findet man beim endogenen Ekzematiker als charakteristische Zeichen einen pelzmützenartigen Haaransatz, fahles Hautkolorit, Lichtung der seitlichen Augenbrauen und verringerte Schweißproduktion. Im Sommer ist gewöhnlich eine Besserung, im Winter eine Verschlechterung der Hauterscheinungen zu beobachten.

20.3.3. Pyodermien

Als *Pyodermien* werden durch *Staphylokokken* und *Streptokokken,* insbesondere durch Staphylococcus und Streptococcus pyogenes, hervorgerufene Hautkrankheiten bezeichnet. Voraussetzung einer Infektion mit diesen Erregern, die ständig die menschliche Haut besiedeln, ist eine geschwächte Abwehrlage (z. B. durch Mangelernährung, Antikörpermangelsyndrom oder Cortisongaben) oder eine geringgradige Verletzung. Nach der Lokalisation bzw. Ausdehnung unterscheidet man
– follikuläre und
– flächenhafte, epidermale

Pyodermien.

Die **follikulären Pyodermien** – fast ausschließlich durch Staphylokokken verursacht – kommen im Bereich der Haarfollikel und Schweißdrüsen vor.

Der *Furunkel* ist eine tiefgreifende, abszedierende Follikulitis und Perifollikulitis. Er beginnt entweder mit einer follikulären Pustel, oder es entsteht sofort in den tieferen Hautschichten ein schmerzhafter Knoten. Charakteristisch ist der nekrotische Pfropf in der Mitte des Furunkels. Treten Furunkel chronisch-rezidivierend auf, spricht man von einer *Furunkulose,* ist eine ganze Gruppe nebeneinander liegender Follikel befallen, von einem *Karbunkel* („Siebfurunkel").

Beim *Schweißdrüsenabszeß* (Hidradenitis axillaris) handelt es sich um Gruppen von haselnußgroßen, kutanen Knoten in den Achselhöhlen, die abszedieren und schließlich eitrigen Inhalt entleeren.

Zu den **flächenförmigen Pyodermien** gehören u. a. die
– *Impetigo contagiosa streptogenes* und
– *Impetigo contagiosa staphylogenes.*

Die kleinblasige *streptogene Impetigo* beginnt mit stecknadelkopfgroßen, von einem schmalen roten Hof umgebenen Bläschen, die rasch zerstört werden und sich dann mit honiggelben, dicken Krusten bedecken. Die Herde sind stets scharf begrenzt und heilen narbenlos ab. Hauptsächlich betroffen ist das Gesicht. Die Infektiosität ist hoch.

Bei der *staphylogenen Impetigo* sind die Blasen wesentlich größer und die Blasendekken fester. Nach deren Entfernung treten gerötete Erosionen zutage, die wie mit Firnis überzogen erscheinen.

20.3.4. Dermatomykosen

Von den *Dermatomykosen,* den Pilzerkrankungen der Haut, seien die
- *Trichophytie,*
- *Tinea* (Epidermophytie) und
- *Candidiasis* (Soor)

genannt.

Trichophytie. Die vor allem bei der Landbevölkerung vorkommende *Trichophytie* wird durch Pilze der Gattung *Trichophyton* hervorgerufen. Man unterscheidet eine *oberflächliche* und eine *tiefe* Form (Trichophytia superficialis und profunda).

Bei der oberflächlichen Form treten zunächst entzündlich gerötete, schuppende und etwas juckende Flecken auf, die sich zu *scheibenförmigen* Herden ausdehnen. Die Herde heilen gewöhnlich in der Mitte ab und breiten sich am Rand weiter aus. Tiefe Trichophytien entwickeln sich zumeist aus einer ursprünglich oberflächlichen Form. Es entstehen pustulöse und furunkelähnliche Follikulitiden. Der häufigste Sitz ist bei Kindern der behaarte Kopf, bei Männern der Bart.

Tinea. Unter der Bezeichnung *Tinea* werden verschiedene Mykosen, vor allem die *Hand-* und *Fußmykosen,* die zu den häufigsten Hauterkrankungen gehören, zusammengefaßt. Die hauptsächlichsten Erreger sind *Trichophyton mentagrophytes, Trichophyton rubrum* und *Epidermophyton floccosum.* Den verschiedenen Formen (z. B. dyshidrotische, squamöse, intertriginöse Form) ist der quälende Juckreiz und das verstärkte Auftreten in den Sommermonaten gemeinsam. Begünstigend wirken wasserdampfundurchlässige Schuhe sowie Strümpfe aus Kunstfasern. Hauptansteckungsorte sind die Badeanstalten.

Candidiasis. Die zur Gruppe der Hefe- bzw. Sproßpilze gehörenden *Candida*-Arten rufen sehr unterschiedliche, mit Erythemen, Pusteln oder auch Erosionen einhergehende Krankheitsbilder hervor. Neben der Haut kann auch die Schleimhaut befallen sein.

Die intertriginöse (in Körperfalten entstehende) *Soor-Mykose,* die bevorzugt im Genitalbereich sowie perianal, periumbilical, submammär und axillär auftritt, ist durch ein weinrotes, feingezacktes Erythem mit spritzerartigen Satelliten charakterisiert. Besonders häufig ist die *Soor-Stomatitis* (Mundsoor, „Schwämmchen") im Säuglingsalter. Zunge, Zahnfleisch und Gaumen sind dabei mit weißlichen, kleinfleckigen Belägen auf gerötetem Grund bedeckt. Die starke Zunahme der Soormykosen ist vor allem auf die Anwendung von
- Antibiotika, die das biologische Gleichgewicht zwischen Bakterien und Pilzen stören,
- oralen Kontrazeptiva, die die Soor-Vaginitis (Scheidenentzündung) begünstigen, und
- Corticosteroiden, die die immunologischen Abwehrmaßnahmen verschlechtern,

zurückzuführen. Besonders häufig erkranken auch Diabetiker an einer Soor-Infektion.

20.3.5. Virusinfektionen

Zu den *Viruserkrankungen* der Haut gehören neben den *Windpocken* (Varizellen) und den *echten Pocken* (Variola vera)

– die *Warzen* sowie
– die *Herpes-simplex-* und
– *Herpes-zoster-Infektionen.*

Warzen. Bei *Warzen* handelt es sich um hyperkeratotische Akanthome (Geschwulst aus Stachelzellen), die durch Papova-Viren hervorgerufen werden. Auch dem Laien gut bekannt sind die *gewöhnlichen Warzen* (Verrucae vulgares), runde, stecknadelkopf- bis erbsgroße Gebilde mit einer höckerigen, oft auch gefelderten Oberfläche, die einzeln oder in Gruppen an Händen und Füßen oder auch am Kopf auftreten.

Herpes simplex. Bei Infektionen mit *Herpes-simplex-Viren* findet man *Gruppen* von stecknadelkopfgroßen Bläschen auf gerötetem Grund, die später pustulös werden und konfluieren können. Typisch ist in der Eruptionsphase das mit Juckreiz und Kribbeln verbundene Spannungsgefühl. Wegen der geringen Antigenität und der damit verbundenen mangelhaften Antikörperbildung sind Rezidive häufig. Bevorzugt betroffen sind Gebiete, wo die Haut in Schleimhaut übergeht (Herpes labialis, nasalis, genitalis).

Herpes zoster. Die *Gürtelrose* wird durch das Herpes-Zoster-Virus ausgelöst. Nach einer Inkubationszeit von 2–3 Wochen treten in den Innervationsgebieten eines oder mehrerer Spinalnerven plötzlich halbseitig und segmentär angeordnet Gruppen von Bläschen auf gerötetem und ödematösem Grund auf, die von Neuralgien in den betroffenen Bezirken begleitet sind. Nach einiger Zeit trocknen die Bläschen ein und heilen vielfach unter Narbenbildung ab. Bevorzugter Sitz des Herpes zoster ist der Rumpf, worauf auch die Bezeichnung Gürtelrose zurückzuführen ist.

20.3.6. Akne

Die *Akne* (Acne vulgaris) ist eine Erkrankung der *Talgdrüsen.* Sistiert infolge einer follikulären Verhornungsstörung (follikuläre Keratose) bei gleichzeitiger starker Talgproduktion (Seborrhoe) der Talgabfluß, entstehen die sogenannten *Mitesser* (Komedonen) und nach Infektion mit verschiedenen Mikroorganismen, z. B. Staphylokokken, papulo-pustulöse Infiltrate. (Das dunkle Mitesserköpfchen ist kein Schmutz, sondern ein Keratinoxidationsprodukt). Betroffen sind fast ausschließlich das Gesicht und die oberen Teile des Rückens. Die mit der Pubertät beginnende Erkrankung bessert sich in der Regel im 3. Lebensjahrzehnt spontan.

20.3.7. Verbrennungen

Verbrennungsgrade. Als *Verbrennung* wird ein durch *Einwirkung höherer Temperaturen ausgelöster Gewebsschaden* bezeichnet. Umfang und Ausmaß des Hitzeschadens hängen von der Temperaturhöhe und der Einwirkungsdauer ab. Die Verbrennungsfolgen werden in 4 Grade eingeteilt: Bei der Verbrennung *1. Grades* tritt im Einwirkungsbereich eine Rötung und leichte Schwellung der Haut auf, die mit einem Spannungsgefühl und

Schmerzen verbunden ist. Bei der Verbrennung *2. Grades* steht die *Blasenbildung* im Vordergrund. Unter der Hitzeeinwirkung werden Zellen geschädigt bzw. zerstört und dabei Entzündungs-Stoffe freigesetzt. Hierzu gehören neben Histamin und Serotonin verschiedene Plasmakinine. Die genannten Substanzen erhöhen die Gefäßdurchlässigkeit und fördern damit den Austritt von Plasma in das Gewebe. Übersteigt der Druck des ausgetretenen Plasmas ein bestimmtes Maß, so werden die Protoplasmabrücken zwischen einzelnen Zellen der Epidermis zerrissen, und es entsteht eine Blase. Da bei der Verbrennung 1. und 2. Grades das Stratum germinativum intakt bleibt, ist die Regenerationsfähigkeit der Haut erhalten und eine narbenlose Abheilung gewährleistet. Die Verbrennung *3. Grades* dagegen führt zu einer *bleibenden* Schädigung des Epithels und sämtlicher Hautanhangsgebilde. Die durch die hohen Hitzegrade ausgelöste Eiweißdenaturierung und Nekrose reicht bis in das Korium, die Subkutis oder noch tiefer. Als Verbrennung *4. Grades* schließlich wird die Verkohlung bezeichnet. Hierbei sind die Gewebe nicht nur koaguliert, sondern durch stärkste Hitzeeinwirkung schwarz verkohlt.

Ausdehnung von Verbrennungen. Neben der Beurteilung, welcher Verbrennungsgrad vorliegt, ist für die Prognose einer Verbrennung vor allem entscheidend, wie *ausgedehnt* diese ist. Hierbei hat sich die sogenannte Neunerregel nach Wallace bewährt: Die Berechnung erfolgt nach Prozenten verbrannter Körperoberfläche, und zwar entspricht ungefähr ein Arm 9 %, ein Unter- bzw. ein Oberschenkel ebenfalls 9 %, Brust und Bauch 18 %, Rücken 18 % und Kopf wieder 9 %. Eine Handfläche macht etwa 1 % der Gesamtkörperoberfläche aus. Bei ausgedehnteren Verbrennungen bleiben die Verbrennungsfolgen nicht auf die betroffenen Gebiete beschränkt, sondern es entwickelt sich infolge der starken Schmerzen, der vermehrten Ausschüttung biogener Amine, der hohen Plasmaverluste und der gestörten Mikrozirkulation die durch den *Verbrennungsschock* geprägte *Verbrennungskrankheit.*

21. Maßeinheiten der Physiologie

Internationales System der Einheiten. Für die physikalischen und chemischen Größen, die im Rahmen der Physiologie verwendet werden, ist von internationalen Fachgesellschaften und Organisationen vor einigen Jahren die Einführung eines neuen Maßsystems empfohlen worden. Viele Staaten, u. a. auch die Bundesrepublik Deutschland, sind der Empfehlung gefolgt und haben dieses System für den geschäftlichen und amtlichen Verkehr gesetzlich vorgeschrieben. Die Basis des neuen *Internationalen Systems der Einheiten (SI = Système International d'Unités)* bilden 7 Größen, die in Tabelle 21−1 angegeben sind.

Tab. 21−1. Namen und Symbole der SI-Basiseinheiten

Größe	Name der Einheit	Symbol
Länge	Meter	m
Masse	Kilogramm	kg
Zeit	Sekunde	s
Elektrische Stromstärke	Ampere	A
Thermodynamische Temperatur	Kelvin	K
Lichtstärke	Candela	cd
Substanzmenge	Mol	mol

Diese Basiseinheiten sind folgendermaßen definiert:

1 Meter (m) ist das 1650763,73fache der Wellenlänge der von Atomen des Nuklids ^{86}Kr beim Übergang vom Zustand 5 d_5 zum Zustand 2 p_{10} ausgesandten, sich im Vakuum ausbreitenden Strahlung.

1 Kilogramm (kg) ist die Masse des Internationalen Kilogrammprototyps.

1 Sekunde (s) ist das 9192631770fache der Periodendauer der dem Übergang zwischen den beiden Hyperfeinstrukturniveaus des Grundzustandes von Atomen des Nuklids ^{133}Cs entsprechenden Strahlung.

1 Ampere (A) ist die Stärke eines zeitlich unveränderten elektrischen Stromes, der, durch zwei im Vakuum parallel im Abstand 1 m voneinander angeordnete, geradlinige, unendlich lange Leiter von vernachlässigbar kleinem, kreisförmigem Querschnitt fließend, zwischen diesen Leitern je 1 m Leiterlänge elektrodynamisch die Kraft 1/5000000 kg m/s^2 hervorrufen würde.

1 Kelvin (K) ist der 273,16te Teil der thermodynamischen Temperatur des Tripelpunktes des Wassers.

1 Candela (cd) ist die Lichtstärke, mit der 1/600000 m^2 der Oberfläche eines schwarzen Strahlers bei der Temperatur des beim Druck 101325 kg/m s^2 = 760 mm Hg erstarrenden Platins senkrecht zu seiner Oberfläche leuchtet.

1 Mol (mol) ist die Stoffmenge eines Systems bestimmter Zusammensetzung, das aus ebenso vielen Teilchen besteht, wie Atome in 0,012 kg (= 12 g) des Nuklids ^{12}C enthalten sind.

Von den Einheiten dieses Basissystems lassen sich die Einheiten sämtlicher Meßgrößen ableiten. Eine Auswahl hiervon ist in Tabelle 21−2 zusammengestellt.

Tab. 21−2. Namen und Symbole einiger abgeleiteter SI-Einheiten

Größe	Name der Einheit	Symbol	Definition
Frequenz	Hertz	Hz	s^{-1}
Kraft	Newton	N	$m \cdot kg \cdot s^{-2}$
Druck	Pascal	Pa	$m^{-1} \cdot kg \cdot s^{-2}$ $(N \cdot m^{-2})$
Energie	Joule	J	$m^2 \cdot kg \cdot s^{-2}$ $(N \cdot m)$
Leistung	Watt	W	$m^2 \cdot kg \cdot s^{-3}$ $(J \cdot s^{-1})$
elektr. Ladung	Coulomb	C	$s \cdot A$
elektr. Potentialdifferenz (Spannung)	Volt	V	$m^2 \cdot kg \cdot s^{-3} \cdot A^{-1}$ $(W \cdot A^{-1})$
elektr. Widerstand	Ohm	Ω	$m^2 \cdot kg \cdot s^{-3} \cdot A^{-2}$ $(V \cdot A^{-1})$
elektr. Leitwert	Siemens	S	$m^{-2} \cdot kg^{-1} \cdot s^3 \cdot A^2$ (Ω^{-1})
elektr. Kapazität	Farad	F	$m^{-2} \cdot kg^{-1} \cdot s^4 \cdot A^2$ $(C \cdot V^{-1})$
magn. Fluß	Weber	Wb	$m^2 \cdot kg \cdot s^{-2} \cdot A^{-1}$ $(V \cdot s)$
magn. Flußdichte	Tesla	T	$kg \cdot s^{-2} \cdot A^{-1}$ $(Wb \cdot m^{-2})$
Induktivität (magn. Leitwert)	Henry	H	$m^2 \cdot kg \cdot s^{-2} \cdot A^{-2}$ $(V \cdot s \cdot A^{-1})$
Lichtstrom	Lumen	lm	$cd \cdot sr$ *)
Beleuchtungsstärke	Lux	lx	$cd \cdot sr \cdot m^{-2}$ $(lm \cdot m^{-2})$
Aktivität einer radioakt. Substanz	Becquerel	Bq	s^{-1}

*) sr (Steradiant) = SI-Einheit des räumlichen Winkels

Die numerischen Werte der in den Tabellen 21−1 und 21−2 genannten Größen enthalten vielfach Zehnerpotenzen als Faktoren. Zur Vereinfachung der Angaben hat man häufig gebrauchten Zehnerpotenzen bestimmte Vorsilben zugeordnet (Tab. 21−3), die mit dem Namen der betreffenden Einheiten verbunden werden.

Tab. 21−3. Präfixe und Symbole häufig gebrauchter Zehnerpotenz-Faktoren

Faktor	Präfix	Symbol	Faktor	Präfix	Symbol
10^{-1}	Dezi	d	10	Deka	da
10^{-2}	Centi	c	10^2	Hekto	h
10^{-3}	Milli	m	10^3	Kilo	k
10^{-6}	Mikro	μ	10^6	Mega	M
10^{-9}	Nano	n	10^9	Giga	G
10^{-12}	Pico	p	10^{12}	Tera	T
10^{-15}	Femto	f	10^{15}	Peta	P

Neben den SI-Einheiten dürfen die in Tabelle 21−4 aufgeführten konventionellen Einheiten auch weiterhin benutzt werden.

Tab. 21−4. Einheiten, die nicht zum SI-System gehören, jedoch weiterhin benutzt werden dürfen

Name der Einheiten	Symbol	Wert in SI-Einheiten
Gramm	g	1 g = 10^{-3} kg
Liter	l	1 l = 1 dm^3
Minute	min	1 min = 60 s
Stunde	h	1 h = 3,6 ks
Tag	d	1 d = 86,4 ks
Grad Celsius	°C	t °C = T − 273,15 K

Umrechnungsbezeichnungen. Konzentrationen können im Rahmen des SI-Systems als Stoffmenge pro Volumen (mmol/l, µmol/l) oder als Masse pro Volumen (g/l, mg/l) angegeben werden. Es wird empfohlen, die *Stoffmengenkonzentration* immer dann anzuwenden, wenn bei chemisch einheitlichen Substanzen die Molekulargewichte (relative Molekülmassen) bekannt sind. Dagegen stellt die *Massenkonzentration* eine zweckmäßige Form der Konzentrationsangabe für Gemische gelöster Substanzen, wie z. B. für die Gesamt-Plasmaproteine, dar. Angaben in konventionellen Konzentrationseinheiten g-% = g/dl, mg-% = mg/dl und mval/l = mäq/l können mit Hilfe der in Tabelle 21−5 zusammengestellten Beziehungen auf solche in SI-Einheiten umgerechnet werden.

Tab. 21−5. Umrechnungsbeziehungen von konventionellen Konzentrationseinheiten (g-%, mg-%, mval/l) auf SI-Einheiten der Massenkonzentration (g/l) und der Stoffmengenkonzentration (mmol/l bzw. µmol/l).

	1 g-% =	1 g-% =
Plasmaeiweiß	10 g/l	
Hämoglobin	10 g/l	0,621 mmol/l*)
	1 mg-% =	**1 mval/l =**
Natrium	0,4350 mmol/l	1,0 mmol/l
Kalium	0,2558 mmol/l	1,0 mmol/l
Calcium	0,2495 mmol/l	0,5 mmol/l
Magnesium	0,4114 mmol/l	0,5 mmol/l
Chlorid	0,2821 mmol/l	1,0 mmol/l
Glucose	0,0555 mmol/l	
Cholesterin	0,0259 mmol/l	
Bilirubin	17,10 µmol/l	
Kreatinin	88,40 µmol/l	
Harnsäure	59,48 µmol/l	

*) Bei der Angabe der molaren Hämoglobin-Konzentration wird die relative Molekülmasse des Hämoglobin-Monomeren (s. S. 130) zugrunde gelegt.

Die konsequente Einführung des neuen Systems wird wahrscheinlich im Bereich der Medizin eine längere Übergangszeit erfordern. Diese Feststellung bezieht sich nicht nur auf die gerätetechnische Umstellung, sondern auch auf die Notwendigkeit, daß die von den Einheiten abhängigen Normwerte in das neue System übertragen werden müssen. Erst wenn die wichtigsten Normwerte in neuen Einheiten zum Allgemeingut medizinischen Wissens geworden sind, darf die Praktikabilität des vorgeschlagenen neuen Systems als gesichert gelten. Einwendungen sind insbesondere gegen die Umstellung der eingeführten Druckeinheiten mm Hg auf die weniger anschauliche Einheit Pascal erhoben worden. Dagegen findet im Zusammenhang mit dem Energieumsatz die Einheit Joule anstelle der konventionellen Einheit Kalorie in zunehmendem Maße Verwendung. Um die Umstellung zu erleichtern, werden in diesem Buch die konventionellen und die neuen Einheiten – wenn notwendig – nebeneinander benutzt.

Einige oft benötigte Umrechnungsbeziehungen zwischen SI-Einheiten und konventionellen Einheiten sind in Tabelle 21–6 zusammengestellt.

Tab. 21–6. Umrechnungsbeziehungen zwischen SI-Einheiten und konventionellen Einheiten

Größe	Umrechnungsbeziehungen	
Kraft	1 dyn = 10^{-5} N	1 N = 10^5 dyn
	1 kp = 9,81 N	1 N = 0,102 kp
Druck	1 cm H_2O = 98,1 Pa	1 Pa = 0,0102 cm H_2O
	1 mm Hg = 133 Pa	1 Pa = 0,0075 mm Hg
	1 atm = 101 kPa	1 kPa = 0,0099 atm
	1 bar = 100 kPa	1 kPa = 0,01 bar
Energie	1 erg = 10^{-7} J	1 J = 10^7 erg
(Arbeit)	1 mkp = 9,81 J	1 J = 0,102 mkp
(Wärmemenge)	1 cal = 4,19 J	1 J = 0,239 cal
Leistung	1 mkp/s = 9,81 W	1 W = 0,102 mkp/s
	1 PS = 736 W	1 W = 0,00136 PS
(Wärmestrom)	1 kcal/h = 1,16 W	1 W = 0,860 kcal/h
Viskosität	1 Poise = 0,1 Pa · s	1 Pa · s = 10 Poise

Erläuterungen einiger allgemeiner medizinischer Begriffe

aboral	vom Mund entfernt
Ätiologie	Krankheitsursache
afferent	zum Zentrum führend
Anastomose	Kurzschlußverbindung zwischen Gefäßen bzw. Hohlorganen
anterior	vorderer
Area	Fläche (begrenzter Bezirk)
arteriell	Arterien betreffend
ascendens	aufsteigend
atonisch	spannungslos
autonom	selbständig
bakteriell	durch Bakterien bedingt
benigne	gutartig
Biopsie	Entnahme von Gewebe beim Lebenden
Bulbus	Anschwellung
cerebellar	das Kleinhirn betreffend
Cortex	Rinde
diastolisch	in der Erschlaffungs- und Füllungsphase des Herzens
distal	von der Rumpfmitte entfernt liegend
dorsal	rückenwärts, hinten
Ductus	Gang
dys . . .	Störung eines Zustandes oder einer Funktion
efferent	vom Zentrum wegführend
endemisch	in einem bestimmten Gebiet über längere Zeit auftretend
endogen	im Körper selbst entstehend
endokrin	Drüsen mit innerer Sekretion betreffend
enteral	den Darm betreffend
epidemisch	seuchenartig auftretend
essentiell	1. unentbehrlich; 2. ohne erkennbare Ursache
exogen	von außen
extra . . .	außerhalb von
extravasal	außerhalb des Gefäßsystems
extrazellulär	außerhalb der Zellen
Follikel	Bläschen, Knötchen
Foramen	Öffnung
frontal	in der Stirnebene
Frontalebene	eine zur Stirn parallel liegende, den Körper in einen vorderen und hinteren Teil trennende Ebene
gastrointestinal	den Magen-Darm-Trakt betreffend
genuin	konstitutionell, angeboren
glandotrop	auf eine Drüse einwirkend
glandulär	Drüsen betreffend
hepatisch	die Leber betreffend

heterotop	außerhalb des normalen Ortes
hormonal	das innersekretorische System betreffend
humoral	auf dem Flüssigkeits-(Blut-)Weg
hyper . . .	das normale Maß übersteigend
hypo . . .	das normale Maß unterschreitend
idiopathisch	unabhängig von anderen Krankheiten entstanden; ohne erkennbare Krankheitsursache
inferior	unterer
Insuffizienz	unzureichende Funktionstüchtigkeit
intestinal	den Darm betreffend
intra . . .	innerhalb von
intravasal	innerhalb des Gefäßsystems
intrazellulär	innerhalb der Zellen
in vitro	im überlebenden Gewebe außerhalb des Organismus
in vivo	im lebenden Organismus
ipsilateral	auf der gleichen Seite
ischämisch	nicht durchblutet
juxta . . .	in der Nähe von
kapillär	die Kapillaren betreffend
kardial	das Herz betreffend
kardiovaskulär	das Herz-Kreislauf-System betreffend
Karzinom	bösartige epitheliale Geschwulst
kaudal	steißwärts
kollateral	parallel laufend
Koma	tiefe Bewußtlosigkeit
kontraktil	zur aktiven Verkürzung oder Spannungszunahme befähigt
kontralateral	auf der Gegenseite
kortikal	die Rinde betreffend
kranial	kopfwärts
Läsion	Verletzung, Störung
lateral	seitwärts, von der Medianebene entfernt
letal	tödlich
Lobulus	Läppchen
Lobus	Lappen
maligne	bösartig
Manifestation	Offenbarwerden, Zutagetreten
medial, median	mittelwärts
Medianebene	die den Körper in eine rechte und linke Hälfte teilende Ebene
Medulla	Mark
metabolisch	durch den Stoffwechsel bedingt
Morbidität	Erkrankungshäufigkeit
Mortalität	Sterblichkeit
motorisch	die Bewegung betreffend
myeloisch	das Knochenmark betreffend
myogen	muskulär bedingt

nerval	durch das Nervensystem vermittelt (bedingt)
nomotop	am normalen Ort
Nucleus	Kern
oral	den Mund betreffend, durch den Mund
parenteral	unter Umgehung des Magen-Darm-Traktes
pathogen	krankheitserregend
Pathogenese	Entstehungsweise krankhafter Veränderungen
perakut	extrem rasch verlaufend
peri . . .	um . . . herum
Plexus	Geflecht
posterior	hinterer
Prodromalstadium	das den eigentlichen Krankheitserscheinungen vorausgehende Stadium
profundus	zur Körpertiefe hin
Prognose	Vorhersage, Beurteilung des zu erwartenden Krankheitsverlaufs
Proliferation	Zellvermehrung
proximal	zur Rumpfmitte hin
pulmonal	die Lunge betreffend
Ramus	Ast
reflektorisch	auf dem Reflexwege
renal	die Niere betreffend
respiratorisch	die Atmung betreffend
retro . . .	zurück-, rückwärtsliegend
Rezidiv	Rückfall
rostral	zum vorderen Körperende hin gelegen
sagittal	von vorn nach hinten
Sagittalebene	Parallelebene zur Medianebene (s. d.)
Sarkom	bösartige mesodermale Geschwulst
sensorisch, sensibel	die Sinne betreffend
Septum	Scheidewand
Sinus	Vertiefung, Höhle, geschlossener Kanal
somatisch	den Körper betreffend, dem Willen unterworfen
spastisch	verkrampft
spinal	das Rückenmark betreffend
Stase	Stillstand einer Strömung
subakut	mäßig rasch verlaufend
subkutan	unter der (die) Haut
Sulcus	Furche
superfizial	oberflächlich, zur Körperoberfläche hin
superior	oberer
supra . . .	oberhalb von
Symptom	Krankheitszeichen
Syndrom	Symptomenkomplex, Gruppe von Krankheitszeichen
systolisch	die Anspannungs- und Austreibungsphase des Herzens betreffend
teratogen	Mißbildungen hervorrufend

terminal	dem Ende zugewandt, im Endstadium befindlich
Tonus	Spannungszustand
transversus	querverlaufend
Trauma	Verletzung, Wunde
Truncus	Stamm
tubulär	röhrenförmig
vegetativ	das autonome Nervensystem betreffend
ventral	bauchwärts, vorn
viral	durch Viren bedingt
zerebral	das Gehirn betreffend

Gebräuchliche Abkürzungen

A.	Arteria
Aa.	Arteriae
M.	Musculus
Mm.	Musculi
N.	Nervus
Nn.	Nervi
Nucl.	Nucleus
Tr.	Tractus
V.	Vena
Vv.	Venae
ant.	anterior
inf.	inferior
lat.	lateralis
med.	medialis
post.	posterior
sup.	superior

Weiterführende Lehrbücher

Anatomie

BARGMANN, W.: Histologie und mikroskopische Anatomie des Menschen.
Stuttgart: Thieme 1977

BENNINGHOFF, A., GOERTTLER, K.: Lehrbuch der Anatomie des Menschen. Band 1–3.
Berlin – Wien: Urban u. Schwarzenberg 1971

BUCHER, O.: Cytologie, Histologie und mikroskopische Anatomie des Menschen.
Bern – Stuttgart – Wien: Huber 1977

KAHLE, W., LEONHARDT, H., PLATZER, W.: Taschenatlas der Anatomie. Band 1–3.
Stuttgart: Thieme 1978/79

KRSTIĆ, R. V.: Ultrastruktur der Säugetierzelle.
Berlin – Heidelberg – New York: Springer 1976

KRSTIĆ, R. V.: Die Gewebe des Menschen und der Säugetiere.
Berlin – Heidelberg – New York: Springer 1978

LEONHARDT, H.: Histologie, Zytologie und Mikroanatomie des Menschen.
Stuttgart: Thieme 1977

PORTER, K., BONNEVILLE, M. A.: Einführung in die Feinstruktur von Zellen und Geweben.
Berlin – Heidelberg – New York: Springer 1965

ROHEN, J. W.: Topographische Anatomie.
Stuttgart – New York: Schattauer 1977

ROHEN, J. W.: Funktionelle Anatomie des Menschen.
Stuttgart – New York: Schattauer 1977

SCHIEBLER, T. H.: Lehrbuch der gesamten Anatomie des Menschen.
Berlin – Heidelberg – New York, Springer: 1977

SOBOTTA, J., BECHER, H.: Atlas der Anatomie des Menschen. Band 1–3.
Berlin – Wien: Urban u. Schwarzenberg 1972/73

TITTEL, K.: Beschreibende und funktionelle Anatomie des Menschen.
Stuttgart – New York: G. Fischer 1978

WALDEYER, A., MAYET, A.: Anatomie des Menschen. Band 1 u. 2.
Berlin – New York: De Gruyter 1976/79

WATZKA, M.: Kurzlehrbuch der Histologie und mikroskopischen Anatomie des Menschen.
Stuttgart – New York: Schattauer 1974

Physiologie

GANONG, W. F.: Lehrbuch der Medizinischen Physiologie.
Berlin – Heidelberg – New York: Springer 1979

GAUER, O. H., KRAMER, K., JUNG, R.: Physiologie des Menschen. Band 1–20.
München – Berlin – Wien: Urban u. Schwarzenberg 1972–1978

GUYTON, A. C.: Textbook of Medical Physiology.
Philadelphia – London – Toronto: Saunders 1976

KEIDEL, W. D.: Kurzgefaßtes Lehrbuch der Physiologie.
Stuttgart: Thieme 1979

LULLIES, H., TRINCKER, D.: Taschenbuch der Physiologie. Band 1–4.
Stuttgart: G. Fischer 1974/77

SILBERNAGL, S., DESPOPOULOS, A.: Taschenatlas der Physiologie.
Stuttgart: Thieme 1979

SCHMIDT, R. F.: Grundriß der Sinnesphysiologie.
Berlin – Heidelberg – New York: Springer 1977

SCHMIDT, R. F.: Grundriß der Neurophysiologie.
Berlin – Heidelberg – New York: Springer 1977

SCHMIDT, R. F., THEWS, G.: Physiologie des Menschen.
Berlin – Heidelberg – New York: Springer 1977

SCHÜTZ, E., CASPERS, H., SPECKMANN, E.-J.: Physiologie.
München – Wien – Baltimore: Urban u. Schwarzenberg 1978

Biochemie

BUDDECKE, E.: Grundriß der Biochemie.
Berlin: De Gruyter 1977

GRAY, C. H.: Klinische Biochemie.
Stuttgart: Thieme 1974

HARPER, H. A., LÖFFLER, G., PETRIDES, P. E., WEISS, L.: Physiologische Chemie.
Berlin – Heidelberg – New York: Springer 1975

KARLSON, P.: Kurzes Lehrbuch der Biochemie.
Stuttgart: Thieme 1977

Pathophysiologie und Pathobiochemie

BOCK, H.-E.: Pathophysiologie. Band 1 u. 2.
Stuttgart: Thieme 1972

BÜHLMANN, A. A., FRÖSCH, E. R.: Pathophysiologie.
Berlin – Heidelberg – New York: Springer 1976

GROSSE-BROCKHOFF, F.: Pathologische Physiologie.
Berlin – Heidelberg – New York: Springer 1969

KARLSON, P., GEROK, W., GROSS, W.: Pathobiochemie.
Stuttgart: Thieme 1978

LANG, F.: Einführung in die Pathophysiologie und Pathobiochemie.
Stuttgart: Enke 1979

SIEGENTHALER, W.: Klinische Pathophysiologie.
Stuttgart: Thieme 1979

Weitere Lehr- und Wörterbücher

ARIËNS, E. J., MUTSCHLER, E., SIMONIS, A. M.: Allgemeine Toxikologie.
Stuttgart: Thieme 1978

BÜCHNER, F., GRUNDMANN, E.: Lehrbuch der Speziellen Pathologie.
München – Wien – Baltimore: Urban u. Schwarzenberg 1979

FENEIS, H.: Anatomisches Worterbuch.
Stuttgart: Thieme 1972

MÖRIKE, D., BETZ, E., MERGENTHALER, W.: Biologie des Menschen.
Heidelberg: Quelle u. Meyer 1976

MUTSCHLER, E.: Arzneimittelwirkungen.
Stuttgart: Wissenschaftliche Verlagsgesellschaft 1975

ROTTER, W.: Lehrbuch der Pathologie. Band 1 u. 2.
Stuttgart – New York: Schattauer 1978

PIPER, W.: Innere Medizin.
Berlin – Heidelberg – New York: Springer 1974

PSCHYREMBEL, W.: Klinisches Wörterbuch.
Berlin – New York: De Gruyter 1977

SCHETTLER, G.: Innere Medizin. Band 1 u. 2.
Stuttgart: Thieme 1976

SCHÜTZ, E., ROTHSCHUH, K. E.: Bau und Funktion des menschlichen Körpers.
München – Berlin – Wien: Urban u. Schwarzenberg 1976

TORTORA, G. J., ANAGNOSTAKOS, N. P.: Principles of Anatomy and Physiology.
San Francisco: Canfield Press 1978

ZETKIN-SCHALDACH: Wörterbuch der Medizin. Band 1 u. 2.
Stuttgart: Thieme 1978

Sachverzeichnis